高级卫生专业技术资格考试用书

皮肤性病学习题集
（含解析）（第2版）

（副主任医师/主任医师）

主　编　朴永君
副主编　时　磊
编　者　（按姓氏笔画排序）
朴永君　刘晓婧　孙庆敏　时　磊

中国协和医科大学出版社
北　京

图书在版编目（CIP）数据

皮肤性病学习题集：含解析 / 朴永君主编. —2 版. —北京：中国协和医科大学出版社，2023. 7

（高级卫生专业技术资格考试用书）

ISBN 978 -7 -5679 -1767 -5

Ⅰ. ①皮… Ⅱ. ①朴… Ⅲ. ①皮肤病学 - 资格考试 - 习题集 ②性病学 - 资格考试 - 习题集 Ⅳ. ①R75 -44

中国版本图书馆 CIP 数据核字（2021）第 118918 号

高级卫生专业技术资格考试用书

皮肤性病学习题集（含解析）（第 2 版）

主　　编： 朴永君

责任编辑： 刘　婷　沈紫薇

封面设计： 邱晓俐

责任校对： 张　麓

责任印制： 张　岱

出版发行：中国协和医科大学出版社

（北京市东城区东单三条 9 号　邮编 100730　电话 010 -65260431）

网　　址： www. pumcp. com

经　　销： 新华书店总店北京发行所

印　　刷： 三河市龙大印装有限公司

开　　本： 787mm × 1092mm　　1/16

印　　张： 52. 5

字　　数： 1140 千字

版　　次： 2023 年 7 月第 2 版

印　　次： 2023 年 7 月第 1 次印刷

定　　价： 228. 00 元

ISBN 978 －7 －5679 －1767 －5

前言

为进一步深化卫生专业技术职称改革工作，不断完善卫生专业技术职务聘任制，根据中共中央组织部、人事部、卫生部《关于深化卫生事业单位人事制度改革的实施意见》（人发〔2000〕31号）文件精神和国家有关职称改革的规定，人事部下发《关于加强卫生专业技术职务评聘工作的通知》（人发〔2000〕114号），高级卫生专业技术资格采取考试和评审结合的办法取得。为了更好地帮助广大考生复习备考，编者根据多年的临床实践，结合考试的实际情况，编写了这本《皮肤性病学习题集（含解析）》（第2版）。

本书涵盖高级卫生专业技术资格考试的所有相关内容及考试题型。全书共二十一章，内容包括皮肤性病学基础知识、诊断技术、治疗技术，病毒性皮肤病、真菌性皮肤病、寄生虫及昆虫性皮肤病、物理性皮肤病、变态反应性皮肤病等。题型包括A1型题、A2型题、A3/A4型题、B型题、X型题、案例分析题。

本书第1版出版后，受到广大读者的一致好评，也帮助众多考生顺利通过高级卫生专业技术资格考试。为了更好地服务读者，提升图书品质，出版了第2版图书。本书在第1版的基础上，补充了详尽的解析，以帮助考生理解及记忆。同时对上一版中存在的不足与疏漏之处进行了修订与补充。

本书实用性强，可用于考前复习和自测，以便考生顺利通过考试。

尽管力臻完善，但书中难免存在疏漏和不足之处，敬请广大读者批评指正，以便进一步修正。

编　者

2023年5月

目　录

皮肤的血管、淋巴管、肌和神经

第一章　皮肤性病学基础知识

一 A1 型题

1. 成人皮肤总面积为

A. 0.5~1.0m^2　　B. 1.0~1.5m^2

C. 1.5~2.0m^2　　D. 2.0~2.5m^2

E. 2.5~3.0m^2

2. 致密下层中锚原纤维的主要成分为

A. Ⅳ型胶原　　B. Ⅲ型胶原

C. Ⅶ型胶原　　D. Ⅷ型胶原

E. Ⅰ型胶原

3. 不包括皮下组织，皮肤的厚度为

A. 1.5~2.0mm　　B. 1.0~1.5mm

C. 0.5~2.5mm　　D. 0.5~3.5mm

E. 0.5~4.0mm

4. (　　) 中小汗腺分布最多

A. 头皮　　B. 躯干

C. 掌跖、腋窝　　D. 双臂

E. 小腿

5. 下列部位皮肤厚度最薄的是

A. 眼睑　　B. 背部

C. 胸部　　D. 臀部

E. 四肢

6. 表皮通过时间是指

A. 由基底层移行至颗粒层的时间　　B. 由颗粒层移行至角质层的时间

C. 由棘层移行至角质层的时间　　D. 由基底层移行至角质层的时间

E. 由基底层移行至棘层的时间

7. 皮肤总重量约占体重的

A. 15%　　B. 16%

C. 17%　　D. 18%

E. 20%

8. 细胞核和细胞器将在（　　）内溶解

A. 基底层　　B. 棘层

C. 颗粒层　　D. 透明层

E. 真皮层

9. 下列关于毛发的叙述，不正确的是

A. 腋毛属于长毛　　B. 胡须属于短毛

C. 短而细软、色淡的毛为毫毛　　D. 通常毛发可以分为毛干、毛根和毛球

E. 毛球包含在毛囊内

10. 网状纤维的主要成分为

A. Ⅰ型胶原　　B. Ⅱ型胶原

C. Ⅲ型胶原　　D. Ⅳ型胶原

E. Ⅴ型胶原

11. 下列皮肤均为无毛皮肤，除了

A. 唇红　　B. 包皮内侧

C. 阴唇内侧　　D. 面部

E. 龟头

12. 疱疹样皮炎的水疱位于

A. 表皮下　　B. 表皮内

C. 真皮浅层　　D. 真皮深层

E. 皮下

13. 下列关于表皮的叙述，不正确的是

A. 角质形成细胞用苏木精–伊红染色即可着色

B. 表皮主要由角质形成细胞、黑色素细胞、朗格汉斯细胞和麦克尔细胞等构成

C. 表皮属于单层柱状上皮

D. 角质形成细胞由外胚层分化而来

E. 黑色素细胞起源于外胚层的神经嵴

14. 天疱疮患者皮损中可见表皮细胞间失去粘连而呈松解状态，出现表皮内裂隙或水疱，该皮肤组织病理学变化称为

A. 棘层松解　　B. 表皮水肿

C. 微脓肿　　D. 棘层肥厚

E. 基底细胞液化变性

15. 在一生中稳定不变且常作为鉴别个体的可靠依据是
A. 肤色
B. 皮嵴
C. 皮野
D. 指（趾）纹
E. 头发
16. 下列关于角质形成细胞的叙述，正确的是
A. 棘层由10~15层多角形细胞构成
B. 基底层胞质呈嗜碱性
C. 颗粒层细胞胞质中可见形态规则的透明角质颗粒
D. 透明层可见于全身各部位
E. 角质层细胞内均有细胞核
17. 人类MHC的染色体定位于
A. 6号染色体
B. 17号染色体
C. 2号染色体
D. 22号染色体
E. 9号染色体
18. 下列关于黑色素细胞的叙述，不正确的是
A. 黑色素细胞起源于外胚层
B. 电镜下黑色素细胞胞质内含有特征性黑色素小体
C. 约占基底细胞总数的10%
D. 毛囊和黏膜处黑色素细胞较多
E. HE染色后胞质透明胞核较大
19. 下列补体固有成分中（　　）分子量最大
A. C1q
B. C8
C. C3
D. C5
E. C4
20. 关于朗格汉斯细胞的描述，不正确的是
A. 光镜下细胞呈多角形，胞质透明
B. HE染色阴性
C. 具有抗原提呈能力
D. 分布于基底层
E. 占表皮细胞总数的3%~5%
21. 下列有关抗体的描述，不正确的是
A. 抗体是由淋巴细胞产生的
B. 抗体是一种蛋白质
C. 抗体是一种球蛋白
D. 抗体是在抗原物质侵入人体后产生的
E. 一种抗体能消灭多种抗原
22. 皮肤借皮下组织与深部附着并受纤维束牵引而形成的是
A. 皮嵴
B. 皮线

C. 皮沟　　D. 皮纹

E. 皮丘

23. 在Ⅱ型变态反应中

A. 细胞毒性抗体直接引起靶细胞溶解

B. TC 细胞参与反应而导致细胞被杀伤

C. 中性粒细胞杀伤作用导致组织损伤

D. 补体活化导致细胞或组织损伤

E. 组胺的释放在早期起重要作用

24. 角质形成细胞由内而外的顺序正确的是

A. 棘层、基底层、颗粒层、透明层、角质层

B. 基底层、棘层、颗粒层、透明层、角质层

C. 基底层、颗粒层、透明层、棘层、角质层

D. 基底层、透明层、颗粒层、棘层、角质层

E. 颗粒层、基底层、透明层、棘层、角质层

25. 正常情况下，基底膜带可限制直径大于（　　）的分子通过

A. 10 000　　B. 20 000

C. 40 000　　D. 50 000

E. 60 000

26. 与 DTIH 皮肤试验阳性相关的物质包括

A. 抗体、补体和 CK

B. 抗原抗体复合物、补体和中性粒细胞

C. 抗原、抗原致敏的 T 淋巴细胞和巨噬细胞

D. IgG 抗体、抗原和肥大细胞

E. 抗原、Ⅱ型巨噬细胞和补体

27. 下列关于桥粒的叙述，不正确的是

A. 桥粒结构的破坏不会引起角质形成细胞的相互分离

B. 由跨膜蛋白和桥粒斑蛋白构成

C. 桥粒及连续结构网使细胞间的连接更为牢固

D. 在角质形成细胞分化过程中，桥粒可以分离，也可重新形成

E. 是角质形成细胞间连接的主要结构

28. 嗜酸性粒细胞在Ⅰ型变态反应中的作用为

A. 清除杀伤变应原　　B. 合成组胺

C. 释放 IL-4　　D. 合成 IgE

E. 以上均错

29. 下列关于基底膜带的叙述，不正确的是
    A. PAS 染色可染成一条紫红色均质带
    B. 电镜下基底膜带由胞膜层、透明层、致密层和致密下层 4 层结构组成
    C. 胞膜层没有半桥粒
    D. 致密下层也称网板
    E. 透明层的物质主要成分是板层素
30. 黄种人的头发的特点为
    A. 横断面呈扁平
    B. 横断面呈卵圆形
    C. 横断面呈圆形
    D. 横断面呈椭圆形
    E. 可形成“胡椒粒样”发结
31. 基底膜带位于
    A. 表皮内
    B. 真皮内
    C. 真皮与皮下组织之间
    D. 表皮与真皮之间
    E. 皮下组织层
32. 促进脂质分解的最主要激素为
    A. 胰岛素
    B. 儿茶酚胺
    C. 前列腺素
    D. 神经肽
    E. 腺苷
33. 毛发和毛囊的生长区为
    A. 毛球
    B. 毛根
    C. 毛基质
    D. 毛乳头
    E. 以上均是
34. 基底膜带结构异常时可导致
    A. 表皮下水疱或大疱
    B. 表皮脱落
    C. 基底肥厚
    D. 颗粒层消失
    E. 真皮萎缩
35. 下列细胞中被认为是触觉细胞的是
    A. 角质形成细胞
    B. 朗格汉斯细胞
    C. 黑色素细胞
    D. Merkel 细胞
    E. 巨噬细胞
36. 下列关于真皮乳头层的叙述，不正确的是
    A. 乳头层为凸向表皮底部的乳头状隆起
    B. 乳头层内不含有神经小体
    C. 乳头层内含有丰富的毛细血管和毛细淋巴管

D. 网状层位于乳头层的下方

E. 乳头层由中胚层分化而来

37. 抗体的化学本质为

A. 胶原蛋白　B. 纤维蛋白

C. 球蛋白　D. 白蛋白

E. 角质蛋白

38. 真皮结缔组织中主要的常驻细胞是

A. 成纤维细胞和肥大细胞　B. 淋巴细胞和白细胞

C. 真皮树枝状细胞　D. 朗格汉斯细胞

E. 巨噬细胞

39. 不属于小汗腺的分布特点的是

A. 掌跖分布最多　B. 口唇、龟头丰富

C. 屈侧比伸侧多　D. 可因人种、年龄差异而不同

E. 成人皮肤小汗腺总数可达 160 万~400 万个

40. 关于胶原纤维下列叙述不正确的是

A. 在真皮中含量最丰富　B. 真皮内胶原纤维主要成分为Ⅰ型胶原

C. HE 染色呈浅红色　D. 胶原纤维韧性大，抗拉力强，具有弹性

E. 胶原纤维的直径一般为 70~140nm

41. 毛发生长周期正确的是

A. 生长期、退行期、休止期　B. 生长期、休止期、退行期

C. 休止期、生长期、退行期　D. 退行期、休止期、生长期

E. 退行期、生长期、休止期

42. 下列关于网状纤维的叙述，不正确的是

A. 网状纤维的主要成分为Ⅲ型胶原　B. 网状原纤维的直径为 40~65nm

C. 网状纤维又称嗜银纤维　D. 网状纤维是未成熟的胶原纤维

E. 网状纤维主要分布在网状层

43. 血小板激活因子主要来源于

A. 红细胞　B. 中性粒细胞

C. 嗜酸性粒细胞　D. 角质形成细胞

E. 血小板

44. 关于真皮的说法不正确的是

A. 由中胚层分化而来　B. 含有皮肤附属器

C. 属于规则的致密结缔组织　D. 血管丰富

E. 可分为两层

45. 当环境温度高于皮肤温度时的主要散热方式为
A. 辐射
B. 可感蒸发
C. 对流
D. 不感蒸发
E. 传导

46. 下列关于皮肤附属器的叙述，不正确的是
A. 小汗腺属于单曲管状腺
B. 皮脂腺属于泡状腺体
C. 顶泌汗腺属于大管状腺体
D. 皮肤附属器包括毛发、毛囊汗腺、皮脂腺及甲
E. 毛发由同心圆状排列的角化上皮细胞构成，由内向外可分为 4 层

47. (　　) 不具有抑制黑色素合成的作用
A. 维 A 酸
B. 氢醌
C. 壬二酸
D. 二甲苯
E. 维生素 C

48. 下列关于毛发的生长周期叙述，不正确的是
A. 可分为生长期、退行期及休止期
B. 约 80% 的毛发同时处于生长期
C. 正常人每天可脱落 700~1000 根头发
D. 头发的生长速度为每天 0.27~0.40mm
E. 毛发的生长受遗传、健康、营养和激素水平等多种因素的影响

49. 下列关于甲的生长描述，正确的是
A. 指甲每 2 个月长 1cm
B. 各指（趾）甲生长速度一致
C. 趾甲生长速度为指甲的 1/3
D. 趾甲生长速度为指甲的 1/2
E. 趾甲生长速度为指甲的 1/4

50. 皮脂腺的分泌增加主要受（　　）控制
A. 神经因素
B. 精神因素
C. 机体代谢状态
D. 雌激素水平
E. 雄激素水平

51. 下列描述不正确的是
A. 皮肤正常 pH 为 7.0~7.5
B. 皮肤可防止体内水分、电解质和营养物质的丧失
C. 皮肤可保持机体内环境的稳定
D. 皮肤可防御外界有害物质的侵入
E. 皮肤是人体最大的器官

52. 下列关于皮脂腺的叙述，正确的是
A. 腺体呈泡状，有腺腔
B. 皮脂腺由腺泡和导管构成
C. 皮脂腺无生长周期
D. 导管由单层柱状上皮构成
E. 头面及胸背上部等处皮脂腺较少

53. 下列关于外泌汗腺功能的描述，不正确的是
A. 主要是调节体温
B. 不参与皮肤皮脂膜的形成
C. 汗液成分包括无机离子、乳酸、尿素等
D. 汗液具有散热降温等作用
E. 汗液的成分中水分占 99%

54. 下列关于顶泌汗腺的叙述，不正确的是
A. 属大管状腺体
B. 由分泌部和导管构成
C. 顶泌汗腺主要分布在腋窝、乳晕、肛周和脐周
D. 顶泌汗腺的分泌主要受神经递质的影响
E. 导管的结构与小汗腺相似，少数直接开口于表皮

55. 表皮干细胞占表皮基底细胞的
A. 50%
B. 20%
C. 1%~10%
D. 15%
E. 30%

56. 下列关于小汗腺的叙述，不正确的是
A. 甲床、口唇、乳头、龟头丰富
B. 由分泌部和导管部构成
C. 为单曲管状腺
D. 受交感神经支配
E. 其分泌细胞有明细胞和暗细胞 2 种

57. 下列关于苔藓样变的描述，不正确的是
A. 为皮肤局限性粗糙增厚
B. 常因反复搔抓、不断摩擦导致
C. 常伴剧痒
D. 皮损界限清楚
E. 皮嵴变平、皮沟变浅

58. 下列叙述不正确的是
A. 皮肤的感觉神经可分为神经小体和游离神经
B. 皮肤的运动神经来自交感神经节后纤维
C. 皮肤淋巴管的盲端起始于真皮网状层的毛细淋巴管
D. 皮肤的血管具有营养代谢和调节体温的作用
E. 肿瘤细胞可通过淋巴管转移到皮肤

59. 下列关于瘢痕的描述，不正确的是
A. 瘢痕由新生结缔组织增生修复而成
B. 瘢痕疙瘩属于增生性瘢痕
C. 表面无毛发
D. 皮损表面粗糙
E. 红斑狼疮瘢痕属于萎缩性瘢痕

60. 立毛肌收缩可促进（　　）的排泄
A. 唾液腺
B. 小汗腺
C. 顶泌汗腺
D. 皮脂腺
E. 甲状腺

61. 溃疡愈合后形成瘢痕是因为破坏了
A. 棘层细胞
B. 基底细胞
C. 透明层细胞
D. 颗粒层细胞
E. 角质层细胞

62. 环境温度过高时主要的散热途径为
A. 汗液蒸发
B. 辐射散热
C. 传导散热
D. 对流散热
E. 直接散热

63. 下列皮肤病结节的形成由真皮或皮下组织的炎性浸润引起的是
A. 脓疱疮
B. 结节性黄色瘤
C. 疥疮结节
D. 痤疮结节
E. 结节性红斑

64. 人体皮肤的糖原含量最高的时期为
A. 壮年期
B. 少年期
C. 青年期
D. 老年期
E. 胎儿期

65. 皮肤的分泌和排泄主要通过（　　）进行
A. 毛囊
B. 小汗腺
C. 皮脂腺和汗腺
D. 大汗腺
E. 顶泌汗腺

66. 缺氧时通过无氧酵解途径提供能量的葡萄糖占表皮总量的
A. 10%～25%
B. 25%～50%
C. 50%～70%
D. 70%～80%
E. 75%～90%

67. 下列关于瘙痒的叙述，不正确的是
A. 人体内有专门的痒觉感受器
B. 产生机制尚不清楚
C. 可能与中枢神经系统的功能有关
D. 瘙痒是皮肤黏膜的一种特有感觉
E. 瘙痒有时和情绪有关
68. 对Ⅰ型变态反应起决定性作用的细胞为
A. 肥大细胞
B. 淋巴细胞
C. 粒细胞
D. 单核细胞
E. 内皮细胞
69. 皮肤对脂溶性物质吸收的主要途径是
A. 角质层
B. 基底层
C. 汗管
D. 棘层
E. 毛囊和皮脂腺
70. 人类皮肤中脂类总量占皮肤总重量的
A. 2.0%~4.0%
B. 3.5%~6.0%
C. 6.0%~9.5%
D. 9.0%~15.0%
E. 10.5%~20.0%
71. 下列药物剂型很难经皮吸收的是
A. 霜剂
B. 软膏剂
C. 粉剂
D. 酊剂
E. 硬膏剂
72. 细胞膜结构的主要成分为
A. 脂肪
B. 蛋白质
C. 类脂质
D. 脂肪酸
E. 皮脂
73. 外界环境温度（　　）时，可表现为不显性出汗
A. 低于25℃
B. 低于31℃
C. 高于25℃
D. 高于31℃
E. 小于0℃
74. 从基底层到角质层含量逐渐降低的是
A. 胆固醇
B. 脂肪酸
C. 神经酰胺
D. 磷脂
E. 花生四烯酸
75. 下列关于皮肤的屏障功能，正确的是
A. 棘层是皮肤防御化学性刺激的主要结构

B. 角质层主要吸收长波紫外线
C. 皮肤的屏障功能具有单向性
D. 正常皮肤角质层具有半透膜性质，可防止营养物质丢失
E. 皮肤对电损伤的防御主要由基底层完成

76. 花生四烯酸在日光作用下可合成
A. 维生素 C　　B. 维生素 B_{12}
C. B 族维生素　　D. 维生素 E
E. 维生素 D

77. 下列肌肉中属于横纹肌的是
A. 立毛肌　　B. 乳晕部肌肉
C. 阴囊肌肉　　D. 颈阔肌
E. 血管肌肉

78. 皮肤中的水分主要存在于
A. 表皮　　B. 皮下组织
C. 真皮　　D. 基底膜带
E. 角质层

79. 为毛发提供营养的是
A. 毛根　　B. 毛干
C. 毛球　　D. 毛基质
E. 毛乳头

80. 可维持细胞膜的通透性的电解质是
A. Na^{+}　　B. Zn^{2+}
C. Mg^{2+}　　D. Ca^{2+}
E. K^{+}

81. (　　) 的变化对皮肤电阻值大小有影响
A. 表皮的厚度　　B. 皮肤的酸碱度
C. 真皮的厚度　　D. 角质层的厚度
E. 角质层的含水量

82. 可引起肠病性肢端皮炎的电解质是
A. Zn^{2+}　　B. Ca^{2+}
C. Mg^{2+}　　D. Na^{+}
E. K^{+}

83. 大量分泌汗液的主要作用是
A. 保持皮肤湿度　　B. 保持皮肤酸碱度

C. 排毒
D. 抑制细菌
E. 调节体温

84. 表皮内的淋巴细胞主要为
A. $CD8^+$ T 淋巴细胞
B. $CD4^+$ T 淋巴细胞
C. $CD5^+$ T 淋巴细胞
D. $CD3^+$ T 淋巴细胞
E. B 细胞

85. 下列关于浸渍的描述，正确的是
A. 多见于皮肤皱褶部位
B. 皮肤强度增大
C. 与角质层含水量增多无关
D. 不容易继发感染
E. 摩擦后表皮不易脱落

86. 介导细胞与细胞间或细胞与基质间相互接触或结合的分子是
A. 降钙素基因相关肽
B. 黏附分子
C. 神经激酶 A
D. 补体
E. P 物质

87. 影响皮肤吸收的因素不包括
A. 体表面积
B. 年龄及性别
C. 皮肤的结构
D. 脂质和水分的溶解度
E. 透入物质分子量

88. 皮肤病症状中（　　）最常见
A. 疼痛
B. 闷胀感
C. 麻木
D. 烧灼感
E. 瘙痒

89. 下列描述不正确的是
A. 药物的剂型可影响皮肤的吸收
B. 表面活性剂使物质与皮肤紧密接触，从而增加吸收率
C. 当外界湿度升高时，皮肤的吸收能力下降
D. 塑料薄膜封包比单纯搽药的吸收系数高出 100 倍
E. 当皮损破坏了角质层屏障作用，可使皮肤的吸收能力明显下降

90. （　　）的常见症状为疼痛
A. 带状疱疹
B. 湿疹
C. 荨麻疹
D. 接触性皮炎
E. 慢性单纯性苔藓

91. 皮肤黏多糖的主要成分为
A. 透明质酸和糖醛酸
B. 氨基己糖和己糖醛酸

C. 胶原分子和胶原酶　　D. 板层素和连接蛋白
E. 硫酸角质素和氨基己糖

92. 麻木感和感觉异常常见于
A. 糖尿病　　B. 湿疹
C. 麻风　　D. 恶性淋巴瘤
E. 荨麻疹

93. 合成原胶原分子的细胞主要是
A. 骨细胞　　B. 肥大细胞
C. 黑色素细胞　　D. 成纤维细胞
E. T 淋巴细胞

94. 下列原发性皮损中不高于皮面的是
A. 斑块　　B. 丘疹
C. 风团　　D. 脓疱
E. 瘀点

95. 下列关于表皮描述，不正确的是
A. 表皮主要由角质形成细胞和树枝状细胞组成
B. 表皮属于单层柱状上皮
C. 角质形成细胞用苏木精-伊红染色即可着色
D. 树枝状细胞无细胞间桥
E. 树枝状细胞包括黑色素细胞、朗格汉斯细胞和梅克尔细胞

96. 下列关于红斑的描述，不正确的是
A. 可触及　　B. 由毛细血管扩张、充血所致
C. 压之可褪色　　D. 可分为炎症性和非炎症性
E. 属于原发性皮损

97. 对被病毒侵染后的细胞有杀伤作用的是
A. 抗体　　B. 干细胞
C. 效应 B 细胞　　D. 效应 T 细胞
E. 未分化细胞

98. 瘀点是出血斑直径小于
A. 0.5cm　　B. 1mm
C. 2mm　　D. 3mm
E. 5mm

99. (　　) 不是促进表皮细胞生长的生长因子
A. 干扰素-α　　B. 转化生长因子

C. 白介素-1　　D. 白介素-6
E. 表皮生长因子

100.（　　）是以风团为主要损害
A. 扁平疣　　B. 荨麻疹
C. 黄色瘤　　D. 湿疹
E. 扁平苔藓

101. 表皮蛋白质可分为纤维性蛋白质和非纤维性蛋白质，下列不属于纤维性蛋白质的是
A. 核蛋白　　B. Ⅰ型胶原蛋白
C. 弹力蛋白　　D. Ⅱ型胶原蛋白
E. 角蛋白

102.（　　）压之褪色
A. 黄褐斑　　B. 白癜风
C. 花斑糠疹　　D. 鲜红斑痣
E. 花斑癣

103. 下列描述不正确的是
A. 皮肤的葡萄糖含量约为血糖的2/3
B. 表皮中的糖含量多于真皮
C. 表皮细胞具有合成糖原的能力
D. 银屑病皮肤组织中的糖利用率更高
E. 在创伤皮肤组织中的糖利用率更低

104. 下列斑疹属于炎症性的是
A. 黄褐斑　　B. 鲜红斑痣
C. 丹毒　　D. 花斑糠疹
E. 白癜风

105. 下列关于网状纤维和弹性纤维的描述，不正确的是
A. Ⅲ型胶原是网状纤维的主要成分
B. 网状纤维又称嗜银纤维
C. 弹性纤维具有弹性
D. 弹性纤维由弹力蛋白和微原纤维构成
E. 网状纤维主要分布在网状层

106. 斑块的直径通常大于
A. 1cm　　B. 3cm
C. 5cm　　D. 4cm
E. 6cm

107. 下列关于胶原纤维的描述，不正确的是
A. HE 染色切片中呈浅红色
B. 在真皮结缔组织中含量最丰富
C. 胶原纤维韧性大，抗拉力强，具有弹性
D. 胶原纤维的直径通常为 70~140nm
E. 真皮内胶原纤维大部分为Ⅰ型胶原

108. 斑块可由（　　）扩大或融合后形成
A. 脓疱
B. 结节
C. 水疱
D. 丘疹
E. 囊肿

109. 下列关于表皮组织的能量代谢特点正确的是
A. 正常表皮中含有大量的糖原
B. 三羧酸循环是主要的途径
C. 磷酸戊糖途径是主要的途径
D. 糖酵解是最主要的途径
E. 表皮中乳酸脱氢酶的含量较丙酮酸脱氢酶低

110. 下列不属于长毛的是
A. 头发
B. 睫毛
C. 阴毛
D. 腋毛
E. 胡须

111. （　　）具有局限性、实质性的特点，且是直径小于 1cm 的表浅隆起
A. 斑疹
B. 斑块
C. 水疱
D. 结节
E. 丘疹

112. 胶原蛋白主要位于真皮，约占皮肤总重的
A. 50%
B. 60%
C. 30%
D. 75%
E. 40%

113. 下列皮肤病中由表皮或真皮浅层细胞增殖而形成丘疹的是
A. 花斑糠疹
B. 色素痣
C. 银屑病
D. 黄褐斑
E. 皮肤淀粉样变

114. 角质形成细胞数量约占表皮细胞的
A. 60%
B. 70%
C. 50%
D. 80%
E. 90%

115. Ⅱ型胶原主要分布于

A. 真皮　　B. 透明软骨
C. 基底膜　　D. 肌腱
E. 肌肉

116. 下列关于风团的描述，不正确的是

A. 大小不一　　B. 暂时性
C. 发生快　　D. 消退后形成瘢痕
E. 消退快

117. 补体经典途径激活顺序为

A. C1→C2→C3→C4→C5→C6→C7→C8→C9
B. C1→C2→C4→C5→C3→C6→C7→C8→C9
C. C1→C4→C2→C3→C5→C6→C7→C8→C9
D. C1→C4→C5→C2→C3→C6→C7→C8→C9
E. C1→C2→C4→C3→C5→C6→C7→C8→C9

118. 水疱的直径通常应小于

A. 5cm　　B. 4cm
C. 3cm　　D. 2cm
E. 1cm

119. 下列免疫细胞主要分布在表皮中的是

A. 淋巴细胞　　B. 肥大细胞
C. 内皮细胞　　D. 朗格汉斯细胞
E. 成纤维细胞

120. 能发挥调理作用的补体成分是

A. C4a　　B. C5b
C. C3b　　D. C2b
E. C2a

121. (　　) 的水疱具有疱壁薄、易干涸脱屑的特点

A. 水痘　　B. 红斑性天疱疮
C. 大疱性类天疱疮　　D. 疱疹样皮炎
E. 带状疱疹

122. 有关补体的描述，不正确的是

A. 两条激活途径均有 C3 参与
B. 烧伤患者血清补体含量升高
C. 重症肝病患者血清补体含量降低

D. 对某些病毒具有溶解作用

E. 补体含量相对稳定，不因免疫接种而有所升高

123. 带状疱疹的水疱位于

A. 棘层　　B. 角质层下

C. 颗粒层　　D. 真皮层

E. 表皮下

124. 网状纤维由（　　）聚合而成

A. 弹力蛋白　　B. 微原纤维

C. 网状原纤维　　D. 胶原原纤维

E. 胶原蛋白

125. 氯苯那敏抗过敏的机制为

A. 稳定肥大细胞　　B. 松弛平滑肌

C. 拮抗组胺　　D. 灭活组胺

E. 促 IgE 合成转变为 IgG 合成

126. 采取皮肤标本时，（　　）最常用

A. 环钻法　　B. 皮面剥离法

C. 削切法　　D. 手术切取法

E. 针吸法

127. 鲁塞尔（Russell）小体可见于

A. 纤维素样变性　　B. 胶样变性

C. 透明变性　　D. 黏液样变

E. 弹力纤维变性

128. 缺乏（　　）时，可出现角化不全或毛发卷曲

A. 钾　　B. 钙

C. 镁　　D. 铜

E. 锌

129. 必须通过组织病理学检查才能确诊的是

A. 大疱性皮肤病　　B. 结缔组织病

C. 肉芽肿性皮肤病　　D. 代谢性皮肤病

E. 皮肤肿瘤

130. 关于 MHC Ⅰ类分子的描述，正确的是

A. 只存在于白细胞上　　B. 只存在于淋巴细胞上

C. 只存在于巨噬细胞上　　D. 只存在于红细胞上

E. 几乎存在于所有有核细胞

131. 下列关于组织病理学检查取材的描述，不正确的是
A. 大疱性皮肤病选择新鲜皮损
B. 环状损害应选择中央部分
C. 取材时应包括一小部分正常组织
D. 结节性损害取标本时应达到足够深度
E. 感染性皮肤病应选择新鲜皮损

132. 皮肤常见变应原不包括
A. 天然树脂　　B. 石油
C. 蔬菜汁　　D. 某些药物
E. 花粉

133. 下列组织病理学改变中不属于表皮病变的是
A. 基底细胞液化变性　　B. 棘层松解
C. 嗜碱性变性　　D. 细胞间水肿
E. 色素传输障碍

134. 不直接开口于皮肤表面的皮脂腺是
A. 颊黏膜　　B. 足背
C. 唇红　　D. 乳晕
E. 眼睑

135. 下列关于颗粒层增厚的描述，不正确的是
A. 可因细胞增生所致　　B. 表皮突增宽
C. 可因细胞肥大所致　　D. 可见于慢性单纯性苔藓
E. 可见于扁平苔藓

136. 皮肤中的毛细血管与毛细淋巴管主要位于
A. 真皮乳头层　　B. 真皮网状层
C. 表皮　　D. 皮下组织
E. 基底层

137. 寻常疣的主要组织病理学表现为
A. 颗粒层增厚　　B. 假上皮瘤样增生
C. 疣状增生　　D. 棘层肥厚
E. 乳头瘤样增生

138. 下列物质皮肤吸收最容易的是
A. 氨气　　B. 汞
C. 葡聚糖　　D. 苯酚
E. 滑石粉

139. (　　) 主要病理表现为假上皮瘤样增生

A. 慢性皮炎　　B. 寻常疣

C. 黑棘皮病　　D. 扁平苔藓

E. 慢性肉芽肿性疾病

140. 真皮中含量最丰富的纤维成分为

A. 胶原纤维　　B. 网状纤维

C. 弹力纤维　　D. 弹性纤维

E. 嗜银纤维

141. 细胞内水肿主要发生于

A. 棘层　　B. 颗粒层

C. 角质层　　D. 基底层

E. 透明层

142. 皮脂腺中可将甘油三酯转化为游离脂肪酸的是

A. 金黄色葡萄球菌　　B. 链球菌

C. 丙酸棒状杆菌　　D. 铜绿假单胞菌

E. 麻风分枝杆菌

143. 下列不属于疣状增生时的病理变化的是

A. 表皮角化过度　　B. 颗粒层肥厚

C. 表皮突延长　　D. 棘层肥厚

E. 乳头瘤样增生

144. 颗粒层厚度增加，胞质内透明角质颗粒粗大色深为

A. 乳头瘤样增生　　B. 颗粒层增厚

C. 角化过度　　D. 棘层肥厚

E. 角质栓

145. 可见基底细胞液化变性的是

A. 银屑病　　B. 扁平苔藓

C. 湿疹　　D. 接触性皮炎

E. 荨麻疹

146. 抗组胺药物能够

A. 使平滑肌收缩　　B. 拮抗组胺

C. 抑制白三烯作用　　D. 稳定嗜碱性粒细胞

E. 阻止肥大细胞脱颗粒

147. 原发性皮肤 T 细胞淋巴瘤可见

A. 棘层松解　　B. Munro 微脓肿

C. Kogoj 微脓肿
D. Pautrier 微脓肿
E. 基底细胞液化变性

148. 抗体主要存在于人体的
A. 细胞内
B. 细胞内或内环境
C. 内环境
D. 细胞内和内环境
E. 体外

149. 下列关于肉芽肿的描述，不正确的是
A. 可见于结核病
B. 属于慢性增殖性改变
C. 病变局部以组织细胞为主
D. 病变中可见到淋巴细胞
E. 属于急性炎症

150. 下列关于免疫耐受的描述，正确的是
A. 是针对外来病原体的抗感染功能，正常可防御病原体的感染
B. 是机体免疫系统识别和清除体内突变、畸变细胞以及被病毒感染细胞的生理性保护作用
C. 具有杀灭病原体的作用
D. 参与机体整体功能的调节
E. 正常情况下，对自身组织成分不产生免疫应答，处于自身免疫耐受状态

151. 下列组织病理学改变可见于光线性角化病的是
A. 乳头瘤样增生
B. 嗜酸性变性
C. 嗜碱性变性
D. 黏液样变
E. 纤维蛋白样变性

152. 下列关于皮肤的屏障作用描述，不正确的是
A. 皮肤的屏障功能主要是角质层
B. 角质层的代谢脱落也能清除一些寄居的微生物
C. 皮肤的角质层是防止外来化学物质进入人体内的第一道防线
D. 黑色素细胞对紫外线的吸收作用最弱
E. 角质层、皮肤多层的结构和表面的脂质膜可防止体液过度蒸发

153. 下列关于顶泌汗腺描述，不正确的是
A. 由分泌部和导管构成
B. 分泌部位于皮下脂肪层
C. 顶泌汗腺主要分布在腋窝、乳晕、会阴部和肛门周围等
D. 导管的结构与外泌汗腺相似，多数直接开口于表皮
E. 顶泌汗腺的分泌活动主要受性激素影响

154. 下列皮脂腺均直接开口于皮肤表面，除了
A. 足背　　B. 颊黏膜
C. 唇红　　D. 乳晕
E. 包皮内侧

155. 下列关于表皮细胞间的联系描述，不正确的是
A. 角质形成细胞是表皮的主要细胞
B. 桥粒跨膜蛋白与类天疱疮的发病密切相关
C. 桥粒使细胞间的连接更为牢固
D. 桥粒由桥粒跨膜蛋白和桥粒胞质蛋白两类蛋白构成
E. 在分化过程中产生角蛋白

156. 皮肤不具有
A. 屏障功能　　B. 吸收功能
C. 呼吸功能　　D. 分泌排泄功能
E. 感觉功能

157. 皮肤来源于
A. 中胚叶和内胚叶　　B. 外胚叶和内胚叶
C. 外胚叶和中胚叶　　D. 外胚叶
E. 中胚叶

158. 下列部位中皮肤吸收能力最强的是
A. 掌跖　　B. 前臂
C. 大腿屈侧　　D. 前额
E. 阴囊

159. 囊肿的位置通常在
A. 真皮或更深位置　　B. 颗粒层
C. 棘层　　D. 表皮
E. 角质层下

160. 下列关于皮脂腺描述，不正确的是
A. 除指（趾）屈侧外，其余部位均有皮脂腺
B. 分泌的皮脂可保护皮肤
C. 皮脂腺分泌受雄激素、孕激素、雌激素等激素的调节
D. 皮脂腺分泌方式是全浆分泌
E. 皮脂主要含有角鲨烯、蜡脂和甘油三酯

161. 下列部位不容易发生裂隙的是
A. 口角　　B. 手掌边缘

C. 掌跖　　D. 足底及边缘
E. 背部

162. 不属于Ⅰ型角蛋白的特点的是
A. 等电点为酸性　　B. 分子量为40.0～56.5kD
C. 等电点为中性-碱性　　D. 包括K10～K20
E. 常与Ⅱ型角蛋白配对表达

163. 兜甲蛋白是
A. 角质形成细胞分化后期的标志　　B. 角质形成细胞分化中期的标志
C. 角质形成细胞分化早期的标志　　D. 分子量大于100kD的蛋白质
E. 可溶性蛋白质

164. 下列关于毛囊描述，不正确的是
A. 毛囊上端由漏斗部和峡部组成
B. 毛囊位于真皮中
C. 漏斗部自毛囊口至皮脂腺开口处
D. 峡部自皮脂腺开口处至立毛肌附着处
E. 毛囊下端由茎部和球部组成

165. 下列关于甲的描述，不正确的是
A. 甲由多层紧密的角化细胞构成
B. 甲母质是甲的生长区
C. 正常甲有光泽呈淡红色
D. 甲床有汗腺和皮脂腺
E. 疾病、营养状况、环境和生活习惯的改变可影响甲的颜色、形态和生长速度

166. 下列关于真皮乳头层的描述，不正确的是
A. 乳头层为凸向表皮底部的乳头状隆起
B. 皮肤基底膜带位于表皮与真皮之间
C. 乳头层内含有游离的神经末梢和神经小体
D. 乳头层内含有较少的毛细血管和毛细淋巴管
E. 皮肤基底膜带结构的异常可导致真皮与表皮的分离

167. 下列关于皮肤内神经的说法，正确的是
A. 有感觉神经无运动神经　　B. 感觉和运动神经均有
C. 有运动神经无感觉神经　　D. 感觉神经只分布在表皮
E. 运动神经只分布在真皮

168. 下列关于真皮的描述，不正确的是
A. 全身部位的真皮厚度不一，通常为1～3mm

B. 真皮含有丰富的血管、淋巴管、神经和肌肉
C. 真皮内含有毛囊、皮脂腺及汗腺等皮肤附属器
D. 真皮由纤维、基质和细胞成分组成
E. 真皮可分为乳头层和网状层，两层之间有明确的界限

169. (　　) 对外力具有缓冲作用
A. 皮下脂肪层　　B. 真皮浅层
C. 真皮深层　　D. 表皮
E. 角质层

170. 黑色素细胞起源于
A. 内胚层　　B. 外胚层神经嵴
C. 外胚层神经管　　D. 中胚层
E. 基底层

171. 药物经皮吸收最主要的途径是
A. 毛发　　B. 皮脂腺
C. 基底层　　D. 角质层
E. 真皮

172. 下列关于角质形成细胞的描述，正确的是
A. 颗粒层的特征是细胞内可见形态规则的透明角质颗粒
B. 棘层通常有 10~15 层多角形细胞
C. 基底层亦称生发层
D. 透明层见于全身各部位
E. 角质层细胞内均有细胞核

173. 局部用药后密闭封包，药物吸收可增加
A. 10 倍　　B. 50 倍
C. 100 倍　　D. 500 倍
E. 200 倍

174. 5-羟色胺（5-HT）的经典作用为
A. 致炎　　B. 渗出
C. 扩张血管　　D. 收缩气管
E. 收缩血管

175. 皮肤对油脂类吸收的强弱顺序为
A. 凡士林 > 植物油 > 羊毛脂 > 液状石蜡
B. 羊毛脂 > 凡士林 > 植物油 > 液状石蜡
C. 植物油 > 凡士林 > 羊毛脂 > 液状石蜡

D. 液状石蜡 > 羊毛脂 > 植物油 > 凡士林

E. 凡士林 > 液状石蜡 > 植物油 > 羊毛脂

176. 与表皮角质形成细胞终末分化的标记分子为

A. K15　　B. K5/K14

C. K6/K16　　D. K1/K10

E. K19

177. 下列不属于皮肤复合感觉的是

A. 湿　　B. 软

C. 硬　　D. 痛

E. 滑

178. 皮肤表面散在触点以感受触觉为主，其中触点最丰富的区域为

A. 头皮　　B. 腹壁

C. 指端腹面　　D. 大腿外侧

E. 前臂外侧

179. 下列脓疱由非感染性炎症引起的是

A. 脓疱疮　　B. 单纯疱疹

C. 毛囊炎　　D. 脓疱性银屑病

E. 天疱疮

180. 下列关于皮肤吸收途径的描述，不正确的是

A. 通过皮脂腺或汗管吸收　　B. 通过角质层细胞间隙吸收

C. 通过毛囊吸收　　D. 透过角质层细胞吸收

E. 如全表皮丧失，则不能通过真皮吸收

181. 下列关于溃疡的描述，不正确的是

A. 皮损可深达真皮　　B. 基底部常有坏死组织附着

C. 不会破坏基底细胞　　D. 愈后可留有瘢痕

E. 愈合较慢

182. 在特异性免疫中发挥免疫作用的主要细胞为

A. 淋巴细胞　　B. A 细胞

C. 抗原　　D. 骨髓干细胞

E. 红细胞

183. 下列关于萎缩的说法，正确的是

A. 只能发生于皮下组织

B. 因表皮厚度变薄或真皮、皮下结缔组织增生所致

C. 累及皮下组织则表现为明显凹陷

D. 不属于皮肤退行性变化

E. 累及真皮不会伤及毛发

184. 下列关于黑色素细胞，正确的是

A. 圆形细胞　　B. 有角蛋白

C. 有桥粒　　D. 来源于神经嵴

E. 不与角质形成细胞接触

185. 鳞屑中的主要成分为

A. 颗粒层细胞　　B. 透明层细胞

C. 基底细胞　　D. 棘层细胞

E. 角质层细胞

186. (　　) 仅由角质形成细胞合成

A. Ⅴ型胶原　　B. Ⅳ型胶原

C. Ⅻ型胶原　　D. Ⅵ型胶原

E. Ⅶ型胶原

187. 属于纤维型胶原的是

A. Ⅰ型胶原　　B. Ⅶ型胶原

C. Ⅹ型胶原　　D. Ⅻ型胶原

E. Ⅵ型胶原

188. 下列关于皮肤生理的描述，不正确的是

A. 有保护体内器官的作用　　B. 有分泌和排泄的作用

C. 吸收作用　　D. 调节体温的作用

E. 参与免疫反应，但不具有免疫监视的功能

189. 下列关于肥大细胞内介质，正确的是

A. 使平滑肌松弛　　B. 使微血管收缩

C. 使中性粒细胞浸润　　D. 使腺体分泌减少

E. 使小血管通透性增加

190. 下列关于基底膜带的描述，不正确的是

A. 致密层的物质主要是Ⅳ型胶原

B. 透明层和致密层都含有板层素

C. 胞膜层可见桥粒

D. 致密层是稳定基底膜带最重要的一层

E. 致密下层也称网板

191. 免疫细胞可以识别抗原的重要原因是

A. 免疫细胞表面存在蛋白质载体

B. 免疫细胞内含有抗原的遗传物质

C. 免疫细胞与抗原同类

D. 抗原物质是特定的蛋白质

E. 抗原物质表面具有特定的化学基团

192. 下列关于毛发的描述，不正确的是

A. 毛发由角化的上皮细胞构成

B. 毛球下层含有黑色素细胞

C. 正常人每日可脱落100~150根头发

D. 毛乳头包含结缔组织、神经末梢和毛细血管

E. 毛基质是毛发和毛囊的生长区

193. 抗体产生于

A. 效应T细胞　　B. T淋巴细胞

C. 效应B细胞　　D. B淋巴细胞

E. 角质细胞

194. 关于外泌汗腺分泌和排泄错误的是

A. 由节后无髓交感神经纤维支配

B. 室温时处于分泌静止状态，无出汗感觉

C. 恐慌引起掌跖等部位出汗称为精神性出汗

D. 进食辛辣食物导致口周、面颈等部位出汗称为味觉性出汗

E. 大量出汗时，汗液pH可达7.0左右

195. (　　) 与脂质代谢有关

A. 白塞综合征　　B. 斑驳病

C. 黄褐斑　　D. 黄瘤病

E. 黑变病

196. 激活NK细胞、增强其杀伤功能的细胞因子为

A. IL-5和IL-3　　B. IL-4和IL-7

C. IL-1和IL-4　　D. IL-6和GM-CSF

E. IL-1、IL-2和IFN

197. 皮肤的含水量占人体水分的

A. 7%~8%　　B. 10%~12%

C. 12%~15%　　D. 20%~25%

E. 15%~20%

198. 与巨噬细胞表面CR1受体结合时，亲和力最大的补体成分为

A. C3a　　B. C3c

C. C3d
D. C2a
E. C3b

199. 表皮黑色素单位内角质形成细胞与黑色素细胞的比例为
A. 20∶1
B. 30∶7
C. 15∶1
D. 36∶1
E. 2∶1

200. 由花生四烯酸衍生的血管活性介质包括
A. 组胺
B. LTs
C. 5-羟色胺
D. 激肽释放酶
E. 磷酸酰肌醇

201. 下列关于真皮细胞和基质描述，不正确的是
A. 基质为填充于纤维、纤维束间隙和细胞间的定形物质
B. 成纤维细胞和肥大细胞为真皮结缔组织中主要的常驻细胞
C. 细胞主要有成纤维细胞、肥大细胞、巨噬细胞等
D. 蛋白多糖为基质的主要成分
E. 基质形成的微空隙有利于水、电解质、营养物质和代谢产物自由通过

202. (　　) 通常不出现在慢性炎症中
A. 淋巴细胞为主
B. 组织细胞为主
C. 中性粒细胞为主
D. 成纤维细胞增生
E. 成纤维细胞纤维化

203. 与皮肤的温觉有关的结构为
A. Pacini 小体
B. Meissner 小体
C. Ruffini 小体
D. Merkel 细胞
E. Pinkus 小体

204. 表皮内水疱产生的病理学基础为
A. 乳头瘤样增生
B. 角化不全
C. 棘层松解
D. 基底细胞液化变性
E. 脓肿

205. 皮肤组织中经紫外线照射后，可合成维生素 D 的物质是
A. 磷脂
B. 花生四烯酸
C. 甘油三酯
D. 鞘脂
E. 饱和脂肪酸

206. 皮肤吸收能力最弱的部位是
A. 前额
B. 阴囊

C. 下肢屈侧
D. 掌跖
E. 前臂

207. 表皮更替时间通常为
A. 3天
B. 7天
C. 14天
D. 28天
E. 60天

208. 角化不良的角质形成细胞排列成同心圆形，接近中心时角化称为
A. 角珠
B. 胶样小体
C. 鳞状旋涡
D. 细胞巢
E. 桥粒

209. 与顶泌汗腺的分泌特点不符的是
A. 呈脉冲式分泌
B. 受情绪影响明显
C. 可分泌荧光物质
D. 肾上腺素类药物能抑制分泌
E. 是排泄铁的主要方式

210. 下列不是皮肤的主要吸收途径的是
A. 皮肤的血管
B. 角质层细胞
C. 角质层细胞间隙
D. 皮脂腺
E. 皮肤附属器

211. 下列描述不正确的是
A. 皮肤淋巴管的盲端起始于真皮网状层的毛细淋巴管
B. 皮肤的血管具有营养皮肤组织和调节体温的作用
C. 肿瘤细胞可通过淋巴管转移到皮肤
D. 皮肤的感觉神经极为复杂
E. 皮肤内最常见的肌肉是立毛肌

212. 皮肤的非显性出汗每天可丢失水分
A. 120~240ml
B. 240~480ml
C. 480~600ml
D. 500~800ml
E. 600~960ml

213. 对于毛发生长速度的影响，下列叙述不正确的是
A. 夏季毛发生长最快
B. 甲状腺功能可影响毛发的生长
C. 与机体的健康状况平行
D. 雄激素可促进毛发的生长
E. 毛囊越粗生长越慢

214. 基底膜中最主要的胶原成分为
A. Ⅰ型胶原
B. Ⅱ型胶原

C. Ⅲ型胶原　　D. Ⅳ型胶原
E. Ⅴ型胶原

215. 5-HT 在（　　）中合成
A. 角质细胞　　B. 肥大细胞
C. 肠嗜铬细胞和神经元细胞　　D. T 淋巴细胞
E. B 淋巴细胞

216. 下列关于 Merkel 细胞的描述，不正确的是
A. Merkel 细胞-轴索复合体是一种突触结构
B. Merkel 细胞多见于掌跖、指趾、生殖器等部位
C. 胞质中含有许多内分泌颗粒，常呈分叶状
D. 胞核呈圆形
E. Merkel 细胞是一种具有长指状突的细胞

217. 皮肤黄瘤病为吞噬脂质的组织细胞呈局限性集聚在皮肤的某一部位，该部位是
A. 表皮　　B. 皮下组织
C. 真皮　　D. 皮肤附属器
E. 表皮真皮交界处

218. 下列属于特异性免疫的是
A. 抗体抵抗天花病毒　　B. 消化液将食物中的细菌杀死
C. 溶菌酶杀死细菌　　D. 白细胞吞食病菌
E. 皮肤屏障作用

219. 下列关于非角质形成细胞的描述，不正确的是
A. 朗格汉斯细胞含有黑色素小体
B. 黑色素细胞中可见特征性的黑色素小体
C. 朗格汉斯细胞胞质中有特征性的 Birbeck 颗粒
D. 包括黑色素细胞、朗格汉斯细胞和 Merkel 细胞
E. Birbeck 颗粒是一种消化细胞外物质的吞噬体或抗原贮存形式

220. 基底膜在电镜下的结构区域不包括
A. 胞膜层　　B. 透明层
C. 致密层　　D. 角质层
E. 致密下层

221. 与皮肤的压觉相关的结构是
A. Meissner 小体　　B. Pacinian 小体
C. Pinkus 小体　　D. Merkel 细胞
E. Ruffini 小体

222. 下列描述不正确的是
A. 水溶性物质不易被皮肤吸收
B. 脂溶性物质可经毛囊、皮脂腺吸收
C. 大部分糖皮质激素可经毛囊、皮脂腺吸收
D. 某些物质可能与皮脂中的脂肪酸结合变成脂溶性物质而被吸收
E. 皮肤对油脂类吸收的规律通常为凡士林 > 羊毛脂 > 液状石蜡 > 植物油

223. 因Ⅱ型变态反应导致的疾病是
A. 急性荨麻疹
B. 接触性皮炎
C. 新生儿溶血病
D. 类风湿关节炎
E. 支气管哮喘

224. 通常来说，人体对付外毒素并使之失去毒性的是
A. 相应的抗体
B. 效应B细胞
C. 相应的抗原
D. 效应T细胞
E. 肥大细胞

225. 能激活补体旁路途径的是
A. 聚合的IgA
B. IgM
C. IgG2
D. SIgA
E. IgG与抗原结合成的免疫复合物

226. 头发的生长周期平均为
A. 10年
B. 1年
C. 4年
D. 20年
E. 半年

227. 真皮纤维基质出现透明的无结构的黏蛋白沉积，HE染色呈淡蓝色，PAS反应呈红色的原因是
A. 弹力纤维变性
B. 胶原均质化
C. 嗜碱性变
D. 黏液样变
E. 嗜酸性变

228. 在脱敏治疗中，诱导机体产生的封闭性抗体为
A. IgG
B. IgM
C. IgA
D. IgE
E. IgD

229. 关于水痘和带状疱疹的叙述，正确的是
A. 病理相同
B. 抵抗力低下时导致水痘

C. 愈后均遗留瘢痕　　D. 无获得性免疫力
E. 同一病毒致病

230. 下列不属于细胞因子的作用特点的是
A. 高效性　　B. 多效性
C. 特异性　　D. 重叠性
E. 网络性

231. 下列关于表皮组织结构特点的描述，正确的是
A. 表皮组织来源于中胚叶
B. 表皮属于复层鳞状上皮
C. 基底细胞能产生黑色素，保护免受光线损伤
D. 表皮有丰富的血管网
E. 基底细胞的平均分裂周期是 260 小时

232. 关于细胞因子的描述，正确的是
A. 细胞因子的作用具有高度特异性
B. 细胞因子均由 1 条肽链组成
C. 细胞因子间无相互作用
D. 细胞因子的作用受 MHC 限制
E. 一种细胞因子有多种生物学作用

233. 真皮的特点为
A. 真皮由胶原纤维与基质组成，有丰富的血管、淋巴管、神经
B. 大汗腺位于真皮浅部，其导管直接开口于皮肤表面
C. 小汗腺位于真皮深部，其导管直接开口于皮肤表面
D. 真皮乳头层及网状之间有清楚的界限
E. 真皮中胶原纤维含量最少

234. (　　) 不属于Ⅰ型变态反应的疾病
A. 链球菌感染后的肾小球肾炎　　B. 支气管哮喘
C. 血清变应性休克　　D. 变应性鼻炎
E. 荨麻疹

235. 挤压位于面部危险三角区的疖时可能导致
A. 败血症　　B. 毒血症
C. 颅内海绵窦感染　　D. 面神经炎
E. 蜂窝织炎

236. Th2 细胞不能分泌
A. IL-4　　B. TNF

C. IL-5　　D. IL-6

E. IL-10

237. 皮肤对化学损伤的防护主要由（　　）完成

A. 基底层　　B. 棘层

C. 基底膜带　　D. 皮下组织

E. 角质层

238. Ⅲ型变态反应疾病中引起组织损伤作用最强的细胞是

A. 中性粒细胞　　B. T淋巴细胞

C. 血小板　　D. 淋巴细胞

E. 单核细胞

239. 下列关于免疫监视的描述，正确的是

A. 是针对外来病原体的抗感染功能，正常可防御病原体的感染

B. 正常情况下，对自身组织成分不产生免疫应答，处于自身免疫耐受状态

C. 是机体免疫系统识别和清除体内突变、畸变细胞以及被病毒感染细胞的生理性保护作用

D. 参与机体整体功能的调节

E. 具有杀灭病原体的作用

240. 人体内可以产生淋巴细胞的最大的淋巴器官是

A. 肺　　B. 肾

C. 肝　　D. 心脏

E. 脾

241. 头发的休止期是

A. 3个月　　B. 3周

C. 半年　　D. 1年

E. 1个月

242. Ⅰ型变态反应中引起皮肤奇痒的物质是

A. 白三烯　　B. 组胺

C. 前列腺素　　D. 激肽

E. ECF-A

243. 汗液的成分特点不正确的是

A. 液体成分占99.0%~99.5%　　B. 有机物以尿素和乳酸居多

C. pH常为7.0　　D. 汗液比重为1.001~1.006

E. 无机物以氯化钠居多

244. 能够刺激肥大细胞脱颗粒释放生物活性介质的补体成分是

A. C1q
B. C3b
C. C2a
D. C4b
E. C5a

245. 能促进皮脂腺分泌的内分泌因素，除了

A. 雌激素
B. 内源性肾上腺皮质激素
C. 生长激素
D. 雄激素
E. 催乳素

246.（　　）对淋巴细胞和巨噬细胞功能具有抑制作用

A. TGF-β
B. IL-12
C. IL-2
D. GM-CSF
E. IL-6

247. 常染色体隐性遗传性营养不良型大疱性表皮松解症的缺陷是

A. Ⅰ型胶原异常
B. Ⅱ型胶原异常
C. Ⅲ型胶原异常
D. Ⅶ型胶原异常
E. Ⅳ型胶原异常

248. 主要由单核–巨噬细胞产生的细胞因子为

A. INF-β
B. IL-2
C. IFN-γ
D. IL-1
E. IL-4

249. 补体不具备的生物学功能是

A. 免疫黏附
B. 抗体依赖细胞介导的细胞毒作用（ADCC）
C. 溶细胞作用
D. 炎症反应
E. 调理作用

250. Ⅳ型变态反应的叙述，正确的是

A. 依赖于 T 淋巴细胞
B. 可经血清被动转移
C. 去除补体可以增强
D. 抗体可以增强其反应
E. 去除巨噬细胞可以增强

251. IL-2 的生物学作用不包括

A. 诱导活化 T 淋巴细胞、B 淋巴细胞增殖分化
B. 增强 NK 细胞的杀伤活性
C. 增强巨噬细胞吞噬杀伤功能
D. 沿种系谱向下的约束性

E. 以旁分泌或自分泌方式的局部作用

252. 可结合到肥大细胞上，具有高亲和性的 IgE 分子部位是

A. Fab 段
B. CH2 功能区
C. Fc 段
D. HVR 区
E. H 链恒定区

253. (　　) 具有趋化作用

A. IL-2
B. IL-4
C. TFN
D. IL-8
E. M-CSF

254. 参与旁路途径激活的补体为

A. C2
B. C3
C. C1
D. B 因子
E. C4

255. 皮肤上微生物寄生的主要部位不包括

A. 角质层表浅处
B. 皮脂腺漏斗部
C. 汗管底部
D. 皮脂膜内
E. 毛囊

256. 不属于皮肤病发生内因的是

A. 内分泌紊乱
B. 胎传
C. 代谢障碍
D. 热水烫洗
E. 血液循环障碍

257. 皮内注射 DNP 引起的 DTH 反应明显下降是由于（　　）所致

A. 接受抗组胺的治疗
B. 脾脏切除
C. 接受抗中性粒细胞血清治疗
D. 接受大量 X 线照射
E. 补体水平下降

258. 变应性接触性皮炎致敏的抗原提呈细胞为

A. 角质形成细胞
B. 棘细胞
C. 朗格汉斯细胞
D. 基底细胞
E. 颗粒细胞

259. 下列关于金属镍引起的皮肤变态反应的叙述，正确的是

A. 是由 IgE 介导的
B. 有嗜碱性粒细胞的浸润
C. 可用 P-K 试验诊断
D. 可用抗组胺药进行有效治疗
E. 是由对镍和蛋白复合物致敏的 T 细胞引起的

260. 下列关于网状纤维的染色情况描述正确的是
A. HE 染色呈红色
B. 银染色呈黑色
C. 多巴染色呈红色
D. ATP 酶染色呈蓝色
E. HE 染色呈蓝色

261. 皮脂腺分布缺乏的部位是
A. 外阴部
B. 掌跖
C. 乳晕
D. 头皮
E. 包皮

262. 与Ⅱ型变态反应无关的成分为
A. T 淋巴细胞
B. 补体
C. NK 细胞
D. 吞噬细胞
E. IgM/IgG

263. 下列关于角化不良的描述不正确的是
A. 表皮细胞提前角化
B. 细胞核常固缩
C. 发生于表皮
D. 胞核浓缩深染
E. 只见于恶性病变如皮肤原位癌

264. 黑色素细胞约占基底细胞的
A. 10%
B. 40%
C. 50%
D. 30%
E. 90%

265. 既有过敏毒素作用又有趋化作用的补体成分为
A. C3a，C4a
B. C3b，C4b
C. C3a，C5a，C5b
D. C3a，C5b
E. C3a，C4a，C5a

266. 引起支气管哮喘持续状态的物质为
A. 组胺
B. 激肽释放酶
C. S-羟色胺
D. 前列腺素
E. 白三烯

267. 真皮中韧性最大的纤维类型是
A. 弹力纤维
B. 网状原纤维
C. 胶原纤维
D. 网状纤维
E. 弹性纤维

268. 皮肤Ⅳ型变态反应患者皮损部位活体组织学检查的特点为
A. 动脉壁有免疫球蛋白和补体沉积

B. 表皮坏死
C. 水肿
D. 小血管周围有单个核细胞浸润
E. 中性粒细胞浸润

269. 基底膜带中Ⅳ型胶原构成的三维网格位于
A. 胞膜层
B. 透明层
C. 基底层
D. 致密下层
E. 致密层

270. 避免对某种食物再次过敏的有效方法是
A. 脱敏
B. 食用后，服用抗过敏药
C. 进行变态反应试验
D. 食用烹调好的这种食物
E. 避免食入引起过敏的食物

271. 免疫复合物性肾小球肾炎的病灶
A. 依赖于红细胞和补体
B. 既需要补体，又需要中性粒细胞
C. 致尿量增多
D. 依赖于巨噬细胞
E. 需要抗体和补体的全部9种组分

272. 不属于补体旁路途径激活的是
A. C3裂解为C3a和C3b
B. 膜攻击复合物的形成
C. C5裂解为C5a和C5b
D. C4裂解为C4a和C4b
E. 过敏毒素的产生

273. 皮肤基底膜带的超微结构中不包括
A. 胞膜层
B. 基底层
C. 透明层
D. 致密下层
E. 致密层

274. 下列说法不正确的是
A. 补体各组分中含量最高的是C3
B. D因子与旁路途径的激活有关
C. 红细胞上C3b受体参与免疫黏附作用
D. C4a只有过敏毒素作用，无趋化作用
E. 过敏毒素可抑制炎症反应

275. (　　) 与HLAⅡ类分子功能无关
A. 参与HVGR
B. 参与诱导效应CTL的形成
C. 参与诱导抗体产生
D. 参与GVHR
E. 参与诱导MLR

276. 肌的类型为横纹肌的部位是

A. 掌跖　　B. 血管壁

C. 乳晕　　D. 阴囊

E. 面部

277. 关于 HLA 的描述，不正确的是

A. 血小板表面不表达 HLA 抗原

B. HLAⅡ类抗原是由 α 链与 β 链组成的

C. 编码 HLAⅠ类抗原 α 链和 β-微球蛋白的基因位于不同的染色体上

D. HLA 完全相同的纯合子细胞罕见，通常可在近亲婚配的家庭中检出

E. 通过分析亲代与子代的 HLA 表型，可以获知该家庭成员的 HLA 基因型

278. MHC 限制性表现在

A. NK 细胞杀伤作用　　B. ADCC 作用

C. 补体依赖的细胞毒作用　　D. B 细胞对 T_1 抗原的识别

E. T 细胞对抗原的识别过程

279. 下列关于毛发生长的叙述正确的是

A. 毛发不呈季节性的生长与脱落

B. 单根毛发的生长与退行是几乎同步发生的

C. 80% 的毛发同时处于生长期

D. 毛发生长不受遗传因素的影响

E. 正常人每日可有 500 根头发脱落

280. 角质层内中性粒细胞聚集形成的脓肿称为（　　），多见于寻常性银屑病、脂溢性皮炎等

A. Kogoj 微脓肿　　B. Munro 微脓肿

C. Pautrier 微脓肿　　D. 肉芽肿

E. 表皮水肿

281. 不表达 HLAⅠ类抗原的细胞为

A. 淋巴细胞　　B. 血小板

C. 成熟红细胞　　D. 网织红细胞

E. 粒细胞

282. 下列不属于真-表皮连接结构的是

A. 基底细胞膜　　B. 桥粒

C. 半桥粒　　D. 致密层

E. 基底膜带

283. 对人类而言，HLA 抗原属于
A. 异种抗原
B. 同种异型抗原
C. 隐蔽抗原
D. 改变的自身抗原
E. 肿瘤相关抗原

284. 不属于 HLA 抗原功能的是
A. 诱导移植排斥反应
B. 参与自身免疫耐受的形成
C. 参与抗原提呈
D. 参与调理吞噬
E. 参与胸腺 T 淋巴细胞分化发育

285. 下列关于皮肤基底膜带的叙述，不正确的是
A. 连接表皮与真皮
B. 有渗透功能
C. 有屏障功能
D. 电镜下可分为 3 个不同区
E. 致密下层又称网板

286. 下列关于真皮的描述，正确的是
A. 由中胚层分化而来
B. 全身各部位厚度一致
C. 真皮层有血管，但无神经和肌肉
D. 真皮属于疏松结缔组织
E. 由透明层分化而来

287. 下列属于树枝状细胞的是
A. 基底细胞
B. 成纤维细胞
C. 血管内皮细胞
D. 胶原细胞
E. 黑色素细胞

二 A3/A4 型题

（1~3 题共用题干）

患者，男性，36 岁。反复红斑鳞屑皮损 6 年，加重半个月。查体：全身皮肤潮红、浸润，大片脱屑。

1. 目前不恰当的处理是
A. 支持治疗
B. 外用润肤剂
C. 外用类固醇皮质激素
D. 口服环孢素 4mg/(kg · d)
E. CHOP 方案化疗

2. 组织病理最可能的表现为
A. 表皮缺失
B. 表皮疣状增生
C. 真皮内散在多核巨细胞
D. 真皮浅层小血管周围淋巴细胞浸润
E. 表皮下大疱形成

3. 最可能的临床诊断是

A. 药疹
B. 红皮病性银屑病
C. 湿疹
D. 表皮松解坏死
E. 淋巴瘤

(4~6 题共用题干)

患者，女性，42 岁。全身皮损 2 个月伴瘙痒。曾诊断为皮炎，给予口服抗组胺剂和外用卤米松软膏治疗 3 周皮损无显著改善。专科检查：躯干、四肢散在斑疹、斑丘疹，其上细碎鳞屑，刮去鳞屑见出血点。躯干少许散在脓疱，部分疱破，呈脓糊状，脓疱以腰腹部最多。

4. 为明确诊断，最可靠的方法为

A. Wood 灯检查
B. 点刺试验
C. 组织病理学检查
D. Auspitz 三联征试验
E. PPD 试验

5. 该患者最可能的诊断为

A. 寻常性银屑病
B. 玫瑰糠疹
C. 副银屑病
D. 脓疱性银屑病
E. 接触性皮炎

6. 为控制皮损，临床上最常见的选择是

A. 加强外用药物联合窄谱中波紫外线
B. 系统应用糖皮质激素
C. 干扰素联合免疫抑制剂
D. 维 A 酸类药物联合窄谱中波紫外线
E. 免疫抑制剂联合 PUVA

(7~9 题共用题干)

患者，女性，63 岁。因“双下肢起皮疹、溃烂 3 年伴双下肢水肿 1 年”来诊。查体：双下肢可见散在分布的紫蓝色、指甲盖大小的斑块；部分皮损表面可见米粒至指甲盖大小的溃疡；双下肢凹陷性水肿。

7. 为明确诊断首先应做的检查项目是

A. 双下肢血管造影
B. 组织病理学检查
C. 细菌培养
D. 真菌涂片及培养
E. 血常规

8. 组织病理：真皮内广泛的血管增生，内皮细胞肿胀，真皮内血管周围可见较多的梭形细胞浸润。最可能的诊断是

A. 假性 Kaposi 肉瘤　　B. 血管肉瘤
C. Kaposi 肉瘤　　D. 淤积性皮炎
E. Kaposi 样血管内皮瘤

9. 目前此病发病机制研究中，非热点的是

A. 基因易感性　　B. 内分泌因素
C. 地理因素　　D. 种族因素
E. 病毒感染

（10~12 题共用题干）

患者，男性，56 岁。自幼患弥漫性掌跖角化病，身上其他部位无皮损，从未接受过治疗。

10. 最可能的病因和相关因素为

A. 遗传因素　　B. 内脏恶性肿瘤
C. 药物所致　　D. 外界因素
E. 由于反复创伤导致获得性角化过度

11. 患者可能诊断为

A. 可变性红斑角化病　　B. 点状掌跖角化病
C. 进行性掌跖角化病　　D. 弥漫性掌跖角化病
E. 鱼鳞病

12. 患者可能的临床表现不包括

A. 掌跖角化过度　　B. 浑浊
C. 境界清楚　　D. 伴有多汗
E. 红肿

三 B 型题

（1~3 题共用备选答案）

A. 激肽　　B. 白三烯（LT）
C. 内啡肽　　D. 组胺
E. 前列腺素

1. 贮存在嗜碱性粒细胞颗粒内的介质是
2. 引起支气管持续痉挛的主要介质是

3. 合成能被阿司匹林阻断的介质是

（4~5 题共用备选答案）

A. 棘层
B. 基底层
C. 角质层
D. 透明层
E. 颗粒层

4. 角质小体位于
5. 透明角质颗粒位于

（6~7 题共用备选答案）

A. IgG
B. IgA
C. IgM
D. IgE
E. IgD

6. 成熟 B 细胞的标志为
7. 诱导Ⅰ型变态反应的为

（8~9 题共用备选答案）

A. Dsg1
B. Dsg2
C. Dsg3
D. PG
E. DP

8. 桥粒的特征性标志是
9. 在颗粒层表达的是

（10~11 题共用备选答案）

A. 致密下层
B. 角质层
C. 透明层
D. 致密层
E. 胞膜层

10. 主要成分是Ⅳ型胶原的是
11. 主要成分是Ⅶ型胶原的是

（12~14 题共用备选答案）

A. 补体经典激活途径激活物
B. 补体旁路激活途径的固有成分
C. 补体 3 条激活途径的共同成分
D. 补体旁路激活途径激活物

E. 补体经典激活途径的固有成分

12. 补体 C1
13. 补体 C4
14. 补体 C5

（15～16 题共用备选答案）

A. 皮肤
B. 真皮
C. 表皮与真皮
D. 表皮
E. 皮下组织

15. 人体最大的器官是
16. 朗格汉斯细胞位于

（17～18 题共用备选答案）

A. Ca^{2+}
B. K^{+}
C. Mg^{2+}
D. Zn^{2+}
E. Cu^{2+}

17. 对维持细胞膜通透性及细胞间黏着性有一定作用的是
18. 在黑色素形成、角蛋白形成中起重要作用的是

（19～20 题共用备选答案）

A. cGMP
B. LT
C. AA
D. cAMP
E. CaM

19. 直接抑制表皮细胞分裂的是
20. 间接抑制表皮细胞分裂的是

（21～22 题共用备选答案）

A. 7 天
B. 14 天
C. 21 天
D. 28 天
E. 60 天

21. 表皮脱落时间约为
22. 毛发的退行期约为

（23~26 题共用备选答案）

A. 细胞毒型变态反应
B. 迟发型变态反应
C. 抗体刺激型变态反应
D. 速发型变态反应
E. 免疫复合物型变态反应

23. Ⅰ型变态反应又称
24. Ⅱ型变态反应又称
25. Ⅲ型变态反应又称
26. Ⅳ型变态反应又称

（27~30 题共用备选答案）

A. 促甲状腺激素受体抗体
B. DNA-抗 DNA 复合物
C. 自身变性的 IgG
D. 免疫血型抗体
E. 组胺

27. 与变应性休克有关的是
28. 与格雷夫斯病（Graves 病）有关的是
29. 主要与全身性红斑狼疮有关的是
30. 与类风湿关节炎有关的是

（31~32 题共用备选答案）

A. Na^{+}
B. K^{+}
C. Mg^{2+}
D. Zn^{2+}
E. Ca^{2+}

31. 与细胞间的黏着有关的电解质是
32. 可激活某些酶的电解质是

（33~34 题共用备选答案）

A. Fichthelium
B. Streilein
C. Nickoloff
D. Teanten
E. Bos

33. 提出“皮肤免疫系统”理论的是
34. 提出“真皮免疫系统”理论的是

（35~37 题共用备选答案）

A. 金黄色葡萄球菌
B. 乙型溶血性链球菌

C. 铜绿假单胞菌　　D. 大肠埃希菌
E. 变形杆菌

35. 脓液稠厚，有恶臭或粪臭的细菌是
36. 脓液稠厚、黄色、不臭的细菌是
37. 大面积烧伤创面感染最常见的细菌是

（38~39 题共用备选答案）

A. 丘脓疱疹　　B. 丘疱疹
C. 斑丘疹　　D. 斑块
E. 斑疹

38. （　　）是形态介于斑疹与丘疹之间的稍隆起皮损
39. 丘疹顶部有小脓疱时称为

（40~41 题共用备选答案）

A. 弹性纤维　　B. 胶原纤维
C. 运动神经　　D. 感觉神经
E. 血管

40. 源于神经管的是
41. 源于神经嵴的是

（42~43 题共用备选答案）

A. 葡萄糖　　B. 黏多糖
C. 黏蛋白　　D. 糖原
E. 透明质酸

42. 表皮中含量最高的是
43. 真皮中含量最高的是

（44~45 题共用备选答案）

A. 水痘　　B. 带状疱疹
C. 红斑型天疱疮　　D. 疱疹样皮炎
E. 大疱性类天疱疮

44. 位于角质层以下的水疱可见于
45. 位于表皮下的水疱可见于

（46~47 题共用备选答案）

A. 前臂
B. 前额
C. 阴囊
D. 大腿屈侧
E. 上臂屈侧

46. 皮肤吸收能力最弱的部位是
47. 皮肤吸收能力最强的部位是

（48~50 题共用备选答案）

A. 干扰素
B. 白介素
C. 肿瘤坏死因子
D. 细胞生长因子
E. 补体

48. 可介导白细胞之间相互作用的是
49. 可刺激某些类型细胞生长的是
50. 可直接杀死肿瘤细胞的是

（51~52 题共用备选答案）

A. 红斑
B. 风团
C. 黄褐斑
D. 出血斑
E. 水疱

51. 由毛细血管破裂后红细胞外渗到真皮所致的是
52. 发生快，消退亦快的是

（53~57 题共用备选答案）

A. IL-1
B. IL-2
C. IL-3
D. IFN-α
E. EPO

53. 诱导 LAK 细胞形成的是
54. 具有抗病毒作用的是
55. 作为内源性致热原，可使体温升高的是
56. 促进红细胞生成的是
57. 刺激多能干细胞增生分化的是

（58~59 题共用备选答案）

A. 肉芽肿
B. 渐进性坏死

C. 黏液样变
D. 假上皮瘤样增生
E. 嗜碱性变性

58. 属于表皮病变的是
59. 结核、麻风、梅毒均可见

（60~61 题共用备选答案）

A. Meissner 小体
B. Pacini 小体
C. Ruffini 小体
D. Krause 小体
E. Pinktls 小体

60. 温觉感受器是
61. 冷觉感受器是

（62~66 题共用备选答案）

A. 阻止膜攻击复合物的形成
B. C5 转化酶
C. 损伤细胞
D. 旁路途径 C5 转化酶抑制作用
E. C3 转化酶

62. C4b2b
63. C3bBb3b
64. H 因子
65. C3bBbP
66. C4b2a3b

（67~68 题共用备选答案）

A. 渐进性坏死
B. 脂膜炎
C. 黏液样变
D. 嗜碱性变性
E. 纤维蛋白样变性

67. 可分为间隔性和小叶性两类的是
68. 可见于光线性角化病的是

（69~70 题共用备选答案）

A. IgM
B. IgA
C. IgG
D. IgD
E. IgE

69. 能穿过胎盘的 Ig 为

70. 分子量最大的 Ig 为

（71～72 题共用备选答案）

A. IL-1
B. IL-15
C. IL-8
D. IL-12
E. IL-10

71. 促进 Th1 细胞发育的是
72. 抑制 Th1 细胞发育的是

（73～74 题共用备选答案）

A. 胞膜
B. 红髓
C. 白髓
D. 边缘区
E. 血窦

73. T 细胞主要分布区为
74. B 细胞主要分布区为

（75～76 题共用备选答案）

A. 基底层
B. 颗粒层
C. 棘层
D. 透明层
E. 角质层

75. Odland 小体位于
76. 透明角质颗粒位于

（77～78 题共用备选答案）

A. Ⅰ型胶原蛋白
B. Ⅶ型胶原蛋白
C. Ⅸ型胶原蛋白
D. Ⅵ型胶原蛋白
E. Ⅲ型胶原蛋白

77. 网状纤维的主要组成是
78. 稳定 BMZ 构架的是

（79～82 题共用备选答案）

A. 花粉
B. 油漆
C. 内啡肽
D. Rh 抗原
E. 自身变性的 IgG

79. 可引起Ⅰ型变态反应的变应原
80. 可引起Ⅱ型变态反应的变应原
81. 可引起Ⅲ型变态反应的变应原
82. 可引起Ⅳ型变态反应的变应原

（83~85 题共用备选答案）

A. 混合性皮肤　　B. 干性皮肤
C. 油性皮肤　　D. 中性皮肤
E. 敏感性皮肤

83. 面部皮肤油，干湿混合存在的是
84. 皮脂分泌旺盛，皮肤多油，毛孔大的是
85. 皮脂分泌适度，皮肤滋润、富有弹性的是

（86~87 题共用备选答案）

A. 胶原酶　　B. 赖氨酸氢化酶
C. 羟基端内肽酶　　D. 氨基端内肽酶
E. 赖氨酸羟化酶

86. 胶原的生物合成初始酶是
87. 胶原的分解代谢酶是

（88~89 题共用备选答案）

A. 维生素 C　　B. B 族维生素
C. 葡萄糖　　D. 水
E. 维生素 D

88. 易被皮肤吸收的物质是
89. 少量被皮肤吸收的物质是

（90~92 题共用备选答案）

A. 正常复层鳞状上皮的上层　　B. 上皮的下层
C. 表皮　　D. 柱状上皮
E. 汗腺和毛囊的上皮细胞

90. 桥粒芯糖蛋白 1 主要分布于
91. 桥粒芯糖蛋白 2 主要分布于

92. 桥粒芯糖蛋白 3 主要分布于

(93～94 题共用备选答案)

A. 前额
B. 会阴部
C. 腋窝
D. 脐周
E. 乳晕

93. 大小汗腺分布均多的部位是
94. 仅小汗腺分布居多的部位是

(95～97 题共用备选答案)

A. 接触性皮炎
B. 变应性鼻炎
C. 系统性红斑狼疮
D. 支原体肺炎
E. 自身免疫性溶血性贫血

95. 属于Ⅱ型变态反应性疾病的是
96. 属于Ⅲ型变态反应性疾病的是
97. 属于Ⅳ型变态反应性疾病的是

(98～101 题共用备选答案)

A. 维持 MHC 分子结构型稳定
B. 参与信号传递
C. 与 $CD4^+$ 结合
D. 与 $CD8^+$ 结合
E. 结合抗原肽

98. β_2 微球蛋白
99. HLA Ⅰ类分子重链 α 功能区
100. HLA Ⅱ类分子重链的胞质区尾肽
101. HLA Ⅱ类分子的 Ig 样区

(102～104 题共用备选答案)

A. IFN-α
B. 旁路激活途径
C. 旁路激活途径激活物
D. 经典激活途径激活物
E. 三条激活途径的共同成分

102. IgG 型抗原抗体复合物是
103. D 因子参与
104. 酵母多糖是

（105~106 题共用备选答案）

A. 血小板　　B. NK 细胞
C. 成熟红细胞　　D. 巨噬细胞
E. B 淋巴细胞

105. 仅表达 MHC Ⅰ类分子的是
106. 通常不表达 MHC Ⅰ、Ⅱ类分子的是

（107~108 题共用备选答案）

A. Na^{+}　　B. Ca^{2+}
C. K^{+}　　D. Cu^{2+}
E. Zn^{2+}

107. 调节细胞外渗透压的是
108. 调节细胞内渗透压的是

四 X 型题

1. 皮肤在（　　）发生与黏膜的移行
A. 口唇　　B. 尿道口
C. 肛门　　D. 掌跖
E. 大腿
2. 下列关于角质层细胞特点的描述，正确的是
A. 位于表皮最上层
B. 由 5~20 层已经死亡的扁平细胞构成，在掌跖部位可厚达 40~50 层
C. 细胞正常结构消失，胞质中充满角蛋白
D. 角质层上部细胞间桥粒消失，故易于脱落
E. 角质层细胞具有完整的脂质膜
3. 皮肤内含有
A. 神经　　B. 骨骼
C. 肌肉　　D. 血管
E. 骨髓
4. 下列对物理性损伤有防护作用的是
A. 表皮　　B. 真皮
C. 皮下组织　　D. 基底膜带
E. 半桥粒

5. 下列关于皮肤内组织类型的描述，正确的是
   A. 表皮属于复层鳞状上皮
   B. 真皮属于不规则致密结缔组织
   C. 皮下组织属于疏松结缔组织
   D. 毛发属于特殊的上皮组织
   E. 以上都不正确
6. 关于真皮的描述，正确的是
   A. 属于规则的致密结缔组织
   B. 通过基底膜带与表皮相连
   C. 可分为乳头层和网状层
   D. 由纤维、基质和细胞成分组成
   E. 角质形成细胞分为 5 层
7. 皮肤表面的游离脂肪酸对（　　）有抑制作用
   A. 马拉色菌
   B. 葡萄球菌
   C. 链球菌
   D. 白念珠菌
   E. 大肠埃希菌
8. 下列关于朗格汉斯细胞的描述，不正确的是
   A. 数量占表皮细胞总数的 15%~20%
   B. 密度与部位有关而与年龄、性别无关
   C. 氯化金染色及 ATP 酶染色阳性
   D. 有多种表面标记
   E. 光镜下观察细胞为多角形
9. 下列关于棘层细胞的描述，正确的有
   A. 位于基底层上方，由 4~8 层多角形细胞构成
   B. 细胞表面有许多细小突起，相邻细胞的突起互相连接
   C. 电镜下胞质内有许多张力细丝聚集成束，并附着于桥粒上
   D. 棘层上部细胞胞质中散在分布透明角质颗粒
   E. 棘层细胞呈多角形
10. 皮肤免疫系统中参与抗原提呈的细胞包括
   A. 内皮细胞
   B. 角质形成细胞
   C. 朗格汉斯细胞
   D. 树突状细胞
   E. 黑色素细胞
11. 角质形成细胞之间及其与下层结构之间存在的特殊连接结构包括
   A. 半桥粒
   B. 桥粒
   C. 朗格汉斯细胞
   D. 基底膜带
   E. 黑色素细胞
12. 下列关于基底细胞的描述，正确的是
   A. 位于表皮底层，由一层立方形或圆柱状细胞构成
   B. 细胞长轴与真皮-表皮交界线平行

C. 胞质呈嗜酸性，胞核卵圆形，核仁明显，核分裂象较常见

D. 细胞底部借半桥粒与基底膜带相附着

E. 基底细胞的平均分裂周期是 311 小时

13. 下列关于基质的描述，正确的是

A. 为填充于纤维、纤维束间隙和细胞间的无定形物质

B. 网状纤维为其主要成分

C. 基质可形成分子筛立体构型

D. 有利于物质交换和吞噬细菌等异物

E. 主要成分是蛋白多糖

14. 下列关于黑色素细胞的描述，正确的是

A. 黑色素细胞起源于外胚层的神经嵴

B. 黑种人的黑色素细胞数量较白种人多

C. 黑色素细胞位于基底层，平均数目约占基底细胞总数的 10%

D. 只有表皮、毛囊、黏膜、视网膜色素上皮等处存在黑色素细胞

E. 硝酸银染色呈阳性

15. 弹力纤维的构成包括

A. 弹力蛋白　　B. 微原纤维

C. 网状原蛋白　　D. 胶原原纤维

E. 网状纤维

16. 真皮内含有

A. 皮肤附属器　　B. 淋巴管

C. 血管　　D. 神经

E. 肌肉

17. 下列关于毛发结构的描述，正确的有

A. 毛发位于皮肤以外的部分称毛干

B. 毛发位于皮肤以内的部分称毛根，末端膨大部分称毛球

C. 毛发由内向外呈同心圆状排列的髓质、皮质和毛小皮构成

D. 毛囊位于真皮和皮下组织中，由内毛根鞘、外毛根鞘和结缔组织鞘组成

E. 终毛是一种长且粗硬的毛发

18. 下列属于皮肤免疫系统细胞的是

A. 角质形成细胞　　B. 淋巴细胞

C. 内皮细胞　　D. 肥大细胞

E. 朗格汉斯细胞

19. 下列关于真皮的描述，不正确的是
A. 真皮由外胚层分化而来
B. 真皮在全身不同部位厚薄相同
C. 真皮由浅至深可分为乳头层和网状层
D. 真皮属于致密结缔组织，由纤维、基质和细胞成分组成，以细胞成分为主
E. 真皮中胶原纤维含量最丰富

20. 下列可以影响皮肤吸收作用的是
A. 皮肤的结构和部位
B. 皮肤角质层的水合程度
C. 被吸收物质的理化性质
D. 外界环境因素
E. 机械性损伤

21. 真皮中的纤维有
A. 胶原纤维
B. 网状纤维
C. 弹力纤维
D. 透明纤维
E. 嗜银纤维

22. 下列可分泌细胞因子的细胞有
A. 角质形成细胞
B. 朗格汉斯细胞
C. 淋巴细胞
D. 成纤维细胞
E. 黑色素细胞

23. 朗格汉斯细胞的结构特点包括
A. 光镜下细胞呈多角形，胞质透明
B. 胞核较小并呈分叶状，线粒体、高尔基复合体、内质网丰富，并有溶酶体
C. 电镜下细胞核呈扭曲状，无张力细丝、桥粒和黑色素小体，胞质清亮
D. 内有特征性的 Birbeck 颗粒
E. 位于棘层的棘细胞之间

24. 皮下组织含有
A. 基底膜带
B. 顶泌汗腺
C. 淋巴管
D. 血管
E. 朗格汉斯细胞

25. 下列关于朗格汉斯细胞特点的描述，正确的有
A. 数量占表皮细胞总数的 15%~20%
B. 密度与部位有关而与年龄、性别无关
C. HE 染色及多巴染色阴性，氯化金染色及 ATP 酶染色阳性
D. 有多种表面标记

E. 主要位于表皮

26. 下列关于甲的描述正确的是

A. 甲的外露部分称为甲板

B. 甲板周围的皮肤称为甲廓

C. 甲伸入近端皮肤中的部分称为甲根

D. 甲母质是甲的生长区，甲下真皮富含血管

E. 甲板是不透明的角质板

27. 皮肤的特点有

A. 被覆于体表，与外界环境直接接触

B. 皮肤由表皮和真皮构成

C. 具有独特的复层结构，有助于完成一系列生理功能

D. 皮肤是一个相对独立的免疫系统

E. 皮肤中的水分主要分布在真皮内

28. 皮肤血管的特点包括

A. 浅丛与深丛之间有水平走向的血管相连通，形成丰富的吻合支

B. 真皮血管可分为浅丛和深丛，呈层状分布，与皮肤表面平行

C. 皮下组织的小动脉和真皮深部较大的微动脉都具有内膜、中膜和外膜 3 层结构

D. 具有营养代谢和调节体温的作用

E. 由浅部组织的动脉分支得来

29. 下列是无毛皮肤的部位有

A. 掌跖　　B. 唇红、乳头

C. 大腿内侧　　D. 龟头、包皮内侧

E. 腋窝

30. 下列关于颗粒层细胞的描述，不正确的有

A. 位于棘层下方

B. 在角质层薄的部位由 1~3 层梭形或扁平细胞构成，而在掌跖等部位细胞可厚达 10 层

C. 细胞长轴与皮面垂直

D. 胞质中可见大量透明角质颗粒

E. 直径 15~25μm

31. 下列属于皮肤的屏障作用的是

A. 物理性损伤防护　　B. 化学刺激的防护

C. 微生物的防御作用　　D. 防止营养物质、电解质的丢失

E. 小汗腺的分泌和排泄

32. 不是 ENA 的主要成分有
A. 核糖核蛋白
B. SCL-70
C. 抗 Sm 抗体
D. 着丝点抗体
E. 以上都不是
33. 下列会影响皮肤吸收功能的是
A. 角质层的破坏
B. 皮肤损伤
C. 环境温度
D. 环境湿度
E. 病理情况
34. 真皮中的蛋白多糖包括
A. 花生四烯酸
B. 透明质酸
C. 硫酸软骨素
D. 亚油酸
E. 胶原蛋白
35. 可参与抗原提呈的是
A. 脂肪细胞
B. 肥大细胞
C. 朗格汉斯细胞
D. 角质形成细胞
E. 成纤维细胞
36. 变形的顶泌汗腺包括
A. 外耳道的耵聍腺
B. 口腔的唾液腺
C. 眼睑的睫腺
D. 乳晕的乳轮腺
E. 小汗腺
37. 皮肤通过（　　）进行吸收
A. 表皮
B. 皮脂腺
C. 角质层
D. 毛囊
E. 基质层
38. 基底膜带的生理功能有
A. 连接真皮和表皮
B. 通过渗透给表皮提供营养
C. 是大分子进入表皮的屏障
D. 阻止炎症细胞和肿瘤细胞等进入表皮
E. 渗透和屏障功能
39. 精神紧张、情绪激动时可引起（　　）出汗
A. 掌跖
B. 前额
C. 鼻
D. 背部
E. 腋窝
40. 皮脂中含有
A. 角鲨烯
B. 蜡脂

C. 甘油三酯　　D. 胆固醇脂

E. 黏多糖

41. 下列关于丘疹的皮损特点不正确的是

A. 病变常达真皮深层　　B. 直径小于 1cm

C. 其表面可扁平　　D. 触之有弹性感

E. 呈扁平、尖形、圆形及多角形

42. 下列关于皮肤体温调节功能的描述，正确的有

A. 皮肤是体温调节的外周感受器和效应器

B. 皮肤巨大的体表面积和血管间丰富的吻合有利于机体对热量的支配

C. 热应激时交感神经兴奋，动静脉吻合关闭，皮肤血流量减少，皮肤散热减少

D. 四肢大动脉可通过调节浅静脉和深静脉的回流量进行体温调节

E. 皮肤各层对光线的吸收有选择性

43. 下列关于糜烂的皮损特点，不正确的是

A. 损害达真皮深层　　B. 愈后留有瘢痕

C. 愈后不留瘢痕　　D. 多由水疱、脓疱破裂处表皮脱落所致

E. 常无渗出

44. 下列关于皮肤淋巴细胞的描述，正确的有

A. 皮肤内淋巴细胞主要为 $CD4^+$ T 淋巴细胞和 $CD8^+$ T 淋巴细胞

B. 表皮内淋巴细胞以 $CD4^+$ T 淋巴细胞为主

C. T 淋巴细胞具有亲表皮性

D. 皮肤内 $CD4^+$ T 淋巴细胞和 $CD8^+$ T 淋巴细胞比值为 0.98

E. 约 80% 为 T 淋巴细胞

45. 斑疹可见于

A. 鲜红斑痣　　B. 丹毒

C. 疥疮　　D. 白癜风

E. 寻常疣

46. 下列属于表皮异常组织病理变化的有

A. 角化过度　　B. 角化不良

C. 细胞内水肿　　D. 嗜碱性变性

E. 颗粒层增厚

47. 丘疹的形成原因包括

A. 细胞增殖　　B. 代谢产物聚集

C. 炎症细胞浸润　　D. 皮下血管扩张

E. 皮下血管破裂

48. 桥粒跨膜蛋白的主要成分为

A. 桥粒芯糖蛋白　　B. 桥粒斑蛋白
C. 桥粒芯胶蛋白　　D. 桥粒斑珠蛋白
E. 弹力蛋白

49. 丘疹可见于

A. 银屑病　　B. 皮肤淀粉样变
C. 扁平疣　　D. 色素痣
E. 丹毒

50. 基底膜带可存在于

A. 皮肤的表皮和真皮之间　　B. 皮肤附属器与真皮之间
C. 血管周围　　D. 骨骼周围
E. 皮下组织层

51. 可触及的皮损包括

A. 风团　　B. 斑块
C. 丘疹　　D. 紫癜
E. 结节

52. 下列激素可影响皮脂分泌的是

A. 雄激素　　B. 孕激素
C. 肾上腺皮质激素　　D. 雌激素
E. 糖皮质激素

53. 结节的形成原因包括

A. 炎症细胞的浸润　　B. 代谢产物的聚集
C. 液体在皮肤腔隙内聚集　　D. 皮下血管扩张
E. 细胞增殖

54. 属于皮肤单一感觉的有

A. 光滑　　B. 湿润
C. 温觉　　D. 痛觉
E. 痒觉

55. 囊肿的内容物包括

A. 浆液　　B. 血液
C. 半固体黏稠物　　D. 细胞成分
E. 骨髓

56. 可增加散热的因素有

A. 皮肤与环境温差增大　　B. 交感神经紧张性加强

C. 交感神经紧张性减弱　　D. 产热增多
E. 产热减少

57. 以囊肿为主要表现的有
A. 皮脂腺囊肿　　B. 化脓性肉芽肿
C. 毛鞘囊肿　　D. 皮样囊肿
E. 蕈样肉芽肿

58. 免疫系统的分子成分包括
A. 细胞因子　　B. 黏附分子
C. 分泌型 IgA　　D. 补体
E. 感觉神经肽

59. 糜烂和溃疡的鉴别点有
A. 皮肤缺损的面积　　B. 皮肤缺损的深度
C. 愈后是否形成瘢痕　　D. 表面是否继发感染
E. 内容物成分

60. 手术切取法进行取材时应注意
A. 切口方向与皮纹垂直
B. 尽量避免切取面部、关节等部位的皮肤
C. 取材时不应切到皮损周围的正常皮肤
D. 尽量夹持切下组织的两端
E. 切缘锐利整齐

61. 可产生鳞屑的有
A. 花斑糠疹　　B. 慢性湿疹
C. 剥脱性皮炎　　D. 银屑病
E. 扁平疣

62. 下列描述正确的有
A. 棘层松解常导致表皮内水疱　　B. Kogoj 微脓肿位于颗粒层或棘层上部
C. Munro 微脓肿位于棘层下部　　D. Pautrier 微脓肿可发生于外毛根鞘
E. 真皮由中胚层分化而来

63. 苔藓样变可见于
A. 慢性湿疹　　B. 荨麻疹
C. 剥脱性皮炎　　D. 慢性单纯性苔藓
E. 风疹

64. 下列关于桥粒的描述，不正确的是
A. 是角质形成细胞之间的主要连接结构

B. 由相邻细胞的细胞膜发生卵圆形致密增厚而共同构成
C. 不随角质形成细胞向上迁移
D. 如被破坏可引起表皮下水疱或大疱
E. 桥粒又称黏着斑

65. 患者的个人史可包括
A. 生活习惯　　B. 家族史
C. 生育情况　　D. 性活动史
E. 身高、体重

66. 下列细胞类型属于树枝状细胞的有
A. 黑色素细胞　　B. 朗格汉斯细胞
C. 基底细胞　　D. 麦克尔细胞
E. 血管内皮细胞

67. 进行组织病理学检查时，选择皮损应注意
A. 通常应选择未经治疗的成熟皮损
B. 大疱性皮肤病及感染性皮肤病应选择新鲜皮损
C. 环状损害应选择损害边缘部分
D. 取材时不应切取正常组织，以免造成不必要的损害
E. 取材时应包含一小部分正常组织

68. 下列属于黏附分子的是
A. 免疫球蛋白超家族　　B. 选择素家族
C. 钙黏素家族　　D. 整合素家族
E. 降钙素家族

69. 皮肤组织的取材方法有
A. 手术切取法　　B. 环钻法
C. 削切法　　D. 刮除法
E. 以上都是

70. 引起体温升高的因素包括
A. 情绪激动　　B. 运动
C. 进食　　D. 月经来潮
E. 精神紧张

71. 标本的处理可选用
A. 95% 乙醇　　B. 70% 乙醇
C. 25% 甲醛溶液　　D. 10% 甲醛溶液
E. 95% 甲醛溶液

72. 朗格汉斯细胞的功能包括
    A. 提呈抗原
    B. 免疫耐受
    C. 免疫监视
    D. 免疫调节
    E. 接触性变态反应
73. 角化过度可见于
    A. 鱼鳞病
    B. 扁平苔藓
    C. 掌跖角化病
    D. 麻风
    E. 风疹
74. 皮肤中最丰富的必需脂肪酸是
    A. 神经酰胺
    B. 花生四烯酸
    C. 亚油酸
    D. 亚麻酸
    E. 胆固醇
75. 下列属于表皮病变组织病理变化的有
    A. 角化不良
    B. 角化不全
    C. 细胞内水肿
    D. 黏液样变
    E. 角质栓
76. 麦克尔细胞的特点有
    A. 感觉敏锐部位密度高
    B. 胞质中含有神经内分泌颗粒
    C. 分布于表皮各层细胞
    D. 可与其下神经末梢形成接触
    E. 圆形或长圆形
77. 下列属于疣状增生病理表现的是
    A. 角化过度
    B. 颗粒层增厚
    C. 棘层肥厚
    D. 基底细胞液化变性
    E. 乳头瘤样增生
78. 下列不属于皮肤常驻菌的是
    A. 金黄色葡萄球菌
    B. 表皮葡萄球菌
    C. 链球菌
    D. 结核分枝杆菌
    E. 马拉色真菌
79. 肉芽肿中的细胞成分可包括
    A. 组织细胞
    B. 浆细胞
    C. 中性粒细胞
    D. 淋巴细胞
    E. 单核细胞
80. 下列维生素经皮肤易于吸收的是
    A. 维生素 A
    B. 维生素 E

C. 维生素 C
D. B 族维生素
E. 维生素 K

81. 角化不良细胞可见于
A. 鳞状细胞癌
B. 毛囊角化病
C. 病毒感染
D. 湿疹
E. 天疱疮

82. 皮肤中含有的糖类物质有
A. 蔗糖
B. 糖原
C. 葡萄糖
D. 黏多糖
E. 果糖

五 案例分析题

（1~8 题共用题干）

患者，男性，54 岁。5 天前曾患上呼吸道感染，近日来出现发热、全身不适、肌痛及不对称性关节痛，左膝关节较重，血尿。同时面颈部出现红色斑块。查体：皮疹仅限于上半身，为红色斑块及结节，界清，边缘有水疱状粗大颗粒，伴触痛。实验室检查：WBC $15 \times 10^9/L$，中性粒细胞 0.9。

1. 最可能的诊断为
A. 持久性隆起性红斑
B. 多形红斑
C. 急性发热性嗜中性皮肤病
D. 面部肉芽肿
E. 系统性红斑狼疮

2. 确诊的首选检查为
A. 肾活检
B. 抗核抗体检查
C. 狼疮细胞检查
D. 病变皮肤的组织病理学检查
E. 白细胞形态学检查

3. 下列关于急性发热性嗜中性皮肤病组织病理改变的叙述，正确的是
A. 真皮浅层显著水肿
B. 以中性粒细胞浸润为主
C. 可见核破碎
D. 可有表皮下水疱
E. 部分患者可检出抗中性粒细胞胞质抗体

4. 该病的诊断标准包括
A. 伴发热，关节痛
B. 组织病理特征
C. 白细胞计数增多
D. 典型皮损
E. 潜在的恶性肿瘤

5. 下列关于急性发热性嗜中性皮肤病的病因和发病机制，正确的是
   A. 本病与感染有密切关联
   B. 部分患者与恶性肿瘤有关
   C. 可能与食物过敏有关
   D. 患者血管壁有免疫球蛋白和补体沉积
   E. 本病可能与Ⅲ型变态反应有关
6. 急性发热性嗜中性皮肤病常见的临床表现为
   A. 假水疱
   B. 同形反应
   C. 不易反复
   D. 可自行消退
   E. 发热及关节痛不易缓解
7. 通常不选的治疗药物有
   A. 泼尼松
   B. 抗生素
   C. 碘化钾
   D. 氯法齐明
   E. 抗组胺药
   F. 氨苯砜
8. 治疗急性发热性嗜中性皮肤病，泼尼松用量通常为
   A. 40~60mg/d
   B. 10mg/d
   C. 0.25mg/(kg·d)
   D. 1.0~1.5mg/(kg·d)
   E. 20mg/d

参考答案与解析

一、A1 型题

1. C【解析】皮肤总重量占体重的16%，成人皮肤总面积为1.5~2.0m^2，婴儿为0.21m^2。皮肤厚度为0.5~4.0mm，不同部位和个体存在差异，眼睑、外阴、乳房的皮肤最薄，掌跖部位皮肤最厚。

2. C【解析】锚原纤维的主要成分是Ⅶ型胶原，由角质形成细胞与成纤维细胞合成。

3. E【解析】参见A1型题第1题解析。

4. C【解析】手掌、足跖和腋窝小汗腺分布最多，其次为头皮、躯干和四肢的皮肤。

5. A【解析】参见A1型题第1题解析。

6. D【解析】细胞由基底层移至颗粒层上部约需14天，再移到角质层上部又需14天，总称为表皮通过时间或更替时间。

7. B【解析】参见A1型题第1题解析。

8. C【解析】电镜下，细胞核与细胞器将在颗粒层内溶解，溶酶体酶呈弥漫性染色，透明角质颗粒没有包膜，电子密度大，由直径为2nm的细粒组成，其满布于细胞质内，越接

近角质层，颗粒越大，数目越多。

9. B【解析】终毛是一种长且粗硬的毛发，睫毛、眉毛、胡须、腋毛、阴毛都是终毛。在部分人中，肩、小腿、前臂部的毛也可发育成为终毛。

10. C【解析】网状纤维由直径 40～65nm 的网状原纤维聚合而成，主要成分是Ⅲ型胶原。

11. D【解析】人身体大部分皮肤表面是有毛的，但手掌、足跖、指（趾）侧面、足踝以下足的侧面、口唇、乳头、脐、龟头、阴蒂、小阴唇、大阴唇以及包皮内面无毛。头部、腋下、外阴部为毛发密集部位。

12. A【解析】疱疹样皮炎：真皮乳头层内水肿，表皮下有水疱，水疱内是以中性粒细胞为主的炎性浸润，真皮乳头顶部可见密集的中性粒细胞呈小脓肿。

13. C【解析】表皮属于复层鳞状上皮。

14. A【解析】棘层松解指表皮细胞间失去粘连而呈松解状态，出现表皮内裂隙或水疱，如天疱疮。

15. D【解析】手、足表面嵴、沟图样称为指（趾）纹，其图形分为 4 种类型，即拱形（弓形）、袢形、涡形和混合形，指（趾）纹的样式是在胚胎发生早期由遗传因素决定的，每个人之间都有差别，且在一生中稳定不变，因此常可作为鉴别个体的可靠根据之一。

16. B【解析】棘层通常有 4～8 层多角形细胞。颗粒层的特征是细胞内可见形态不规则的透明角质颗粒。透明层仅见于掌跖部位。角质层由 5～20 层扁平无核细胞组成，胞内细胞器结构消失。

17. A【解析】人类的主要组织相溶性复合体（MHC）称为 HLA 复合体，位于人 6 号染色体短臂 6p21. 31。

18. E【解析】黑色素细胞主要位于表皮的基底层，约占基底细胞的 10%。在 HE 染色切片中，黑色素细胞的胞质透明，胞核较小，故又称透明细胞。

19. A【解析】C1q 的分子量为 400kD，是补体系统各成分中分子量最大者。

20. D【解析】朗格汉斯细胞来源于骨髓单核–巨噬细胞的免疫活性细胞，有树枝状突起，散布于棘层细胞间。

21. E【解析】抗体是一种能抵抗病原体（抗原）的特殊蛋白质，它的产生是由于抗原物质的刺激，引发淋巴细胞活动产生的，一种抗体只能消灭一种抗原物质，不能消灭多种抗原，属于特异性免疫。

22. C【解析】皮肤上致密的多种走向的沟纹称皮沟，是由于皮肤附着于深部组织，随着纤维束排列和张力牵引而形成的，其深浅不一。

23. C【解析】Ⅱ型变态反应组织损伤的机制：激活补体，吸引中性粒细胞和巨噬细胞，引起组织细胞损伤。

24. B【解析】根据不同发展阶段及其特点，可将表皮的角质形成细胞分为5层，由深到浅分别是基底层、棘层、颗粒层、透明层和角质层。

25. C【解析】一般情况下，基底膜带（BMZ）限制分子量大于40 000的大分子通过，但当其发生损伤时，炎症细胞、肿瘤细胞及其他大分子物质均可通过基底膜带进入表皮。

26. C【解析】Ⅳ型变态反应（DTIH）皮肤试验是一种常用的变应原检测方法，其原理是将可能导致变态反应的各种抗原物质注入人体皮下，观察患者对抗原的反应情况，并通过不同程度的皮肤红肿判断是否对该物质过敏。与DTIH皮肤试验阳性相关的物质主要包括抗原、抗原致敏的T淋巴细胞和巨噬细胞。抗体、补体和肌酸激酶（CK）为免疫系统中的成分，与DTIH皮肤试验阳性无直接关联，A错误。DTIH皮肤试验主要是检测皮肤对特定抗原的变态反应，与抗原抗体复合物和中性粒细胞无明显关系，B错误。IgG抗体和肥大细胞通常与变态反应有关，但并不是DTIH皮肤试验阳性的直接原因，D错误。Ⅱ型巨噬细胞是一种特殊类型的巨噬细胞，能够吞噬和加工外来抗原物质，并将其呈递给T淋巴细胞等免疫细胞，但其与DTIH皮肤试验阳性无明显关系，E错误。

27. A【解析】桥粒结构的破坏势必引起角质形成细胞的松解，形成表皮内水疱或大疱。

28. E【解析】嗜酸性粒细胞释放致炎因子如白三烯、血小板活化因子，还能释放组胺酶灭活组胺。

29. C【解析】胞膜层由基底细胞真皮侧胞膜和半桥粒构成，半桥粒与胞质中的张力细丝形成连接复合体，在BMZ和基底细胞的连接中起重要作用。

30. C【解析】黄种人毛发大多为较粗的圆柱形黑色直发，横断面呈圆形。

31. D【解析】基底膜带是连接真皮与表皮的结缔组织，厚0.5~1.0μm。

32. B【解析】儿茶酚胺通过促进胰高血糖素分泌及抑制胰岛素分泌而促进脂质动员及糖原分解。

33. C【解析】毛球下层靠近乳头处称毛基质，是毛发及毛囊的生长区，相当于表皮的棘层和基底层，并有黑色素细胞。

34. A【解析】基底膜带结构的异常可导致真皮与表皮分离，形成表皮下水疱或大疱。

35. D【解析】感觉敏锐部位（如指尖和鼻尖）Merkel细胞密度较大。神经纤维在邻近表皮时失去髓鞘，扁盘状的轴突末端与Merkel细胞基底面形成接触，称为Merkel细胞-轴突复合体，具有非神经末梢介导的感觉促进作用，所以选项D Merkel细胞被认为是触觉细胞。

36. B【解析】乳头层为凸向表皮底部的乳头状隆起和表皮突呈犬牙交错样相接，内含丰富的毛细血管及毛细淋巴管，还有游离神经末梢与囊状神经小体。网状层较厚，位于乳头层下方，其中有较大的血管、淋巴管、神经穿行。

37. C【解析】抗体即免疫球蛋白，是改变了的球蛋白分子。

38. A【解析】真皮的细胞主要有成纤维细胞、肥大细胞、巨噬细胞、真皮树枝状细胞、朗格汉斯细胞和噬色素细胞等，还有少量淋巴细胞和白细胞，其中成纤维细胞和肥大细胞是真皮结缔组织中主要的常驻细胞。

39. B【解析】除唇缘、鼓膜、甲床、乳头、包皮内面、龟头、小阴唇及阴蒂等部位无小汗腺外，全身大部分皮肤中都有。总数有 160 万~400 万个，密度为每平方厘米 80~600 个，小汗腺的分布因部位、遗传而有区别，手掌、足跖和腋窝最多，其次为头皮、躯干和四肢的皮肤。通常四肢屈侧较伸侧密集，上肢多于下肢，热带人比寒冷地带的人多。

40. D【解析】胶原纤维韧性大，抗拉力强，但缺乏弹性。

41. A【解析】毛发的生长周期分为生长期、退行期及休止期，周期分别为 3 年、3 周及 3 个月。

42. E【解析】网状纤维是未成熟的胶原纤维，主要分布在乳头层以及皮肤附属器、血管和神经周围，所以选项 E 错误。

43. B【解析】血小板激活因子主要来源于中性粒细胞。

44. C【解析】真皮在组织学上属于不规则的致密结缔组织，由纤维、基质和细胞成分组成，其中以纤维成分为主，纤维之间有极少量的基质和细胞成分。

45. B【解析】当环境温度高于皮肤温度时，皮肤需要散热来维持体温平衡，散热方式有辐射、对流、传导和蒸发等方式。当空气中含有水分时，皮肤表面的汗液可以蒸发到空气中，从而带走热量，起到散热的作用。可感蒸发是人体散热最有效也是最常用的方式，因此当环境温度高于皮肤温度时，可感蒸发是主要的散热方式。

46. E【解析】毛发由同心圆排列的细胞构成，可分 3 层（髓质、皮质及毛小皮），所以选项 E 错误。

47. D【解析】可抑制黑色素合成的药物有维 A 酸、氢醌、壬二酸、维生素 C。

48. C【解析】正常人每日可脱落 70~100 根头发。

49. C【解析】指甲生长速度约每 3 个月长 1cm，趾甲生长速度约每 9 个月长 1cm。

50. E【解析】皮脂腺分泌旺盛多和激素水平有关，雄激素升高促进皮脂腺分泌。

51. A【解析】皮肤正常的 pH 为 5.5~7.0，偏酸性。

52. B【解析】皮脂腺由腺泡和较短的导管构成，腺泡无腺腔，导管由复层鳞状上皮构成，开口于毛囊上部。头面及胸背上部等处皮脂腺较多，称为皮脂溢出部位。皮脂腺有生长周期。所以只有选项 B 正确。

53. B【解析】外泌汗腺的功能：主要是调节体温，也参与皮肤表面脂膜的形成。汗液成分中水分占 99%，固体成分占 1%。

54. D【解析】顶泌汗腺的分泌主要受性激素的影响，其导管结构与小汗腺相似，通常开口于毛囊上部皮脂腺入口的上方，少数直接开口于表皮。所以选项 D 错误。

55. C【解析】在正常活体，表皮干细胞位于表皮基底层，占基底细胞的 1%~10%，此外也见于毛囊隆突部或汗腺等部位。

56. A【解析】除唇缘、鼓膜、甲床、乳头、包皮内面、龟头、小阴唇及阴蒂等部位无小汗腺外，全身大部分皮肤中都有。小汗腺为单曲管状腺，由腺体和导管构成。腺体管径较粗并且高度盘曲，位于真皮深部和皮下组织中。腺腔面由2种分泌细胞构成，为明细胞和暗细胞。

57. E【解析】苔藓样变皮嵴隆起，皮沟加深，皮损界限清楚，因反复搔抓、不断摩擦而导致皮肤局限性粗糙加厚。常见于慢性瘙痒性皮肤病，伴剧痒。所以选项E错误。

58. C【解析】淋巴管起于真皮乳头层内的毛细淋巴管盲端，沿血管走行，在浅部和深部血管网处形成淋巴管网，逐渐汇合成较粗的淋巴管，流入所属的淋巴结。

59. D【解析】瘢痕是真皮或深部组织损伤或病变后，由新生结缔组织增生修复而成的，可分为增生性和萎缩性2种。前者隆起、表面光滑，有无毛发的索状或形态不规则的暗红色略硬斑块；后者较正常皮肤略凹陷，表皮变薄，皮肤光滑，局部血管扩张。增生性瘢痕可见于烧伤性瘢痕和瘢痕疙瘩，萎缩性瘢痕可见于红斑狼疮。

60. D【解析】皮脂腺的导管开口于毛囊上部，位于立毛肌和毛囊的夹角之间，立毛肌收缩可促进皮脂腺排泄。

61. B【解析】因溃疡损害基底细胞，所以愈合较慢且愈后可留有瘢痕。

62. A【解析】环境温度过高时主要的散热方式是汗液蒸发，每蒸发1g水可带走2.43kJ的热量。

63. E【解析】结节性红斑是一种好发于青年女性的疼痛性、结节性炎症性疾病，病变位于真皮深层和皮下组织，其性质为非化脓性、结节性、红斑性皮肤损害。

64. E【解析】皮肤糖原含量在胎儿期最高，成人期含量明显下降。

65. C【解析】皮肤的分泌和排泄主要通过汗腺以及皮脂腺完成。

66. D【解析】有氧条件下，表皮中50%~75%的葡萄糖通过有氧氧化提供能量，而缺氧时则有70%~80%通过无氧酵解提供，所以选项D正确。

67. A【解析】痒觉又称瘙痒，是一种引起搔抓欲望的不愉快感觉，属于皮肤黏膜的特有感觉，其产生机制尚不清楚，至今尚未发现专门的痒觉感受器，所以选项A错误。

68. A【解析】肥大细胞主要位于真皮乳头血管周围，具有Ⅰ型变态反应功能。

69. E【解析】完整皮肤只能吸收少量水分与微量气体，水溶性物质不易被吸收，而脂溶性物质和油脂类物质吸收良好，主要吸收途径是毛囊和皮脂腺，吸收强弱顺序为羊毛脂 > 凡士林 > 植物油 > 液状石蜡。

70. B【解析】皮肤中的脂类包括脂肪与类脂质，总量占皮肤总重量的3.5%~6.0%。

71. C【解析】皮肤对物质的吸收还受其剂型的影响，剂型在很大程度上影响物质的释放性能和靶向性，物质越容易从制剂中释放出，则越有利于物质的皮肤吸收。粉剂、水剂很难被吸收，霜剂可少量吸收，软膏剂及硬膏剂可促进药物的吸收。

72. C【解析】脂肪的主要功能是储存能量以及氧化供能，类脂质是细胞膜的主要成分，也是某些生物活性物质的合成原料。

73. B【解析】温度低于31℃时无出汗的感觉，但显微镜下可见皮肤表面出现汗珠，称为不显性出汗。

74. D【解析】表皮细胞在分化的各阶段，其类脂质的组成有明显的差异，如由基底层到角质层，胆固醇、脂肪酸、神经酰胺含量逐渐升高，而磷脂含量则逐渐降低。

75. D【解析】正常皮肤的角质层具有半透膜性质，可避免体内营养物质、电解质的丢失，皮肤表面的皮脂膜也可大大降低水分丢失（选项D正确）。角质层是皮肤防御化学性刺激的最主要结构（选项A错误）。角质层主要吸收短波紫外线（波长200~290nm），而棘层与基底层主要吸收长波紫外线（波长320~400nm）（选项B错误）。皮肤的屏障功能具有双向性，一方面保护体内各种器官和组织免受外界有害因素的损伤，另一方面防止体内水分、电解质及营养物质的丢失（选项C错误）。皮肤对电损伤的防御主要是通过角质层完成，角质层含水量增多时，皮肤电阻减小，导电性增强，易发生电击伤（选项E错误）。

76. E【解析】表皮中最丰富的必需脂肪酸是亚油酸和花生四烯酸，后者在日光作用下合成维生素D，可以预防佝偻病。

77. D【解析】横纹肌主要存在于面部表情肌和颈部的颈阔肌，肌纤维内有多个卵圆形的细胞核，处在肌纤维的边缘，肌原纤维有明暗相间的横纹。

78. C【解析】皮肤中的水分主要分布在真皮内，当机体脱水时，皮肤可提供其水分的5%~7%，以维持循环血容量的稳定。

79. E【解析】毛乳头是真皮结缔组织凸进毛球的部分，基质内含有大量的酸性黏多糖，毛乳头有诱导及支持毛囊生长的作用。

80. D【解析】皮肤中含有各种电解质，主要储存于皮下组织中，其中Na^+、Cl^-在细胞间液中含量较高，K^+、Ca^{2+}、Mg^{2+}主要分布在细胞内，它们对维持细胞间的晶体渗透压及细胞内外的酸碱平衡起着重要作用。K^+可激活某些酶，Ca^{2+}可维持细胞膜通透性与细胞间黏着，Zn^{2+}缺乏可引起肠病性肢端皮炎等。

81. E【解析】皮肤对电损伤的防御作用主要由角质层完成，角质层含水量增多时，皮肤电阻减小，导电性增加，易发生电击伤。

82. A【解析】参见A1型题第80题解析。

83. E【解析】汗液分泌是身体散热的主要方式，对调节体温起重要作用。

84. A【解析】皮肤内的淋巴细胞主要为T淋巴细胞，其中表皮内淋巴细胞以$CD8^+$ T细胞为主。

85. A【解析】浸渍是一种皮肤病理学表现，特指由于过度浸泡或长时间泡水而引起的皮肤损伤。浸渍通常发生在皮肤皱褶处，如手指、足趾、脚底、手掌等部位，因为这些部位容易被汗液、水分和其他液体浸泡，A 正确。浸渍后，由于皮肤中的角质层吸收了过多的水分，使得皮肤变得柔软但也更加脆弱，B 错误。浸渍会导致皮肤中角质层的含水量增多，使得角质层变得松软，C 错误。由于浸渍环境易滋生细菌和真菌，若未及时清洁和处理，可能会诱发感染，D 错误。摩擦后表皮易脱落而露出糜烂面，E 错误。

86. B【解析】黏附分子可介导细胞间或细胞与基质间相互接触或结合，后者是完成许多生物学过程的前提条件。

87. A【解析】影响皮肤吸收的一般因素包括：年龄、性别、部位、皮肤的结构、脂质和水分的溶解度、表皮脂膜及透入物质分子量。

88. E【解析】瘙痒是皮肤病中最常见的自觉症状。

89. E【解析】当皮损破坏了角质层屏障作用，可使皮肤的吸收能力明显提高。

90. A【解析】疼痛可伴随感染或某些神经病变发生。疖的疼痛常局限于红肿处。带状疱疹侵犯神经节，会在受损神经节的神经分布区发生灼痛或刺痛。

91. B【解析】酸性黏多糖又称糖胺多糖，是一种长链复合糖分子，由己糖醛酸和氨基己糖或中性糖组成的二糖单位彼此相连而形成，可与蛋白质相连形成蛋白多糖。

92. C【解析】疼痛常见于带状疱疹、皮肤化脓性感染、结节性红斑、淋病和生殖器疱疹等；麻木感和感觉异常常见于麻风患者。

93. D【解析】成纤维细胞可以合成胶原纤维和基质氨基多糖，其功能处在静止状态时，细胞体积较小；反之细胞体积较大，细胞内粗面内质网的数目增多、体积增大。

94. E【解析】斑疹具有局限性，既不高出皮面，也不凹下。斑疹分为红斑、色素增加或减退斑及出血斑等。出血斑又称紫斑，直径小于 2mm 时，为小出血点即瘀点。

95. B【解析】表皮属于复层鳞状上皮。

96. A【解析】红斑是指皮肤上的一种局部红色、扁平或隆起、不影响皮肤纹理的病变。一般可看到和触摸到，但并不是所有类型的红斑都能触及，A 错误。红斑的形成通常与毛细血管扩张、充血有关，这种变化使局部皮肤呈红色，B 正确。当用手指等物品轻轻压迫红斑，红斑部位会暂时失去颜色，压迫消失后重新变为红色。这是因为血管受到压迫血流减少导致的，C 正确。红斑可分为炎症性和非炎症性两种类型。炎症性红斑常伴有其他表现，如疼痛、肿胀、渗液、结痂等；而非炎症性红斑则主要表现为局部皮肤颜色的改变，D 正确。红斑是一种原发性皮损，而非其他类型皮肤病变的继发表现，E 正确。

97. D【解析】效应 T 细胞与靶细胞接触而激发颗粒胞吐，所释放的穿孔素通过聚合作用在靶细胞表面形成小孔，从而介导杀伤作用，其靶细胞死亡过程类似于细胞凋亡。

98. C【解析】出血斑直径小于 2mm 时称瘀点，大于 2mm 时称瘀斑。

99. A【解析】表皮生长因子、转化生长因子、白介素 –1、白介素 –6 具有促进表皮细胞生长的特性。

100. B【解析】荨麻疹是一种暂时性、瘙痒性血管反应性皮肤病，以皮肤黏膜潮红斑和风团为特征。

101. A【解析】皮肤蛋白质包括纤维性与非纤维性蛋白质，前者包括角蛋白、胶原蛋白以及弹性蛋白等，后者包括细胞内的核蛋白和调节细胞代谢的各种酶类。

102. D【解析】红斑是局部真皮毛细血管扩张、充血所致，分为炎症性红斑（如丹毒等）和非炎症性红斑（如鲜红斑痣等），前者可有局部皮温升高，有时肿胀高起，压之变白；后者多由毛细血管扩张、数量增多导致，局部皮温不高，压之褪色。

103. E【解析】皮肤中糖类物质主要为糖原、葡萄糖和黏多糖等。皮肤中葡萄糖浓度约为血糖的2/3，表皮中的含量高于真皮和皮下组织。患糖尿病时，皮肤葡萄糖含量增高，容易发生真菌和细菌感染。皮肤中的糖主要用于提供所需能量。在创伤皮肤组织中的糖利用率增高。

104. C【解析】斑疹分为红斑、色素增加或减退斑及出血斑等。红斑是局部真皮毛细血管扩张、充血所致，分为炎症性红斑（如丹毒等）和非炎症性红斑（如鲜红斑痣等）。

105. E【解析】网状纤维并不是独立的纤维成分，仅是幼稚的、纤细的未成熟胶原纤维。HE 染色难以显示，银染呈黑色，所以又称嗜银纤维。网状纤维主要分布在乳头层、皮肤附属器、血管以及神经周围。网状纤维由直径 40~65nm 的网状原纤维聚合而成，主要成分是Ⅲ型胶原。

106. A【解析】斑块为局限性、实质性的表浅隆起性皮损，直径 >1cm。

107. C【解析】胶原纤维韧性大，抗拉力强，但缺乏弹性。

108. D【解析】斑块由丘疹扩大或较多丘疹融合而成，是直径大于 1cm 的隆起性扁平皮损，见于银屑病等。

109. D【解析】正常表皮中含有大量的葡萄糖（选项 A 错误）。表皮中 50%~75% 的葡萄糖通过糖酵解补充能量（选项 D 正确）。表皮中乳酸脱氢酶的含量较丙酮酸脱氢酶高（选项 E 错误）。

110. B【解析】长毛：头发、胡须、阴毛及腋毛；短毛：眉毛、睫毛、鼻毛及外耳道毛；毳毛：细软、色淡、无髓，分布于面、颈、躯干及四肢的毛发。

111. E【解析】丘疹是突出于皮肤表面的局限性坚实性皮肤损害，直径小于 1cm，呈扁平、尖形、圆形及多角形。

112. D【解析】皮肤的真皮层中胶原蛋白占皮肤总蛋白的 75% 左右，可以补充皮肤各层所需的营养，使皮肤中胶原活性增强。

113. C【解析】丘疹可由表皮或真皮浅层细胞增殖引起，如银屑病；由代谢产物聚积引起，如皮肤淀粉样变；由炎症细胞浸润引起，如湿疹。

114. D【解析】角质形成细胞是由外胚层分化而来，是表皮主要的细胞成分，约占80%，分化过程产生角蛋白。

115. B【解析】Ⅱ型胶原是动物体内透明软骨的主要成分。

116. D【解析】风团具有大小不一、形态不规则、发生快、消退快、消退后不留痕迹、常伴剧痒的特点。

117. C【解析】经典途径是IC激活C1q，进而使C1r构象改变而活化。活化的C1r使C1s裂解，形成活化的C1复合物。该复合物使C4裂解成C4a和C4b，C4b使C2裂解为C2a和C2b，并与C2a结合为C4b2a，形成CP的C3转化酶。C4b2a使C3裂解为C3a和C3b，并与C36结合为C4b2a3b，形成CP的C5转化酶。该酶裂解C5，生成C5a和C5b，C5b和C6、C7生成C5b67，再和C8结合生成C5b678并嵌入靶细胞的细胞膜，继而C9插入生成环形孔道，即攻膜复合物（MAC），使靶细胞破裂死亡。

118. E【解析】水疱和大疱：为突出于皮面的含有液体的空腔性皮损，水疱直径一般小于1cm，超过1cm者称大疱。

119. D【解析】表皮免疫细胞有角质形成细胞和朗格汉斯细胞。真皮免疫细胞有淋巴细胞、内皮细胞、肥大细胞、巨噬细胞、成纤维细胞和真皮树枝状细胞。

120. C【解析】C3b、C4b、iC3b结合中性粒细胞或巨噬细胞表明相应受体CR1、CR3、CR4起到调理作用。

121. B【解析】位于角质层下的水疱，疱壁薄，易干涸脱屑，见于红斑性天疱疮、白痱等。

122. B【解析】烧伤患者血清补体在烧伤后1周内降低显著。

123. A【解析】位于棘层的水疱，疱壁略厚，不易破溃，见于水痘、带状疱疹等。

124. C【解析】网状纤维是人体结缔组织中的一种纤维。弹力蛋白是一种能够让组织柔韧有弹性的蛋白质，但并不是组成网状纤维的成分，A错误。微原纤维主要由纤维连接蛋白组成，是胶原纤维的前体，也不是组成网状纤维的成分，B错误。网状原纤维是一种纤细丝状物质，主要由Ⅲ型胶原蛋白和其他成分聚合而成，是组成网状纤维的成分，C正确。胶原原纤维是一种由3股左旋螺旋构象的胶原分子组成的纤维，不是组成网状纤维的成分，D错误。胶原蛋白是一种支撑结构和完整皮肤、骨骼、关节的重要成分，不是组成网状纤维的成分，E错误。

125. C【解析】氯苯那敏通过拮抗组胺来达到抗过敏的作用。

126. D【解析】手术切取法适用于各种要求及大小的皮肤标本，最为常用。

127. C【解析】透明变性是一种蛋白变性，为均匀无结构的玻璃样物质，嗜酸性染色。浆细胞变性在胞质内见嗜酸性淡染的玻璃样物质称Russell小体。

128. D【解析】铜在皮肤中的含量很少，但在黑色素形成、角蛋白形成中起重要作用，铜缺乏时，可出现角化不全或毛发卷曲。

129. E【解析】皮肤肿瘤是指由皮肤组织中不正常增殖的细胞形成的肿瘤，在临床上诊断往往需要通过组织病理学检查才能确诊，E 正确。其他选项只是也可能需要通过组织病理学检查来确诊。

130. E【解析】MHC Ⅰ类分子几乎存在于所有有核细胞表面，但不同组织细胞的表达水平差异很大：淋巴细胞表面Ⅰ类抗原的密度最高，肾、肝、肺、心及皮肤次之，肌肉、神经组织和内分泌细胞上抗原最少，而成熟红细胞、胎盘滋养层细胞上则未能检出，血清、尿液中及初乳等体液中也有可溶性形式存在的Ⅰ类抗原。干扰素、肿瘤坏死因子在体内外均可增强各种细胞对Ⅰ类分子的表达。

131. B【解析】应选择未经治疗的成熟皮损，炎症性皮肤病应选择近成熟期的皮损，肿瘤性皮肤病应选择典型皮损，大疱性皮肤病及感染性皮肤病应选择新鲜皮损，环状损害应选择活动边缘部分，结节性损害切取标本时应达到足够深度。取材时应包括一小部分正常组织，应尽量避免在腹股沟、腋窝、关节和面部切取标本。

132. C【解析】某些植物的叶、茎、花、果等或其产物可导致接触性皮炎，常见的有漆树、荨麻、橡树、银杏、补骨脂、猫眼草、某些菊科或报春花属以及少数瓜果、蔬菜、花粉等。

133. C【解析】皮肤病的表皮病变包括：角化过度、角化不全、角化不良、颗粒层增厚、颗粒层减少、棘层肥厚、假上皮瘤样增生、表皮萎缩、细胞内水肿、细胞间水肿、棘层松解、基底细胞液化变性、色素失禁、凹空细胞、水疱和大疱、脓疱、Pautrier 微脓肿、亲表皮性、色素传输障碍、毛囊角栓、鳞状涡、角囊肿、外毛根鞘角化。皮肤病的真皮病变包括：乳头状瘤样增生、境界带、收缩间隙、透明变性、胶样变性、嗜碱性变性、淀粉样变性、纤维蛋白样变性、黏液样变、弹力纤维变性、渐进性坏死、脂质沉积、钙沉积、血栓形成、肉芽组织、肉芽肿。

134. B【解析】皮脂腺是由腺泡和短的导管构成的全浆分泌腺。大部分皮脂腺与毛囊相连并开口于毛囊，只有在一些无毛的薄皮肤，如口唇、口角、乳头、女性的乳晕、阴茎龟头、包皮内面、阴蒂和小阴唇及睑缘的皮脂腺和睑板腺无毛囊开口，皮脂腺导管直接开口于皮肤表面。

135. B【解析】颗粒层增厚指颗粒层变厚，因细胞增生和/或肥大所致，可见于慢性单纯性苔藓、扁平苔藓等。

136. A【解析】乳头层为紧靠表皮的薄层结缔组织，凸向表皮底部形成嵴状或乳头状隆起，与表皮突呈交错样连接，内含丰富的毛细血管、毛细淋巴管、游离神经末梢和神经末梢器官，乳头层纤维纤细而排列致密；网状层较厚，纤维粗而排列疏松。

137. E【解析】乳头瘤样增生是指真皮乳头不规则地向上增生，使表皮亦出现不规则增生，呈不规则波浪状起伏，常见于黑棘皮病、寻常疣等。

138. A【解析】物质的分子量与皮肤的吸收率之间无明显关系，如分子量小的氨气极易透皮吸收，而某些分子量大的物质（如汞、葡聚糖分子等）也可透过皮肤吸收。物质浓度与皮肤吸收率一般成正比，但某些物质（如苯酚）高浓度时可引起角蛋白凝固，反而使皮肤通透性降低，导致吸收不良。

139. E【解析】假上皮瘤样增生常见于慢性肉芽肿性疾病，例如着色真菌病、寻常狼疮、坏疽性肉芽肿和慢性溃疡的边缘等。

140. A【解析】真皮中胶原纤维含量最丰富，HE 染色呈浅红色。

141. A【解析】细胞内水肿，指棘层细胞内发生水肿，细胞体积增大，胞质淡染，如果高度肿胀的细胞呈气球状，则称为气球状变性。

142. C【解析】皮脂腺内存在丙酸棒状杆菌，可将甘油三酯转化为游离脂肪酸，引起毛囊周围炎症。

143. C【解析】疣状增生是指表皮角化过度、颗粒层增厚、棘层肥厚和乳头瘤样增生 4 种病变同时存在，见于寻常疣、疣状痣等。

144. B【解析】颗粒层增厚是指颗粒层的厚度增加，胞质内透明角质颗粒粗大色深。患有角化过度的疾病，例如扁平苔藓、神经性皮炎等。

145. B【解析】基底细胞液化变性指基底细胞空泡化或破碎，使原来基底细胞的栅状排列发生紊乱，重者基底层消失，使棘细胞直接和真皮接触，如扁平苔藓、红斑狼疮等。

146. B【解析】抗组胺药是一类竞争性阻断组胺与其受体结合，并产生抗组胺作用的药物，主要可分为 H_1受体阻断药和 H_2受体阻断药。

147. D【解析】Munro 微脓肿在角质层内，由中性粒细胞聚集形成，银屑病可见；Kogoj 微脓肿处于颗粒层或棘层上部，在海绵形成的基础上中性粒细胞聚集形成多房性脓疱，常见于脓疱性银屑病、连续性肢端皮炎、疱疹样脓疱病；Pautrier 微脓肿指表皮内或外毛根鞘淋巴样细胞聚集形成细胞巢，见于原发性皮肤 T 细胞淋巴瘤等。

148. C【解析】抗体从效应 B 细胞分泌出来后就不再进入宿主细胞，而存在于内环境。

149. E【解析】肉芽肿指各种原因所致的慢性增殖性改变，病变局部形成以组织细胞为主的结节状病灶，病变中可含有组织细胞、多核巨细胞、淋巴细胞、浆细胞等，多见于结节病、结核病、麻风、梅毒和各种深部真菌感染等。所以选项 E 错误。

150. E【解析】免疫耐受是指对抗原特异性应答的 T 淋巴细胞与 B 淋巴细胞，在抗原刺激下，不能被激活，不产生特异性免疫效应细胞及特异性抗体，从而不执行正常免疫应答的现象。免疫耐受不同于免疫缺陷或使用免疫抑制剂后造成的抑制状态，不会导致自身免疫疾病。

151. C【解析】嗜碱性变性是指真皮上部结缔组织失去正常的嗜伊红性，呈现无结构、颗粒状或小片状嗜碱性变化，明显时亦表现为不规则排列的嗜碱性卷曲纤维，与表皮之间隔以境界带，见于光线性角化病等。

152. D【解析】黑色素细胞对紫外线的吸收作用最强，受紫外线照射后可产生更多的黑色素。

153. D【解析】导管的结构与外泌汗腺相似，通常开口于毛囊皮脂腺入口的上方，少数直接开口于表皮。

154. A【解析】参见 A1 型题第 134 题解析。

155. B【解析】角质形成细胞是表皮的一类细胞，其主要功能是产生和分泌角蛋白，并通过逐渐向上移动的方式促进角化过程，A 正确。桥粒跨膜蛋白是一种重要的蛋白质，能够与桥粒胞质蛋白相互作用，从而增强细胞间的连接性。但并没有直接的证据表明它与类天疱疮的发病有密切关系，B 错误。桥粒是细胞之间的一种连接结构，由桥粒跨膜蛋白和桥粒胞质蛋白两类蛋白质组成。桥粒可以加强细胞之间的附着力和稳定性，使细胞间的连接更加牢固，C、D 正确。角蛋白是一种重要的表皮角化蛋白，它主要由角质形成细胞合成，并在逐渐向上分化的过程中产生，E 正确。

156. C【解析】皮肤具有屏障、吸收、感觉、分泌、排泄、体温调节、物质代谢、免疫等多种功能，没有呼吸功能，所以选项 C 错误。

157. C【解析】皮肤包括表皮（外胚层）和真皮（中胚层）。

158. E【解析】皮肤的吸收能力和角质层的厚薄、完整性及通透性有关，不同部位角质层厚薄不同，吸收能力也不同，一般而言，阴囊 > 前额 > 大腿屈侧 > 上臂屈侧 > 前臂 > 掌跖。

159. A【解析】囊肿通常位于真皮或更深位置，可隆起于皮肤表面或仅可触及。

160. A【解析】参见 A1 型题第 134 题解析。

161. E【解析】裂隙是深达真皮的线条状裂口或组织缺损。常见于关节部皮肤褶缝处、皮肤易受牵拉处，如手足、口角、乳房下部、肛门周围等，常因皮肤干燥、炎症后皮肤弹性降低及角质层增厚导致皮肤脆硬而发生。

162. C【解析】Ⅰ型角蛋白的等电点为酸性，又称为酸性角蛋白。

163. A【解析】兜甲蛋白出现在角质形成细胞的分化后期，通常在角质形成过程中的第四个阶段形成，是角质形成细胞分化后期的标志，A 正确，B、C 错误。兜甲蛋白的分子量为 40~50kD，不属于分子量大于 100kD 的蛋白质，D 错误。兜甲蛋白是一种角化相关蛋白，通常存在于角质层中，不是可溶性蛋白质，E 错误。

164. B【解析】毛囊位于真皮和皮下组织中。

165. D【解析】甲是覆盖在指（趾）末端伸面的坚硬角质，由多层紧密的角化细胞构成。甲的外露部分称为甲板，呈外凸的长方形，厚度为 0. 50~0. 75mm，近甲根处的新月状淡色区称为甲半月，甲板周围的皮肤称为甲廓，伸入近端皮肤中的部分称为甲根，甲板下的皮肤称为甲床，其中位于甲根下者称为甲母质，是甲的生长区。甲下真皮富含血管。指甲生长速度约每 3 个月 1cm，趾甲生长速度约每 9 个月 1cm。疾病、营养状况、环境和生活习惯的改变可影响甲的性状和生长速度。

166. D【解析】参见 A1 型题第 136 题解析。

167. B【解析】皮肤中有丰富的神经分布，可分为感觉神经与运动神经，由神经纤维和神经末梢构成，能够感受环境刺激，如触、压、振动、牵拉、毛发弯曲等，也可感受温度刺激和伤害性刺激。皮肤中含有感觉神经及自主神经。感觉神经大多为有髓神经，其终末广泛分布于皮肤各层中。自主神经来源于交感神经的无髓神经纤维，分布在微动脉、立毛肌、汗腺肌上皮细胞、阴囊、小阴唇、会阴和乳头等处的真皮平滑肌。

168. E【解析】真皮一般分为乳头层和网状层，两层之间并没有明确界限。

169. A【解析】皮下组织位于真皮下方，其下与肌膜相连，由疏松结缔组织和脂肪小叶组成，又称皮下脂肪层。含有血管、淋巴管、神经、小汗腺和顶泌汗腺。皮下组织的厚薄依年龄、性别、部位及营养的状态而异，具有防止散热、储备能量和抵御外来机械性冲击的功能。

170. B【解析】黑色素细胞起源于外胚层的神经嵴。

171. D【解析】角质层是经皮吸收的主要途径，其次是毛囊、皮脂腺、汗腺。

172. C【解析】正常情况下，基底细胞不断增殖产生新的角质形成细胞，故基底层又称生发层。棘层一般有 4~10 层多角形细胞。颗粒层的特征是细胞内可见形态不规则的透明角质颗粒。透明层仅见于掌跖部位。角质层由 5~20 层扁平、无核细胞组成，胞内细胞器结构消失。

173. C【解析】局部用药后密闭封包，药物吸收可增加 100 倍，原因是封包阻止了局部汗液和水分的蒸发，角质层水合程度提高。

174. E【解析】在外周组织，5-羟色胺是一种强血管收缩药和平滑肌收缩刺激药。

175. B【解析】完整皮肤只能吸收少量水分与微量气体，水溶性物质不易被吸收，而脂溶性物质和油脂类物质吸收良好，主要吸收途径是毛囊和皮脂腺，吸收强弱顺序为羊毛脂 > 凡士林 > 植物油 > 液状石蜡。

176. D【解析】具有高度定向结合作用的亲和性作用于角质形成细胞的终末分化过程，使分化的相关基因表达减少，包括基底上角蛋白 K1 和 K10，兜甲蛋白（角质形成细胞壁的主要成分）和巨原纤维。

177. D【解析】触觉、压觉、冷觉、温觉、痒觉和痛觉是皮肤的 6 种基本感觉。

178. C【解析】游离神经末梢能感受触觉，手指皮肤有很多 Meissner 小体、Merkel 细胞及 Pinkus 小体，都与触觉有关，其中指端腹面触点最丰富。

179. D【解析】脓疱可由细菌或病毒引起，或由非感染因素引起（如脓疱性银屑病）。

180. E【解析】皮肤主要吸收途径：①角质层。细胞膜、细胞内容物及细胞间基质都与吸收功能有关系。由于其表面积最大，为主要途径。②皮肤附属器。一些化学物质通过毛囊、皮脂腺和汗管弥散到真皮中。

181. C【解析】溃疡：局限性皮肤或黏膜缺损形成的创面，可深达真皮或更深位置，可由感染、损伤、肿瘤、血管炎等引起。其基底部常有坏死组织附着，边缘可陡直、倾斜或高于周围皮肤。因损害基底细胞，所以愈合较慢且愈后可留有瘢痕。

182. A【解析】特异性免疫是机体对抗感染和肿瘤等异物侵袭的主要防御机制之一，其过程包括抗原识别、淋巴细胞激活、增殖和分化等步骤。其中，淋巴细胞是特异性免疫中最重要的细胞类型，包括T淋巴细胞和B淋巴细胞。其他选项如A细胞（不存在）、抗原（不是细胞）和红细胞（不参与特异性免疫）与此不符。

183. C【解析】萎缩为皮肤的退行性变，因细胞及组织成分减少所致。可发生于表皮、真皮及皮下组织。表皮萎缩常表现为皮肤变薄，正常皮沟变浅或消失，有时表面呈半透明、羊皮纸样；真皮萎缩表现为局部皮肤凹陷，皮肤纹理可正常，毛发变细或消失；皮下组织萎缩则表现为明显的局部皮肤凹陷。

184. D【解析】黑色素细胞起源于外胚层的神经嵴，位于表皮基底层下方或基底细胞之间，约占细胞总量的10%，是合成与分泌黑色素的细胞。HE染色时胞质透明。细胞形状大小不同，细胞向周围伸出2~3个或多个树枝状突起，突起可有分支，分支状突起可互相连接，同时向上伸向棘层和颗粒层。1个黑色素细胞可向周围约36个角质形成细胞输送黑色素颗粒，组成表皮–黑色素单元。

185. E【解析】角质层细胞在病理状态下形成加快，角化不完全，积累增厚即成为鳞屑。

186. E【解析】Ⅶ型胶原主要由表皮的角质形成细胞合成，主要表达于复层鳞状上皮如皮肤、黏膜和角膜。

187. A【解析】纤维型胶原包括Ⅰ~Ⅲ型胶原、Ⅴ型胶原和Ⅺ型胶原。

188. E【解析】皮肤的生理功能主要有屏障、吸收、感觉、分泌、排泄、体温调节、物质代谢等，同时皮肤还是重要的免疫器官（参与免疫调节、免疫监视、免疫耐受等）。

189. E【解析】组胺（由脱出颗粒释放的活性介质）：存在于肥大细胞和嗜碱性粒细胞的颗粒内，随颗粒脱出后被释放，可引起毛细血管扩张，通透性增强。

190. C【解析】胞膜层是由基底细胞真皮侧胞膜和半桥粒构成，半桥粒与胞质中的张力细丝形成连接复合体，在BMZ和基底细胞的连接中起重要作用。

191. E【解析】抗原的特异性取决于抗原物质表面具有的某些特定化学基团，这些基团称为抗原决定簇，它是免疫细胞识别抗原的重要依据。

192. C【解析】正常人每日可脱落 70~100 根头发。

193. C【解析】抗体是一种由浆细胞（效应 B 细胞）分泌，被免疫系统用来鉴别与中和外来物质如细菌、病毒等的大型 Y 形蛋白质，仅被发现存在于脊椎动物的血液等体液中，及其 B 淋巴细胞的细胞膜表面。抗体可识别特定外来物的一个独特特征，该外来目标被称为抗原。

194. B【解析】在室温下，少数外泌汗腺处于分泌活动状态，无出汗感觉，为不显性出汗。

195. D【解析】皮肤黄瘤病是由吞噬脂质的组织细胞呈局限性聚集在皮肤引起的。

196. E【解析】IL-1、IL-2、IFN 可诱导 NK 细胞、LAK 细胞及 CTL 杀伤活性。

197. E【解析】皮肤含水总量占整个人体含水量的 15%~20%。如果角质层含水量达 20%，则皮肤外观不干燥，触之不油腻，质地保持湿润光滑；如果含水量低于 10%，则皮肤会出现干燥、脱屑和皱纹，呈老化样外观。

198. E【解析】CR1 与 C3b 及 C4b 有高度亲和性。

199. D【解析】1 个黑色素细胞向周围约 36 个角质形成细胞输送黑色素颗粒，形成表皮-黑色素单位。

200. B【解析】花生四烯酸衍生出 LTs（LTC4、LTIM、LTE4），PGD 等。

201. A【解析】基质为填充于纤维、纤维束间隙及细胞间的无定形物质，主要成分是蛋白多糖。

202. C【解析】炎症急性期以中性粒细胞为主，慢性炎症以淋巴细胞、组织细胞为主，常伴成纤维细胞增生和纤维化。

203. C【解析】温度觉：冷觉——Krause 球状小体，温觉——Ruffini 小体。

204. C【解析】棘层松解是指表皮细胞间失去粘连而呈松解状态，出现表皮内裂隙或水疱，如天疱疮和毛囊角化病等。

205. B【解析】表皮中最丰富的必需脂肪酸是亚油酸和花生四烯酸，后者在日光作用下可合成维生素 D，有利于预防佝偻病。

206. D【解析】参见 A1 型题第 158 题解析。

207. D【解析】由基底层移行至颗粒层最上层约需 14 天，再移至角质层表面而脱落又需 14 天。

208. A【解析】角珠：鳞状细胞同心排列，靠近中心部位逐渐角化并出现均质红染的凋亡细胞。见于鳞状细胞癌、光线性角化病等。

209. D【解析】顶泌汗腺分泌活动主要受性激素影响，青春期分泌旺盛。顶泌汗腺也受交感神经系统支配，但神经介质为去甲肾上腺素。

210. A【解析】参见 A1 型题第 180 题解析。

211. A【解析】皮肤淋巴管的盲端起始于真皮乳头层的毛细淋巴管。

212. B【解析】正常情况下，成人经皮丢失的水分每天为 240~480ml（不显性出汗），但若是角质层全部丧失，每天经皮丢失的水分将增多 10 倍以上。

213. E【解析】约有 80% 的毛发处于生长期。毛发夏天的生长速度比起冬天会稍微快些。不同部分的毛发有各自的生长周期，呈不同步生长。毛发的生长与脱落主要受头发本身的生长期控制，但也受其他因素，如遗传、内分泌、疾病、精神状况、性别、年龄、季节等因素的影响。正常人每日可有 70~100 根头发脱落，同时也有等量的头发再生。

214. D【解析】Ⅳ型胶原是所有基底膜的主要结构成分，位于致密层。

215. C【解析】肠道内排列着肠嗜铬细胞和神经元细胞，这些细胞可生产 5-羟色胺，并将它们传递给大脑感官神经元。

216. E【解析】Merkel 细胞是圆形或长圆形具有短指状突的细胞，胞核呈圆形，经常有深凹陷或呈分叶状，存在于表皮基底细胞之间，细胞的长轴与基膜平行，细胞顶部伸出几个较短粗的突起至角质形成细胞之间。

217. C【解析】各型黄瘤病组织病理特征主要为真皮内可见多数胞质中充满脂质微粒的单核或多核泡沫细胞。

218. A【解析】抗体是病原体侵入人体后刺激淋巴器官而产生的，用以对抗特殊抗原的物质，因此抗体参加的免疫活动都属于特异性免疫。而溶菌酶、白细胞和消化液等虽然也能杀死侵入人体的病菌，但不是针对某一种特殊的病原体，几乎对各种病原体都有抵抗作用，因此属于非特异性免疫。

219. A【解析】电镜下朗格汉斯细胞不含张力丝及黑色素小体，无桥粒结构。

220. D【解析】基底膜在电镜下的结构区域为胞膜层、透明层、致密层、致密下层。不包括角质层。

221. B【解析】Pacinian 小体是压力感受器。

222. E【解析】皮肤对油脂类吸收的规律一般为羊毛脂 > 凡士林 > 植物油 > 液状石蜡。

223. C【解析】Ⅱ型变态反应常见疾病：输血反应、新生儿溶血病、自身免疫性溶血性贫血、药物过敏性血细胞减少症、肺出血-肾炎综合征、甲亢等。

224. B【解析】使外毒素失去毒性是体液免疫，即以浆细胞（效应 B 细胞）产生抗体来达到保护目的的免疫机制。

225. A【解析】补体旁路途径的激活物有酵母多糖、细菌多糖、聚合的 IgA 及痢疾阿米巴原虫、病毒感染的细胞等。

226. C【解析】头发的生长期为 2~7 年，平均为 4 年，有极少数人头发生长期为 15~20 年，最长可达 25 年。

227. D【解析】黏液样变：真皮纤维基质出现透明的无结构的黏蛋白沉积，HE 染色呈淡蓝色，PAS 反应呈红色，阿申蓝染色呈蓝色，见于皮肤黏液水肿或皮肤神经纤维瘤。

228. A【解析】特异性变应原脱敏疗法，即采用小剂量，间隔较长时间，反复多次皮下注射相应变应原的方法进行脱敏治疗。作用机制：①通过改变抗原进入途径，诱导机体产生大量特异性 IgG 类抗体，降低 IgE 抗体应答。②该种 IgG 类抗体通过与相应变应原结合，而影响或阻断变应原与致敏靶细胞上的 IgE 结合，这种 IgG 抗体又称封闭抗体。

229. E【解析】水痘是由水痘–带状疱疹病毒引起的原发感染，是一种急性传染性皮肤病。带状疱疹是由水痘–带状疱疹病毒引起的复发性感染。

230. C【解析】细胞因子的共性为多效性、重叠性、拮抗性、协同性、双向性及网络性。

231. B【解析】人的表皮由角化的复层鳞状上皮组成。表皮组织来源于外胚层（选项 A 错误）。黑色素细胞位于表皮基底层下方或基底细胞之间，是合成和分泌黑色素的细胞，黑色素细胞和黑色素颗粒能吸收紫外线以保护皮肤免受紫外线辐射损害（选项 C 错误）。皮肤中的血管丛，由深部组织的动脉分支而来，在皮肤中动脉和静脉交织、分支吻合，形成 4 个主要血管丛，分别是皮下血管丛、真皮下部血管丛、乳头下血管丛以及乳头内血管丛，前 2 种称为深丛血管，后 2 种称为浅丛血管（选项 D 错误）。基底细胞的平均分裂周期是 311 小时，细胞由基底层移至颗粒层上部约需 14 天，再移至角质层上部又需 14 天，总称为表皮通过时间或更替时间（选项 E 错误）。

232. E【解析】少数细胞因子由 2 条肽链组成，CK 具有协同性、多效性特点，不受 MHC 限制。

233. C【解析】小汗腺分泌部位于真皮深部和皮下组织，由单层分泌细胞排列成管状，盘绕如球形；导管部由 2 层小立方形细胞组成，管径较细，其与腺体相连接的一段弯曲，其后的一段较直并上行于真皮，最后一段呈螺旋状穿过表皮并开口于汗孔。

234. A【解析】Ⅰ型变态反应性疾病涉及皮肤、呼吸道、耳鼻咽喉、眼、消化道、血液系统、神经系统和循环系统等。如药物和血清变应性休克、支气管哮喘、花粉症、变应性鼻炎、荨麻疹等。

235. C【解析】因面部有丰富的淋巴管和血管网，且与颅内相连，所以发生于面部的疖若受到挤压可引起海绵窦血栓性静脉炎，甚至脑脓肿。

236. B【解析】Th1 细胞分泌 IL-2、IFN-γ、TNF，Th2 细胞分泌 IL-4、IL-5、IL-6、IL-10、IL-13。另外两者可以分泌 IL-3、GM-CSF 等细胞因子。

237. E【解析】角质层是皮肤防护化学性刺激的主要结构。

238. A【解析】免疫复合物通过激活补体成分，引起以中性粒细胞为主的浸润伴出血、水肿、组织坏死等一系列炎症变化和损伤。

239. C【解析】免疫系统具有识别、杀伤并及时清除体内突变细胞，以及防止肿瘤形成的功能，称为免疫监视。免疫监视是免疫系统最基本的功能之一。免疫监视功能过低易形成肿瘤。

240. E【解析】人体的免疫器官能产生淋巴细胞。脾是人体内最大的淋巴器官，能产生淋巴细胞，提高人体的免疫功能。

241. A【解析】毛发的生长周期分为生长期、退行期及休止期，周期分别为 3 年、3 周及 3 个月。

242. B【解析】组胺是Ⅰ型变态反应中一种最常见、最早被释放的生物胺类物质，能够刺激神经末梢，引起局部血管扩张、通透性增高等反应，从而导致皮肤奇痒、红肿等症状。

243. C【解析】汗液的 pH 常为 4.5~5.5。

244. E【解析】C3a、C4a、C5a 作为配体与肥大细胞、嗜碱性粒细胞、中性粒细胞、单核巨噬细胞和内皮细胞表面相应受体结合，因其能激发细胞脱颗粒，释放组胺等血管活性介质，增加血管通透性并刺激内脏平滑肌收缩，被称为过敏毒素。C5a 还是一种趋化因子。

245. A【解析】人体内的雄激素和肾上腺皮质激素可使皮脂腺腺体肥大。生长激素和某些生长因子均可促进皮脂腺生长或抑制皮脂分泌。催乳素也可促进皮脂腺分泌。

246. A【解析】TGF-β 可抑制免疫活性细胞的增殖，抑制淋巴细胞的分化。

247. D【解析】大疱性表皮松解症是一种罕见的、严重的皮肤疾病，分为先天性和后天性两种。其中，常染色体隐性遗传性营养不良型大疱性表皮松解症（RDEB）是由Ⅶ型胶原基因突变引起的一种遗传性皮肤病。Ⅶ型胶原是一种重要的细胞外基质蛋白，在皮肤中形成网格状结构，起着连接表皮和真皮的作用。其突变会导致表皮与真皮之间的连接受到损害，使得皮肤易发生水泡、溃疡和皲裂等症状，严重影响患者的生活质量。其他选项Ⅰ型、Ⅱ型、Ⅲ型胶原和Ⅳ型胶原异常也都与不同类型的遗传性结缔组织疾病有关，但不是 RDEB 的发病机制。例如，Ⅰ型胶原缺乏会导致遗传性骨质疏松症，Ⅱ型胶原突变则与软骨发育障碍和骨形成异常有关。

248. D【解析】IL-2、IL-4、IFN-γ、TNF-β 属于淋巴因子，主要由淋巴细胞产生。

249. B【解析】抗体依赖性细胞介导的细胞毒作用（ADCC 作用）是指一种特定类型的免疫细胞，如自然杀伤细胞（NK 细胞）或巨噬细胞，在与某些被特异性抗体结合后，释放细胞毒素引起靶细胞凋亡的过程。这个过程主要依赖于抗体和特定类型的免疫细胞之间的相互作用，而不涉及补体分子的参与，B 正确。

250. A【解析】DTH 发生与抗体和补体无关，由 T 淋巴细胞介导。

251. D【解析】IL-2 沿种系向上具有约束性，向下无约束性。

252. C【解析】肥大细胞和嗜碱性粒细胞表面具有高亲和性 IgE Fc 受体，可与 IgE 的 Fc 段结合。

253. D【解析】IL-2 是一种细胞因子，主要促进 T 淋巴细胞的增殖和分化，A 错误。IL-4

在机体免疫应答中起着重要调节作用，可刺激B淋巴细胞分化为浆细胞并产生抗体，B错误。TFN-α是一种类型Ⅰ型干扰素，可诱导多种免疫细胞产生，并发挥抗病毒、抗肿瘤等作用，C错误。M-CSF是一种造血生长因子，可以促进骨髓中单核细胞的增殖、分化和成熟，E错误。IL-8属于趋化因子家族中的CXC趋化因子，主要负责介导白细胞向炎症部位迁移，D正确。

254. B【解析】旁路激活途径直接从C3的激活开始，不需要C4和C2的参与。

255. C【解析】在人体皮肤上寄生着很多微生物，它们主要寄生在角质层的表浅处、毛囊皮脂腺口的漏斗部、汗管口及表皮层的皮脂膜内。

256. D【解析】内因包括遗传、胎传、代谢障碍、内分泌紊乱、血液循环和淋巴循环障碍、精神因素、内脏疾病等。

257. D【解析】在实验室条件下，常以刺激物质二硝基苯（DNP）为模型来研究DTH反应。放射治疗是指利用高能辐射照射肿瘤组织，达到杀死癌细胞、缩小肿瘤体积等治疗目标的方法。然而，过量的放射治疗不仅会损伤肿瘤细胞，还会对正常组织造成广泛的损伤和破坏，包括细胞凋亡、DNA损伤等。这些影响可能会引起机体免疫系统的异常反应，如淋巴细胞减少、血清免疫球蛋白水平下降、T淋巴细胞功能丧失等，从而抑制DTH反应的发生和表现。因此，在放射治疗后注射DNP刺激物产生的DTH反应下降，可能是由于免疫系统受到了放射损伤。

258. C【解析】变应性接触性皮炎是由接触变应原引起的Ⅳ型变态反应。变应原接触皮肤后，进入表皮，被皮肤内的抗原提呈细胞（APC）——朗格汉斯细胞摄取，内吞、加工，携带到区域淋巴结，在淋巴结副皮质区激活T淋巴细胞。

259. E【解析】金属镍引起的皮肤变态反应主要表现为发红、瘙痒、水疱、结痂等皮肤症状。其发生机制与金属镍在皮肤内形成复合物后，T淋巴细胞引起的变态反应有关。这些T淋巴细胞会激活并分泌多种细胞因子，如IL-2、IFN-γ、TNF-α等，从而吸引其他细胞的浸润和炎症反应，导致皮肤症状的出现。与IgE介导的变态反应不同，对金属镍的变态反应不涉及抗体的介导，因此不需要进行抗体检测或组胺拮抗治疗。而嗜碱性粒细胞的浸润也不是该病发生的主要特征。虽然P-K试验可以用于检测对金属镍的变态反应，但其操作复杂且存在假阴性和假阳性等缺陷，因此不是必要的诊断手段。

260. B【解析】网状纤维并不是独立的纤维成分，仅是幼稚的纤细的未成熟胶原纤维。HE染色难以显示，银染呈黑色，所以又称嗜银纤维。

261. B【解析】前额、鼻、背上部的皮脂腺最多，称为皮脂溢出部位。其余部位较少，掌、足跖及足背无皮脂腺。

262. A【解析】Ⅱ型变态反应是由IgM/IgG类抗体与靶细胞表面相应抗原结合后，在补体、吞噬细胞和NK细胞参与下，引起的以细胞溶解或组织损伤为主的病理性免疫反应。

263. E【解析】角化不良可见于炎症、肿瘤及特异性物质沉积性疾病。

264. A【解析】参见 A1 型题第 184 题解析。

265. C【解析】C3a、C5a、C5b 具有趋化作用，C3a、C4a、C5a 具有过敏毒素作用。

266. E【解析】白三烯是引起支气管哮喘的主要介质，主要作用是使支气管平滑肌强烈而持久地收缩，也可以使毛细血管扩张，通透性增加，促进黏膜腺体分泌增加。

267. C【解析】胶原纤维韧性大，抗拉力强，但缺乏弹性。

268. D【解析】Ⅳ型变态反应是由效应 T 细胞与相应的致敏原作用引起的以单个核细胞（淋巴细胞、巨噬细胞）浸润和组织细胞变性坏死为主的炎症反应。

269. E【解析】致密层位于透明层下方，电子密度高，宽 30～60nm，主要成分是Ⅳ型胶原。

270. E【解析】防治食物过敏的四字方针为“避”“忌”“替”“移”，不管是防还是治，最简单、最有效、最经济的办法就是避免食入引起过敏的食物。

271. B【解析】免疫复合物通过激活补体成分，引起以中性粒细胞为主的浸润。

272. D【解析】补体旁路途径不经 C1、C4、C2 途径，由 C3、B 因子、D 因子参与激活途径。

273. B【解析】电镜下，基底膜带由 4 部分组成：胞膜层、透明层、致密层、致密下层。

274. E【解析】过敏毒素可导致炎症反应。

275. B【解析】HLAⅡ类分子是一组细胞表面分子，主要在具有抗原递呈功能的抗原提呈细胞（如 B 淋巴细胞、巨噬细胞和树突状细胞等）上表达。它们的主要作用是将外源性抗原摄取、加工，并递呈给 $CD4^+$T 淋巴细胞来介导体液免疫反应。在组织或器官移植过程中，HLAⅡ类分子是引起移植排斥反应的重要靶抗原，包括引起宿主抗移植物反应（HVGR）和移植物抗宿主反应（GVHR），A、D 正确。细胞毒性 T 淋巴细胞（CTL）是指通过各种途径刺激和扩增 T 淋巴细胞，使其发挥杀伤靶细胞的作用。与 $CD8^+$T 淋巴细胞联系最为紧密，然而诱导效应 CTL 的形成与 HLAⅡ类分子功能无关，B 错误。诱导抗体产生是指通过外源性抗原的介入，激活 B 淋巴细胞并刺激其分化为浆细胞，从而合成和分泌特异性抗体，C 正确。混合淋巴细胞反应（MLR）指在不同个体之间混合 T 淋巴细胞进行共培养后，观察其增殖和免疫应答水平的实验。在这个过程中，HLAⅡ类分子扮演着重要的角色，促进 T 淋巴细胞的相互作用和免疫调节，E 正确。

276. E【解析】横纹肌主要存在于面部表情肌和颈部的颈阔肌，肌纤维内有多个卵圆形的细胞核，处在肌纤维的边缘，肌原纤维有明暗相间的横纹。

277. A【解析】HLAⅠ类分子分布于所有有核细胞表面（含血小板、网织红细胞）。

278. E【解析】在免疫应答识别阶段 T 淋巴细胞与 APC 之间的作用和免疫效应阶段 T

淋巴细胞与靶细胞之间的作用都涉及T细胞受体（TCR）对自身MHC分子的识别，即只有当相互作用细胞的MHC分子一致时，免疫应答才能发生，这一现象称为MHC限制性。

279. C【解析】约有80%的毛发处于生长期，所以选项C正确。毛发夏天的生长速度比起冬天会稍微快些（选项A错误）。不同部分的毛发有各自的生长周期，呈不同步生长（选项B错误）。毛发的生长与脱落主要受头发本身的生长期控制，但也受其他因素，如遗传、内分泌、疾病、精神状况、性别、年龄、季节等因素的影响（选项D错误）。正常人每日可有70~100根头发脱落，同时也有等量的头发再生（选项E错误）。

280. B【解析】Munro微脓肿：角质层内角化不全区域出现中性粒细胞的聚集，部分中性粒细胞发生坏死而失去正常的分叶核结构，可见于寻常性银屑病。

281. C【解析】所有有核细胞表面表达HLA Ⅰ类抗原，APC和活化T细胞表达HLA Ⅱ类抗原。

282. B【解析】桥粒是一种常见的间隙连接类型，类似于“钩子”，由跨细胞蛋白质骨架和连接蛋白组成，主要负责细胞与细胞之间的黏附和机械支撑作用。因此，桥粒不属于真-表皮连接结构。

283. B【解析】HLA是人白细胞抗原，对人而言是同种异型抗原。

284. D【解析】HLA抗原可参与抗原加工和提呈、T淋巴细胞限制性识别、T淋巴细胞在胸腺的发育、免疫应答，诱导同种异体移植排斥反应。

285. D【解析】参见A1型题第273题解析。

286. A【解析】真皮由中胚层分化而来，由浅到深可分为乳头层和网状层，但两层之间并没有明确界限。

287. E【解析】树枝状细胞包括黑色素细胞、朗格汉斯细胞、Merkel细胞。

二、A3/A4型题

1. E【解析】红皮病损害以全身皮肤弥漫性潮红、浸润、肿胀和脱屑为特征。组织病理表现为非特异性改变。表皮角化不全，颗粒层消失，棘层肥厚，细胞内与细胞间水肿，海绵形成，有时见表皮内微脓肿；真皮中上部水肿，血管扩张充血，血管周围具有炎症细胞浸润，主要为淋巴细胞、组织细胞及嗜酸性粒细胞。可使用支持疗法，包括高蛋白饮食，保持水电解质平衡，保暖等。可用高锰酸钾洗浴。外用温和保护剂，例如扑粉或凡士林等。泼尼松，每日40~60mg，分次服用；病情严重者可静脉输入地塞米松（10~20mg）或氢化可的松（200~500mg），每日1次，病情控制后减量或改以泼尼松口服；静脉给药和口服给药亦可同时进行。甲氨蝶呤（MTX）、环孢素，可应用于原发病为银屑病者。

2~3 D、B【解析】参见A3/A4型题第1题解析。

4. C【解析】脓疱性银屑病最可靠的方法是组织病理诊断。棘层上部产生海绵状脓疱（Kogoj微脓肿），真皮内炎症细胞浸润严重，其余变化同寻常性银屑病。

5~6 D、A【解析】脓疱性银屑病可单独发生，也可发生于寻常性银屑病的基础上，该患者脓疱发生于原寻常性银屑病皮损的基础上，脓疱局限，可在加强外用药治疗基础上进行窄谱中波紫外线治疗。

7~8 B、C【解析】明确诊断卡波西（Kaposi）肉瘤首选组织病理学检查。真皮内梭形细胞与血管增生不明显，内皮细胞的形态也没有典型的异常表现，周围有混合淋巴细胞及浆细胞浸润，有时还可能有含铁血黄素沉积和轻度红细胞外溢。真皮血管增生显著，管腔大小不等，梭形细胞逐渐增多。损害的境界不清，梭形细胞团块中央可见成熟血管或血管样裂隙。红细胞溢出在病变中也很普遍，炎症细胞浸润程度也会有所不同。

9. B【解析】Kaposi 肉瘤的病因：有地理与种族发生的背景，病毒感染，免疫因素，基因易感性。

10~12 A、D、E【解析】弥漫性掌跖角化病大部分发病与遗传有关，遗传模式为常染色体显性或常染色体隐性遗传。弥漫性表皮松解性掌跖角皮病：患者出生后数周到数月即可发病。其临床表现为掌跖表皮弥漫性过度角化，病变部位周边有明显的红斑边缘，表面光滑、黄色。损害多局限于掌跖部位，但偶尔可累及手背、足背、肘膝、前臂或小腿的伸侧，成对称分布。常因皮肤弹性消失而发生皲裂，引起疼痛。甲板常浑浊。疾病持续终生，除了掌跖部触觉功能减退外，对身体健康无影响。

三、B 型题

1. D【解析】组胺是自体活性物质之一，在体内由组氨酸脱羧基而成，组织中的组胺是以无活性的结合型存在于肥大细胞和嗜碱性粒细胞的颗粒中，在皮肤、支气管黏膜、肠黏膜和神经系统中含量较多。

2. B【解析】白三烯对人体支气管平滑肌有收缩作用。

3. E【解析】特异性体质者服用阿司匹林后可引起皮疹、血管神经性水肿及哮喘等变态，系阿司匹林抑制前列腺素的生成所致，也与其影响免疫系统有关。

4. A【解析】棘层内桥粒的超微结构和基底层相同。胞质中直径 0.1~0.3μm 的椭圆形、表面光滑、厚壁的颗粒，称为板层颗粒，也称膜被颗粒、角质小体或 Odland 小体。

5. E【解析】颗粒层特点是胞质中出现许多较大的强嗜碱性致密颗粒，称为透明角质颗粒。

6. E【解析】膜结合型 IgD 构成 B 细胞受体（BCR），是 B 细胞分化发育成熟的标志，未成熟的 B 细胞仅表达 IgM，成熟的 B 细胞可同时表达 IgM 和 IgD，称为初始 B 细胞。

7. D【解析】Ⅰ型变态反应主要由特异性 IgE 介导。

8. E【解析】桥粒斑蛋白（DP），是主要的桥粒胞质斑块蛋白，是桥粒斑块中最多的成分。DP Ⅰ/Ⅱ位于桥粒致密斑的最内侧，是内斑块的主要组成成分。它们仅存在于桥粒斑块，因此亦是桥粒的特征性标志。

9. A【解析】不同于桥粒斑蛋白和桥粒斑珠蛋白，人的桥粒跨膜糖蛋白在表皮的表达表现为分化特异性。Dsg1 和 Dsc1 是表皮表达最多的主要桥粒结构糖蛋白，主要在棘层上部及颗粒层。Dsg2 和 Dsg3 主要分别表达在基底层及棘层下部。

10. D【解析】致密层位于透明层下方，电子密度高，宽 30～60nm，主要成分是Ⅳ型胶原。

11. A【解析】致密下层中有锚原纤维穿行，锚原纤维的主要成分是Ⅶ型胶原，由角质形成细胞与成纤维细胞合成。

12～13 E、E【解析】参与补体经典激活途径的固有成分包括 C1（C1q、C1r、C1s）、C2、C4、C3。

14. C【解析】补体是一组血浆蛋白，它们在机体免疫应答中发挥着重要作用。补体可以通过经典途径、替代途径和凝集素途径 3 种不同的途径被激活，最终引发一系列免疫反应。在这 3 种途径中，C5 都是它们的共同成分。

15. A【解析】皮肤是人体最大的器官，总重量约占个体体重的 16%。

16. D【解析】朗格汉斯细胞是起源于骨髓单核-巨噬细胞的免疫活性细胞，多分布于基底层以上的表皮和毛囊上皮中，占表皮细胞总数的 3%～5%。

17. A【解析】K^+可激活某些酶，Ca^{2+}可维持细胞膜通透性与细胞间黏着性，Zn^{2+}缺乏可引起肠病性肢端皮炎等。

18. E【解析】Cu^{2+}在黑色素形成、角蛋白形成中起重要的作用。

19. D【解析】环磷腺苷（cAMP）是一种表皮抑素，可抑制表皮细胞分裂，保持细胞生长和消失之间的平衡。

20. E【解析】钙调蛋白（CaM）可间接抑制表皮细胞分裂。

21. D【解析】参见 A1 型题第 6 题解析。

22. C【解析】毛发的生长周期分为生长期、退行期及休止期，周期分别为 3 年、3 周及 3 个月。

23～26 D、A、E、B【解析】变态反应的分类如下。①Ⅰ型变态反应：又称过敏性反应或速发型变态反应。②Ⅱ型变态反应：又称细胞溶解型变态反应或细胞毒型变态反应。③Ⅲ型变态反应：又称免疫复合物型变态反应或血管炎型变态反应。④Ⅳ型变态反应：又称迟发型变态反应。为免疫细胞介导的一种病理表现。

27. E【解析】变应性休克是休克的一种类型，属于分布性休克，可在应用一些药物或者接触致敏性蛋白类物质以后突然出现，主要是由于变应原的作用，使得机体在致敏以后产生抗体，吸附在循环血液中的嗜碱性粒细胞和位于血管周围的肥大细胞上，使之致敏以后，再与特异性抗原相接触，释放出药理活性的物质，如组胺、缓激肽或者慢反应物质等，从而产生变态反应。

28. A【解析】格雷夫斯病（Graves 病）又称毒性弥漫性甲状腺肿，它是由促甲状腺激素受体抗体（TRAb）引起的。

29. B【解析】全身性红斑狼疮可检测出 DNA-抗 DNA 复合物。

30. C【解析】大约 70% 的类风湿关节炎患者可以出现 IgM 异常，IgG 多为阳性。

31~32 E、B【解析】K^+可激活某些酶，Ca^{2+}可维持细胞膜通透性与细胞间黏着，Zn^{2+}缺乏可引起肠病性肢端皮炎等。

33. E【解析】1986 年 Bos 提出“皮肤免疫系统”（SIS）的概念。

34. C【解析】1993 年，Nickoloff 等提出真皮免疫系统（DIS），对 SIS 作了重要补充。

35. D【解析】单纯大肠埃希菌：脓液无臭味，但与厌氧菌混合感染后，脓液稠厚、有臭味，易引起阑尾炎、腹膜炎等。

36. A【解析】金黄色葡萄球菌：局限性组织坏死，脓液稠厚、黄色、无臭；但常伴有转移性脓肿。

37. C【解析】铜绿假单胞菌：脓液为淡绿色、有特殊的甜腥臭味；常存于皮肤上，多数抗菌药不敏感。大面积烧伤皮肤破坏后，其为烧伤创面的主要感染来源。

38~39 C、A【解析】形态介于斑疹与丘疹之间的稍隆起皮损称为斑丘疹；丘疹顶部有小水疱时称丘疱疹，丘疹顶部有小脓疱时称丘脓疱疹。

40. C【解析】运动神经来源于神经管。

41. D【解析】感觉神经又称传入神经，源于神经嵴。

42. A【解析】表皮中含量最高的是葡萄糖。有氧条件下，表皮中 50%~75% 的葡萄糖通过有氧氧化补充能量；而缺氧时则有 70%~80% 的葡萄糖通过无氧酵解提供能量。

43. B【解析】真皮中黏多糖含量丰富，主要有透明质酸、硫酸软骨素等。

44. C【解析】发生于角质层下的水疱，疱壁较薄，外观透明，较易干燥而脱屑，如红斑型天疱疮等。

45. E【解析】发生于表皮下的水疱，疱壁较厚，较少破溃，如大疱性类天疱疮等。

46~47 A、C【解析】参见 A1 型题第 158 题解析。

48. B【解析】白介素是指在白细胞或免疫细胞间相互作用的淋巴因子，它和血细胞生长因子同属细胞因子。

49. D【解析】细胞生长因子是具有刺激细胞生长活性的细胞因子。

50. C【解析】肿瘤坏死因子（TNF）是最早发现的能够使肿瘤组织细胞发生出血性坏死的细胞因子。

51. D【解析】出血斑是指因毛细血管壁的损害，使血液从血管内渗出到血管外形成的紫癜。

52. B【解析】风团皮损发生快，数小时内自行消退，数目可从数个至数十个。

53. B【解析】IL-2 可促进淋巴因子激活杀伤细胞（LAK 细胞）和肿瘤浸润淋巴细胞（TIL 细胞）的体外存活、扩增及活化。

54. D【解析】干扰素（IFN）是一种细胞因子，具有抑制细胞分裂、调节免疫、抗病毒、抗肿瘤等多种作用。其本质是蛋白质，类型可分为 α、β、γ、ω 等几种。

55. A【解析】白介素-1（IL-1）作为内源性致热原，可使体温升高。

56. E【解析】促红细胞生成素（EPO）是对红细胞的生成有增强作用的体液性因子。

57. C【解析】白介素-3（IL-3）由 T 淋巴细胞所产生，能够刺激参与免疫反应的细胞增殖、分化并提高其功能。

58. D【解析】假上皮瘤样增生属于表皮增生，棘层肥厚，表皮突出不规则向下延伸，有时可深达汗腺水平。

59. A【解析】肉芽肿是由各种原因所致的慢性增殖性改变，炎症局部形成以巨噬细胞增殖为主的境界清楚的结节状病灶。除了含有淋巴细胞、单核细胞、巨噬细胞外，还有上皮细胞或多核巨细胞，或两者均包括，如结核、麻风、梅毒和各种深部真菌病等。

60~61 C、D【解析】参见 A1 型题第 203 题解析。

62. E【解析】C3 转化酶（C4b2b）是通过经典激活途径由 C1q 与激活物（IC）结合后，顺序活化 C1r、C1s、C2、C4、C3 形成的。

63. B【解析】经典（传统）激活途径中的 C5 转化酶为 C4b2a3b，旁路（替代）激活途径中的 C5 转化酶为 C3bBb3b。

64. D【解析】H 因子是旁路激活途径的主要抑制因子，抑制旁路激活途径的 C3 转化酶（C3bBb）及 C5 转化酶（C3bnBb 或 C3bBb3b）的形成与活性。

65. E【解析】经典（传统）激活途径中的 C3 转化酶为 C4b2b，旁路（替代）激活途径中的 C3 转化酶为 C3bBbP。

66. B【解析】参见 B 型题第 63 题解析。

67. B【解析】按炎症的主要发生部位可将脂膜炎分为小叶性脂膜炎及间隔性脂膜炎两大类。

68. D【解析】嗜碱性变性是某些疾病的特点之一，如光线性角化病、光线性肉芽肿及老年性光化弹力纤维病等。

69. C【解析】免疫球蛋白 IgG 是唯一能通过胎盘的 Ig，在自然被动免疫中起重要作用。

70. A【解析】IgM 是五聚体，是抗体中分子量最大的一种。

71. D【解析】胞内细菌感染刺激单核细胞产生 IL-12，IL-12 通过抑制 Th2 细胞产生 IL-4，有利于 Th1 细胞发挥功能。

72. E【解析】Th2 细胞通过分泌 IL-4 和 IL-5 辅助 IgA 合成，分泌 IL-10，抑制 Th1 细胞合成细胞因子。

73. C【解析】白髓沿中央小动脉分布（淋巴鞘），主要含 T 淋巴细胞。

74. B【解析】B 淋巴细胞主要居于脾脏的红髓内。

75. C【解析】角质小体（Odland 小体）为表皮棘层上部细胞胞质中散在分布的包膜颗粒。

76. B【解析】透明角质颗粒为表皮颗粒层细胞中不规则嗜碱性颗粒。

77. E【解析】网状纤维由直径 40～65nm 的网状原纤维聚合而成，主要成分是Ⅲ型胶原。

78. B【解析】Ⅶ型胶原可稳定基底膜带（BMZ）构架。

79. A【解析】常见的Ⅰ型变态反应有青霉素变态反应，药物引起的药疹，食物引起的过敏性胃肠炎，花粉或尘埃引起的变应性鼻炎、支气管哮喘等。

80. D【解析】同种抗原如 ABO 血型抗原、Rh 抗原可引起Ⅱ型变态反应。

81. E【解析】Ⅲ型变态反应又称抗原抗体复合物型变态反应，指抗原进入机体，刺激机体产生相应抗体（IgG、IgM 或 IgA）。

82. B【解析】临床常见的Ⅳ型变态反应性疾病如下。①传染性Ⅳ型变态反应：由胞内寄生菌（结核分枝杆菌、麻风分枝杆菌等）、病毒、真菌等引起的感染。②接触性皮炎：部分过敏体质的人经皮肤接触某些化学制剂如染料、油漆、农药、二硝基氯/氟苯、化妆品等或某些药物如磺胺、青霉素等而致敏。③移植排斥反应：B 淋巴细胞和 T 淋巴细胞均参与移植排斥反应，但迟发型变态反应的一个显著临床表现是移植排斥反应。

83. A【解析】混合性皮肤：兼有油性皮肤及干性或中性皮肤的共同特性。表现为面中央部位（即前额、鼻部、鼻唇沟和下颌部）呈油性，油脂分泌多，毛孔粗大，颊部、颞部表现为干性或中性皮肤，皮肤干燥，易脱屑。

84. C【解析】油性皮肤：角质层含水量 20% 左右或稍低；pH 小于 4.5；皮脂分泌旺盛，皮肤表面油腻，有光泽，毛孔粗大，易产生痤疮、毛囊炎。对外界刺激通常不敏感。

85. D【解析】中性皮肤：理想皮肤，角质层含水量正常（10%～20%）；pH 在 4.5～6.5；皮脂分泌适中，皮肤不干燥，不油腻；皮肤光滑细腻紧致、有弹性；对外界刺激适应性强。

86. E【解析】胶原的生物合成初始酶是赖氨酸羟化酶。

87. A【解析】胶原酶是一种基质金属蛋白酶，参与体内胶原的分解代谢。

88～89 E、D【解析】完整皮肤只能吸收少量水分与微量气体，水溶性物质（葡萄糖、B 族维生素、维生素 C）不易被吸收，而脂溶性物质（维生素 D）和油脂类物质吸收良好。

90～92 A、E、B【解析】桥粒芯糖蛋白（Dsg）分 Dsg1、Dsg2 及 Dsg3 三型。Dsg1 主要分布于正常复层鳞状上皮的上层，Dsg3 主要分布在上皮下层，而 Dsg2 在正常表皮不表达或表达较低，但在皮肤附属器如汗腺、毛囊的上皮细胞中表达。

93~94 C、A【解析】汗腺是皮肤的附属器，分为大汗腺和小汗腺两种。大汗腺主要分布在腋窝、脐窝、肛门四周及生殖器等处。小汗腺除唇红部、包皮内侧及龟头部外，全身均有分布，以掌跖、额部、背部、腋窝等处最多。

95. E【解析】Ⅱ型变态反应常见疾病：输血反应、新生儿溶血病、自身免疫性溶血性贫血、药物过敏性血细胞减少症、肺出血-肾炎综合征、甲状腺功能亢进等。

96. C【解析】Ⅲ型变态反应常见的皮肤病为血管炎、系统性红斑狼疮（SLE）、血清病。

97. A【解析】Ⅳ型变态反应常见的皮肤病为接触性皮炎和湿疹。

98. A【解析】β_2微球蛋白可以维持MHC分子结构型稳定。

99. D【解析】重链α链其细胞外段有α_1、α_2、α_3结构域，其中α_3结构域与细胞毒性T细胞（CTL）表面$CD8^+$分子结合，属非多态性区域。

100~101 B、C【解析】HLAⅡ类分子由HLA基因编码的α链和β链组成，胞外段分为α_1、α_2、β_1、β_2结构域。Ig样区，由α_2、β_2结构域组成，与Th细胞表面$CD4^+$分子结合的部位，属非多态性区域，胞质区尾肽在信号转导中起重要作用。

102. D【解析】经典激活途径：可分成人为识别阶段、活化阶段和膜攻击阶段 。识别阶段：识别单位是C1q、C1r、C1s，激活物质是Ag-IgG或Ag-IgM复合物 。

103. B【解析】旁路激活途径是补体激活途径之一，指微生物或外源异物直接激活C3，在B因子、D因子和备解素（P因子）参与下，形成C3转化酶与C5转化酶，最终形成攻膜复合物。

104. C【解析】旁路激活途径激活物：细菌内毒素、酵母多糖、葡聚糖、凝聚的IgA和IgG4。

105~106 A、C【解析】MHCⅠ类分子广泛分布于所有有核细胞，包括血小板和网织红细胞表面，但成熟红细胞、胎盘滋养层细胞上未能检出MHCⅠ类分子。APC、活化T细胞表达MHCⅡ类分子。

107~108 A、C【解析】电解质在细胞内液和细胞外液中的分布有显著不同，细胞内液阳离子以钾离子（K^+）为主，阴离子有蛋白质、磷酸氢根离子（HPO_4^{2-}）等；细胞外液阳离子以钠离子（Na^+）为主，阴离子有氯离子（Cl^-）和碳酸氢根离子（HCO_3^-）等。

四、X型题

1. ABC【解析】皮肤被覆于体表，与人体所处的外界环境直接接触，在口、鼻、尿道口、阴道口和肛门等处与体内各种管腔表面的黏膜互相移行，对维持人体内环境稳定极其重要。

2. ABCDE【解析】角质层是表皮最外层的部分，主要由5~20层扁平、没有细胞核的死亡细胞组成。角质层最厚的部位在手掌、足跖处，有40~50层。靠近透明层的角质层细胞间尚可见桥粒，而角质层表层细胞的桥粒消失，因而容易脱落形成皮屑。细胞膜表面皱褶不平，细胞相互嵌合，细胞间隙中充满角质小体颗粒释放的脂类物质–板层脂质。

3. ACD【解析】皮肤内含有血管、淋巴管、肌肉和神经。

4. ABCDE【解析】角质层致密而柔韧，是主要的保护结构，在经常受摩擦和压迫部位，角质层可增厚进而加强对机械性损伤的耐受力；真皮内的胶原纤维、弹力纤维以及网状纤维交织成网状，使皮肤具有一定的弹性及伸展性；皮下脂肪层对外力具有缓冲作用，使皮肤具有一定的抗挤压、牵拉和对抗冲撞的能力。表皮半桥粒与真皮之间靠基底膜带连接。基底层具有防紫外线损伤、吸收、代谢及免疫作用。

5. ABCD【解析】人的表皮由角化的复层鳞状上皮组成。真皮在组织学上属于不规则的致密结缔组织，由纤维、基质和细胞成分组成，其中以纤维成分为主，纤维之间有极少量的基质和细胞成分。皮下组织由疏松结缔组织和脂肪组织构成，位于真皮下方，与真皮之间无明确界限，两者的结缔组织彼此相延伸，其深部和筋膜、肌肉腱膜或骨膜连接。毛发为皮肤上角化附属结构表皮分化的特殊变型器官。

6. BCD【解析】真皮属于不规则的致密结缔组织，由纤维、基质和细胞成分组成，通过基底膜带与表皮相连，由浅至深可分为乳头层和网状层。

7. BCD【解析】正常皮肤表面寄居的细菌如痤疮丙酸杆菌和马拉色菌可产生脂酶，进一步将皮脂中的甘油三酯分解成游离脂肪酸，对葡萄球菌、链球菌和白念珠菌等有一定的抑制作用。

8. AB【解析】朗格汉斯细胞是起源于骨髓单核–巨噬细胞的免疫活性细胞，多分布于基底层以上的表皮和毛囊上皮中，占表皮细胞总数的3%~5%。朗格汉斯细胞密度因部位、年龄和性别而异，通常面颈部较多而掌跖部较少。

9. ABCE【解析】棘层细胞呈多角形，且随上移逐渐趋于扁平，其长径与表皮表面平行，一般排列4~8层。细胞表面有许多细小的突起，并且与相邻细胞的突起相连，相邻细胞之间通过桥粒连接。棘层内桥粒的超微结构和基底细胞层相同。胞质中有些直径0.1~0.3μm的椭圆形、表面光滑、厚壁的颗粒，称为板层颗粒，也称膜被颗粒、角质小体或Odland小体。这些颗粒形态、大小基本相同，有约10nm的界膜包被，内由横向平行排列的致密板层及透明层构成。板层颗粒起着防止水分丢失等屏障作用。

10. CD【解析】抗原提呈细胞主要包括巨噬细胞、树突状细胞、并指状树突状细胞、朗格汉斯细胞以及B淋巴细胞。

11. ABD【解析】角质形成细胞之间及与下层结构之间存在一些特殊的连接结构如桥粒、半桥粒和基底膜带。

12. ACDE【解析】基底层位于表皮的底层，由一层矮柱状或立方形细胞组成，细胞核呈卵圆形，排列成栅状，其长轴和表皮基底膜带垂直。

13. ACDE【解析】基质为填充于纤维、纤维束间隙及细胞间的无定形物质，主要成分是蛋白多糖。蛋白多糖以曲折盘绕的透明质酸长链作为骨架，通过连接蛋白结合许多蛋白质分子形成支链，后者还连有硫酸软骨素等多糖侧链，使基质形成许多微孔隙的分子筛立体结构。

14. ACE【解析】黑色素细胞起源于外胚层的神经嵴，其数量与部位、年龄有关，而与肤色、人种、性别等无关。几乎所有组织内均有黑色素细胞，但以表皮、毛囊、黏膜、视网膜色素上皮等处为多。黑色素细胞位于表皮基底层下方或基底细胞之间，约占细胞总量的10%。硝酸银染色呈阳性。

15. AB【解析】弹力纤维由弹力蛋白及微原纤维构成。正常真皮内弹力纤维数量较少，占2%~4%。

16. ABCDE【解析】真皮内含有神经、血管、淋巴管、肌肉以及皮肤附属器。

17. ABCDE【解析】终毛是一种长且粗硬的毛发，睫毛、眉毛、胡须、腋毛、阴毛都是终毛。毛发位于皮肤以外的部分称为毛干，位于皮肤以内的毛发称为毛根。毛根由毛囊包裹，毛根末端与毛囊共同组成膨大部分称为毛球，真皮组织突进毛球部分称为毛乳头。毛是由同心圆状排列的角化上皮细胞构成，从内向外为髓质、皮质和毛小皮。毛囊由内至外分为内毛根鞘、外毛根鞘及结缔组织鞘。

18. ABCDE【解析】皮肤免疫系统细胞有角质形成细胞、朗格汉斯细胞、淋巴细胞、内皮细胞、肥大细胞、巨噬细胞、成纤维细胞、真皮树枝状细胞。

19. ABD【解析】真皮由中胚层分化而来，由浅到深可分为乳头层和网状层，但2层之间并没有明确界限。所以，选项A错误。真皮厚度通常为1~5mm。所以，选项B错误。真皮是位于基底膜与皮下组织之间的结缔组织，由纤维、基质和细胞构成，以纤维成分为主。所以，选项D错误。

20. ABCDE【解析】皮肤的吸收功能可受多种因素影响：皮肤的结构和部位；角质层的水合程度；被吸收物质的理化性质；外界环境因素；病理情况：皮肤充血、理化损伤及皮肤疾病。

21. ABCE【解析】真皮中的纤维包括胶原纤维、网状纤维（用浸银法可将网状纤维染成黑色，故又称嗜银纤维）、弹力纤维。

22. ABCD【解析】细胞因子是由免疫细胞（如角质形成细胞、朗格汉斯细胞、淋巴细胞、成纤维细胞等）和某些非免疫细胞（内皮细胞、表皮细胞、成纤维细胞等）经刺激而合成、分泌的一类具有广泛生物学活性的小分子蛋白质。

23. ABCDE【解析】在光镜下观察朗格汉斯细胞，细胞呈多角形，位于棘层的棘细胞之间，占棘细胞的3%~5%，也可见于真皮。该细胞胞质透明，胞核较小，形状不规则，比周围的角质形成细胞着色深；细胞化学染色腺苷三磷酸酶和氨基肽酶都呈阳性，而多巴反应为阴性；具有 CD1a，CD6 和 S100 等表面标记，可借此与黑色素细胞进行区分。朗格汉斯细胞在皮肤免疫反应中起重要作用，能吞噬和处理入侵表皮的抗原，并且传递给 T 淋巴细胞，是一种抗原提呈细胞。电镜下朗格汉斯细胞不含角蛋白丝和黑色素小体，无桥粒结构，有较多的线粒体、发达的高尔基复合体，丰富的内质网，并有溶酶体。其重要特点是胞质中有特征性的 Birbeck 颗粒，又称朗格汉斯颗粒，多位于胞核凹陷附近的胞质内，长 150~300mm，宽约 40nm，呈杆状，中央有一细丝，其上有约 6nm 的周期性横纹，有时可见杆的一端有突出的球形泡，呈网球拍样结构，多认为它是由于朗格汉斯细胞吞噬外来抗原时胞质膜内陷形成的，是一种消化细胞外物质的吞噬体或抗原储存形式。

24. BCD【解析】皮下组织含有血管、淋巴管、神经、小汗腺和顶泌汗腺等。

25. CDE【解析】参见 X 型题第 8 题、第 23 题解析。

26. ABCD【解析】甲板是透明的角质板，呈外凸的长方形，厚 0. 50~0. 75mm。

27. ACDE【解析】皮肤是人体最大的器官，由表皮、真皮和皮下组织 3 层组成，并含有附属器官（汗腺、皮脂腺、指甲、趾甲）以及血管、淋巴管、神经和肌肉等。

28. BCD【解析】皮肤中的血管丛由深部组织的动脉分支而来，在皮肤中动脉和静脉交织、分支吻合，形成 4 个主要血管丛，分别是皮下血管丛、真皮下部血管丛、乳头下血管丛以及乳头内血管丛，前二者也称为深丛血管，后两种称为浅丛血管。这些血管丛大致呈层状分布，和皮肤表面平行，浅丛与深丛之间有垂直走向的血管相连接，形成丰富的吻合支。所以，选项 A、E 错误。

29. ABD【解析】人身体大部分皮肤表面是有毛的，但手掌、足跖、指（趾）侧面、足踝以下足的侧面、口唇、乳头、脐、龟头、阴蒂、小阴唇和大阴唇以及包皮内面无毛。

30. AC【解析】颗粒层位于棘层上部，通常由 1~3 层梭形或扁平细胞组成，在掌跖等部位细胞可厚达 10 层，细胞长轴与皮面平行。所以，选项 A、C 错误。

31. ABCD【解析】皮肤的屏障作用有：物理性损伤的防护，化学性刺激的防护，微生物的防御作用，防止营养物质、电解质的丢失。

32. BD【解析】抗可溶性抗原（ENA）抗体是针对核内可提取性核抗原的一种自身抗体，有 10 余种，主要为抗核糖核蛋白抗体（抗 RNP 抗体）和酸性核蛋白（Sm）抗体。

33. ABCDE【解析】影响皮肤吸收功能的因素有：皮肤的结构和部位（角质层破坏时，皮肤吸收能力增强）、角质层的水合程度、被吸收物质的理化程度、外界环境因素（环境温度升高可使皮肤血管扩张、血流速度加快，加快已透入组织内的物质弥散，从而使皮肤吸收能力提高。环境湿度可影响皮肤对水分的吸收，当环境湿度增大时，角质层水合程度加大，皮肤吸收能力增强）以及病理情况。

34. BC【解析】蛋白多糖以曲折盘绕的透明质酸长链为骨架，通过连接蛋白结合蛋白质分子形成支链，后者又连有硫酸软骨素等多糖侧链，使基质形成具备许多微孔隙的分子筛立体构型。

35. CDE【解析】成纤维细胞是非专职性抗原提呈细胞，朗格汉斯细胞是皮肤内的专职抗原提呈细胞，角质形成细胞也表达 MHC Ⅱ类分子，提示角质形成细胞可能作为一种非经典的抗原提呈细胞对皮肤的免疫发挥作用。

36. ACD【解析】外耳道的耵聍腺、眼睑的睫腺和乳晕的乳轮腺属于变形的顶泌汗腺。

37. BCD【解析】皮肤主要吸收途径：①角质层：角质层中，细胞膜、细胞内容物及细胞间的基质都与吸收功能有关系。由于其表面积最大，为主要途径。②皮肤附属器：一些化学物质通过毛囊、皮脂腺和汗管弥散到真皮中。

38. ABCDE【解析】基底膜带（BMZ）是连接真皮与表皮的结缔组织，具有渗透和屏障作用。基底膜带是一个多孔的半渗透性滤器，营养物质可通过基底膜带渗透进入表皮。一般情况下，基底膜带限制大于 40 000Da 的大分子通过，但当其发生损伤时，炎症细胞、肿瘤细胞及其他大分子物质均可通过基底膜带进入表皮。

39. ABCDE【解析】精神紧张、情绪激动等大脑皮质兴奋时，可引起掌跖、前额等部位出汗，称为精神性出汗。

40. ABCD【解析】皮脂是多种脂类的混合物，其中主要含有角鲨烯、蜡脂、甘油三酯及胆固醇脂等。

41. AD【解析】丘疹发生的病变位于表皮或真皮上部，为一局限性隆起皮肤表面的实质性损害。视诊可看到，触诊可触及丘状损害，一般范围较小，其直径在 1cm 以内。丘疹多为圆形、类圆形、多角形或不规则形。丘疹的顶部可呈锥形、半球形、扁平形或中间凹陷如脐窝。

42. ABD【解析】冷刺激时交感神经兴奋，血管收缩，动静脉吻合关闭，皮肤血流量降低，皮肤散热减少；热刺激时动静脉吻合开启，皮肤血流量增加，皮肤散热加快。所以，选项 C 错误。选项 E 所述属于皮肤的屏障功能。

43. ABE【解析】糜烂是由局限性表皮或黏膜上皮缺损形成的红色湿润创面，常由水疱、脓疱破裂或浸渍处表皮脱落所致。因损害表浅，一般不留瘢痕。所以，选项 A、B、E 错误。

44. ACDE【解析】表皮内淋巴细胞以 $CD8^+$ T 淋巴细胞为主。

45. ABD【解析】斑疹为皮肤黏膜的局限性颜色改变，直径≤1cm。直径 >1cm 时，称为斑片。斑疹和斑片与周围皮肤平齐，无隆起或凹陷，触诊无法辨别，大小不一、形状不规则，边界清楚或模糊。根据发生机制与特征的不同，可分为红斑、出血斑、色素沉着和色素减退（或脱失）斑等。红斑是局部真皮毛细血管扩张、充血所致，分为炎症性红斑（如丹毒等）和非炎症性红斑（如鲜红斑痣等），前者可有局部皮温升高，有时肿胀高起，压之变白；后者多由毛细血管扩张、数量增多所致，局部皮温不高，压之褪色。出血斑由毛细血管破裂后红细胞外渗所致，压之不褪色，直径 <2mm 时称瘀点， >2mm 时称瘀斑。色素沉着斑是表皮或真皮色素增加所致，色素减退（或脱失）斑是表皮或真皮色素减少（或消失）导致，两者压之均不褪色，可见于黄褐斑、花斑糠疹和白癜风等。

46. ABCE【解析】皮肤病的表皮病变包括：角化过度、角化不全、角化不良、颗粒层增厚、颗粒层减少、棘层肥厚、假上皮瘤样增生、表皮萎缩、细胞内水肿、细胞间水肿、棘层松解、基底细胞液化变性及色素失禁、凹空细胞、水疱和大疱、脓疱、Pautrier 微脓肿、亲表皮性、色素传输障碍、毛囊角栓、鳞状涡、角囊肿、外毛根鞘角化。皮肤病的真皮病变包括：乳头状瘤样增生、境界带、收缩间隙、透明变性、胶样变性、嗜碱性变性、淀粉样变性、纤维蛋白样变性、黏液样变、弹力纤维变性、渐进性坏死、脂质沉积、钙沉积、血栓形成、肉芽组织、肉芽肿。

47. ABC【解析】丘疹可由表皮或真皮浅层细胞增殖（如银屑病）、代谢产物聚集（如皮肤淀粉样变）或炎症细胞浸润（如湿疹）引起。丘疹可呈各种不同颜色，有助于诊断。如扁平苔藓多为紫红色，黄色瘤为淡黄色，色素痣常呈黑褐色等。

48. AC【解析】桥粒由 2 类蛋白质构成：一类是跨膜蛋白，位于桥粒芯，主要由桥粒芯糖蛋白与桥粒芯胶蛋白构成，它们形成桥粒的电子透明细胞间隙和细胞间接触层；另一类为胞质内的桥粒斑蛋白，是盘状附着板的组成部分，主要成分为桥粒斑蛋白和桥粒斑珠蛋白。

49. ABCD【解析】参见 X 型题第 47 题解析。

50. ABC【解析】基底膜带（BMZ）是连接真皮和表皮的结缔组织，厚 0.5~1.0pm，过碘酸–希夫（PAS）染色可将其染成紫红色，银浸染法可将其染成黑色。皮肤附属器与真皮之间、血管周围也存在 BMZ。基底膜带将真皮和表皮紧密连接，并且具有渗透和屏障作用。

51. ABCE【解析】可触及的皮损包括丘疹、斑块、风团、结节、水疱和大疱、脓疱、囊肿等。

52. ABCDE【解析】皮脂腺分泌受多种激素（如雄激素、孕激素、雌激素、糖皮质激素、垂体激素等）的影响。

53. AB【解析】结节可由真皮或皮下组织的炎性浸润或代谢产物的沉积引起。

54. CDE【解析】触觉、压觉、冷觉、温觉、痒觉和痛觉是皮肤的 6 种基本感觉。

55. ABCD【解析】囊肿为含有液体或黏稠物及细胞成分的囊性皮损。见于皮脂腺囊肿、毛鞘囊肿、表皮囊肿等。

56. ACD【解析】高温时，血管舒张，皮肤血流量增加，皮肤温度上升，产热增多，皮肤与环境之间的温差增大，散热量增大。交感神经兴奋降低，动静脉短路开放，皮肤散热。

57. AC【解析】参见 X 型题第 55 题解析。

58. ABCDE【解析】免疫系统的分子成分包括细胞因子、黏附分子和其他分子，如分泌型 IgA、补体、感觉神经肽。

59. BC【解析】表皮失去一部分或全部而露出的潮湿面称为糜烂。常由水疱、脓疱或浸渍后表皮脱落而引起，或是为丘疹或小结节表皮的破损所致。愈后不留瘢痕。皮肤和黏膜表面缺损超过真皮或真皮以下时称为溃疡。溃疡的大小、形状、颜色、边缘、基底深浅、分泌物以及发展过程随病因不同而异。因损害基底细胞，所以愈合较慢且愈后可留有瘢痕。

60. BDE【解析】切口方向尽量与皮纹一致（选项 A 错误）。取材时应包含一小部分正常组织，以便与病变组织对照（选项 C 错误）。

61. ABCD【解析】鳞屑可有不同形状，如粉状、糠秕状、云母状或长片状。可见于花斑糠疹、银屑病、剥脱性皮炎、慢性湿疹等。

62. ABDE【解析】Munro 微脓肿在角质层内，由中性粒细胞聚集形成，银屑病可见。

63. AD【解析】苔藓样变可见于慢性单纯性苔藓、慢性湿疹等。

64. CD【解析】桥粒本身即具有较强的抗牵张力，加上相邻细胞间由张力细丝构成的连续结构网，使得细胞间连接更为牢固。在角质形成细胞的分化过程中，桥粒可以分离，也可以重新形成，使表皮细胞上移至角质层并有规律地脱落。桥粒结构的破坏可引起角质形成细胞之间相互分离，临床上形成表皮内水疱或大疱。

65. ACDE【解析】个人史包括出生地和居住地，个人生活及饮食习惯，烟酒嗜好，职业，婚姻情况。女性患者应详细询问月经情况，妊娠及生育史。对性病患者应详细询问婚姻生活、性伴侣及婚外性生活史等。

66. ABD【解析】树枝状细胞包括黑色素细胞、朗格汉斯细胞和麦克尔（Merkel）细胞。

67. ABCE【解析】选择皮损时，一般应选取未经治疗的成熟皮损。大疱性皮肤病及感染性皮肤病需选择新鲜皮损，环状损害应选择活动边缘部分，结节性损害切取标本时需达到足够深度。取材时应包含一小部分正常组织，以便与病变组织对照。应尽量避免切取腹股沟、腋窝、关节以及面部等部位皮肤。

68. ABCD【解析】黏附分子可介导细胞和细胞间或细胞与基质间的相互接触或结合，后者是完成某些生物学过程的前提条件。黏附分子大多为糖蛋白，根据结构特点可分为 4 类：整合素家族、免疫球蛋白超家族、选择素家族以及钙黏素家族。某些病理状态下黏附分子表达增加，可作为监测某些疾病的指标。

69. ABC【解析】皮肤组织病理学取材方法：手术切取法适用于各种要求和大小的皮肤标本，最为常用，应注意切缘锐利整齐，切口方向尽量和皮纹一致，足够深、足够大，尽量夹持切下组织的两端，防止破坏组织影响观察。环钻法只适用于较小损害或病变限于浅表处或手术切取有困难者。削切法极少采用，可用于脂溢性角化病等浅表皮损。

70. ABCDE【解析】影响生理性体温升高的因素：情绪激动、精神紧张、运动、进食；女性月经前期、妊娠早期。

71. AD【解析】标本应立即放入 10% 甲醛溶液中固定，特殊情况下可采用 95% 乙醇固定。

72. ABCDE【解析】朗格汉斯细胞的主要功能是免疫识别和抗原提呈，可诱导接触性变态反应。

73. ABC【解析】角化过度由病理性改变所致的角质层增厚引起，可以是相对增厚或是绝对增厚，见于扁平苔藓、掌跖角化病、鱼鳞病等。

74. BC【解析】皮肤中最丰富的必需脂肪酸是亚油酸和花生四烯酸。

75. ABCE【解析】参见 X 型题第 46 题解析。

76. ABDE【解析】Merkel 细胞是圆形或长圆形具有短指状突的细胞，胞核呈圆形，经常有深凹陷或呈分叶状，存在于表皮基底细胞之间，细胞的长轴与基膜平行，细胞顶部伸出几个较粗短的突起至角质形成细胞之间。电镜下 Merkel 细胞的细胞器丰富，中间丝较多，但通常不聚集成束，细胞和相邻的角质形成细胞间有桥粒连接，神经末梢和细胞之间有非桥粒型的连接。胞质中含许多神经内分泌颗粒，大小在 80～130nm，有膜包裹，内有致密的核心。

77. ABCE【解析】疣状增生是指表皮角化过度、颗粒层增厚、棘层肥厚和乳头瘤样增生 4 种病变同时存在，表皮宛如山峰林立。见于寻常疣、疣状痣等。

78. ACD【解析】正常皮肤表面的细菌可分为皮肤常驻菌及皮肤暂驻菌。皮肤暂驻菌指着落于皮肤，经过一定时间可从皮肤上消失，包括金黄色葡萄球菌、链球菌等。常驻菌居住在皮肤角质层上皮细胞下面，也可以在皮肤表面发现。表皮葡萄球菌是其最主要的种类。其他常驻菌包括人型葡萄球菌、凝固酶阴性葡萄球菌、棒杆菌属。真菌中最常见的皮肤常驻菌落是马拉色菌。

79. ABCDE【解析】肉芽肿含有组织细胞（上皮样细胞、巨噬细胞）、淋巴细胞、单核细胞、多核细胞、浆细胞、中性粒细胞等。

80. ABE【解析】皮肤对脂溶性维生素吸收较好，脂溶性维生素包括维生素 A、D、E、K 及 F 等。

81. ABC【解析】角化不良可分良性与恶性 2 型，良性角化不良如毛囊角化病、病毒感染等；恶性角化不良如鳞状细胞癌。

82. BCD【解析】皮肤中的糖主要为糖原、葡萄糖及黏多糖等。

五、案例分析题

1. C【解析】急性发热性嗜中性皮肤病（Sweet 综合征）诊断依据：①典型皮疹为鲜红或暗红色水肿性斑块或结节，开始小，逐渐增大，斑块多有清楚隆起的边缘，表面光滑或粗颗粒状，亦可见有针头大小水疱或无菌性脓疱，消退期可有鳞屑及暂时性色素沉着，有时皮损中央消退而隆起的边缘向外扩展呈现为环状损害。伴有自觉疼痛和压痛。②系统症状可有关节痛、肌痛、眼结膜炎等。③实验室检查常伴有末梢血白细胞总数增多及中性粒细胞比例升高，或可见白细胞总数不高而中性粒细胞比例增多者。

2. D【解析】确诊的首选检查为病变皮肤的组织病理学检查，最主要的特征是真皮网状层有显著的中性粒细胞浸润。

3. ABCDE【解析】急性发热性嗜中性皮肤病的组织病理改变：最主要的特征是真皮网状层有明显的中性粒细胞浸润。典型者白细胞破碎明显。表皮一般不受累，偶尔见轻度海绵水肿。有脓疱形成时棘层呈轻度肥厚，可有角化不全。真皮乳头水肿明显，严重者可形成表皮下水疱，浅层或中层毛细血管扩张，内皮细胞肿胀，血管周围有密集炎症细胞浸润，主要为中性粒细胞，常见核固缩和核破裂，间有淋巴细胞、组织细胞，偶见少量嗜酸性粒细胞。陈旧性皮损中淋巴细胞、组织细胞相对增多，也可见单核细胞。少数患者血管壁上可有轻微纤维蛋白样物质沉积。免疫荧光可见 IgG、IgA、IgM，补体 C3、C4 在基底膜沉积。

4. ABCDE【解析】急性发热性嗜中性皮肤病诊断的主要标准：①突发的疼痛性红色斑块和结节。②组织病理改变为真皮浅层中性粒细胞浸润。次要标准：①感染的前驱症状。②伴有发热、关节疼痛、结膜炎或潜在的恶性肿瘤。③白细胞计数增多。④系统应用糖皮质激素有效，抗生素无效。具备 2 条主要标准及 2 条次要标准可确诊。

5. ABDE【解析】大部分急性发热性嗜中性皮肤病患者继发于上呼吸道感染、免疫接种后、外伤及阳光曝晒等，皮肤感染及药物也可诱发本病，一些病例与恶性肿瘤有关。

6. ABD【解析】急性发热性嗜中性皮肤病常见的临床表现如下。①大多起病急骤。多发生在面、颈、肩部、躯干上半部和四肢。皮损初为渗出性红色或紫红色斑丘疹，可逐渐形成边界清楚，直径 2~10cm 的隆起斑块，呈圆形、椭圆形，表面可有水疱样外观的颗粒状假性水疱，偶有水疱、脓疱、大疱。同形反应。②自觉疼痛和触痛。③皮损经 1~2 个月可自行消退，但易复发。局部不留瘢痕，可仅留暂时性褐色沉着斑。④约 80% 的患者针刺反应阳性。⑤口腔黏膜较少受累。⑥约 90% 的患者有不同程度全身症状。最常见为发热，其他可有关节游走性疼痛或肌肉酸痛；约 1/3 的患者有结膜炎或浅表巩膜炎；肾脏受累一般较轻；少数病例有口腔溃疡、肺部病变等其他系统的表现。

7~8 BE、A【解析】急性发热性嗜中性皮肤病一般用抗生素治疗效果不佳，而对皮质类固醇药物效果好。首选糖皮质激素治疗，常用泼尼松 40~60mg/d，渐减量至停药，常在数周内得到控制；也可试用氨苯砜 100~150mg/d，分次口服，或与泼尼松联合应用；雷公藤 20~30mg/d，分 3 次口服或 10% 碘化钾 10~30ml/d，分 2~3 次口服。还可试用多西环素、氯法齐明、吲哚美辛及其他非甾体抗炎药。疗程一般为 2~4 周。外用糖皮质激素制剂对改善皮损有效。

第二章　皮肤性病学诊断技术

一　A1 型题

1. 下列是免疫组化技术适应证的是

A. 特应性皮炎　　B. 结节性痒疹

C. 银屑病　　D. 皮肤肿瘤

E. 荨麻疹

2. 下列说法正确的是

A. 脓疱都是化脓性感染所致

B. 高起的、局限性、实质性损害是囊肿

C. 表皮部分缺失未突破基底膜带称为糜烂，愈后不留瘢痕

D. 水疱的位置都在表皮的棘层内

E. 疼痛是皮肤病中最常见的自觉症状

3. 直接免疫荧光法检查梅毒螺旋体呈

A. 红色荧光　　B. 紫色荧光

C. 绿色荧光　　D. 蓝色荧光

E. 银白色荧光

4. HIV 感染者免疫缺陷的实验室检查不包括

A. 外周血淋巴细胞计数　　B. $CD4^+$ 细胞计数

C. $CD4^+/CD8^+$ 比值　　D. HIV 抗体

E. $CD8^+$ 细胞计数

5. 直接免疫荧光法主要用于检测

A. 组织中的抗原　　B. 病变组织或细胞中存在的抗体或补体

C. 血液中存在的抗原　　D. 细胞中的抗原

E. 以上均不对

6. 下列属于继发性皮损的是

A. 红斑　　B. 结节

C. 抓痕　　D. 瘀点

E. 丘疹

7. 皮肤真菌检查最简单且重要的方法是

A. 涂片或组织切片染色
B. 墨汁涂片
C. 直接涂片
D. 培养检查
E. 以上均不对

8. 浸渍擦烂性皮炎的主要发病因素为

A. 机械损伤
B. 微生物影响
C. 皮肤长时间浸水
D. 光毒反应
E. 遗传因素

9. 下列属于浅部真菌标本的是

A. 痰液
B. 脑脊液
C. 粪便
D. 血液
E. 甲屑

10. 下列全身性疾病不会出现全身瘙痒的是

A. 恶性淋巴瘤
B. 霍奇金病
C. 心肺疾病
D. 尿毒症
E. 肝胆疾病

11. 衣原体细胞培养法阳性标本经吉姆萨染色呈

A. 棕黑色
B. 绿色
C. 红色
D. 淡紫色
E. 蓝色

12. 间接免疫荧光法主要用于检测

A. 血清中存在的自身抗体
B. 病变组织中的抗原
C. 病变组织中存在的抗体
D. 细胞中的抗原
E. 以上均不对

13. VDRL 出现阳性的时间通常为硬下疳发生后

A. 1~2 周
B. 2~4 周
C. 4~6 周
D. 6~8 周
E. 8~12 周

14. 斑贴试验不适于检查

A. 慢性单纯性苔藓
B. 化妆品皮炎
C. 接触性皮炎
D. 职业性皮炎
E. 手部湿疹

15. (　　) 炎症局部可形成以巨噬细胞增生为主的境界清楚的结节状病灶
A. Munro 微脓肿　B. 肉芽肿
C. Pautrier 微脓肿　D. Kogoj 微脓肿
E. 表皮水肿
16. (　　) 主要标记细胞的某种特异性成分，可用于肿瘤鉴别诊断
A. 直接免疫荧光法　B. 间接免疫荧光法
C. 皮内试验　D. 斑贴试验
E. 免疫酶标法
17. 皮内试验迟发反应阳性在注射
A. 40 分钟后出现　B. 1 小时后出现
C. 几小时至 48 小时后出现　D. 72 小时后出现
E. 1 周后出现
18. 线性隧道是（　　）皮损的特征性临床表现
A. 虫咬皮炎　B. 蜂蜇伤
C. 痒疹　D. 脓疱疮
E. 疥疮
19. 下列关于直接涂片的描述，正确的是
A. 能确定菌种
B. 将标本放置于玻片上后，加 1 滴 10% 的 NaCl 溶液
C. 不能检查出有无菌丝和孢子
D. 为最简单而重要的诊断方法
E. 操作过程中标本不需要加热
20. 下列关于衣原体抗原检测法结果的描述，正确的是
A. 质控窗一条蓝带、结果窗一条蓝带为阳性
B. 质控窗一条蓝带、结果窗空白为阳性
C. 质控窗空白、结果窗一条蓝带阴性
D. 质控窗空白、结果窗空白为阴性
E. 质控窗一条蓝带、结果窗一条蓝带为阴性
21. 深达皮肤真皮网状层或更深的皮肤缺损称为
A. 皲裂　B. 糜烂
C. 表皮剥脱　D. 溃疡
E. 擦烂红斑
22. 显微镜下的淋球菌是
A. 革兰阴性双球菌　B. 革兰阳性双球菌

C. 革兰阳性杆菌
D. 革兰阴性杆菌
E. 以上均不对

23. 检查皮肤时，不规范的操作是
A. 检查周围淋巴结及感觉
B. 皮疹广泛分布时要进行全身检查
C. 光线明亮，用日光灯
D. 在温度适当的室内进行
E. 检查毛发、甲及浅表淋巴结

24. 大疱的直径应大于
A. 0.5cm
B. 1cm
C. 1.5cm
D. 2cm
E. 3cm

25. 目前临床常用的变应原检测试验不包括
A. 点刺试验
B. 免疫酶标法
C. 皮内试验
D. 斑贴试验
E. 划破试验

26. 进行定量试验，用于观察梅毒疗效、复发及再感染的血清试验是
A. TPHA
B. TPPA
C. HIV
D. FTA-ABS
E. RPR

27. 下列关于斑贴试验注意事项的描述，不正确的是
A. 受试前3天避免使用抗组胺类药物
B. 受试期间避免使用糖皮质激素
C. 受试期间避免沐浴
D. 可疑反应可重复试验
E. 皮肤病急性发作期也可进行试验

28. 下列不属于既往史的是
A. 曾罹患疾病的名称及治疗方案
B. 药物过敏史
C. 经治方案的疗效
D. 性生活史
E. 预防接种史

29. 下列属于皮肤的原发性损害的是
A. 瘢痕
B. 风团
C. 苔藓样变
D. 糜烂
E. 溃疡

30. 下列关于点刺试验的注意事项，不正确的是
A. 应设生理盐水及组胺液做阴性及阳性对照

B. 应在疾病临床表现明显时进行

C. 受试前 2 天应停用抗组胺类药物

D. 妊娠期避免检查

E. 有变应性休克史者禁用

31. 下列关于梅毒螺旋体检查意义的描述，不正确的是

A. 梅毒螺旋体直接检查阳性结合临床表现、接触史可确诊

B. 快速血浆反应素环状卡片试验阳性可确诊

C. 快速血浆反应素环状卡片试验可用于检测疗效

D. 梅毒螺旋体血凝试验阳性可确诊

E. 梅毒螺旋体检查阴性者不能排除

32. 局限性、实质性、高出皮肤表面的浅表损害，直径小于 1cm，病变局限于表皮或真皮上部，这种皮损称为

A. 结节　　B. 斑疹

C. 斑丘疹　　D. 风团

E. 丘疹

33. 下列瘙痒性皮肤病中，与精神因素有明显关系的是

A. 冬季瘙痒症　　B. 痒疹

C. 瘙痒症　　D. 妊娠性痒疹

E. 神经性皮炎

34. (　　) 适用于检测抗体

A. 直接荧光法　　B. 间接凝集抑制试验

C. ELISA 双抗体夹心法　　D. ELISA 间接法

E. 反向间接凝集试验

35. 下列关于风团特点的描述，不正确的是

A. 大小不等　　B. 形态不规则

C. 自觉瘙痒　　D. 愈后留有瘢痕

E. 大者直径可大于 10cm

36. 风团的病变组织位于

A. 表皮　　B. 真皮浅层

C. 真皮深层　　D. 皮下组织

E. 角质层

37. 诊断着色芽生菌病的金标准是

A. 真菌检查阳性　　B. 皮损特点

C. 组织病理学检查　　D. 免疫荧光

E. 肉芽肿

38. 诊断变态反应性接触性皮炎最可靠的方法为

A. 血清免疫复合物测定　　B. 血清 IgE 测定

C. 血清 IgG 测定　　D. 斑贴试验

E. 血清 IgM 测定

39. 皮肤的健康指标不包括

A. 肤色　　B. 湿润度

C. 纹理　　D. 酸碱度

E. 弹性

40. 狼疮带试验阳性者真皮-表皮交界处沉积呈

A. 暗绿色　　B. 亮绿色

C. 褐色　　D. 黄色

E. 浅粉色

41. 白癣菌在 Wood 灯下呈

A. 亮绿色　　B. 暗绿色

C. 黑褐色　　D. 黄色

E. 红色

42. 斑贴试验后受试部位有淡红斑为

A. 超强阳性反应　　B. 阳性反应

C. 强阳性反应　　D. 可疑反应

E. 阴性

43. 花斑癣菌在 Wood 灯下呈

A. 无色　　B. 亮绿色

C. 暗绿色　　D. 黄白色

E. 棕色

44. 斑贴试验去除斑贴的时间是

A. 12 小时　　B. 24 小时

C. 36 小时　　D. 48 小时

E. 72 小时

45. 红癣菌在 Wood 灯下呈现

A. 蓝白色　　B. 珊瑚红色

C. 亮绿色　　D. 黄白色

E. 绿色

46. (　　) 是一种可出现于结核、梅毒、麻风、异物反应等疾病的组织病理变化

A. 肉芽肿　　B. 微脓肿

C. 基底细胞液化变性　　D. 表皮水肿

E. 棘层松解

47. 黄癣菌在 Wood 灯下呈

A. 粉红色　　B. 亮绿色

C. 暗绿色　　D. 红色

E. 黑褐色

48. 不能用 (　　) 检测可溶性抗原

A. ELISA　　B. 单向琼脂扩散

C. 反向间接凝集反应　　D. 直接凝集反应

E. 协同凝集试验

49. 尼氏征阳性现象不包括

A. 推压水疱一侧，可使水疱沿推压方向移动

B. 在外观正常的皮肤上推擦，表皮可出现水疱

C. 牵扯已破的水疱壁，疱周围外观正常的表皮被一起剥除

D. 在外观正常的皮肤上用力推擦，表皮可剥离

E. 轻压疱顶，疱液向四周移动

50. 皮内试验观察结果的时间为

A. 2 小时　　B. 1~2 小时

C. 20~40 分钟　　D. 15~20 分钟

E. 8 小时

51. 下列对于梅毒血清试验中生物性假阳性反应的叙述，不正确的是

A. 生物学假阳性反应往往自然消失

B. 通常不发生于由密螺旋体抗原引起的反应

C. 见于心磷脂抗原引起的反应

D. 常见于全身性红斑狼疮

E. 生物性假阳性反应的孕妇所生的婴儿，不出现生物性假阳性反应

52. 关于 Wood 灯检查的说法正确的是

A. 白癣菌无荧光　　B. 黑点癣菌呈暗绿荧光

C. 红癣菌呈红色荧光　　D. 黄癣菌呈亮绿荧光

E. 基底细胞癌呈白色荧光

53. 下列关于药物皮内试验的描述，不正确的是
A. 适用于检测Ⅰ型变态反应
B. 阴性可排除临床反应的可能性
C. 有变应性休克史者禁用
D. 试验前应准备好抢救措施
E. 过敏体质者，应先做皮肤划痕试验

54. 下列关于花斑癣致病菌培养的描述，正确的是
A. 需用含油的专门培养基
B. 通常接种在沙氏培养基
C. 人工不能体外培养
D. 需用皮肤癣菌选择培养基
E. 需用玉米吐温培养基

55. (   ) 属于皮肤的继发性损害
A. 溃疡
B. 水疱
C. 结节
D. 丘疹
E. 风团

56. 下列梅毒螺旋体检查方法中正确的是
A. 荧光染色
B. 人工培养
C. 涂片做 PAS 染色
D. 苛性钾法
E. 暗视野法

57. 下列与自身免疫病的发生无关的是
A. 隐蔽抗原的释放
B. 某些与自身组织成分具有共同抗原性的微生物感染
C. 长期使用广谱抗生素
D. 自身组织或器官 MHC Ⅰ类抗原的异常表达
E. 机体免疫系统功能失常

58. 风团形成的主要因素为
A. 毛细血管充血
B. 毛细血管扩张
C. 毛细血管增多
D. 真皮浅层急性水肿
E. 炎症

59. 为非梅毒螺旋体抗原血清试验的是
A. TPI
B. FTA-ABS
C. TPHA
D. RPR
E. ELISA

60. 最可能在梅毒血清学检测时发生慢性生物性假阳性反应的是
A. 系统性红斑狼疮
B. 麻疹
C. 麻风
D. 猩红热

E. 慢性风湿性关节炎

61. 狼疮带试验是检测

A. 表皮内免疫蛋白和补体 C3 沉积

B. 表皮下免疫蛋白和补体 C3 沉积

C. 真皮内血管壁免疫球蛋白和补体 C3 沉积

D. 表皮真皮结合处 IgA 沉积

E. 表皮真皮结合处免疫球蛋白和补体 C3 沉积

62. 丘疹顶部有小水疱时称为

A. 斑丘疹　　B. 丘疱疹

C. 丘脓疱疹　　D. 斑块

E. 结节

二 A2 型题

1. 患者，男性，60 岁。右手皮肤干燥脱屑 3 年，同时有大拇指指甲增厚、变脆。最合适的实验室检查是

A. 斑贴试验　　B. Wood 灯检查

C. 真菌镜检　　D. 皮内试验

E. 组织病理学检查

2. 患者，男性，30 岁。尿痛、排尿困难，龟头红肿流脓 5 天，10 天前有不洁性交接触史。查体：包皮龟头红肿，尿道口肿胀外翻，有大量黄色脓液自尿道口溢出。确诊的首选检查是

A. 真菌镜检 + 培养　　B. 尿常规

C. 血常规　　D. 二杯尿试验

E. 分泌物涂片镜检

三 A3/A4 型题

（1~3 题共用题干）

患者，女性，28 岁。阴道分泌物增多 1 个月，无阴道瘙痒。查体：阴道壁覆有较多米糊状分泌物，阴道黏膜无潮红，宫颈口见少量透明分泌物。

1. 该患者诊断应首先考虑

A. 急性淋病　　B. 细菌性阴道病

C. 非淋菌性尿道炎　　D. 外阴阴道假丝酵母菌病

E. 滴虫阴道炎

2. 下列实验室检查结果支持初步诊断的是
   A. 阴道分泌物涂片发现革兰阴性双球菌
   B. 阴道分泌物涂片发现少量白细胞
   C. 阴道分泌物涂片发现少量孢子
   D. 阴道分泌物涂片发现较多线索细胞
   E. 阴道分泌物涂片发现较多革兰阳性杆菌
3. 对该患者的处理，下列方法不正确的是
   A. 甲硝唑500mg，每日2次，连服1周
   B. 米诺环素100mg，每日2次，连服1周
   C. 克林霉素300mg，每日2次，连服1周
   D. 甲硝唑2g，一次性顿服
   E. 甲硝唑阴道栓剂200mg，塞入阴道，每晚1次，连续1周

（4~5题共用题干）

患者，男性，50岁。因“发热3天，面部丘疹、结节1天”来诊。体温38~39℃，无寒战，口服退热药后发热可以暂时缓解。1天前面部出现红色丘疹、结节，疼痛。

4. 为明确诊断最有意义的检查为
   A. 皮损组织病理学检查
   B. 风湿三项及补体
   C. 结核菌素试验
   D. 血培养
   E. 真菌涂片及培养
5. 组织病理学：表皮轻度海绵水肿，真皮乳头水肿明显，浅层或中层毛细血管扩张，内皮细胞肿胀，血管周围有密集炎症细胞浸润，以中性粒细胞为主。诊断为
   A. 韦氏肉芽肿病
   B. 急性发热性嗜中性皮肤病
   C. 结节性红斑
   D. 慢性炎症，建议抗酸染色
   E. 孢子丝菌病不除外，结合真菌培养

（6~8题共用题干）

患者，男性，30岁。全身皮疹逐渐增多1周。皮疹发生前2~3天有头痛、低热和乏力病史。查体：T 38.2℃，BP 110/76mmHg。躯干、四肢散在分布红色斑疹、斑丘疹，皮疹边界清楚，呈离心性扩大。部分皮损呈巩膜样损害。

6. 该患者最应考虑的诊断是
   A. 过敏性皮炎
   B. 多形红斑
   C. 丘疹性荨麻疹
   D. 点滴型银屑病

E. 慢性荨麻疹

7. 如果是门诊患者，首先应该进行的检查项目是

A. 血糖　　B. 尿常规

C. 肝肾功能　　D. 电解质

E. 血常规

8. 在病史采集中，应格外注意收集的信息是

A. 发病前饮食情况　　B. 有无内脏疾病病史

C. 性生活史　　D. 发病前有无可疑感染史和服药史

E. 工作环境中有无可疑接触过敏史

(9~10 题共用题干)

患者，男性，54 岁。因“反复面部皮疹伴瘙痒 2 年”来诊。查体：面中央区域红斑，散在直径 2~5mm 的红色丘疹，部分有小脓疱，鼻翼周围有毛细血管扩张。

9. 首选检查为

A. 真菌镜检　　B. 毛囊蠕形螨镜检

C. 真菌培养　　D. Wood 灯检查

E. 皮肤组织病理学检查

10. 该患者首先可考虑诊断为

A. 多形性日光疹　　B. 湿疹

C. 脂溢性皮炎　　D. 颜面再发性皮炎

E. 玫瑰痤疮

(11~12 题共用题干)

患者，女性，30 岁。从事性服务工作，白带明显增多近半个月。

11. 对该患者的处理不妥当的是

A. 取阴道分泌物进行支原体、衣原体检查

B. 取阴道分泌物进行线索细胞和胺试验检查

C. 取阴道分泌物进行真菌和滴虫检查

D. 取宫颈分泌物进行淋球菌检查

E. 取外周血进行梅毒血清学试验和抗 HIV 抗体检测

12. 若体格检查发现宫颈口见大量脓性分泌物，而阴道分泌物湿片检查未发现异常，则诊断考虑为

A. 淋病　　B. 非淋菌性宫颈炎

C. 阴道念珠菌病　　D. 滴虫阴道炎
E. 淋病和/或非淋菌性宫颈炎

（13~14 题共用题干）

患者，男性，40 岁。躯干、四肢反复皮疹 2 年。无全身不适，偶痒。皮疹初发时呈绿豆至指甲盖大小，后逐步扩大，渐呈周边隆起的暗红斑。皮疹常持续数天或数周。专科查体：躯干和四肢见散在分布的暗红色斑疹，大小不等。少许皮疹呈同心环状。躯干和四肢见散在色素增深斑。

13. 根据临床表现和专科检查结果，该患者最可能的诊断是
A. 多形红斑　　B. 体癣
C. 结核样型麻风　　D. 亚急性环状红斑狼疮
E. 离心性环状红斑

14. 为与结核样型麻风进行鉴别，最常用的检查是
A. 皮肤划痕试验　　B. 麻风菌素试验
C. 结核菌素试验　　D. 组织病理学检查
E. 诊断性治疗试验

（15~17 题共用题干）

患者，女性，47 岁。反复手掌处皮疹数年伴痒，每于夏季加重，冬季缓解。病程中不伴有甲损害及脓疱发生。查体：双手掌对称性角化、脱屑、肥厚，边界不清。

15. 为进一步明确诊断，应采取的实验室检查是
A. 细菌培养　　B. 真菌培养
C. 真菌直接镜检　　D. 变应原检测
E. 斑贴试验

16. 排除真菌感染，患者最可能的诊断为
A. 掌跖脓疱病　　B. 光化性皮炎
C. 掌跖角化　　D. 胼胝
E. 慢性湿疹

17. 清除预防此类疾病发生的主要预防因素为
A. 禁烟酒　　B. 常年坚持局部应用糖皮质激素
C. 常洗手保持局部清洁　　D. 避免接触洗涤用品
E. 保持局部干燥

（18~19 题共用题干）

患者，女性，25 岁。未婚，因“双手变凉，接触冷水后双手变白、变紫、继而潮红，伴有疼痛 2 年”来诊。

18. 对于该患者，最有意义的检查是
    A. 皮肤 CT
    B. 皮肤组织病理学检查
    C. 心脏彩超
    D. 自身抗体检测
    E. 结核菌素试验

19. 若检查结果均未见异常，最可能的诊断是
    A. 红斑狼疮
    B. 变应性皮肤血管炎
    C. 硬皮病
    D. 雷诺病
    E. 混合结缔组织病

（20~21 题共用题干）

患者，男性，36 岁。双足底皮损 1 个月，不痒。查体：双足底散在分布较多黄豆大小铜红色斑丘疹，部分表面领圈样脱屑。

20. 对于该患者，首选的检查方法为
    A. 刮取鳞屑进行真菌直接镜检
    B. 抽取外周血进行 RPR + TPPA 检查
    C. 切取皮损进行组织病理学检查
    D. 刮取鳞屑进行真菌培养
    E. 切取皮损进行直接免疫荧光检查

21. 若无条件进行实验室检查，应予（　　）处理比较合适
    A. 1% 联苯苄唑乳膏外用，每天 1 次，连续 2 周
    B. 曲安奈德益康唑乳膏外用，每天 2 次，连续 1 周
    C. 哈西奈德乳膏外用，每天 2 次，连续 1 周
    D. 不需要任何治疗
    E. 以上都不是

（22~23 题共用题干）

患者，男性，35 岁。已婚，健康检查发现血 RPR 阴性，TPPA 阳性。

22. 下列方法比较恰当的是
    A. 2~3 周复查血 RPR + TPPA
    B. 苄星青霉素 240 万 U，肌内注射 1 次
    C. 阿奇霉素 1.0g 一次性顿服
    D. 通知患者与其配偶性生活时不需要使用安全套

E. 不需要任何处理

23. 下列关于该患者的叙述，不正确的是

A. 既往可能患有梅毒，现已治愈　　B. 可能患有活动性梅毒

C. 不可能患有活动性梅毒　　D. 可能不患有梅毒

E. 如不及时予以治疗可能出现神经梅毒

（24~26 题共用题干）

患儿，男，8 岁。自 2 岁开始反复出现四肢屈侧、颈前区皮疹伴有瘙痒，外用药物治疗后可缓解，病程中伴变应性鼻炎及变应性哮喘反复发作。查体：系统检查无异常。皮肤科专科检查见四肢关节屈侧、颈前区淡褐色浸润性斑块，轻度苔藓化，上覆少许干燥鳞屑。

24. 为进一步明确诊断，该患者应检测（　　）水平

A. IgA　　B. IgG

C. IgM　　D. IgE

E. C3

25. 此类患者外周血常规中增多的是

A. 中性粒细胞　　B. 淋巴细胞

C. 嗜碱性粒细胞　　D. 嗜酸性粒细胞

E. 单核细胞

26. 该患儿可诊断为

A. 慢性湿疹　　B. 自身敏感性皮炎

C. 湿疹样皮炎　　D. 接触性皮炎

E. 特应性皮炎

（27~29 题共用题干）

患者，男性，40 岁。平素体健，1 个月前因手工制作时出现左手示指外伤，伤口愈合后外伤部位出现一肿块，呈棕红色，且逐渐增大，触压有疼痛感，质软，破溃后出血明显。

27. 根据临床表现，该患者最可能的诊断是

A. 鳞状细胞癌　　B. 传染性软疣

C. Kaposi 肉瘤　　D. 基底细胞瘤

E. 化脓性肉芽肿

28. 如要确诊，应进行的检查是

A. 肿块进行 B 超检查　　B. 真菌检查

C. 血常规　　D. 皮损进行组织病理学检查

E. 全胸片

29. 该病的最佳治疗方案为

A. 放射　　B. 激光

C. 电凝　　D. 手术切除＋组织病理学检查

E. 无须治疗，临床观察

（30～32 题共用题干）

患者，女性，70 岁。全身瘙痒 1 年，冬重夏轻，瘙痒为阵发性，夜间明显。查体：躯干、四肢多处抓破，结痂，患者既往无特殊疖史。

30. 该患者最可能的诊断是

A. 药疹　　B. 神经性皮炎

C. 红皮病　　D. 全身性瘙痒症

E. 湿疹

31. 下列检查中不宜作为首选的是

A. 血常规　　B. 血生化

C. 神经科检查　　D. 腹部 B 超

E. 病理活检

32. 下列治疗中不宜使用

A. 润肤剂　　B. 口服泼尼松

C. 抗组胺药　　D. 维生素 C

E. 钙剂

四 B 型题

（1～2 题共用备选答案）

A. 间接免疫荧光法　　B. 直接免疫荧光法

C. 免疫酶标法　　D. 斑贴试验

E. 皮内试验

1. 用于检测病变组织中存在的抗体或补体的方法是
2. 用于检测血清中存在循环自身抗体的方法是

（3～5 题共用备选答案）

A. 珊瑚红色　　B. 亮绿色

C. 无荧光　　D. 暗绿色

E. 棕色

3. 铁锈色小孢子菌感染用 Wood 灯照后呈
4. 黄癣菌感染用 Wood 灯照后呈
5. 断发毛癣菌感染用 Wood 灯照后呈

（6～8 题共用备选答案）

A. 皮肤划痕试验　　B. 玻片压诊法

C. Wood 灯检查　　D. 醋酸白试验

E. 真菌镜检

6. 寻常狼疮选用的检查是
7. 皮肤划痕症选用的检查是
8. 尖锐湿疣选用的检查是

（9～10 题共用备选答案）

A. 皮内试验　　B. 点刺试验

C. 斑贴试验　　D. 直接涂片

E. 培养检查

9.（　　）适用于接触性皮炎、职业性皮炎。

10.（　　）主要用于测试药物Ⅰ型变态反应。

（11～12 题共用备选答案）

A. 瘢痕　　B. 水肿

C. 丘疹　　D. 风团

E. 结节

11. 真皮浅层急性水肿引起隆起的损害称为
12. 圆形或类圆形的实性、深在性损害称为

（13～16 题共用备选答案）

A. 暗绿色荧光　　B. 无荧光

C. 亮绿色荧光　　D. 棕色荧光

E. 亮黄色荧光

13. 黑点癣菌行 Wood 灯检查显示

14. 花斑癣菌行 Wood 灯检查显示
15. 黄癣菌行 Wood 灯检查显示
16. 白癣菌行 Wood 灯检查显示

(17~18 题共用备选答案)

A. 热水烫洗　　B. 微生物
C. 种族　　D. 摩擦
E. 血液循环障碍

17. 属于皮肤病的内因是
18. 属于皮肤病的外因是

(19~21 题共用备选答案)

A. 苔藓样变　　B. 溃疡
C. 瘢痕　　D. 裂隙
E. 糜烂

19. 表皮或黏膜上皮的缺损而形成的湿润面为
20. 真皮或深部组织破坏后新生结缔组织修复形成的损害为
21. 深达真皮的线条状皮肤裂口损害为

(22~24 题共用备选答案)

A. 风团　　B. 结节
C. 水疱　　D. 斑疹
E. 囊肿

22. 损害与周围皮肤平齐的局限性皮肤颜色损害是
23. 含有液体或分泌物及细胞成分的腔隙性损害是
24. 内含液体、高出皮面的局限性损害是

五 X 型题

1. 下列关于间接免疫荧光法的描述，正确的是
A. 用于检测病变组织中存在的抗体或补体
B. 用于检测血清中存在循环的自身抗体
C. 可作抗体效价分析
D. 荧光抗体直接与人免疫球蛋白或补体 C3 沉积并呈现荧光

E. 用于检测细胞中的抗原

2. 下列属于免疫组化技术适应证的是

A. 结缔组织病
B. 接触性皮炎
C. 皮肤肿瘤
D. 大疱性皮肤病
E. 遗传性疾病

3. 对皮肤病患者进行体格检查时应注意

A. 应对皮肤及其附属器的各种损害或变化进行检查，特别是原发性皮损
B. 体格检查主要依靠视诊
C. 体格检查应重视系统检查
D. 应充分暴露皮损，皮损分布较广的应检查全身皮肤
E. 以上都正确

4. 直接免疫荧光显示的部位可为

A. 棘细胞核
B. 血管壁
C. 皮肤基底膜带
D. 棘细胞膜
E. 核糖核苷酸

5. 免疫酶标法的显示系统可选用的酶有

A. 酸性磷酸酶
B. 碱性磷酸酶
C. 辣根过氧化物酶
D. 超氧化物歧化酶
E. 以上都适用

6. 梅毒螺旋体直接检查的标本可为

A. 组织研磨液
B. 淋巴结穿刺液
C. 病灶组织渗出物
D. 血液
E. 汗液

7. 下列关于真菌染色方法的描述，正确的是

A. 墨汁涂片主要用于检查隐球菌等有荚膜的孢子
B. 瑞氏染色主要用于检查组织胞浆菌
C. 革兰染色可用于检查白念珠菌
D. PAS 染色可使多种真菌呈红色
E. 黑点癣菌没有荧光

8. 下列检查方法属于免疫组化技术的是

A. 直接免疫荧光法
B. 间接免疫荧光法
C. 免疫酶标法
D. 斑贴试验
E. 划痕试验

9. 滤过紫外线检查真菌感染结果正确的有
A. 铁锈色小孢子菌为亮绿色荧光
B. 黄癣为暗绿色荧光
C. 花斑癣为棕色荧光
D. 紫色毛癣菌和断发毛癣菌无荧光
E. 黑点癣呈亮绿色荧光

10. 下列关于皮肤病临床表现的描述，正确的有
A. 包括症状和体征
B. 是诊断和鉴别诊断的主要依据
C. 是反映病情的重要指标
D. 原发性皮损的诊断价值高于继发性皮损
E. 包括病菌与发病机制

11. 高出皮面的皮损有
A. 斑块
B. 风团
C. 丘疹
D. 褐斑
E. 紫癜

12. 下列关于直接免疫荧光法的描述，正确的有
A. 用于检测病变组织中存在的抗体或补体
B. 用于检测血清中存在循环的自身抗体
C. 最重要的仪器为冷冻切片机和荧光显微镜
D. 荧光抗体直接与人免疫球蛋白或补体 C3 沉积并呈现荧光
E. 以上都正确

13. 组织病理学检查对（　　）具有高度诊断价值
A. 恶性黑色素瘤
B. 病毒性皮肤病
C. 红斑狼疮
D. 光线性角化病
E. 麻风

14. 糜烂和溃疡的不同点包括
A. 皮肤缺损的面积
B. 皮肤缺损的深度
C. 愈后是否形成瘢痕
D. 表面是否继发感染
E. 以上都正确

15. 下列关于药物激发试验的描述，正确的是
A. 药疹消退一段时间后进行，探查可疑药物
B. 适用于口服药物所致的轻型药疹，而此药物又必须使用时
C. 适用于引起Ⅰ型变态反应的药物，而此药物又必须使用时
D. 使用剂量通常为治疗剂量的 1/8～1/4 或更少量
E. 以上都正确

16. 下列关于风团的描述，正确的有
A. 多见于荨麻疹和血管性水肿
B. 由真皮乳头层血管扩张引起

C. 呈正常皮肤颜色　　D. 愈后不留瘢痕
E. 以上都正确

17. 皮肤基底膜带直接免疫荧光阳性可见于
A. 红斑狼疮　　B. 大疱性类天疱疮
C. 结节性红斑　　D. 寻常型天疱疮
E. 慢性湿疹

18. 滤过紫外线检查主要用于诊断
A. 色素异常性疾病　　B. 某些皮肤感染
C. 血管炎性皮肤病　　D. 卟啉病
E. 头癣

19. 皮内试验主要用于检测
A. Ⅰ型变态反应相关疾病　　B. Ⅱ型变态反应相关疾病
C. Ⅲ型变态反应相关疾病　　D. Ⅳ型变态反应相关疾病
E. 以上都适用

20. 下列关于丘疹的描述，正确的是
A. 隆起于皮面　　B. 不累及真皮
C. 表面可粗糙或光滑　　D. 可扩大或融合形成斑块
E. 范围为直径小于 1cm

21. 皮肤受到伤害性刺激时，组织释放的致痛物质有
A. 钾离子　　B. 钠离子
C. 组胺　　D. 5-羟色胺
E. 钙离子

22. 触诊的主要目的在于
A. 了解皮肤的温度、湿度和油腻程度
B. 皮损的质地和位置
C. 有无压痛、感觉过敏、减低或异常
D. 淋巴结有无肿大、触痛或粘连
E. 了解皮肤的平整度

23. 免疫病理学检查方法包括
A. 直接免疫荧光法　　B. 间接免疫荧光法
C. 特殊染色法　　D. 免疫酶标法
E. 细胞培养法

24. 下列属于特殊染色方法的有
A. PAS 染色　　B. 吉姆萨染色

C. HE 染色　　D. 氯化金染色

E. 品红染色

25. 患者的个人史可提供的信息包括

A. 生活习惯　　B. 家族史

C. 生育情况　　D. 性活动史

E. 预防接种史

六 案例分析题

(1~3 题共用题干)

患者，女性，54 岁。为确诊皮肌炎住院患者，经大剂量激素和抗生素、支持治疗 1 个月余，病情基本稳定，肌力明显恢复。近 1 周来患者诉干咳痰少，偶有泡沫样痰，有轻度胸闷，体温 37.9℃。胸部 X 线检查提示肺部呈间质性改变，血 WBC $11.9\times10^9/L$，中性粒细胞占比 0.78。已送血细菌培养、痰直接镜检、痰培养。

1. 该患者可能的诊断为

A. 细菌性肺炎　　B. 外源性变应性肺泡炎

C. 支原体肺炎　　D. 病毒性肺炎

E. 念珠菌性肺炎　　F. 肺癌

2. 血培养阴性，痰直接镜检为成群孢子和假菌丝，最可能的诊断是

A. 细菌性肺炎　　B. 外源性变应性肺泡炎

C. 支原体肺炎　　D. 病毒性肺炎

E. 念珠菌性肺炎

3. 该患者确诊为白念珠菌肺炎，下列最有效的药物是

A. 酮康唑　　B. 伊曲康唑

C. 氟康唑　　D. 制霉菌素

E. 特比萘芬

(4~8 题共用题干)

患者，女性，32 岁。腹痛、腹泻 2 周，抗感染治疗无效。病程中伴有四肢关节酸痛及低热。体格检查：面部对称性暗红色斑疹，双手指甲周红斑，指腹侧瘀点。实验室检查：外周血 WBC $4.2\times10^9/L$，RBC $302\times10^{12}/L$，Hb 116g/L，PLT $86\times10^9/L$；尿常规：尿蛋白(+++)；大便常规：黏液样便，脓细胞(-)，WBC (-)；腹部 B 超：腹腔少量积液，肝脾正常。

4. 为确诊该病，下面辅助检查最具意义的是

A. 胃肠钡餐或纤维胃镜　　B. 血 HIV 抗体检测

C. ESR
D. 大便培养及药敏试验
E. 肥达反应
F. 血 ANA 抗体全套及效价

5. 如果查血抗 ANA 抗体(+)核仁型，效价 1∶1000；梅毒血清学试验 RPR (+)，效价1∶4；血 HIV 抗体(-)。该病可能的诊断为
A. 梅毒
B. SLE
C. 艾滋病窗口期
D. 溃疡性结肠炎
E. 肾病综合征
F. 风湿热

6. 如查抗 ANA 抗体(+)；抗 ds-DNA 抗体(+)；24 小时尿蛋白 1.86g/L；补体 C3 0.43g/L；ESR 64mm/h。最合理的治疗方案是
A. 氯喹及羟氯喹
B. CTX
C. 抗生素
D. 小剂量糖皮质激素
E. 足量糖皮质激素
F. 输血

7. 如查抗 ANA 抗体(+)；抗 ds-DNA 抗体(+)；24 小时尿蛋白 1.86g/L；补体 C3 0.43g/L；ESR 64mm/h。用上述治疗方案 1 周后，患者腹痛腹泻消失，腹水消失，复查 ESR 46mm/h；尿蛋白(++)。患者的病情分析及下一步治疗方案最合理的是
A. 患者病情基本控制，治疗有明显效果，渐停用所有药物
B. 应用丙种球蛋白
C. 患者病情虽有好转，但仍未完全控制，应换用其他更有效的药物
D. 患者病情虽有好转，但仍未完全控制，应加大原药物用量
E. 治疗有效，停用所用药物
F. 患者病情得到初步控制，治疗有效，但仍需维持原治疗方案至 4~6 周，待病情完全缓解再渐减量至原用药量

8. 如果该患者发病时处于妊娠期，且查抗 ANA 抗体(+)；抗 1a 抗体(+)；24 小时尿蛋白 0.86g/L。需要对胎儿进行密切监测的项目是
A. 胎儿心电图监测
B. 羊水抗 ANA 抗体监测
C. 胎心监测
D. 胎儿 B 超监测
E. 胎儿脑电图监测
F. 胎动

(9~11 题共用题干)

患儿，男，8 岁。因“经常咬手指甲 1 年余”来诊。一日可出现 10 余次。查体：T 36.5℃，P 92 次/分，R 20 次/分，BP 110/70mmHg；身高 137cm，体重 30kg，发育正常，营养中等，面色润泽；心、肺、腹无阳性体征；指甲干燥色淡，甲端前缘无圆滑之弧线，长短不齐，粗糙，凸凹。

9. 该患儿可考虑诊断为

A. 剔甲癖　　B. 甲癣
C. 咬甲癖　　D. 拔甲癖
E. 甲营养不良　　F. 银屑病甲
G. 甲沟炎　　H. 甲胬肉

10. 符合上述疾病诊断标准的项目是

A. 患者 8 岁
B. 身高 137cm，体重 30kg
C. 甲端前缘无圆滑之弧线，长短不齐
D. 指甲干燥色淡，粗糙，凸凹
E. 患儿 T 36.5℃，P 92 次/分，R 20 次/分，BP 110/70mmHg
F. 平素经常不自觉地出现咬手指甲行为，一日可出现 10 余次
G. 心、肺、腹无阳性体征
H. 发育正常，营养中等，面色润泽

11. 导致本病的病因可能有

A. 被家长或老师责骂、惩罚　　B. 调皮多动
C. 被同伴欺负或孤立　　D. 繁重的作业或复习迎考
E. 听恐怖故事　　F. 从小吮吸拇指
G. 看惊险影视片　　H. 模仿他人咬甲

（12~14 题共用题干）

患者，男性，27 岁，未婚。冠状沟分币大小浅溃疡 15 天，无不适主诉，自服抗生素，外涂莫匹罗星等治疗无效，来皮肤科门诊就诊。查体：冠状沟可见分币大小浅溃疡，表面湿润，有少许分泌物，无脓。其余正常。

12. 如要确诊，还需要哪些条件

A. 治疗经过　　B. 体格检查
C. 病史　　D. 肝肾功能检查
E. 性病实验室特殊检查　　F. 尿常规

13. 如需要给该患者行性病检查，可选择

A. TPPA 检查　　B. 尿常规
C. RPR 检查　　D. 分泌物暗视野显微镜检查
E. HSV 检查　　F. 分泌物免疫荧光检查

14. 该患者的实验室检查结果为 RPR（+），效价 1：16，TPPA（+），病史中 1 个月前有不洁

性史，下列合适的治疗方案是

A. 头孢拉定 0.25g，qid

B. 泼尼松 20mg，口服 3 天

C. 头孢曲松 0.25g，肌内注射，st

D. 环丙沙星 0.25g，口服，bid

E. 苄星青霉素 240 万 U，肌内注射 qw × 3 次

F. 苄星青霉素 240 万 U，肌内注射 qd × 3 天

（15~22 题共用题干）

患者，女性，56 岁。躯干散在皮疹 4 年，皮损为形态不规则、边界清暗红色浸润性斑块，伴剧烈瘙痒，曾多次按“湿疹、皮炎”予常规治疗，症状无明显缓解。

15. 该患者应进行哪项检查

A. 真菌培养　　B. CBT

C. 病理切片　　D. DIF

E. 斑贴试验　　F. Wood 灯

16. 如果该患者病理切片示：表皮愈合现象及 Pautrier 微脓肿，可见核大而深粒异形T 淋巴细胞，真皮上部出现带状多形性细胞浸润。则该患者的诊断为

A. Paget 病　　B. 湿疹

C. 扁平苔藓　　D. 神经性皮炎

E. MF　　F. 麻疹

17. MF 又称为

A. 湿疹样癌　　B. 霍奇金病

C. T 细胞增生症　　D. 原发性皮肤 T 细胞淋巴瘤

E. 红皮病　　F. 麻风

18. MF 的临床表现可分为

A. 上疹期　　B. 红斑期

C. 斑块期　　D. 进行期

E. 肿瘤期　　F. 静止期

19. MF 除皮肤外，最常累及

A. 脾　　B. 肝

C. 肺　　D. 骨髓

E. 肾　　F. 淋巴结

20. MF 患者血中可找到

A. Tzanck 细胞　　B. Langerhans 细胞

C. Sezary 细胞　　D. LE 细胞
E. Merkel 细胞　　F. SLE 细胞

21. MF 早期治疗应选择
A. 尽早全身化疗　　B. 手术切除
C. 尽早放疗　　D. 不用治疗
E. 增强免疫力，局部治疗为主　　F. 尽早局部化疗 + 放疗

22. MF 用（　　）标记对诊断最有意义
A. 抗 T 淋巴细胞抗体　　B. 抗淋巴细胞抗体
C. 抗白细胞共同抗原抗体　　D. 抗 B 淋巴细胞抗体
E. 抗组织细胞抗体　　F. 抗肿瘤细胞抗体

参考答案与解析

一、A1 型题

1. D【解析】免疫组化技术适用于大疱性皮肤病、结缔组织病等自身免疫性皮肤病、某些感染性皮肤病及皮肤肿瘤的诊断和鉴别诊断。故选 D。

2. C【解析】表皮失去一部分或全部而露出的潮湿面，称为糜烂。常由水疱、脓疱或浸渍后表皮脱落而引起，或是为丘疹或小结节表皮的破损所致。愈后不留瘢痕。选项 A，脓疱可由细菌或病毒引起，或由非感染因素引起。选项 B，囊肿是真皮内或皮下组织的含有液体或半液体物质的囊性损伤，为球形或卵圆形，扪之有弹性。选项 D，位于角质层下的水疱，疱壁薄，易干涸脱屑，见于白痱等；位于棘层的水疱，疱壁略厚不易破溃，见于水痘、带状疱疹等；位于表皮下的水疱，疱壁较厚，很少破溃，见于大疱性类天疱疮等。

3. C【解析】梅毒直接免疫荧光法（DFA）：特异性和敏感性均优于暗视野显微镜检查法和镀银染色法，国外临床医学采用较多。直接免疫荧光法，即通过异硫氰酸荧光素标记梅毒螺旋体（TP）单克隆抗体，使得其与 TP 进行结合后，在荧光显微镜下呈现苹果绿色进行确诊，此法普遍用于区分 TP 和其他非致病性或条件致病性螺旋体。

4. D【解析】HIV 感染者免疫缺陷的实验室检查：①外周血淋巴细胞计数。外周血淋巴细胞减少已作为 HIV 感染病情进展的标志之一，并按计数结果分为 3 组：$>2\times10^9/L$；$(1\sim2)\times10^9/L$；$<1\times10^9/L$。如不能进行 $CD4^+$ 细胞计数，可用淋巴细胞总数作为指标代替。②$CD4^+$ 细胞计数。已将 $CD4^+<0.2\times10^9/L$ 作为诊断艾滋病的一项指标。根据 $CD4^+$ 数目将 HIV 感染分为 3 组：$CD4^+\geq0.5\times10^9/L$；$CD4^+$ $(0.200\sim0.499\times10^9/L)$；$CD4^+<0.2\times10^9/L$。③$CD4^+/CD8^+$ 比值 <1。④β_2 微球蛋白测定。艾滋病患者明显增高。⑤B 淋巴细胞功能失调。多克隆性高球蛋白血症、循环免疫复合物形成和自身抗体形成。⑥NK 细胞活性

下降。

5. B【解析】直接免疫荧光法主要用于检测病变组织或细胞中存在的抗体或补体。

6. C【解析】继发性损害包括鳞屑、抓痕、角化、浸渍、糜烂、皲裂、坏疽、溃疡、痂、苔藓样变、硬化、萎缩、瘢痕等。

7. C【解析】直接涂片检查是最简单而重要的皮肤真菌检查方法。

8. C【解析】①长期浸水：这是浸渍糜烂型皮炎（稻田性皮炎）发病的主要原因。皮肤长期浸水后角质层松软，屏障作用降低，导致水分进入表皮引起局部表皮肿胀、浸渍。②机械性摩擦：浸渍的表皮不能耐受劳动过程中机械性摩擦，引起角质层或表皮的部分剥脱，局部发生糜烂。③田水温度：田水温度高会使皮肤浅层毛细血管扩张，加重皮损处水肿和渗出。④空气湿度：空气湿度大，皮肤不容易干燥，也可促发或加重本病。

9. E【解析】浅部真菌的标本有毛发、皮屑、甲屑和痂等。

10. C【解析】皮肤瘙痒的发病原因较为复杂，包括内因或外因或二者兼而有之。皮肤瘙痒的内在因素如下。①老年性皮肤改变：皮肤老化，各种腺体功能减退，角质层水合能力降低，皮肤干燥，这些是老年皮肤瘙痒的主要原因。②肝脏疾病：主要为胆汁淤积性瘙痒。阻塞性黄疸引起的皮肤瘙痒，其剧烈程度有时与皮肤中所含的胆盐浓度相平行。③肾脏疾病：慢性肾衰竭患者常伴有不同程度的全身瘙痒。④内分泌和代谢性疾病：甲状腺功能异常、糖尿病、更年期女性雌激素变化都能引起不同程度及范围的瘙痒。⑤血液疾病：红细胞生成性疾病、真性红细胞增多、淋巴瘤（特别是霍奇金病）、白血病等可引起全身瘙痒。⑥神经精神性疾病。⑦肿瘤：内脏恶性肿瘤可引起不同程度的瘙痒。皮肤瘙痒的外在因素：全身性瘙痒症的外因与外来刺激有关。冬季寒冷，皮肤干燥，夏季炎热，皮肤多汗，都能诱发本病或使症状加重。穿着化纤毛织品，使用碱性过强的肥皂，外用药物及接触各种化学物品，也可促使本病的发生。局限性瘙痒症的病因有时和全身性瘙痒症相同，大部分局限性瘙痒症与环境、周围组织疾病、个人卫生习惯等有关。

11. C【解析】衣原体细胞培养法阳性标本碘染色包涵体呈棕黑色，吉姆萨染色呈红色。

12. A【解析】间接免疫荧光法（IIF）用于检测患者血清中是否存在某种特异抗体或自身抗体，反应中的两对抗原抗体相对应特异结合，而第二抗体（荧光抗体）则针对第一抗体的结合体，因为第一抗原分子可与若干个抗体分子结合，因而第二结合反应后，灵敏度明显提高。本法常用于各种自身抗体的检测，如系统性红斑狼疮、硬皮病等。

13. A【解析】性病研究实验室试验（VDRL）属于梅毒血清试验中的一类——非梅毒螺旋体抗原试验，这类试验敏感性高，有一定特异性。早期梅毒硬下疳出现 1~2 周时即可呈阳性反应，经治疗后血清滴度下降并可转阴。

14. A【解析】斑贴试验适用于接触性皮炎、职业性皮炎、手部湿疹、化妆品皮炎等。

15. B【解析】肉芽肿是由各种原因所致的慢性增殖性改变，炎症局部形成以巨噬细胞增生为主的境界清楚的结节状病灶。

16. E【解析】免疫酶标法有多种不同检测系统和方法，机制与间接免疫荧光法相似，但显示系统为可催化成色反应的辣根过氧化物酶，碱性磷酸酶等主要标记的某种特异性成分，可用作肿瘤的鉴别诊断。

17. C【解析】即刻反应：一般在注射后 15～30 分钟出现反应，如有风团发生，即为阳性。迟发反应：一般在注射后几小时至 24～48 小时后才出现反应，如有浸润结节，即为阳性。

18. E【解析】疥疮的点性皮损为灰白色或浅灰色线状隧道，常见于指缝和指侧。

19. D【解析】直接涂片检查为最简单而重要的诊断方法。取标本置于玻片上，加 1 滴 10% KOH 溶液，盖上盖玻片，在酒精灯上微微加热，等到标本溶解，轻轻加压盖玻片使标本透明即可镜检。先在低倍镜下检查有无菌丝或孢子，然后用高倍镜证实。主要用于明确真菌感染是否存在，一般不能确定菌种。

20. A【解析】衣原体抗原检测法的结果判定：质控窗和结果窗都显示一条蓝带为阳性结果，阴性则结果窗无变化。阳性结果结合临床可确诊为沙眼衣原体感染，但阴性时也不能完全排除，可以用细胞培养法再进行确定。

21. D【解析】溃疡是皮肤或黏膜深层真皮或皮下组织的局限性缺损。

22. A【解析】淋球菌是一种革兰阴性细菌，属于双球菌属，其形态为双球状。因此，显微镜下的淋球菌应该是革兰阴性双球菌。

23. C【解析】最好是自然光，其次为日光灯。

24. B【解析】水疱和大疱为突出于皮面的含有液体的空腔性皮损，水疱直径一般小于 1cm。超过 1cm 者称大疱。

25. B【解析】变应原检测是对引起变态反应的抗原进行检测。常用的变应原检测方法包括：斑贴试验、划破试验、点刺试验、皮内试验和变应原检测体外试验等。

26. E【解析】快速血浆反应素环状卡片试验（RPR）是非梅毒螺旋体抗原血清试验，是梅毒的为筛选试验，其定量试验用于观察疗效、判断复发及再感染。

27. E【解析】斑贴试验的注意事项：①不宜在皮肤病急性发作期间进行试验，不宜用高浓度的原发性刺激物测试。②受试前至少 1 周及受试期间避免使用糖皮质激素或免疫抑制剂，受试前 3 天和受试期间避免使用抗组胺类药物，以免出现假阴性。③受试期间避免沐浴淋湿斑贴、避免过度牵拉斑贴部位或过度体力活动。④可疑反应可重复试验。⑤在受试期间发生全身变态反应，如荨麻疹、哮喘等，或局部炎症反应过重，应及时到医院就诊，必要时终止试验。

28. D【解析】既往史：此次发病前患者患过何种疾病，诊疗情况，有无类似发病史，过敏性疾病史（药物过敏史）。

29. B【解析】皮肤原发性损害包括斑疹、丘疹、斑块、结节、水疱或大疱、脓疱、风团、囊肿。

30. B【解析】点刺试验的注意事项：①宜在基本无临床表现时进行。②应设生理盐水及组胺液做阴性和阳性对照。③结果为阴性时，应继续观察3~4天，若必要3~4周后重复试验。④有变应性休克史者禁用。⑤受试前2天应停用抗组胺类药物。⑥妊娠期尽可能避免检查。

31. B【解析】参见A1型题第26题解析。

32. E【解析】丘疹是局限性的突出于皮肤表面的坚实性皮肤损害，范围为直径小于1cm，呈扁平、尖形、圆形及多角形。较大者称为斑块。

33. E【解析】神经性皮炎（又称慢性单纯性苔藓）是一种局限性的皮肤神经功能障碍性皮肤病，是一种常见的多发病，治愈后易复发。

34. D【解析】ELISA间接法可用于检测HIV抗体。其余4项适用于检测抗原。

35. D【解析】风团为真皮浅层水肿引起的暂时性、隆起性皮损。皮损可呈红色或苍白色，周围常有红晕，通常大小不一，形态不规则。皮损发生快，此起彼伏，通常数小时后即可消退，消退后多不留痕迹，常伴有瘙痒。

36. B【解析】风团为真皮浅层急性水肿引起的略隆起损害，常有剧痒，可呈淡红色或苍白，周围有红晕，发作较急，迅速增大，边缘不规则，呈伪足状。

37. A【解析】根据外伤病史、典型临床表现及典型组织病理改变即可初步诊断，而真菌检查阳性结果是诊断的金标准。

38. D【解析】斑贴试验适用于接触性皮炎、职业性皮炎、手部湿疹、化妆品皮炎等。

39. D【解析】皮肤的健康指标有：皮肤的弹性、湿润度、色泽和纹理、清洁力和活力，皮肤正常并能耐老。

40. B【解析】狼疮带试验，指对拟诊红斑狼疮患者进行皮损或“正常”皮肤直接免疫荧光检查，阳性结果为真皮-表皮交界处有一免疫球蛋白或补体沉积带，呈亮绿色荧光。

41. A【解析】头癣中的黄癣由许兰毛癣菌感染所致；白癣主要由犬小孢子菌、石膏样小孢子菌和铁锈色小孢子菌感染所致；黑点癣主要由紫色毛癣菌和断发毛癣菌感染所致。铁锈色小孢子菌、羊毛状小孢子菌和石膏样小孢子菌在Wood灯下为亮绿色荧光；黄癣菌为暗绿色荧光；花斑癣菌为棕色荧光；红癣菌为珊瑚红色荧光；紫色毛癣菌和断发毛癣菌无荧光。

42. D【解析】进行斑贴试验后受试部位无反应为阴性，有淡红斑为可疑反应，轻度红斑、浸润及少量丘疹为阳性反应。

43. E【解析】在Wood灯下，铁锈色小孢子菌、羊毛状小孢子菌和石膏样小孢子菌为亮绿色荧光；黄癣菌为暗绿色荧光；花斑癣菌为棕色荧光；紫色毛癣菌和断发毛癣菌无荧光。

44. D【解析】在贴敷斑贴试验物后，应于48小时揭除试验物，于48小时、72小时和96小时各观察一次结果，必要时1周后再次观察结果。

45. B【解析】在Wood灯下，细菌如假单胞菌属为绿色荧光；红癣菌为珊瑚红色荧光；

痤疮丙酸杆菌为黄白色荧光。

46. A【解析】肉芽肿指炎症局部形成以巨噬细胞增生为主的境界清楚的结节状病灶。可引起肉芽肿的疾病有结核、麻风、梅毒及各种深部真菌病。

47. C【解析】参见 A1 型题第 41 题解析。

48. D【解析】直接凝集反应是颗粒状抗原（如细菌、红细胞等）与相应抗体直接结合所出现的凝集现象。其余的试验都是借助颗粒状或固相载体，均可用来检测可溶性抗原。间接凝集反应是将可溶性抗原（或抗体）先吸附于一种与免疫无关的、一定大小的颗粒状载体的表面，然后与相应抗体（或抗原）作用，在适宜条件下即可发生凝集。协同凝集反应是以金黄色葡萄球菌作为 IgG 抗体的载体进行的凝集反应，可用于检测微量抗原。单向琼脂扩散试验是一种常用的定量检测抗原的方法。将适量抗体与琼脂混匀，浇注成板，凝固后，在板上打孔，孔中加入抗原，抗原就会向孔的四周扩散，边扩散边与琼脂中的抗体结合。一定时间后，在两者比例适当处形成白色沉淀环。ELISA 是将抗原（或抗体）吸附于固相载体上，在载体上进行免疫酶反应，底物显色后用肉眼或分光光度计判定结果。

49. B【解析】尼氏征包括以下几方面含义：①牵扯患者破损的水疱壁，尼氏征阳性者可将角质层剥离相当长的一段距离，甚至包括看来是正常的皮肤。②推压两个水疱中间外观正常的皮肤时，尼氏征阳性者角质层很容易被擦掉，而露出糜烂面。③推压患者未发生皮疹的健康皮肤时，尼氏征阳性者很多部位的角质层也可被剥离。④以手指加压在水疱上，尼氏征阳性者可见到水疱内容物随表皮隆起而向周围扩散。⑤在口腔内，用舌舔及黏膜，可使外观正常的黏膜表层脱落或撕去。

50. D【解析】皮试液注射完毕后，在患者等候观察反应的 15~20 分钟，应随时观察患者有无全身性反应出现，如唇麻、掌痒、全身瘙痒、皮色潮红、咳嗽、哮喘、胸闷、脉搏细速等情况。

51. E【解析】生物性假阳性反应的孕妇所生的婴儿也可出现生物性假阳性反应。

52. C【解析】参见 A1 型题第 41 题解析。

53. B【解析】药物皮内试验是一种通过注射药物溶液到皮下，观察局部反应来检测是否存在药物变态反应的方法。其主要适用于检测 I 型变态反应，如荨麻疹、血管神经性水肿等，A 正确。药物皮内试验虽然可以帮助排除某些药物引起的变态反应，但阴性结果并不能完全排除临床上出现变态反应的可能性，需要结合患者的临床表现和其他检查手段综合判断，B 错误。有变应性休克史者禁行此类试验，C 正确。药物皮内试验前应准备好必要的抢救措施，如准备静脉通道，备好肾上腺素、氢化可的松等急救药物等。过敏体质者在进行药物皮内试验前应先做皮肤划痕试验，以了解其体质情况，确保安全，E 正确。

54. A【解析】花斑癣的致病菌为马拉色菌，除厚皮马拉色菌外，其他马拉色菌不能从常规培养基中分离出来，需在含油培养基上分离。

55. A【解析】皮肤继发性损害包括：鳞屑、浸渍、糜烂、溃疡、裂隙、抓痕、痂、瘢痕、苔藓样变、萎缩。

56. E【解析】暗视野法是一种常用于梅毒螺旋体检测的方法。该方法利用特殊仪器在黑暗环境下观察样本，通过反射非特异性的光线使梅毒螺旋体呈现出明亮的“白点”，从而进行检测。与其他检测方法相比，暗视野法具有高度的敏感性和特异性，并且不受其他微生物污染的影响。因此，在临床上，暗视野法被广泛应用于梅毒的初筛和追踪治疗效果，E 正确。荧光染色是一种常用的细菌检测方法，但对于梅毒螺旋体的检测并不是特异性较低，A 错误。梅毒螺旋体不能人工培养，B 错误。涂片做 PAS 染色主要用于真菌等寄生菌的检测，对于梅毒螺旋体不是常用方法，C 错误。苛性钾法是一种简单的微生物检测方法，但对于梅毒螺旋体并不是特异性较好的方法，D 错误。

57. C【解析】自身免疫发生的机制不包括长期应用抗生素。

58. D【解析】风团为真皮浅层水肿引起的暂时性、隆起性皮损。皮损可呈红色或苍白色，周围常有红晕，通常大小不一，形态不规则。皮损发生快，此起彼伏，常于数小时后即可消退，消退后多不留痕迹，常伴有瘙痒。

59. D【解析】非梅毒螺旋体抗原血清试验：性病研究实验室试验、不加热血清反应素试验（USR）、快速血浆反应素环状卡片试验（RPR）。梅毒螺旋体抗原血清试验：荧光梅毒螺旋体抗体吸收试验（FTA-ABS）、梅毒螺旋体血凝试验（TPHA）。

60. A【解析】慢性生物性假阳性反应是指在进行梅毒血清学检测时出现阳性反应，但实际并不患有梅毒的情况。该现象可能会在一些疾病或特定人群中出现。系统性红斑狼疮是一种自身免疫性疾病，其特征是机体内产生的自身抗体对自身组织和器官产生了异常反应，导致多系统损伤和多种临床表现。由于系统性红斑狼疮患者的免疫系统处于高度活跃状态，因此最可能导致梅毒血清学检测的假阳性反应，A 正确。其他疾病或情况也可能引起慢性生物性假阳性反应，如红斑狼疮、类风湿关节炎、混合结缔组织病、硬皮病、生殖器疱疹、淋巴肉瘤、糖尿病、妊娠等。在进行梅毒血清学检测时，应综合考虑患者的临床表现和检查结果，以避免漏诊或误诊。

61. E【解析】狼疮带试验（LBT）：用直接免疫荧光法来确定 DLE 皮损，SLE 皮损及正常皮肤的表皮、真皮交界处免疫球蛋白和补体的沉积。一般以 IgM、IgG、补体 C3 为主，IgA 少，呈线状、带状或颗粒状。有时真皮内血管壁上可有 IgG、IgM 沉积。

62. B【解析】丘疹顶部有小水疱时称为丘疱疹，丘疹顶部有小脓疱时称为丘脓疱疹。

二、A2 型题

1. C【解析】手部皮肤干燥脱屑，同时有大拇指指甲增厚，变脆。最合适的实验室检查是真菌镜检。

2. E【解析】淋病可出现尿痛排尿困难，龟头红肿流脓，有不洁性接触史，包皮龟头红肿，尿道口肿胀外翻，有大量黄色脓液。涂片直接镜检对未经治疗的男性尿道分泌物标本有诊断意义。

三、A3/A4 型题

1~3 B、D、B【解析】该患者临床症状表现为细菌性阴道病，实验室检查发现较多线索细胞，胺试验阳性和 pH 大于 4.5 等均有助于支持细菌性阴道病的诊断。处理上主要选择抗厌氧菌药物。

4~5 A、B【解析】Sweet 综合征又称作急性发热性嗜中性皮肤病，以面颈、四肢突然出现疼痛性红色结节或斑块，伴有发热为特征，组织病理学表现为真皮大量中性粒细胞浸润。组织病理学检查可明确诊断。

6. B【解析】多形红斑发病前部分患者有乏力、肌肉酸痛等，往往由感染或药物诱发，但有时病因不明。临床表现不确定，但特征性损害是靶形损害。

7. E【解析】该患者的病史和临床表现提示可能为感染性皮肤病。在门诊环境下，首先应进行的检查项目是血常规，该检查可以帮助医生了解患者白细胞计数等指标，从而评估患者的全身状况。对于感染性皮肤病患者，血常规可以提示是否存在病原菌感染或免疫反应等情况。该患者没有出现与血糖相关的症状，因此暂时不需要进行血糖检查，A 错误。尿常规主要用于检测泌尿系统的功能状态，对于急性皮肤病患者的诊断并没有太大的帮助，B 错误。该患者的血压和肝肾功能相关的症状都没有明显异常，因此在初步诊断阶段并不需要进行肝肾功能检查，C 错误。电解质检查主要用于评估体内电解质的平衡状态，对于急性皮肤病患者的诊断并没有太大的帮助，D 错误。

8. D【解析】对于该患者，在收集病史时应格外注意其发病前有无可疑感染史和服药史。

9~10 B、E【解析】根据面中央为主的阵发性潮红、持久性红斑，面颊、口周、鼻部毛细血管扩张，丘疹和丘脓疱疹，鼻部、面颊、口周肥大增生改变，眼部症状表现，以及伴有主观症状灼热、刺痛、干燥或瘙痒等即可诊断。玫瑰痤疮可能与毛囊蠕形螨的代谢产物有很大的关联，所以诊断玫瑰痤疮患者需要进行蠕形螨检查。

11. A【解析】女性进行支原体、衣原体检查应采集宫颈分泌物作为检测标本。尽管患者表现为白带增多，但是患者为性服务工作者，因此进行梅毒血清学试验和抗 HIV 抗体检测也是必要的。

12. E【解析】宫颈口见大量脓性分泌物提示宫颈炎可能，而阴道分泌物湿片检查结果呈现阴性，因此诊断考虑为淋病和/或非淋菌性宫颈炎。

13. E【解析】离心性环状红斑好发于躯干、臀部和四肢。皮损开始为淡红色的扁平丘疹，然后离心性向外扩大，中央皮损消退，边缘稍隆起，形成环状或半环状，触摸似橡皮样硬度，一般没有痂或小水疱，但非典型患者可伴有毛细血管扩张、紫癜、鳞屑、小水疱等；可形成多环互相重叠呈地图状，环的直径可扩大至 6~8cm。无自觉症状或轻微瘙痒，部分患者可伴有关节痛、咽喉痛等。

14. C【解析】可用结核菌素试验对离心性环状红斑与结核样型麻风进行鉴别。

15. C【解析】真菌直接镜检是鉴别湿疹与真菌感染的实验室检查手段。

16. E【解析】患者表现为患部皮肤浸润性暗红斑，局部皮肤肥厚、表面粗糙，有不同程度的苔藓样变，色素沉着或色素减退；自觉亦有明显瘙痒；真菌直接镜检阴性。根据上述表现，可诊断为慢性湿疹。

17. D【解析】反复接触洗涤用品等化学品是手部慢性湿疹反复发作的主要诱因之一。

18~19 D、C【解析】硬皮病可发生于四肢末端，尤以手指末端为重。皮色突然变为苍白，自觉麻木，触之冰凉；持续数分钟后，呈现出青紫色；继而转为潮红，皮温升高，伴有烧灼、肿胀、搏动性疼痛。当发作停止，皮肤颜色恢复正常。皮色由苍白到恢复正常的时间为15~30分钟。热饮或喝酒，暖和肢体后，常可缓解。部分患者仅表现感觉异常、潮红或青紫。不发作者除手凉外无其他症状。应做自身抗体检测，包括抗核抗体、抗DNA抗体、抗ENA抗体、类风湿因子、免疫球蛋白电泳、补体、冷球蛋白、Coombs试验等，用于确定是否并发结缔组织病。还可做冷激发试验，用于诱发典型发作的表现。若条件允许，可检查手指细小血管和血流状况。

20~21 B、E【解析】该患者临床症状表现为掌跖梅毒疹，因此处理上应首先进行梅毒血清学试验确认是否患有梅毒，如无条件进行实验室检查，应按早期梅毒予以正规驱梅治疗。

22~23 A、C【解析】该患者血RPR阴性和TPPA阳性，可能存在以下几种情况：①既往患有梅毒，已经治愈。②患有梅毒，在感染早期，血清中反应素尚未形成。③患有梅毒，血清中反应素滴度过高，造成RPR假阴性。④生物学因素和实验室操作因素引起的TPPA假阳性。对于该患者，应2~3周复查血RPR和TPPA。

24. D【解析】约80%的特应性皮炎患者血清IgE水平增高。

25. D【解析】特应性皮炎外周血嗜酸性粒细胞增多。

26. E【解析】特应性皮炎的表现为肢体屈侧或伸侧慢性复发性皮疹，结合患者本人表现（哮喘、变应性鼻炎）、嗜酸性粒细胞增多和血清IgE水平升高等特点应考虑本病的可能。

27. E【解析】化脓性肉芽肿好发于手指、足、唇、头、颈和躯干上部及口腔黏膜等处。损害为鲜红色至棕红色的绿豆大小丘疹，缓慢或迅速增大，形成有蒂或无蒂的隆起结节状增生性赘肉，质地柔软，可坏死形成溃疡、结痂，并易出血，压之不变白。无自觉疼痛，压痛也不明显。早期发展快，数周后停止发展，但不能自行消失。组织病理学示带蒂的局限性毛细血管增生。

28. D【解析】临床上在外伤后发现一肿瘤即应考虑化脓性肉芽肿，但有时诊断困难，经组织学检查发现临床误诊率可达40%，故组织病理检查对该病的诊断非常重要。

29. D【解析】本病最佳的治疗方案是手术切除后做组织病理学检查，也可采用激光、电凝和放射等方法进行治疗。

30. D【解析】全身性瘙痒症的临床表现：①瘙痒由局限于一处逐渐扩展至身体的大部

或全身，无明显皮疹。②瘙痒常为阵发性，尤以夜间为重。各种刺激如饮酒以后、情绪变化、被褥温暖及搔抓摩擦，甚至某些暗示，均可促使瘙痒发作或加重。③瘙痒的程度和持续时间因人而异。因为剧烈搔抓，往往引起条状表皮剥脱和血痂、湿疹样变、苔藓样变及色素沉着等继发皮损，也可发生继发感染。

31. E【解析】全身性瘙痒症可行相关内科检查，如血糖监测、腹部 B 超、骨髓穿刺术等，以确定瘙痒的原因。本病病理无特殊表现。

32. B【解析】积极寻找病因，予以根治，是防治本病的关键。单独或联合应用全身治疗，避免局部刺激，镇静止痒和润泽皮肤是全身性瘙痒症的基本治疗原则。一般治疗：避免接触已知的诱发或加重瘙痒的因素，停用可疑药物，避免搔抓、摩擦及热水烫洗。积极寻找病因。内用药物治疗：①口服抗组胺药。一种或几种联合用药。夜间瘙痒严重者，可口服镇静安眠药，也可选择三环类抗抑郁药。②静脉注射钙剂及维生素 C，严重者可用普鲁卡因静脉封闭。③糖皮质激素。剂量为 1.0~1.5mg/kg。一旦症状缓解后应开始逐渐减量，减量过程可持续数天。适用于严重瘙痒或急性发作时。性激素：男性用丙酸睾酮（25mg，肌内注射，每周 2 次）或甲基睾酮（5mg，口服，每日 2 次），女性则用己烯雌酚（0.5mg，口服，每日 2 次）。外用药治疗：根据病情选用含止痒药的炉甘石洗剂或皮质类固醇软膏。物理疗法：全身性瘙痒症可行光疗、淀粉浴、糠浴或矿泉浴等。局限性瘙痒症经过多方治疗无效时，可考虑用同位素^{32}P、^{90}Sr 或浅层 X 线放射治疗。

四、B 型题

1. B【解析】直接免疫荧光法（DIF）可以用于在病变组织中检测到抗体和补体等免疫分子的存在。该方法通过向病变组织标本中加入特异性荧光标记的抗体，使免疫分子与荧光标记的抗体结合并发出荧光信号，从而进行检测。直接免疫荧光法可用于检测自身免疫性疾病，如系统性红斑狼疮、硬皮病等，以及感染性疾病，如梅毒、真菌感染等的诊断。

2. A【解析】间接免疫荧光法（IIF）主要用于检测血清或其他生物样本中存在的循环自身抗体。该方法基于特定抗原与抗体结合的原理，通过显微镜观察标记荧光染料的次级抗体与患者血清之间的相互作用，以确定是否存在循环自身抗体。在临床诊断和研究中，间接免疫荧光法被广泛应用于各种自身免疫性疾病的早期诊断、治疗和监测工作中。

3~5 B、D、C【解析】头癣中的黄癣由许兰毛癣菌感染所致；白癣主要由犬小孢子菌、石膏样小孢子菌和铁锈色小孢子菌感染所致；黑点癣主要由紫色毛癣菌和断发毛癣菌感染所致。铁锈色小孢子菌、羊毛状小孢子菌和石膏样小孢子菌在 Wood 灯下为亮绿色荧光；黄癣菌为暗绿色荧光；花斑癣菌为棕色荧光；红癣菌为珊瑚红色荧光；紫色毛癣菌和断发毛癣菌无荧光。

6. B【解析】寻常狼疮的皮疹玻片压诊可见苹果酱样颜色的肉芽肿结节。

7. A【解析】皮肤划痕试验适用于荨麻疹、皮肤划痕症、特应性皮炎、药物性皮炎和食物过敏等。

8. D【解析】醋酸白试验适用于尖锐湿疣。

9. C【解析】皮肤斑贴试验一般用于接触性皮炎、原因不明的皮炎湿疹或继发皮炎、职业性皮肤病，以及特殊工种的招工体格检查。

10. A【解析】皮内试验适用于Ⅰ型变态反应，如荨麻疹、特应性皮炎、药物性皮炎和食物过敏等。

11. D【解析】风团为真皮浅层水肿引起的暂时性、隆起性皮损。皮损可呈红色或苍白色，周围常有红晕，通常大小不一，形态不规则。皮损发生快，此起彼伏，通常数小时后即可消退，消退后多不留痕迹，常伴有瘙痒。

12. E【解析】结节为实质性、深在性、可触诊的皮损。可隆起于皮面，也可不隆起，呈圆形、椭圆形或不规则形。

13~16 B、D、A、C【解析】头癣中的黄癣由许兰毛癣菌感染所致；白癣主要由犬小孢子菌、石膏样小孢子菌和铁锈色小孢子菌感染所致；黑点癣主要由紫色毛癣菌和断发毛癣菌感染所致。铁锈色小孢子菌、羊毛状小孢子菌和石膏样小孢子菌在 Wood 灯下为亮绿色荧光；黄癣菌为暗绿色荧光；花斑癣菌为棕色荧光；红癣菌为珊瑚红色荧光；紫色毛癣菌和断发毛癣菌无荧光。

17. E【解析】皮肤病的内因包括遗传、胎传、代谢障碍、内分泌紊乱、血液循环和淋巴循环障碍、精神因素、内脏疾病等。

18. B【解析】皮肤病的外因包括物理性、动物性、植物性、化学性因素，微生物和寄生虫等。

19. E【解析】表皮或黏膜在其与真皮交界处脱落，露出红色湿润面，称为糜烂。

20. C【解析】瘢痕由真皮或深部组织因外伤或疾病所破坏后经新生结缔组织修复形成，其轮廓和先前存在的损害一致。

21. D【解析】裂隙是深达真皮的线条状裂口或组织缺损。

22. D【解析】斑疹是局限性皮肤颜色的改变，损害既不隆起也不凹陷。

23. E【解析】囊肿是含有液体中黏稠物及细胞成分的囊样损害，通常在真皮中或更深处，可隆起或仅可触知，常呈圆形或椭圆形。触诊有弹性感，如囊肿性痤疮等。

24. C【解析】水疱和大疱为高出皮面的含有液体的空腔性皮损，水疱直径一般小于 1cm，超过 1cm 者称大疱。

五、X 型题

1. BC【解析】免疫病理检查主要包括直接免疫荧光法、间接免疫荧光法和免疫酶标法。①直接免疫荧光法：主要用于检测病变组织中存在的抗体或补体。②间接免疫荧光法：主要用于检测血清中存在循环的自身抗体，并可作抗体滴度测定。③免疫酶标法：有多种不同的检测系统和方法，机制与间接免疫荧光法类似，但显示系统为可催化成色反应的辣根过氧化物酶、碱性磷酸酶等。主要标记细胞的某种特异性成分，用于肿瘤的鉴别诊断。

2. ACD【解析】免疫组化技术适用于大疱性皮肤病、结缔组织病等自身免疫性皮肤病，某些感染性皮肤病及皮肤肿瘤的诊断和鉴别诊断。

3. ACD【解析】体格检查是诊断皮肤病的基础，需要仔细检查皮肤病变形态、分布范围、数量、大小、颜色、质地及有无渗出物等情况。对于皮肤病患者，更要对其原发性皮损进行仔细检查，包括瘙痒、红斑、鳞屑、丘疹、水疱、结节、溃疡、色素沉着、毛发脱落等，A 正确。有些皮肤病是全身性疾病的表现之一，如风湿性疾病、代谢性疾病等，因此，在体格检查时需要进行全面的系统检查，包括淋巴结、心血管、呼吸、消化、神经等方面，C 正确。在体格检查时，应尽可能暴露皮肤病变部位，以便更好地观察和诊断。对于皮肤病变分布较广的患者，特别需要检查全身皮肤，以确定有无其他病变，D 正确。除视诊外，体格检查还应结合触诊、听诊、叩诊等方法，B 错误。

4. BCD【解析】直接免疫荧光法荧光显示的部位通常为棘细胞膜、皮肤基底膜带及血管壁。

5. BC【解析】参见 X 型题第 1 题解析。

6. ABC【解析】梅毒是由梅毒螺旋体引起的性传播疾病，梅毒螺旋体直接检查即通过显微镜观察标本中是否存在梅毒螺旋体来确定梅毒感染。对于有病灶的组织标本，可以采集组织研磨液作为检测标本进行梅毒螺旋体直接检查，A 正确。针对淋巴结肿大的患者，可以采集淋巴结穿刺液作为检测标本进行梅毒螺旋体直接检查，B 正确。如果患者有明显的梅毒性病变，如硬下疳、软下疳等，可以采集病灶组织渗出物作为检测标本进行梅毒螺旋体直接检查，C 正确。血液和汗液不是常规的梅毒螺旋体直接检查标本，D、E 错误。

7. ABCDE【解析】选项 A，墨汁染色通常用于检查脑脊液或分泌物涂片中的隐球菌，具有方便、快速、节约成本等优点，是涂片中检查隐球菌感染的首选方法。选项 B，瑞氏染色（吉姆萨染色）可用于骨髓涂片和其他标本中荚膜组织胞浆菌和马内非青霉素的检测。选项 C，所有真菌、放线菌革兰染色都是阳性，即被染成蓝黑色。适用于酵母菌、孢子丝菌、组织胞浆菌及诺卡菌放线菌的感染。选项 D，真菌菌丝和孢子 PAS 染色呈品红色，其他组织呈绿色。选项 E，黑点癣主要由紫色毛癣菌和断发毛癣菌感染所致。紫色毛癣菌和断发毛癣菌无荧光。

8. ABC【解析】免疫组化技术主要包括直接免疫荧光法、间接免疫荧光法和免疫酶标法。

9. ABCD【解析】滤过紫外线检查既有诊断价值，又能观察疗效。①白癜风、色素沉着、黄褐斑为明亮的蓝白色斑片。②细菌如假单胞菌属为绿色荧光；红癣菌为珊瑚红色荧光；痤疮丙酸杆菌为黄白色荧光。③铁锈色小孢子菌、羊毛状小孢子菌和石膏样小孢子菌为亮绿色荧光；黄癣菌为暗绿色荧光；花斑癣菌为棕色荧光；紫色毛癣菌和断发毛癣菌无荧光。④皮肤迟发性卟啉症患者尿液为明亮的粉红-橙黄色荧光；先天性卟啉症患者牙、尿、骨髓出现红色荧光；红细胞生成性原卟啉症患者可见强红色荧光。⑤局部外用药如凡士林、水杨酸、碘酊及角蛋白甚至肥皂的残留物等也可有荧光。

10. ABCD【解析】皮肤性病的临床表现包括症状和体征，是诊断皮肤性病的主要依据，也是反映病情的重要指标。原发性皮损是由皮肤性病的组织病理变化直接产生的皮肤损害，对皮肤性病的诊断和鉴别诊断具有十分重要的价值。

11. ABC【解析】高出皮面的皮损包括丘疹、斑块、风团、结节、水疱和大疱、脓疱、囊肿等。

12. ACD【解析】直接免疫荧光法用于检查患者的皮肤组织中有无免疫球蛋白或补体沉积，用特异荧光抗体直接滴加在待检的标本上，由荧光标记的抗体与抗原发生特异结合。

13. ABDE【解析】组织病理学检查对皮肤肿瘤、恶性黑色素瘤、病毒性皮肤病、结缔组织病（如某些红斑性皮肤病）、某些感染性疾病（如麻风）等具有高度诊断价值。

14. BC【解析】糜烂是局限性表皮或黏膜上皮部分或全部缺损形成的红色湿润创面。常由水疱、脓疱破裂或浸渍处表皮脱落所致。因损害较表浅，愈后通常不留瘢痕。溃疡是局限性皮肤或黏膜缺损形成的创面，可深达真皮或更深位置。可由感染、损伤、肿瘤、血管炎等引起。其基底部常有坏死组织附着，边缘可陡直、倾斜或高于周围皮肤。因损害基底细胞，所以愈合较慢且愈后可留有瘢痕。

15. ABD【解析】药物激发试验是指药疹消退一段时间后，内服试验剂量，以探查可疑致敏药物。故此试验仅适用于口服药物所致的较轻型药疹。

16. ABD【解析】风团常见于荨麻疹和血管性水肿，是真皮浅层水肿引起的暂时性、隆起性皮损。皮损可呈红色或苍白色，周围常有红晕，一般大小不一，形态不规则。皮损发生快，此起彼伏，通常经数小时消退，消退后多不留痕迹，常伴有瘙痒。

17. AB【解析】皮肤基底膜带直接免疫荧光检测可以用来诊断部分自身免疫性皮肤疾病。红斑狼疮是一种系统性自身免疫疾病，常累及皮肤和其他器官。皮肤基底膜带直接免疫荧光检测可见到荧光物质沿着皮肤基底膜带分布，呈线性或弧形条纹样，A 正确。大疱性类天疱疮是一种罕见且严重的自身免疫性皮肤疾病，其特征为广泛的皮肤水疱和黏膜损害。皮肤基底膜带直接免疫荧光检测可见到荧光物质沿着老年斑分布，呈线性或弧形条纹样，B 正确。结节性红斑是一种自身免疫性疾病，其特征为慢性、多发性的皮下结节和皮肤色素沉着。皮肤基底膜带直接免疫荧光检测并不是结节性红斑的诊断方法，C 错误。皮肤基底膜带直接免疫荧光检测通常不是诊断寻常型天疱疮的首选方法，D 错误。慢性湿疹不是自身免疫性疾病，其皮肤基底膜带直接免疫荧光检测结果一般为阴性，E 错误。

18. ABDE【解析】滤过紫外线检查适用于头癣、花斑癣、卟啉代谢异常性疾病、某些皮肤肿瘤及色素性皮肤病等。

19. AD【解析】皮内试验主要用于荨麻疹、特应性皮炎、药疹等多种与 Ⅰ 型变态反应、Ⅳ型变态反应相关的变应性疾病。

20. ACDE【解析】丘疹是局限性的突出于皮肤表面的坚实性皮肤损害，范围为直径小于1cm，呈扁平、尖形、圆形及多角形。较大者称为斑块。丘疹多由真皮局限性细胞浸润、代谢异常及表皮或真皮成分的局限性增殖所致。

21. ACD【解析】皮肤受到伤害性刺激时，组织释放的致痛物质有钾离子、5-羟色胺、组胺、三磷酸腺苷、乙酰胆碱、去甲肾上腺素等。

22. ABCD【解析】触诊主要用于了解皮肤的温度、湿度和油腻程度，皮损的质地（坚实或柔软）、位置（浅在或深在），有无浸润增厚、萎缩变薄、松弛、凹陷，是否与其下组织粘连，有无压痛，感觉过敏、减低或异常麻风、脊髓空洞症等，附近淋巴结有无肿大、触痛或粘连等。

23. ABD【解析】参见 X 型题第 1 题解析。

24. ABDE【解析】组织学染色是组织学研究中常用的一种技术，可以通过对不同染料的选择和变换，使不同部位、不同性质的细胞和组织成分呈现出不同的颜色和形态特征，方便观察、诊断和治疗。其中，特殊染色方法是指针对特定的细胞或组织成分进行染色的方法。PAS 染色是一种用于检测多糖类物质（如糖原、黏多糖等）的特殊染色方法，可用于肝、胰、卵巢等多种组织的病理诊断和研究，A 正确。吉姆萨染色是一种用于染色细胞核和细胞质的特殊染色方法，可用于血液涂片、骨髓涂片等细胞学检查，B 正确。HE 染色是一种常规染色方法，属于基础染色，可用于大多数组织的病理学检查，不是特殊染色，C 错误。氯化金染色是一种用于染色神经元和胶质细胞的特殊染色方法，可用于神经病理学检查，D 正确。品红染色是一种常用的特殊染色方法，常用于染色细菌和肿瘤组织等，E 正确。

25. ACD【解析】个人史包括出生地和居住地、个人生活及饮食习惯、烟酒嗜好、职业、婚姻情况。女性患者应详细询问月经情况、妊娠及生育史。对性病患者应详细询问婚姻生活、性伴侣及婚外性生活史等。

六、案例分析题

1. CDE【解析】选项 A、B 均不可能出现胸部 X 线片呈间质性改变。选项 B 一般没有体温升高，且在大剂量激素治疗下发生率较低。选项 C、D 肺部可呈间质性改变，但也可能是皮肌炎的肺病变，有泡沫样痰。选项 E 典型的肺部病变呈点状、絮状改变，干咳少痰为其特征。

2. E【解析】痰镜检见假菌丝存在说明患者存在念珠菌感染，需进一步培养确认是哪种念珠菌。

3. C【解析】氟康唑是目前治疗念珠菌肺炎的最有效药物，伊曲康唑为广谱抗真菌药，对念珠菌也有效，但效果不如氟康唑。

4. F【解析】该患者为年轻女性，首发症状为胃肠道症状，但伴发的皮疹符合红斑狼疮的皮疹表现，且同时有关节症状及肾损害，对于多系统损害的年轻女性，且伴有皮疹，应首先考虑结缔组织病可能，行血 ANA 抗体检查。

5. B【解析】根据题干假设信息抗 ANA 抗体阳性，梅毒血清筛选试验阳性和抗 HIV 抗体阴性，结合皮疹及系统性损害，可确诊为 SLE。

6. E【解析】根据题干假设信息，提示该患者处于 SLE 活动期，治疗应给予足量的糖皮质激素以抑制自身的免疫反应。

7. F【解析】根据题干假设信息，提示该患者在足量糖皮质激素治疗后，胃肠道症状缓解，说明胃肠道症状是 SLE 的一个系统表现，但由于治疗时间只有 1 周，SLE 活动症状并未缓解，此时减量会使病情再次加重。因此，应继续维持原治疗方案。

8. A【解析】根据该患者的临床表现，需要对胎儿进行心电图监测。

9. C【解析】咬甲癖患者手指甲被咬的频率因人而异，但患者在咬甲时并无明确的选择性。被咬部位以指甲的游离缘最多见，造成甲板缩短，游离缘短秃并呈锯齿状。其次为甲板表面、侧缘及甲后皱襞，可使甲表面变得粗糙而失去光泽，也可出现横沟或嵴，导致横沟甲、纵嵴甲、勺状甲。还可伴发甲萎缩变小、甲软化、甲下出血、甲胬肉。

10. ACDF【解析】咬甲癖目前尚无特殊诊断方法，主要依据好发年龄，频繁的咬甲行为和指甲的损害特征作出诊断。

11. ACDEFGH【解析】咬甲癖常为心因性，与家庭不和、心情矛盾、精神过度紧张有关。也可能由于教养不良，使此种行为习惯化所致。患者多在焦虑或聚精会神地看电视、听故事、找东西、做作业和想问题的时候发生咬指甲行为。本病多见于性情急躁、多疑的儿童，与不良习惯有关，可伴有神经官能性疾病或精神分裂症。①精神因素：紧张和忧虑是儿童发生咬指甲癖的主要原因。父母的责骂或惩罚、被同伴欺负或孤立、繁重的作业或复习迎考、听恐怖故事及看惊险影视片等，均能使儿童精神紧张、忧虑，情绪不安，发生咬甲习惯。②习惯因素：部分咬甲患者是由婴幼儿吮吸拇指转化而来，或由于模仿他人，逐渐形成了顽固性习惯。③还有研究表明咬甲常发生在遇到困难，受到挫折或对事物产生厌倦情绪时。

12. BCE【解析】患者为生殖器部位疾病，故诊断思路首先要排除性传播疾病的可能，病史还应追问有无性不洁史，有无安全套使用等。体格检查应触摸溃疡底部有无软骨样感觉，如上述情况属实，确诊主要依赖性病特殊检查。

13. ACDF【解析】根据患者病史和体格检查表现，应考虑进行性病检查。TPPA 是一种用于梅毒血清学诊断的检测方法，对初期、隐性或治愈后的梅毒有较高的敏感性和特异性，A 正确。RPR 是一种常用于梅毒筛查的血清学检测方法，具有灵敏度高、结果快速等特点，但是也存在一定的假阳性率和假阴性率，C 正确。分泌物暗视野显微镜检查可以通过显微镜观察分泌物中是否存在细菌、霉菌、滴虫等病原体，从而判断是否存在性传播感染，D 正确。分泌物免疫荧光检查可以通过检测分泌物中的抗原和抗体进行诊断，可以检测出多种病原体，如淋病奈瑟球菌、沙眼衣原体等，F 正确。尿常规和 HSV 检查不太适用于该患者，因为其症状和体征与泌尿生殖系统感染或单纯疱疹病毒感染关系不大，B、E 错误。

14. BE【解析】根据患者实验室及病史可确诊为早期梅毒，故治疗方案为 B、E，而 C 也可治疗梅毒，但剂量及给药途径不妥。

15~16 C、E【解析】组织病理学所见对蕈样肉芽肿病（MF）浸润期和肿瘤期有诊断价值。其特点为：①真皮浅层、中层有淋巴细胞，组织细胞呈苔藓样浸润。②淋巴细胞移入表皮。③有单核、浓染及异型细胞（蕈样肉芽肿细胞）。④浸润细胞向表性，有 Pautrier 微脓肿形成。

17. D【解析】蕈样肉芽肿病是一种原发于皮肤的低度恶性的 T 淋巴细胞淋巴瘤。

18. BCE【解析】典型的蕈样肉芽肿病分为红斑期（又称蕈样前期或湿疹样期）、斑块期（浸润期）、肿瘤期。

19. F【解析】MF 除皮肤外，最常累及淋巴结。

20. C【解析】Sezary 综合征是蕈样肉芽肿病的发展和变异。表现为全身性红皮病伴剧烈瘙痒，下肢及颈部皮肤常见水肿。骨髓和/或外周血可出现脑回状核的不典型 T 淋巴细胞（又称 Sezary 细胞或 S 细胞）。这类细胞在外周血中占 5%~20%，具有诊断意义。该阶段可见淋巴结肿大和肝脾大，以此构成三联症，广泛的淋巴结肿大，骨髓和/或外周血出现 Sezary 细胞。Sezary 综合征常呈侵袭性伴进行性营养不良。

21. E【解析】早期损害以增强患者免疫力和局部治疗为主，如肌肉或损害内注射干扰素，卡介菌多糖核酸或转移因子注射等，局部可选用氮芥，或试用芳香维 A 酸外用治疗。窄谱中波紫外线、PUVA、准分子激光都有很好的疗效。

22. A【解析】T 淋巴细胞受体的基因重排可为诊断提供较为特异的手段。

外用
药物
疗法

第三章　皮肤性病学治疗技术

一　A1 型题

1. H_2受体主要分布于

A. 皮肤　　B. 消化道

C. 血管　　D. 脑组织

E. 黏膜

2. 关于口服伊曲康唑治疗甲真菌病的描述，不正确的是

A. 指甲与趾甲疗程相同　　B. 抗菌谱较广

C. 具有后效应　　D. 需饭前服药

E. 作用于真菌 P450 酶，干扰其细胞膜合成

3. 下列疾病中不可用维 A 酸类外用制剂治疗的有

A. 鱼鳞病　　B. 毛周角化病

C. 寻常性银屑病　　D. 遗传性大疱性表皮松解症

E. 寻常痤疮

4. H_1受体阻断药的作用机制为

A. 降低机体对组胺的反应　　B. 阻止和减少组胺的释放

C. 与组胺竞争结合受体　　D. 促进组胺在体内分解、排泄

E. 以上叙述均不对

5. 下列物质不具有光敏性的是

A. 石蜡　　B. 焦油

C. 某些香料　　D. 洗涤剂中的荧光增白剂

E. 香橼油

6. 治疗红癣首选药物为

A. 氯霉素　　B. 红霉素

C. 青霉素　　D. 四环素

E. 庆大霉素

7. 下列关于组胺作用的叙述，不正确的是

A. 毛细血管扩张　　B. 血管通透性增加

C. 血压下降　　D. 平滑肌收缩
E. 淋巴细胞浸润

8. 下列剂型中皮肤吸收最差的是
A. 软膏　　B. 粉剂
C. 硬膏　　D. 霜剂
E. 酊剂

9. 预防血液系统恶性肿瘤继发深部真菌感染，首选用药是
A. 两性霉素 B　　B. 酮康唑
C. 特比萘芬　　D. 氟康唑
E. 伊曲康唑

10. 下列不属于 H_1 受体阻断药的是
A. 西咪替丁　　B. 赛庚啶
C. 苯海拉明　　D. 氯苯那敏
E. 西替利嗪

11. 强效外用糖皮质激素不宜长期用于
A. 后背　　B. 面部
C. 足背　　D. 足跟
E. 臀部

12. 下列说法不正确的是
A. 急性皮炎伴大量渗液——冷湿敷
B. 急性皮炎——软膏
C. 急性或亚急性皮炎无渗液——粉剂
D. 慢性局限性浸润肥厚性皮肤病——硬膏
E. 瘙痒病——酊剂或乳剂

13. 下列属于第一代 H_1 受体阻断药的是
A. 阿司咪唑　　B. 氯苯那敏
C. 咪唑斯汀　　D. 非索非那定
E. 西替利嗪

14. 粉剂的主要基质组成不包括
A. 药物　　B. 炉甘石
C. 滑石粉　　D. 淀粉
E. 氧化锌

15. 适合软化痂皮的剂型是
A. 粉剂　　B. 硬膏

C. 油膏　　D. 振荡剂
E. 溶液

16. 下列关于第一代 H_1 受体阻断药的描述，不正确的是
A. 可导致嗜睡、乏力、困倦等　　B. 青光眼患者慎用
C. 前列腺肥大患者慎用　　D. 可导致瞳孔扩大
E. 不易透过血脑屏障

17. 对慢性肥厚性皮损首选外用药是
A. 软膏或硬膏　　B. 粉剂或振荡剂
C. 振荡剂或乳剂　　D. 湿敷
E. 酊剂或乳剂

18. 下列不是化脓性肉芽肿正确治疗方案的是
A. 冷冻　　B. 激光
C. 异维 A 酸　　D. 手术切除
E. 临界点干燥法

19. 下列关于第二代 H_1 受体阻断药的描述，不正确的是
A. 不易透过血脑屏障　　B. 不良反应较少
C. 作用时间较长　　D. 中枢镇静作用强
E. 抗胆碱作用较小

20. 下列描述中不正确的是
A. 不同的药物浓度，作用亦不同，应先用低浓度，以后根据需要逐步提高
B. 一旦发现过敏或有刺激，应立即停用，改用其他药物
C. 癣菌病继发细菌感染时应先控制真菌感染，然后再控制细菌感染
D. 一种药物用久后，可更换另一种相同或不同性质的药物
E. 患者的年龄、性别、皮损部位和季节等在选药时也应注意

21. 对淤积性溃疡处理不正确的是
A. 抬高患肢
B. 急性炎症期 1 : 5000 高锰酸钾湿敷
C. 对长期不愈合的小溃疡，可考虑手术切除
D. 不可用含抗生素的糊膏外敷
E. 新发溃疡避免刺激

22. 孕妇抗过敏治疗不宜选用
A. 西替利嗪　　B. 氯苯那敏
C. 维生素 C　　D. 苯海拉明
E. 钙剂

23. 同形现象可见于
A. 寻常狼疮
B. 扁平疣
C. 跖疣
D. 寻常疣
E. 尖锐湿疣

24. 下列不属于糖皮质激素不良反应的是
A. 低血糖
B. 诱发高血压
C. 满月脸
D. 骨质疏松
E. 诱发胃和十二指肠溃疡

25. 下列念珠菌对氟康唑天然耐药的是
A. 近平滑念珠菌
B. 热带念珠菌
C. 白念珠菌
D. 都柏林念珠菌
E. 克柔念珠菌

26. 酊剂是
A. 粉剂加在凡士林中
B. 挥发性的药物溶于乙醇
C. 药物溶于水中
D. 油中水剂
E. 不挥发的药物溶于乙醇

27. 糖皮质激素皮损内注射不适合治疗
A. 增生性瘢痕
B. 扁平苔藓
C. 瘢痕疙瘩
D. 斑秃
E. 荨麻疹

28. 调节毛囊角化过程的药物是
A. 抗生素类
B. 糖皮质激素类
C. 雌激素类
D. 维 A 酸类
E. 雄激素类

29. 需要使用糖皮质激素冲击治疗的是
A. 系统性红斑狼疮性脑病
B. 急性荨麻疹
C. 寻常型天疱疮
D. 接触性皮炎
E. 斑秃

30. 下列属于第一代抗组胺药物的是
A. 阿司咪唑
B. 特非那定
C. 氯苯那敏
D. 咪唑斯汀
E. 西咪替丁

31. 维 A 酸的绝对禁忌证为
A. 哺乳期
B. 妊娠

C. 严重的肝、肾功能损害　　D. 高脂血症
E. 儿童

32. 利巴韦林的别名是
A. 阿昔洛韦　　B. 伐昔洛韦
C. 阿糖腺苷　　D. 更昔洛韦
E. 病毒唑

33. 皮炎有红斑、丘疹、丘疱疹，无糜烂、渗出时，首选外用药为
A. 酊剂　　B. 硬膏
C. 软膏　　D. 乳剂
E. 振荡剂

34. 外用药中的清洁剂应包括
A. 1% 丙体六六六溶液　　B. 1% 甲紫溶液
C. 1% 苯酚溶液　　D. 1∶8000 高锰酸钾溶液
E. 1% 益康唑溶液

35. 下列关于两性霉素 B 的描述，不正确的是
A. 对深部真菌抑制作用较强
B. 主要通过改变细胞膜的通透性来杀菌
C. 最高剂量不超过 1mg/(kg·d)
D. 主要口服给药
E. 不良反应可见寒战、发热、恶心、呕吐

36. 儿童口服苯海拉明，剂量按照每次每千克体重
A. 0.5mg　　B. 1mg
C. 1.5mg　　D. 2mg
E. 2.5mg

37. 下列为内源性光敏物的是
A. 四环素　　B. 卟啉
C. 补骨脂　　D. 某些蔬菜
E. 焦油

38. 下列抗真菌药不属于唑类的是
A. 联苯苄唑　　B. 特比萘芬
C. 氟康唑　　D. 伊曲康唑
E. 咪康唑

39. 下列外用药物剂型不正确的是
A. 溶液：水 + 水溶性药物

B. 粉剂：10% 氧化锌 +70% 淀粉 +10% 滑石粉
C. 糊剂：粉剂 + 药物 + 软膏
D. 软膏：凡士林 + 药物
E. 洗剂：水 +40% 粉剂 + 药物

40. 治疗孢子丝菌病的首选药为
A. 灰黄霉素　B. 酮康唑
C. 碘化钾　D. 制霉菌素
E. 特比萘芬

41. 下列外用药处方正确的是
A. 龙胆紫　B. 氧化锌
C. 水杨酸　D. 10% 硫软膏
E. 硫黄

42. 下列属于第一代维 A 酸的是
A. 阿达帕林　B. 阿维 A 酯
C. 阿维 A 酸　D. 芳香维 A 酸乙酯
E. 全反式维 A 酸

43. 抗组胺药物的主要作用为
A. 破坏组胺　B. 抗氧化作用
C. 干扰酶系统　D. 免疫抑制作用
E. 在体内与组胺受体争夺 H 受体

44. 下列可外用的维 A 酸制剂是
A. 全反式维 A 酸　B. 芳香维 A 酸乙酯
C. 阿维 A 酸　D. 他扎罗汀
E. 阿维 A 酯

45. 强效外用糖皮质激素，不宜长期外用
A. 足跟　B. 足背
C. 肩背　D. 臀部
E. 阴股部

46. 下列免疫抑制剂中属于烷化剂类的是
A. 甲氨蝶呤　B. 硫唑嘌呤
C. 环磷酰胺　D. 环孢素
E. 他克莫司

47. 糊剂是
A. 粉剂加在凡士林中　B. 油中水剂

C. 粉剂加橄榄油或花生油
D. 粉剂加在乙醇中
E. 药物溶于水中

48. 渗透性较好的剂型是
A. 霜剂
B. 软膏
C. 粉剂
D. 油剂
E. 溶液

49. 下列为抗病毒药物的是
A. 利福平
B. 克林霉素
C. 红霉素
D. 阿昔洛韦
E. 阿莫西林

50. 糊剂不适合用于
A. 躯干皮损
B. 亚急性湿疹，少量渗出
C. 头部皮损
D. 亚急性皮炎，少量渗出
E. 以上均不对

51. 下列疾病不适合外用糖皮质激素治疗的是
A. 体股癣
B. 固定型药疹
C. 钱币状湿疹
D. 特应性皮炎
E. 银屑病

52. 软膏不适用于
A. 苔藓样变
B. 皮肤干燥
C. 慢性湿疹
D. 皮肤增生、肥厚
E. 急性皮炎、湿疹

53. 下列药物属于免疫抑制剂的是
A. 甲氧沙林
B. 环磷酰胺
C. 氯喹
D. 氨苯砜
E. 维 A 酸

54. 窄谱 UVB 的波长为
A. 532nm
B. 380nm
C. 480nm
D. 311nm
E. 370nm

55. 皮肤出现红斑、水肿、糜烂、渗液，首选外用药为
A. 溶液湿敷
B. 糊剂
C. 软膏
D. 乳剂
E. 洗剂

56. 光化学疗法使用的光源是
A. 红外线
B. UVA1
C. UVB
D. UVC
E. UVA

57. 不属于抗真菌药的是
A. 西替利嗪
B. 伊曲康唑
C. 特比萘芬
D. 灰黄霉素
E. 咪康唑

58. 下列叙述不正确的是
A. 健康皮肤应表现为纹理细腻、毛孔细小
B. 黑色素和胡萝卜素是皮肤的主要色素
C. 敏感性皮肤为理想的皮肤类型
D. 干性皮肤与过多使用碱性洗涤剂有关
E. 细腻度主要由皮肤纹理和毛孔大小决定

59. 下列哪种疾病可用抗组胺药、肾上腺素和糖皮质激素
A. 经前紧张征的水肿
B. 营养不良性水肿
C. 血管神经性水肿
D. 局部炎症性水肿
E. 黏液性水肿

60. 下列关于皮肤保健的叙述，正确的是
A. 山区的水中含有较多矿物质，对皮肤、毛发有较好的营养作用
B. 预防皮肤老化应尽量避免强烈日光照射
C. 油性皮肤可选用软皂
D. 洗澡次数以 1 天 1 次为宜
E. 油性头发选用弱碱性洗发剂

61. 下列对氯喹作用的描述错误的是
A. 能降低皮肤对紫外线的敏感性
B. 抑制中性粒细胞的趋化性和吞噬功能
C. 抑制变性 DNA 与抗体结合
D. 抑制某些酶的活性
E. 抑制细胞免疫和激活补体活性

62. 静脉封闭疗法的作用是
A. 皮肤创面收敛作用
B. 促进炎症消退
C. 抗组胺作用
D. 促进血液循环
E. 阻断神经传导的恶性刺激

63. 皮肤苔藓样变，首选外用药是
A. 乳剂
B. 硬膏

C. 软膏　D. 酊剂
E. 溶液

64. 下列制剂可用于治疗皲裂性湿疹的是
A. 酊剂　B. 水溶液
C. 洗剂　D. 软膏
E. 粉剂

65. 慢性肥厚炎症性皮损外用药可选择
A. 软膏、糊膏、硬膏　B. 水剂、酊剂
C. 粉剂、水剂　D. 水剂、振荡剂、油剂
E. 乳剂、振荡剂

66. 既可以是角质促成剂又可以是角质剥脱剂的外用药为
A. 氯化氨汞　B. 水杨酸
C. 蒽林　D. 维 A 酸
E. 类固醇皮质激素

67. 糖皮质激素外用后容易发生
A. 苔藓样变　B. 红斑
C. 风团　D. 紫癜
E. 萎缩

68. 下列药物试验容易发生变应性休克的是
A. 内服试验　B. 斑贴试验
C. 划痕试验　D. 皮内试验
E. 黏膜试验

69. 粉剂适用于
A. 脓疱病　B. 脓癣
C. 无渗出的擦烂红斑　D. 寻常性银屑病
E. 有渗出的急性皮炎

70. 自身免疫病治疗方法不包括
A. 过继免疫疗法　B. 免疫调节
C. 血浆置换　D. 抗感染治疗
E. 使用免疫抑制剂

71. 下列部位不能外用糊剂治疗的是
A. 面部　B. 皱褶部
C. 头皮　D. 四肢
E. 躯干

72. 亚急性皮炎、糜烂结痂时宜选用
A. 振荡剂
B. 糊剂
C. 软膏
D. 粉剂
E. 溶液

73. 糖皮质激素冲击疗法适用于
A. 药疹和接触性皮炎
B. 病期较长及病情反复者
C. 严重病例
D. 变态反应急性期
E. 慢性复发性多系统类疾病

74. 免疫抑制剂一般可用于治疗
A. 多形红斑
B. 寻常痤疮
C. 鹅口疮
D. 泛发性神经性皮炎
E. 皮肌炎

75. 下列抗真菌药适应证不正确的是
A. 两性霉素 B 治疗隐球菌病
B. 制霉菌素口服治疗消化道念珠菌感染
C. 灰黄霉素口服治疗甲癣
D. 联苯苄唑外用治疗足癣
E. 伊曲康唑口服治疗曲霉病

76. 乳剂的主要作用不包括
A. 消炎
B. 滋润
C. 保护
D. 干燥
E. 止痒

77. 外用抗真菌剂可选用
A. 2% 硼酸溶液
B. 1∶8000 高锰酸钾溶液
C. 0.5% 苯酚溶液
D. 1% 丙体六六六软膏
E. 1% 益康唑软膏

78. 下列关于皮肤防护剂的要求不正确的是
A. 无刺激性
B. 易于使用
C. 维持时间长
D. 不过敏
E. 美容效果好

二 A2 型题

1. 患者，女性，45 岁。外阴痒，分泌物为豆渣状，分泌物涂片染色后可见假菌丝，血糖

10.2mmol/L，最恰当的处理原则为

A. 广谱抗生素　　B. 广谱抗生素+糖皮质激素

C. 抗滴虫治疗　　D. 抗真菌治疗

E. 控制血糖+抗真菌治疗

2. 患者，男性，41岁。因“面部出现淡红斑丘疹伴瘙痒3天”来诊。下列药物中建议选用的是

A. 0.1%哈西奈德霜　　B. 0.1%糠酸莫米松霜

C. 3%氢化可的松霜　　D. 0.1%糠酸莫米松软膏

E. 醋酸氟轻松软膏

三 A3/A4型题

（1~2题共用题干）

患者，女性，34岁。躯干、四肢皮损半个月，不痒。平素健康，近2~3周内未有用药史。查体：躯干、四肢广泛对称分布大量黄豆至小指甲大小圆形暗红色斑疹，表面无脱屑。两侧小阴唇内侧见少数灰白色斑片，表面轻度糜烂、结痂。实验室检查：血清RPR阳性，效价1∶64，TPPA阳性。

1. 该患者诊断应考虑为

A. 玫瑰糠疹　　B. 早期梅毒

C. 药疹　　D. 病毒疹

E. 寻常性银屑病

2. 若该患者既往有青霉素变应性休克病史，则治疗方法为

A. 头孢拉定500mg，口服，每日4次，连续2周

B. 左氧氟沙星200mg，口服，每日2次，连续2周

C. 阿奇霉素1g，一次性顿服

D. 头孢曲松1g，静脉滴注，每日1次，连续2周

E. 米诺环素100mg，口服，每日2次，连续2周

（3~4题共用题干）

患者，男性，57岁。因“右小腿反复瘙痒6年”来诊。患者诉右小腿每于冬季开始瘙痒，夏季自行缓解，每次发作无明显皮疹出现。热水烫洗后瘙痒可缓解。查体：右胫前皮肤粗糙，肥厚性斑块、抓痕、血痂，其他处皮肤未见异常。

3. 该患者可考虑为

A. 接触性皮炎　　B. 湿疹

C. 局限性瘙痒症　　D. 冬季瘙痒症

E. 肥厚性扁平苔藓

4. 不恰当的治疗方法是

A. 外用糖皮质激素类软膏
B. 封包疗法
C. 洗浴后外用护肤品
D. 外用炉甘石洗剂
E. 尽量避免搔抓

(5~6 题共用题干)

患者，女性，29 岁。白带增多伴阴道瘙痒 5 天。查体：阴道壁充血明显，表面覆有较多大量豆腐渣样分泌物，宫颈口见少量浆液性分泌物。

5. 该患者诊断首先考虑

A. 阴道念珠菌病
B. 非淋菌性尿道炎
C. 细菌性阴道病
D. 急性淋病
E. 滴虫阴道炎

6. 该患者处理方案比较合适的是

A. 头孢曲松钠 1g，静脉滴注 1 次
B. 阿奇霉素 1g，一次性顿服
C. 伊曲康唑 200mg，每日 2 次，服用 1 天；联合咪康唑阴道栓剂 200mg，每晚 1 次，连续 3 天
D. 甲硝唑 500mg，每日 2 次，连服 1 周
E. 米诺环素 100mg，每日 2 次，连服 1 周

(7~8 题共用题干)

患者，女性，42 岁。因“双膝关节皮肤红色丘疹、结节 1 个月”来诊，约米粒至绿豆大小，略感瘙痒，曾口服抗组胺药无缓解。皮肤组织病理学：真皮中上部小血管内皮细胞肿胀，血管壁周围可见炎症细胞浸润，以中性粒细胞为主。

7. 该患者最可能的诊断为

A. 持久性隆起性红斑
B. 变应性皮肤血管炎
C. 结节性红斑
D. 急性发热性嗜中性皮肤病
E. Wegener 肉芽肿

8. 恰当的治疗方案是

A. 维 A 酸
B. 氨苯砜
C. 甲氨蝶呤 + 烟酰胺
D. 四环素
E. 糖皮质激素 + 四环素

（9~10 题共用题干）

患者，男性，22 岁。反复口周化脓破溃半年。1 年前因外伤在当地医院输过血。查体：右面部及下颏见一处 3cm × 4cm 大小溃疡，表面见较多黄绿色脓性分泌物。

9. 对该患者处理应首选
   A. 广谱抗生素静脉滴注或口服
   B. 青霉素静脉滴注或肌内注射
   C. 2% 莫匹罗星软膏外用
   D. 外科清创换药即可
   E. 抗 HIV 抗体检测及创面分泌物细菌培养和药敏试验

10. 下列有助于疾病诊断的是
   A. 外周血白细胞显著升高
   B. $CD4^+$ T 淋巴细胞显著减少
   C. 血清中 IgG 显著升高
   D. 外周血嗜酸性粒细胞显著升高
   E. 血清中补体 C3 水平显著下降

（11~12 题共用题干）

患者，男性，60 岁。因全身反复水疱 3 年，复发 1 个月就诊。曾经病理检查诊断“类天疱疮”，并给予激素治疗，已停服激素半年。查体：四肢躯干散在红斑水疱，尼氏征阴性。

11. 若治疗 1 周病情控制不满意，下一步治疗方案为
   A. 血浆置换疗法
   B. 环孢素 A 300mg/d
   C. 泼尼松 90mg/d
   D. 甲泼尼松龙冲击治疗
   E. 换用环磷酰胺 200mg/d，隔日 1 次

12. 首选治疗方案为
   A. 雷公藤多甙 60mg/d
   B. 泼尼松 60mg/d
   C. 环孢素 A 200mg/d
   D. 环磷酰胺 200mg，隔日 1 次
   E. 甲泼尼松龙 1g/d 冲击治疗

（13~14 题共用题干）

患者，男性，58 岁。因“腋下与腹股沟部位紧张性大疱 2 个月”入院。查体：除腋下和腹股沟，在胸腹部亦可见数个樱桃大小的大疱，基底略红，疱壁紧张，疱液澄清，尼氏征阴性。实验室检查：皮损外直接免疫荧光检查发现基底膜带有 IgG 和补体 C3 呈线状沉积，诊断为大疱性类天疱疮。

13. 该患者首选治疗药物是
   A. 氨苯砜
   B. 免疫抑制剂

C. 四环素加烟酰胺　　D. 糖皮质激素

E. 红霉素

14. 下列关于患者实验室检查的叙述，不正确的是

A. 组织病理学检查示表皮下水疱

B. 10%~80% 的患者血清中有抗表皮基底膜带的循环抗体，其效价与皮损严重程度及病情活动性之间有平行关系

C. 直接免疫荧光检查在 90% 的患者可见 IgG 呈线状沉积于基底膜带

D. 盐裂皮肤检查可见 IgG 沉积在近表皮侧

E. 电镜检查发现水疱位于透明板内

（15~16 题共用题干）

患者，女性，40 岁。因“面部、上臂抓痕、结痂 20 天”来诊。自述其伤痕因周身瘙痒长期搔抓所致。患者家人述其多年来遭受家庭暴力，但患者否认曾受虐待。查体：左侧面部、左上臂可见线状抓痕，部分结痂。

15. 该患者可能的诊断是

A. 皮肤行为症　　B. 人工皮炎

C. 神经性表皮剥蚀　　D. 瘙痒症

E. 神经性皮炎

16. 下列治疗方法中可能对该患者有效的是

A. 心理治疗是本病治疗的关键，对局部皮损可不做处理

B. 口服抗抑郁药

C. 寻求精神科医师帮助

D. 潜在的精神性疾病暂时不需治疗，仅对已造成的皮损对症处理即可

E. 家庭暴力不解决，本病不易根治

四 B 型题

（1~2 题共用备选答案）

A. 沙利度胺　　B. 万古霉素

C. 红霉素　　D. 链霉素

E. 阿糖腺苷

1. 属于氨基糖苷类药物的是

2. 用于治疗麻风病且有致畸副作用的药物是

（3～5 题共用备选答案）

A. 维生素 E　　B. 维生素 K

C. B 族维生素　　D. 维生素 A

E. 维生素 C

3. 参与视紫红质合成的是

4. 可降低毛细血管通透性和脆性的是

5. 天然脂溶性抗氧化剂是

（6～7 题共用备选答案）

A. 酮康唑　　B. 伊曲康唑

C. 氟康唑　　D. 利巴韦林

E. 碘化钾

6. 治疗孢子丝菌病的首选药物是

7. 广谱抗病毒药是

（8～10 题共用备选答案）

A. 复方新诺明　　B. 四环素

C. 链霉素　　D. 氧氟沙星

E. 氨苄西林

8. (　　) 易引起固定型药疹

9. (　　) 具有耳、肾毒性

10. (　　) 影响未成年人软骨发育

（11～13 题共用备选答案）

A. 灰黄霉素　　B. 氟胞嘧啶

C. 三唑类　　D. 丙烯胺类

E. 两性霉素 B 及其含脂复合制剂

11. (　　) 通过抑制细胞色素 P450 依赖酶发挥功能

12. (　　) 能竞争性抑制鸟嘌呤进入 DNA 分子中

13. (　　) 能抑制真菌细胞膜上麦角固醇合成中所需要的角鲨烯环氧化酶

（14～16 题共用备选答案）

A. 环磷酰胺　　B. 硫唑嘌呤

C. 甲氨蝶呤　　D. 霉酚酸酯

E. 他克莫司

14. (　　) 与叶酸合用可以抑制 DNA 合成过程中的一碳单位转移

15. (　　) 能抑制鸟嘌呤核苷酸的经典合成途径

16. (　　) 是大环内酯类抗生素

(17~20 题共用备选答案)

A. 软膏　　B. 粉剂

C. 溶液湿敷　　D. 硬膏

E. 酊剂或乳剂

17. 瘙痒病首选剂型为

18. 慢性局限性浸润肥厚性皮肤病首选剂型为

19. 急性或亚急性皮炎无渗液首选剂型为

20. 急性皮炎伴大量渗液首选剂型为

(21~23 题共用备选答案)

A. 泼尼松　　B. 咪唑斯汀

C. 左西替利嗪　　D. 头孢拉定

E. 莫匹罗星

21. 丘疹性荨麻疹首选药物是

22. 湿疹有效的药物是

23. 药疹有效的药物是

(24~25 题共用备选答案)

A. 利福平　　B. 碘化钾

C. 阿昔洛韦　　D. 灰黄霉素

E. 红霉素

24. 属于抗病毒药的是

25. 治疗孢子丝菌病首选

(26~29 题共用备选答案)

A. 沙利度胺　　B. 氨苯砜

C. 氯喹　　D. 烟酰胺

E. 钙剂

26. 易出现胃肠道反应、角膜色素沉着斑的药物是
27. 可引起贫血的药物是
28. 可引起周围神经炎的药物是
29. 有致畸作用的药物是

五 X 型题

1. 下列物质具有促进药物透皮作用的有
   A. 二甲基亚砜　　B. 苯酚
   C. 三氯醋酸　　D. 氮酮
   E. 红霉素
2. 糖皮质激素的药理作用是
   A. 抗休克　　B. 抗增生
   C. 抗毒素　　D. 免疫抑制
   E. 抗真菌
3. 紫外线照射治疗的临床效应有
   A. 加速血液循环　　B. 促进合成维生素 D
   C. 抑制色素生成　　D. 免疫增强作用
   E. 促进上皮细胞生长
4. 下列对药物药理作用的描述，不正确的是
   A. 利巴韦林主要通过干扰病毒核酸合成而阻止病毒复制
   B. 阿昔洛韦对病毒 DNA 多聚酶有强大的抑制作用
   C. 唑类能抑制真菌细胞膜上麦角固醇合成中所需的角鲨烯环氧化酶
   D. 唑类可通过抑制细胞色素 P450 依赖酶干扰真菌细胞麦角固醇的合成
   E. 维 A 酸类药物可影响细胞分裂及调节细胞分化
5. 下列关于剂型与皮肤吸收关系的描述，正确的是
   A. 粉剂药物很难吸收　　B. 霜剂是最易吸收的剂型
   C. 软膏和硬膏可促进吸收　　D. 加入有机溶媒可显著提高吸收
   E. 以上都正确
6. 维 A 酸类药物的药理作用为
   A. 抑制炎症　　B. 调节上皮细胞的生长和分化
   C. 调节免疫　　D. 抗病毒
   E. 抗真菌

7. 剂型对药物吸收的影响体现在
   A. 粉剂和水溶液中的药物容易吸收
   B. 霜剂中的药物可被少量吸收
   C. 软膏和硬膏可促进药物的吸收
   D. 有机溶媒可显著提高脂溶性和水溶性药物的吸收
   E. 以上都正确
8. 下列关于溶液的描述，正确的是
   A. 溶液是药物的水溶液
   B. 可用溶液进行湿敷
   C. 溶液具有清洁、收敛作用
   D. 溶液主要用于急性皮炎、湿疹类疾病
   E. 外用溶液剂是挥发性的澄明溶液
9. 紫外线对皮肤的影响有
   A. 免疫增强　　B. 诱导肿瘤
   C. 光老化　　D. 光敏性皮肤病
   E. 以上都正确
10. 下列关于各种剂型定义正确的有
   A. 酊剂和乳剂是药物的乙醇溶液或浸液
   B. 洗剂是粉剂与水的混合物并互相溶解
   C. 油剂是用植物油溶解药物或与药物混合
   D. 乳剂是油和水经乳化而成的剂型
   E. 溶液剂通常是指非挥发性的澄明溶液
11. 光化学疗法是指
   A. 口服光敏剂　　B. 照射紫外线
   C. 照射长波紫外线　　D. 照射中波紫外线
   E. 外涂光敏剂
12. 下列关于外用药物剂型选择原则的叙述，正确的是
   A. 急性皮炎仅有红斑、丘疹而无渗液时可选用粉剂或洗剂
   B. 炎症较重，糜烂、渗出较多时宜选用软膏或霜剂
   C. 亚急性皮炎渗出不多者宜选用溶液
   D. 慢性皮炎可选用乳剂、软膏、硬膏等
   E. 溶液剂用于渗出糜烂性、感染性皮肤病
13. 光化学疗法组成有
   A. 补骨脂素　　B. 短波紫外线

C. 免疫抑制剂　　D. 长波紫外线
E. 皮肤光敏剂

14. 电疗法适用于
A. 化脓性肉芽肿　　B. 瘢痕疙瘩
C. 寻常疣　　D. 良性肿瘤或新生物
E. 脱毛

15. 易引起红斑狼疮的药物是
A. 普鲁卡因胺　　B. 肼屈嗪
C. 羟氯喹　　D. 环磷酰胺
E. 阿司匹林

16. 紫外线照射的临床效应有
A. 加速血液循环　　B. 促进合成维生素 D
C. 抑制色素合成　　D. 免疫增强
E. 抑制变态反应

17. 可用氟尿嘧啶软膏治疗的是
A. 光线性角化病　　B. 黏膜白斑
C. Bowen 病　　D. Paget 病
E. 以上均可用

18. 下列关于冷冻疗法的描述，正确的是
A. 冷冻疗法是利用制冷剂产生低温使病变组织坏死达到治疗的目的
B. 常用冷冻剂有液氮、二氧化碳雪等，前者最为常用
C. 冷冻治疗后局部出现水疱属于较严重的不良反应
D. 适用于各种疣、化脓性肉芽肿、结节性痒疹、浅表良性肿瘤等
E. 以上都正确

19. 具有理疗作用的激光类型是
A. 氦氖激光　　B. 强脉冲光
C. 砷化镓半导体激光　　D. 铜蒸气激光
E. 调 Q 铒激光

20. 皮肤移植术包括
A. 游离皮片移植术　　B. 皮瓣移植术
C. 表皮移植术　　D. 自体表皮移植术
E. 中厚皮片移植

21. 下列对虫咬伤或螫伤的治疗正确的有
A. 蚊虫叮咬外用炉甘石洗剂

B. 蜂螫伤外用10%氨水等碱性溶液冲洗

C. 蝎螫伤后外用弱酸性溶液冲洗

D. 全身症状明显时均可口服抗组胺药物或糖皮质激素

E. 蚊虫叮咬后外用弱酸性溶液冲洗

22. 影响皮肤健康的因素有

A. 皮脂膜　　B. 皮肤的敏感性

C. 皮肤的酸碱度　　D. 皮肤的老化

E. 紫外线

23. 常见的引起光变态反应药疹的药物包括

A. 磺胺类　　B. 四环素类

C. 吩噻嗪类　　D. 喹诺酮类

E. 青霉素类

24. 临床上常用的皮肤美容技术有

A. 注射美容技术　　B. 射频技术

C. 文刺术　　D. 化学剥脱术

E. 皮肤磨削术

25. 药物进入体内的途径有

A. 口服　　B. 滴注

C. 灌注　　D. 外用

E. 肌注

六 案例分析题

（1~3题共用题干）

患者，男性，46岁。因“面部红斑、丘疹、斑块伴发热7天”来诊。皮肤科查体：面部见散在的椭圆形红色斑块，表面有颗粒状假性水疱。

1. 最可能的诊断是

A. 结节性红斑　　B. 过敏性紫癜

C. 急性发热性嗜中性皮肤病　　D. 红斑性肢痛病

E. 变应性皮肤血管炎　　F. 脂膜炎

2. 治疗药物选用（提示：血常规示白细胞增多及中性粒细胞比例升高，核左移）

A. 青霉素　　B. 糖皮质激素

C. 四环素　　D. 红霉素

E. β-内酰胺酶抑制剂　　F. 阿奇霉素

3. 恰当的治疗措施是［提示：尿常规示蛋白质(++)，并见颗粒管型］

A. 低蛋白饮食
B. 糖皮质激素
C. 应用氨苯砜
D. 应用青霉素
E. 口服非甾体抗炎药
F. 口服碘化钾

（4~5 题共用题干）

患者，男性，35 岁，已婚。在一次献血中查出梅毒 TPPA (+)，病史示患者曾于 2 年前有一次不洁性史，当时未婚，无安全措施。无外阴溃疡、全身皮疹等其他不适。病程中未予治疗。

4. 该患者应进行的检查是

A. HPV-DNA
B. 真菌检查
C. HIV 检查
D. RPR，TPPA
E. HSV EIISA 检测
F. 腰穿

5. 患者的检查结果是 HIV (−)，RPR (−)，TPPA (+)，请判断其意义并给出相应处理意见

A. 曾感染过梅毒现自愈
B. 实验误差
C. 前带现象
D. 由其爱人传染
E. 让其爱人做梅毒初筛试验和梅毒确诊试验
F. 无须治疗

（6~9 题共用题干）

患者，男性，40 岁。因“遇冷反复发生风团、瘙痒 3 年，伴双足肿痛、麻木、溃疡 1 年”来诊。气温升高后可自行缓解。有双膝、肘关节疼痛病史，HCV 感染史。查体：双足弥漫性肿胀，皮温低、压凹性水肿，患足散在浅溃疡，少量渗出；双手雷诺现象(+)。实验室检查：血常规无明显异常；尿蛋白(++)；IgG 升高。关节 X 线检查：未发现明显骨质损害。

6. 该患者暂不考虑的诊断是

A. 冻疮
B. 冷纤维蛋白原血症
C. 冷球蛋白血症
D. 冷红斑
E. 系统性红斑狼疮
F. 冷凝集素综合征

7. 可帮助确诊的检查是

A. 血常规，红细胞沉降率，出、凝血时间

B. 关节 X 线检查

C. 狼疮自身抗体

D. 双小腿血管彩色超声

E. 血管炎自身抗体

F. Coomb 试验、冷沉淀纤维蛋白、冷凝素效价

8. 最可能的诊断是（提示：冷球蛋白 >1mg/ml；彩色超声示双小腿腘静脉血栓形成；系统检查未发现其他系统性疾病）

A. 结节性多动脉炎　　B. 冷纤维蛋白原血症

C. 冷凝集素综合征　　D. 血栓性静脉炎

E. 系统性红斑狼疮　　F. 冷球蛋白血症

9. 治疗药物可选用

A. 糖皮质激素　　B. 抗生素

C. 中药　　D. 环磷酰胺

E. 肝素　　F. α-干扰素

（10~12 题共用题干）

患者，女性，18 岁。因“左侧躯干及肢体渐进性色素沉着斑 18 年”来诊。出生后数月即发现，但数目不多，分布于左上臂，随年龄增长皮疹逐渐增多，且向左胸背及肩颈部发展。查体：左胸背、肩颈和上臂可见 3~6mm 褐色斑疹，较密集而不融合，排列呈线状或旋涡状。

10. 患者最可能的诊断为

A. 雀斑样痣　　B. 雀斑

C. 银屑病　　D. 汗孔角化症

E. 神经性皮炎　　F. 扁平苔藓

G. 蒙古斑　　H. 咖啡斑

11. 本病可见于

A. 神经皮肤黑色素细胞增多综合征　　B. 着色性干皮症

C. Peutz-Jegher 综合征　　D. 色素血管性斑痣性错构瘤综合征

E. 面中部雀斑样痣病　　F. 多发性雀斑样痣综合征

G. LAMB 综合征　　H. Naegeli 综合征

12.（提示：患者家庭经济条件好，要求治疗安全性高，疗效好且不留瘢痕）恰当的治疗措施是

A. 外用 3% 的氢醌霜　　B. 普通 CO_2 激光

C. 整形外科手术
D. 强脉冲光治疗
E. Q开关的翠绿宝石激光
F. 三氯醋酸点涂
G. Er：YAG激光
H. 波长694nm的红宝石激光

参考答案与解析

一、A1型题

1. B【解析】H_1受体主要分布在皮肤、黏膜、血管及脑组织，H_2受体主要分布在消化道，皮肤微小血管有H_1、H_2两种受体存在。

2. A【解析】甲真菌病冲击治疗：每次200mg，每天2次，连用1周为1个冲击疗程。对于指甲感染，推荐采用2个冲击疗程，每个疗程间隔3周；对于趾甲感染，推荐采用3个冲击疗程，每个疗程间隔3周。

3. D【解析】维A酸类药适用于以下疾病。①炎性疾病：包括脓疱性银屑病、红皮病性银屑病、银屑病性关节炎、寻常性银屑病、扁平苔藓、掌跖脓疱病、角层下脓疱性皮病、结节性痒疹、硬化萎缩性苔藓、掌跖角化性湿疹、环状肉芽肿、皮肤型肉样瘤病等。②角化性疾病：包括毛发红糠疹、毛囊角化病、多种鱼鳞病、多种掌跖角化病、进行性对称性红斑性角化病、可变性红斑角化病、汗孔角化症等。③皮肤附属器疾病：包括寻常痤疮、囊肿性痤疮和结节性痤疮、酒渣鼻。④肿瘤类疾病：包括角化棘皮瘤、毛发上皮瘤、疣状痣、瘢痕疙瘩、脂溢性角化病、光线性角化病、疣状表皮发育不良、口腔黏膜白斑、鲍恩病、基底细胞癌、鳞状细胞癌、恶性黑色素瘤及淋巴瘤等。⑤其他疾病：包括黑棘皮病、反应性穿通性胶原病等。

4. C【解析】H_1受体阻断药大多有与组胺相同的乙基胺结构，即$-CH_2-CH_2-N$，能与组胺争夺受体，消除组胺引起的毛细血管扩张、血管通透性增高、平滑肌收缩、呼吸道分泌物增多、血压下降等作用。此外，有不同程度的抗胆碱和抗5-羟色胺作用。H_1受体阻断药根据其对中枢神经系统的镇静作用不同可分为第一代和第二代。

5. A【解析】外源性光敏物质，如沥青、焦油、化妆品、清洁剂、染料、食品添加剂、防腐剂、蒽林、啶、卤代水杨酰苯胺、漂白剂、葵子麝香和甲基香豆素等。

6. B【解析】治疗红癣首选红霉素250mg，口服，每日4次，连用10~14天，亦可用四环素。外搽1%红霉素软膏或5%~10%硫软膏和抗真菌类制剂，如克霉唑等。愈后再搽1~2周，以免复发。

7. E【解析】组胺可引起的毛细血管扩张、血管通透性增高、平滑肌收缩、呼吸道分泌物增多、血压下降等效应。

8. B【解析】皮肤对物质的吸收还受其剂型的影响，剂型在很大程度上影响物质的释放性能和靶向性，物质越容易从制剂中释放出，则越有利于物质的皮肤吸收。如粉剂、水剂很难被吸收，霜剂可少量吸收，软膏剂及硬膏可促进药物的吸收。

9. D【解析】氟康唑口服预防血液系统恶性肿瘤继发真菌感染疗效确切，安全可靠。

10. A【解析】常用的第一代 H_1 受体阻断药包括氯苯那敏、苯海拉明、多塞平、赛庚啶、去氯羟嗪、异丙嗪、酮替芬、羟嗪等。常用的第一代 H_2 受体阻断药包括氯雷他定、咪唑司汀、西替利嗪、依巴斯汀等。

11. B【解析】临床使用糖皮质激素外用制剂时，应根据皮损性质部位、面积等因素决定激素种类，不宜用药时间过长，如果长期应用可引起局部皮肤萎缩、毛细血管扩张、痤疮及毛囊炎等，面部、外生殖器部位及婴儿更不宜长期外用。此外，长期大面积外用糖皮质激素，还可导致系统吸收而引起全身性不良反应，需加注意。

12. B【解析】①急性皮炎仅有红斑、丘疹而无渗液时可选用粉剂或洗剂；炎症较重，糜烂、渗出较多时宜用溶液湿敷；有糜烂但渗出不多时则用糊剂。②亚急性炎症性皮损渗出不多者，宜用糊剂或油剂；如无糜烂，宜用乳剂或糊剂。③慢性炎症性皮损，可选用乳剂、软膏、硬膏、酊剂、涂膜剂等。④单纯瘙痒无皮损者，可选用乳剂、酊剂等。

13. B【解析】参见 A1 型题第 10 题解析。

14. A【解析】粉剂是一种常见的药品制剂形式，主要用于外用或口服。粉剂的主要组成包括基质和活性成分。其中，基质是药品制剂中除了活性成分以外的其他物质，通常用于调整药品的理化性质、改善口感和稳定药品等。常见的粉剂基质成分如下：①矿物性粉剂，如氧化锌、滑石粉、炉甘石以及高岭土等。②植物性粉剂，如淀粉、麦粉等。③动物性粉剂，如贝壳粉、乌龟骨粉等。通常多以 2 种以上粉末混合制成。因此，选项 B、C、D 和选项 E 中的物质都是粉剂的主要基质组成成分，而选项 A 的药物则是粉剂的活性成分。

15. C【解析】可软化痂皮的剂型有乳剂、油剂、软膏。

16. E【解析】第一代 H_1 受体阻断药易透过血脑屏障，导致嗜睡、乏力、困倦、头晕、注意力不集中等，部分药物的抗胆碱作用可导致黏膜干燥、排尿困难、瞳孔放大，青光眼和前列腺肥大者需慎用。

17. A【解析】软膏和硬膏穿透皮肤作用均较强，这两种剂型的药物可穿透皮肤吸收，适用于慢性局限性、浸润肥厚性皮肤病。

18. C【解析】治疗寻常痤疮时，异维 A 酸能在躯干损害上并发大量的化脓性肉芽肿样增生，故化脓性肉芽肿患者应避免这类药物。

19. D【解析】第二代 H_1 受体阻断药通常口服吸收很快，最大优点是药物不易透过血脑屏障，对神经系统影响较小，不产生或仅有轻微困倦作用，也称非镇静抗组胺药。这类药物作用比较特异，没有或仅有轻微抗胆碱作用，作用时间较长，一般每日服用一次即可。目前在临床上应用较广，特别是对驾驶员、高空作业者等特殊人员及慢性病例更为适用。

20. C【解析】癣菌病继发细菌感染时，应先控制细菌感染，然后再控制真菌感染，一般先用含有抗生素、糖皮质激素、抗真菌药的混合制剂，待皮损消退后，单用抗真菌药。

21. D【解析】淤积性溃疡是慢性静脉血管疾病的常见临床表现之一，一般采取下肢抬高、压力治疗、局部清创等措施进行处理。在未出现感染迹象的情况下，应避免盲目使用含抗生素的糊膏外敷。如果出现感染迹象，则可以考虑使用合适的抗生素类药物，并根据临床症状及时调整治疗方案，以达到最佳的治疗效果，D错误。

22. A【解析】西替利嗪属于第二代 H_1 受体阻断药，婴幼儿、孕妇、哺乳妇女慎用。

23. B【解析】扁平疣患者大多情况下骤然发病，直径多为2~5mm大小的表皮丘疹，稍隆起皮面，呈淡褐色，表面光滑，多为圆形或类圆形，数目较多。因为搔抓造成自体接种形成沿抓痕分布排列的皮疹，即同形（Koebner）现象。

24. A【解析】长期大量应用糖皮质激素的不良反应较多，主要包括感染（病毒、细菌、结核、真菌等感染）、高血压、糖尿病、消化道溃疡或穿孔、骨质疏松或缺血性骨坏死等，通常有满月脸、痤疮、多毛和萎缩纹等不良反应。因此，应严格掌握适应证，经常注意不良反应的发生，给予及时处理。

25. E【解析】克柔念珠菌天然耐药，是指克柔念珠菌对某些抗真菌药如氟康唑、酮康唑等不敏感，具有耐药性。克柔念珠菌引起的感染应用这些药物治疗时常无效，可致使病情迁延不愈。

26. E【解析】酊剂指药物用规定浓度的乙醇浸出或溶解而制成的澄清液体制剂。

27. E【解析】糖皮质激素皮损内注射适用于斑秃、扁平苔藓、瘢痕疙瘩、囊肿性痤疮、结节性痒疹、盘状红斑狼疮等。

28. D【解析】维A酸的作用是多方面的，临床上可治疗多种疾病。抑制角化为其作用之一，维A酸可抑制角化和促进黏蛋白生物合成，使角化过度、分化紊乱及角化异常恢复正常。

29. A【解析】糖皮质激素冲击疗法用于危重病例，如变应性休克、系统性红斑狼疮性脑病、弥漫性增殖性狼疮性肾炎、严重天疱疮等。

30. C【解析】参见A1型题第10题解析。

31. B【解析】维A酸对胚胎发育有致畸作用，孕妇禁用。

32. E【解析】利巴韦林的别名为病毒唑，此药为白色粉末，溶于水，性质稳定，为强单磷酸次嘌呤核苷脱氢酶的抑制剂，能阻止病毒核酸的合成，为广谱抗病毒药，对DNA、RNA型病毒均有抑制作用。

33. E【解析】急性炎症皮损，有红斑、丘疹、丘疱疹，无糜烂、渗出时，宜选用粉剂或洗剂，洗剂又名振荡剂。

34. D【解析】常被用作清洁剂的药物有：①水溶液，0.9% 氯化钠溶液、温水肥皂、高锰酸钾溶液、2%~3% 硼酸溶液、0.1% 依沙吖啶溶液、0.02% 呋喃西林溶液、3% 过氧化氢溶液。②油类，各种植物油或液状石蜡。

35. D【解析】两性霉素 B 为全身性抗真菌药，对新型隐球菌、白念珠菌、皮炎芽生菌、组织胞浆菌、孢子丝菌等都有抑制作用，为深部真菌感染的首选药。其作用机制是药物与敏感真菌细胞膜上的麦角固醇结合，损伤膜的通透性，使孢内成分外渗，抑制真菌生长。对皮肤癣菌大多耐药，对细菌、立克次体、病毒等无效。两性霉素 B 为多烯类化合物，口服几乎不吸收，只用于胃肠道真菌感染。仅能静脉滴注，剂量为 0.1~1.0mg/（kg·d），用药应从小剂量开始、缓慢加量。点滴时浓度应 < 0.1mg/ml，缓慢滴注，6~8 小时滴完。常有寒战、发热、恶心呕吐、肾损害、低血钾和静脉炎等不良反应，地塞米松可抑制其不良反应。

36. B【解析】儿童口服苯海拉明，每次 1mg/kg，每日 3 次。

37. B【解析】光敏性物质分内源性（如卟啉）和外源性（如某些食物、某些药物等）。

38. B【解析】唑类外用药物有克霉唑、咪康唑、益康唑、联苯苄唑；内用药物主要有酮康唑、伊曲康唑、氟康唑。丙烯胺类药物有特比萘芬等。

39. B【解析】粉剂成分组成：10%~20% 氧化锌 + 20% 滑石粉 + 10%~20% 植物淀粉 + 40%~60% 药物。

40. C【解析】碘化钾是用于治疗孢子丝菌病的首选药，对一些真菌性肉芽肿，也是一种辅助治疗药物。

41. D【解析】外用药的浓度影响药物经皮吸收的效果，因此外用药处方需标注浓度，E 正确。

42. E【解析】第一代维 A 酸是维 A 酸的天然代谢产物，主要为全反式维 A 酸、异维 A 酸和维胺酯。后两者口服对囊肿性痤疮、掌跖角化病等有良好疗效。用法：异维 A 酸 0.5mg/（kg·d），疗程 12~16 周；维胺酯 1.2~2.0mg/（kg·d）。全反式维 A 酸主要为外用，治疗痤疮。

43. E【解析】抗组胺药为 H 受体阻断药，与组胺竞争 H 受体。

44. D【解析】维 A 酸阿达帕林和他扎罗汀为外用制剂，分别用于痤疮和银屑病的治疗。

45. E【解析】参见 A1 型题第 11 题解析。

46. C【解析】环磷酰胺（CTX）是烷化剂类免疫抑制药。适用于红斑狼疮、天疱疮、皮肌炎、变应性血管炎、蕈样肉芽肿等。

47. A【解析】糊剂指大量固体粉末均匀分散在适宜基质中所组成的半固体外用制剂。常用的油剂性基质为凡士林、石蜡、液状石蜡、硅油和羊毛脂等；水溶性基质为聚乙二醇；粉末类基质主要有淀粉、氧化锌、滑石粉及高岭土等。

48. B【解析】软膏剂指药物与油脂性或水溶性基质混合制成的半固体外用制剂。具有较强的穿透性，作用深入且持久，同时能软化痂皮、祛除鳞屑、保护创面、防止感染、避免干燥、润泽皮肤，并能促进上皮和肉芽生长。

49. D【解析】选项 D 为抗病毒药物，其余选项为抗生素类药物。

50. C【解析】糊剂不能用于头皮及其他多毛部位，不得用于急性皮炎。

51. A【解析】体股癣为真菌感染所致，糖皮质激素有抑制免疫作用，应用会加重真菌感染。

52. E【解析】软膏用于慢性浸润肥厚性病变、角化过度性病变、较深在的炎症、慢性溃疡及结痂性病变。糜烂渗出性及分泌物多的皮肤病禁用。

53. B【解析】免疫抑制剂常用的有环磷酰胺、硫唑嘌呤、甲氨蝶呤、环孢素。

54. D【解析】窄谱紫外线疗法是通过放出有效波长（311 ~ 312nm）的紫外线，消除传统紫外线治疗仪输出光谱中多余的部分，能够安全地提高照射强度、延长治疗时间，提高疗效并且缩短疗程。

55. A【解析】皮损有糜烂、渗出较多时宜用溶液湿敷。

56. E【解析】光化学疗法即 PUVA，是内服或外用光敏剂后照射长波紫外线的疗法，原理为光敏剂在 UVA 的照射下和 DNA 中的胸腺嘧啶形成光加合物，抑制 DNA 的复制，从而抑制细胞增殖和炎症。常用光敏剂为甲氧沙林，中药补骨脂、白芷也含有光敏物质。因该疗法方便、清洁和疗效肯定，在皮肤科应用较广。

57. A【解析】西替利嗪是抗组胺药。

58. C【解析】中性皮肤为理想的皮肤类型。

59. C【解析】血管神经性水肿可用抗组胺药、肾上腺素、糖皮质激素等进行治疗。

60. B【解析】山区的水中含有钙盐、镁盐，对皮肤、毛发有刺激作用，应软化后再使用。洗澡次数应根据季节环境不同而异，夏季可每天 1 次，冬季以 3 ~ 6 天 1 次为宜。油性头发应选用弱酸性洗发剂。

61. E【解析】氯喹可抑制补体活性。

62. E【解析】封闭疗法可阻断神经传导的恶性刺激，恢复正常的防御和调节功能。

63. B【解析】硬膏可牢固地附着于皮肤表面，作用持久，具有阻止水分散失、软化皮肤和增强药物渗透性的作用。适用于慢性局限性、浸润肥厚性皮肤病。

64. D【解析】软膏有润滑、软化痂皮、消炎、保护及止痒等作用，适用于慢性皮炎或无溢液溃疡。

65. A【解析】慢性炎症性皮损，可选用乳剂、软膏、硬膏、酊剂、涂膜剂等。

66. B【解析】3% 水杨酸为角质促成剂，5% ~ 10% 水杨酸为角质剥脱剂。

67. E【解析】临床使用糖皮质激素外用制剂时，应根据皮损性质、部位、面积等因素决定激素种类，不宜用药时间过长，如果长期应用可引起局部皮肤萎缩、毛细血管扩张、痤疮及毛囊炎等，面部、外生殖器部位及婴儿更不宜长期外用。另外，长期大面积外用糖皮质激素，还可导致系统吸收而引起全身性不良反应，需加注意。

68. D【解析】变应原皮内试验是一项针对变应性疾病明确变应原的测试项目。试验方式为在皮下注射小剂量的试剂，观察注射部位皮肤的变化情况，来进行判断受试者是否对该试剂中的成分过敏，以达到变应原的测定，对疾病的预防和治疗可以起到较好的作用。

69. C【解析】粉剂具有干燥、保护及散热作用，常用于急性或亚急性皮炎而无渗出者。

70. A【解析】自身免疫病是一类由于机体免疫系统异常，导致自身组织受损的疾病。过继免疫疗法是指将正常人的免疫细胞或其产生的物质移植到患者体内来增强患者的免疫力，是一种免疫治疗手段，A 正确。免疫调节是通过调节机体免疫功能，达到减轻或消除自身免疫病症状的目的，B 正确。血浆置换可以去除体内的自身抗体和致病因子，从而减轻或消除症状，并且可以降低疾病复发率，C 正确。免疫抑制剂可用于压制机体免疫反应，减少自身免疫攻击造成的损伤，从而达到缓解症状的目的，E 正确。而抗感染治疗是一种针对病原微生物的治疗方法，主要用于预防或治疗继发性感染，并不是针对自身免疫病的基本治疗方法，D 错误。

71~72 C、B【解析】糊剂有消炎、保护、干燥等作用，适用于亚急性皮炎有少量渗液，毛发部位不宜用。

73. C【解析】糖皮质激素冲击疗法用于危重病例，如变应性休克、系统性红斑狼疮脑病、弥漫性增殖性狼疮性肾炎、严重天疱疮等。

74. E【解析】皮肌炎为自身免疫性结缔组织病，可用免疫抑制剂。

75. C【解析】灰黄霉素口服一般用来治疗头癣，因它具有肝毒性，一般不用来治疗甲癣。

76. D【解析】乳剂的主要作用有消炎、护肤、止痒、润滑、软化痂皮。

77. E【解析】抗真菌药具有杀灭和抑制真菌的作用。常用的外用抗真菌剂有咪唑类，如 2%~3% 克霉唑、1% 益康唑、2% 咪康唑、2% 酮康唑和 1% 联苯苄唑；丙烯胺类，如 1% 特比萘芬；多烯类，如制霉菌素；合成药，如 10% 十一烯酸、5%~10% 水杨酸、6%~12% 苯甲酸、10%~30% 冰醋酸、5%~10% 硫黄等。

78. E【解析】皮肤保护剂性质缓和、无刺激性，具有保护皮肤、减少摩擦和防止外来刺激的作用。常用的有滑石粉、氧化锌粉、炉甘石、淀粉等。

二、A2 型题

1. E【解析】该患者外阴痒，分泌物为豆渣状，分泌物涂片染色后可见假菌丝，可判断为外阴阴道假丝酵母菌病。空腹血糖浓度超过 7.0mmol/L 称为高血糖。所以该患者最恰当的处理原则为控制血糖 + 抗真菌治疗。

2. B【解析】软膏剂穿透皮肤作用强，急性皮炎禁用。可选用 0.1% 糠酸莫米松霜和

1% 氢化可的松霜。

三、A3/A4 型题

1~2 B、E【解析】根据病史、皮损特点和实验室检查结果可诊断为早期梅毒。对于青霉素变应性休克的患者，可选用米诺环素、多烯环素、阿奇霉素、红霉素等药物替代治疗。

3. C【解析】瘙痒发生于身体的某一部位时称为局限性瘙痒症。

4. D【解析】洗剂不能用于结痂和湿润的糜烂面。

5. A【解析】根据该患者临床症状诊断应首先考虑为阴道念珠菌病。

6. C【解析】阴道念珠菌病系统治疗应给予氟康唑、伊曲康唑、酮康唑、两性霉素 B 等药物口服或静脉滴注。局部可用制霉菌素、益康唑栓剂或咪康唑栓剂等。

7. A【解析】持久性隆起性红斑皮疹好发于四肢伸侧，尤其是手、足及膝关节伸面，初起常为成群的小丘疹及结节，以后逐渐扩大融合成红色、紫红色或黄褐色斑块，表面光滑，可出现水疱或溃疡。组织病理学主要表现为真皮中上部小血管内皮细胞肿胀，血管壁周围可见炎症细胞浸润，以中性粒细胞为主，可混有淋巴细胞、嗜酸性粒细胞等，可有核碎裂。

8. B【解析】一般治疗常无效，可试用氨苯砜口服或选用类固醇皮质激素治疗，如泼尼松、地塞米松等。

9. E【解析】该患者反复化脓性感染，结合既往有输血史，因此处理上首先应进行抗 HIV 抗体检测证实有无艾滋病，创面细菌培养和药敏试验有助于判断致病菌种及敏感的治疗药物，用于指导治疗。

10. B【解析】该病例可能存在免疫缺陷或免疫抑制状态。患者口周化脓破溃半年且多次反复，提示有持续感染、免疫功能异常或其他疾病的可能。血液输注也可能增加了感染和免疫反应的风险。$CD4^+$ T 淋巴细胞是人体免疫系统中的重要组成部分，负责调节和控制机体的免疫反应，其数量显著减少可能会导致机体免疫功能下降，从而使感染难以控制并导致口周破溃等情况的发生。

11. E【解析】类天疱疮的治疗以糖皮质激素和免疫制剂为主。

12. B【解析】糖皮质激素为首选药物，醋酸泼尼松 40~60mg/d，待病情稳定后，逐渐减量。

13. D【解析】大疱性类天疱疮的治疗首选皮质类固醇激素，也可选用免疫抑制剂，但不是首选。

14. B【解析】大疱性类天疱疮患者血清抗体滴度与皮损严重程度和病情活动性之间无平行关系。

15. C【解析】神经性表皮剥蚀为无意识强迫性的挖掘、搔抓或摩擦自己皮肤的习惯所致。多见于妇女，多发生于面、颈、胸、背、四肢等双手能触及的部位。由于患者常自觉皮肤有蚁行感、异物感或臭汗恐惧症等，故经常不断不自觉地搔抓或揉擦皮肤，甚至用镊子、剪刀挑刺皮肤，因而可见局部皮肤出现条索状隆起、抓痕、表皮剥脱、血痂、糜烂，甚至可有继发感染，形成色素沉着、表皮增厚、苔藓化。

16. C【解析】认真询问病史，正确疏导教育，采用心理疗法及暗示疗法，消除患者异常心理状态，纠正其自身强迫性抓挖皮肤的异常心理。

四、B 型题

1. D【解析】氨基糖苷类药物有链霉素、庆大霉素及卡那霉素。

2. A【解析】沙利度胺是控制麻风反应的有效药物，有较强致畸作用，妊娠早期服用可导致胎儿畸形，成为短肢海豹儿。

3. D【解析】维生素 A 是构成视觉细胞中感受弱光的视紫红质的组成成分。视紫红质是由视蛋白和顺视黄醛组成，与暗视觉有关。

4. E【解析】维生素 C 参与了机体的代谢，能促进胆固醇的转化，降低毛细血管脆性，增强机体的抵抗力。

5. A【解析】维生素 E 是一种天然脂溶性维生素，其水解产物为生育酚，是最主要的抗氧化剂之一。

6. E【解析】碘化钾是用于治疗孢子丝菌病的首选药，对一些真菌性肉芽肿，也是一种辅助治疗药物。

7. D【解析】利巴韦林为人工合成的核苷类广谱抗病毒药。

8. A【解析】复方新诺明为磺胺类抗菌药。变态反应较为常见，可表现为药疹，严重者可发生渗出性多形红斑、剥脱性皮炎和大疱表皮松解萎缩性皮炎等；也有患者表现为光敏反应、药物热、关节及肌肉疼痛、发热等血清病样反应。偶见变应性休克。

9. C【解析】链霉素可导致听神经和前庭功能损害且具有肾毒性。

10. D【解析】氧氟沙星为第三代喹诺酮类药物。喹诺酮类对软骨、骨骼发育可能产生不良影响，避免用于 18 岁以下未成年人。

11. C【解析】氟康唑为三唑类抗真菌药，其抗真菌作用机制与其他氮唑类抗真菌药一样，是通过竞争性抑制真菌麦角甾醇生物合成而起药效作用的。氟康唑通过抑制细胞色素 P450 依赖的 14α-去甲基化酶来发挥功能。

12. A【解析】灰黄霉素为抗浅表真菌药，对各种皮肤癣菌（表皮癣菌属、小孢子菌属和毛癣菌属）有较强的抑制作用，但对深部真菌和细菌无效，能竞争性抑制鸟嘌呤进入 DNA 分子中，干扰真菌核酸合成，抑制其生长。

13. D【解析】丙烯胺类：抑制真菌细胞膜上麦角固醇合成中所需的角鲨烯环氧化酶，达到杀灭和抑制真菌的双重作用。

14. C【解析】甲氨蝶呤是一种治疗急性白血病的药物，它与叶酸合用可以抑制 DNA 合成过程中的一碳单位的转移，从而抑制肿瘤细胞的合成，是治疗白血病的基础。

15. D【解析】霉酚酸酯（MMF）是霉酚酸（MPA）的前体，是一种选择性抑制 T、B 淋巴细胞增殖的新型免疫抑制剂。MMF 在体内被迅速水解成酶酚酸，后者可逆性、非竞争地抑制肌苷–磷酸脱氢酶，抑制了鸟嘌呤核苷的从头合成途径（经典途径），而此嘌呤合成途径对 T、B 淋巴细胞的增殖十分关键。

16. E【解析】他克莫司又名 FK506，是从链霉菌属中分离出的发酵产物，其化学结构属 23 元大环内酯类抗生素。

17. E【解析】单纯瘙痒无皮损者，可选用乳剂、酊剂等。

18. A【解析】慢性局限性浸润肥厚性皮肤病首选软膏。

19. B【解析】粉剂具有干燥、保护及散热作用，常用于急性或亚急性皮炎而无渗出。

20. C【解析】急性皮炎仅有红斑、丘疹而无渗液时可选用粉剂或洗剂；炎症较重，糜烂、渗出较多时宜用溶液湿敷；有糜烂但渗出不多时则用糊剂。

21. C【解析】抗组胺药是目前治疗荨麻疹的主要药物，左西替利嗪为第三代抗组胺药。

22. A【解析】外用糖皮质激素为治疗湿疹的主要药物，泼尼松为常用糖皮质激素。

23. C【解析】轻型药疹可给予抗组胺药，左西替利嗪为第三代抗组胺药。

24. C【解析】阿昔洛韦是核苷类新的广谱抗疱疹病毒药，能够和病毒 DNA 聚合酶结合，抑制其活性，同时也能够掺入病毒 DNA 片段，使其 DNA 链合成中断，抑制病毒的复制。

25. B【解析】碘化钾是用于治疗孢子丝菌病的首选药，对一些真菌性肉芽肿，也是一种辅助治疗药物。

26. C【解析】氯喹在视网膜聚集，久服可致视网膜轻度水肿和色素聚集，出现暗点，影响视力，常为不可逆。可引起胃肠道反应，如恶心呕吐、食欲缺乏、腹胀、腹泻。

27. B【解析】氨苯砜可发生溶血、贫血和发绀。

28. A【解析】沙利度胺为一种镇静药，对于各型麻风反应，如发热、结节红斑、神经痛、关节痛、淋巴结肿大等，有一定疗效，对结核样型的麻风反应疗效稍差。

29. A【解析】沙利度胺有强烈致畸作用，妊娠妇女禁忌。

五、X 型题

1. AD【解析】二甲基亚砜（DMSO）可溶解多种水溶性和脂溶性药物，又称为万能溶媒，DMSO 具有促渗透作用，浓度通常为 50%~60%，药物的 DMSO 剂型多具有良好的透皮吸收性，外用疗效好。1%~5% 氮酮溶液也具有良好的透皮吸收性，且无刺激性。

2. ABCD【解析】糖皮质激素的药理作用包括抗炎作用、抗免疫反应、抗过敏作用、抗休克作用、抗毒素作用等。

3. ABE【解析】紫外线照射对皮肤有多方面作用，如加速皮肤血液循环、合成维生素 D、抑制细胞过度生长、镇痛、止痒、促进色素生成、上皮再生，还有免疫抑制作用。适用于玫瑰糠疹、银屑病、斑秃、慢性溃疡、痤疮、毛囊炎、疖病等。

4. BC【解析】阿昔洛韦可在病毒感染的细胞内与脱氧核苷竞争病毒胸腺嘧啶核苷激酶或细胞激酶，药物被磷酸化成活化型阿昔洛韦三磷酸酯，作为病毒 DNA 复制的底物与脱氧鸟嘌呤三磷酸酯竞争病毒 DNA 聚合酶，从而抑制病毒 DNA 的合成。丙烯胺类可抑制真菌细胞膜上麦角固醇合成中所需的角鲨烯环氧化酶。

5. ACD【解析】剂型对物质吸收有明显影响，如粉剂与水溶液中的药物很难吸收，霜剂可被少量吸收，软膏和硬膏可加强吸收。加入有机溶媒可明显提高脂溶性和水溶性药物的吸收。

6. ABC【解析】维 A 酸类药物能调节上皮细胞和其他细胞的生长和分化，对恶性细胞生长有抑制作用，还可调节免疫和炎症过程等。

7. BCD【解析】参见 X 型题第 5 题解析。

8. ABCD【解析】外用溶液剂通常是指非挥发性的澄明溶液，大多为水溶液。可清洁皮肤，有消炎、收敛、散热、渗透、吸附以及保护作用，还可用于渗出、糜烂性、感染性皮肤病。

9. BCD【解析】长波紫外线（UVA）作用于血管及其他组织，能被真皮中的黑色素、血红蛋白、胆红素吸收，还可造成弹性纤维变性，因此，造成皮肤晒黑、皮肤光老化，慢性光线性皮肤病及皮肤癌的发生。中波紫外线（UVB），是引起日晒性红斑最主要部分，也称晒斑光谱。可被玻璃所阻挡，主要由表皮吸收，产生自由基，损伤表皮细胞，使皮肤产生红斑、水疱甚至大疱。UVB 还可损伤细胞的 DNA，激活原癌基因，使抑癌基因失活，引起皮肤癌。同时，UVB 还可使真皮浅层胶原纤维发生嗜碱性变，称为胶原纤维弹力性变，并随病变的发展，其范围越来越广，部位越来越深，真皮浅层小血管也受其影响，引起皮肤光老化。短波紫外线（UVC）对细胞的杀伤力最强，是诱发红斑和杀灭细菌最有效的紫外线，但大多被地面大气层吸收，只有在雨过天晴的短时间内才可能有极少数到达地面。

10. ACDE【解析】洗剂是粉剂与水的混合，二者互不相溶。

11. ACE【解析】光化学疗法是一种内服或外涂光敏药物结合长波紫外线照射来治疗疾病的方法。

12. ADE【解析】炎症较重，糜烂、渗出较多时宜用溶液湿敷。亚急性皮炎渗出不多宜用糊剂或油剂。

13. ADE【解析】光化学疗法是一种内服或外涂光敏药物结合长波紫外线照射来治疗疾病的方法。常用皮肤光敏剂是甲氧沙林与三甲氧补骨脂素。

14. ACDE【解析】电解术适用于毛细血管扩张和脱毛。电干燥术适用于较小的表浅性损害，如寻常疣、化脓性肉芽肿等。电凝固术适用于稍大的良性肿瘤或增生物。电烙术适用于各种疣和较小的良性肿瘤。

15. AB【解析】服用某些药物（普鲁卡因胺与肼屈嗪等）后引起的红斑狼疮样表现与免疫学异常，主要表现为发热、关节痛、肌肉痛、面部蝶形红斑及口腔溃疡，可有浆膜炎。

16. ABE【解析】紫外线照射治疗可促进色素生成、抑制免疫。

17. ABC【解析】氟尿嘧啶软膏可用于治疗尖锐湿疣，适用于角化过度、疣状损害及白色斑块。

18. ABD【解析】冷冻后可见局部组织发白、肿胀，1~2天内可发生水疱，然后干燥结痂，1~2周脱痂。

19. AC【解析】激光理疗：氦氖激光和砷化镓半导体激光可促进炎症吸收和创伤修复。适用于毛囊炎、疖肿、甲沟炎、带状疱疹、斑秃、皮肤溃疡等。

20. ABCDE【解析】皮肤移植术包括游离皮片移植术、皮瓣移植术及表皮移植。游离皮片包括表层皮片（厚度约0.2mm，含少量真皮乳头）、中厚皮片（约为皮肤厚度的1/2，含表皮和部分真皮）及全层皮片（含真皮全层）；适用于烧伤后皮肤修复、表浅性皮肤溃疡、皮肤瘢痕切除后修复等。皮瓣移植由于将相邻部位的皮肤和皮下脂肪同时转移至缺失部位，有血液供应，因此易于成活，适用于创伤修复、较大皮肤肿瘤切除后修复等。自体表皮移植是用负压吸引法在供皮区和受皮区吸引形成水疱（表皮下水疱），再将供皮区疱壁移到受皮区并加压包扎，适用于白癜风、无色素痣的治疗。

21. ABD【解析】蝎蜇伤后立即用止血带紧扎蜇肢的近心端。扩大伤口，立即用肥皂水或稀释氨水冲洗，或拔火罐方法吸出毒汁。

22. ABCDE【解析】影响皮肤健康的因素包括如下。①皮脂膜，是覆盖于皮肤表面的薄膜，对皮肤有保湿的作用。②皮肤的酸碱度，健康皮肤为偏酸性。③皮肤的敏感性，干性和敏感性皮肤，对于各种刺激容易产生变态反应。④理化因素，如温度，日光湿度等。⑤皮肤的老化，包括自然老化和光照以后引起的老化。⑥疾病的影响，如甲状腺疾病、贫血、心脏病、重症肝炎等。⑦其他：营养状况、精神状态、睡眠和生活习惯也对皮肤有较大的影响。

23. ABCD【解析】光感性药疹常由四环素、噻嗪类、灰黄霉素、异丙嗪、磺胺、氯丙嗪、补骨脂等服用后再经日光照射所致，皮疹形态如湿疹样，以曝光部位最重，可持续几周，再次用药日晒后48小时可发病。

24. ABCDE【解析】美容皮肤科学是以皮肤科学为基础，融合了医学美学、美容心理学、无创性皮肤检测、光电技术、化学剥脱、注射美容、医学护肤品等内容的一门皮肤科学分支学科。其目的是维持皮肤健康状态，改善皮肤亚健康，使皮肤病达到治疗、美丽、预防一体化。皮肤医学美容技术及皮肤保健与美容是美容皮肤科学的重要内容之一。

25. ABCDE【解析】药物有几种给药途径，口服、静脉注射（静注）、肌内注射（肌注）、皮下注射（皮下）。药物还可舌下含化（舌下）、直肠灌注（直肠给药）、滴眼、鼻腔喷雾、口腔喷雾（吸入剂），也可皮肤局部（表面）或全身（经皮）用药。

六、案例分析题

1. C【解析】急性发热性嗜中性皮肤病又称 Sweet 综合征，诊断依据：①典型皮疹为鲜红或暗红色水肿性斑块或结节，开始小，逐渐增大，斑块多有清楚隆起的边缘，表面光滑或粗颗粒状，亦可见有针头大小水疱或无菌性脓疱，消退期可有鳞屑及暂时性色素沉着，有时皮损中央消退而隆起的边缘向外扩展为环状损害。伴有自觉疼痛和压痛。②系统症状可有关节痛、肌痛、眼结膜炎等。③实验室检查常伴末梢血白细胞总数增多及中性粒细胞比例升高，或可见白细胞总数不高而中性粒细胞比例升高者。

2~3 B、ABCEF【解析】急性发热性嗜中性皮肤病首选糖皮质激素治疗，常用泼尼松 40~60mg/d，渐减量至停药，常在数周内得到控制；也可试用氨苯砜 100~150mg/d，分次口服，或与泼尼松联合应用；雷公藤 20~30mg/d，分 3 次口服或 10% 碘化钾 10~30ml/d，分 2~3 次口服；还可试用多西环素、氯法齐明、吲哚美辛及其他非甾体抗炎药，疗程一般为 2~4 周。外用糖皮质激素制剂对改善皮损有效。

4. CD【解析】患者有不洁性史，构成患梅毒的必要条件，且 TPPA（+），可确诊梅毒，应重新确认并判定有无梅毒的活动，故行 RPR、TPPA 检查，同时须行 HIV 检查。

5. ACDE【解析】如部分患者感染梅毒螺旋体量不多，且个人的抵抗力强可以自愈。但不排除由其性伴侣传染的可能，也可能出现实验中的前带现象，即 RPR 滴度过高而使结果出现假阴性。处理是血清稀释后再做 RPR，同时让其配偶做梅毒的实验室检查。

6. D【解析】冷红斑在婴儿期发病，因此可排除。

7. ABCDEF【解析】根据发病诱因、症状、体征、实验室检查和免疫病理等资料相结合综合考虑即可确诊。

8. F【解析】冷球蛋白血症患者辅助检查：90% 以上单株型和 80% 以上混合型患者血中冷球蛋白含量 >1mg/ml，80% 以上多株成分型患者冷球蛋白含量 <1mg/ml。IgM 常增高，Coomb 试验与抗核抗体常呈阳性。直接免疫荧光显示血管壁有 Ig、补体和纤维蛋白原沉积。抽血时需保证足够的血液量和合适的保存条件。

9. ABCDE【解析】应以治疗原发病为基础，宜因人、因病不同可选用以下药物。①糖皮质激素：一般选用泼尼松口服，40~60mg/d。剂量与疗程视病情而定。②免疫抑制药：环磷酰胺 2~4mg/（kg·d），分 2~3 次口服；硫唑嘌呤 1~3mg/（kg·d），分 3 次口服。也可试用苯丁酸氮芥（CB-1348）。③抗凝药：可试用肝素。④其他：可根据病情反复应用血浆置换法，每日置换 400~600ml 血浆，直到临床出现好转（需 2~4 周），然后每周 2 次维持。亦可手术切除合成冷球蛋白的组织，如脾或皮下淋巴样瘤。

10. A【解析】多发的雀斑样痣可群集并局限于身体的某部位，往往呈单侧节段性分布，状如曲线或旋涡，损害为直径 2~10mm 的褐色斑疹，出生时或童年早期即已存在，患者的身体大多健康。

11. CEFG【解析】患者的身体大多健康，但有一部分合并其他发育异常，如黏液瘤综合征、多发性雀斑样痣综合征、面中部雀斑样痣病、Peutz-Jegher 综合征等。

12. EH【解析】雀斑样痣临床上多应用 Q 开关高能脉冲激光局部治疗，以红宝石激光（波长 694nm，能量密度 4 ~ 6J/cm^2）或 Q 开关的翠绿宝石激光（波长 755nm，能量密度 4 ~ 8J/cm^2）效果较佳，一般经 1 ~ 4 次治疗获治愈。

第四章　病毒性皮肤病

麻疹

一　A1 型题

1. 单纯疱疹好发于
   A. 躯干　　B. 皮肤黏膜交界处
   C. 生殖器部位　　D. 头皮
   E. 四肢
2. 下列属于 RNA 病毒的是
   A. 单纯疱疹病毒　　B. 水痘-带状疱疹病毒
   C. 柯萨奇病毒　　D. 人乳头瘤病毒
   E. 乙型肝炎病毒
3. 单纯疱疹的临床诊断要点为
   A. 沿单侧周围神经分布的簇集性小水疱，通常不会复发
   B. 沿单侧周围神经分布的簇集性小水疱
   C. 红斑基础上发生的簇集性小脓疱
   D. 好发于皮肤黏膜交界处的簇集性水疱，易复发
   E. 周围绕以红晕的小水疱
4. 糖皮质激素应用于带状疱疹老年患者的目的是
   A. 镇痛　　B. 抗感染
   C. 抑制炎症过程　　D. 促进神经修复
   E. 促进伤口愈合
5. 频繁复发型单纯疱疹是指
   A. 1 年复发 2 次以上　　B. 1 年复发 3 次以上
   C. 1 年复发 6 次以上　　D. 1 年复发 5 次以上
   E. 1 年复发 8 次以上
6. 导致带状疱疹的病原微生物是
   A. 衣原体　　B. 细菌
   C. 病毒　　D. 支原体

E. 弓形虫

7. 带状疱疹的传染途径为

A. 呼吸道
B. 粪-口
C. 消化道
D. 性接触
E. 血液

8. 带状疱疹的自觉症状是

A. 有时瘙痒或疼痛
B. 剧烈瘙痒
C. 皮疹区麻木
D. 无自觉症状
E. 疼痛

9. 下列不属于带状疱疹临床特点的是

A. 神经痛
B. 易复发
C. 沿单侧神经分布
D. 红斑基础上簇集性的小水疱
E. 愈后可获得较持久免疫

10. 下列关于带状疱疹临床表现的描述，不正确的是

A. 典型症状发生之前常有轻度全身症状
B. 神经痛是本病的特征之一，皮疹消退后神经痛即消失
C. 皮疹沿神经走向呈带状排列
D. 在出现水疱之前数天可先有局部皮肤疼痛不适
E. 多见于胸背部、腰腹部，也可见于四肢、面部

11. 带状疱疹后遗神经痛是指

A. 皮损消退后2周，疼痛持续存在者
B. 皮损消退后4周，疼痛持续存在者
C. 皮损消退后8周，疼痛持续存在者
D. 皮损消退后6周，疼痛持续存在者
E. 皮损消退后12周，疼痛持续存在者

12. 下列有关带状疱疹的病因及发病描述，不正确的是

A. 病原体为水痘-带状疱疹病毒
B. 病毒经呼吸道黏膜侵入体内
C. 病毒侵入体内后潜伏于脊神经后根
D. 病毒经破损的皮肤黏膜侵入体内
E. 机体免疫力下降时，潜伏的病毒再次活动，引起神经痛

13. 下列关于HPV的描述，不正确的是

A. 人群普遍易感
B. 经直接或间接接触传播

C. 不通过性传播
D. 免疫功能低下者易患
E. 外伤患者易患

14. 传染性软疣的组织病理学特点为
A. 表皮萎缩
B. 真皮增生
C. 基底细胞多受压形成假包膜
D. 软疣小体初为嗜碱性物质
E. 软疣小体最先见于棘层下部

15. 下列不属于 HPV 感染皮肤黏膜所致的疾病是
A. 寻常疣
B. 扁平疣
C. 跖疣
D. 传染性软疣
E. 尖锐湿疣

16. 具嗜神经特性的病毒是
A. 单纯疱疹病毒
B. 水痘-带状疱疹病毒
C. 传染性软疣病毒
D. 人乳头瘤病毒
E. 柯萨奇病毒

17. 下列不属于跖疣与鸡眼及胼胝的鉴别要点的是
A. 病因及好发部位
B. 疼痛与压痛
C. 皮损
D. 数目
E. 病程

18. 下列关于水痘的描述，不正确的是
A. 好发于儿童
B. 常单侧发生水疱
C. 由水痘-带状疱疹病引起
D. 可伴发热
E. 愈后可获得免疫力

19. 疣的治疗主要采取
A. 外用药物和物理治疗
B. 口服核苷类抗病毒药
C. 免疫调节剂
D. 中药
E. 系统药物治疗

20. 下列不属于带状疱疹分型的是
A. 局限型
B. 出血疹
C. 大疱型
D. 坏疽型
E. 顿挫型

21. 关于传染性软疣，下列描述不正确的是
A. 经性接触传播
B. 经直接接触传播
C. 人群普遍易感
D. 经公共设施传播

E. 多累及儿童、性活跃人群、免疫功能低下者

22. 引起手足口病最常见的病毒是

A. 埃可病毒
B. 柯萨奇病毒
C. 痘病毒
D. 水痘-带状疱疹病毒
E. 口蹄疫病毒

23. 传染性软疣的典型皮损为

A. 细小发亮的丘疹
B. 黄豆大小或更大的灰褐色、棕色或皮色丘疹
C. 米粒至黄豆大小的扁平隆起性丘疹
D. 淡黄或褐黄色斑块或扁平丘疹
E. 半球形丘疹，表面呈蜡样光泽，中央有脐凹，内含乳白色干酪样物质

24. 神经痛可见于

A. 单纯疱疹
B. 结节性红斑
C. 麻风
D. 带状疱疹
E. 生殖性疱疹

25. 手足口病高发人群是

A. 16~30岁为主
B. 老人
C. 青少年
D. 2~10岁儿童
E. 免疫功能低下者

26. 青年扁平疣的致病病原体为

A. 副黏病毒
B. RNA病毒
C. 立克次体
D. 病原体不明
E. DNA病毒

27. 人乳头瘤病毒的宿主为

A. 猿
B. 人
C. 猴
D. 大白鼠
E. 小白鼠

28. 带状疱疹后遗神经痛为皮损消退后神经痛持续

A. 1周以上
B. 2周以上
C. 1个月以上
D. 半年以上
E. 1年以上

29. 下列关于手足口病的描述，不正确的是

A. 由柯萨奇病毒感染所致
B. 以手、足、口出现水疱为特征

C. 主要见于成年人　　D. 可通过呼吸道感染

E. 抗病毒治疗有效

30. 单纯疱疹好发于

A. 四肢　　B. 躯干

C. 口腔　　D. 头皮

E. 皮肤黏膜交界处

31. 下列不属于疣状增生的病理变化的是

A. 角化不良　　B. 角化过度

C. 颗粒层增厚　　D. 棘层肥厚

E. 乳头瘤样增生

32. 导致带状疱疹的病毒是

A. 羊痘-带状疱疹病毒　　B. 单纯疱疹-带状疱疹病毒

C. 天花-带状疱疹病毒　　D. 水痘-带状疱疹病毒

E. 乳头瘤-带状疱疹病毒

33. 下列皮肤疾病中，病原微生物相同的是

A. 风疹与麻疹　　B. 风疹与猩红热

C. 水痘与手足口病　　D. 水痘与传染性软疣

E. 水痘与带状疱疹

34. 下列有关传染性软疣的描述，不正确的是

A. 是一种传染性皮肤病

B. 是一种由病毒引起的皮肤病

C. 治疗以口服抗病毒药物为主

D. 典型皮疹为粟粒至黄豆大半球性丘疹，表面有蜡样光泽

E. 可通过直接接触传播、自体接种或性接触传播

35. 单纯疱疹病毒已发现的天然宿主为

A. 猿　　B. 猴

C. 小白鼠　　D. 大白鼠

E. 人

36. 下列关于水痘和带状疱疹的叙述正确的是

A. 愈后均留瘢痕　　B. 抵抗力低下时发生水痘

C. 抵抗力强时发生带状疱疹　　D. 由同一病毒致病

E. 无获得性免疫力

37. 引起疣的病毒是

A. 柯萨奇病毒　　B. 痘类病毒

C. 人乳头瘤病毒　　D. EB 病毒

E. 传染性软疣病毒

38. Ramsay-Hunt 综合征的相关疾病为

A. 单纯疱疹　　B. 妊娠疱疹

C. 带状疱疹　　D. 天疱疮

E. 类天疱疮

39. 常见的皮肤病的 DNA 病毒是

A. 传染性软疣病毒　　B. ECHO 病毒

C. 柯萨奇病毒　　D. 麻疹病毒

E. 风疹病毒

40. 关于 Kaposi 水痘样疹的说法，正确的是

A. Kaposi 水痘样疹是一种早期呈水痘样表现的血管肉瘤

B. Kaposi 水痘样疹是一种易生于特应性皮炎基础上的病毒性皮肤病

C. Kaposi 水痘样疹是一种早期呈水痘样表现的平滑肌肉瘤

D. Kaposi 水痘样疹是一种易生于特应性皮炎基础上的水痘

E. Kaposi 水痘样疹是一种易生于特应性皮炎基础上的泛发性带状疱疹

41. 传染性软疣的软疣小体中含有

A. 皮脂　　B. 脓液

C. 干酪物　　D. 病毒

E. 病毒及其代谢产物

42. 下列病毒属于 DNA 病毒的是

A. 人乳头瘤病毒　　B. 风疹病毒

C. 麻疹病毒　　D. 埃可病毒

E. 柯萨奇病毒

43. 关于寻常疣的说法，不正确的是

A. 呈乳头瘤样增生　　B. 基底层可见空泡细胞

C. 棘层肥厚　　D. 表皮角化过度

E. 表皮突延长

44. (　　) 与乳头多瘤空泡病毒颗粒有关

A. 单纯疱疹　　B. 寻常疣

C. 麻疹　　D. 疣状表皮发育不良

E. 猩红热

45. 下列关于 HSV 的描述，不正确的是

A. HSV-1 型主要引起生殖器以外的皮肤黏膜和器官的感染

B. HSV-2 型主要引起生殖器部位的皮肤黏膜感染

C. HSV 不产生永久性免疫

D. 人是 HSV 唯一的自然宿主

E. HSV 两型之间不存在交叉免疫

46. 神经性皮炎的典型皮疹为

A. 片状苔藓样变　　B. 浸润性斑块，基底较硬

C. 边缘清楚的红斑鳞屑性皮疹　　D. 边缘清楚的红斑丘疹

E. 边缘不清、浸润

47. 下列皮肤病不会发生自体接种传染的是

A. 尖锐湿疣　　B. 扁平疣

C. 寻常疣　　D. 传染性软疣

E. 脂溢性角化病

48. 为减轻带状疱疹患者受累神经节的炎症后纤维化，可以使用糖皮质激素，其正确的用法是

A. 病程 7 天后，小剂量，连用 2 周

B. 病程 7 天后，大剂量，连用 1 周

C. 病程 7 天内，小剂量，连用 2 周

D. 病程 7 天内，小剂量，连用 1 周

E. 病程 7 天内，中等剂量，连用 1 周

49. (　　) 与柯萨奇病毒感染有关

A. 麻疹　　B. 手足口病

C. 猩红热　　D. 风疹

E. 单纯疱疹

50. 下列疾病不是由病毒引起的是

A. 花斑癣　　B. 传染性软疣

C. 手足口病　　D. 带状疱疹

E. 水痘

51. (　　) 在低浓度时有止痒作用，而高浓度时有腐蚀作用

A. 达克罗宁　　B. 苯唑卡因

C. 炉甘石　　D. 酚

E. 凡士林

52. 扁平疣皮疹如经搔抓可沿抓痕呈串珠状排列，称为

A. 皮肤划痕症　　B. 尼氏征

C. 同形反应　　D. Auspitz 征

E. Gottron 征

53. 可能引起面瘫、耳痛及外耳道疱疹三联征的疾病是

A. 麻疹　　B. 风疹

C. 带状疱疹　　D. 猩红热

E. 单纯疱疹

54. 传染性软疣少见于

A. 躯干　　B. 头皮

C. 阴囊　　D. 四肢

E. 肛门

55. 下列与传染性软疣传播无关的是

A. 食物　　B. 浴室

C. 游泳池　　D. 运动设备

E. 性接触

56. 关于传染性软疣的叙述，不正确的是

A. 多见于儿童及青少年　　B. 呈脐凹状丘疹

C. 通常无自觉症状　　D. 可挤出白色乳酪样物质

E. 互相融合

57. 下列有关寻常疣的治疗，不正确的是

A. 治疗以口服抗病毒药为主

B. 数目多的可外用抗病毒霜剂或维 A 酸软膏

C. 对于数目多、经久不愈者可使用干扰素皮下注射

D. 数目较少时可用冷冻疗法

E. 对于手足部位的多发性寻常疣可用中药煎水后浸泡

58. 高热后口周出现成簇的水疱，可能诊断为

A. 单纯疱疹　　B. 扁平疣

C. 带状疱疹　　D. 寻常疣

E. 幼儿急疹

59. 扁平疣的病原体为

A. 单链 DNA 病毒　　B. 双链 DNA 病毒

C. RNA 病毒　　D. 副黏病毒

E. 核病毒

60. 引起麻疹的病毒为

A. 风疹病毒　　B. 腺病毒

C. 副黏病毒　　D. 痘病毒

E. 埃可病毒

61. 带状疱疹水疱的特征为

A. 持续性疼痛
B. 瘙痒
C. 阵发性疼痛
D. 无自觉症状
E. 阵发性剧痒

62. 有传染性的皮肤黏膜疹为

A. 扁平苔藓
B. 滤泡性溃疡
C. 树胶样肿
D. 扁平湿疣
E. 多形红斑

63. 带状疱疹治疗的首选药物是

A. 维生素 B_2
B. 阿昔洛韦
C. 吗啉胍
D. 干扰素
E. 抗生素

64. 关于跖疣的特征，不正确的是

A. 病程慢性，可自然消退
B. 皮疹可一个或多个
C. 皮疹表面粗糙不平，质地硬
D. 自觉明显触压痛
E. 是发生于足跖部的扁平疣

65. 下列关于单纯疱疹病毒的描述，正确的是

A. 为 RNA 病毒
B. 人为单纯疱疹病毒的中间宿主
C. 单链病毒
D. 血液中的特异性抗体可阻止其复发
E. HSV-1 型病毒主要引起生殖器外的皮肤黏膜及脑部感染

二 A2 型题

1. 患儿，女，2 岁。突然发热，几个小时之内体温上升到 40℃，精神状态尚好，持续 5 天后，体温突然下降，24 小时内退到正常。家长发现患儿躯体及颈部出现玫瑰色斑丘疹。24 小时内皮疹出满，2 天后退完。这种情况最可能诊断为

A. 幼儿急疹
B. 麻疹
C. 风疹
D. 荨麻疹
E. 猩红热

2. 患者，男性，27 岁。面部皮疹 2 个月余，无自觉症状，皮疹为米粒大到绿豆大扁平隆起的丘疹，表面光滑，质硬，浅褐色，圆形、椭圆形或多角形，有的呈串珠状排列。该患者可能诊断为

A. 寻常疣
B. 湿疹
C. 丝状疣
D. 扁平疣

E. 老年疣

3. 患儿，男，8 岁。全身出现皮疹 2 天，3 天前有轻微头痛、倦怠、咽痛伴低热。皮疹先由面部逐渐发展至躯体及四肢。枕后淋巴结大。经治疗后 2~3 天皮疹即消退。该患儿的同学也有同样发病者。该患儿最可能诊断为

A. 湿疹
B. 传染性软疣
C. 荨麻疹
D. 麻疹
E. 风疹

4. 患者，男性，63 岁。近 2 年发现颈部多发细长状突起疣体，如米粒大小，数目渐多，与皮肤颜色一致，最可能的诊断是

A. 扁平疣
B. 丝状疣
C. 老年疣
D. 皮角
E. 瘢痕疙瘩

三 A3/A4 型题

(1~2 题共用题干)

患者，男性，38 岁。阴茎赘生物 2 年，无自觉症状。查体：阴茎表面近根部见多枚绿豆至黄豆大小的黑褐色扁平丘疹，表面光滑。

1. 该患者诊断应首先考虑为

A. 阴茎珍珠状丘疹
B. 尖锐湿疣
C. 鲍恩样丘疹病
D. 晚期梅毒
E. 皮脂腺异位症

2. 恰当的治疗措施为

A. 2% 咪康唑乳膏外用，每日 3 次
B. 手术切除
C. 红外线照射
D. 冷冻
E. 10% 硫软膏外用，每日 2 次

(3~5 题共用题干)

患者，女性，36 岁。因“肛周皮疹 2 个月余”来诊。患者近 2 个月来发现肛周散在数个米粒大小淡褐色扁平丘疹，无明显自觉症状。组织病理学：表皮不同程度的不典型增生，细胞结构紊乱、核大深染和个别角化不良细胞。

3. 诊断首先考虑

A. 尖锐湿疣
B. 鲍恩样丘疹病
C. 扁平疣
D. 疣状表皮发育不良
E. 扁平湿疣

4. 该病感染的病毒为

A. HPV-6
B. HPV-11
C. HPV-8
D. HPV-3
E. HPV-16

5. 不可选用的治疗方法是

A. 冷冻
B. CO_2 激光
C. 外用 2% 莫匹罗星软膏
D. 外用咪喹莫特
E. ALA 光动力

四 B 型题

（1~5 题共用备选答案）

A. 红斑基础上出现簇集状水疱，伴疼痛
B. 皮肤、黏膜发生局限性群集性水疱
C. 圆形灰黄角化片块，中央凹陷，较软，表面粗糙无皮纹
D. 半球形丘疹，表面蜡样光泽，中央有脐凹，内含乳白色干酪样物质
E. 手、足、口等部位出现疱疹样损害

1. 带状疱疹的典型皮损是
2. 单纯疱疹的典型皮损是
3. 跖疣的典型皮损是
4. 传染性软疣的典型皮损是
5. 手足口病的典型皮损是

（6~8 题共用备选答案）

A. 头皮
B. 会阴
C. 下肢
D. 面部
E. 躯干

6. 单纯疱疹好发于
7. 结节性红斑好发于
8. 股癣好发于

（9~11 题共用备选答案）

A. HSV-1
B. HSV-2
C. HBV
D. HIV
E. HPV

9. 引起寻常疣的病原体为
10. 引起疱疹性龈口炎的病原体为
11. 引起尖锐湿疣的病原体为

（12～16 题共用备选答案）
A. 伐昔洛韦每次 500mg，每天 1～2 次口服，疗程 5 天
B. 伐昔洛韦每次 500mg，每天 1 次口服，疗程 6～12 个月
C. 阿昔洛韦 5～10mg/kg，每 8 小时静脉注射 1 次，疗程 5～7 天
D. 静脉注射膦甲酸 40mg/kg，每 8～12 小时 1 次，连用 2～3 周
E. 盐酸伐昔洛韦 500mg，每天 2 次口服，疗程 7～10 天
12. 单纯疱疹初发型治疗方案是
13. 单纯疱疹复发型间歇疗法方案是
14. 单纯疱疹频繁复发型治疗方案是
15. 单纯疱疹原发感染症状严重采用
16. 单纯疱疹阿昔洛韦耐药的患者采用

五 X 型题

1. 下列属于带状疱疹治疗药物的是
A. 抗病毒药物
B. 镇痛药
C. 糖皮质激素
D. 抗生素
E. 维生素
2. 下列属于原发性单纯疱疹的是
A. 疱疹性龈口炎
B. 疱疹性湿疹
C. 疱疹性角膜结膜炎
D. 水痘
E. 幼儿急疹
3. 需要与带状疱疹相鉴别的疾病是
A. 单纯疱疹
B. 脓疱疮
C. 肋间神经痛
D. 坐骨神经痛
E. 阑尾炎
4. 疣的组织病理学改变特点为
A. 表皮萎缩
B. 颗粒层、棘层上部细胞空泡化
C. 角化过度
D. 乳头瘤样增生
E. 以上都正确

5. 由人乳头瘤病毒感染所致的疾病是

A. 丝状疣　　B. 寻常疣

C. 扁平疣　　D. 跖疣

E. 手足口病

6. 病毒性皮肤病的皮损可表现为

A. 新生物型　　B. 疱疹型

C. 红斑发疹型　　D. 脓疱型

E. 以上都有

7. 带状疱疹的皮损特点包括

A. 潮红基底上的簇状水疱　　B. 疱壁紧张发亮，疱液澄清

C. 皮损多对称性分布　　D. 水疱间皮肤外观可正常

E. 多见于儿童与青少年

8. 下列关于新生儿单纯疱疹的描述正确的有

A. 多由 HSV-2 型病毒感染所致

B. 产道传染，出生后 5~7 天发病

C. 皮肤表现主要为水疱（尤其是头皮）

D. 可伴严重全身表现，预后差

E. 以上都正确

9. 疣的传染源是

A. 患者　　B. 抵抗力低下者

C. 健康带病毒者　　D. 治愈患者

E. 免疫力低下者

10. 下列关于扁平疣的描述正确的有

A. 好发于颜面部、手背和前臂

B. 典型皮损为细长伴顶端角化的疣状增生

C. 存在自体接种现象

D. 通常多可自行消退

E. 好发生在青少年

11. 下列关于手足口病临床表现的描述正确的是

A. 多发生于老年人

B. 皮损主要发生于手足部，口腔损害少见

C. 典型皮损为 2~4mm 大小的水疱

D. 愈后极少复发

E. 多见于 5 岁以下儿童

12. 下列关于疣的不同种类描述，正确的是

A. 发生于甲周者称为甲周疣
B. 发生于甲根者称为甲下疣
C. 指状疣多见于头皮及趾间
D. 丝状疣多见于手背、前臂
E. 传染性软疣好发于手背、四肢

13. HSV-2 型主要引起

A. 生殖器部位皮肤黏膜感染
B. 新生儿感染
C. 内脏器官感染
D. 口腔黏膜感染
E. 老年感染

六 案例分析题

（1~8 题共用题干）

患者，男性，63 岁。左胸背水疱伴阵发性灼痛 5 天。查体：左胸背集簇粟粒至绿豆大中疱疹群，疱液清。皮疹沿一侧皮神经呈带状分布，未过体表正中线。

1. 该患者诊断为

A. 湿疹
B. 单纯疱疹
C. 肋间神经痛
D. 气胸
E. 带状疱疹

2. 带状疱疹是由（　　）引起的

A. 单纯疱疹病毒
B. 风疹病毒
C. EB 病毒
D. 水痘-带状疱疹病毒
E. RNA 病毒

3. 带状疱疹好发部位依次为

A. 肋间神经、腰骶神经支配区域、面神经
B. 肋间神经、颈神经、腰骶神经支配区域
C. 颈神经、三叉神经、肋间神经
D. 腰骶神经支配区域、肋间神经、面神经
E. 腰骶神经支配区域、脑神经、三叉神经

4. Ramsay-Hunt 综合征是指

A. 面瘫、耳痛、外耳道疱疹
B. 耳鸣、外耳道疱疹、眩晕
C. 耳痛、耳鸣、面瘫
D. 耳鸣、面瘫、眩晕
E. 眩晕、耳鸣、耳痛

5. 该病特殊表现包括

A. 眼带状疱疹
B. 耳带状疱疹

C. 生殖器带状疱疹　　D. 其他不典型带状疱疹
E. 带状疱疹后遗神经痛　　F. 疱疹性湿疹

6. 不典型带状疱疹又可分为
A. 泛发型　　B. 不全型
C. 大疱型　　D. 出血型
E. 顿挫型　　F. 坏疽型
G. 播散型

7. 带状疱疹患者局部皮损水疱已破，红肿明显，应选用
A. 炉甘石洗剂外搽　　B. 阿昔洛韦软膏外搽
C. 3% 硼酸溶液湿敷　　D. 万乃洛韦软膏外搽
E. 甲紫外搽

8. 带状疱疹治疗可选用
A. 阿糖腺苷　　B. 阿昔洛韦
C. 紫外线　　D. 红外线
E. 维生素 B_1　　F. 维生素 B_2

参考答案与解析

一、A1 型题

1. B【解析】单纯疱疹是由单纯疱疹病毒（HSV）感染所引起的一种传染性皮肤病。临床特征是局限性群集性小水疱，好发于皮肤黏膜交界处，以口周及生殖器部位为多见，有自限性，但有复发倾向，一般全身症状轻微。

2. C【解析】柯萨奇病毒是一种 RNA 病毒，属于小型病毒科之一的柯萨奇病毒科，该病毒主要引起呼吸系统及肠道疾病。而单纯疱疹病毒和水痘 - 带状疱疹病毒是 DNA 病毒；人乳头瘤病毒属于双链 DNA 病毒；乙型肝炎病毒则属于部分双链 DNA 病毒。

3. D【解析】单纯疱疹的临床诊断：根据群集性小水疱、好发于皮肤黏膜交界处、病程较短、易复发等临床特点，可作出临床诊断。病原学诊断：从皮疹中分离出 HSV，也可以是检测到 HSV 抗原或 DNA，即可确诊。

4. C【解析】及早合理应用糖皮质激素能够抑制炎症过程，缩短急性期疱疹相关性疼痛的病程。

5. C【解析】频繁复发型单纯疱疹是指 1 年复发 6 次以上。

6. C【解析】带状疱疹是由水痘-带状疱疹病毒（VZV）引起的复发性感染，临床上以簇集性水疱呈带状排列，沿周围神经走向呈单侧分布，伴有显著神经痛为特征。

7. A【解析】带状疱疹病毒经呼吸道黏膜进入血液感染。

8. E【解析】发疹前有轻微乏力、低热等全身症状，患处皮肤自觉灼热或灼痛，触碰有明显痛觉，持续1~5天，也可无前驱症状即发疹。

9. B【解析】带状疱疹愈后可获得较持久的免疫，故一般不会再发。

10~11 B、B【解析】神经痛是带状疱疹的特征之一，儿童或青壮年可没有疼痛或疼痛轻微，而年老体弱者常疼痛剧烈，难以忍受，可整夜无法入睡。某些患者在皮损完全消失后，神经痛仍持续存在，时间达1个月以上者，称为带状疱疹后遗神经痛（PHN），60岁以上的老年人约50%发生PHN。

12. D【解析】带状疱疹是由水痘-带状疱疹病毒引起的复发性感染，病毒经过呼吸道黏膜进入血液形成病毒血症，发生水痘或呈隐性感染，同时病毒潜伏在脊髓后根神经节或脑神经感觉神经节内。某些诱因（创伤、疲劳、恶性肿瘤、病后虚弱等）导致患者抵抗力减弱时，潜伏病毒被激活，沿感觉神经轴索下移，到达该神经所支配区域的皮肤内复制，产生水疱，且受累神经发生炎症、坏死，引起神经痛。

13. C【解析】HPV是一种常见的病毒，主要通过接触传播，包括直接皮肤接触、性传播和间接传播等途径，C错误。免疫功能低下者易感染HPV，这是因为免疫功能低下时，机体对HPV的清除能力降低，容易导致感染和持续感染；而外伤患者也相对易感染HPV，因为皮肤黏膜受损，易被HPV侵入和感染。

14. E【解析】传染性软疣的病理学检查：具有特征性。表现为表皮高度增生而伸入真皮，使真皮结缔组织受压而形成假包膜，并被分为数个梨状小叶。受感染的细胞开始有卵圆形小体形成，随着细胞体积变大，胞核固缩，最后形成几乎占据整个胞质的嗜酸性包涵体（软疣小体）。软疣小体最先出现在棘层下部，是单个小圆形嗜酸性物质，随病变细胞向上移动而慢慢增大，至表皮中部时，软疣小体将胞核挤压到细胞边缘呈半月形甚至完全消失，颗粒层软疣小体由嗜酸性变成嗜碱性，角质层大量嗜碱性小体嵌在角质层网眼中，病变中心破裂释放软疣小体形成火山口样空腔。

15. D【解析】传染性软疣是由传染性软疣病毒（MCV）感染所致，不属于HPV感染。

16. B【解析】水痘-带状疱疹病毒具有嗜神经性和嗜皮肤性的特性。

17. E【解析】跖疣、鸡眼和胼胝均为足部皮肤常见病，它们在病因、好发部位、疼痛与压痛、皮损等方面有所区别。其中，病程并非这三者的主要鉴别要点。跖疣：表面正常皮纹消失，角质增生呈刺状，由人乳头瘤病毒感染所致，多呈灰褐色。外观为在质地坚硬的结节中间出现针帽大小黑点或出血点，两侧挤捏痛明显。鸡眼：好发于足底、足缘及趾缘受压部位，是一单发的表皮角质层过厚所构成的圆锥形透明角质栓，尖端伸入皮内，底呈圆锥形露于皮外，如鸡眼状，有压痛，而跖疣捏痛较压痛剧烈。胼胝：好发于足底受压处，为表皮角质层成片增厚，中心部最厚，越向边缘越薄，无明显压痛，表面光滑，皮纹清晰。

18. B【解析】水痘皮损通常先出现于躯干、头面部及四肢近端，呈向心性分布，四肢远端皮损稀疏散在，可侵犯口腔、外阴。皮损初起为红斑疹，很快变为丘疹和疱疹，水疱有绿豆大小，周围绕以红晕，疱液初起清澈透明，常有瘙痒。继发感染时可发现脓疱。

19. A【解析】目前尚无确切有效的抗 HPV 治疗药物，外用药物和物理治疗为首选。

20. A【解析】带状疱疹由于机体免疫状态不同，临床除典型表现外，不典型特殊类型有无疹型、顿挫型（仅出现红斑、丘疹而不发生水疱）、大疱型、出血型、坏疽型。

21. C【解析】传染性软疣主要通过直接接触而传染，可自体接种。有研究显示，在结节病、白血病、艾滋病、使用皮质类固醇及免疫抑制药等免疫力低下的患者中可发生广泛性皮损，由此可见细胞免疫在控制和清除本病中起着重要的作用。多见于儿童和青年人。本病较常见，疾病的发生遍及全球，但未见其确切发病率的报告。

22. B【解析】手足口病是在手掌、足和口腔内发生小水疱为特征的一种病毒性传染病。主要发生在儿童。其病因主要为柯萨奇 A_{16}病毒感染，也可能为柯萨奇 A_5、A_{10}、A_7、A_9、B_2、B_5病毒或埃可病毒等病毒引起。

23. E【解析】传染性软疣典型皮损是 5～10mm 大小的半球形、表面有蜡样光泽、珍珠色的丘疹，丘疹顶端存在脐凹，挑破顶端后，可挤出白色乳酪样物质，称为软疣小体，损害数目不等，或少数散在，或数个簇集，互不融合。同时患有慢性湿疹、特应性皮炎或合并 HIV 感染时，可发生数百个软疣。皮损的分布主要受到感染途径影响，儿童皮损好发于面部、躯干和四肢，成人皮损好发于下腹部、耻骨部、外生殖器及股内侧，但皮损可见于身体任何部位，有时可发生于头皮、唇、舌及颊黏膜，男性同性恋者皮损可见于肛周。常有瘙痒，皮损因搔抓及自体接种而呈条状分布。极少数患者皮损有时也可长大至 10～15mm，多为单发，常继发细菌感染而发生炎症反应。大多数患者皮损在 6～9 个月后可自愈，但也有持续 3～4 年者，个别患者皮损可持续 5 年以上，病程和数目无关，愈后不留瘢痕。

24. D【解析】神经痛是带状疱疹的特征之一，儿童或青壮年可没有疼痛或疼痛轻微，而年老体弱者常有疼痛剧烈，难以忍受，可整夜无法入睡。

25. D【解析】参见 A1 型题第 22 题解析。

26. E【解析】青年扁平疣是由人乳头瘤病毒所引起的表皮新生物，其致病病原体是 DNA 病毒。

27. B【解析】人乳头瘤病毒的宿主是人。

28. C【解析】参见 A1 型题第 10～11 题解析。

29. C【解析】参见 A1 型题第 22 题解析。

30. E【解析】参见 A1 型题第 3 题解析。

31. A【解析】疣状增生指表皮角化过度、颗粒层肥厚、棘层肥厚和乳头瘤样增生。

32. D【解析】参见 A1 型题第 6 题解析。

33. E【解析】水痘和带状疱疹的病原微生物相同，均为水痘-带状疱疹病毒。

34. C【解析】传染性软疣可采用局部刮除、人工挤压和液氮等物理方法治疗，可在无菌条件下用齿镊或弯曲血管钳将软疣夹破，挤出其中内容物，然后外用碘酊等防止细菌感染。外用药物有维 A 酸软膏、斑蝥素或西多福韦软膏，具有无痛和无创伤特点，儿童及其家长容易接受，但起效缓慢。合并细菌感染时可先外用 2% 莫匹罗星软膏，感染控制后再进行上述治疗。

35. E【解析】人是 HSV 唯一的自然宿主，幼年时对此病毒普遍易感，正常成人中有半数以上为 HSV 的携带者。

36. D【解析】水痘和带状疱疹均是由水痘–带状疱疹病毒所致。通常愈后不留瘢痕。VZV 由呼吸道侵入，在区域淋巴结繁殖，4～6 天后经原发性病毒血症播散到肝、脾等网状内皮系统，再次增殖后侵入血液引起第二次病毒血症和全身病变，以皮肤损害为主，偶可累及内脏。愈后部分病毒可长期潜伏于脊髓后根神经节或脑神经的感觉神经节，形成慢性潜伏性感染，机体抵抗力下降时可再度激活，至成年后发生带状疱疹。水痘和带状疱疹愈后可获得终身免疫。

37. C【解析】疣是由人乳头瘤病毒感染皮肤黏膜所引起的良性赘生物，临床上常见有寻常疣、扁平疣、跖疣、尖锐湿疣、疣状表皮发育不良等。

38. C【解析】因机体免疫状态不同，带状疱疹临床可表现为不同分型。当三叉神经第一支受累时可发生眼部带状疱疹，表现为结膜炎、角膜炎、虹膜睫状体炎，角膜溃疡可致失明。当病毒侵犯面神经和听神经而累及膝状神经节时，可影响面神经的运动和感觉纤维，引起面瘫、耳痛及外耳道疱疹三联征，称 Ramsey-Hunt 综合征。

39. A【解析】传染性软疣病毒属于 DNA 病毒，其余选项属于 RNA 病毒。

40. B【解析】卡波西（Kaposi）水痘样疹系在原有某种皮肤病（如特应性皮炎）的基础上发生单纯疱疹病毒感染所致的一种皮肤病。临床上以皮损区突然发生脐窝状水疱，并伴有全身症状为特征。

41. C【解析】传染性软疣的典型损害为米粒至绿豆大小半球形丘疹，灰白色、微红或正常肤色，表面有蜡样光泽，中央有脐窝，可从中央挑出白色干酪样物质，即软疣小体。皮疹散在分布，不相融合。

42. A【解析】人乳头瘤病毒属于 DNA 病毒。麻疹病毒、风疹病毒、埃可病毒、柯萨奇病毒均属于 RNA 病毒。

43. B【解析】寻常疣表皮角化过度，角化不全，棘层肥厚及乳头瘤样增生，增生上部可见角化不全，核深染。颗粒层内可见空泡细胞，并见嗜碱性包涵体。电镜下可见病毒颗粒。

44. D【解析】疣状表皮发育不良损害细胞的核内包涵体中有乳头多瘤空泡病毒颗粒。

45. E【解析】HSV 含双链 DNA，由立体对称的核衣壳包裹，其外再包以由类脂质组成的囊膜，形成直径为 120～200mm 的病毒体。依据病毒蛋白抗原性不同，可分为 HSV-1 型和 HSV-2 型，两者基因组同源性为 47%～50%。HSV 可存在于感染者的疱液和口鼻、生殖器分泌物中。HSV 对外界抵抗力不强，56℃加热 30 分钟、紫外线照射 5 分钟或乙醚等脂溶剂均可使之灭活。HSV-1 型初发感染多发生在 5 岁以下幼儿，通过接吻或其他生活密切接触感染，主要引起生殖器以外的皮肤黏膜感染。HSV-2 型初发感染主要发生在成人，通过密切性接触传播，可引起生殖器部位感染。病毒侵入皮肤黏膜后，可先在局部增殖，形成初发感染，然后沿神经末梢上行至支配皮损区域的神经节内长期潜伏，当受到某种诱因（如发热、受凉、曝晒、劳累、机械刺激等）的影响，处于潜伏状态的病毒可被激活并沿神经轴索移行至神经末梢分布的上皮，使疱疹复发。HSV-1 型和 HSV-2 型在感染后可形成部分交叉免疫，但血液中存在的特异性抗体不能阻止复发。

46. A【解析】神经性皮炎的皮肤损害特点为皮肤片状苔藓样变，皮肤变厚，皮沟深，皮丘隆起，其他均不是神经性皮炎的特征。

47. E【解析】脂溢性角化病又称老年疣或基底细胞乳头瘤，为老年人最常见的良性表皮增生性肿瘤，可能与日晒、慢性炎症刺激等有关。

48. D【解析】及早合理应用糖皮质激素能够抑制炎症过程，缩短急性期疱疹相关性疼痛的病程，但对于带状疱疹患者无肯定的预防作用。主要应用于病程 7 天以内、无禁忌证的老年患者，可以口服泼尼松 30～40mg/d，疗程 7～10 天。

49. B【解析】手足口病是由柯萨奇病毒感染引起的。麻疹是由麻疹病毒感染引起的。风疹是由风疹病毒感染引起的。猩红热是由 A 组乙型溶血性链球菌感染引起的。单纯疱疹是由人类单纯疱疹病毒感染引起的。

50. A【解析】花斑癣是由马拉色菌所致的皮肤浅表角质层的慢性感染。传染性软疣由痘病毒属的传染性软疣病毒感染所致。手足口病由柯萨奇病毒感染引起。水痘和带状疱疹由水痘-带状疱疹病毒感染引起。

51. D【解析】1% 酚有止痒作用，纯酚有腐蚀作用。

52. C【解析】扁平疣经过搔抓后，皮损可沿抓痕分布呈条状或串珠状排列，称为同形反应。

53. C【解析】带状疱疹病损累及膝状神经节可影响运动及感觉神经纤维，引起面瘫、耳痛及外耳道疱疹三联征。

54. B【解析】传染性软疣皮损的分布主要受到感染途径影响，儿童皮损好发于面部、躯干和四肢，成人皮损好发于下腹部、耻骨部、外生殖器及股内侧，但皮损可见于身体任何部位，有时可发生于头皮、唇、舌及颊黏膜，男性同性恋者皮损可见于肛周。

55. A【解析】传染性软疣主要通过直接接触而传染，可自体接种。

56. E【解析】参见 A1 型题第 41 题解析。

57. A【解析】对少数散在的疣体可予以刮除，较大的疣体可以做液氮冷冻治疗。可以外用腐蚀性化学药物治疗比较顽固的寻常疣，如复方柳酸火棉胶或鸦胆子外用。

58. A【解析】复发型单纯疱疹发作早期局部常自觉灼热，然后出现红斑、簇集状小丘疹和水疱，可相互融合，数天后水疱破溃形成糜烂、结痂，最后愈合。

59. B【解析】HPV 是一种非常小的双链 DNA 病毒。扁平疣多由 HPV-3、HPV-5、HPV-8、HPV-9、HPV-10 和 HPV-11 型引起。

60. C【解析】麻疹的病原体为麻疹病毒，为副黏病毒其中一种，属 RNA 病毒。

61. A【解析】带状疱疹患者先感局部皮肤灼热、感觉过敏或神经痛，继而出现红斑，在红斑基础上出现簇集性粟粒大小丘疹，迅速变为水疱，水疱疱壁紧张发亮，各群皮疹之间皮肤正常，数日后水疱干燥结痂，愈后有暂时性色素沉着。皮疹偶为丘疹、大疱、血疱或坏疽。神经痛为本病特征之一，可在发疹前或伴随皮疹出现。年轻人疼痛轻，年老者重。当皮损完全消退后，可遗留神经痛，持续数月或更久。

62. D【解析】扁平湿疣是二期梅毒的一种表现，好发于外阴、肛周、乳房下等易摩擦浸渍部位。湿性丘疹形如扁豆，表面湿烂，有少量渗液，含大量梅毒螺旋体，传染性强。可融合成斑块，有时呈疣状或乳头瘤状，分泌物有臭味。

63. B【解析】早期、足量抗病毒治疗，有利于减轻神经痛，缩短病程。一般在发疹后 48~72 小时开始抗病毒治疗。治疗药物如阿昔洛韦、伐昔洛韦、泛昔洛韦等。

64. E【解析】跖疣是发生于足底部的寻常疣，外伤和摩擦可为其发病的诱因。

65. E【解析】参见 A1 型题第 45 题解析。

二、A2 型题

1. A【解析】幼儿急疹临床表现为突发高热，持续 3~5 天，热退疹出。

2. D【解析】扁平疣皮疹为米粒到绿豆或稍大的扁平疣状丘疹，呈圆形、椭圆形或多角形，质硬，正常皮色或淡褐色。通常无自觉症状，偶有微痒，常由搔抓而自体接种，沿抓痕呈现串珠状排列。

3. E【解析】风疹患儿 2 天前有轻微头痛、倦怠、咽痛伴低热。皮疹先由面部逐渐发展至躯体及四肢。枕后淋巴结大。经治疗后 2~3 天皮疹即可消退。

4. B【解析】丝状疣：好发于颈部、眼睑或颏部等处，为单个细软的丝状突起，呈正常肤色或棕灰色。

三、A3/A4 型题

1. C【解析】根据该患者皮损特点，诊断应首先考虑鲍恩样丘疹病。晚期梅毒皮损表现为结节性梅毒疹和梅毒树胶肿，损害的发病部位和特征均与之不符。尖锐湿疣损害表面粗糙隆起。阴茎珍珠状丘疹发生于龟头边缘，呈环形排列的淡红色或灰白色光滑小丘疹。皮脂腺异位症损害好发于包皮内板，为多发性针头大小淡黄色小丘疹，群集成片。

2. D【解析】鲍恩样丘疹病治疗上可以采用冷冻、激光等方法。

3. B【解析】鲍恩样丘疹病典型损害是多发的扁平丘疹，2~3mm，褐色或黑色，境界清楚，表面光亮或呈绒状。辅助检查呈原位癌样表现。表皮不同程度的不典型增生，细胞结构紊乱、核大深染和个别角化不良细胞，可发现异常核丝分裂象、凹空细胞和多核瘤巨细胞。

4. E【解析】鲍恩样丘疹病发病和 HPV-5、HPV-10、HPV-16、HPV-18、HPV-31 等感染有关，其中以 HPV-16 及 HPV-18 为主。二者为高危型乳头瘤病毒，与鳞状细胞癌、鲍恩病及鲍恩样丘疹病等的发病密切相关。

5. C【解析】少数患者可自行消退。较小的损害可予电灼、冷冻、二氧化碳激光、腐蚀剂或局部手术切除治疗。外用免疫调节剂如咪喹莫特和氨基酮戊酸（ALA）光动力疗法均有一定的疗效。

四、B 型题

1. A【解析】参见 A1 型题第 61 题解析。

2. B【解析】单纯疱疹由单纯疱疹病毒引起，临床最常见的为复发性单纯疱疹，为 HSV-1 感染。常有诱因，如发热、劳累等，在抵抗力低下时发生，主要发生于口角、口缘、鼻孔等皮肤黏膜交界处，开始有灼痒感，以后出现红斑、小丘疹、水疱、结痂，群集分布，一般 1~2 周自愈，易在原位复发。

3. C【解析】跖疣好发于足跟、跖前部等受压处。初为细小发亮丘疹，逐渐增大至绿豆大小，表面角化粗糙，呈灰黄或污灰色，周围境界清楚，绕以增厚的角质环，如用小刀将表面角质刮去，可见出血点。有时疣表面有微量血液外渗，凝固后呈小黑点，为其特征。有时损害可互相融合为一角质片块，又称镶嵌疣。

4. D【解析】参见 A1 型题第 23 题解析。

5. E【解析】手足口病的典型皮损是在手、足、指（趾）背或侧缘，尤其是指（趾）甲的周围及足跟的侧缘发生米粒至豌豆大小水疱，呈圆形或椭圆形，疱壁薄，内容物澄清，呈乳白色。水疱偶发于掌跖及指的掌侧，其长轴和皮纹的走向一致。

6. D【解析】单纯疱疹好发于口周、鼻周、外阴，也可见于口腔黏膜等部位。

7. C【解析】结节性红斑好发于小腿伸侧，其他部位如大腿、前臂、手足背面、乳房和阴茎部都可发生，但较少见。

8. B【解析】股癣多见于腹股沟，单侧或双侧，可延及会阴、肛周及臀部，并可累及阴囊、阴阜和耻骨上部甚至腹部。

9. E【解析】寻常疣大多由 HPV-1、HPV-2、HPV-4、HPV-7 型引起。

10. A【解析】疱疹性龈口炎比较常见，绝大多数由 HSV-1 引起，多见于 1~5 岁儿童，多发生在口腔、牙龈、舌、硬腭、咽等部位。

11. E【解析】尖锐湿疣的病原体为 HPV，HPV 具有高度的宿主与组织特异性，能引起人体皮肤与黏膜的鳞状上皮增殖。

12. E【解析】初发型单纯疱疹治疗方案：阿昔洛韦每次 200mg，每日 5 次，或每次 400mg，每日 3 次口服，或盐酸伐昔洛韦 500mg，每日 2 次口服，或泛昔洛韦每次 250mg，每日 3 次口服。疗程均为 7~10 天。

13. A【解析】复发型单纯疱疹采用间歇疗法，应于出现前驱症状或皮损出现 24 小时内开始治疗。阿昔洛韦每次 200mg，每日 5 次，或每次 400mg，每日 3 次口服，或伐昔洛韦每次 500mg，每日 1~2 次口服，或泛昔洛韦每次 125mg，每日 2 次口服。疗程一般为 5 天。

14. B【解析】频繁复发型（1 年复发 6 次以上）单纯疱疹治疗：为降低复发次数，可采用持续抑制疗法，即阿昔洛韦每次 400mg，每日 3 次口服，或伐昔洛韦每次 500mg，每日 1 次口服，或泛昔洛韦每次 250mg，每日 2 次口服。一般需连续口服 6~12 个月。

15. C【解析】单纯疱疹原发感染症状严重或皮损泛发者采用阿昔洛韦 5~10mg/kg，每 8 小时静脉注射 1 次，疗程一般为 5~7 天。

16. D【解析】单纯疱疹阿昔洛韦耐药的患者可静脉注射膦甲酸，40mg/kg，每 8~12 小时 1 次，连用 2~3 周或直至皮损治愈。

五、X 型题

1. ABC【解析】带状疱疹系病毒感染所致，可损伤神经，引起疼痛，故应进行抗病毒、镇痛治疗。早期应用糖皮质激素，可抑制炎症过程，缩短急性期疱疹相关性疼痛的病程。一般不伴有细菌感染，无须抗生素治疗。

2. ABC【解析】原发性单纯疱疹包括疱疹性龈口炎、新生儿单纯疱疹、疱疹性湿疹、接种性疱疹、疱疹性角膜结膜炎。

3. ABCDE【解析】带状疱疹从皮损特点上应与单纯疱疹、脓疱疮相鉴别；从疼痛性质上应与肋间神经痛、坐骨神经痛、阑尾炎等相鉴别。

4. BCD【解析】不同类型疣的组织病理学表现有差异，但均具有颗粒层、棘层上部细胞空泡化和电镜下核内病毒颗粒等共同特征，可伴有角化过度、角化不全、棘层肥厚和乳头瘤样增生等。

5. ABCD【解析】由人乳头瘤病毒感染所致的疾病包括寻常疣（包括丝状疣、指状疣、跖疣）、扁平疣等。手足口病是一种由肠道病毒引起的传染病，与 HPV 无关。

6. ABC【解析】根据病毒性皮肤病的不同临床表现特点，可将其分为以下 3 型。①新生物型：多由乳头多瘤空泡病毒引起，少数由痘病毒所致。皮损均呈疣状增生，常见者如各种疣（寻常疣、跖疣、扁平疣、尖锐湿疣）及传染性软疣等。②疱疹型：多由疱疹病毒引起，少数由痘病毒及小 RNA 病毒所致。皮损以疱疹为主，常见者如单纯疱疹、水痘、带状疱疹及手足口病等。③红斑发疹型：多由 RNA 病毒引起。皮损以红斑、斑丘疹为主，如麻疹、风疹等。

7. ABD【解析】参见 A1 型题第 61 题解析。

8. ABC【解析】70% 新生儿单纯疱疹患者由 HSV-2 型所致，多经产道感染。一般出生后 5~7 天发病，表现为皮肤（特别是头皮）、口腔黏膜、结膜出现水疱、糜烂，严重者可出现发热、呼吸困难、黄疸、肝脾大、意识障碍等。可分为皮肤-眼-口腔局限型、中枢神经系统型与播散型，后两型病情危险，病死率高达 15%~50%。

9. AC【解析】疣的传染源为患者和健康带病毒者，主要经直接或间接接触传播。

10. ACDE【解析】参见 A2 型题第 2 题解析。

11. CDE【解析】手足口病是在手掌、足和口腔内发生小水疱为特征的一种病毒性传染病。典型皮损为手、足、口腔黏膜 2～4mm 大小的丘疹、丘疱疹。主要发生于 5 岁以下儿童。

12. ACE【解析】甲周疣通常出现在足趾甲周部位，硬而厚，有时还伴疼痛，A 正确。甲下疣主要指指甲下面的皮肤感染人乳头瘤病毒后导致的赘生物，B 错误。指状疣通常为细长的颜色较深的突起，常见于头皮、趾间等部位，具有顽固性和易复发的特点，C 正确。丝状疣好发生在颈部、眼睑或颏部等处，为单个细软的丝状突起，呈正常肤色或棕灰色，D 错误。传染性软疣是一种常见的良性病变，常发生于手背、四肢、生殖器等部位，通常呈圆形或卵圆形，质地柔软，表面光滑，E 正确。

13. AB【解析】HSV 是一种双链 DNA 病毒，属于人疱疹病毒科 α 亚科，单纯疱疹病毒属，根据抗原性的不同分为 2 个亚型：HSV-1 型与 HSV-2 型，两型 HSV 的基因同源性高达 70%。HSV-1 型主要引起生殖器外皮肤、黏膜（口腔）和器官（脑）的感染，HSV-2 型主要引起生殖器部位皮肤黏膜及新生儿的感染。

六、案例分析题

1. E【解析】带状疱疹好发部位依次为肋间神经、脑神经及腰骶神经支配区域。患处常先出现潮红斑，然后出现粟粒至黄豆大小丘疹，簇状分布而不融合，之后迅速变为水疱，疱壁紧张发亮，疱液澄清，外周绕以红晕，各簇水疱群间皮肤正常。

2. D【解析】带状疱疹是由水痘–带状疱疹病毒引起的复发性感染。

3. B【解析】参见案例分析题第 1 题解析。

4. A【解析】参见 A1 型题第 38 题解析。

5. ABDE【解析】带状疱疹的特殊临床表现如下。①眼带状疱疹：病毒侵犯三叉神经眼支，疼痛剧烈，可累及角膜形成溃疡性角膜炎，多见于老年人。②耳带状疱疹：病毒侵犯面神经及听神经所致，表现为耳道或鼓膜疱疹。膝状神经节受累并侵犯面神经的运动和感觉神经纤维时，可出现面瘫、耳痛及外耳道疱疹三联征。③播散性带状疱疹：指在受累的皮节外出现 20 个以上的皮损，主要出现于机体抵抗力严重低下的患者。④并发于 HIV 感染：HIV 感染者并发带状疱疹的概率是正常人群的 30 倍，病情较重，或表现深脓疱疮样皮损，易引起眼部与神经系统并发症，可复发。

6. ABCDEFG【解析】由于机体免疫状态不同，临床可表现为无疹型、顿挫型（不全型）、大疱型、出血型、坏疽型、播散型。

7. C【解析】疱液没破损可外用炉甘石洗剂、阿昔洛韦乳膏或喷昔洛韦乳膏。疱疹破损后可酌情用 3% 硼酸溶液或 1∶5000 呋喃西林溶液湿敷，或是外用 0.5% 新霉素软膏或 2% 莫匹罗星软膏。

8. ABCDEF【解析】带状疱疹的治疗方式如下。①抗病毒药物：早期、足量抗病毒治疗，有利于减轻神经痛，缩短病程。一般在发疹后48~72小时内开始抗病毒治疗。阿昔洛韦每次800mg，每日5次口服，或伐昔洛韦每次1000mg，每日3次口服，或泛昔洛韦每次500mg，每日3次口服，或溴夫定，每日125mg，每日1次。疗程均为7天。②镇静镇痛：急性期疼痛可以选用三环类抗抑郁药（如阿米替林），开始每晚口服25mg，根据镇痛效果逐渐增加，最高剂量每晚单次口服100mg，60岁以上患者剂量酌减。亚急性或慢性疼痛可以单用加巴喷丁，开始每次100mg，1日3次，可以逐渐增加到每次600~900mg，每日3次，或普瑞巴林，每次75~150mg，每日2次。③糖皮质激素：及早合理应用能够抑制炎症过程，缩短急性期疱疹相关性疼痛的病程，但对于带状疱疹患者无肯定的预防作用。主要应用于病程7天以内、无禁忌证的老年患者，可以口服泼尼松30~40mg/d，疗程7~10天。④外用药物：以干燥、消炎为主。药物应用参见案例分析题第7题解析。⑤眼部处理：若合并眼部损害需请眼科医生协同处理。可外用3%阿昔洛韦眼膏和碘苷滴眼液，局部禁用糖皮质激素外用制剂。

第五章 细菌性皮肤病及衣原体、立克次体和螺旋体感染性皮肤病

一 A1 型题

1. 脓疱疮最主要的致病菌为
   A. 麻风分枝杆菌
   B. 乙型溶血性链球菌
   C. 结核分枝杆菌
   D. 金黄色葡萄球菌
   E. 大肠埃希菌
2. 下列关于腋毛癣的描述，不正确的是
   A. 致病菌为纤细棒状杆菌
   B. 好发于炎热季节
   C. 常伴剧烈瘙痒
   D. 患部皮肤正常
   E. 皮肤常多汗
3. 脓疱疮的主要传播途径为
   A. 呼吸道传播
   B. 飞沫传播
   C. 血液传播
   D. 消化道传播
   E. 直接接触或自体接种传播
4. 异烟肼治疗皮肤结核的用量一般为
   A. 每日 0.45g
   B. 每日 1g
   C. 每日 3g
   D. 每日 0.3g
   E. 每日 1.5g
5. 葡萄球菌性烫伤样皮肤综合征多发于
   A. 16~30 岁
   B. 青少年
   C. 5 岁以内婴幼儿
   D. 老人
   E. 免疫功能低下者
6. 麻风分枝杆菌主要通过（　　）排出体外
   A. 直接传播
   B. 呼吸道
   C. 血液
   D. 性传播
   E. 皮肤和鼻黏膜

7. 大疱性脓疱疮的主要致病菌为

A. 溶血性链球菌
B. 表皮葡萄球菌
C. 铜绿假单胞菌
D. 噬菌体Ⅱ组71型金黄色葡萄球菌
E. 变形杆菌

8. 下列关于慢性游走性红斑的叙述，不正确的是

A. 多数患者系蜱叮咬后，由螺旋体感染而发病
B. 好发于上肢
C. 本病可为莱姆病早期皮肤表现
D. 环形进行性扩张性红斑是本病的特征性皮疹
E. 经数周至数月皮疹可自然消退

9. 毛囊炎、疖和痈的主要致病菌为

A. 溶血性链球菌
B. 凝固酶阳性金黄色葡萄球菌
C. 大肠埃希菌
D. 变形杆菌
E. 表皮葡萄球菌

10. 蜂窝织炎的感染位置是

A. 多个毛囊及其周围组织
B. 皮下疏松结缔组织
C. 皮下组织内淋巴管及其周围组织
D. 毛囊深部及其周围组织
E. 以上都不是

11. 下列关于新生儿脓疱疮的描述，不正确的是

A. 尼氏征阴性
B. 起病急，传染性强
C. 是发生于新生儿的大疱性脓疱疮
D. 可伴有全身中毒症状
E. 易并发败血症、肺炎、脑膜炎而危及生命

12. 麻风患者黏膜取材部位是

A. 鼻黏膜
B. 口腔黏膜
C. 眼结合膜
D. 咽部
E. 阴道

13. 下列关于痈的描述，不正确的是

A. 是皮肤深部感染
B. 好发于颈背臀和大腿等处
C. 可见深在性溃疡，外观如蜂窝状
D. 可并发败血症
E. 可形成象皮肿

14. 寻常型脓疱疮好发于

A. 儿童
B. 老年人
C. 青壮年
D. 女性

E. 少年

15. 下列不属于丹毒典型皮损的是

A. 水肿性红斑　　B. 界限清楚

C. 界限不清　　D. 表面紧张发亮

E. 迅速向四周扩大

16. 下列对衣原体的描述，不正确的是

A. 衣原体直径 0.2~0.5μm，球形，无细胞壁，有 3 种不同的颗粒结构

B. 衣原体在细胞内生长繁殖，有特殊的发育周期

C. 对热敏感，50~60℃仅能存活 5~10 分钟

D. 一般消毒剂可将其杀死

E. 革兰阴性病原体

17. 不需要与丹毒相鉴别的是

A. 银屑病　　B. 类丹毒

C. 癣菌疹　　D. 接触性皮炎

E. 蜂窝织炎

18. 下列化脓性感染不需要切开引流的是

A. 疖　　B. 痈

C. 脓肿　　D. 丹毒

E. 蜂窝织炎

19. 丹毒治疗的首选抗生素为

A. 红霉素　　B. 庆大霉素

C. 磺胺类　　D. 青霉素

E. 氧氟沙星

20. 疖和痈的治疗方法中不正确的是

A. 局部热敷　　B. 早期切开

C. 必要时内用抗生素　　D. 外用药物

E. 局部脓肿形成可切开引流

21. 探针贯通现象可见于

A. 寻常狼疮　　B. 疣状皮肤结核

C. 麻风病　　D. 蜂窝织炎

E. 痈

22. 腋毛癣与（　　）感染有关

A. 花斑癣菌　　B. 纤细棒状杆菌

C. 红色毛癣菌　　D. 毛囊虫

E. 糠秕孢子菌

23. 苹果酱现象可见于

A. 疣状皮肤结核　　B. 麻风病

C. 寻常狼疮　　D. 蜂窝织炎

E. 痈

24. 关于 Reiter 综合征，不正确的是

A. 是男性非淋菌性尿道炎的一种常见的并发症

B. 除非淋菌性尿道炎外，还有关节炎和结膜炎

C. 患者关节液中可分离到衣原体

D. 通常发生在尿道炎后 1 周左右

E. 患者关节液中分离到支原体

25. 寻常狼疮好发于

A. 四肢　　B. 颈部

C. 臀部　　D. 面部

E. 躯干

26. 皮肤结核病的治疗原则为

A. 早期、足量应用抗结核药物

B. 内用抗结核药物和外用抗炎药物结合

C. 早期、足量、规则、联合及全程应用抗结核药物

D. 联合、全程应用抗结核药物

E. 早期、足量应用抗结核药物和抗炎药物

27. 麻风的致病菌为

A. 金黄色葡萄球菌　　B. 麻风分枝杆菌

C. 结核分枝杆菌　　D. 乙型溶血性链球菌

E. 大肠埃希菌

28. 下列属于皮肤结核的是

A. 结节性红斑　　B. 硬红斑

C. 变应性皮肤血管炎　　D. 水肿性红斑

E. 环形红斑

29. 麻风的主要传播途径为

A. 直接接触或自体接种传播　　B. 呼吸道传播

C. 血液传播　　D. 消化道传播

E. 飞沫传播

30. 下列关于皮肤结核治疗的叙述，不正确的是

A. 疗程至少在 3 个月以上
B. 早期、足量
C. 注意休息，加强营养
D. 常用药为异烟肼、链霉素等
E. 规范、联合用药

31. 麻风患者皮肤感觉障碍，最开始表现是

A. 先失温觉（冷热觉）
B. 节段性痛觉丧失
C. 先失触觉
D. 先失痛觉
E. 同时丧失

32. 寻常型脓疱疮的脓疱位于

A. 角质层下
B. 颗粒层下
C. 棘层
D. 真皮层
E. 基底层

33. 各型麻风患者中，麻风分枝杆菌数量排列顺序为

A. TT > BT > BB > BL > LL
B. LL > BB > TT > BL > BT
C. LL > BL > BB > BT > TT
D. BB > BL > LL > BT > TT
E. BB > BT > BL > TT > LL

34. 皮肤结核的组织病理学特点不包括

A. 肉芽肿性结节
B. 淋巴细胞浸润
C. 基底细胞液化变性
D. 中心可有干酪样坏死
E. 结核结节

35. 各型麻风患者中，细胞免疫反应强度依次排列为

A. LL > BL > BB > BT > TT
B. LL > BB > TT > BL > BT
C. BB > BL > LL > BT > TT
D. BB > BT > BL > TT > LL
E. TT > BT > BB > BL > LL

36. 下列不是结核样型麻风的表现的是

A. 典型皮损为大的红色斑块
B. 麻风菌素试验强阳性
C. 周围神经损害
D. 皮损好发于易受摩擦部位，皮损大于 3 块
E. 皮损边缘清楚

37. 麻风反应治疗的首选药物是

A. 糖皮质激素
B. 羟氯喹
C. 氨苯砜
D. 沙利度胺
E. 利福平

38. 疣状皮肤结核的感染途径是
A. 血行播散
B. 皮损处直接侵入
C. 性接触传播
D. 淋巴管传播
E. 呼吸道传播
39. 狮面可见于
A. 结核样型麻风
B. 瘤型麻风晚期
C. 瘤型麻风中期
D. 瘤型麻风早期
E. 麻风反应
40. 诊断结核型麻风最有价值的依据为
A. 有接触史
B. 皮肤感觉丧失和尺神经肿大
C. 好发部位
D. 红色斑块
E. 表皮萎缩
41. 脓疱疮最常见的病原菌为
A. 痤疮棒状杆菌
B. 大肠埃希菌
C. 表皮葡萄球菌
D. 奈瑟淋球菌
E. 金黄色葡萄球菌和乙型溶血性链球菌
42. 正常情况下皮肤表面细菌寄生部位不包括
A. 外耳道
B. 口腔
C. 毛囊
D. 甲床
E. 鼻腔
43. 不属于疖的好发因素的是
A. 糖尿病
B. 肾病
C. 年龄增长
D. 皮肤不洁
E. 贫血
44. 皮肤结核的特点不包括
A. 狼疮结节
B. 溃疡
C. 脓疱、丘疹
D. 瘢痕
E. 瘙痒
45. 引起葡萄球菌性烫伤样皮肤综合征的病原菌是
A. 表皮葡萄球菌
B. 痤疮棒状杆菌
C. 溶血性链球菌
D. 金黄色葡萄球菌
E. 白念珠菌
46. 下列不属于麻风的治疗原则的是
A. 早期
B. 及时

C. 适量　　D. 足量
E. 规则治疗

47. 葡萄球菌性烫伤样皮肤综合征的典型损害不包括
A. 大疱　　B. 红斑
C. 糜烂　　D. 鳞屑
E. 结痂

48. 脓疱疮的典型皮损不包括
A. 脓疱　　B. 糜烂
C. 蜜黄色结痂　　D. 水疱
E. 风团

49. 丹毒抗感染的疗程通常为
A. 3~5 天　　B. 10~14 天
C. 1 个月左右　　D. 2 个月左右
E. 3 个月左右

50. 不会出现渐进性坏死的是
A. 环状肉芽肿　　B. 皮肤结核
C. 类风湿结节　　D. 类脂质渐进性坏死
E. 肉芽肿

51. 下列不属于脓皮病的是
A. 脓癣　　B. 丹毒
C. 蜂窝织炎　　D. 毛囊炎
E. 臁疮

52. 皮肤结核的致病菌通常为
A. 牛型结核分枝杆菌　　B. 人型结核分枝杆菌
C. 混合型结核分枝杆菌　　D. 猴型结核分枝杆菌
E. 狗型结核分枝杆菌

53. 莱特尔综合征的临床特征的描述，不正确的是
A. 泌尿系统症状以尿道炎为主
B. 皮肤黏膜以蛎壳样银屑病和皮肤角化病为主要表现
C. 多见于女性
D. 半数患者发生结膜炎
E. 可伴有不同程度的全身症状

54. 下列属于治疗皮肤结核三联疗法用药的是
A. 异烟肼，利福平，链霉素　　B. 异烟肼，利福平，对氨基水杨酸

C. 异烟肼，乙胺丁醇，链霉素　　D. 异烟肼，对氨基水杨酸，链霉素
E. 异烟肼，利福平，乙胺丁醇

55. 下列不属于葡萄球菌性烫伤样皮肤综合征的特点的是
A. 由金黄色葡萄球菌引起　　B. 皮损呈现表皮松解
C. 表皮下水疱　　D. 可出现表皮浅层坏死
E. 伴有严重的全身症状

56. 下列关于皮肤结核的治疗，不正确的是
A. 疗程至少在 3 个月以上　　B. 早期、足量
C. 注意休息，加强营养　　D. 常用药为异烟肼、链霉素等
E. 规范、联合用药

57. 下列描述正确的是
A. 麻风是由麻风球菌引起的一种慢性传染病
B. 麻风主要分布于欧洲
C. 麻风分枝杆菌排出体外的主要途径是消化道
D. 破损的皮疹和鼻黏膜可向外排出大量的麻风分枝杆菌
E. 麻风患者是麻风唯一传染源

二 A2 型题

1. 患者，男性，64 岁。主因右小腿红肿伴发热 2 天就诊。患者有足癣、糖尿病史。查体：右小腿胫前可见大片鲜红色水肿性浸润性斑块，表面见凹陷性水肿及血疱，右腹股沟淋巴结肿大，压痛(+)。最可能的诊断是
A. 丹毒　　B. 足癣继发感染
C. 接触性皮炎　　D. 急性蜂窝织炎
E. 湿疹

2. 患者，男性，58 岁。因左面部红肿伴发热 2 天就诊。查体：右面部可见局限性约 10cm 直径大小的水肿性红斑，局部皮温高，有压痛，表面可见水疱，颈部及耳前淋巴结肿大。最可能的诊断是
A. 蜂窝织炎　　B. 接触性皮炎
C. 带状疱疹　　D. SLE
E. 丹毒

三 A3/A4 型题

(1~3 题共用题干)

患儿，女，3 个月。因“躯干出现散在小水疱渐增大并转为脓疱 2 天”来诊。由小水疱

变为粟粒、豌豆或更大的水疱，疱液初起黄色澄清，后逐渐变浑浊，抓破后暴露红色、潮湿基底，有黄色渗液，干燥后结黄痂。患儿一般情况好，无发热，心、肺、腹无明显异常。皮肤科查体：躯干、四肢散在大小不等的脓疱，疱液黄色、浑浊，沉积于疱底部，呈半月形积脓现象。

1. 最可能的诊断为
   A. 手足口病　　B. 脓疱疮
   C. 水痘　　D. 丘疹性荨麻疹
   E. 药疹
2. 为明确诊断，最重要的检查是
   A. 皮损部位细菌培养　　B. 红细胞沉降率
   C. 血液培养　　D. 咽拭子细菌培养
   E. 抗链球菌溶血素 O 试验（ASO 试验）
3. 首选治疗措施为
   A. 口服抗生素　　B. 创面湿敷
   C. 外用莫匹罗星　　D. 静脉滴注抗生素
   E. 口服泼尼松

（4~6 题共用题干）

患者，男性，23 岁。因“发热、头痛 6 天，皮疹 3 天”入院。查体：T 39.5℃；意识清晰；面部及双眼结膜充血；皮疹主要分布于躯干部，掌跖、面部无皮疹，为鲜红色充血性斑丘疹；脾肋下 2cm，质软。实验室检查：PLT 80×10^9/L；脑脊液中白细胞及蛋白稍高；外斐反应 OX_{19}效价 1∶240。

4. 本病最可能的诊断为
   A. 流行性出血热　　B. 地方性斑疹伤寒
   C. Q 热　　D. 流行性斑疹伤寒
   E. 疟疾
5. 普氏立克次体与莫氏立克次体的鉴别方法不包括
   A. 血培养　　B. 乳胶凝集试验
   C. 豚鼠阴囊反应　　D. 大白鼠接种反应
   E. 补体结合试验
6. 本病最常见的并发症是
   A. 脑炎　　B. 中毒性心肌炎
   C. 支气管肺炎　　D. 消化道出血
   E. 闭塞性脉管炎

（7~11 题共用题干）

患者，女性，45 岁。因“左侧臀部暗红色斑块 15 年”来诊。斑块逐渐呈疣状增生，且向周围扩展，以后中心部分的疣状增生逐渐变平，结痂脱落后留有萎缩性网状瘢痕。患者一般情况好，无全身症状，心、肺、腹无明显异常。皮肤科查体：左侧臀部可见 5cm × 8cm 暗红色呈疣状增生的斑块，四周由结痂成鳞屑覆盖的结节向外扩展成环状或弧形，境界明显，结节的外围呈暗红色晕，形成中央网状瘢痕、边缘疣状改变和四周暗红色晕。

7. 本病最可能的诊断是

A. 寻常狼疮
B. 疣状皮肤结核
C. 瘰疬性皮肤结核
D. 溃疡性皮肤结核
E. 非典型结核分枝杆菌感染

8. 确诊本病最直接的依据是

A. PCR：结核分枝杆菌 DNA（+）
B. 胸部 X 线片：开放性肺结核
C. 组织病理学：干酪样坏死
D. 诊断性抗结核治疗有效
E. PPD 检查强阳性

9. 右前臂 PPD：形成直径 16mm 的硬结，伴坏死。则该 PPD 结果应该判断为

A. 阴性(−)
B. 强阳性(+++)
C. 轻度阳性(+)
D. 中度阳性(++)
E. 可疑阳性（±）

10. 本病例感染来源可能性最大的是

A. 肠道结核直接扩散
B. 局部淋巴结核扩散
C. 局部骨结核扩散
D. 外伤接种
E. 血行播散

11. 本病首选的抗结核治疗方案为

A. 异烟肼 + 链霉素 + 对氨基水杨酸
B. 异烟肼 + 利福平 + 乙胺丁醇
C. 异烟肼 + 氧氟沙星 + 利福平
D. 异烟肼 + 吡嗪酰胺 + 对氨基水杨酸
E. 异烟肼 + 利福平 + 链霉素

（12~13 题共用题干）

患者，女性，20 岁。因“畏寒、发热、全身酸痛伴双小腿多发丘疹 2 个月”来诊。当地医院诊断：二期雅司病。查体：双小腿皮肤有多发黄豆大小丘疹，表面有黄褐色痂皮，除去痂皮露出红色杨梅状湿润面。皮损渗液暗视野显微镜下可查到纤细密螺旋体。胫腓骨 X 线片：胫骨局限性不规则状骨膜反应，骨小梁稀疏。

12. 关于雅司病，下列叙述错误的是

A. 由苍白密螺旋体极细亚种引起

B. 多见于儿童及青少年

C. 可致骨骼破坏，引起毁容性损害

D. 减毒型雅司病多见于流行率较高的地区

E. 多数患者病期终止于二期

13. 雅司病的皮肤损害特征不包括

A. 一期雅司病皮损处含有大量的细弱密螺旋体

B. 皮肤病理切片中螺旋体几乎都位于真皮

C. 早期雅司病表现为炎症性肉芽肿

D. 银染法可显示皮肤组织中的螺旋体

E. 二期雅司病可呈扁平湿疣样损害

（14~16 题共用题干）

患儿，男性，6 岁。口周在红斑基础上出现薄壁水疱，迅速转变为脓疱，周围红晕，结黄痂。

14. 最可能的诊断为

A. 湿疹感染　　B. 水痘

C. 卡波西（Kaposi）水痘样疹　　D. 寻常型脓疱疮

E. 毛囊炎

15. 本病最常合并的系统疾病是

A. 肾炎　　B. 肺炎

C. 脑炎　　D. 肝炎

E. 尿路感染

16. 最常见的病原体是

A. 铜绿假单胞菌　　B. 水痘-带状疱疹病毒

C. 白色葡萄球菌　　D. 柯萨奇病毒

E. 溶血性链球菌

（17~18 题共用题干）

患者，男性，55 岁。因面部、躯干、四肢伸侧皮损 2 年来就诊。查体：面部、躯干、四肢伸侧散在分布淡红色浸润性斑块，边界不清。眉毛外 1/3 稀疏。无周围神经干粗大，浅感觉减退，未见皮肤溃疡。

17. 最有助于诊断的实验性检查是

A. 血常规　　B. RPR

C. 立毛肌功能试验　　D. 毛果芸香碱试验

E. 组织病理学检查加抗酸染色

18. 最可能的诊断是

A. 结节红斑
B. 结核样型麻风
C. 瘤型麻风
D. 梅毒
E. 血管炎

四 B 型题

（1~5 题共用备选答案）

A. 凝固酶阳性金黄色葡萄球菌
B. 麻风分枝杆菌
C. 结核分枝杆菌
D. 金黄色葡萄球菌
E. 溶血性链球菌

1. 脓疱疮的主要致病菌是
2. 毛囊炎、疖和痈的主要致病菌是
3. 丹毒和蜂窝织炎的常见致病菌是
4. 皮肤结核的常见致病菌是
5. 麻风的致病菌是

（6~8 题共用备选答案）

A. 肉芽肿
B. 干酪样坏死
C. 淀粉样变性
D. 渐进性坏死
E. 纤维素样坏死

6. 皮肤结核组织病理学特点为
7. SLE 组织病理学特点为
8. 类风湿结节组织病理学特点为

（9~13 题共用备选答案）

A. 10% 炉甘石洗剂
B. 头孢类抗生素
C. 糖皮质激素
D. 莫匹罗星软膏
E. 青霉素

9. 葡萄球菌性烫伤样皮肤综合征首选药物为
10. 丹毒首选药物为
11. Ⅰ型麻风反应首选药物为
12. 早期疖未化脓者，外用药物可选
13. 脓疱疮未破者，外用药物可选

五 X 型题

1. 渐进性坏死可见于
   A. 疥疮结节
   B. 环状肉芽肿
   C. 类脂质渐进性坏死
   D. 类风湿结节
   E. 皮肤结核
2. 下列疾病中容易诱发丹毒的是
   A. 足癣
   B. 鼻炎
   C. 慢性湿疹
   D. 趾甲癣
   E. 出汗减少
3. 葡萄球菌性烫伤样皮肤综合征的特征性临床表现是
   A. 大片红斑基础上出现松弛性水疱，尼氏征阳性
   B. 口腔黏膜损害
   C. 皮肤剥脱后留有潮红糜烂面
   D. 皱褶部位明显
   E. 以上都正确
4. 蜂窝织炎的病原微生物可为
   A. 金黄色葡萄球菌
   B. 流感嗜血杆菌
   C. 大肠埃希菌
   D. 溶血性链球菌
   E. 小螺菌
5. 下列关于结痂性疥疮的描述，正确的是
   A. 由挪威疥螨引起
   B. 可发生于 HIV 感染者
   C. 传染性比较弱
   D. 临床表现为大量结痂、脱屑
   E. 以上都正确
6. 下列有关葡萄球菌性烫伤样皮肤综合征治疗的叙述，正确的是
   A. 外用药以杀菌、消炎、干燥为原则
   B. 加强眼、口腔、外阴的护理
   C. 选用金黄色葡萄球菌敏感的头孢类抗生素
   D. 注意水电解质平衡，必要时可输注血浆或人血丙种球蛋白
   E. 给予足量的抗生素
7. 丹毒的临床类型包括
   A. 水疱性丹毒
   B. 脓疱性丹毒
   C. 弥漫性丹毒
   D. 复发性丹毒
   E. 类丹毒

8. 下列属于结核分枝杆菌外源性接种的是

A. 原发性皮肤结核综合征

B. 瘰疬性皮肤结核

C. 急性粟粒性皮肤结核

D. 疣状皮肤结核

E. 寻常狼疮

9. 下列疾病中脓疱为尼氏征阳性的有

A. 寻常型脓疱疮

B. 深脓疱疮

C. 新生儿脓疱疮

D. 葡萄球菌性烫伤样皮肤综合征

E. 大疱性脓疱疮

10. 下列关于毛囊炎、疖和痈的描述，正确的是

A. 毛囊炎是局限于毛囊口的化脓性炎症

B. 疖系毛囊深部及周围组织的化脓性炎症

C. 痈系多个相邻毛囊及毛囊周围炎症相互融合而形成的皮肤深部感染

D. 痈可并发局部淋巴结肿大和全身中毒症状

E. 毛囊炎是局限于周围组织的化脓性炎症

11. 下列属于皮肤特异性感染的有

A. 麻风

B. 脓疱疮

C. 皮肤结核

D. 毛囊炎

E. 风疹

12. 可用于诊断皮肤结核病的检查方法包括

A. 组织病理学检查

B. 结核菌素纯蛋白衍生物试验

C. 胸部X线检查

D. 细菌学检查

E. 皮肤斑贴试验

13. 丹毒的诱因包括

A. 足癣、甲癣

B. 小腿溃疡、湿疹

C. 鼻炎

D. 高温

E. 药物

14. 下列关于未定类麻风临床表现的描述，正确的是

A. 为麻风的早期表现，常被忽视

B. 典型皮损为单个或数个淡红色斑

C. 局部尚未出现感觉障碍

D. 多数患者查菌阳性

E. 麻风菌素试验晚期反应可呈阳性或阴性

15. 对葡萄球菌性烫伤样皮肤综合征治疗要点的叙述，正确的是

A. 结合细菌培养和药物敏感试验，系统使用抗生素

B. 加强眼、口腔和外阴的护理，维持创面干燥
C. 注意维持电解质平衡
D. 必要时可使用血浆、全血或丙种球蛋白
E. 室温保持在20℃

16. 结核样型麻风的神经功能障碍表现为
A. 感觉障碍
B. 出汗障碍
C. 肌萎缩
D. 运动障碍
E. 畸形

17. 皮肤结核抗结核药的应用原则包括
A. 早期
B. 足量
C. 规则
D. 联合及全程
E. 适量

18. 下列关于疣状皮肤结核临床表现的描述，正确的是
A. 多累及成年女性
B. 皮损呈对称性分布
C. 典型表现为“三廓征”
D. 病程可达数年至数十年
E. 多累及成年男性的手背和指背

19. 下列关于麻风的流行病学描述，正确的是
A. 麻风患者是麻风的唯一传染源
B. 麻风最重要的传播方式是密切生活接触
C. 儿童对麻风的抵抗力较成人强
D. 麻风主要分布于亚洲、非洲和拉丁美洲
E. 以上都正确

20. 下列关于深脓疱疮的描述，正确的是
A. 主要由凝固酶阳性的金黄色葡萄球菌感染引起
B. 好发于营养不良的儿童或老人
C. 脓痂去除后形成碟状溃疡
D. 自觉无明显疼痛
E. 好发于面部、躯干及四肢

21. 引起条件致病真菌感染增多的原因包括
A. 广谱抗生素的使用
B. 器官移植
C. 各种导管技术的开展
D. 艾滋病感染者增多
E. 皮肤移植

22. 下列关于蜂窝织炎临床表现的描述，正确的是
A. 好发于四肢、面部、外阴和肛周等部位

B. 局部皮温升高
C. 可形成深部化脓和组织坏死
D. 慢性期呈皮肤硬化萎缩
E. 好发于躯干

23. 粉刺可发展为
A. 炎性丘疹　　B. 脓疱
C. 结节　　D. 囊肿
E. 蜂窝织炎

24. 下列关于寻常狼疮的临床表现，描述正确的有
A. 是系统性红斑狼疮的临床类型之一
B. 有探针贯通现象
C. 典型皮损为苹果酱结节
D. 病程呈急性过程
E. 结节将增大增多

25. 影响皮肤结核病临床表现的因素有
A. 细菌毒力　　B. 感染量
C. 机体抵抗力　　D. 感染部位
E. 温度

26. 脓疱疮的易感因素有
A. 高温　　B. 出汗减少
C. 瘙痒性皮肤病　　D. 免疫力低下
E. 潮湿

六 案例分析题

（1~8 题共用题干）

患者，女性，37 岁。面部反复发生结节、瘢痕 1 年。查体：左颊散在暗红色黄豆大结节和少量瘢痕，皮损部分融合成片，玻片按压呈暗黄色。结节用探针易刺破。境界清楚，下可触及蚕豆大小的结节。红斑节结消退处遗留萎缩斑。

1. 该患者最可能的诊断是
A. 寻常狼疮　　B. 盘状红斑狼疮
C. 结核样型麻风　　D. 疣状皮肤结核
E. 孢子丝菌病　　F. 硬红斑

2. 为明确诊断可进行的检查有
A. 皮肤组织病理学检查　　B. 自身抗体检查

C. 细菌学检查　　D. 血尿常规检查
E. PPD

3. 下列关于皮肤结核病理改变的叙述，正确的是
A. 聚集成群的上皮样细胞　　B. 抗酸染色可见抗酸杆菌
C. 基底细胞液化　　D. 外围密集淋巴细胞浸润
E. 中心干酪样坏死　　F. 多少不等的多核巨细胞

4. 最常见的皮肤结核类型为
A. 丘疹坏死性结核疹　　B. 瘰疬性皮肤结核
C. Bazin 硬红斑　　D. 疣状皮肤结核
E. 寻常狼疮

5. 寻常狼疮好发于
A. 面部、外阴、臀部、胸背部　　B. 面部、双手背、双足底和臀部
C. 面部、四肢、臀部及颈部　　D. 四肢、腘窝、肘窝、面部
E. 面部、指掌关节、颈部和背部

6. 本病治疗原则为
A. 联合　　B. 规则
C. 早期　　D. 全程
E. 足量

7. 治疗皮肤结核常用药有
A. 乙胺丁醇　　B. 异烟腙
C. 利福平　　D. 链霉素
E. 异烟肼

8. 治疗皮肤结核疗程通常不少于
A. 1 个月　　B. 3 个月
C. 6 个月　　D. 1 年
E. 2 年

（9~11 题共用题干）

患者，女性，60 岁。额顶部红斑 6 个月，无不适主诉，无明显外伤史，曾在当地医院以皮炎治疗，无效。查体：左侧额顶部 5cm×5cm 大小的扁平隆起性红斑，边界清楚，表面少许鳞屑，感觉迟钝。

9. 该患者可能的诊断是
A. 面部体癣　　B. 麻风
C. 扁平苔藓　　D. 脂溢性皮炎

E. 盘状狼疮　　F. 皮肤结核

10. 如要确诊，需进行的辅助检查有

A. 胸部X线摄片　　B. 组织病理学检查

C. 抗酸染色　　D. 真菌直检

E. 免疫病理检查　　F. RPR

11. 最有可能的诊断是

A. 面部体癣　　B. 脂溢性皮炎

C. 皮肤结核　　D. 麻风

E. 盘状狼疮　　F. 梅毒

（12~18题共用题干）

患者，女性，34岁。3年前无明显诱因于四肢出现散在红斑，无自觉症状，一直未引起患者重视。1年前，皮疹突然增多，很快累及躯干、面部，伴发结节、疼痛及压痛，并出现畏寒、发热（38.0~39.7℃）、乏力，双小腿轻度麻木。查体：体温37.1℃，轻度库欣面容，心、肺、肝、肾无异常。皮肤科查体：面部、四肢散在暗红斑、结节，界限清，压痛明显。左侧尺神经轻度肿大，双小腿触觉稍迟钝。头发稀疏，眉毛分布正常。实验室检查：血红蛋白129g/L，白细胞计数13.6×10^9/L，中性粒细胞0.80，淋巴细胞0.20。

12. 如需确诊，应进行的检查是

A. 抗核抗体检查　　B. 组织病理学检查

C. 激素诊断性治疗　　D. 结核菌素试验

E. 组织液涂片查菌　　F. 真菌培养

13. 下肢皮损取材病理活检提示：表皮萎缩，表皮下呈无浸润带。真皮浅层及中层血管、附属器周围可见泡沫状细胞，呈团块状，抗酸染色见立毛肌及泡沫细胞内抗酸杆菌（++）。免疫病理检查阴性。左侧眉弓和正常皮肤未检测到麻风分枝杆菌，小腿皮损处检测到麻风分枝杆菌数量高度阳性（++++）。考虑为

A. 瘤型麻风　　B. 结核样型麻风

C. 未定类麻风　　D. 界限类偏瘤型麻风

E. 中间界限类麻风

14. 麻风病的主要传播途径为

A. 破损的皮肤黏膜　　B. 飞沫

C. 患者用具　　D. 患者衣物

E. 性传播

15. 各型麻风细胞免疫反应强度的顺序为

A. TT < BT < BL < LL < BB　　B. TT > BT > BB > BL > LL

C. BB > BL > LL > BT > TT　　D. BL > LL > BT > TT > BB

E. TT < BT < BB < BL < LL

16. 麻风分枝杆菌常规查菌阴性或弱阳性的是

A. BB　　B. TT

C. BL　　D. I

E. BT　　F. LL

17. 下列关于麻风反应的叙述，正确的是

A. 可引起致畸　　B. Ⅰ型麻风反应为血管炎型

C. Ⅱ型麻风反应为细胞免疫型　　D. 多见于 TT 患者

E. 为病情好转的征象

18. 麻风联合化疗时必需的药物为

A. 沙利度胺　　B. 利福平

C. 氨苯砜　　D. 克拉霉素

E. 雷公藤　　F. 秋水仙碱

(19~21 题共用题干)

患者，男性，32 岁。左足趾间瘙痒伴小丘疹、水疱 2 个月，未予治疗。昨日突发患足背、小腿红肿、疼痛。查体：T 38.5℃，左足趾间针头大小丘疹，水疱伴轻度糜烂。右足正常。左足背至胫前大片红斑，轻度肿胀，紧张发亮，可见张力性小水疱，皮温高，左腹股沟可扪及肿大淋巴结。WBC 12.5×10^9/L，N 0.8。

19. 该患者可能的诊断是

A. 湿疹　　B. 单纯疱疹

C. 丹毒　　D. 接触性皮炎

E. 蜂窝织炎　　F. 足癣

20. 应进行的辅助检查为

A. 血培养　　B. 尿常规

C. 血常规　　D. 皮损真菌直检

E. 下肢血管造影　　F. HSV 抗体

21. 治疗该病的首选药物是

A. 炉甘石洗剂　　B. 伊曲康唑

C. 西替利嗪　　D. 头孢曲松

E. 青霉素　　F. 阿昔洛韦

（22~28 题共用题干）

患者，女性，33 岁。因全身红斑、结节伴痒 2 个月入院。于 2 个月前食海蟹后，全身出现大小不一风团伴瘙痒，不发热，反复搔抓后部分呈结节状，有溃烂。曾以“神经纤维瘤”住外院治疗 2 周，全身皮疹、溃烂部分消失，但结节无变化，因反复搔抓局部皮肤增厚、肿痛，以面部皮肤为甚。既往体健，否认有麻风接触史。查体：一般情况好，皮肤、巩膜无黄染，双眼睑水肿，睁眼困难，面部红肿，见大量黄豆至蚕豆大小红色结节，四肢、躯干散在暗红色、大小不一斑块，有抓痕，双手大鱼际肌中度挛缩，头发、眉毛稀疏；余无特殊。诊断为泛发性湿疹。予以抗炎、抗过敏、激素治疗 20 天无效，面部结节部分出现溃烂、渗液不止，且结厚血痂。

22. 确诊需做检查有

A. 激素诊断性治疗　　B. 组织病理学检查

C. 组织液涂片查菌　　D. 麻风菌素试验

E. 抗核抗体检查　　F. 真菌培养

23. 右上臂皮肤组织真皮层肉芽肿性病变，其内见大量泡沫状细胞。表皮下“无浸润带”很明显，见大量抗酸杆菌。可确诊为

A. 寻常狼疮　　B. 结核样型麻风

C. 蕈样肉芽肿　　D. 瘤型麻风

E. 疣状皮肤结核

24. 抗酸染色通常查不到麻风分枝杆菌的是

A. 结核样型　　B. 界线类偏结核样型

C. 瘤型麻风　　D. 界线类偏瘤型

E. 中间界线类

25. 麻风的马德里分类中不包含

A. 瘤型　　B. 结核样型

C. 少菌型　　D. 界线类

E. 未定类　　F. 多菌型

26. 下列关于瘤型麻风特点的叙述，不正确的是

A. 狮面　　B. 严重的神经损害

C. 不累及淋巴结　　D. 有皮损但毛发无脱落

E. 麻风菌素试验晚期反应呈阳性

27. 各型麻风分枝杆菌数量的顺序为

A. LL > BL > BB > TT > BT　　B. TT > BT > BB > BL > LL

C. BL > LL > BT > TT > BB　　D. LL > BL > BB > BT > TT

E. BB > LL > BL > BT > TT

28. 多菌型麻风的联合化疗药物选用

A. 利福平 + 氨苯砜 + 氯法齐明

B. 利福平 + 链霉素 + 异烟肼

C. 利福平 + 氯法齐明 + 磺胺类

D. 利福平 + 异烟肼 + 乙胺丁醇

E. 利福平 + 链霉素 + 乙胺丁醇

(29~31 题共用题干)

患者，女性，46 岁。因“发热 2 周，头痛、呕吐、复视 1 天”入院。患者起病前曾到林区工作勘察。查体：T 38℃，P 80 次/分，R 20 次/分，BP 125/80mmHg。意识清晰；双眼结膜无充血；大腿内侧见一个直径约 4cm 环形淡红色斑；颈有抵抗，Kernig 征(+)。血常规：WBC 6.1×10^9/L；脑脊液检查：有核细胞 100×10^6/L，以单核细胞为主，蛋白质轻度升高，糖正常；血清 Bb-IgM (+)。

29. 该患者最可能的诊断为

A. 细菌性脑膜炎

B. 病毒性脑膜炎

C. 脑型疟疾

D. 莱姆病

E. 洛基山斑点热

F. 隐球菌性脑膜炎

G. 流行性斑疹伤寒

30. 下列关于本病临床表现的叙述，错误的是

A. 临床表现可分为 3 期

B. 关节炎为非对称性损害，多累及掌跖关节

C. 神经系统损害常见脑膜炎、脑炎、脑神经炎

D. 一期特征性损害为慢性游走性红斑

E. 二期损害主要为慢性关节炎

F. 心脏受累多见房室传导阻滞

31. 莱姆病检查可取的组织标本不包括

A. 肝

B. 肿大淋巴结

C. 关节滑膜

D. 病灶皮肤

E. 脑脊液

F. 脾

(32~39 题共用题干)

患者，男性，41 岁。臀部斑块 5 年，无瘙痒，皮损向四周缓慢扩展。查体：臀部直径

6cm 大小斑块，表明粗糙不平，皮损表面有较深沟纹相隔，挤压时可有脓液从裂隙中渗出。皮损中央见一 1cm 萎缩性瘢痕。斑块界清，外周绕以红晕。该患者行皮肤病理活检示：聚集成群的上皮样细胞和多核巨细胞，中心干酪样坏死，外围密集淋巴细胞浸润。

32. 该患者最可能的诊断是
A. 结核样型麻风
B. 疣状皮肤结核
C. 寻常狼疮
D. 盘状红斑狼疮
E. 孢子丝菌病
F. 硬红斑

33. 皮肤结核病致病菌为
A. 猪型结核分枝杆菌
B. 狗型结核分枝杆菌
C. 人型结核分枝杆菌
D. 马型结核分枝杆菌
E. 牛型结核分枝杆菌

34. 疣状皮肤结核传播途径为
A. 血行播散
B. 自体接种
C. 内源性扩散
D. 外源性接种
E. 结核疹传播

35. 疣状皮肤结核“三廓征”是指
A. 中央网状瘢痕
B. 疣状边缘
C. 粗糙皮损
D. 四周红晕
E. 深沟纹相隔
F. 脓液渗出

36. 疣状皮肤结核最常见于
A. 双手背、指背
B. 面部、臀部
C. 臀部、胸背部
D. 四肢、面部
E. 颈部和背部

37. PPD 试验又称为
A. 结核菌素试验
B. “OT” 试验
C. “OCT” 试验
D. “TT” 试验
E. 结核菌素纯蛋白衍生物试验

38. 治疗皮肤结核常用药包括
A. 链霉素
B. 异烟腙
C. 异烟肼
D. 利福平
E. 乙胺丁醇

39. 除抗结核药物治疗皮肤结核病外，局部治疗方法包括
A. 异烟肼病灶注射
B. 激光

C. 冷冻　　D. 5% 异烟肼软骨外涂
E. 外科切除

(40~46 题共用题干)

患者，男性，64 岁。主因右小腿红肿伴发热 2 天就诊。患者有足癣、糖尿病史。查体：右小腿胫前可见大片鲜红色水肿性浸润性斑块，表面见凹陷性水肿及血疱，右腹股沟淋巴结肿大，压痛(+)。

40. 丹毒特殊类型包括
A. 坏疽型　　B. 大疱型
C. 脓疱型　　D. 复发型
E. 游走型　　F. 水疱型

41. 丹毒的致病菌为
A. 金黄色葡萄球菌　　B. 表皮葡萄球菌
C. 大肠埃希菌　　D. 溶血性链球菌
E. 抗酸杆菌

42. 丹毒是感染（　　）引起的炎症
A. 皮下疏松结缔组织　　B. 表皮
C. 肌肉　　D. 皮下淋巴管
E. 真皮淋巴管

43. 下列关于丹毒的描述，不正确的是
A. 皮损为水肿性红斑　　B. 边界不清
C. 可有色素沉着和脱屑　　D. 治疗首选青霉素
E. 偶尔可发生水疱

44. 丹毒好发于
A. 小腿　　B. 背部
C. 胸部　　D. 大腿
E. 上肢　　F. 面部

45. 首选治疗方案为
A. 局部对症处理　　B. 大剂量三代头孢素抗生素
C. 大剂量青霉素　　D. 抗过敏治疗
E. 以上结合治疗

46. 关于丹毒治疗措施的叙述，正确的是
A. 可用 50% 硫酸镁湿敷　　B. 紫外线照射患处

C. 抗生素治疗通常持续 4 天即可　　D. 超短波
E. 已化脓者可切开排脓　　F. 青霉素 640 万 U 静脉滴注/日，持续 2 周

（47～53 题共用题干）

患者，男性，35 岁。4 个月前无诱因，左侧下颌部出现小片糜烂渗液，不久右侧颌下亦出现类似病变。外涂氟轻松软膏，治疗效果不佳。以湿疹收治入院。家族中无类似皮肤病史，系统查体未见异常。皮肤情况：颌下两侧各有一处不规则形片状浸润性斑块，约有银圆样大小，境界清楚，略隆起，表面粗糙，色素沉着。颌下两侧皮损痛、触、冷、温觉消失。右侧腰背部有 2 片色素沉着斑。右上臂外侧有指甲盖大 2～3 处散在淡红色皮疹，类似湿疹，略呈环状。右前臂中段尺侧有拇指甲盖大色素斑，平滑，触、痛觉消失。右前上臂桡侧皮肤触觉存在，温觉消失。双侧耳大神经粗大，右侧尺神经粗大，右侧腓总神经较左侧明显粗大。

47. 最可能的诊断是
A. 面部湿疹　　B. 结节病
C. 体癣　　D. 皮肤结核
E. 麻风

48. 确诊需做的检查有
A. 结核菌素试验　　B. 组织病理学检查
C. 激素诊断性治疗　　D. 组织液涂片查菌
E. ANA　　F. 真菌培养

49. 右上臂皮肤组织真皮层肉芽肿性病变，其内见大量泡沫状细胞。未查见抗酸杆菌。根据病史特点，该患者可诊断为
A. 瘤型麻风　　B. 蕈样肉芽肿
C. 结核样型麻风　　D. 寻常狼疮
E. 疣状皮肤结核

50. 对麻风诊断无意义的检查是
A. 组织病理学检查　　B. 麻风分枝杆菌检查
C. 组胺试验　　D. 毛果芸香碱试验
E. 立毛肌功能试验　　F. 麻风菌素试验

51. 结核样型麻风的组织病理学改变包括
A. 有肉芽肿性损害　　B. 抗酸染色常查不到抗酸杆菌
C. 有炎症细胞浸润　　D. 表皮不同程度萎缩
E. TT 型真皮内可见无浸润带

52. 麻风联合化疗方案中规定的少菌型麻风的疗程为

A. 4 个月　　B. 6 个月

C. 8 个月　　D. 12 个月

E. 18 个月

53. 少菌型麻风的联合化疗药物应选用

A. 异烟肼 + 乙胺丁醇　　B. 链霉素 + 异烟肼

C. 氯法齐明 + 磺胺类　　D. 利福平 + 乙胺丁醇

E. 利福平 + 氨苯砜

参考答案与解析

一、A1 型题

1. D【解析】脓疱疮的致病菌以金黄色葡萄球菌为主，然后是乙型溶血性链球菌，或两者混合感染。

2. C【解析】腋毛癣患者常不感觉瘙痒。

3. E【解析】脓疱疮可通过直接接触或自体接种进行传播。

4. D【解析】皮肤结核一线治疗药物包括异烟肼（成人每天 0. 3g）、对氨基水杨酸钠（成人每次 3g，每日 3 次）、链霉素（成人每次 0. 5g，每日 2 次）、利福平（成人每日 0. 45g）、利福定（成人每日 0. 15~0. 20g）、乙胺丁醇（成人每日 0. 75g）及吡嗪酰胺（成人每次 0. 5g，每日 3 次），其中异烟肼、利福平、利福定、链霉素和吡嗪酰胺是杀菌药，其余为抑菌药。

5. C【解析】葡萄球菌性烫伤样皮肤综合征是由凝固酶阳性、噬菌体Ⅱ组 71 型金黄色葡萄球菌所产生的表皮剥脱毒素导致，由于婴幼儿肾功能发育不完善，毒素排泄慢及婴幼儿免疫功能尚未发育完善，抗感染能力低，故多发于 5 岁以内婴幼儿。

6. E【解析】麻风是由麻风分枝杆菌引起的一种慢性传染病。该菌主要侵犯皮肤、黏膜和周围神经，也可侵犯深部组织和器官，麻风分枝杆菌可以通过皮肤和鼻黏膜排出体外，尤其是破损的皮疹和鼻黏膜可向外排出大量的麻风分枝杆菌。

7. D【解析】大疱性脓疱疮主要由噬菌体Ⅱ组 71 型金黄色葡萄球菌所致，多见于儿童，成人也可以发生，特别是 HIV 感染者。好发于面部、躯干和四肢。

8. B【解析】慢性游走性红斑好发于下肢，但是躯干、面部、上肢也可发生。

9. B【解析】毛囊炎、疖和痈多由凝固酶阳性金葡菌感染引起，偶可为表皮葡萄球菌、链球菌、假单胞菌属和大肠埃希菌等单独或混合感染，也可由真菌性毛囊炎（如糠秕马拉色菌）继发细菌感染导致。

10. B【解析】蜂窝织炎是由金黄色葡萄球菌、溶血性链球菌侵入皮下、筋膜下、肌间隙或深部结缔组织而引起的一种急性化脓性炎症。

11. A【解析】新生儿脓疱疮尼氏征应是阳性。

12. A【解析】麻风分枝杆菌主要通过破溃的皮肤和黏膜排出体外。

13. E【解析】象皮肿是由于下肢丹毒反复发作，皮肤淋巴管受阻，淋巴液回流不畅，致受累组织肥厚而形成的。

14. A【解析】寻常型脓疱疮多见于夏秋季，好发于儿童。

15. C【解析】丹毒皮损界限清楚，而痈界限不清。

16. A【解析】衣原体是一组专性的细胞内寄生的微生物，具有 DNA 或 RNA 两型核酸，呈球形或椭圆形，直径大小 200~500nm，革兰染色阴性，具有肽聚糖形成的细胞壁，有核糖体及各种代谢所需的酶，多种抗生素能抑制其生长。

17. A【解析】除银屑病外，其他均属于感染性疾病，需要与丹毒相鉴别，而银屑病与免疫功能紊乱有关，根据皮损特点易于鉴别。

18. D【解析】丹毒治疗原则为积极抗菌，早期、足量有效的抗生素治疗。有水疱破溃者，可用 0. 05% 小檗碱或呋喃西林溶液湿敷局部治疗，或外用抗生素类软膏，如莫匹罗星软膏、诺氟沙星乳膏等。物理疗法采用紫外线照射、音频电疗、超短波、红外线等，均有一定疗效。积极治疗局部病灶，如足癣、鼻炎等，下肢损害应抬高患肢。

19. D【解析】丹毒治疗应首选青霉素，480 万~800 万 U/d，静脉滴注，过敏者可用红霉素 1. 0~1. 5g/d，静脉滴注，或选用环丙沙星每次 0. 2g，每天 2 次，静脉滴注。口服泰利必妥每次 0. 2g，每天 2 次，也可选用头孢菌素 6g/d，静脉滴注。一般疗程为 10~14 天。

20. B【解析】应注意皮肤清洁卫生、防止外伤及增强机体免疫力等。以外用药物治疗为主，早期疖未化脓者可外用 20% 鱼石脂软膏、3% 碘酊，亦可外用莫匹罗星软膏。早期也可应用物理疗法，如热敷、红外线等。系统治疗可选用耐酶青霉素类、头孢类、大环内酯类或喹诺酮类抗生素，也可根据药敏试验选择抗生素。以下情况应系统应用抗生素：①位于鼻周、鼻腔或外耳道内的毛囊炎。②皮损较大或反复发作。③皮损周围伴有蜂窝织炎。④局部治疗无效。疖病患者应积极寻找基础疾病或诱因，并给予相应治疗。

21. A【解析】寻常狼疮基本损害为狼疮结节，粟粒到豌豆大，苹果酱色或褐色。可相互融合，有浸润感，境界清楚。结节柔软，探针可探入，玻片压后可呈苹果酱色。

22. B【解析】腋毛癣是发生于腋窝和阴部毛发的表浅性细菌感染，为纤细棒状杆菌感染腋毛和阴毛毛干所致。

23. C【解析】参见 A1 型题第 21 题解析。

24. D【解析】尿道炎、结膜炎和关节炎三联症可以同时出现，也可以先后数月甚至数年才出现。

25. D【解析】寻常狼疮多发生于儿童和青少年，好发于面部。

26. C【解析】皮肤结核病需系统药物治疗，应以“早期、足量、规则、联合及全程应用抗结核药”为原则，通常采用2~3种药物联合治疗，疗程一般不少于6个月。常用药物为异烟肼、乙胺丁醇、硫酸链霉素和利福平等。

27. B【解析】参见A1型题第6题解析。

28. B【解析】根据发病机制，结合机体免疫状况和临床表现，一般将皮肤结核病分为4种类型：①外源性接种，包括原发性接种性结核病、疣状皮肤结核。②内源性皮肤接触传播或自体接种，包括瘰疬性皮肤结核、口腔皮肤结核。③血源性播散至皮肤，包括寻常狼疮、急性粟粒性皮肤结核病、结核性溃疡、树胶肿或脓肿、结核蜂窝织炎等。④结核疹，包括硬红斑（Bazin病）、丘疹坏死性结核疹、瘰疬性苔藓等。

29. E【解析】飞沫传播是麻风主要的传播途径，此外，生活密切接触、文身等也可以传播。

30. D【解析】治疗皮肤结核，用异烟肼、利福平为首选。

31. A【解析】麻风患者感觉障碍的顺序：一般先失温觉（冷热觉），其次失痛觉，最后失触觉。

32. A【解析】寻常型脓疱疮的疱内有许多中性粒细胞，脓疱位于角质层下或表皮下。

33. C【解析】结核样型麻风（TT），界限类偏结核样型麻风（BT），中间界限类麻风（BB），界限类偏瘤型麻风（BL），瘤型麻风（LL）。麻风分枝杆菌数量 LL > BL > BB > BT > TT，而细胞免疫反应强度 TT > BT > BB > BL > LL。

34. C【解析】皮肤结核的主要组织病理学表现：①上皮样细胞组成的结节，周围绕以致密的淋巴细胞。②在上皮样细胞结节中，可见朗汉斯巨细胞。③结节中央可见程度不等的干酪样坏死。④抗酸染色可见结核分枝杆菌。不同的临床类型由于机体免疫状态及感染的细菌性质和数量不同，其上述病理改变不完全一致。

35. E【解析】参见A1型题第33题解析。

36. D【解析】结核样型麻风的临床表现：①此型麻风患者机体免疫力较强，所以皮损常局限，数目少，比较稳定。不对称累及面、肩、臀和四肢等少汗易受摩擦的部位。②典型皮损是较大的红色斑块，境界清楚或稍隆起，表面干燥粗糙，毳毛脱落，可覆盖鳞屑。皮损附近可摸到粗硬的皮神经，周围神经干也可粗大，并导致神经功能障碍，伴有明显的感觉与出汗障碍、肌肉萎缩、运动障碍及畸形。通常不累及黏膜、眼和内脏器官。③早期麻风菌素试验呈阴性，但晚期大多呈强阳性。④一般经治疗后皮损消退较快，预后较好，少数患者能够自愈。

37. A【解析】麻风反应的治疗首选糖皮质激素，可选用泼尼松30~60mg/d，分次口服，随着病情缓解逐渐减量；也可用沙利度胺，剂量可增加至 300～400mg/d，分 3～4 次口服，通常 1～3 天可控制症状，症状控制后可逐渐减到维持量 25～50mg/d。

38. B【解析】皮肤结核病感染途径可分为外源性和内源性，以内源性为主。外源感染的感染源主要是结核分枝杆菌及其污染物，经轻微皮肤创伤直接侵入皮肤而发病，如疣状皮肤结核。

39. B【解析】瘤型麻风是麻风分枝杆菌感染的一种表现形式，其特点是在皮肤和神经系统中形成多个结节或肿块。随着病情的恶化，到了晚期，这些结节可能会融合成大块，形成不规则的肿瘤状物体，并逐渐侵蚀和破坏周围组织，导致身体畸形。其中，狮面是瘤型麻风的一种特殊表现，多发生于颜面部，表现为面部肿胀、软组织增厚、眼球下垂等症状，使得患者面貌变形，形似狮子。狮面的严重程度可能受到麻风反应的影响。需要注意的是，麻风的临床表现和病情具有多样性和复杂性，不同患者的症状和表现可能存在差异。

40. B【解析】结核型麻风是麻风中最常见的类型之一，其主要特点是在患处形成结节，逐渐变硬，表面光滑或略粗糙，周围可有红晕；皮肤感觉逐渐丧失，尺神经肿大等。其中皮肤感觉丧失和神经受损是该类型麻风最具有特征性的表现，B 正确。其他选项也可以出现在诊断结核型麻风时，但不如皮肤感觉丧失和尺神经肿大具有特异性，因此不是诊断该病最有价值的依据。

41. E【解析】参见 A1 型题第 1 题解析。

42. D【解析】正常情况下皮肤表面细菌寄生部位有口腔、鼻腔、毛囊、外耳道等，前臂、手掌也会有少量细菌生存。

43. C【解析】疖的发生可能与机体免疫力低下、长期服用糖皮质激素或并发糖尿病有关。皮肤不洁、多汗、搔抓、摩擦常为诱发因素。

44. E【解析】皮肤结核通常不痒。

45. D【解析】葡萄球菌性烫伤样皮肤综合征是由凝固酶阳性、噬菌体Ⅱ组 71 型金黄色葡萄球菌所致的一种严重皮肤感染。

46. C【解析】麻风治疗原则：早期、及时、足量、足疗程、规则治疗。

47. D【解析】葡萄球菌性烫伤样皮肤综合征的典型损害包括大疱、红斑、糜烂、结痂。

48. E【解析】脓疱疮初起为红色斑点或小丘疹，迅速转变成脓疱，周围有明显红晕，疱壁薄，易破溃、糜烂，脓液干燥后形成黄色厚痂。

49. B【解析】丹毒全身治疗：感染首选青霉素 800 万 U/d，分 2 次静脉滴注，或用头孢唑林 5～6g/d，分 2 次静脉滴注。青霉素过敏者可用红霉素 1.2g/d 加入 5%～10% 葡萄糖溶液 1000ml 中静脉滴注，也可选用其他头孢类抗生素等。一般疗程 10～14 天。高热者可对症处理。

50. B【解析】渐进性坏死指组织和细胞从变性到坏死过渡阶段的形态变化，多见于环状肉芽肿、肉芽肿、类脂质渐进性坏死、糖尿病性类脂质渐进性坏死、类风湿结节及风湿结节。

51. A【解析】脓癣属于头癣的一种，系脓皮病炎症较重的一种特殊类型。

52. B【解析】皮肤结核的病原菌是结核分枝杆菌，属于一种抗酸杆菌，有人型、牛型、马型、鼠型等，引起人皮肤结核病的主要病原体为人型，其次为牛型。

53. C【解析】莱特尔综合征男女均可发病，男性可发生前列腺炎和膀胱炎，女性可发生阴道炎和宫颈炎。

54. E【解析】皮肤结核一线治疗药物包括异烟肼（成人每天 0.3g）、对氨基水杨酸钠（成人每次 3g，每日 3 次）、链霉素（成人每次 0.5g，每日 2 次）、利福平（成人每日 0.45g）、利福定（成人每日 0.15~0.20g）、乙胺丁醇（成人每日 0.75g）及吡嗪酰胺（成人每次 0.5g，每日 3 次），其中异烟肼、利福平、利福定、链霉素和吡嗪酰胺是杀菌药，其余为抑菌药。对寻常狼疮和瘰疬性皮肤结核选用 2 种杀菌药和 1 种抑菌药，称为“三联”疗法，对疣状皮肤结核、结核疹可选择 1 种杀菌和 1 种抑菌剂，称为“二联”疗法。疗程 2~6 个月。

55. C【解析】葡萄球菌性烫伤样皮肤综合征的水疱在表皮内。

56. A【解析】皮肤结核疗程至少在 6 个月以上。

57. D【解析】麻风在世界范围内流行，以非洲、东南亚、拉丁美洲和西太平洋地区为主，B 错误。麻风的病原菌是麻风分枝杆菌，属革兰染色阳性菌，也是一种抗酸杆菌，A 错误。麻风分枝杆菌侵入人体后，主要分布于皮肤、黏膜、周围神经及单核吞噬细胞系统。在皮肤主要分布于真皮层，特别是末梢神经、巨噬细胞、立毛肌、毛囊、皮脂腺等处；在黏膜主要分布于鼻黏膜，其次为颊黏膜与咽部黏膜；在神经主要分布于周围神经，不侵入中枢神经。麻风分枝杆菌可以通过皮肤和黏膜排出体外，尤其是破损的皮疹和鼻黏膜可向外排出大量的麻风分枝杆菌，C 错误，D 正确。患者或带菌者是麻风的主要传染源，E 错误。

二、A2 型题

1. D【解析】急性蜂窝织炎表现为大片鲜红色水肿性浸润性斑块，表面可见水肿及血疱，附近淋巴结肿大。

2. E【解析】丹毒可见局限性水肿性红斑，局部皮温高，有压痛，表面可见水疱，颈部及颈前淋巴结肿大。

三、A3/A4 型题

1. B【解析】接触传染性脓疱疮可发生于任何部位，但以面部等暴露部位为多。皮损初起是红色斑点或小丘疹，迅速转变成脓疱，周围有明显红晕，疱壁较薄，易破溃、糜烂，脓液干燥后形成蜜黄色厚痂，可经常因搔抓使相邻脓疱向周围扩散或融合。

2. A【解析】根据发病年龄、季节和部位，结合典型的皮损改变可以明确诊断，必要时借助细菌学检查以明确病原诊断。

3. C【解析】应以杀菌、消炎、收敛、干燥为原则。对于抽取疱液后及糜烂、结痂性皮损，可用1%聚维酮碘溶液，或以1∶5000～1∶10 000高锰酸钾溶液湿敷，对于较厚的痂壳，先软化后进行清除，以方便抗菌药充分接触创面。外用药物有：①2%莫匹罗星软膏。②2%夫西地酸软膏。③5%聚维酮碘溶液、凝胶或软膏。

4. D【解析】流行性斑疹伤寒潜伏期7～14天，起病突然，有高热、剧烈头痛、肌痛、面部潮红、结膜充血等。多数患者起病7～8天后出现皮疹，为淡红色或鲜红色充血性斑疹，由腋窝、躯干两侧迅速蔓延到身体其他部位，但不累及面部、掌跖部。患者血清对变形杆菌OX_{19}抗原的外斐反应呈阳性，外斐反应的滴度≥1∶160或病程中呈4倍以上增高者即可诊断为斑疹伤寒，但要结合临床症状排除假阳性。

5. A【解析】普氏立克次体与莫氏立克次体的鉴别方法有乳胶凝集试验、豚鼠阴囊反应、大白鼠接种反应、补体结合试验等。

6. C【解析】流行性斑疹伤寒最常见的并发症为支气管肺炎，出现气促、胸痛等。

7. B【解析】疣状皮肤结核，损害中心开始是疣状增生，随后中心部分的疣状增生逐渐变平，结痂脱落后留有萎缩性网状瘢痕。四周由结痂形成鳞屑，覆盖结节向外扩展呈环状或弧形，境界显著。结节的外围呈暗红色晕，形成由中央网状瘢痕、边缘疣状改变及四周暗红色晕构成的“三廓征”。

8. A【解析】PCR检查结核分枝杆菌DNA，可提高检出的灵敏性，但要注意排除假阳性。

9. B【解析】目前多用结核菌纯蛋白衍生物（PPD）做试验。局部皮内注射0.000 02mg PPD后，于48～72小时观察结果。局部无红晕硬肿为（－）；红晕或硬肿直径＜0.5cm为（±）；红晕及硬肿直径0.5～0.9cm为（＋）；红晕及硬肿直径1.0～1.9cm为（＋＋）；红晕及硬肿直径≥2cm，有明显坏死反应为（＋＋＋）；除红晕及硬肿外，还有水疱或坏死则为（＋＋＋＋）。因此，如果PPD结果中存在坏死反应，则为“＋＋＋”或更高级别的阳性反应。

10. D【解析】皮肤结核病感染途径可分为外源性和内源性，以内源性为主。外源感染的感染源主要是结核分枝杆菌及其污染物，经轻微皮肤创伤直接侵入皮肤而发病，如疣状皮肤结核。

11. B【解析】参见A1型题第54题解析。

12. D【解析】减毒型雅司病的破坏性、传染性都较小，特征性表现为局限于皮肤褶皱部的少数、扁平、干燥性灰色斑片，主要见于流行率较低的地区。

13. B【解析】一期、二期雅司病都是炎症性肉芽肿病变，显示表皮水肿、棘层肥厚、乳头瘤样增生、表皮内中性粒细胞微脓肿形成，真皮内有淋巴细胞及浆细胞浸润。三期雅司病在真皮内有上皮样细胞、单核细胞、巨细胞及成纤维细胞浸润，并可见坏死，相比于早期雅司病，浆细胞及组织细胞浸润较少。银染法可在一期、二期皮损中检测出螺旋体，几乎都位于表皮，这点与梅毒螺旋体不同，后者在表皮及真皮中都可见到。

14. D【解析】寻常型脓疱疮皮损初起是红色斑点或小丘疹，迅速转变成脓疱，周围有明显红晕，疱壁较薄，易破溃、糜烂，脓液干燥后形成蜜黄色厚痂，经常因搔抓使相邻脓疱向周围扩散或融合。

15. A【解析】病情严重者可有全身中毒症状伴淋巴结炎，甚至引发败血症或急性肾小球肾炎。

16. E【解析】寻常型脓疱疮主要由溶血性链球菌或与金黄色葡萄球菌混合感染所致。

17~18 E、C【解析】瘤型麻风：皮损广泛，呈多形性，有弥漫性浸润斑，边缘不清，周围神经粗大，对称，软。眉毛、头发脱落，肢体活动障碍，肌肉萎缩，畸形，指（趾）挛缩，溃疡。瘤型麻风组织病理学表现：表皮萎缩，无炎症细胞侵入，基底细胞层完整。真皮上部见“无浸润带”，很少有淋巴样细胞或炎症细胞。主要变化是真皮内甚至皮下脂肪层有大量泡沫细胞浸润，皮神经组织破坏比结核样型麻风轻且发生晚。皮肤附件破坏明显。抗酸染色可见大量抗酸杆菌。

四、B 型题

1. D【解析】脓疱疮的病原菌主要有金黄色葡萄球菌和溶血性链球菌。

2. A【解析】毛囊炎、疖和痈多由凝固酶阳性金黄色葡萄球菌感染引起，偶可为表皮葡萄球菌、链球菌、假单胞菌属和大肠埃希菌等单独或混合感染，也可由真菌性毛囊炎（如糠秕马拉色菌）继发细菌感染导致。

3. E【解析】丹毒多由乙型溶血性链球菌感染引起，主要累及淋巴管。蜂窝织炎多由溶血性链球菌和金黄色葡萄球菌感染引起，少数可由流感嗜血杆菌、大肠埃希菌、肺炎链球菌和厌氧菌等引起。

4. C【解析】皮肤结核是由结核分枝杆菌感染所致的慢性皮肤病。

5. B【解析】参见 A1 型题第 6 题解析。

6~8 B、E、D【解析】组织坏死分为以下 3 种类型：干酪样坏死、纤维素样坏死和渐进性坏死。其中干酪样坏死多见于皮肤结核、晚期皮肤梅毒及结核样型麻风的神经脓肿。纤维素样坏死常见于系统性红斑狼疮（SLE）等纤维素样变性的疾病。渐进性坏死指组织和细胞从变性到坏死过渡阶段的形态变化，见于环状肉芽肿、类脂质渐进性坏死、糖尿病性类脂质渐进性坏死、类风湿结节及风湿结节、肉芽肿等。

9. B【解析】抗菌疗法是治疗葡萄球菌性烫伤样皮肤综合征的关键，早期及时选用敏感的抗生素可抑制或杀灭金黄色葡萄球菌，以减少毒素的产生，抑制病情进一步发展。抗生素可选用耐青霉素酶的抗生素，如头孢类抗生素。

10. E【解析】治疗丹毒的抗生素以青霉素为好。

11. C【解析】目前对麻风的治疗主要是采用杀菌型或抑菌型药物进行化学治疗，常用的药物包括氨苯砜、利福平、氯法齐明、喹诺酮类药物、米诺环素等。对于两种麻风反应通常需要额外药物治疗。口服泼尼松用于Ⅰ型麻风反应，而沙利度胺是Ⅱ型麻风反应的主要治疗药物。

12. D【解析】外用抗菌药中以选择 2% 莫匹罗星软膏和夫西地酸软膏为主，尽可能减少选择其他类型抗生素外用制剂，以免诱导耐药。

13. A【解析】疱壁未破者，外搽 10% 硫黄炉甘石洗剂，或呋喃西林氧化锌糊剂。

五、X 型题

1. BCD【解析】渐进性坏死是一种不完全性坏死，坏死区胶原纤维排列紊乱，均质化、淡嗜酸性染色、没有明显炎症，边缘常可见成纤维细胞、组织细胞或上皮样细胞呈栅栏状排列，常见于环状肉芽肿、类脂质渐进性坏死及类风湿结节等。

2. ABCD【解析】丹毒多由乙型溶血性链球菌感染引起，主要累及淋巴管。细菌可通过皮肤或黏膜细微损伤侵入。足癣、趾甲真菌病、小腿溃疡、鼻炎、慢性湿疹等均可诱发本病。机体抵抗力低下（如糖尿病、慢性肝病、营养不良等）也可成为促发因素。

3. ACD【解析】葡萄球菌性烫伤样皮肤综合征口周可见放射状裂纹，但无口腔黏膜损害。

4. ABCD【解析】蜂窝织炎多由溶血性链球菌和金黄色葡萄球菌感染引起，少数可由流感嗜血杆菌、大肠埃希菌、肺炎链球菌和厌氧菌等引起。

5. BD【解析】结痂性疥疮是一种免疫异常反应，多发于体弱、精神病、免疫缺陷和大量应用皮质类固醇的患者。患者皮肤干燥、结痂及大量鳞屑，严重者感染化脓，有特殊的臭味，毛发可干枯脱落、甲增厚弯曲，头皮和面部发生结痂的化脓性损害。甲下、手掌角化过度。

6. ABCD【解析】葡萄球菌性烫伤样皮肤综合征的治疗应遵循以下原则：外用药以杀菌、消炎、干燥为原则，保持患处清洁，使用无菌敷料覆盖，对于局部坏死及渗出严重者可考虑外科处理，辅助外用抗生素，如红霉素软膏、新霉素软膏等。加强眼、口腔、外阴的护理。预防并发症，如结膜炎、口腔炎、尿道炎等。选用金黄色葡萄球菌敏感的头孢类抗生素，如头孢唑林、头孢呋辛等口服或静脉注射。对于耐药者可考虑大环内酯类，如红霉素等。注意水电解质平衡，必要时可输注血浆或人血丙种球蛋白，因葡萄球菌性烫伤样皮肤综合征可导致严重脱水，应密切观察患者血容量和电解质情况，并及时纠正。除外用抗生素外，口服或静脉注射适当剂量的抗生素可以帮助患者消除致病菌，但应注意避免滥用抗生素导致耐药性的产生，E 错误。

7. ABD【解析】丹毒的特殊类型包括水疱性或大疱性丹毒、坏疽性丹毒、游走性丹毒、复发性丹毒。

8. AD【解析】原发性皮肤结核综合征又称结核性下疳。本病少见。结核分枝杆菌侵入破损皮肤2周后，即在感染部位发生红褐色丘疹，以后发展为结节或斑块。疣状皮肤结核是典型接种性皮肤结核，为结核分枝杆菌经皮肤外伤处侵入皮肤而发病。

9. CD【解析】新生儿脓疱疮皮损是广泛分布的多发性大脓疱，尼氏征阳性，疱周有红晕，破溃后形成红色糜烂面。葡萄球菌性烫伤样皮肤综合征红斑上伴有表皮层起皱褶或为松弛性大疱，皮损处尼氏征阳性，外观未受累，稍摩擦表皮即脱落，露出鲜红色糜烂面，似烫伤样。

10. ABCD【解析】毛囊炎、疖和痈都是由细菌感染引起的皮肤疾病。毛囊炎是局限于毛囊口的化脓性炎症，通常由金黄色葡萄球菌或其他细菌感染引起，可出现红肿、疼痛，有时还伴有毛发脱落和脓液排出，A正确，E错误。疖系毛囊深部及周围组织的化脓性炎症，一般由金黄色葡萄球菌引起。疖通常表现为较大的局部红肿和疼痛，其内部可有脓肿形成，B正确。痈系多个相邻毛囊及毛囊周围炎症相互融合而形成的皮肤深部感染。痈的临床表现与疖类似，但痈范围更广，患处呈硬块，压之痛，有急性感染的症状，C正确。痈可并发局部淋巴结肿大和全身中毒症状，如发热、头痛、乏力等，D正确。

11. AC【解析】皮肤特异性感染包括结核、麻风、破伤风、气性坏疽、念珠菌病和真菌等。

12. ABCD【解析】皮肤结核病的检查方法包括结核菌素试验、细菌学检查、组织病理学检查等。胸透、胸片及痰液培养等检查，可发现肺及其他脏器的结核病变。

13. ABC【解析】丹毒多由局部组织破溃，链球菌感染导致，足癣、甲癣、鼻炎、小腿溃疡、湿疹等均可引起搔抓使皮肤破损、感染。高温一般不会出现破溃感染。

14. ABE【解析】未定类麻风是麻风的早期表现，临床表现轻微，常被忽视。典型皮损为单个或数个浅色斑或淡红色斑，表面光滑没有浸润，呈圆形、椭圆形或不规则形，境界清楚或不清楚。局部轻度至中度感觉障碍，神经症状较轻，可有浅神经粗大但极少产生运动障碍和畸形。多数患者查菌呈阴性，麻风菌素试验晚期反应可呈阳性或阴性。本型可自愈，也可转变为其他型。

15. ABCD【解析】葡萄球菌性烫伤样皮肤综合征的治疗方法如下。①基础治疗：加强护理，如注意保暖，加强口腔、眼和皮肤的护理，减少对患儿皮肤的刺激。给予流质饮食，病情重的患儿应注意维持水电解质和酸碱平衡。重症患者，可考虑静脉输注血浆，以及时提供抗内皮素（ET）抗体，阻断病情的发展。②抗菌疗法：是治疗葡萄球菌性烫伤样皮肤综合征的关键，早期及时选用敏感的抗生素可抑制或杀灭金黄色葡萄球菌，以减少毒素的产生，抑制病情进一步发展。抗生素可选用耐青霉素酶的抗生素，如新型青霉素或半合成的青霉素。采用氯唑西林，成人0.5~1.0g，每6~8小时1次，肌内注射；儿童按每日30~60mg/kg，分4次肌内注射。其他可选用的抗生素有双氯西林、氨苄西林等。青霉素过敏患者，可选择红霉素、克拉霉素、阿奇霉素等。必要时根据药敏试验结果选择抗生素，尤其是伴有抗甲氧西林金黄色葡萄球菌（MRSA）感染。③糖皮质激素治疗：使用有一定争议，原则上不常规使用，禁止单独应用，以免加重病情。若全身中毒症状重，伴有重要脏器功能障碍，可在有效抗生素治疗的同时，短期应用。可选择氢化可的松，成人每天 200～300mg，分2～3 次静脉滴注；儿童每天 5～10mg/kg，分 2 次静脉滴注，疗程 3～5 天。④局部治疗：原则上应用无刺激性并兼有收敛、消炎及杀菌作用的外用药物，如1%新霉素乳剂。

16. ABCDE【解析】结核样型麻风皮损附近可触及粗硬的皮神经，周围神经也可粗大，并导致神经功能障碍，伴有明显的感觉与出汗障碍、肌肉萎缩、运动障碍及畸形。通常不累及黏膜、眼和内脏器官。

17. ABCD【解析】皮肤结核病需系统药物治疗，应以“早期、足量、规则、联合及全程应用抗结核药”为原则，通常采用 2～3 种药物联合治疗，疗程一般不少于 6 个月。常用药物为异烟肼、乙胺丁醇、硫酸链霉素和利福平等。

18. CDE【解析】疣状皮肤结核的损害中心开始是疣状增生，随后中心部分的疣状增生逐渐变平，结痂脱落后留有萎缩性网状瘢痕。四周由结痂形成鳞屑覆盖结节向外扩展成环状或弧形，境界清晰。结节的外围呈暗红色晕，形成由中央网状瘢痕、边缘疣状改变及四周暗红色晕构成的“三廓征”。

19. AD【解析】本病在世界范围内流行，以非洲、东南亚、拉丁美洲和西太平洋地区为主。麻风可以发生在各年龄组，以青壮年为多，男女之比为3∶1。通常认为人是麻风的唯一传染源，未经治疗的多菌型麻风患者是麻风的主要传染源。本病的传播途径尚不十分明确，传统认为健康人和麻风患者长期接触是主要传播方式。近年来研究提示，空气传播可能起到更重要的作用。由于鼻黏膜是麻风分枝杆菌一个主要排出途径，且麻风分枝杆菌在适当的温度和湿度条件下可存活数天，因此推测麻风与肺结核传播方式一样，经尘埃或飞沫方式传播。麻风分枝杆菌侵入人体后，其发病与否及发病后的类型取决于人体的免疫反应。一般来说，成人大多数有很强的免疫力，往往感染后不发病。

20. BC【解析】深脓疱疮又称臁疮，主要由乙型溶血性链球菌感染所致。营养不良、体弱、个人卫生状况较差者常为本病的易感人群。深脓疱疮好发于小腿或臀部。皮损初起为脓疱，渐向皮肤深部发展，表面有坏死及蛎壳状黑色厚痂，周围红肿明显，去除痂后可见边缘陡峭的碟状溃疡。患者自觉疼痛显著。病程为 2～4 周或更长。

21. ABCDE【解析】真菌感染增多的原因包括抗生素的应用、免疫系统受损、器官移植、各种导管技术的开展等。

22. ABCD【解析】蜂窝织炎好发于下肢、足、背、颜面、外阴及肛周等部位。临床表现由于不同的致病菌毒性不同、发病部位及深浅不同而有轻重之别。病变较浅，患部呈弥漫性红肿，皮肤紧张较坚实，中央炎症显著。以后，化脓变软、溃破、排出脓液及坏死组织。

由葡萄球菌引起者，脓液较稠；链球菌引起者，脓液较稀。病变位置深者，红肿多不明显，有深部压痛，常伴有淋巴结炎、淋巴管炎坏疽、转移性脓肿，甚至败血症。伴有高热、寒战及全身不适等全身症状。

23. ABCDE【解析】在发展过程中，粉刺可演变为炎性丘疹、脓疱、结节、囊肿及蜂窝织炎，炎症深者愈后遗留瘢痕，甚至形成瘢痕疙瘩。

24. BCE【解析】寻常狼疮是皮肤结核病的临床类型之一，典型的寻常狼疮是单个斑块，由棕红色或褐红色的丘疹融合在一起，质软，玻片压诊呈棕黄色或苹果酱色，用探针轻压即可刺入。

25. ABC【解析】影响皮肤结核病临床表现的因素包括细菌毒力、感染量、机体抵抗力和变态反应状态。

26. ACDE【解析】脓疱疮主要是由金黄色葡萄球菌引起，主要侵及儿童，易感因素有高温、潮湿、卫生条件差、特应性体质和皮肤外伤。瘙痒性皮肤病患者的搔抓可破坏皮肤屏障，有利于细菌侵入。

六、案例分析题

1. A【解析】典型的寻常狼疮是单个斑块，由棕红色或褐红色的丘疹融合在一起，质软，玻片压诊呈现棕黄色或苹果酱色，用探针轻压即可刺入。

2. ACE【解析】皮肤结核病的检查方法包括结核菌素试验、细菌学检查、组织病理学检查等。胸透、胸片及痰液培养等检查，可发现肺及其他脏器的结核病变。

3. ABCDEF【解析】皮肤结核的主要表现特征：①上皮样细胞组成的结节，周围绕以致密的淋巴细胞。②在上皮样细胞结节中，可见朗汉斯巨细胞。③结节中央可见程度不等的干酪样坏死。④抗酸染色可见结核分枝杆菌。不同的临床类型由于机体免疫状态及感染的细菌性质和数量不同，其上述病理改变不完全一致。

4. E【解析】寻常狼疮最常见，占皮肤结核病的50%~75%。

5. C【解析】寻常狼疮的好发部位以面部最多，约占50%以上，其次为四肢、臀部及颈部等处。

6~8 ABCDE、ABCDE、C【解析】皮肤结核病需进行系统的药物治疗，应以“早期、足量、规则、联合及全程应用抗结核药”为原则，通常采用2~3种药物联合治疗，疗程一般不少于6个月。常用药物为异烟肼、乙胺丁醇、硫酸链霉素和利福平等。

9. ABEF【解析】皮损边界清楚伴有鳞屑，癣不能排除，麻风与结核均为慢性病且皮损以红斑表现，病程中以皮炎治疗无效。

10. ABCDE【解析】快速血清反应素试验（RPR）是梅毒的一种筛查试验，主要检查梅毒的非脂质性抗原，不适用于该患者。

11. D【解析】根据资料皮肤结核符合一条即慢性红斑，而麻风符合三条即慢性红斑、鳞屑、皮肤感觉迟钝，故最可能的诊断是 D。

12. BE【解析】根据题干考虑麻风可能性大，因此应行组织病理学检查和麻风分枝杆菌检查。

13. D【解析】界限类偏瘤型麻风：主要组织变化近似瘤型，但泡沫细胞浸润中可见成团的淋巴样细胞或向上皮样细胞发展趋势的组织细胞。抗酸染色可见大量抗酸杆菌。本题病理报告提示皮损区域的真皮部分出现泡沫状细胞团块，抗酸染色发现立毛肌和泡沫细胞内含有抗酸杆菌，结合左眉弓和正常皮肤未检测到麻风分枝杆菌，小腿皮损处麻风分枝杆菌明显增多，可能为界限类偏瘤型麻风。

14. B【解析】参见 X 型题第 19 题解析。

15. E【解析】参见 A1 型题第 33 题解析。

16. BDE【解析】皮肤涂片查菌：TT 为阴性；BT 为阳性（+~+++）；BB 为阳性（+++~++++）；BL 为强阳性（++++~+++++）；LL 为强阳性（++++~++++++），未定类多为阴性或为弱阳性。

17. A【解析】Ⅰ型麻风反应：依据细胞反应的增强或减弱，可分为升级反应和降级反应，免疫力提高时，可表现为升级反应或逆向反应，常见于抗麻风药物正规治疗下的患者，尤其是界限类麻风发生该反应后，可向结核型方向转化。但因神经反应，可诱发或加重畸形。当免疫力下降时，可发生降级反应，病情加重，向瘤型方向转化。Ⅱ型麻风反应：与体液免疫有关，又称为血管炎型变态反应或Ⅲ型变态反应。主要表现为全身中毒症状，如发热、畏寒、头痛、乏力、食欲缺乏等；皮肤出现结节性红斑、多形红斑或坏死性红斑；神经粗大，伴压痛；可发生急性虹膜睫状体炎、睾丸炎、淋巴结大；白细胞总数增多，红细胞沉降率加快，尿中出现蛋白等。

18. BC【解析】麻风联合化疗优点为疗程短、疗效快、不易产生耐药性，复发率和不良反应发生率低，患者依从性强，也便于定期监测患者治疗反应。多菌型成人方案是利福平 600mg 每个月 1 次，氨苯砜 100mg/d，氯法齐明 300mg 每个月 1 次或 50mg/d，疗程为 12~18 个月；少菌型成人方案为利福平 600mg 每个月 1 次，氨苯砜 100mg/d，疗程为 6 个月。完成治疗的患者应继续接受防治机构的定期检测，每年做 1 次临床和细菌学检查，至少随访 5 年。

19. CF【解析】单侧趾间发病以癣多见，同时也是丹毒的发病诱因，而湿疹多以双侧起病。蜂窝织炎则为肿胀性红斑，边界不清，如治疗不及时可出现脓肿，且中毒症状较丹毒重。

20. CD【解析】血常规对丹毒有重要诊断价值，表现为白细胞计数增多和中性粒细胞比例升高。皮损直接镜检是诊断浅部真菌病的重要手段。

21. E【解析】青霉素是治疗丹毒的首选药物。

22. BC【解析】确诊麻风应行组织病理学检查和麻风分枝杆菌检查。

23. D【解析】瘤型麻风：表皮萎缩，无炎症细胞侵入，基底细胞层完整。真皮上部见“无浸润带”，很少有淋巴样细胞或炎症细胞。主要变化是真皮内甚至皮下脂肪层有大量泡沫细胞浸润，皮神经组织破坏比结核样型麻风轻且发生晚。皮肤附件破坏明显。抗酸染色可见大量抗酸杆菌。

24. A【解析】皮肤涂片查菌：TT 为阴性；BT 为阳性（+~+++）；BB 为阳性（+++~++++）；BL 为强阳性（++++~+++++）；LL 为强阳性（++++~++++++），未定类多为阴性或为弱阳性。

25. CF【解析】马德里分类将麻风分为两型和两类，两型比较稳定，即结核样型和瘤型，两类不稳定，即未定类和界线类。

26. BCE【解析】瘤型麻风：皮损多，分布广泛对称，边缘模糊不清，无“空白区”，以弥漫性浸润性红斑及结节为主，可呈“狮面”面容。周围神经干粗大、对称，但质地较软。除浅感觉障碍外，产生运动障碍与畸形。眉毛对称性脱落，黏膜损害出现早而明显。中晚期常有严重的淋巴结、器官及内脏损害。

27. D【解析】参见 A1 型题第 33 题解析。

28. A【解析】参见案例分析题第 18 题解析。

29~30 D、BE【解析】莱姆病临床上通常分为 3 期。一期：经 3~30 天的潜伏期，在叮咬部位出现一个或数个慢性移行性红斑，为本期的典型标志。开始时是红色斑疹或丘疹，直径数毫米，逐渐缓慢地呈离心性扩展，中央消退，呈环形或靶形，直径长达 15cm 以上。皮损好发于躯干和四肢近端，以大腿内侧和腋下常见，伴有轻度烧灼感、疼痛或瘙痒。皮损初发时伴有乏力、头痛、发热及肌痛等全身症状。一般经 2~3 周，皮损自行消退，偶留有瘢痕及色素沉着。二期：开始于起病后 1~4 个月，多伴有神经系统、心脏和眼部症状。神经系统表现有脑膜炎、脑炎及脑神经损害，出现脑膜刺激征、嗜睡、昏迷、面瘫、三叉神经痛等。少数患者将发生多发性神经根炎、脊髓炎。心脏受累则表现为不同程度的房室传导阻滞及心包炎、心肌炎。眼部损害多表现为结膜炎和虹膜睫状体炎。三期：开始于发病后 3~5 个月或更长时间，慢者超过 2 年。主要表现为慢性关节炎、慢性神经系统及皮肤异常。

31. AF【解析】莱姆病检查可取的组织标本有血液、皮肤、脑脊液、肿大淋巴结、关节滑膜等。

32. B【解析】参见 A3/A4 型题第 7 题解析。

33. CE【解析】参见 A1 型题第 52 题解析。

34. D【解析】皮肤结核病的病原菌是结核分枝杆菌，属于一种抗酸杆菌。感染途径可分为外源性和内源性，以内源性为主。外源感染主要是结核分枝杆菌及其污染物，经轻微皮肤创伤直接侵入皮肤而发病，如疣状皮肤结核。

35. ABD【解析】参见 A3/A4 型题第 7 题解析。

36. A【解析】疣状皮肤结核的患者大多数是成人，见于暴露的部位，以手指背部最多见，其次是足、小腿等部位。

37. ABE【解析】结核菌素纯蛋白衍生物试验（也称为 OT 试验、PPD 试验）是一种诊断结核的工具，简称结核菌素试验。

38. ABCDE【解析】皮肤结核病的全身抗结核治疗一线治疗药物包括异烟肼（成人每天 0.3g）、对氨基水杨酸钠（成人每次 3g，每日 3 次）、链霉素（成人每次 0.5g，每日 2 次）、利福平（成人每日 0.45g）、利福定（成人每日 0.15~0.20g）、乙胺丁醇（成人每日 0.75g）及吡嗪酰胺（成人每次 0.5g，每日 3 次），其中异烟肼、利福平、利福定、链霉素和吡嗪酰胺是杀菌药，其余为抑菌药。对寻常狼疮和瘰疬性皮肤结核选用 2 种杀菌药和 1 种抑菌药，称为“三联”疗法；对疣状皮肤结核、结核疹可选择 1 种杀菌和 1 种抑菌剂，称为“二联”疗法，疗程 2~6 个月。对一线药物耐药或不良反应不能耐受可采用二线药物，如卡那霉素、卷曲霉素或新的抗结核药物，如阿米卡星、氟喹诺酮类等，但这类药物价格昂贵或仍然有显著不良反应，应慎重使用。

39. ABCDE【解析】皮肤结核病局部治疗：①皮损较小者，可用异烟肼注射剂 0.1~0.2g 或链霉素 0.2~0.4g 加 2% 普鲁卡因 2~4ml 病灶注射，3~6 天 1 次。②局限性皮损可进行外科切除或清除瘘管。③损害较大者，可用 5%~20% 焦性没食子酸软膏、纯苯酚、三氯醋酸、乳酸、硝酸银棒或电凝固、冷冻、激光等破坏结核病灶，然后外敷 5% 异烟肼软膏或 15%~20% PAS-Na 软膏。

40. ABCDEF【解析】丹毒特殊类型包括水疱型、大疱型、脓疱型、坏疽型、游走型、复发型丹毒。

41~42 D、DE【解析】丹毒是乙型溶血性链球菌感染所引起的真皮和皮下组织内的淋巴管及周围软组织的急性炎症，多由皮肤黏膜微小损伤处侵犯真皮内网状淋巴管所致，也可由血行感染。

43. B【解析】丹毒皮疹初始为水肿性红斑，界限清楚，表面紧张、灼热，有压痛。短时间可快速向四周扩大。向外蔓延时皮损中间的红色可逐渐消退，留有轻微脱屑。

44. AF【解析】丹毒可发生于任何部位，常见于小腿、面部、头皮及婴儿的腹部。

45~46 C、ABDEF【解析】丹毒患者选择抗生素以青霉素较好，每日 480 万~800 万 U，静脉滴注；0.2% 环丙沙星，静脉滴注，每日 2 次；口服 0.2% 泰利必妥，每日 2 次；头孢菌素，每日 6g，静脉滴注；其他头孢菌素，一般用药需要坚持 2 周左右。

47. E【解析】根据该患者的皮肤损伤和周围神经症状，可考虑为麻风。

48. BD【解析】麻风患者可做的检查有细菌学检查、麻风菌素试验、血清学及分子生物学检查、病理学检查。

49. C【解析】未查见抗酸杆菌，可确诊为结核样型麻风。

50. F【解析】麻风菌素试验是用来观察机体对麻风分枝杆菌的抵抗力，对诊断无意义。

51. ABCD【解析】结核样型麻风表皮常有炎症细胞侵入。真皮上部无“无浸润带”，神经、血管和皮肤附件可见上皮样细胞肉芽肿，细菌阴性或极少。静止期病损内朗汉斯巨细胞较多。一般结核样型麻风上皮样肉芽肿很少坏死，但病情活动或反应剧烈时神经组织内上皮样肉芽肿有时可发生坏死。抗酸染色常查不到抗酸杆菌。

52~53 B、E【解析】参见案例分析题第18题解析。

第六章　真菌性皮肤病

一 A1 型题

1. 关于头癣的描述，不正确的是
   A. 母子斑出现在黑点癣
   B. 白癣愈后不留瘢痕
   C. 头癣分为黄癣、白癣、黑点癣、脓癣
   D. 脓癣常伴耳后、颈、枕部淋巴结肿大
   E. 白癣易形成高位断发，黑点癣易形成低位断发
2. 治疗头癣的首选药物为
   A. 灰黄霉素
   B. 伊曲康唑
   C. 制霉菌素
   D. 酮康唑
   E. 氟康唑
3. 孢子丝菌病的腐生物质不包括
   A. 土壤
   B. 动物粪便
   C. 腐烂木材
   D. 芦苇
   E. 麦秸
4. 快速鉴别头癣类型的方法为
   A. Wood 灯
   B. 细菌培养
   C. 镜检
   D. 组织病理学检查
   E. 视诊
5. 马拉色菌毛囊炎主要皮损形态是
   A. 毛囊性圆形小红斑
   B. 毛囊性小脓疱
   C. 毛囊性半球形小丘疹
   D. 粉刺
   E. 瘢痕
6. 有自愈倾向的是
   A. 黄癣
   B. 黑点癣
   C. 白癣
   D. 脓癣

E. 足癣

7. 马拉色菌毛囊炎属于

A. 细菌性皮肤病
B. 真菌性皮肤病
C. 病毒性皮肤病
D. 微小棒状杆菌皮肤病
E. 非感染性皮肤病

8. 由马拉色菌引起的皮肤病变称为

A. 扁平苔藓
B. 体癣
C. 花斑癣
D. 甲癣
E. 银屑病

9. 下列属于深部真菌病的是

A. 甲真菌病
B. 念珠菌病
C. 黄癣
D. 花斑癣
E. 股癣

10. 下列不属于体癣皮损特点的是

A. 鳞屑性的红斑
B. 瘙痒不明显
C. 边缘不断向外扩展，中央趋于消退
D. 边缘可见丘疱疹，中央可有色素沉着
E. 境界清楚

11. 股癣发生的部位不包括

A. 腹股沟
B. 大腿
C. 肛周
D. 臀部
E. 会阴

12. 花斑癣与（　　）感染有关

A. 小孢子菌
B. 毛囊虫
C. 红色毛癣菌
D. 糠秕马拉色菌
E. 纤细棒状杆菌

13. 体癣的传染途径为

A. 呼吸道传播
B. 飞沫传播
C. 血液传播
D. 消化道传播
E. 直接或间接接触

14. 头癣治疗的金标准是口服

A. 酮康唑
B. 两性霉素

C. 灰黄霉素　　D. 特比萘芬
E. 氟康唑

15. 下列念珠菌病患者常伴有先天性胸腺瘤的是
A. 鹅口疮　　B. 慢性黏膜皮肤念珠菌病
C. 念珠菌性甲沟炎　　D. 间擦疹
E. 念珠菌阴道炎

16. 手足癣的主要致病菌为
A. 絮状表皮癣菌　　B. 须癣毛癣菌
C. 石膏样小孢子菌　　D. 红色毛癣菌
E. 疣状毛癣菌

17. 手癣、足癣的病原菌是
A. 细菌　　B. 真菌
C. 支原体　　D. 病毒
E. 衣原体

18. 甲癣口服药治疗，因为用药时间较长，在治疗期间最需检查
A. 血常规　　B. 凝血功能
C. 肾功能　　D. 尿常规
E. 肝功能

19. 最常见的浅部真菌病为
A. 花斑癣　　B. 股癣
C. 头癣　　D. 体癣
E. 手足癣

20. 下列关于股癣的说法，正确的是
A. 中间无自愈倾向　　B. 无自觉表现
C. 无传染性　　D. 皮损可呈古钱币形
E. 发生于阴囊部位时常呈对称性

21. 头癣的首选治疗为
A. 综合治疗　　B. 剪发
C. 外用抗真菌药　　D. 抗真菌药洗发
E. 口服灰黄霉素

22. 关于手足癣治疗剂型的选择，不正确的是
A. 浸渍糜烂型首选霜剂，干燥后可用湿敷、膏剂
B. 浸渍糜烂型首选湿敷，干燥后可用霜剂、膏剂

C. 水疱鳞屑型应选择刺激性小的霜剂或水剂

D. 角化过度型无皲裂时可用剥脱性较强的膏剂

E. 角化过度型可选用封包疗法

23. 手足癣主要与（　　）进行鉴别

A. 手足多形红斑　　B. 先天性角化病

C. 手足银屑病　　D. 手足湿疹

E. 手足自体敏感性皮炎

24. 关于着色芽生菌病的诊断，下列最有意义的是

A. 象皮肿

B. 组织病理学检查示疣状增生或感染性肉芽肿

C. 真菌镜检找到棕色菌丝

D. 临床可见肉芽肿性增生

E. 组织或分泌物中找到硬细胞

25. 下列不是甲真菌病的诊断依据的是

A. 甲变色　　B. 增厚破损

C. 甲凹陷　　D. 真菌镜检阳性

E. 无光泽

26. 黄癣病发进行真菌直接镜检可见

A. 围绕毛发排列的圆形小孢子　　B. 缠绕在一起的丝状孢子

C. 发内呈链状排列的圆形大孢子　　D. 发外厚壁孢子和鹿角状菌丝

E. 发内与毛发长轴平行的菌丝和关节孢子

27. 下列关于花斑癣的叙述，不正确的是

A. 通常以儿童多见

B. 一种浅表真菌病

C. 皮疹无炎症反应，偶有轻度瘙痒

D. 由糠秕马拉色菌感染表皮角质层引起

E. 病原菌是卵圆形糠秕孢子菌

28. 癣菌疹的治疗应首先进行

A. 抗真菌治疗　　B. 外用治疗

C. 抗病毒治疗　　D. 抗过敏治疗

E. 隔离

29. 甲癣最常见的类型为

A. 远端侧缘甲下型　　B. 近端甲下型

C. 白色浅表型　　D. 甲板内型

E. 全甲毁损型

30. 关于小儿花斑癣的特点，不正确的是

A. 前额、眉间易发　　B. 多为脱色斑

C. 瘙痒显著，患儿剧烈搔抓　　D. 上覆极薄鳞屑

E. Wood 灯呈黄色荧光

31. 下列不属于真菌病的是

A. 脓癣　　B. 银屑病

C. 汗斑　　D. 体癣

E. 马拉色菌型毛囊炎

32. 着色芽生菌病最常累及的部位是

A. 面部　　B. 四肢

C. 躯干　　D. 会阴

E. 双足

33. 下列关于真菌的叙述，不正确的是

A. 是真核类微生物　　B. 部分真菌具有双相性

C. 真菌喜温暖潮湿　　D. 基本结构为菌丝

E. 不耐热，在低温下不能长期存活

34. 有关真菌的描述，不正确的是

A. 真菌是原核类微生物　　B. 真菌不含有叶绿素

C. 真菌不进行光合作用　　D. 真菌有细胞壁和细胞核

E. 真菌可进行有性繁殖

35. 拟诊马拉色菌毛囊炎如做组织病理学检查，需采用的染色方法是

A. PAS 染色　　B. 抗酸染色

C. HE 染色　　D. 阿新兰染色

E. 品红染色

36. 下列关于口服特比萘芬治疗甲真菌病的描述，不正确的是

A. 具有杀真菌作用　　B. 对皮肤癣菌尤佳

C. 复发率低　　D. 必须在饭后服药

E. 抑制角鲨烯环氧化酶，双重阻断细胞膜合成

37. 治疗孢子丝菌病的首选药为

A. 碘化钾　　B. 伊曲康唑

C. 特比萘芬　　D. 克霉唑

E. 咪康唑

38. 下列口服药物中对花斑癣无效的是

A. 酮康唑
B. 伊曲康唑
C. 特比萘芬
D. 灰黄霉素
E. 硫代硫酸钠

39. 下列疾病在 Wood 灯照射下呈亮绿色荧光的是

A. 黄癣
B. 黑点癣
C. 白癣
D. 脓癣
E. 体癣

40. 甲下堆屑最常见于

A. 银屑病
B. 扁平苔藓
C. 甲营养不良
D. 甲癣
E. 甲沟炎

41. 黄癣造成头发

A. 1~2mm 处折断
B. 2~4mm 处折断
C. 暂时性脱发
D. 对头发无影响
E. 永久性脱发

42. 我国头部白癣常见的致病菌为

A. 许兰毛癣菌
B. 犬小孢子菌
C. 白念珠菌
D. 红色毛癣菌
E. 紫色癣菌

43. 下列关于着色芽生菌病的描述，不正确的是

A. 常见于小腿和足部
B. 发病早期自觉疼痛
C. 全身症状不明显
D. 可继发细菌感染
E. 皮损呈疣状增生

44. 最常见的念珠菌感染是

A. 克柔念珠菌
B. 近平滑念珠菌
C. 热带念珠菌
D. 白念珠菌
E. 乳酒念珠菌

45. 消化道念珠菌病的感染通常来自

A. 口腔
B. 鼻腔
C. 外耳道
D. 呼吸道
E. 胃肠道

46. 下列关于花斑癣的描述，正确的是

A. 剧烈瘙痒
B. 多发于手足
C. 愈后有色素减退
D. 冬季易发
E. 皮损为红斑、斑块

47. 真菌分类与鉴定的主要依据为

A. 营养
B. 生化特点
C. 致病特点
D. 外观
E. 数量

48. 既可引起浅部真菌感染，又可引起深部真菌病的是

A. 球孢子菌
B. 念珠菌
C. 组织胞浆菌
D. 隐球菌
E. 马尔菲尼青真菌

49. 下列关于黄癣临床表现的描述，不正确的是

A. 真菌在发内生长
B. 皮损具有特殊的鼠臭味
C. 可引起萎缩性瘢痕
D. 至青春期可自愈
E. 俗称“瘌痢头”“秃疮”

50. 下列关于黑点癣的叙述，不正确的是

A. 主要侵犯儿童
B. 头皮损害类似白癣
C. 病发刚出头皮即折断
D. 损害小而数目多，常伴不同程度炎症
E. 患区头发通常距头皮 2~4mm 处折断

51. 引起黄癣的真菌是

A. 许兰毛癣菌
B. 犬小孢子菌
C. 断发毛癣菌
D. 石膏样小孢子菌
E. 铁锈色小孢子菌

52. 花斑癣致病菌主要腐生在

A. 真皮层
B. 棘层
C. 基底细胞层
D. 角质层
E. 皮肤全层

二 A2 型题

患者，男性，52 岁。主诉左手及前臂皮损 8 个月，伴瘙痒。查体：左手手指、手腕及前臂

伸侧散在成串分布紫红色圆形皮下结节 5 个，表面有结痂，少许脓性分泌物。该患者最可能的诊断是

A. 皮肤着色芽生菌病
B. 花斑癣
C. 血管炎
D. 孢子丝菌病
E. 放线菌病

三 A3/A4 型题

（1~2 题共用题干）

患者，女性，36 岁，右手掌皮肤干燥脱屑 2 年，同时有拇指、示指甲增厚、变脆，甲下碎屑堆积。

1. 该患者最恰当的实验室检查是
   A. 皮内试验
   B. 真菌镜检
   C. 组织病理学检查
   D. 斑贴试验
   E. Wood 灯检查
2. 最有效的治疗药物是
   A. 类固醇皮质激素外用
   B. 润肤性软膏
   C. 抗生素软膏
   D. 口服抗组胺药
   E. 口服抗真菌药

（3~5 题共用题干）

患者，女性，47 岁，务农。主诉右手及前臂皮损 10 个月，伴瘙痒。查体：右手手指、手腕、前臂伸侧散在成串分布紫红色圆形皮下结节 8 个，表面有结痂，少许脓性分泌物。

3. 最有助于诊断的措施是
   A. 组织病理学检查
   B. 痂皮直接镜检
   C. 组织真菌培养
   D. 脓液直接镜检
   E. 血清学试验
4. 最可能的诊断是
   A. 孢子丝菌病
   B. 皮肤结核
   C. 血管炎
   D. 皮肤着色芽生菌病
   E. 硬红斑
5. 首选的治疗药物是
   A. 利福平
   B. 10% 碘化钾
   C. 青霉素
   D. 甲硝唑

E. 磺胺

（6~7 题共用题干）

患者，女性，47 岁。主因右足底水疱伴瘙痒 1 周，疼痛、流脓 2 天而就诊。查体：右足底散在粟粒至高粱米大小脓疱，破溃，有糜烂。

6. 最可能的诊断是

A. 足癣
B. 单纯疱疹
C. 单纯疱疹继发感染
D. 脓疱疮
E. 足癣继发感染

7. 首选的治疗方法是

A. 系统应用抗过敏药
B. 系统应用抗病毒药
C. 系统应用抗生素
D. 局部外用抗真菌药
E. 局部外用抗细菌药

四 B 型题

（1~4 题共用备选答案）

A. 伊曲康唑 100mg/d，疗程 2~4 周
B. 伊曲康唑 200mg/d，服用 4~8 周
C. 伊曲康唑 400mg/d，分 2 次口服，每月服药 1 周为 1 疗程，服用 3~4 个疗程
D. 伊曲康唑 400mg/d，分 2 次口服，每月服药 1 周为 1 疗程，服用 2~3 个疗程
E. 伊曲康唑 300mg/d，分 2 次口服，每月服药 1 周为 1 疗程，服用 3~4 个疗程

1. 头癣成人患者口服选择
2. 手足癣患者口服选择
3. 甲癣（指甲）患者口服选择
4. 甲癣（趾甲）患者口服选择

五 X 型题

1. 浅部真菌的标本有

A. 毛发
B. 皮屑
C. 甲屑
D. 血液
E. 骨骼

2. 手足癣的类型包括

A. 水疱鳞屑型
B. 角化过度型

C. 浸渍糜烂型　D. 湿疹样型
E. 丹毒样型

3. 下列能杀灭真菌的条件为
A. 低温　B. 紫外线
C. 甲醛　D. 碘酊
E. 微波

4. 下列关于白癣临床表现的描述，正确的有
A. 以学龄前儿童多见　B. 发外菌鞘由真菌孢子寄生于发外形成
C. 早期皮损呈灰白色鳞屑性斑片　D. 患处头发刚出头皮即折断
E. 以上都正确

5. 念珠菌病的发病与（　　）有关
A. 皮肤屏障功能破坏　B. 菌群失调
C. 免疫功能低下　D. 长期使用糖皮质激素或免疫抑制剂
E. 滥用广谱抗生素

6. 下列关于孢子丝菌病治疗的描述，正确的有
A. 首选青霉素，若青霉素过敏则改用碘化钾
B. 首选碘化钾，若碘化钾过敏则改用伊曲康唑
C. 可外用聚维酮碘溶液
D. 病变局限时可手术切除或电灼治疗
E. 以上都正确

7. 黄癣的临床表现有
A. 黄癣痂　B. 菌鞘
C. 头皮点状脱发　D. 蜂窝状排脓小孔
E. 触之有明显波动感

8. 下列关于孢子丝菌病的描述，正确的有
A. 属于真菌病　B. 可沿淋巴管播散
C. 不侵犯内脏　D. 常在外伤愈后发病
E. 以上都正确

9. 皮肤真菌病包括
A. 表皮念珠菌病　B. 红癣
C. 癣菌疹　D. 皮下组织真菌病
E. 隐球菌病

10. 下列关于真菌的描述，正确的有
A. 是一类原核生物　B. 以寄生和腐生方式吸取营养

C. 基本形态是菌丝和孢子
D. 大多数真菌都对人类有害
E. 以上都正确

11. 可用于治疗体癣的外用药物是
A. 联苯苄唑霜
B. 特比萘芬霜
C. 皮炎平霜
D. 莫匹罗星软膏
E. 伊曲康唑胶囊

12. 念珠菌病的好发人群为
A. 正常人
B. 新生儿
C. HIV 感染者
D. 育龄妇女
E. 肥胖多汗者

13. 随着家庭饲养宠物的增多，发病率逐渐增高的头癣类型是
A. 黄癣
B. 白癣
C. 黑点癣
D. 脓癣
E. 红色毛癣

14. 感染马拉色菌可引起
A. 扁平苔藓
B. 花斑癣
C. 体癣
D. 马拉色菌毛囊炎
E. 手足癣

15. 感染许兰毛癣菌可引起
A. 头癣
B. 股癣
C. 花斑癣
D. 扁平苔藓
E. 甲癣

16. 头癣中可形成瘢痕的有
A. 黄癣
B. 白癣
C. 黑点癣
D. 脓癣
E. 花斑癣

17. 下列关于着色芽生菌病的描述，正确的是
A. 为急性感染
B. 男性发病率高于女性
C. 皮损呈疣状增生
D. 皮损为结痂性皮损
E. 发病早期自觉疼痛

六 案例分析题

（1~8 题共用题干）

患者，女性，25 岁。因头皮瘙痒并发现脱发斑 1 个月就诊。查体：头皮散在 2 处 2~

3cm 直径大小脱发斑，表面片状白色鳞屑，脱发斑可见低位断发，外观呈小黑点。

1. 该患者最可能的诊断是

A. 黄癣
B. 白癣
C. 脓癣
D. 石棉状糠疹
E. 黑点癣

2. 病发镜检最可能发现

A. 发内菌丝
B. 发内链状大孢子
C. 发外密集镶嵌的小孢子
D. 发内关节孢子
E. 发外菌丝

3. 与宠物密切接触时可导致

A. 黄癣
B. 红癣
C. 白癣
D. 黑点癣
E. 脓癣

4. 头癣的分类中不包括

A. 黄癣
B. 黑点癣
C. 白癣
D. 红癣
E. 脓癣

5. 关于黑点癣说法正确的是

A. 属发内型感染
B. 愈后可留瘢痕
C. 多可自愈
D. 剧痒
E. 偶见并发脓癣

6. Wood 灯检查不正确的是

A. 黄癣呈暗绿色荧光
B. 白癣为亮绿色荧光
C. 花斑癣呈白光
D. 黑点癣无荧光
E. 红癣呈珊瑚红色

7. 治疗头癣的外用药可选

A. 2% 碘酊
B. 2% 酮康唑霜
C. 1% 联苯苄唑霜
D. 1% 特比萘芬霜
E. 10% 硫软膏
F. 地塞米松乳膏

8. 治疗头癣的措施有

A. 服药
B. 剪发
C. 擦药
D. 消毒
E. 洗头
F. 按摩

（9~12 题共用题干）

患者，女性，38 岁。因“发现右颊黏膜白色斑块 1 个月”来诊。查体：右颊黏膜孤立白色斑块，未发现其他病损。

9. 下列不属于本病例的发病因素的是

A. 吸烟习惯
B. 梅毒
C. 病损局部机械刺激因素
D. 糖尿病
E. 白念珠菌感染
F. 维生素 A 缺乏
G. 唾液 pH 偏高
H. 血清淀粉酶高

10. 可能诊断的疾病为（提示：白斑呈白色或乳白色的丝绒状斑片，稍用力可擦掉）

A. 口腔黏膜白斑病
B. 白色海绵痣
C. 白癜风
D. 鹅口疮
E. 口腔扁平苔藓
F. 口腔念珠菌性感染
G. 溃疡性膜性口炎
H. 复发性阿弗他口腔炎

11. 其组织病理学可能出现的改变有（提示：皮损表面呈网状或花纹状外观）

A. 基底膜下有大量淋巴细胞浸润
B. 过度角化伴角质栓
C. 角化过度与角化不全
D. 在棘层、基底层或结缔组织内可看到圆形的嗜酸性胶状体
E. 上皮钉突呈锯齿状或变平消失，基底细胞液化变性
F. 伴粒层肥厚，基底细胞坏死、液化、变性
G. 深层结缔组织可有毛细血管扩张
H. 上皮角化层增厚或变薄，粒层增生明显，棘层肥厚亦可萎缩

12. 进一步处理措施为

A. 局部使用鱼肝油或维 A 酸溶液涂擦
B. 局部可使用肾上腺皮质激素外涂或注射
C. 清除口腔内感染灶，注意口腔清洁
D. 口服维生素 A
E. 发病期间应用抗生素以控制感染
F. 补充 B 族维生素
G. 长久不愈者应切取病变组织做组织学检查
H. 大面积的白斑可在切除后行游离皮片移植，覆盖创面

（13~20 题共用题干）

患儿，男，10 岁。因头皮脱发 3 个月就诊，家住农村。查体：头发干枯、细黄，头皮

散在5~6处1cm直径大小淡黄色痂，周边翘起，表面少许鳞屑。可见一处1cm大小萎缩性瘢痕。表面少许鳞屑。

13. 该患儿最可能的诊断是

A. 石棉癣
B. 白癣
C. 黑点癣
D. 黄癣
E. 脓癣

14. 快速鉴别头癣类型的方法为

A. 镜检
B. 真菌培养
C. 视诊
D. 组织病理学检查
E. Wood灯检查

15. 病发镜检最可能发现

A. 发内菌丝
B. 发外菌丝
C. 发内关节孢子
D. 发内链状大孢子
E. 发外密集镶嵌的小孢子

16. 黄癣的致病菌为

A. 紫色毛癣菌
B. 许兰毛癣菌
C. 石膏样小孢子菌
D. 断发毛癣菌
E. 犬小孢子菌

17. 下列关于黄癣的说法，正确的是

A. 俗称“癞痢头”
B. 愈后不遗留瘢痕
C. 发际处易受侵犯
D. 可侵犯甲板
E. 多无自愈倾向

18. 与宠物密切接触时可引起

A. 白癣
B. 红癣
C. 黄癣
D. 脓癣
E. 黑点癣

19. Wood灯检查正确的是

A. 花斑癣菌呈黑光
B. 白癣菌为亮绿色荧光
C. 黑点癣菌无荧光
D. 黄癣菌呈暗绿色荧光
E. 红癣菌呈珊瑚红色

20. 头癣治疗的首选药物是

A. 酮康唑
B. 依曲康唑
C. 两性霉素B
D. 特比萘芬

E. 氟康唑　　F. 灰黄霉素

（21~27题共用题干）

患儿，女，8岁。因头皮瘙痒并发现脱发斑2周就诊，家中养猫。查体：头皮散在5~6处1~2cm直径大小脱发斑，表面少许鳞屑，其上可见断发2~4mm长。

21. 最可能的诊断是
A. 黄癣　　B. 黑点癣
C. 白癣　　D. 石棉状糠疹
E. 脓癣

22. 病发镜检最可能的发现是
A. 发内菌丝　　B. 发内关节孢子
C. 发外菌丝　　D. 发内链状大孢子
E. 发外密集镶嵌的小孢子

23. 白癣由下列哪些真菌感染引起
A. 紫色毛癣菌　　B. 石膏样小孢子菌
C. 断发毛癣菌　　D. 许兰毛癣菌
E. 犬小孢子菌

24. 下列关于白癣的说法，正确的是
A. 常并发脓癣　　B. 无自愈倾向
C. 不破坏毛囊　　D. 城市儿童多见
E. 愈后不遗留瘢痕

25. 快速鉴别头癣类型的方法是
A. 镜检　　B. 真菌培养
C. 是否伴发脓癣　　D. 组织病理学检查
E. Wood灯检查

26. 下列关于Wood灯检查的说法，不正确的是
A. 黄癣菌呈暗绿色荧光　　B. 花斑癣菌呈白色荧光
C. 黑点癣菌无荧光　　D. 白癣菌呈亮绿色荧光
E. 红癣菌呈珊瑚红色荧光

27. 头癣治疗是口服
A. 酮康唑　　B. 灰黄霉素
C. 特比萘芬　　D. 两性霉素
E. 氟康唑　　F. 依曲康唑

参考答案与解析

一、A1 型题

1. A【解析】母子斑出现在白癣。

2. A【解析】头癣现行治疗的金标准为口服灰黄霉素。

3. B【解析】孢子丝菌病是由双相型真菌申克孢子丝菌所致的亚急性或慢性感染。申克孢子丝菌是一种双相型真菌，是土壤、木材及植物的腐生菌，分布于全世界。

4. A【解析】头癣的诊断主要根据临床表现、真菌直接镜检及 Wood 灯检查。Wood 灯检查可快速鉴别头癣类型。

5. C【解析】皮损为毛囊性半球形红色丘疹，直径 2～4mm，有光泽，周围可有红晕，好发于胸、背、颈、肩、上臂、腰腹部，散在对称分布，数十个至数百个，较密集但不融合，可间杂有小脓疱或黑头粉刺。

6. C【解析】白癣一般无炎症反应，至青春期可自愈，这与青春期皮脂腺分泌活跃，皮脂中不饱和脂肪酸对真菌生长有抑制作用有关。

7. B【解析】马拉色菌毛囊炎是一种由马拉色菌引起的真菌性毛囊炎症，通常表现为多个散在的、红色的、丘疹性或丘疱疹性损害。

8. C【解析】花斑癣是由马拉色菌引起的常见的轻微的常反复发作的角质层感染，表现为细碎脱屑的斑片，伴色素沉着和/或色素脱失。

9. B【解析】深部真菌病包括深部念珠菌病、隐球菌病、曲霉病、双相真菌病（孢子丝菌病、马尼菲青霉病、荚膜组织胞浆菌病、芽生菌病）、暗色真菌病（着色芽生菌病、暗色丝孢霉病）、透明丝孢霉病、放线菌病和奴卡菌病、足菌肿。

10. B【解析】体癣皮损初起为红色丘疹、丘疱疹或小水疱，渐渐形成有鳞屑的红色斑片，境界清楚，边缘不断向外延伸，中央趋于消退，形成境界清楚的环状或多环状，且边缘常有丘疹、丘疱疹及水疱，中央可有色素沉着。亲动物性皮肤癣菌引起的皮损炎症反应明显。自觉瘙痒，可由于长期搔抓刺激引起局部湿疹样或苔藓样改变。

11. B【解析】股癣是专指发生于腹股沟、会阴、肛周和臀部的体癣。

12. D【解析】参见 A1 型题第 8 题解析。

13. E【解析】体癣主要由红色毛癣菌、须癣毛癣菌、疣状毛癣菌、犬小孢子菌等感染引起。本病通过直接或间接接触传染，也可通过自身的手、足、甲癣等感染蔓延而引起。

14. C【解析】参见 A1 型题第 2 题解析。

15. B【解析】慢性黏膜皮肤念珠菌病是一种慢性进行性的念珠菌感染，常伴有某些免疫缺陷或内分泌疾病，如甲状旁腺功能低下、肾上腺功能低下等，特别是先天性胸腺瘤。

16~17 D、B【解析】手足癣病原菌主要为红色毛癣菌，其次为须癣毛癣菌和絮状表皮癣菌。

18. E【解析】甲癣口服药有肝功能损害的副作用。

19. E【解析】浅部真菌病患者中，最常见的为手足癣，其次为体股癣、甲真菌病、生殖器念珠菌病、花斑癣和头癣。

20. D【解析】体癣皮损可呈古钱币形。

21. E【解析】头癣应采取综合治疗，内服与外用相结合。首选治疗为口服灰黄霉素，皮肤也可外用抗真菌药。患者尽可能把头发全部剪除。患者使用的物品应常煮沸消毒。服药后 3 周取患处头发进行真菌镜检。

22. A【解析】遵循皮肤科外用药的一般原则：干对干，湿对湿，不干不湿用糊剂。即有渗出较多时，选用湿敷；渗出少时，采用洗剂、糊剂；干燥、结痂、有鳞屑时，采用乳膏、霜剂。

23. D【解析】手癣需与手部湿疹、多汗症、汗疱疹等相鉴别。水疱型手足癣需与掌跖脓疱病等相鉴别。

24. E【解析】着色芽生菌病的诊断以组织或分泌物中找到硬细胞（Scle-roticcell）最有意义。

25. C【解析】甲凹陷目前病因尚不明确，可能与营养状态、生活环境及一些皮肤病的继发症状（如扁平苔藓、银屑病等）有关。

26. E【解析】黄癣应取黄癣痂或病发进行检查。痂内可见充满视野的大小不等的孢子及鹿角菌丝，病发显示发内型，其内的菌丝和气泡的数量与病期进展有关。早期可见少数与头发长轴平行的菌丝或关节菌丝；进展期病发内菌丝增多，毛发全长都可见到菌丝，同时出现气泡；后期可见更多的发内菌丝及大小不等的气泡。

27. A【解析】本病是由糠秕马拉色菌感染表皮角质层引起的一种浅表真菌病，多见于青壮年男性。致病菌系一种嗜脂性酵母，称为卵圆形糠秕孢子菌或正圆形糠秕孢子菌。此菌仅侵犯角质层浅层而不引起真皮的炎症反应。

28. D【解析】癣菌疹是机体对真菌代谢产物的一种变态反应，故首选抗组胺药物。

29. A【解析】甲癣临床可分为 5 型，即远端侧缘甲下型、近端甲下型、白色浅表型、甲板内型、全甲毁损型。远端侧缘甲下型临床最常见。

30. C【解析】小儿花斑癣瘙痒不明显。

31. B【解析】银屑病目前认为是一种多基因遗传背景下由 T 淋巴细胞介导的自身免疫性疾病。

32. B【解析】着色芽生菌病主要侵犯暴露部位的皮肤，最常累及四肢，尤其以足、小腿和手臂多见，亦有发生于面、耳、胸、肩部和臀部。

33. E【解析】真菌是一类真核生物，其主要特征为营养吸收和多细胞体或单细胞体结构。真菌是真核类微生物，与细菌和病毒等不同；部分真菌具有双相性，可以在两种不同的生殖状态之间转变；真菌喜欢温暖潮湿的环境，适宜其生长繁殖；真菌的基本结构为菌丝，由单个或多个细胞组成，形态各异；许多真菌的孢子可以在低温下存活，并且一些真菌可以在寒冷的天气中生长。

34. E【解析】花斑癣是由马拉色菌属感染引起的常见的、轻微的、常反复发作的角质层感染。

35. A【解析】马拉色菌毛囊炎染色方法：真菌荧光染色法、PAS 染色法、亚甲基蓝染色法。

36. D【解析】特比萘芬可以饭前口服。

37. A【解析】碘化钾是治疗孢子丝菌病的首选药物。

38. C【解析】花斑癣治疗方案主要包括 3 种：洗浴、外涂和内服。可以单用，也可以联合应用。①洗浴：酮康唑香波每日 1 次，持续 7～10 天。2% 硫化硒香波用于晚间，于次日清晨洗掉，治疗需持续 2～6 周以上。②外涂：咪唑类药物（如酮康唑、联苯苄唑等）、丙烯胺类、环比酮胺及阿莫罗芬等外用制剂，外用 2～4 周。③口服：口服灰黄霉素和兰美抒疗效较差。口服酮康唑每日 400mg，连续 2 天，然后每 2 周重复 1 次，持续 3 个月；伊曲康唑每日 200mg，5 天或 100mg/d，共 10 天；氟康唑 150mg，每周 1 次，连续 4 周，都有良效。口服特比萘芬无效。

39. C【解析】黄癣病发显示暗绿色荧光；白癣病发显示亮绿色荧光；黑点癣病发无荧光。

40. D【解析】甲癣病变常从甲板两侧及末端开始（所谓远端侧位甲下型），甲板逐渐增厚，颜色变为棕色甚至黑色，出现裂纹，甲下有角蛋白及碎屑堆集，可致甲松动及甲板分离。部分患者病变从甲根部开始，甲变为灰白色或褐色，变碎部分脱落（近端甲下型）。有的全甲变形萎缩或缺失称为全甲营养不良型。还有部分患者仅表现为甲表面出现白色斑点状浑浊区，称为真菌性白甲（白色浅表型）。

41. E【解析】黄癣俗称“瘌痢头”“秃疮”。皮损初起是针尖大小的淡黄红色斑点，覆薄片状鳞屑，之后形成黄豆大小的淡黄色痂，周边翘起，中央紧附着头皮形如碟状（黄癣痂），会扩大融合形成大片状，严重者可覆盖整个头皮，除去痂后，其下是潮红糜烂面。造成病发干燥无光泽及变脆易折断，毛囊破坏引起毛发脱落，可造成大片永久性脱发，愈后遗留萎缩性瘢痕。皮损处散发出特殊的鼠臭味。

42. B【解析】头癣中的黄癣由许兰毛癣菌感染所致；白癣主要由犬小孢子菌、石膏样小孢子菌和铁锈色小孢子菌感染所致；黑点癣主要由紫色毛癣菌和断发毛癣菌感染所致。

43. B【解析】着色芽生菌病病程缓慢，皮损好发于暴露部位，尤其以足、小腿和手臂多见，亦有发生于面、耳、胸、肩和臀部。皮损初起为真菌侵入处的单个炎性丘疹，逐渐变大并形成暗红色结节或斑块，表面为疣状、菜花状或覆盖污褐色痂，痂上有散在的针帽大小黑褐色小点，痂下通常有脓液溢出，揭开痂后可见颗粒状或乳头状肉芽，肉芽之间经常有脓栓，在斑块或结节周围有暗红色炎性浸润带。自觉轻度或无瘙痒，继发细菌感染或溃疡时有疼痛。病程进展迟缓，可发展成疣状皮肤结核样、梅毒树胶肿样、银屑病样、足菌肿或象皮肿样皮损。病变偶可侵犯黏膜，甲周损害可波及甲板，表现为甲板变厚、浑浊及明显嵴状隆起，甲下鳞屑堆积。

44. D【解析】白念珠菌是临床上最为常见的念珠菌感染，致病力也最强，是引起深、浅部念珠菌病的主要菌种。

45. A【解析】消化道念珠菌病是由念珠菌属真菌引起的疾病，可以侵犯从口腔到肛门的整个消化系统。感染来自口腔，可以通过接触已感染人群、使用含有念珠菌的物品或一些医学操作而发生。之后，该真菌可以进入胃肠道并定殖，导致胃肠道感染。症状可能包括口腔溃疡、呕吐、腹泻和腹部不适等。

46. C【解析】花斑癣多无主观症状，偶有轻痒，好发于多汗的部位，如躯干、腋窝、腹股沟，大腿及面颈部亦可发生。原发皮损为黄豆大小斑疹，无炎症，上覆极细微发亮的鳞屑，呈皮色、灰黄色或棕褐色甚至黑色。去除鳞屑，留下暂时性色素减退斑。常夏发冬轻，可以持续多年不愈。

47. D【解析】真菌的分类与鉴定主要是以外观形态鉴别为主。

48. B【解析】念珠菌既可引起浅部真菌感染（皮肤念珠菌病），又可引起深部真菌病。

49. D【解析】参见 A1 型题第 41 题解析。

50. E【解析】该病致病菌为紫色毛癣菌或断发毛癣菌。主要侵犯儿童，其发病率位于白癣和黄癣之后。头部损害与白癣相近似，亦呈鳞屑斑片。主要呈低位性断发，往往在距头皮 1~2mm 部位折断，有些甚至一出头皮即折断。

51. A【解析】黄癣的病原菌是黄癣菌（许兰毛癣菌）及其蒙古变种。

52. D【解析】参见 A1 型题第 8 题解析。

二、A2 型题

D【解析】孢子丝菌病在入侵部位产生皮下结节及暗红色浸润性斑块，表面可呈轻度疣状增生，挤压有少许分泌物，逐渐扩大与皮肤粘连，多沿淋巴管蔓延。出现成串排列的皮下结节称为淋巴管型。一般结节呈枣大小、无压痛，若不及时治疗可破溃。

三、A3/A4 型题

1. B【解析】目前甲真菌病的实验室诊断仍主要借助镜检和细菌培养，仅需在取下的病甲碎屑中找到菌丝和/或孢子，诊断即成立。

2. E【解析】甲癣可酌情选用抗真菌药如特比萘芬、伊曲康唑及氟康唑等口服。

3~4 C、A【解析】孢子丝菌病好发于面、颈、躯干及手背，常局限于初发部位。在入侵部位产生皮下结节及暗红色浸润性斑块，表面可呈轻度疣状增生，挤压有少许分泌物，逐渐扩大与皮肤粘连，多沿淋巴管蔓延。出现成串排列的皮下结节称为淋巴管型。一般结节呈枣大小、无压痛，若不及时治疗可破溃。真菌培养是诊断孢子丝菌病的金标准，也是最敏感的方法。

5. B【解析】碘化钾是治疗孢子丝菌病的首选药物，常用 10% 碘化钾溶液 30ml/d，分 3 次口服，如果无不良反应可渐增至 60~90ml/d，儿童用量酌减，疗程通常为 2~3 个月，皮损消退后需继续服药 3~4 周以防复发。

6. E【解析】足癣继发细菌感染会造成深部组织的炎症，可形成一定的脚部肿胀、疼痛，甚至表皮灼热。

7. C【解析】足癣细菌感染时应进行抗细菌的治疗，可用泡洗或外涂抗生素类药物。严重的情况下，可以口服抗生素来治疗继发细菌感染。

四、B 型题

1. B【解析】头癣患者口服伊曲康唑：儿童 3~5mg/（kg·d），成人 200mg/d，餐后即服，4~8 周为一疗程。

2. A【解析】手足癣患者口服伊曲康唑（100mg/d，2~4 周为一疗程）或特比萘芬(250mg/d，2~4 周为一疗程)。

3~4 D、C【解析】甲癣患者采用伊曲康唑间歇冲击疗法（400mg/d，分 2 次服用，每月服药 1 周为一疗程），指甲受累需治疗 2~3 个疗程，趾甲受累需 3~4 个疗程。

五、X 型题

1. ABC【解析】浅部真菌病主要是由皮肤癣菌（包括毛癣菌属、小孢子菌属和表皮癣菌属）侵犯人和动物的皮肤角质层、毛发和甲板引起的感染，这些感染统称为皮肤癣菌病，简称癣。

2. ABC【解析】根据临床特点差异，手足癣可分为：水疱鳞屑型、角化过度型、浸渍糜烂型（也称间擦型）。

3. CD【解析】真菌最适宜的生长条件为温度 22~36℃，湿度 95%~100%，pH 5.0~6.5。真菌不耐热，100℃时大部分真菌在短时间内死亡，但低温条件下可长期存活；紫外线和 X 射线均不能杀死真菌；甲醛、苯酚、碘酊和过氧乙酸等化学消毒剂都能迅速杀灭真菌。

4. ABC【解析】白癣多发生于学龄儿童，男性多于女性。皮损初起为群集性红色小丘疹，迅速向四周扩大成圆形或椭圆形，上覆灰白色鳞屑，继而附近产生数片较小的相同皮损，被形象地称为“母子斑”。病发在高出头皮 2~4mm 处折断，残根部包绕灰白色套状鳞屑，由真菌寄生于发干所致。白癣通常无炎症反应，至青春期可自愈，本型不破坏毛囊，所以不造成永久性脱发，愈后不留瘢痕。

5. ABCDE【解析】念珠菌病的发病与皮肤屏障功能破坏使抵抗力下降、菌群失调、机体内环境变化、免疫功能不全及滥用广谱抗生素等有关。

6. BC【解析】碘化钾是治疗孢子丝菌病的首选药物，常用10%碘化钾溶液30ml/d，分3次口服，如果无不良反应可渐增至60~90ml/d，儿童用量酌减，疗程通常为2~3个月，皮损消退后需继续服药3~4周以防复发。可选用伊曲康唑200~400mg/d，疗程通常为3~6个月，有较好的安全性，治愈率较高。也可使用特比萘芬250~500mg/d，3~6个月。病情严重者可用两性霉素B。局部治疗：①2%碘化钾溶液或10%碘化钾软膏外用，损害消退后继续使用1个月左右，以防复发。②10%聚维酮碘液外敷。③0.25%的两性霉素B溶液损害内注射。④2%球红霉素二甲基亚砜液或两性霉素B二甲基亚砜液外用。⑤局部损害考虑手术切除，或采用物理疗法、热疗法或冷冻治疗。

7. ACD【解析】参见A1型题第41题解析。

8. ABD【解析】孢子偶可经呼吸道侵入肺部或血行播散至内脏及骨骼。

9. ADE【解析】皮肤真菌病是由病原真菌所引起的人类皮肤（包括表皮、真皮和皮下组织）、黏膜及其皮肤附属器的一类真菌感染性疾病。真菌病按感染部位来分，可以分为浅部真菌病、皮下组织真菌病和系统性真菌病三大类，皮肤科常见的是前两类。浅部真菌病是指限于表皮、皮肤附属器和黏膜的真菌感染，主要致病真菌为皮肤癣菌、马拉色菌和念珠菌，A正确。深部真菌病指累及真皮及以下、内脏、血液和系统性的真菌感染，主要致病菌为念珠菌、曲霉、隐球菌及毛霉等，D、E正确。

10. BC【解析】真菌是真核类微生物，其营养体除少数低等类型为单细胞外，大多是由纤细管状菌丝构成的菌丝体。当营养生活进行到一定时期时，真菌就开始转入繁殖阶段，形成各种繁殖体即子实体。真菌的繁殖体包括无性繁殖形成的无性孢子和有性繁殖产生的有性孢子。

11. AB【解析】治疗体癣可外用各种唑类、丙烯胺类及复方苯甲酸擦剂、复方间苯二酚擦剂等。须坚持用药2周以上或皮损消退后继续用药1~2周以免复发。婴幼儿患者和在腹股沟等部位皮肤薄嫩处，应选择刺激性小、浓度较低的外用药，并且保持局部清洁干燥。

12. BCDE【解析】念珠菌病好发于新生儿、育龄妇女及合并有严重基础疾病、免疫力低下、长期过量使用广谱抗生素、各种留置导管的患者。

13. BD【解析】随着家庭饲养宠物的增多，目前白癣、脓癣的发病率有所增加，而黄癣已明显减少。

14. BD【解析】皮肤马拉色菌病作为机会致病菌，可引起花斑癣和马拉色菌毛囊炎。

15. ABE【解析】感染许兰毛癣菌可引起头癣、股癣、甲癣等。

16. ACD【解析】黄癣造成病发干燥无光泽及变脆易折断，毛囊破坏引起毛发脱落，可造成大片永久性脱发，愈后遗留萎缩性瘢痕。白癣通常无炎症反应，至青春期可自愈，本型不破坏毛囊，所以不造成永久性脱发，愈后不留瘢痕。黑点癣病程发展缓慢，长期不愈。本型属于发内型感染，愈后常留有局灶性脱发及点状萎缩性瘢痕。脓癣可破坏毛囊，愈后常留有永久性脱发和瘢痕。花斑癣皮损初起以毛孔为中心、境界清楚的点状斑疹，呈褐色、淡褐色、淡红色、淡黄色或白色，逐渐增大到指甲盖大小，圆形或类圆形，邻近皮损可相互融合成不规则大片状，表面覆有糠秕状鳞屑。病程慢性，通常冬轻夏重。

17. BCD【解析】着色芽生菌病是指由暗色真菌引起的皮肤及皮下组织的慢性、局限性、肉芽肿性、感染性疾病。着色芽生菌病在成年男性中的发病率高于女性和儿童。皮损初起为真菌侵入处的单个炎性丘疹，逐渐变大并形成暗红色结节或斑块，表面为疣状、菜花状或覆盖污褐色痂，痂上有散在的针帽大小黑褐色小点，痂下通常有脓液溢出，揭开痂后可见颗粒状或乳头状肉芽，肉芽之间经常有脓栓，在斑块或结节周围有暗红色炎性浸润带。自觉轻度或无瘙痒，继发细菌感染或溃疡时有疼痛。病程进展迟缓，可发展成疣状皮肤结核样、梅毒树胶肿样、银屑病样、足菌肿或象皮肿样皮损。

六、案例分析题

1. D【解析】石棉状糠疹好发于儿童及青壮年，损害可局限于部分头皮，但更常见为弥漫全部头皮，甚至延及颈部，主要症状为毛发鞘、糠状鳞屑和毛囊口棘状隆起。表现为头皮上厚层灰白色鳞屑，重叠如屋瓦，状如石棉，黏着于头皮，头发因厚积鳞屑束拢而呈束状，头发本身不受侵犯，间有形成暂时性脱发者，基底一般无炎症，如发生湿润，渗液或继发感染时，可呈现轻度潮红，并散发难闻臭味。本病经过缓慢，常持续多年，预后良好。

2. B【解析】病发镜检可能发现发内链状大孢子。

3. ACE【解析】随着家庭饲养宠物的增多，目前白癣、脓癣的发病率有所增加，而黄癣已明显减少。

4. D【解析】根据致病菌及临床表现的不同，可将头癣分为黄癣、白癣、黑点癣及脓癣四种类型。

5. ABE【解析】黑点癣较少见，儿童和成人均可发病。皮损初为散在的鳞屑性灰白色斑，之后逐渐扩大成片。特点是病发刚出头皮即折断，残根在毛囊口处呈黑点状。皮损炎症轻或无炎症，稍痒。病程发展缓慢，长期不愈。本型属于发内型感染，愈后常留有局灶性脱发及点状萎缩性瘢痕。

6. C【解析】头癣中的黄癣由许兰毛癣菌感染所致；白癣主要由犬小孢子菌、石膏样小孢子菌和铁锈色小孢子菌感染所致；黑点癣主要由紫色毛癣菌和断发毛癣菌感染所致。在 Wood 灯下，铁锈色小孢子菌、羊毛状小孢子菌和石膏样小孢子菌为亮绿色荧光；黄癣菌为暗绿色荧光；花斑癣菌为棕色荧光；紫色毛癣菌和断发毛癣菌无荧光。

7. ABCDE【解析】头癣局部治疗：①剪发。尽量将病发剪除，每周 1 次，连续 8 周。

②洗头。用硫黄皂或酮康唑洗剂洗头，每日 1 次，连用 8 周。③搽药。可使用 2% 碘酊、1% 联苯苄唑溶液或霜剂、5%~10% 硫黄软膏、1% 特比萘芬霜等外用于患处，每日 2 次，连用 8 周。④消毒。患者使用过的毛巾、帽子、枕巾和梳子等生活用品及理发工具要煮沸消毒。

8. ABCDE【解析】治疗头癣应采取综合治疗方案，服药、搽药、洗头、剪发和消毒 5 条措施联合治疗。

9. FH【解析】根据“颊黏膜白色斑块”，考虑可能为口腔念珠菌性感染。黏膜念珠菌病的易感因素包括糖尿病、口干症、血管闭塞、多汗症，糖皮质激素或广谱抗生素的使用，HIV 感染及维生素 B_2 缺乏。同时也可考虑为吸烟习惯、病损局部机械刺激导致。二期早发梅毒疹口腔受累时亦可表现为黏膜白色斑块。

10. DF【解析】根据题干及提示的临床表现，该病有可能为鹅口疮，鹅口疮属于口腔念珠菌病的一个分型。

11. ACEGH【解析】口腔念珠菌病病理可表现为角化过度与角化不全；上皮角化层增厚或变薄，粒层增生明显，棘层肥厚，亦可萎缩；上皮钉突呈锯齿状或变平消失，基底细胞液化变性；基底膜下有大量淋巴细胞浸润；深层结缔组织可有毛细血管扩张。

12. ABCDFGH【解析】根据病史和体格检查，该患者可能患口腔念珠菌病。因此，进一步的处理措施应该是局部使用鱼肝油或维 A 酸溶液涂擦，A 正确。局部可使用肾上腺皮质激素外涂或注射，B 正确。清除口腔内感染灶，注意口腔清洁，口服维生素 A，C、D 正确。不建议在没有确切证据表明存在感染的情况下使用抗生素，发病期间应用抗真菌药控制感染，E 错误。长期不愈合的病变应切取病变组织做组织学检查，G 正确。大面积的白斑可以通过游离皮片移植进行治疗，但前提是必须先切除病变区域，H 正确。综上所述，处理措施为 ABCDFGH。需要强调的是，确定诊断和制订治疗方案应该在医生的指导下进行。

13. D【解析】参见 A1 型题第 41 题解析。

14. ACE【解析】快速鉴别头癣类型主要根据临床表现、真菌直接镜检及 Wood 灯检查。

15. AC【解析】参见 A1 型题第 26 题解析。

16. B【解析】头癣中的黄癣由许兰毛癣菌感染所致。

17. AE【解析】参见 A1 型题第 41 题解析。

18. ACD【解析】参见 X 型题第 13 题解析。

19. BCDE【解析】参见案例分析题第 6 题解析。

20. F【解析】头癣现行治疗的金标准为口服灰黄霉素。

21. C【解析】白癣多发生于学龄儿童，男性多于女性。皮损初起为群集性红色小丘疹，迅速向四周扩大成圆形或椭圆形，上覆灰白色鳞屑，继而附近产生数片较小的相同皮损，被形象地称为“母子斑”。病发在高出头皮 2~4mm 处折断，残根部包绕灰白色套状鳞屑，由真菌寄生于发干所致。白癣通常无炎症反应，至青春期可自愈，本型不破坏毛囊，所以不造成永久性脱发，愈后不留瘢痕。

22. E【解析】白癣采集带菌鞘的断发，可见发外密集小孢子镶嵌于发周，发内也可见菌丝，因此白癣实为发内外型。

23. BE【解析】白癣主要由犬小孢子菌、石膏样小孢子菌和铁锈色小孢子菌感染所致。

24. ACDE【解析】参见案例分析题第 21 题解析。

25. AE【解析】快速鉴别头癣类型主要根据临床表现、真菌直接镜检及 Wood 灯检查。

26. B【解析】参见案例分析题第 6 题解析。

27. BCF【解析】头癣系统药物治疗：灰黄霉素，儿童 10~20mg/（kg·d），成人 600~800mg/d，分 2~3 次口服，2~3 周为一疗程。伊曲康唑，儿童 3~5mg/（kg·d），成人 200mg/d，餐后即服，4~8 周为一疗程。特比萘芬，儿童体重小于 20kg 者 62.5mg/d，20~40kg 者 125mg/d，大于 40kg 者 250mg/d；成人 250mg/d 口服，4~8 周为一疗程。治疗过程中定期检查肝功能，如转氨酶异常应立即停药。

疥疮 虱病

第七章　寄生虫及昆虫性皮肤病

一 A1 型题

1. 最容易发现疥疮的部位是
A. 肘窝　B. 腋窝
C. 手指间　D. 腹股沟
E. 腘窝

2. 疥疮易侵入的部位是
A. 皮肤薄嫩处　B. 颈部
C. 背部　D. 头皮
E. 四肢伸侧

3. 匐行疹的线虫幼体每天移行
A. 4~5cm　B. 3~4cm
C. 2~3cm　D. 1~2cm
E. 0~1cm

4. 尾蚴皮炎感染的是致病菌的什么阶段
A. 幼虫　B. 成虫
C. 卵虫　D. 尾蚴
E. 若虫

5. 下列关于疥疮临床特点的叙述，不正确的是
A. 易侵入皮肤薄嫩处　B. 可有局部淋巴结肿大
C. 阴囊、阴茎、龟头可有结节　D. 剧烈瘙痒，夜间为甚
E. 皮疹表现为丘疹、丘疱疹及隧道

6. 尾蚴皮炎的中间宿主是
A. 蚌　B. 蛤
C. 鱼　D. 虾
E. 螺

7. 疥疮治疗首选药物是
A. 激素　B. 维 A 酸

C. 联苯苄唑凝胶　　D. 维生素
E. 硫软膏

8. 疥疮的传染途径为
A. 血液传播　　B. 飞沫传播
C. 接触传播　　D. 消化道传播
E. 呼吸道传播

9. 肺孢子菌肺炎的治疗，首选药物是
A. 红霉素　　B. 四环素
C. 复方磺胺甲噁唑　　D. 头孢菌素
E. 青霉素

10. 下列关于疥疮防治的叙述，不正确的是
A. 一旦确诊应立即隔离，并煮沸消毒衣物和寝具
B. 家庭成员及集体生活者同时治疗
C. 婴儿可用10% 尿素软膏
D. 瘙痒严重者可口服镇静止痒药，继发感染者应用抗生素
E. 以外用药物为主

11. 阴虱病的传播途径为
A. 性传播　　B. 间接传播
C. 直接传播　　D. 血液传播
E. 呼吸道传播

12. 螨虫抗原皮内试验有利于诊断
A. 螨皮炎　　B. 丘疹性荨麻疹
C. 毛虫皮炎　　D. 蠕形螨病
E. 慢性荨麻疹

13. 下列不是隐翅虫皮炎典型皮损特点的是
A. 条状、片状或点簇状水肿性红斑
B. 红斑上可见密集丘疹、水疱及脓疱
C. 损害中心脓疱可融合成片
D. 有瘙痒、灼热、灼痛感
E. 好发于皮肤薄嫩处

14. 下列关于隐翅虫皮炎的叙述，不正确的是
A. 多发于面、颈部等暴露部位　　B. 多发于春冬季节
C. 病损严重者可伴发热　　D. 病程约1周
E. 愈后常有色素沉着

15. 下列关于疥疮传染的叙述，正确的是
    A. 人的疥疮只能人传染人
    B. 动物不长疥疮
    C. 动物和人的疥疮可相互传染
    D. 动物和人都长疥疮，不相互传染
    E. 动物和人的疥疮都是人疥螨传染
16. 下列药物不能用于隐翅虫皮炎治疗的是
    A. 炉甘石洗剂
    B. 马齿苋
    C. 糖皮质激素霜剂
    D. 硫软膏
    E. 0.1% 雷夫奴尔溶液
17. 下列人群疥疮皮损可发生于掌跖部位的是
    A. 成年男性
    B. 孕妇
    C. 婴幼儿
    D. 老年人
    E. 青少年
18. 匐行疹的线虫幼体开始移行的时间通常在感染
    A. 2~3 天后
    B. 4~5 天后
    C. 6~7 天后
    D. 7~8 天后
    E. 10~14 天后
19. 疥螨由虫卵孵化为幼虫需要
    A. 2~3 天
    B. 3~4 天
    C. 15 天
    D. 30 天
    E. 7 天
20. 下列关于头虱的叙述，不正确的是
    A. 瘙痒不剧烈
    B. 虱咬处可见红斑、丘疹
    C. 多见于妇女、儿童
    D. 抓破后有血痂
    E. 常伴臭味
21. 疥疮的病原微生物为
    A. 禽螨
    B. 沙螨
    C. 牛型疥螨
    D. 人型疥螨
    E. 挪威疥螨
22. 皮肤猪囊虫病确诊依靠
    A. CT
    B. B 超
    C. 血常规
    D. 活体组织检查
    E. MRI
23. 下列符合隐翅虫皮炎临床表现的描述是
    A. 指缝、脐周部位米粒大小丘疹、丘疱疹

B. 条状、片状或点状水肿性红斑，其上有密集丘疹、水疱、脓疱，部分脓疱融合成片
C. 叮咬部位出现水肿性丘疹、丘疱疹或风团样丘疹、瘀斑，其上有小水疱，中央有针头大小咬痕
D. 外生殖器部位有豌豆大小结节，无明显压痛
E. 好发于秋冬季

24. 疥疮的好发部位不包括
A. 肘窝　B. 腹股沟
C. 外生殖器　D. 腋窝
E. 面部

25. 匐行疹的最常受累的部位是
A. 足　B. 大腿
C. 小腿　D. 手
E. 躯干

26. 下列关于疥疮的说法，不正确的是
A. 疥疮主要通过人与人直接接触传播，也可通过间接途径传播
B. 疥疮常伴剧烈瘙痒，日间瘙痒强于夜间
C. 疥疮好发于皮肤细嫩部位
D. 皮损为针尖大小的丘疹、丘疱疹
E. 青少年感染多见

二 A2 型题

1. 患儿，女，4 岁。于 5 天前出现颜面部红斑、丘疹、水疱，次日变为脓疱，散在分布，约绿豆大小，自觉瘙痒。最可能的诊断为
A. 热疮　B. 黄水疮
C. 水痘　D. 疥疮
E. 蛇串疮

2. 患者，女性，42 岁，因“全身瘙痒 1 个月”来诊。每日洗澡 1 次。查体：全身皮肤干燥，腹部及四肢屈侧见数个孤立散在红丘疹及抓痕。可能的诊断是
A. 疥疮　B. 湿疹
C. 乏脂性湿疹　D. 早期梅毒
E. 瘙痒症

3. 患儿，男，6 岁。指缝、少腹部皮肤可见红色小丘疹、丘疱疹，夜间剧痒。阴囊处可见暗红色结节。初步诊断为
A. 热疮　B. 疥疮

C. 蛇串疮　　D. 脓疱疮
E. 湿疹

三 A3/A4 型题

（1~2 题共用题干）

患者，女性，50 岁。因“头皮、面部及阴部皮肤瘙痒伴虫蠕动感半年”来诊。半年前不慎被木枝刺伤，当时发现木枝上有小虫，之后感觉皮肤瘙痒及虫爬感，以头皮、面部、会阴部明显，瘙痒呈游走性。自用多种“消毒液、妇科药物”清洗无效。患者精神紧张，称自己头皮、面部及会阴部有“小虫子”，要求医师为其检查。

1. 最可能的诊断是
   A. 寄生虫感染　　B. 瘙痒症
   C. 寄生物恐怖　　D. 寄生虫病妄想
   E. 真菌性皮肤病
2. 治疗本病的最佳药物是
   A. 阿苯达唑　　B. 特比萘芬
   C. 匹莫齐特　　D. 外用硫软膏
   E. 抗组胺药

（3~5 题共用题干）

患儿，男，9 岁。阴囊皮疹伴瘙痒 6 周，呈阵发性，以夜间为重。查体：全身皮肤黏膜无黄染，未见风团。阴囊见散在结节，约黄豆大小，质地中等硬度，无触痛。

3. 为提示诊断，应注意询问病史，其中最应注意有无
   A. 阴囊湿疹病史　　B. 慢性荨麻疹病史
   C. 疥疮病史　　D. 虫咬皮炎病史
   E. 哮喘或变应性鼻炎病史
4. 该患儿最可能的诊断是
   A. 尖锐湿疣　　B. 丘疹性荨麻疹
   C. 寻常疣　　D. 疥疮结节
   E. 虫咬皮炎
5. 为明确诊断，进一步的处置首先为
   A. 结节内找疥虫　　B. 仔细病史询问
   C. 皮损活切行组织病理检查　　D. 醋酸白试验
   E. 以上均需要进行

（6~8 题共用题干）

患者，女性，50 岁。因“额部红斑 8 小时，转为水疱、脓疱伴疼痛 3 小时”来诊。晨起时突然感到右侧额部灼痒，搔抓时疼痛，照镜子发现局部有 2 片带状红斑，未予处理。中午时疼痛加重，红斑上出现密集小水疱、脓疱，个别水疱呈灰黑色坏死，遂就诊。患者发病前 1 天吃过海鲜，1 个月前曾染发。既往有糖尿病和甲真菌病病史。

6. 该患者应诊断为

A. 带状疱疹　　B. 接触性皮炎

C. 体癣继发细菌感染　　D. 湿疹

E. 隐翅虫皮炎

7. 根据该患者的临床表现和病史，诊断中最需要鉴别的疾病是

A. 体癣继发细菌感染　　B. 接触性皮炎

C. 带状疱疹　　D. 隐翅虫皮炎

E. 湿疹

8. 对该患者的局部治疗，应给予

A. 1% 喷昔洛韦乳膏外涂　　B. 1∶5000 高锰酸钾溶液湿敷

C. 糠酸莫米松乳膏外涂　　D. 特比萘芬乳膏

E. 醋酸氟轻松乳膏外涂

（9~10 题共用题干）

患者，男性，46 岁。在树林间劳动时发现有小虫落在暴露的前臂处，随后虫体依附处出现红肿及痛痒不适感，并发现皮肤表面有少许绒毛状物。

9. 最可能的诊断是

A. 蚋叮咬　　B. 隐翅虫皮炎

C. 蚁蜇伤　　D. 桑毛虫皮炎

E. 蒲螨皮炎

10. 针对上述表现首先采取的治疗措施为

A. 外涂安抚收敛的药物　　B. 用透明胶粘出毒毛

C. 外搽类固醇皮质激素类软膏　　D. 口服类固醇皮质激素

E. 外用抗生素软膏

四 B 型题

（1~3 题共用备选答案）

A. 皮损呈线状或条索状红肿，上有密集的丘疹、水疱或脓疱

B. 皮损为绿豆到黄豆大小的红色斑丘疹、丘疱疹或风团

C. 发于皮肤薄嫩或皱褶处的粟粒大小丘疹或水疱，并可见到淡灰色隧道
D. 环形或多环形，边界清楚，中心消退的鲜红或暗红色斑
E. 皮损为斑疹、风团，间有丘疹、水疱、脓疱、皮下结节，常伴有关节红肿、疼痛，甚至化脓

1. 疥疮的皮损表现为
2. 隐翅虫皮炎的临床症状为
3. 松毛虫皮炎的临床表现为

（4~5 题共用备选答案）
A. 疼痛　B. 灼热
C. 瘙痒　D. 麻木
E. 蚁行感

4. 风瘙痒的自觉症状为
5. 蛇串疮的自觉症状为

五 X 型题

1. 检查蠕形螨时标本可取自
A. 鼻旁沟　B. 颊部
C. 颧部　D. 前臂
E. 口周

2. 下列皮肤病具有传染性的是
A. 疥疮　B. 隐翅虫皮炎
C. 虱病　D. 皮肤猪囊虫病
E. 痱子

3. 疥疮结节的治疗可采用的方法为
A. 外用糖皮质激素　B. 皮损内注射泼尼松龙混悬液
C. 外用焦油凝胶　D. 口服糖皮质激素
E. 20% 硫软膏

4. 疥疮外用药物可选择
A. 10% 硫软膏　B. 5% 三氯苯醚菊酯霜
C. 25% 苯甲酸苄酯乳剂　D. 1% γ-666 霜
E. 50% 百部酊

5. 疥疮的基本皮损为
A. 丘疹　B. 结节

C. 隧道

D. 风团

E. 囊肿

6. 下列符合螨皮炎诊断的描述是

A. 多见于谷类收割者

B. 好发于皮肤柔嫩处

C. 可通过接触传染

D. 水肿性丘疹或丘疱疹

E. 以上都正确

7. 下列药物可用于治疗疥疮的有

A. 硫黄洗剂

B. 硫软膏

C. 1% γ-666 霜

D. 苯甲酸苄酯乳膏

E. 皮炎平

六 案例分析题

(1~3 题共用题干)

患者，男性，34 岁。全身瘙痒月余，当地医院拟为皮炎或湿疹治疗无效，且皮损加重。入院查体：皮损以腹部、大腿内侧明显，表现为散在的针头大小红色或皮色丘疹，部分结痂少许渗出，手指间渗出明显，阴囊、包皮可见散在丘疹、结节。

1. 最可能的诊断是

A. 湿疹

B. 痒疹

C. 螨皮炎

D. 丘疹性荨麻疹

E. 疥疮

F. 神经性皮炎

2. 最恰当的治疗药物是

A. 硫软膏

B. 炉甘石洗剂

C. 皮炎平软膏

D. 哈西奈德溶液

E. 西替利嗪

F. 联苯苄唑乳膏

3. 治疗中需要注意的问题是

A. 除头面部外全身涂布

B. 治疗后要观察 1~2 周

C. 全家治疗

D. 有消毒措施

E. 必要时可辅以抗过敏药物

F. 按疗程治疗

(4~6 题共用题干)

患者，男性，40 岁。因“寒战、高热、头痛 1 周，皮疹 2 天”入院。患者起病前常到公园草地运动、坐卧休息。查体：T 40℃，P 85 次/分，R 20 次/分，BP 121/78mmHg；烦躁；面部潮红，双眼结膜充血；躯干、四肢见散在的充血性斑丘疹；右腹股沟处见 1 个焦痂，椭圆形，直径约 8mm，周围有红晕，不痛、不痒；右腹股沟处淋巴结肿大，蚕豆大小；

心、肺正常，腹软，肝肋下 2cm，质软，有触痛。肝功能：GPT 120U/L；血常规：Hb 120g/L，WBC 5×10^9/L，N 0.70，L 0.28。胸部 X 线片：心、肺正常。

4. 对该患者首先应做的检查是

A. 尿常规
B. 变形杆菌 OX_k 抗原的外斐反应
C. 血培养
D. 血涂片查找病原体
E. 肥达反应
F. 肿大淋巴结穿刺活检

5. 本病最可能的诊断为

A. 恙虫病
B. 地方性斑疹伤寒
C. 流行性斑疹伤寒
D. 炭疽
E. 钩端螺旋体病
F. 疟疾

6. 本病的处理措施不包括

A. 尽快明确诊断
B. 必须隔离患者
C. 早期应用四环素对症治疗
D. 毒血症状严重时可适当使用肾上腺皮质激素
E. 高热时可应用大剂量退热药
F. 禁用磺胺类抗生素

参考答案与解析

一、A1 型题

1~2 C、A【解析】疥疮发病多从手指间开始，好发于皮肤薄嫩处，如指缝、腕部、肘窝、腋窝、乳房下、脐周、下腹部、股内侧及外生殖器等部位，成年人头面部和掌跖部不易受累，而婴幼儿任何部位都可受累。

3. D【解析】匐行疹在幼虫钻入皮肤的部位出现红斑、丘疹和水疱，2~3 天后幼虫开始向前爬行，形成直线或蜿蜒曲折的表皮内隧道，每天移行 1~2cm。

4. D【解析】尾蚴皮炎是由血吸虫科寄生虫的幼虫钩虫（尾蚴）引起的皮肤传染病。尾蚴是血吸虫在宿主体外环境中发育的一个阶段，它们潜伏在淡水中某些软体动物体内，在人类或其他宿主接触这些染有尾蚴的软体动物后，尾蚴钻入宿主的皮肤，引起局部皮炎和瘙痒等症状。因此，尾蚴皮炎感染主要涉及尾蚴阶段的寄生虫。

5. B【解析】淋巴结肿大多由炎症引起，疥疮一般不会导致，如果继发细菌感染则有可能。

6. E【解析】尾蚴皮炎的中间宿主为椎实螺属。

7. E【解析】疥疮治疗首选硫软膏。10%~20% 硫软膏（婴幼儿用 5%），洗澡后除头面部外全身涂布，每日 1~2 次，连用 3~4 天为 1 个疗程，通常需 2 个疗程。治疗后 1~2 周内如有新疹发生需重复治疗。

8. C【解析】疥疮主要经由直接接触患者传染或接触被污染的被褥、衣物等造成间接传染。

9. C【解析】磺胺甲噁唑/甲氧苄啶：是首选的抗肺囊虫药。复方磺胺甲噁唑为磺胺类抗菌药，是磺胺甲噁唑与甲氧苄啶的复方制剂。

10. C【解析】10% 尿素软膏主要作用是保湿，适用于皮肤角化症、手足皲裂、干皮症、鱼鳞病等，不具有杀灭疥虫作用。

11. A【解析】阴虱存在于阴毛，偶见于腋毛或眉毛。可通过性接触传播。

12. B【解析】螨虫抗原皮内试验有利于诊断丘疹性荨麻疹。

13. E【解析】隐翅虫皮炎多发于暴露部位。

14. B【解析】隐翅虫皮炎多发于夏秋季节。

15. C【解析】疥疮主要是疥螨与人体密切接触传染，还可通过衣服、内衣、毛巾而传播。有疥螨寄生的动物如猫、犬、兔、羊、牛、马等与人接触也可被传染，但较人型疥螨所引起的症状为轻。

16. D【解析】隐翅虫皮炎是由于皮肤接触隐翅虫毒液所引起的急性炎症反应。炉甘石洗剂、糖皮质激素霜剂有抗炎抗过敏作用，中药马齿苋具有清热解毒、抗感染作用，0. 1% 雷夫奴尔溶液具有抗炎作用，硫黄软膏主要用于杀灭疥螨。

17. C【解析】参见 A1 型题第 1 ~2 题解析。

18. A【解析】参见 A1 型题第 3 题解析。

19. B【解析】雌虫受精后钻入皮肤角质层内，掘成隧道并在其内产卵，产卵 40 ~50 个后死于隧道内，虫卵经 3 ~4 天孵化成幼虫，再经 2 ~3 天变为若虫，若虫经过二次蜕皮变为成虫。疥螨离开人体后可存活 2 ~3 天。

20. A【解析】头虱多累及儿童，偶感染成人。头虱存在于头部，成虫藏于毛发和毛根之间的头皮上，发干上粘着针头大小的白色虱卵，少数患者眉毛和睫毛上也可发现。虱叮咬的皮肤可出现丘疹和瘀点，自觉头皮瘙痒。头皮常因剧烈搔抓而出现渗出、血痂或继发感染，甚至出现疖或脓肿，局部淋巴结大。久病者头发干燥、无光泽。

21. D【解析】疥螨是一种表皮内寄生虫，分为人型疥螨与动物疥螨两大类，人的疥疮主要由人型疥螨所致。

22. D【解析】活体组织检查可找到猪囊虫。

23. B【解析】隐翅虫皮炎的临床表现：①皮疹好发于面、颈、胸、背及上、下肢等暴露部位。②皮疹为条状或片状水肿性红斑，其上有密集排列的针尖或帽头大丘疹，水疱或脓疱，周围红晕，表面常显示鲜红色的糜烂面。③有灼痛、灼热感，重者可有发热、头晕、头痛、恶心、呕吐等全身症状。

24. E【解析】参见 A1 型题第 1 ~2 题解析。

25. A【解析】匐行疹多发生在足部、手部、小腿下端、面部等处。

26. B【解析】日间瘙痒呈持续性但可耐受，夜间加重往往影响患者睡眠。

二、A2 型题

1. E【解析】蛇串疮典型者为红斑基础上出现水疱，水疱呈绿豆大小，疱壁较厚，疱液清澈，多数簇集水疱常沿神经走向呈带状排列，水疱簇之间皮肤正常。有明显的神经痛。

2~3 A、B【解析】疥疮好发生在皮肤薄嫩处，皮损为米粒大小的丘疹、丘疱疹，丘疹呈正常肤色或淡红色，反应剧烈者其顶端可出现脓疱。自觉剧烈瘙痒，特别是在夜间。

三、A3/A4 型题

1. D【解析】寄生虫病妄想可发生于任何年龄，大部分在老年前期出现，平均年龄为50岁，男女之比为1∶3。通常隐袭起病，持续时间超过6个月或更久。患者坚信皮肤受到寄生虫等微小生物体感染，甚至认为病情严重，危在旦夕；患者常常感觉“蠕虫”在身体上爬行，特别是皮肤皱褶、关节处，还有的认为昆虫侵染他们的眼、鼻、口腔、肛门及生殖器，导致他们不断地洗衣、洗澡，甚至烧毁衣物和家具，因害怕传染他人而逃避社交和家庭接触。

2. C【解析】匹莫齐特治疗寄生虫妄想症有效，但是在高剂量治疗时，有时会影响患者的心功能等，应予以注意。其他药物并不适合治疗本病。

3~5 C、D、B【解析】疥疮结节通常发生于疥疮基础上或疥疮治疗后遗留阴囊疥疮结节。因此明确的疥疮感染史对确立诊断是非常有必要的。

6. E【解析】隐翅虫皮炎典型损伤为条状、斑片状或点簇状水肿性红斑，上布密集的丘疹、水疱和脓疱，部分脓疱融合成片，可出现糜烂、结痂或坏死。侵犯眼睑时肿胀明显。自觉灼热、灼痛或瘙痒。严重者出现发热、头痛、头晕、恶心及浅表淋巴结大等全身症状。

7. C【解析】带状疱疹患者先感局部皮肤灼热、感觉过敏或神经痛，继而出现红斑，在红斑基础上出现簇集性粟粒大小丘疹，迅速变为水疱，水疱疱壁紧张发亮，各群皮疹之间皮肤正常，数日后水疱干燥结痂。愈后有暂时性色素沉着。皮疹偶为丘疹、大疱、血疱或坏疽。神经痛为本病特征之一，可在发疹前或伴随皮疹出现。年轻人疼痛轻，年老者重。当皮损完全消退后，可遗留神经疼痛，持续数月或更久。

8. B【解析】隐翅虫皮炎局部治疗：以杀虫、收敛、干燥和消炎为原则。①发现后尽早用肥皂水洗净，然后涂曲咪新乳膏和丙酸氯倍他索乳膏等类固醇皮质激素霜剂。②若红肿明显或有糜烂者，可使用1%明矾液、3%硼酸溶液、0.1%依沙吖啶液、5%碳酸氢钠液、10%氨水或1∶5000高锰酸钾溶液等湿敷，后涂炉甘石洗剂。③若有脓疱者可涂莫匹罗星软膏及2%甲紫或搽10%硫黄鱼石脂糊剂。

9. D【解析】桑毛虫毒毛对人体的危害主要表现为不同程度的皮肤瘙痒，出现斑丘疹和疱疹。

10. B【解析】桑毛虫皮炎的病因比较明确，治疗主要是脱离相关环境，去除毒毛，进行局部消炎、止痒等对症治疗，病情严重者需要进行抗过敏治疗。

四、B 型题

1. C【解析】疥疮皮损为米粒大小的丘疹、丘疱疹，丘疹呈正常肤色或淡红色，反应剧烈者其顶端可出现脓疱。典型皮损表现为灰白色或浅灰色线状隧道，常见于指缝和指侧。

2. A【解析】参见 A3/A4 型题第 6 题解析。

3. E【解析】松毛虫皮炎多见于皮肤暴露部位，接触毒毛数分钟后，皮肤上出现黄豆大小淡红色至深红色斑疹、斑丘疹或风团，有的可发生丘疱疹或水疱，大小、数目不等，伴有关节炎和剧烈瘙痒。

4. C【解析】风瘙痒是指皮肤瘙痒症，系指临床上无原发损害，且以瘙痒为主的感觉功能异常性皮肤病。

5. A【解析】疥疮的基本皮损为小的红丘疹，也常见不同数量的抓痕。其他选项均不是基本病损。

五、X 型题

1. ABC【解析】蠕形螨病多发生于青年人的面部，标本可取自扩张的毛囊口。

2. ACD【解析】A 选项，疥疮是由疥螨引起的接触传染性皮肤病。B 选项，隐翅虫皮炎是由于皮肤接触隐翅虫毒液引起的皮肤炎症。C 选项，虱病是指由头虱、体虱和阴虱叮刺引起的皮肤炎症性传染病。D 选项，皮肤猪囊尾蚴病是猪肉绦虫的蚴虫寄居于皮下组织所引起的传染性皮肤病，又称猪囊尾蚴病。E 选项，痱子也称汗疹，是在高温潮湿环境下引起的丘疹、水疱性皮肤病。

3. ABC【解析】疥疮结节可使用糖皮质激素制剂或焦油凝胶，也可皮损内注射泼尼松龙混悬液，有继发化脓性感染应同时进行抗感染治疗。

4. ABCD【解析】疥疮以外用药物治疗为主。①10%~20% 硫软膏（婴幼儿用 5%）：洗澡后除头面部外涂布全身，每日 1~2 次，连用 3~4 天为 1 个疗程，通常需要 2 个疗程。治疗后 1~2 周内如有新疹发生需重复治疗。②10%~25% 苯甲酸苄酯乳膏：每日外用 1~2 次，2~3 天为 1 个疗程。③1% γ-666 霜：杀虫作用强但有毒性，通常只外用 1 次，成人用量不能超过 30g，儿童、孕妇和哺乳期妇女禁用。④疥疮结节可使用糖皮质激素制剂或焦油凝胶，也可皮损内注射泼尼松龙混悬液，有继发化脓性感染应同时进行抗感染治疗。

5. ABC【解析】疥疮皮损为米粒大小的丘疹、丘疱疹，丘疹呈正常肤色或淡红色，反应剧烈者其顶端可出现脓疱。典型皮损表现为灰白色或浅灰色线状隧道，常见于指缝和指侧。男性患者病程长或疥疮活跃时会在阴囊、阴茎、龟头等部位出现直径 3~5mm 的暗红色结节（疥疮结节），这是疥螨引起的皮肤良性淋巴细胞增生性反应。自觉剧烈瘙痒，特别是在夜间。

6. AD【解析】螨皮炎好发于经常接触各种农作物或其制品的农民、搬运工人及制粉工人。由于这一类螨虫多寄生于各种农作物上，因此本病多发生于此类人群，往往带有集体性特点。本病的典型症状为皮肤瘙痒，分布以颈、躯干、胸、背部为主的水肿性红斑、丘疹、丘疱疹及风团等。

7. ABCD【解析】参见 X 型题第 4 题解析。

六、案例分析题

1. E【解析】皮炎、湿疹治疗无效证明过敏性疾病的可能性不大，而螨皮炎多发于暴露部位，本例阴囊、包皮均受累，故疥疮诊断符合。

2. A【解析】疥疮治疗首选硫软膏。

3. ABCDEF【解析】局部治疗，原则上为杀虫，止痒，处理并发症。药应除头面部外全身涂布，尤其需注意指间、腕部、肘部、腋窝、乳房、臀部及外阴部等好发部位。必要时可辅以抗过敏药物。治疗后需要观察 1~2 周（因疥虫卵需 10 天左右才能变成成虫），如无新损害发生，才能认为痊愈。每一疗程结束后，先洗澡换衣，换下衣褥及被单等物可用水煮或浸入杀菌药液（如苯扎溴铵），以彻底消灭疥虫和虫卵。同居患者应同时治疗，以根绝传染源。

4~5 B、A【解析】患者有疫区接触史，右腹股沟处可疑厚发行损害即敖口处形成特有的无痛性洞穿式溃疡性焦痂。后全身散在皮疹，考虑为恙虫病。该病变形杆菌 OX_K 株凝集反应阳性。

6. BE【解析】恙虫病患者无须隔离，高热时正常量应用解热镇痛药。

慢性光化性皮炎

火激红斑

第八章　物理性皮肤病

植物日光性皮炎

一 A1 型题

1. 日光根据波长可分为不同的光谱区，其中引起皮肤病的主要是
   A. 紫外线和可见光　B. 紫外线
   C. 红外线和可见光　D. 紫外线和红外线
   E. 红外线
2. 下列疾病不是由电离辐射引起的是
   A. 皮肤肿瘤　B. 放射性皮炎
   C. 白细胞减少　D. 放射性烧伤
   E. 日光性皮肤病
3. 服用或接触含有某些光敏感性物质的蔬菜后，并经受日晒后引起的急性光毒性炎症反应称
   A. 慢性光化性皮炎　B. 植物-日光性皮炎
   C. 日晒伤　D. 多形性日光疹
   E. 夏季皮炎
4. 下列叙述不正确的是
   A. UV 波长越长，穿透力越强，能量越大
   B. UVB 只能达到皮肤表皮基底层
   C. UVB 和 UVA 是引起光敏性皮肤病的主要作用光谱
   D. UVC 可全部被大气臭氧层吸收
   E. UVA 可造成皮肤老化
5. 下列不属于多形性日光疹临床分型的是
   A. 脓疱型　B. 丘疹型
   C. 丘疱疹型　D. 红斑水肿型
   E. 痒疹型
6. 易发生癌变的是（　　）急性放射性皮炎
   A. Ⅴ度　B. Ⅳ度

C. Ⅲ度　　D. Ⅱ度

E. Ⅰ度

7. 紫外线中可穿过表皮作用于真皮的是

A. UVC　　B. UVB

C. UVA　　D. UVA 和 UVB

E. UVB 和 UVC

8. 关于治疗植物日光性皮炎的叙述，不正确的是

A. 避免过多服食和接触有关的植物

B. 避免强烈日光暴晒

C. 口服维生素 C、维生素 B_1 和烟酰胺

D. 局部对症治疗

E. 禁用类固醇皮质激素

9. 光变态反应是

A. 非免疫反应　　B. 任何个体都会发生

C. 被动转移试验阴性　　D. 发病急，病程短

E. 由淋巴细胞介导的Ⅳ型变态反应

10. 慢性放射性皮炎通常不会出现的症状是

A. 毛发脱落　　B. 色素脱失

C. 甲出现条纹、变脆、脱落　　D. 色素沉着

E. 皮肤干燥

11. 由于长期寒冷引起局部血管收缩、静脉淤血使末梢血液循环不良所致的疾病称

A. 皮炎　　B. 冻疮

C. 湿疹　　D. 日光疹

E. 糜烂

12. 下列药物治疗多形性日光疹无效的是

A. 烟酰胺　　B. 维生素 A

C. β-胡萝卜素　　D. 糖皮质激素

E. 硫唑嘌呤

13. 下列不属于痱的临床分型的是

A. 红色粟丘疹　　B. 晶形粟丘疹

C. 浅部粟丘疹　　D. 脓疱性粟丘疹

E. 深部粟丘疹

14. 下列关于夏季皮炎的叙述，不正确的是

A. 以通风降温为治疗原则　　B. 常累及四肢伸侧和躯干部

C. 呈对称分布
D. 易出现糜烂和渗出
E. 天气凉爽后皮损很快消退

15. 与放射性皮炎皮疹发生时间及程度无关的是
A. 年龄
B. 照射面积
C. 照射时间长短
D. 个体差异
E. 放射线的性质

16. 晶形粟粒疹是指
A. 白痱
B. 红痱
C. 脓痱
D. 深痱
E. 黄痱

17. 下列不是日晒伤临床表现的是
A. 受到强烈日光暴晒后数小时内发生在暴露部位皮肤
B. 自觉患处灼热或刺痛
C. 常表现为全身皮肤弥漫性红斑及水肿
D. 日晒面积广泛且病情较重者可伴全身不适
E. 有时可只表现为皮肤色素发生变化

18. 下列粟粒疹中可出现全身症状的是
A. 晶形粟粒疹
B. 红色粟粒疹
C. 深部粟粒疹
D. 脓疱性粟粒疹
E. 以上均可

19. 下列不属于慢性光化性皮炎诊断依据的是
A. 持久性皮炎或湿疹性皮损
B. 可伴有浸润性丘疹或斑块，主要累及曝光区
C. 光激发试验或光斑试验可呈阳性
D. 组织病理学检查示慢性湿疹或假性淋巴瘤改变
E. 皮肤划痕试验阳性

20. 与寒冷有关的皮肤病是
A. 湿疹
B. 冻疮
C. 脂溢性皮炎
D. 日光疹
E. 鸡眼

21. 冻疮患者通常不出现的皮损是
A. 水疱
B. 虹膜性红斑
C. 紫红色斑块
D. 糜烂
E. 溃疡

22. 下列不是冻疮临床表现的是
A. 易发于初冬、早春季节　　B. 皮损呈局限性
C. 紫红斑块或结节　　D. 好发于躯干部
E. 瘙痒感
23. 慢性放射性皮炎通常不出现的皮损是
A. 皮肤增厚　　B. 色素减退
C. 毛发消失　　D. 色素沉着
E. 皮肤干燥
24. 下列与冻疮发病关系最密切的机体因素是
A. 贫血　　B. 缺乏运动
C. 营养不良　　D. 鞋袜过紧
E. 末梢血液循环差
25. 下列哪一种波长的光线在皮肤上主要产生热效应
A. 短波紫外线　　B. 红外线
C. 长波紫外线　　D. 可见光
E. 中波紫外线
26. 与鸡眼和胼胝的发病具有直接关系的是
A. 真菌感染　　B. 细菌感染
C. 汗多　　D. 外伤
E. 压迫与摩擦
27. 可深达真皮，造成光老化的光线的波长是
A. 短波紫外线（180~280nm）　　B. 中波紫外线（280~320nm）
C. 红外线（>760nm）　　D. 可见光（400~760nm）
E. 长波紫外线（320~400nm）
28. 鸡眼的皮损是
A. 丘疹　　B. 角质栓
C. 红斑　　D. 疱疹
E. 水疱
29. 下列冻疮治疗方法正确的是
A. 口服血管收缩药　　B. 外用激素
C. 口服激素　　D. 口服血管扩张药
E. 口服抗组胺药
30. 胼胝的临床表现为
A. 针头大小密集丘疹　　B. 局部汗多

C. 质地柔软 D. 自觉瘙痒

E. 角质性斑块，扁平或稍隆起

31. 下列瘙痒性皮肤病中，好发于四肢伸侧的是

A. 痒疹 B. 瘙痒症

C. 妊娠性痒疹 D. 慢性单纯性苔藓

E. 冬季瘙痒症

32. 与手足皲裂的发病机制无关的是

A. 皮肤真菌感染 B. 长期摩擦

C. 局部皮肤过度牵拉 D. 外伤

E. 掌跖部位皮肤角质层较厚且无皮脂腺

33. 血管管腔闭塞及血栓不常见于

A. 烧伤 B. 动脉硬化性内膜炎

C. 硬皮病 D. 闭塞性血栓性静脉炎

E. 慢性放射性皮炎

34. 手足皲裂深度可达皮下组织的是

A. 一度 B. 二度

C. 三度 D. 四度

E. 五度

35. 水疱发生于角质层下的是

A. 类天疱疮 B. 天疱疮

C. 线状 IgA 大疱性皮病 D. 白痱

E. 大疱性表皮松解症

36. 下列不是摩擦性苔藓样疹临床表现的是

A. 多角形或圆形苔藓化小丘疹 B. 常累及手背、前臂、肘、膝等部位

C. 皮损为直径 1~3mm D. 表现为红斑、水肿

E. 多发生于夏季

二 A2 型题

1. 患者，男性，24 岁。烈日下无防晒工作几小时后，曝光部位出现红斑，水肿，自觉灼热感。应考虑

A. 夏季皮炎 B. 皮肌炎

C. 日晒伤 D. 接触性皮炎

E. 放射性皮炎

2. 患者，女性，39 岁。左足底行走时轻度疼痛，左足跖前部可见数个黄豆大小淡黄色角质

栓，除去表面角质层可见有白色软刺状疣体，表面可见小黑点，最可能的诊断是

A. 鸡眼
B. 胼胝
C. 皲裂
D. 跖疣
E. 肢端疼痛症

三 A3/A4 型题

（1~3 题共用题干）

患者，男性，36 岁。躯干、上肢皮疹伴瘙痒 2 天就诊。患者 2 天前于颈前、上胸部、双前臂伸侧出现红色皮疹，有明显瘙痒，皮疹渐加重、扩大，出现局部渗出。该患者发病前有去海边旅游日晒史。查体：颈前、上胸部、双前臂伸侧密集成簇分布的小丘疱疹、水疱，局部轻度肿胀、渗液。

1. 根据其皮疹表现应考虑

A. 烟酸缺乏症
B. 夏季皮炎
C. 日晒伤
D. 多形性日光疹
E. 卟啉病

2. 该患者的临床表现属于

A. 红斑水肿型
B. 丘疹型
C. 丘疱疹型
D. 痒疹型
E. 混合型

3. 下列治疗方案中不恰当的是

A. 甲氨蝶呤
B. 烟酰胺
C. 羟基氯喹
D. 小剂量糖皮质激素
E. 硼酸湿敷

（4~5 题共用题干）

患者，男性，56 岁。因“面、颈部及双手丘疹伴痒 5 年，复发加重 3 个月”就诊。患者曾两次因类似发病住院。外用激素药物和口服维生素 C 等后逐渐好转。本次入院前 3 个月自手背和面部起疹，逐渐泛发至双手臂及背部，瘙痒明显。自发病以来患者烦躁不安，睡眠差，食欲可，无发热。皮肤科查体：面部、双手背可见大片状红斑块，部分肥厚、苔藓化，较多抓痕。背部及双上肢散在米粒大小红色丘疹。

4. 本病的发病机制一般认为属于

A. Ⅳ型变态反应
B. 细菌疹
C. 结缔组织病
D. 皮肤急性日光损伤性反应
E. 药物引起的变态反应

5. 最可能的诊断
A. 系统性红斑狼疮
B. 多形性日光疹
C. 多形红斑型药疹
D. 特应性皮炎
E. 日光性皮炎

(6~7 题共用题干)

患儿，女，12 岁。双手指多发皮疹伴局部瘙痒、破溃就诊。查体：双手背、手指部弥漫性肿胀，手指处多发暗紫红色水肿性红斑、局部糜烂渗液。该患者既往于冬季有类似皮疹发作史。

6. 该患者临床鉴别诊断应除外
A. 变应性皮肤血管炎
B. 系统性红斑狼疮
C. 急性湿疹
D. 多形红斑
E. 冻疮

7. 该病主要的发生原因是
A. 多汗
B. 遗传
C. 挤压
D. 局部血液循环差
E. 自主神经功能紊乱

四 B 型题

(1~4 题共用备选答案)
A. 多角形或圆形苔藓化小丘疹
B. 水肿性紫红斑块或结节
C. 淡黄色或深黄色圆锥形角质栓
D. 弥漫性红斑，呈鲜红色，边界清楚
E. 红色斑丘疹伴鳞屑

1. 摩擦性苔藓样疹的临床表现为
2. 冻疮的临床表现为
3. 日晒伤的临床表现为
4. 鸡眼的临床表现为

(5~7 题共用备选答案)
A. 氯喹
B. 烟酰胺
C. 伊曲康唑
D. 维 A 酸
E. 阿昔洛韦

5. (　　) 能调节上皮细胞的生成和分化。
6. (　　) 用于治疗日光性皮炎。

7.（　　）能干扰真菌细胞膜麦角固醇的合成。

（8~11 题共用备选答案）

A. 由汗液在角质层内或角质层下汗管溢出引起

B. 多由红痱发展而来

C. 由汗液在表皮-真皮交界处汗管破裂溢出引起

D. 由汗液在棘层处汗管溢出引起

E. 由长期压迫和摩擦引起

8. 白痱

9. 脓痱

10. 红痱

11. 深痱

（12~15 题共用备选答案）

A. 瓷白色萎缩性斑片　　B. 角化性脱屑斑丘疹

C. 紫红色多角形扁平丘疹　　D. 针尖大小丘疹，周围绕以红晕

E. 手足部手套袜套样剥脱

12. 痱可见

13. 银屑病可见

14. 硬化萎缩性苔藓可见

15. 扁平丘疹可见

（16~17 题共用备选答案）

A. 深入真皮、皮下组织　　B. 不会累及表皮

C. 达真皮浅层　　D. 深入肌肉组织

E. 仅达表皮

16. 手足皲裂一度的症状是

17. 手足皲裂三度的症状是

五 X 型题

1. 多形性日光疹的皮损可表现为

A. 丘疹　　B. 丘疱疹

C. 水肿性红斑　　D. 斑块

E. 瘢痕疙瘩

2. 光毒反应与光变态反应的鉴别点有
   A. 前者可发生于任何个体，后者发生于少数过敏体质人群
   B. 前者发病急、病程短，后者病程长、可长期发作
   C. 前者发病限于日晒部位，后者不限于日晒部位
   D. 前者是免疫反应，后者不是
   E. 前者发病不限于日晒部位，后者限于日晒部位
3. 下列关于冻疮的病理生理学改变的描述，正确的是
   A. 早期皮下动脉收缩
   B. 皮肤组织缺氧
   C. 皮肤静脉淤血
   D. 毛细血管通透性增加
   E. 以上都不正确
4. 日晒伤的发病机制包括
   A. 真皮血管扩张
   B. 组织水肿
   C. 皮肤发生光生物化学反应
   D. 组织萎缩
   E. 黑色素合成加快
5. 慢性光毒反应主要引起
   A. 晒斑
   B. 光老化
   C. 光致癌
   D. 水疱
   E. 紫癜
6. 与多形性日光疹的发生有关的是
   A. 遗传
   B. 细菌感染
   C. 代谢异常
   D. 内分泌紊乱
   E. 温度
7. 下列关于皮肤对光线防护作用的描述，正确的是
   A. 皮肤对光线的防护主要通过吸收作用实现
   B. 角质层主要吸收长波紫外线
   C. 棘层和基底层主要吸收短波紫外线
   D. 黑色素细胞对紫外线的防护具有重要作用
   E. 真皮层主要吸收长波紫外线
8. 多形性日光疹常好发于
   A. 面部
   B. 头皮
   C. 颈前“V”字区
   D. 手背和前臂伸侧
   E. 颈后
9. 光毒反应和光变态反应的鉴别要点包括
   A. 前者可发生于任何个体，而后者只发生于少数个体

B. 前者可表现为水疱，而后者不表现为水疱
C. 前者均为急性起病，而后者均为慢性起病
D. 前者可能诱导皮肤肿瘤，而后者通常不引起肿瘤发生
E. 以上都是

10. 关于痱的病因，下列正确的有
A. 高温闷热环境下，汗液不易蒸发
B. 汗管变窄或阻塞
C. 汗液外渗周围组织而发病
D. 大量细菌繁殖，产生毒素加重炎症反应
E. 以上都不正确

11. 可用于日光性皮炎的外用药主要包括
A. 炉甘石洗剂　　B. 红霉素软膏
C. 糖皮质激素软膏　　D. 特比萘芬软膏
E. 以上都适用

12. 与冻疮的发生有关的是
A. 摩擦　　B. 压迫
C. 末梢循环不良　　D. 长期暴露寒冷环境中
E. 遗传

13. 日光性皮炎病情严重程度与下列哪些因素有关
A. 性别　　B. 曝晒时间
C. 个体皮肤情况　　D. 日光强度
E. 遗传

14. 冻疮好发于
A. 肢端　　B. 鼻尖
C. 耳郭　　D. 头部
E. 面部

15. 光毒反应中由光能产生的毒性物质为
A. 趋化因子　　B. 单线态氧
C. 蛋白酶　　D. 超氧阴离子自由基
E. 使动因子

16. 下列关于擦烂红斑临床表现的描述，正确的有
A. 表面潮湿，境界清楚　　B. 好发于干燥季节
C. 皮损呈潮红、浸渍、糜烂　　D. 常继发细菌和念珠菌感染
E. 表面干燥，境界清楚

17. 三度手足皲裂的裂隙深部达

A. 表皮　　B. 真皮浅层

C. 真皮深部　　D. 角质层

E. 皮下组织

18. 下列关于摩擦性苔藓样疹临床表现的描述，正确的有

A. 多发生于寒冷季节　　B. 好发于3~12岁儿童

C. 自觉疼痛伴瘙痒　　D. 好发于手背、前臂等易受摩擦部位

E. 以上都正确

19. 下列关于多形性日光疹临床表现的描述，正确的有

A. 通常发生于春季和夏季　　B. 好发于曝光部位

C. 皮损呈多形性　　D. 通常无自觉瘙痒

E. 以上都正确

20. 下列属于物理性皮炎的是

A. 痱　　B. 多形性日光疹

C. 荨麻疹　　D. 银屑病

E. 以上都是

21. 正常皮肤对光的防御功能包括

A. 光线的反射　　B. 光线的折射

C. 光线的吸收　　D. 光线的破坏

E. 以上都正确

22. 可能与湿疹有关的机体内部因素包括

A. 慢性胆囊炎　　B. 过度疲劳

C. 妊娠　　D. 过敏体质

E. 化学物质

六 案例分析题

（1~3题共用题干）

患者，女性，63岁。因“左颊部生长性斑块5年”来诊。查体：左颊部有一蚕豆大小棕褐色斑块，表面角质增厚，呈疣状。组织病理学：表皮角化过度、角化不全，表皮细胞排列紊乱，细胞核形态不规则，大而深染，可见核分裂，基底细胞呈非典型芽状增生并伸向真皮上部；真皮呈明显的弹力纤维变性，并常有较多的淋巴细胞浸润；异常表皮与邻近正常表皮相互交替存在、分界清楚。

1. 最可能的诊断是

A. 鳞状细胞癌　　B. 基底细胞癌

C. 光线性角化病
D. 鲍恩病
E. 脂溢性角化病

2. 从组织病理学上需与本病相鉴别的疾病为
A. Bowen 病
B. 毛囊角化病
C. 色素性扁平苔藓
D. 砷剂角化病
E. 盘状红斑狼疮

3. 治疗本病可采用的方法包括
A. 手术切除
B. 外用糖皮质激素
C. 外用 1% 维 A 酸霜
D. 外用氟尿嘧啶
E. 激光治疗

参考答案与解析

一、A1 型题

1. B【解析】依据日光波长可将日光分为紫外线（UV）、可见光和红外线。引起皮肤病的主要是紫外线。

2. E【解析】日光性皮肤病指日光照射在皮肤上引起和诱发或加剧的皮肤病。

3. B【解析】植物-日光性皮炎是患者过多服用或接触含有某些光敏感性物质的蔬菜后，并经受日晒后引起的急性光毒性验证反应。

4. A【解析】UV 波长越长，穿透力越强而能量越小。

5. A【解析】多形性日光疹临床可分为丘疱疹型、丘疹型、痒疹型、红斑水肿型、混合型。

6. C【解析】急性放射性皮炎是由短期内接受大剂量辐射所致，潜伏期短，一般为 1~3 周。其早期反应和热灼伤相似，常称为放射性烧伤，分为 3 度。①Ⅰ度：局限性水肿性红斑，境界清楚，常在暴露后 6 天出现，12 天左右达到高峰，3~4 周后自行消退，留有脱屑、色素沉着、暂时性脱毛。自觉灼热和瘙痒。②Ⅱ度：局部红肿明显，有水疱形成，破溃后出现糜烂与结痂，经 1~3 个月痊愈，留有色素沉着或色素脱失、毛细血管扩张、皮肤萎缩、永久性毛发脱落和瘢痕形成。自觉明显灼热和疼痛。③Ⅲ度：局部红肿严重，损伤累及真皮深部以下，很快出现组织坏死，形成顽固性溃疡。自觉剧痛。愈后留有萎缩性瘢痕、色素沉着或色素脱失、毛细血管扩张、毛发消失等，部分皮损很难治愈甚至形成永久性溃疡，溃疡和瘢痕部位容易发生癌变。Ⅱ、Ⅲ度放射性皮炎可伴有全身症状如乏力、头痛、头晕、恶心、呕吐和出血等，可有白细胞计数减少以及继发感染。

7. C【解析】主要考察 UVA 的特点，UVA 可穿过表皮直接作用于真皮浅层，造成皮肤老化。

8. E【解析】植物样日光性皮炎的治疗：①通过询问病史，帮助患者寻找可能引起光敏感的食物和药物，避免使用或接触。防止强烈日光暴晒。②急性期红斑水肿皮损选用3%硼酸溶液或生理盐水冷湿敷，外用收敛性与保护性乳膏和糊膏，如硼锌糊等。也可以外用糖皮质激素乳膏，如艾洛松、丁酸氢化可的松及氢化可的松乳膏等。③炎症反应严重的患者可以口服或静脉滴注糖皮质激素，如氢化可的松200~300mg，分为2次静脉滴注。④口服抗组胺药。⑤采用利尿药、泻药、B族维生素、维生素C和烟酰胺等，严重者可口服泼尼松10mg，每日3次；局部通常需对症处理，有水疱或糜烂时可用3%硼酸溶液湿敷。

9. E【解析】光变态反应是一种淋巴细胞介导的Ⅳ型变态反应，只发生于少数具有光敏素质的个体。某些光敏物质吸收光能后可形成半抗原，并与体内大分子结合形成完全抗原，刺激机体产生抗体或细胞免疫而致病。

10. B【解析】慢性放射性皮炎可有皮肤干燥、萎缩，汗腺、皮脂腺分泌减少，皮下组织纤维化、增厚，毛细血管扩张、色素沉着或减退，毛发稀疏、脱落，指甲出现条纹、变脆、脱落，严重时可出现顽固性溃疡和皮肤癌变。

11. B【解析】冻疮是由于长期寒冷引起局部血管收缩、静脉淤血使末梢血液循环不良所致的疾病。

12. B【解析】多形性日光疹外用药物治疗：以外用糖皮质激素制剂为主，通常采用超强效或强效制剂，数日使皮损消退。系统药物治疗：可口服氯喹或羟氯喹，烟酰胺、β-胡萝卜素等对部分患者有效；严重者可口服糖皮质激素或硫唑嘌呤。

13. C【解析】痱临床分4型，分别为红色粟丘疹、晶形粟丘疹、脓疱性粟丘疹、深部粟丘疹。

14. D【解析】夏季皮炎好发于成年人的四肢伸侧，呈对称分布。皮损特点为初起时大片鲜红色斑，上有密集针头大小丘疹，因瘙痒搔抓后可出现抓痕血痂、皮肤肥厚及色素沉着，无糜烂及渗液。病程与气候、气温明显有关，气温下降时病情明显好转，可自愈。注意工作环境通风散热，衣着宽大透气，保持皮肤清洁干燥。以局部治疗为主，可外用1%薄荷炉甘石洗剂、马齿苋水煎外洗，六一散、滑石粉兑入少量冰片外用。

15. A【解析】放射性皮炎皮疹发生时间及程度与放射线的性质、照射面积、照射时间长短、个体差异均有关。与患者年龄无关。

16. A【解析】白痱又称晶形粟粒疹，汗液的溢出发生于角质层内或角质层下，临床表现为针尖大小的浅表性小水疱，周围无红晕，易破，通常无自觉症状。

17. C【解析】日晒伤可表现为局部皮肤弥漫性红斑，可伴水肿，严重时发生水疱。

18. C【解析】深痱又称深部粟粒疹，汗液在表皮、真皮交界处汗管破裂流出，表皮汗管经常被反复发作的红痱破坏，使汗液阻塞在真皮内而致病。皮损为密集的、和汗孔一致的非炎性丘疱疹，出汗时皮损增大，不出汗时皮损不显著，全身皮肤出汗减少或无汗，但常有代偿性面部多汗。通常无瘙痒，皮损泛发时可出现头痛、发热、头晕等全身症状。多发生于热带地区反复发生红痱者，好发于颈部、躯干等部位。

19. E【解析】慢性光化性皮炎诊断依据：持久性皮炎或湿疹性皮损，可伴有浸润性丘疹或斑块，主要累积曝光区，光激发试验或光斑试验可呈阳性，组织病理为慢性湿疹或假性淋巴瘤改变。

20. B【解析】寒冷引起的皮肤病包括冻疮、冻伤、冷红斑、冷球蛋白血症、冷纤维蛋白原血症、冷凝集素综合征等。

21. B【解析】冻疮皮损特点为紫红色肿块，界限不清，皮温低，有痒感，受热后肿胀更明显，易出现水疱，疱液为淡黄色血性浆液，疱破后形成糜烂及溃疡，伴有疼痛。愈后可遗留色素沉着及萎缩性瘢痕，皮损常对称分布。

22. D【解析】冻疮易发于初冬、早春季节。多见于儿童、青年女性或末梢血循环不良者，好发于肢端及暴露部位，皮损为局限性水肿性紫红斑块或结节，按之褪色，境界清楚，严重时皮损表面可有水疱，破溃后形成溃疡，自觉有痒感和肿胀感，瘙痒受热后加剧。

23. A【解析】慢性放射性皮炎是由于长期反复接受小剂量放射线辐射引起，也可由急性放射性皮炎转变而来。潜伏期数月至数十年不等。表现为皮肤干燥、萎缩，汗腺、皮脂腺分泌降低，皮下组织纤维化、增厚，毛细血管扩张、色素沉着或减退，毛发稀疏、脱落，甲出现条纹、变脆以及脱落，严重时会出现顽固性溃疡和皮肤肿瘤变。

24. E【解析】冻疮是一种由寒冷引起的皮肤局限性红斑炎症性皮肤病，多发生于肢体的末梢部位。

25. B【解析】红外辐射即红外线，亦称热射线。可分为长波红外线（远红外线）、中波红外线及短波红外线（近红外线）。自然界的红外线辐射源以太阳为最强。

26. E【解析】鸡眼和胼胝均与长期机械刺激（如压迫和摩擦）引起的角质层过度增生有关。

27. E【解析】长波紫外线（UVA），在任何地区全年存在，它不仅可以穿透玻璃，而且80% 的 UVA 可穿透真皮上部，作用于血管及其他组织，能被真皮中的黑色素、血红蛋白、胆红素吸收，亦可造成弹性纤维变性，因此，造成皮肤晒黑、皮肤光老化，慢性光线性皮肤病及皮肤癌的发生。对皮肤的损伤 UVA2 > UVA1。

28. B【解析】鸡眼：在足跖或足趾外侧等骨突处受压部位形成一境界清晰的淡黄色或深黄色圆锥形角质增生，中间有角质核，尖端刺入皮内，外周有一圈透明的淡黄色环状如鸡眼。好发于青壮年，经过缓慢。鸡眼尖端呈楔状嵌入真皮乳头层，压迫神经，因此在站立或行走时压迫局部感觉疼痛。

29. D【解析】冻疮口服血管扩张药包括烟酸、硝苯地平、烟酸肌醇、盐酸酚苄明，也可将脉络宁注射液 20ml 加入 500ml 低分子右旋糖酐中静脉滴注。未破溃者可使用维生素 E 软膏，10% 樟脑软膏，10% 樟脑酮。有溃疡者可外涂 5% 硼酸软膏、红霉素软膏，同时配合音频电疗，二氧化碳激光照射或氦-氖激光局部照射。

30. E【解析】胼胝：境界不甚清楚的淡黄色或蜡黄色、半透明扁平或隆起的角质肥厚性斑块。质地坚硬，边缘较薄，中间较肥厚，表面皮纹清晰可见，局部汗液分泌减少，通常无明显自觉症状，严重者行走时轻度压痛。好发于掌跖部位，也可见于其他受压部位，与个体素质、足型及某些职业有关。

31. A【解析】A 选项，单纯痒疹好发于躯干、四肢伸侧。B 选项，瘙痒症可分为全身性和局限性。C 选项，妊娠性痒疹主要分布于肢体近端及躯干上部。D 选项，慢性单纯性苔藓好发于颈部、双肘伸侧、骶尾部及上睑，还可发生在胫前、外阴、肛周等部位。E 选项，冬季瘙痒症又称乏脂性湿疹、裂纹性湿疹、冬令湿疹。主要见于老年人皮肤，特别以小腿、前臂和手部发生干燥和发裂为突出表现，伴有剧烈瘙痒。

32. A【解析】手足皲裂是因为掌跖部位皮肤角质层较厚且无皮脂腺，皮肤比较干燥，加上各种因素（如洗涤剂、摩擦、外伤、酸、碱、某些皮肤病等）使得角质层变硬变脆，局部皮肤牵拉超过正常延伸限度时就会致病。

33. A【解析】血管管腔闭塞和血栓常见于闭塞性血栓性静脉炎、动脉硬化性内膜炎、硬皮病、慢性放射性皮炎及变应性血管炎。

34. C【解析】依据裂隙深浅程度可分为 3 度：一度仅达表皮，无出血、疼痛等症状；二度可达真皮浅层而轻度疼痛，但不引起出血；三度由表皮深入真皮、皮下组织，常引起出血及疼痛。

35. D【解析】发生于角质层下的水疱，疱壁薄、透明，易干燥而脱屑，如白痱；表皮内水疱或大疱，易破溃，如天疱疮；皮下水疱或大疱，疱壁厚，较少破溃，如类天疱疮。

36. D【解析】摩擦性苔藓样疹以学龄前儿童、夏秋季多见。好发于手、腕、前臂、肘、膝、足背等处，躯干部皮疹，常疏散分布。皮损特点为单一性疹型，初起为粟粒大小肤色或淡红色丘疹，扁平或略呈半球状，直径 1～3mm，数目较多，中心部呈密集成簇或呈轻度苔藓样变，周围有散在丘疹。有时丘疹表面附着鳞屑。全过程均处于干燥状态，一般无自觉症状。

二、A2 型题

1. C【解析】日晒伤通常在日晒后 30 分钟至数小时后发病，次日病情加重。病初暴露部位有灼痛、紧绷感，随后出现水肿性红斑，红斑逐渐变为暗红色或红褐色，脱屑，消退，可留有色素沉着。严重者可形成水疱，疱壁紧张发亮，内容澄清为淡黄色浆液，尼氏征阴性，破裂后形成糜烂面，随即干涸结痂、脱屑，遗留色素沉着或色素减退。部分患者日晒面积较大时，可发生全身症状，如畏寒、发热、头痛、恶心、乏力和全身不适，甚至出现心悸、谵妄或休克。

2. D【解析】跖疣可发生于足底的任何部位，但以掌跖前部多见。皮损初起为细小发亮的丘疹，渐增至黄豆大小或更大，因受压而形成淡黄或褐黄色胼胝样斑块或扁平丘疹，表面粗糙，界限清楚，边缘绕以稍高的角质环，去除角质层后，其下方有疏松的角质软芯，可见毛细血管破裂出血而形成的小黑点，若含有多个角质软芯，称为镶嵌疣。

三、A3/A4 型题

1. D【解析】根据典型临床表现，特别是皮损多形性，但以某一类型为主的特点可以诊断为多形性日光疹。

2. C【解析】多形性日光疹可分为丘疱疹型、丘疹型、红斑水肿型、痒疹型、混合型 5 型，患者皮疹常以某一型为主。

3. A【解析】本病治疗以口服抗组胺药为主，症状明显、反复发作者可口服烟酰胺、氯喹或羟氯喹，β -胡萝卜素对部分患者有效，严重者可口服糖皮质激素或硫唑嘌呤。

4. A【解析】多形性日光疹是一种慢性、特发性、反复发作与日光照射有关的Ⅳ型变态反应皮肤病。

5. B【解析】多形性日光疹皮损特点：皮疹多形性，可见丘疹、丘疱疹、斑块、水疱及湿疹样改变，但就某一患者而言，通常以单一形态为主，丘疹型最常见，其次为斑块型与丘疱疹型。而且，同一部位皮损类型基本不变，混合型损害较为罕见。分布对称，且发生发展与日晒关系密切。

6. E【解析】冻疮是一种发生于寒冷季节的末梢部位皮肤局限性、淤血性、红斑炎症性疾病，皮损为局限性水肿性紫红斑，按之色退，去压后红色恢复，严重时可有水疱，破溃后形成溃疡。

7. D【解析】长期暴露于寒冷、潮湿的空气中，加上患者末梢血液循环较差为主要发病因素，缺乏运动、手足多汗、营养不良、贫血、鞋袜过紧、户外工作及慢性消耗性疾病，均可为本病诱因。

四、B 型题

1. A【解析】摩擦性苔藓样疹皮损特点均呈单一性疹型，初起为粟粒大小肤色或淡红色丘疹，扁平或略呈半球状，直径 1～3mm，数目较多，中心部呈密集成簇或轻度苔藓样变，周围有散在丘疹，有时丘疹表面附着鳞屑。全过程均处于干燥状态，一般无自觉症状。

2. B【解析】冻疮皮损为局限性水肿性紫红斑块或结节，压之褪色，境界清楚，严重皮损表面时可有水疱，破溃后形成溃疡。自觉有痒感及肿胀感，瘙痒受热后加剧，有溃疡者自觉疼痛。冬季发病，气候转暖后自愈，极易来年复发。

3. D【解析】日晒后数小时至十余小时，在暴露部位皮肤迅速出现鲜红斑片，较重时可伴水肿，严重时可出现水疱、大疱，渐变为黯红色或红褐色，继之脱屑，逐渐消退而遗留褐色色素沉着。有时仅发生潮红的晒斑，经数小时消退。

4. C【解析】参见 A1 型题第 28 题解析。

5. D【解析】维 A 酸可抑制上皮组织角化和促进黏蛋白生物合成。

6. A【解析】氯喹可用于疟疾急性发作，预防性抑制疟疾症状发作，也用于阿米巴肝脓肿、华支睾吸虫病、肺吸虫病等，以及系统性红斑狼疮和类风湿关节炎等结缔组织病及光敏性疾病（如日光性皮炎）。

7. C【解析】伊曲康唑可抑制真菌细胞膜的主要成分之一麦角固醇的合成，从而发挥抗真菌效应。

8. A【解析】白痱又称晶形粟粒疹，汗液的溢出发生于角质层内或角质层下，故临床表现为针尖大小的浅表性小水疱，周围无红晕，易破，通常无自觉症状。

9. B【解析】脓痱又称脓疱性粟粒疹，多由红痱发展得来。

10. D【解析】红痱又称红色粟粒疹，最常见，是由汗液在棘层处汗管溢出引起。

11. C【解析】深痱又称深部粟粒疹，汗液在表皮、真皮交界处汗管破裂流出，表皮汗管经常被反复发作的红痱破坏，使汗液阻塞在真皮内而致病。皮损为密集的、和汗孔一致的非炎性丘疱疹，出汗时皮损增大，不出汗时皮损不显著，全身皮肤出汗减少或无汗，但常有代偿性面部多汗。

12. D【解析】红痱表现为密集排列的针尖大小丘疹和丘疱疹，周围绕以红晕，皮损消退后有轻度脱屑。伴有灼热与刺痒感。

13. B【解析】银屑病初起皮损往往是红色或棕红色小点或斑丘疹，有干燥的鳞屑，以后逐渐扩展而成棕红色斑块，边界清楚，相邻的可以互相融合。鳞屑呈银白色，逐渐加厚，搔抓时鳞屑易脱落，露出红色光滑基面，剥去薄膜（光滑基面）有针头大的小点状出血。

14. A【解析】硬化萎缩性苔藓初发损害为扁豆大小平顶丘疹，圆形或不规则形，粉红色，伴有明显的红色边缘，质地柔软，以后渐发展为典型皮损，丘疹呈瓷白色、象牙色，质地坚硬，可互相融合成斑块，境界清楚，中央凹陷，嵌有黑头粉刺样角栓，除去后呈小坑状凹陷。后期皮损中央萎缩变薄，可融合成界限清楚的白色斑片，白斑中央可起大疱或血疱，大疱性损害消退后可形成较多的粟丘疹，萎缩处成为微凹陷的瘢痕。

15. C【解析】扁平丘疹是一种不明原因引起的累及皮肤、毛囊、甲、黏膜的慢性炎症性疾病，多发于中年人，特征性皮疹表现为紫红色多角形扁平丘疹和斑块。

16~17 E、A【解析】参见 A1 型题第 34 题解析。

五、X 型题

1. ABCD【解析】多形性日光疹皮疹呈多形性，可见丘疹、丘疱疹、斑块、水疱及湿疹样改变，但就某一患者而言，通常以单一形态为主，丘疹型最常见，其次为斑块型与丘疱疹型。而且同一部位皮损类型基本不变，混合型损害较为罕见。分布对称，且发生发展与日晒关系密切。

2. ABC【解析】光毒反应和光变态反应都是由紫外线引起的光皮肤反应，但它们的发病机制和表现方式不同。光毒反应可发生于任何个体，光变态反应发生于少数过敏体质人群，A 正确。光毒反应是由于紫外线直接损伤皮肤细胞所引起的，而光变态反应则是由于机体对某种物质或体内自身分子产生了变态反应，进而导致光敏感性。光毒反应皮疹局限在日晒暴露部位，光变态反应皮损初发于日晒暴露部位，常迅速向周围扩散，甚至扩展至非暴露部位皮肤乃至全身，C 正确，E 错误。光毒反应的症状包括疼痛、水肿、红斑、水疱等，通常在数小时到数天内消退；而光变态反应则表现为皮疹、瘙痒、红斑等症状，长期反复发作，B 正确。光变态反应被认为是一种 T 淋巴细胞介导的免疫过程，D 错误。

3. ABCD【解析】冻疮是由于长期暴露在寒冷、潮湿的环境中，皮肤血管痉挛收缩，导致组织缺氧引起的细胞损伤，久之血管麻痹扩张出现静脉淤血、毛细血管扩张、渗透性增加，血浆渗入组织间隙而引发本病。周围血液循环不佳、缺乏运动、手足多汗、营养不良、贫血、鞋袜过紧等都可加重病情。

4. ABCE【解析】日晒伤发病机制：皮肤经紫外线过度照射后，细胞中蛋白质和核酸吸收大量的紫外线产生一系列复杂的光生物化学反应，造成表皮细胞坏死，释放多种活性介质，引起真皮血管扩张，组织水肿，黑色素合成加快等反应。

5. BC【解析】慢性光毒性反应：长期反复地接受 UVB 和 UVA 的照射，导致皮肤出现干燥，粗糙，松弛，色素沉着、减退等光老化及皮肤癌的表现。

6. ACD【解析】多形性日光疹的病因和发病机制至今仍未完全明确，目前认为与日光、遗传、免疫、内分泌及代谢等因素相关。

7. AD【解析】覆盖于皮肤最表面的皮脂膜中的鱼鲨烯具有防晒作用；由角质形成细胞及其细胞间质中的脂质构成的皮肤的“砖墙结构”是一道抵御日光的屏障；表皮中的正常成分如尿酸等是主要的紫外线吸收剂；其他一些芳香性氨基酸、核酸及胡萝卜素和皮面脂质也具有光保护作用。角质层中存在的角蛋白、黑色素颗粒和在角质形成细胞中留下的细胞碎屑均能吸收紫外线。基底层的黑色素细胞是表皮的主要光保护成分，其保护作用与黑色素化程度成正比。黑色素的光保护作用是由于能吸收或反射 UVA 及可见光，其中 UVA 的吸收大于可见光，此外，黑色素在人类皮肤中是种稳定的自由基，可使 UV 诱导的反应性自由基失去活性，故其亦可作为一种自由基灭活剂来保护皮肤。

8. ACDE【解析】多形性日光疹好发于曝光部位，面部、上胸“V”字区、颈部及前臂伸侧。

9. AD【解析】参见 X 型题第 2 题解析。

10. ABCD【解析】痱的病因与发病机制：在高温闷热环境下，大量的汗液不易蒸发，使角质层浸渍肿胀，导致汗管变窄或阻塞、汗管内汗液滞留、压力增高、汗管破裂、汗液外渗周围组织而发病。此外，皮肤表面的细菌大量繁殖，产生毒素也会加重炎症反应。

11. AC【解析】日光性皮炎治疗以局部外用药物为主，以消炎、安抚和镇痛为原则。一般可外用炉甘石洗剂及糖皮质激素，严重者可用 3% 硼酸水或冰牛奶湿敷。有全身症状者可口服抗组胺药、维生素 C 或非甾体抗炎药，严重者可系统应用糖皮质激素。

12. CD【解析】参见 X 型题第 3 题解析。

13. BCD【解析】日晒伤是由皮肤接受了超过耐受量的紫外线引起，以 UVB 为主。一方面可因日光过强、暴露时间过长，另一方面可因个体皮肤容易晒伤，如白、嫩、薄的皮肤。

14. ABC【解析】冻疮好发于肢端和暴露部位，如手指、手背、耳郭、鼻尖等处。

15. BD【解析】光毒性反应是因为某些药物在吸收相应波长的能量后转变为激发态，在激发态转变为基态的过程中将能量释放给氧或者周围介质，生成单线态氧、超氧离子等高反应性物质，这些高反应性物质通过损伤 DNA 和细胞膜等途径进而导致炎症介质及细胞因子的产生和释放，最终导致光毒性反应的发生。

16. ACD【解析】擦烂红斑的临床表现：多见于婴儿和肥胖者的皱褶部位（如颈、腋下、乳房下、腹股沟、臀沟等处），皮损起初为局限性鲜红或暗红斑，表面潮湿，境界清楚，分布与相互摩擦的皮肤皱褶一致，自觉瘙痒或灼痛，常继发细菌和念珠菌感染。

17. CE【解析】参见 A1 型题第 34 题解析。

18. BD【解析】参见 A1 型题第 36 题解析。

19. ABC【解析】多形性日光疹的临床表现如下。①发病多和季节有关：春夏季节发生或加重，秋冬季节缓解或好转。曝光后 30 分钟至数天发病，反复发作，可持续多年。②年龄：青年女性常见。③皮损部位：好发于曝光部位，面部、上胸“V”字区、颈部及前臂伸侧。④皮损特点：皮疹呈多形性，可见丘疹、丘疱疹、斑块、水疱及湿疹样改变，但就某一患者而言，通常以单一形态为主，丘疹型最常见，其次为斑块型与丘疱疹型。而且同一部位皮损类型基本不变，混合型损害较为罕见。分布对称，且发生发展与日晒关系密切。⑤自觉症状：有显著瘙痒，灼热感。⑥病程：本病病程通常较长，可反复发作几个月甚至几十年，很多患者随着发作次数增多，会出现耐受，症状缓解，可能与皮肤的“老化”有关。

20. AB【解析】荨麻疹属于变态反应性皮肤病，银屑病属于红斑及红斑鳞屑性皮肤病。

21. ABC【解析】正常皮肤对光线有吸收、折射和反射等功能。

22. ABCD【解析】引起湿疹的内部因素：慢性感染病灶（如慢性胆囊炎、扁桃体炎及肠寄生虫病等）、内分泌和代谢改变（如月经紊乱、妊娠等）、血液循环障碍（如小腿静脉曲张等）、神经精神因素及遗传因素等，后者与个体易感性有关。

六、案例分析题

1. C【解析】典型光线性角化病表现为红色表面平滑或粗糙的鳞屑性丘疹或斑块，单个皮损大小一般为 2~6mm，但也可达到几厘米。组织病理学最常见的是基底层不典型多形性角质形成细胞聚集，向真皮呈乳头状突起。基底层上方可发现不规则棘层肥厚、角化过度和角化不全，而附属器上皮未受累而呈正角化，从而出现正角化和角化不全交替的特征性表现，这些不典型角质形成细胞的核浆比正常增大。真皮可出现日光弹力变性及轻度炎症细胞浸润。

2. ACE【解析】从组织病理学上应与脂溢性角化症、盘状红斑狼疮、鲍恩病、萎缩性和色素性扁平苔藓、恶性雀斑痣进行鉴别诊断。

3. ACDE【解析】光线性角化病最常用的方法是冷冻治疗。激光、刮除术、电灼、电干燥、皮肤磨削术、光动力疗法等均可选用。手术切除是比较好的一种方法。泛发性皮损可外用氟尿嘧啶软膏、20% 足叶草酯等。此外，干扰素、外用免疫调节药、口服或外用维 A 酸、外用水杨酸等都可选用，其疗效不一。

过敏性紫癜

第九章　变态反应性皮肤病

一 A1 型题

1. 下列与泛发性肥大细胞增多症关系密切的是
   A. 嗜碱性粒细胞　　B. 食物过敏
   C. 肥大细胞　　D. 寒冷性刺激
   E. 淋巴细胞
2. 下列属于工业职业性皮肤病的物理致病因素的是
   A. 植物花粉　　B. 强酸强碱
   C. 沥青　　D. 接触紫外线
   E. 微生物
3. 下列关于接触性皮炎的叙述，不正确的是
   A. 为Ⅳ型变态反应　　B. 病因包括刺激性的和过敏性的
   C. 不会发展到全身　　D. 皮肤斑贴试验阳性
   E. 有个体差异性
4. 慢性荨麻疹治疗应
   A. 给药时间固定　　B. 以抗组胺药为主
   C. 不宜同时应用几种抗组胺药　　D. 风团控制后即可停药
   E. 使用类固醇皮质激素
5. 接触性皮炎的严重程度主要取决于
   A. 患者年龄　　B. 发病部位
   C. 患者的工作状况　　D. 接触时间长短
   E. 接触物性质及机体免疫状态
6. 下列疾病单纯由环境因素决定发病的是
   A. 接触性皮炎　　B. 雀斑
   C. 痤疮　　D. 毛周角化病
   E. 花斑癣
7. 下列关于湿疹一般治疗的叙述，不正确的是
   A. 保持清洁　　B. 避免刺激

C. 反复用肥皂洗　　D. 避免辛辣食物
E. 尽量找出病因

8. 痤疮、毛囊炎型职业性皮肤病主要见于
A. 饮食业工人　　B. 机械工
C. 奶牛畜牧场工人　　D. 教师
E. 长期接触石油、焦油类、矿物类的工人

9. 急性荨麻疹的主要病因为
A. 病灶感染　　B. 寄生虫
C. 胃肠功能紊乱　　D. 药物和食物
E. 神经精神因素

10. 汗疱疹的典型皮损为
A. 境界清楚的红斑，其上有丘疹和丘疱疹
B. 红斑基础上的水疱和脓疱
C. 大小不等的红色风团
D. 皮肤柔嫩部位的针尖大小丘疹、丘疱疹
E. 表皮深处针尖至粟粒大小圆形小水疱

11. 浸渍擦烂型皮炎常见于
A. 水田劳动者　　B. 长期接触石油、焦油类工人
C. 造纸厂工人　　D. 接触砷、汞的工人
E. 从事洗脚服务者

12. 下列关于亚急性湿疹表现的叙述，不正确的是
A. 渗出增多　　B. 以鳞屑、结痂为主
C. 可阵发性加重　　D. 红肿减轻
E. 皮损范围缩小

13. 乳房湿疹的特点为
A. 多见于老年人　　B. 停止哺乳后皮损加重
C. 以苔藓化的皮损为主　　D. 瘙痒不明显
E. 皮损呈棕红色

14. 尾蚴皮炎的治疗原则是
A. 激素治疗　　B. 外用药物治疗为主
C. 消炎、止痒、防止继发感染　　D. 足量抗生素
E. 抗过敏治疗

15. 儿童期特应性皮炎与婴儿期相比
A. 瘙痒较剧烈　　B. 渗出较轻

C. 皮损累及范围较广
D. 继发细菌感染较多
E. 渗出较重

16. 具有形态单一、大疱及坏死、炎症较重表现的是
A. 慢性单纯性苔藓
B. 急性湿疹
C. 亚急性湿疹
D. 接触性皮炎
E. 手足癣

17. 下列关于药疹的描述，不正确的是
A. 同种药物在不同患者可引起不同类型药疹
B. 同种药物在不同患者可引起相同类型药疹
C. 不同药物在同一患者可引起相同类型药疹
D. 同种类型药疹可由不同药物引起
E. 不同药物在不同患者可引起不同类型药疹

18. 下列关于反应性接触性皮炎的描述，不正确的是
A. 有一定潜伏期
B. 易反复发作
C. 斑贴试验阳性
D. 任何人均可发病
E. 皮损分布广泛

19. 下列不是过敏性皮炎的病因的是
A. 青霉素
B. 化妆品
C. 强碱
D. 荨麻
E. 洗涤剂

20. 下列适用于尿布皮炎的外用药物是
A. 皮炎平软膏
B. 氧化锌油
C. 硼酸溶液
D. 特比萘芬软膏
E. 氯苯那敏

21. 下列关于接触性皮炎皮损的描述，正确的是
A. 皮损为红斑、丘疹、结节、水疱、坏死等
B. 皮损形态与接触物一致
C. 境界不清
D. 皮损多以水疱为主
E. 皮损呈对称分布

22. 下列不易引起感染性湿疹样皮炎的情况是
A. 溃疡
B. 窦道
C. 结节
D. 造瘘口
E. 慢性化脓性中耳炎

23. 下列关于固定型药疹的描述，不正确的是
A. 边界清楚的红斑
B. 是特定药物引起的药疹
C. 停服致敏药物后可以痊愈
D. 经常发作可使病变数增加
E. 可有水疱发生

24. 下列不是好发于暴露部位的皮肤疾病是
A. 慢性湿疹
B. 漆性皮炎
C. 空气源性接触性皮炎
D. 日光性荨麻疹
E. 日光性皮炎

25. 父母双方均有特应性疾病史，则子女患特应性皮炎的可能性为
A. 25%
B. 50%
C. 60%
D. 80%
E. 100%

26. 急性湿疹的水疱位于
A. 表皮内
B. 表皮下
C. 真皮内
D. 真皮下
E. 皮下组织

27. 集体敷药后，个别人于敷药处出现红斑、丘疱疹，可诊断为
A. 药物性皮炎
B. 自身敏感性皮炎
C. 湿疹
D. 变应性接触性皮炎
E. 刺激性接触性皮炎

28. 慢性荨麻疹患者出现高热、脉速和全身中毒症状需注意
A. 急腹症
B. 变应性休克
C. 败血症
D. 荨麻疹性血管炎
E. 昏迷

29. 荨麻疹的发病机制主要包括免疫性和非免疫性两类。下列荨麻疹属于非免疫性的是
A. 蛋白胨性荨麻疹
B. 皮肤划痕症
C. 延迟性压力性荨麻疹
D. 延迟性皮肤划痕症
E. 血清病型荨麻疹

30. Ⅰ型变态反应的诱导期约为
A. 2 天
B. 3 天
C. 4 天
D. 5 天
E. 1 周

31. 下列关于血管性水肿的描述，不正确的是
A. 发病突然
B. 皮损界限不清

C. 多见于皮下组织致密处　　D. 组织病理无炎症细胞浸润
E. 短时间内可消退

32. 下列关于变应性接触性皮炎的叙述，不正确的是
A. 刺激物多具有抗原性　　B. 大多数接触后不致病
C. 刺激物本身无毒性　　D. 皮炎的轻重与个体易感性有关
E. 刺激物分子量多较低

33. 诊断变应性接触性皮炎最可靠的方法为
A. 斑贴试验　　B. 血中查出变应原
C. 病理活检　　D. 淋巴细胞转化试验
E. 点刺试验

34. 变应性接触性皮炎首次接触致敏物质后的潜伏期通常为
A. 10 小时　　B. 1~2 天
C. 4~20 天　　D. 48 小时
E. 3 天左右

35. 诊断急性湿疹的依据不包括
A. 皮损特点　　B. 斑贴试验
C. 自觉表现　　D. 病程
E. 皮损境界

36. 与湿疹发病有关的是
A. Ⅰ型变态反应　　B. Ⅱ型变态反应
C. Ⅲ型变态反应　　D. Ⅳ型变态反应
E. Ⅴ型变态反应

37. 自身敏感性皮炎的发病机制为
A. 免疫反应　　B. 直接刺激
C. 微生物感染　　D. 遗传因素
E. 温度

38. 婴儿湿疹的皮损特点为
A. 毛囊性红丘疹，覆有油腻性鳞屑　　B. 扁平小丘疹，有少许鳞屑
C. 丘疱疹和糜烂，结黄色干痂　　D. 丘疱疹、糜烂
E. 薄壁的脓疱，疱周绕以红晕

39. 下列关于汗疱疹的叙述，不正确的是
A. 为湿疹样反应　　B. 好发于掌跖和指趾侧缘
C. 早期水疱在角质层下　　D. 发病与出汗不良密切相关
E. 部分患者有家族史

40. 下列关于急性湿疹的叙述，正确的是
A. 致病因素易查清
B. 皮疹局限
C. 皮疹单一
D. 皮损肥厚时洗剂外用
E. 渗出明显时用溶液湿敷

41. 麻疹型药疹与麻疹的鉴别要点为
A. 表浅有无脓疱
B. 皮损颜色
C. 瘙痒程度
D. 口周苍白圈
E. Koplik 斑

42. 常用于杀虫剂中的接触性变应原为
A. 甲醛
B. 六氯酚
C. 除虫菊酯
D. 环树脂
E. 苯酚

43. 关于慢性湿疹的叙述，不正确的是
A. 易有瘢痕形成
B. 易有急性发作
C. 皮疹肥厚苔藓化
D. 激素软膏治疗有效
E. 瘙痒剧烈

44. 关于药疹的治疗，不正确的是
A. 可用钙剂
B. 给予抗过敏药
C. 所有药疹都必须内用糖皮质激素
D. 给予维生素
E. 只有重症药疹才能内用糖皮质激素

45. 汗疱疹可归属于
A. 手足癣
B. 湿疹
C. 汗腺病变引起
D. 接触性皮炎
E. 剥脱性角质松解症

46. 特应性皮炎血清中增高的是
A. IgA
B. IgG
C. IgD
D. IgE
E. IgM

47. 引起药疹最多的药物是
A. 抗生素
B. 抗组胺类
C. 糖皮质激素
D. 性激素
E. 抗肿瘤药

48. 变应性血管炎与过敏性紫癜最重要的鉴别点是
A. 病理改变
B. 前驱症状

C. 皮损特点　　D. 发病年龄
E. 辅助检查

49. 下列描述不正确的是
A. 慢性湿疹可以出现不同程度的苔藓样变
B. 急性湿疹失治后可转换为亚急性湿疹或慢性湿疹
C. 亚急性湿疹受新的刺激后可呈急性发作
D. 慢性湿疹由急性湿疹迁延而来，患者不能直接患慢性湿疹
E. 亚急性湿疹皮损以渗出为主

50. 急性湿疹好发于
A. 胸部　　B. 颈部
C. 耳后　　D. 背部
E. 四肢

51. 下列关于全身性皮肤瘙痒的叙述中，恰当的是
A. 甲状腺功能减退者通常不会出现皮肤瘙痒
B. 霍奇金淋巴瘤的瘙痒可能是发病的最初症状
C. 急性肾炎皮肤瘙痒剧烈
D. 糖尿病性瘙痒常与空腹血糖成正比
E. 黄疸引起皮肤瘙痒者与皮肤中的胆盐浓度不平行

52. 下列不属于接触性皮炎的特征的是
A. 皮损局限于接触部位　　B. 境界清楚
C. 皮疹为红斑、丘疹、小水疱、糜烂　　D. 去除接触物，皮炎可自愈
E. 不痛、不痒

53. 表现为局部浸润肥厚，常于冬季引起皲裂的湿疹是
A. 乳房湿疹　　B. 阴囊湿疹
C. 手部湿疹　　D. 钱币状湿疹
E. 特应性皮炎

54. 下列与特应性皮炎无明显相关性的是
A. 免疫学机制　　B. 遗传因素
C. 病毒、细菌感染　　D. 特应性现象
E. 特应性皮炎

55. 急性荨麻疹病情严重出现休克、喉头水肿及呼吸困难，正确的抢救方法是
A. 皮下注射或肌内注射 0.1% 肾上腺素 0.5~1.0ml
B. 地塞米松 5~10mg 肌内注射或静脉注射
C. 支气管痉挛时，可静脉注射氨茶碱

D. 喉头水肿呼吸受阻时行气管切开术

E. 以上都正确

56. 不属于手足湿疹表现的是

A. 多形性皮损，境界不清　　B. 对称分布

C. 伴有瘙痒　　D. 通常不累及甲病变

E. 常伴有甲增厚、污秽、脱落

57. 对于急性期伴有渗出的皮炎湿疹类损害，首选治疗为

A. 软膏制剂　　B. 煤焦油制剂

C. 封包治疗　　D. 湿敷加油剂或糊剂

E. 洗剂

58. 胆碱能性荨麻疹最可能发生于

A. 躯干上部、上肢　　B. 躯干下部、下肢

C. 头面　　D. 眼睑、唇

E. 手足

59. 特应性皮炎临床可分为

A. 婴儿期和儿童期　　B. 婴儿期、儿童期和青年成人期

C. 儿童期和青年成人期　　D. 新生儿期、儿童期和青年成人期

E. 新生儿期、青年成人期

60. 急性湿疹的特点为

A. 病变周围较重　　B. 皮损不融合

C. 久治不愈　　D. 以瘙痒为主

E. 以丘疱疹为主

61. 下列关于特应性皮炎患者的描述，正确的是

A. 血清 IgE 升高，血嗜酸性粒细胞增多

B. 血清 IgE 正常，血嗜酸性粒细胞减少

C. 血清 IgE 降低，血嗜酸性粒细胞减少

D. 血清 IgG 升高，血嗜酸性粒细胞正常

E. 血清 IgG 升高，血嗜酸性粒细胞增多

62. 关于胆碱能性荨麻疹的描述，正确的是

A. 多见于年轻患者　　B. 与躯体深部温度升高有关

C. 以 1∶5000 乙酰胆碱做皮试阳性　　D. 可伴有流涎、头痛、瞳孔缩小

E. 以上都正确

63. 慢性湿疹发生的部位最确切的是

A. 手足　　B. 任何部位

C. 肘窝　　D. 外阴

E. 小腿

64. 引起接触致敏反应的致敏因子是

A. 低毒性物质　　B. 弱刺激性物质

C. 完全抗原　　D. 半抗原

E. 抗原复合物

65. 急性湿疹的特点为

A. 四肢伸侧为主，轻痒，伴银白色脱屑

B. 皮疹为风团，发生及消退迅速，消退后不留痕迹

C. 多形性皮疹，有渗出倾向，对称分布，瘙痒明显，易复发

D. 以脱屑为主，开始即有苔藓化表现，痒明显

E. 皮损局限于某一部位，边界清楚，痒不明显，自限性

66. 特应性皮炎渗出性损害最常见于

A. 儿童　　B. 婴儿

C. 青年　　D. 成人

E. 老年

67. 皮肤含有光敏感物质时，皮肤表面出现的急性损伤反应称为

A. 日晒伤　　B. 光变态反应

C. 光毒反应　　D. 日光疹

E. 日光性皮炎

68. 下列关于红斑-丘疹型多形红斑的叙述，不正确的是

A. 全身症状轻微　　B. 多有关节疼痛

C. 好发于四肢远端　　D. 皮疹呈多形性

E. 皮疹红斑表面可有大量厚积鳞屑

69. 婴儿湿疹与特应性皮炎鉴别点为

A. 发病年龄　　B. 皮损特点

C. 瘙痒与否　　D. 血中嗜酸性粒细胞比例增高与否

E. 家族中有无过敏性疾病史

70. 慢性湿疹组织病理学改变与银屑病的关键区别是

A. 前者多有坏死角朊细胞，后者多有原体和谷粒细胞

B. 前者可见朗格汉斯细胞，后者则常见 Munro 微脓肿

C. 前者多有浆细胞，后者多有肥大细胞

D. 前者有海绵形成，而后者往往没有

E. 前者多有基底细胞液化，后者多有表皮下水疱形成

71. 关于淤积性皮炎描述，不正确的是
A. 可形成溃疡，并遗留色素沉着
B. 可伴有不同程度静脉曲张
C. 好发于四肢
D. 处理可采用抬高患肢并用弹力绷带等方法
E. 反复发作者可采用曲张静脉根治术

72. 从发病机制看，接触性皮炎是
A. Ⅰ型变态反应
B. Ⅳ型变态反应
C. Ⅲ型变态反应
D. Ⅱ型变态反应
E. 超敏型反应

73. 急性荨麻疹的主要表现为
A. 红斑
B. 水肿
C. 丘疹
D. 风团
E. 渗出

74. 关于接触性皮炎的描述，正确的是
A. 无再发
B. 愈后不留色素沉着
C. 具有自限性
D. 均在较高浓度时才致病
E. 无水疱形成

75. 下列关于风团特点的描述，正确的是
A. 持续24小时不消
B. 皮损伴有灼热疼痛
C. 消退后留有色素沉着
D. 可形成溃疡
E. 形态不规则或呈圆形

76. 瘙痒症与慢性湿疹的主要区别为
A. 瘙痒明显
B. 苔藓样变
C. 病程长
D. 无原发性皮损
E. 抗组胺治疗有效

77. 下列不是慢性荨麻疹临床表现的是
A. 风团时多时少
B. 常伴有腹痛
C. 反复发生达数月之久
D. 伴有瘙痒
E. 病程超过6周

78. 下列关于淤积性湿疹的叙述，不正确的是
A. 组织病理学表现具有特异性
B. 通常发生于伴下肢静脉曲张的老年人
C. 下肢静脉功能障碍有关的皮肤炎症性皮肤病
D. 皮损处可有色素沉着
E. 患者应避免长期站立或坐位

79. 下列属于变态反应性疾病的是

A. 中暑　　B. 风湿热

C. 重度安眠药中毒　　D. 脑出血

E. 严重脱水

80. 下列对于老年性瘙痒病预防的描述，正确的是

A. 吃刺激性食物　　B. 老年患者洗澡不宜过勤

C. 避免用热水洗烫患部　　D. 用碱性过强的肥皂

E. 尽量避免搔抓

81. 下列不是荨麻疹伴有变应性休克的表现的是

A. 血压降低　　B. 心悸

C. 四肢冰冷　　D. 风团消退

E. 烦躁

82. 皮肤划痕症又称

A. 人工荨麻疹　　B. 急性荨麻疹

C. 慢性荨麻疹　　D. 压力性荨麻疹

E. 尼氏征

83. 慢性荨麻疹的治疗不宜使用

A. 糖皮质激素　　B. 中医中药

C. 非镇静类抗组胺药　　D. 多种抗组胺药

E. 雷公藤

84. 下列不是慢性单纯性苔藓皮损的好发部位的是

A. 手背　　B. 肘部

C. 颈侧　　D. 腰骶

E. 眼睑

85. 为缓解急性荨麻疹患者腹痛，可用

A. 马来酸氯苯那敏　　B. 钙剂

C. 维生素 C　　D. 肾上腺素

E. 山莨菪碱

86. 适用于亚急性湿疹的外用药是

A. 酊剂　　B. 霜或乳膏

C. 溶液　　D. 粉剂

E. 乳剂

87. 急性荨麻疹皮损持续时间通常不超过

A. 12 小时　　B. 24 小时

C. 36小时
D. 48小时
E. 72小时

88. 慢性湿疹的特点为
A. 以丘疹为主，有渗出倾向
B. 以颈部及摩擦部为主，常有抓痕
C. 常以苔藓样改变为主，易反复
D. 以瘙痒为主伴有糜烂
E. 口腔常出现网状细纹

89. 急性荨麻疹病程通常不超过
A. 1周
B. 2周
C. 4周
D. 6周
E. 12周

90. 药疹最严重的类型为
A. 荨麻疹型
B. 发疹型
C. 剥脱性皮炎型
D. 大疱性表皮松解型
E. 固定型

91. 血管性水肿常累及
A. 皮下疏松组织及黏膜
B. 真皮
C. 表皮
D. 附属器
E. 以上均有

92. 引起湿疹的主要因素为
A. 外界刺激
B. 内分泌失调
C. 气候条件
D. 精神紧张
E. 过敏体质

93. 皮肤接触水后出现荨麻疹首先考虑为
A. 胆碱能性荨麻疹
B. 接触性荨麻疹
C. 热性荨麻疹
D. 寒冷性荨麻疹
E. 水源性荨麻疹

94. 输血引起的荨麻疹属于
A. Ⅰ型变态反应
B. Ⅳ型变态反应
C. Ⅲ型变态反应
D. Ⅱ型变态反应
E. 与变态反无关

95. 日光性荨麻疹最敏感的波长为
A. 280nm
B. 300nm
C. 532nm
D. 755nm
E. 1064nm

96. 婴儿湿疹亚急性期可用

A. 2% 硼酸溶液　　B. 15% 氧化锌软膏

C. 氧化锌糊剂　　D. 红霉素软膏

E. 炉甘石洗剂

97. 属于药疹引发途径的是

A. 灌注　　B. 吸入

C. 外用　　D. 口服

E. 以上均是

98. 慢性荨麻疹不宜使用

A. 维生素 C　　B. 胎盘组织液

C. 抗组胺药　　D. 类固醇皮质激素

E. 氨茶碱

99. 青霉素引起的变态反应类型为

A. Ⅰ型变态反应　　B. Ⅱ型变态反应

C. Ⅴ型变态反应　　D. Ⅳ型变态反应

E. 非变态反应

100. 下列与传染性湿疹样皮炎无关的是

A. 局部细菌感染　　B. 致病微生物特异性感染

C. 摩擦刺激　　D. 局部皮肤糜烂渗液

E. 局部皮肤外伤

101. 下列不符合药疹临床特点的是

A. 有明确服药史

B. 多经过一定潜伏期

C. 多伴有瘙痒

D. 临床表现多样，皮损出现有一定顺序，常先在面部出现，继而至颈部再到全身出现

E. 病程有一定自限性

102. 慢性单纯性苔藓皮损好发于

A. 四肢　　B. 手部

C. 眼睑　　D. 躯干

E. 手背

103. 药疹初次使用致敏药物的潜伏期为

A. 1~7 天　　B. 2~3 天

C. 3~15 天　　D. 4~20 天

E. 5~30 天

104. 可引起固定型药疹的常见药物为

A. 维生素 E
B. 氟康唑
C. 环孢素 A
D. 氯雷他啶
E. 磺胺类

105. 药物激发变态反应能力的决定因素不包括

A. 药物的分子特性
B. 免疫遗传背景
C. 接受药物时的个体状况
D. 药物代谢的个体差异
E. 参与药物代谢的酶缺陷

106. 可引起痤疮型药疹的药是

A. 青霉素
B. 雄激素
C. 氯霉素
D. 庆大霉素
E. 链霉素

107. 下列属于药物变态反应机制的是

A. 服用卡马西平致皮肤出现大疱性表皮松解坏死
B. 长期服用激素致口腔念珠菌感染
C. 长期服用碘化物致痤疮样皮损
D. 长期服用砷剂引起皮炎
E. 阿司匹林所致荨麻疹

108. 血管性水肿最常见于

A. 四肢
B. 头皮
C. 手、足
D. 躯干
E. 眼睑、口唇、外生殖器

109. 下列药疹皮损不常累及黏膜的是

A. 多形红斑型药疹
B. 固定型药疹
C. 紫癜型药疹
D. 大疱性表皮松解型药疹
E. 剥脱性皮炎型药疹

110. 治疗皲裂性湿疹的制剂为

A. 酊剂
B. 水溶液
C. 洗剂
D. 软膏
E. 粉剂

111. 关于固定型药疹的描述，正确的是

A. 皮损单发
B. 皮损可见到水疱
C. 复发时皮损不增多
D. 发作次数越多，皮损越红
E. 皮损好发于口腔和生殖器皮肤黏膜交界处，不发生在身体其他地方

112. 下列关于药疹变态反应的说法，正确的是
A. 药物都是大分子物质，可有完全抗原作用
B. 大多药物为低分子量化合物，也有抗原性
C. 药疹无多价过敏
D. 药疹无交叉过敏
E. 低分子量药物需在体内和蛋白质、多糖、多肽等载体结合，才能成为完全抗原

113. 下列药疹中尼氏征阳性的是
A. 湿疹型药疹　　B. 多形红斑型药疹
C. 荨麻疹型药疹　　D. 麻疹型药疹
E. 大疱性表皮松解型药疹

114. 下列有关皮肤划痕症的描述，正确的是
A. 以小冰块置于患者前臂屈面做激发试验，结果呈阳性
B. 皮肤划痕试验阳性
C. 被动转移试验阳性
D. 运动后发生
E. 接触热水后

115. 皮损表现为全身红斑肿胀，伴有渗出结痂，继而大片脱屑者属于
A. 剥脱性皮炎型药疹　　B. 多形红斑型药疹
C. 大疱性表皮松解型药疹　　D. 麻疹型药疹
E. 湿疹型药疹

116. 引起汗疱疹的原因通常认为是
A. 手足多汗，汗液潴留引起　　B. 为汗腺的炎症反应
C. 为皮肤的一种湿疹样反应　　D. 为真菌性皮肤病之一
E. 季节诱发的皮肤病

117. 关于药疹的处理，不正确的是
A. 促进药物排出　　B. 积极抗过敏治疗
C. 停用可疑致敏药物　　D. 积极使用抗生素预防感染
E. 尽快消除药物反应

118. 下列不属于特殊类型荨麻疹的是
A. 压力性荨麻疹　　B. 皮肤划痕症
C. 寒冷性荨麻疹　　D. 丘疹型荨麻疹
E. 日光性荨麻疹

119. 首先接触或外用药物导致接触性皮炎，后再次使用相同或相似药物导致的药疹为
A. 固定型药疹　　B. 紫癜型药疹

C. 麻疹型药疹　　D. 多形红斑型药疹
E. 湿疹型药疹

120. 治疗重症药疹应尽早使用的药物是
A. 大量抗生素　　B. 糖皮质激素
C. 抗过敏药物　　D. 钙剂
E. 维生素针

121. 下列不属于检测药敏常用的皮肤试验的是
A. 药物激发试验　　B. 划破试验
C. 点刺试验　　D. 皮内试验
E. 斑贴试验

122. 诊断变应性接触性皮炎最常用的皮肤试验是
A. 皮肤划痕试验　　B. 皮内试验
C. 皮肤斑贴试验　　D. 被动转移试验
E. 食物排除试验

123. 下列不是特异性肉芽肿性炎症的是
A. 结核　　B. 湿疹
C. 梅毒　　D. 麻风
E. 深部真菌病

124. 下列关于慢性接触性皮炎的组织病理学描述，不正确的是
A. 细胞内及细胞间水肿　　B. 表皮突消失
C. 血管周围淋巴细胞浸润　　D. 慢性者棘层肥厚
E. 真皮浅层血管扩张

125. 胆碱能性荨麻疹最不可能的诱发因素是
A. 运动　　B. 受热
C. 受冷　　D. 进食热饮或酒精饮料
E. 情绪紧张

126. 变态反应引起的职业性皮肤病特点不包括
A. 发病率低　　B. 有一定的潜伏期
C. 斑贴试验常为阳性　　D. 皮损限于接触部位
E. 轻度红斑、丘疹

127. 接触性皮炎急性期有水疱无渗液时可选用
A. 高锰酸钾溶液　　B. 糖皮质激素糊剂
C. 氧化锌油　　D. 炉甘石洗剂
E. 硼酸氧化锌

128. 湿疹型癣菌疹和湿疹的区别为

A. 皮损形态　　B. 是否合并渗出

C. 皮损部位　　D. 是否合并足癣

E. 皮疹个数

129. 下列有关湿疹治疗的描述，不正确的是

A. 内服药的目的主要是抗炎、止痒

B. 合并感染者，加用抗生素

C. 消除体内慢性病灶及其他全身性疾病

D. 根据皮疹形态特点，选用适当的剂型和药物

E. 慢性湿疹迁延不愈者，需口服糖皮质激素

130. 关于原发性刺激作用的特点，不正确的是

A. 发病率高　　B. 潜伏期长

C. 仅限于接触部位　　D. 加强保护可不再发

E. 界限清楚

131. 下列关于原发刺激性接触性皮炎特点的叙述，不正确的是

A. 刺激物本身有强烈的刺激性

B. 与年龄无关

C. 弱刺激物可引起慢性皮炎

D. 皮炎的轻重与刺激物的性质有关

E. 累积性原发刺激性接触性皮炎见于家庭妇女

132. 小儿急性荨麻疹首选抗组胺药为

A. 特非拉定　　B. 羟嗪

C. 氧化锌　　D. 泼尼松

E. 氯苯那敏

133. 婴幼儿面颊、额部出现密集红斑、丘疱疹、水疱时需考虑

A. 婴儿湿疹　　B. 过敏

C. 脓疱疮　　D. 接触性皮炎

E. 荨麻疹

134. 疱疹性湿疹常继发于

A. 脓疱疮　　B. 单纯疱疹

C. 丹毒　　D. 急性蜂窝织炎

E. 汗疱疹

135. 下列关于药疹的说法，正确的是

A. 皮疹与药理作用无关，与服药量无一定相关性

B. 皮疹与药理作用有关，与服药量有一定相关性
C. 剂量大才能发生皮疹
D. 与季节有关，春夏季易发
E. 与服药时间有关

136. 慢性单纯性苔藓好发于
A. 老年男性
B. 儿童
C. 青壮年
D. 妊娠妇女
E. 婴儿

137. 可引起荨麻疹型药疹的药物为
A. 阿司咪唑
B. 破伤风抗毒素
C. 西咪替丁
D. 泼尼松
E. 阿塞松

138. 下列关于荨麻疹和丘疹性荨麻疹的鉴别诊断，不正确的是
A. 荨麻疹与食物、药物等有关，丘疹性荨麻疹与虫咬、食物等有关
B. 丘疹性荨麻疹持续时间较长
C. 荨麻疹愈后不留痕迹，丘疹性荨麻疹愈后遗留色素沉着
D. 荨麻疹自觉瘙痒，丘疹性荨麻疹多无瘙痒
E. 荨麻疹持续时间较短

139. 胆碱能性荨麻疹的典型皮损为
A. 风团直径 2~3mm，周围有一较大红晕
B. 风团直径 8~10mm，周围无红晕
C. 风团直径 8~10mm，周围有一较小红晕
D. 风团直径 2~3mm，周围无红晕
E. 风团直径大小不等

140. 特应性皮炎的特点不包括
A. 血清 IgE 水平升高
B. 对异种蛋白过敏
C. 有遗传过敏史
D. 伴发哮喘、变应性鼻炎
E. 外周血嗜碱性粒细胞增多

141. 固定型药疹的特征为
A. 斑贴试验可证实致敏药物
B. 由光敏感所致
C. 在同一部位可反复发生
D. 常对称发生
E. 剧烈瘙痒

142. 色素性紫癜性皮肤病重要的局部诱发因素为
A. 高温刺激
B. 日光照射

C. 重力与静脉压升高　　D. 低温刺激
E. 风团

143. 静脉曲张综合征中常见的皮肤表现为
A. 传染性湿疹样皮炎　　B. 淤积性湿疹
C. 特应性皮炎　　D. 自身敏感性湿疹
E. 匐形疹

144. 下列关于剥脱性皮炎型药疹的临床表现描述，不正确的是
A. 多由于长期用药引起　　B. 尼氏征阳性
C. 可有红肿、渗出　　D. 可伴黏膜损害
E. 首次用药潜伏期较长

145. 慢性湿疹最需与（　　）进行鉴别
A. 荨麻疹　　B. 急性湿疹
C. 慢性单纯性苔藓　　D. 特应性皮炎
E. 药疹

146. 对Ⅰ型变态反应起决定作用的细胞为
A. 淋巴细胞　　B. 粒细胞
C. 单核细胞　　D. 红细胞
E. 肥大细胞

147. 风团主要见于
A. 天疱疮　　B. 急性荨麻疹
C. 麻疹　　D. 银屑病
E. 鱼鳞病

148. 手部湿疹发病率高
A. 与角质层较厚有关　　B. 与手部汗腺较多有关
C. 与手部生理和病理有关　　D. 与接触外界因子机会较多有关
E. 与该部位有透明层有关

149. 与肥大细胞产生的变态反应密切相关的疾病为
A. 银屑病　　B. 瘢痕疙瘩
C. 荨麻疹　　D. 湿疹
E. 麻风

150. 关于荨麻疹发病机制的叙述，正确的是
A. 荨麻疹的病因复杂，大多数患者不能找到原因
B. 蛋白食物没有彻底消化之前，以胨或多肽形式被吸收，可引起荨麻疹
C. 许多药物常易产生机体的变态反应，引起本病

D. 有些药物为组胺释放物

E. 以上都正确

二 A2 型题

1. 患者，男性，43 岁。因感冒发热，口服阿莫西林后全身出现大小不等的风团、瘙痒，药疹的类型为

A. 荨麻疹型　　B. 多形红斑型

C. 猩红热型　　D. 固定型

E. 血管炎型

2. 患者，男性，46 岁。接触油漆后，于面部、手指出现红肿、水疱及渗液，首选外用药是

A. 3% 硼酸溶液　　B. 炉甘石洗剂

C. 氢化可的松霜　　D. 氧化锌粉剂

E. 黄连扑粉

3. 患儿，女，2 个月。于两侧耳后出现密集分布的粟粒大小丘疹，伴有小水疱，并逐渐出现渗出和糜烂，边界不清，最可能的诊断

A. 急性湿疹　　B. 耳部湿疹

C. 慢性湿疹　　D. 亚急性湿疹

E. 淤积性湿疹

4. 患者，女性，28 岁。染发几小时后，面部出现红斑，肿胀明显，应考虑

A. 过敏　　B. 原发刺激性接触性皮炎

C. 变应性接触性皮炎　　D. 特应性皮炎

E. 急性湿疹

5. 患儿，女，4 岁。从小发病，四肢屈侧红斑、丘疹，呈片状苔藓化，剧痒，反复发作加重，时有少量渗出，其父有哮喘史。首先考虑诊断为

A. 亚急性湿疹　　B. 慢性湿疹

C. 自身敏感性皮炎　　D. 特应性皮炎

E. 慢性单纯性苔藓

6. 患者，女性，52 岁。指背和掌面出现境界不清的皮损，角化明显，有浸润增厚，伴有皲裂，指甲变厚，冬重夏轻。考虑为

A. 手癣　　B. 银屑病

C. 慢性湿疹　　D. 接触性皮炎

E. 手足口病

7. 患者，男性，63 岁。小腿下 1/3 轻度水肿，胫前及踝部附近有暗褐色色素沉着，其上可见丘疹、丘疱疹、渗出和糜烂。在小腿可见明显的静脉曲张，痒，病史 1 个月。临床应

诊断为

A. 传染性湿疹样皮炎　　B. 自身敏感性皮炎

C. 遗传过敏性皮炎　　D. 淤积性皮炎

E. 脂溢性皮炎

8. 患者，男性，50 岁。局部外伤感染后于全身出现红斑、丘疹、水疱、糜烂，伴有瘙痒，局部淋巴结肿大。应考虑为

A. 湿疹　　B. 自身敏感性皮炎

C. 特应性皮炎　　D. 淤积性皮炎

E. 脓疱疮

9. 患者，男性，36 岁。会阴和肛门周围瘙痒剧烈，糜烂，部分皮疹呈苔藓样变，病史 5 年，应诊断

A. 会阴、阴囊和肛门湿疹　　B. 扁平苔藓

C. 会阴瘙痒症　　D. 乳房外湿疹样癌

E. 白塞综合征

10. 患者，女性，60 岁。下肢静脉曲张多年。右小腿下 1/3 处皮肤反复发生红斑、丘疱疹、糜烂、渗液、痒，已数年。考虑诊断为

A. 干燥性湿疹　　B. 淤积性皮炎

C. 外伤性湿疹　　D. 钱币形湿疹

E. 接触性皮炎

11. 患者，男性，70 岁。左下肢有一钱币大小红斑渗出，曾按湿疹治疗，疗效不佳，近来患者原皮损处有较多脓性分泌物，并伴有轻度疼痛，继而于躯干处出现红斑丘疹，散在水疱，伴有剧烈瘙痒。此时治疗宜首先使用

A. 糖皮质激素　　B. 抗组胺药

C. 钙剂　　D. 维生素

E. 抗生素

12. 患儿，男，5 岁。面颊和额部红斑、丘疹、丘疱疹，有明显渗出和小的糜烂面与结痂。临床应诊断为

A. 裂纹性湿疹　　B. 遗传过敏性皮炎

C. 婴儿湿疹　　D. 自身敏感性皮炎

E. 脂溢性皮炎

13. 患者，女性，58 岁。饮食热汤后数分钟即出风团，直径为 2~3mm，周围有红晕，1~2cm。散发于躯干上部和上肢，不互相融合，半小时至 1 小时内消退，考虑为

A. 寒冷性荨麻疹　　B. 日光性荨麻疹

C. 胆碱能性荨麻疹　　D. 压迫性荨麻疹

E. 接触性荨麻疹

14. 患者，男性，50岁。因发热，口服头孢菌素后全身发生散在的红斑，其上发生松弛性水疱，如烫伤样表现，黏膜也有大片坏死伴高热。最可能的诊断是

A. 湿疹型药疹　　B. 剥脱性皮炎型药疹

C. 麻疹型药疹　　D. 固定型药疹

E. 大疱性表皮松解型药疹

15. 患儿，女，4个月。臀部、外阴、大腿部出现密集分布的粟粒大小丘疹，伴有小水疱，并逐渐出现渗出和糜烂，边界不清。最可能的诊断是

A. 急性湿疹　　B. 尿布皮炎

C. 摩擦红斑　　D. 亚急性湿疹

E. 念珠菌皮炎

16. 患者，男性，45岁。手足背、四肢伸侧有边缘清楚的红斑，表面群集小水疱、鳞屑和痂。可能性最大的诊断是

A. 药疹　　B. 神经性皮炎

C. 体癣　　D. 钱币状湿疹

E. 玫瑰糠疹

三 A3/A4型题

（1~3题共用题干）

患者，男性，75岁。全身反复瘙痒8个月，伴睡眠欠佳。查体：全身皮肤黏膜无黄染，未见明显风团、结节和丘疹，躯干见散在抓痕。

1. 该患者最具可能的诊断是

A. 慢性荨麻疹　　B. 皮肤干燥症

C. 瘙痒症　　D. 疥疮

E. 皮肤病疑病症

2. 为明确诊断，需要进一步询问病史，并需要排除的基础性疾病为

A. 慢性肾功能不全　　B. 高血压

C. 高脂血症　　D. 糖尿病

E. 以上均是

3. 为鉴别诊断，最容易混淆的疾病为

A. 疥疮　　B. 慢性湿疹

C. 虫咬皮炎　　D. 慢性荨麻疹

E. 泛发性体癣

（4~5 题共用题干）

患者，女性，47 岁。因"项部发际处皮疹伴痒 3 年"来诊。查体：项部发际处有一 4cm×4cm 的粉红色肥厚性斑块，上覆细鳞屑，边缘浸润；双肘部肥厚性斑片。

4. 根据患者目前表现，有关皮肤病的可能诊断为
   A. 瘙痒症　　B. 湿疹样皮炎
   C. 神经性皮炎　　D. 银屑病
   E. 接触性皮炎

5. 下列治疗方法中不适宜的是
   A. 外用糖皮质激素软膏　　B. 抗生素
   C. 局部封闭　　D. 抗组胺药
   E. 封包疗法

（6~8 题共用题干）

患者，女性，32 岁。颈项、双侧肘关节伸侧皮疹伴阵发性瘙痒反复发作 2 年。专科查体：颈后、双侧肘关节伸侧见扁平隆起性斑丘疹，大小不等，表面粗糙，部分苔藓化。皮损局限。

6. 该患者最可能的诊断是
   A. 慢性单纯性苔藓　　B. 慢性湿疹
   C. 原发性皮肤淀粉样变　　D. 扁平苔藓
   E. 局限性瘙痒症

7. 该病最常见的鉴别诊断为
   A. 扁平苔藓　　B. 局限性瘙痒症
   C. 原发性皮肤淀粉样变　　D. 慢性湿疹
   E. 慢性单纯性苔藓

8. 关于该病与扁平苔藓的鉴别诊断，最具价值的简便方法为
   A. 皮肤划痕试验　　B. 组织病理学检查
   C. 点刺试验　　D. 皮损碘染色试验
   E. 皮损表面见威克姆纹

（9~11 题共用题干）

患儿，女，12 岁。因"皮肤反复瘙痒、渗出 12 年"来诊。查体：全身皮肤干燥，颈部、肘窝、腘窝、背部均有苔藓样变。

9. 最可能的诊断是
   A. 湿疹　　B. 皮肤淀粉样变

C. 神经性皮炎　　D. 剥脱性皮炎
E. 特应性皮炎

10. 对该患者必备的处理为
A. 抗生素抗感染　　B. 皮肤保湿
C. 肾上腺糖皮质激素抗炎　　D. 环孢素
E. 变应原检测

11. 在治疗过程中，必须注意的事项为
A. 忌口　　B. 少洗澡
C. 避免接触宠物　　D. 避免劳累
E. 避免接触单纯疱疹病毒感染患者

（12~14 题共用题干）

患者，女性，50 岁。反复外阴瘙痒，伴睡眠欠佳 2 年余。查体：全身皮肤黏膜无黄染，未见风团、结节。两侧大阴唇和小阴唇皮肤和黏膜略粗糙肥厚，轻度苔藓化。

12. 该患者最可能的诊断是
A. 疥疮　　B. 皮肤干燥症
C. 慢性荨麻疹　　D. 局限性瘙痒症
E. 更年期综合征

13. 为明确诊断，需要进一步询问病史，首先需要排除的最常见疾病是
A. 高血压　　B. 慢性湿疹
C. 高脂血症　　D. 慢性肾功能不全
E. 更年期综合征

14. 为鉴别诊断，应注意与下列哪种疾病进行鉴别
A. 外阴湿疹　　B. 慢性荨麻疹
C. 虫咬皮炎　　D. 疥疮
E. 季节性瘙痒症

（15~17 题共用题干）

患者，男性，30 岁。因“皮肤反复瘙痒、渗出 20 年”来诊。变应性鼻炎病史 8 年。查体：全身皮肤干燥，颈部、肘窝、腘窝、背部均有苔藓样变。

15. 最可能的诊断是
A. 湿疹　　B. 剥脱性皮炎
C. 神经性皮炎　　D. 特应性皮炎
E. 皮肤淀粉样变

16. 该患者在治疗过程中皮损突然加重，出现明显红肿渗液和脓疱，最可能的原因是

A. 金黄色葡萄球菌感染
B. 反跳
C. 药物反应
D. 食入辛辣食物
E. 自身敏感性皮炎

17. 在治疗过程中，患者手部突然出现疼痛性红斑及水疱，首选药物是

A. 红霉素
B. 硼酸
C. 氯雷他定
D. 泼尼松
E. 阿昔洛韦

（18~20 题共用题干）

患者，男性，30 岁。四肢皮疹伴阵发性剧烈瘙痒半年。专科查体：全身皮肤黏膜无黄染，未见风团，划痕征阴性。四肢散在坚实性丘疹和结节。部分皮损表面破溃、出血，少许血痂。皮损以四肢伸侧为重。

18. 该患者首先考虑的诊断是

A. 扁平苔藓
B. 结节性痒疹
C. 慢性单纯性苔藓
D. 丘疹性荨麻疹
E. 寻常疣

19. 该患者首先应与（　　）进行鉴别诊断

A. 扁平苔藓
B. 慢性单纯性苔藓
C. 结节性痒疹
D. 寻常疣
E. 丘疹性荨麻疹

20. 为缓解此类皮损的瘙痒程度，经常选用的外用皮质激素药物是

A. 弱效激素
B. 中效激素
C. 中效或强效激素
D. 中效或弱效激素
E. 强效激素

（21~22 题共用题干）

患者，女性，63 岁。因“面部皮肤反复瘙痒，严重时有渗出 3 年”来诊。查体：面部、颈部、颏下、上胸部均见红斑、轻度渗液和结痂、脱屑。

21. 最可能的诊断是

A. 湿疹
B. 接触性皮炎
C. 光敏感
D. 脂溢性皮炎
E. 刺激性皮炎

22. 该患者下一步应做的检查是
    A. 抗核抗体
    B. 皮损细菌培养
    C. 血常规
    D. 马拉色菌检查
    E. 斑贴试验

（23~25题共用题干）

患者，男性，20岁。腹泻、发热4天，全身皮疹伴痒2天。患者4天前出现反复腹泻，呈黄色稀水样便，无脓血，伴反复高热，给予抗感染补液等治疗病情控制不佳。1天前出现多部位大片状鲜红色隆起性皮疹，有痒感，皮疹消退后反复发生，既往无药物过敏史。查体：专科检查见躯干、四肢大小不等水肿性红斑，不规则形。实验室检查：血常规提示WBC 15.3 $\times 10^9$/L，N 0.89；大便常规提示WBC（+++）。

23. 患者应诊断为
    A. 败血症，腹泻
    B. 过敏性皮炎，腹泻
    C. 药疹，腹泻
    D. 急性荨麻疹，腹泻
    E. 变应性亚败血症，腹泻
24. 引起本次皮疹的主要原因是
    A. 食物
    B. 药物
    C. 感染因素
    D. 日晒
    E. 以上都是
25. 目前主要的治疗原则为
    A. 糖皮质激素
    B. 抗组胺药
    C. 补液
    D. 钙剂
    E. 积极选用敏感抗生素

（26~28题共用题干）

患者，女性，48岁。因“全身瘙痒、红斑、渗出1个月”来诊。患者发病前3个月头面部曾出现类似皮损，经治疗后消退。1个月前皮损再次出现，医务室给予地塞米松10mg，静脉滴注3天后改为5mg，再治疗3天，皮损消退停药，停药数日后皮损再发。查体：全身皮肤干燥，面部、躯干、四肢均见散在红斑、丘疹，融合成片，伴渗液。

26. 最可能的诊断是
    A. 接触性皮炎
    B. 特应性皮炎
    C. 盘状湿疹
    D. 湿疹
    E. 自身敏感性皮炎

27. 造成该患者皮损复发的最可能原因为
    A. 药物反应　　B. 自身敏感性皮炎
    C. 金黄色葡萄球菌感染　　D. 食入辛辣食物
    E. 地塞米松疗程不足
28. 目前该患者首选处置为
    A. 查血常规　　B. 内用肾上腺糖皮质激素抗炎
    C. 抗菌治疗　　D. 斑贴试验
    E. 给予抗组胺药止痒

（29~31 题共用题干）

患者，女性，34 岁。系“发热伴全身皮疹 1 天，突发晕厥 5 分钟”就诊。患者一天前出现全身大小不等红色不规则皮疹，时起时消，伴瘙痒感，同时伴有 38~39℃发热，无咳嗽、腹泻，5 分钟前突然出现面色苍白、出冷汗，随即意识丧失，从急诊抬入门诊。查体：T 38.3℃，P 120 次/分，BP 70/45mmHg，呼吸急促，神志不清，唤之无应答，四肢厥冷，全身见大小不等鲜红色风团，融合成片状。血常规：WBC 10.5×10^9/L，N 0.8。

29. 根据其临床表现，诊断应考虑
    A. 变应性休克　　B. 感染性休克
    C. 低血容量性休克　　D. 心源性休克
    E. 神经源性休克
30. 关于该种休克的描述，不正确的是
    A. 外周血管扩张　　B. 血浆外渗
    C. 通透性增加　　D. 毛细血管床容积减小
    E. 心输出量下降
31. 该患者应急处理应首选
    A. 钙剂　　B. 拟交感神经药
    C. 抗组胺药　　D. 糖皮质激素
    E. 敏感抗生素

（32~34 题共用题干）

患者，男性，40 岁，外国人。因“全身瘙痒、红肿、水疱、渗出 2 天”来诊。2 周前来华旅游。查体：全身皮肤干燥，腰部、腹部、臀部、小腿均见散在直径 1~5cm 红肿硬块、中心透明紧张大疱，伴渗液。

32. 最可能的诊断是
    A. 湿疹　　B. 特应性皮炎

C. 结节性红斑　　D. 大疱性类天疱疮
E. 丘疹性荨麻疹

33. 造成该患者皮损最可能的机制是
A. 药物反应　　B. 自身免疫反应
C. 变态反应　　D. 洗浴过频
E. 水土不服

34. 目前该患者首选的处置是
A. 内用肾上腺糖皮质激素抗炎　　B. 斑贴试验
C. 抗菌治疗　　D. 查血常规
E. 给予抗组胺药止痒

（35~37 题共用题干）

患儿，女，6 岁。因“双下肢皮疹伴剧烈瘙痒 1 天”就诊。患儿 1 天前去野外郊游，后于双下肢出现多个红色皮疹，剧烈瘙痒。查体：双下肢多发淡红色纺锤形坚实斑丘疹，个别皮疹顶端见张力性水疱，尼氏征(-)，皮损无破溃。

35. 根据其病史和临床表现，诊断考虑
A. 急性荨麻疹　　B. 玫瑰糠疹
C. 线状 IgA 大疱性皮病　　D. 丘疹性荨麻疹
E. 多形红斑

36. 该病最常见的发病原因是
A. 食物过敏　　B. 精神因素
C. 昆虫叮咬　　D. 气候因素
E. 搔抓

37. 针对该患者皮疹特点，目前最恰当的局部外用处理为
A. 抗生素软膏　　B. 皮质类固醇软膏
C. 炉甘石洗剂　　D. 硼酸冷湿敷
E. 红外线照射

（38~41 题共用题干）

患儿，男，10 岁。近几年来咽部疼痛，发热 38℃，双下肢伸侧出现瘀点，少许水疱，自觉微痒，皮疹分布对称，压之不褪色，口腔及外阴黏膜未见明显损害。

38. 患者血常规及血小板正常，胸部 X 线检查也未见异常，此时可诊断为
A. 湿疹　　B. 过敏性紫癜

C. 麻疹　　D. 药疹

E. 血小板减少性紫癜

39. 治疗药物应首选

A. 抗生素　　B. 免疫抑制剂

C. 皮质类固醇激素　　D. 维生素类药物

E. 抗病毒药

40. 为进一步明确诊断应进行（　　）检查

A. 血常规及血小板　　B. B超

C. 尿常规　　D. 生化

E. 胸部X线

（41~43题共用题干）

患者，女性，52岁。全身皮疹伴剧烈瘙痒5小时。患者6小时前食龙虾，后全身多部位出现大块状红色皮疹伴剧烈瘙痒，皮疹可自行消退后于其他部位反复出现，消退后不留痕迹，病程中无腹痛及胸闷。查体：躯干、四肢见大片状淡红色风团，不规则形状。

41. 根据其皮疹表现应诊断为

A. 急性荨麻疹　　B. 血管性水肿

C. 皮肤划痕症　　D. 湿疹

E. 毒性红斑

42. 本病的发生机制主要为

A. Ⅳ型变态反应　　B. Ⅱ型变态反应

C. Ⅲ型变态反应　　D. Ⅰ型变态反应

E. 以上都不是

43. 该患者的治疗首选

A. 糖皮质激素　　B. 抗组胺药

C. 肾上腺素　　D. 钙剂

E. 维生素C

（44~45题共用题干）

患者，女性，20岁。夏季脐周局限红斑、丘疹、鳞屑，明显瘙痒，其他部位未见皮损。

44. 应首先考虑

A. 湿疹　　B. 多形性日光疹

C. 特应性皮炎　　D. 接触性皮炎

E. 神经性皮炎

45. 最可能的变应原是

A. 香料　　B. 镍

C. 对苯二胺　　D. 甲醛

E. 清凉油

（46～48 题共用题干）

患者，女性，36 岁。因“全身皮疹伴表皮破溃 2 天”就诊。患者 1 周前出现上呼吸道感染，多次给予多种抗生素及退热药，2 天前躯干部出现红色点状皮疹，迅速增多、增大，伴大小不等水疱、破溃。查体：T 37.6℃，口腔黏膜轻度糜烂，躯干、四肢弥漫性暗红色斑片，伴大小不等松弛性水疱、大疱，尼氏征(+)，部分水疱破溃见表浅糜烂面，水疱及破溃面积约占体表面积的 40%。

46. 根据其临床表现，诊断考虑为

A. 天疱疮　　B. 重症多形红斑

C. 剥脱性皮炎　　D. 家族性慢性良性天疱疮

E. 中毒性表皮坏死松解症

47. 治疗原则首先应考虑

A. 局部清创处理　　B. 停用可疑致敏药物

C. 糖皮质激素　　D. 抗生素

E. 抗感染

48. 该患者不适用的方案是

A. 输注丙种球蛋白　　B. 给予甲氨蝶呤

C. 给予糖皮质激素　　D. 输注血浆

E. 抗感染

（49～50 题共用题干）

患者，男性，36 岁，林区工人。躯干反复皮损半年。初为红色小丘疹，而后呈环状扩大，3 周时扩大至 10cm，为环状隆起性红斑，境界清楚，边缘有细小鳞屑，无明显自觉不适。

49. 根据临床表现即可排除的疾病是

A. 体癣　　B. 莱姆病

C. 丘疹性荨麻疹　　D. 麻风

E. 梅毒

50. 最可能的诊断是

A. 银屑病　　B. 离心性环状红斑

C. 体癣　　D. 荨麻疹

E. 梅毒

(51~53 题共用题干)

患者，女性，26 岁。反复头面、四肢皮疹伴痒 2 个月余，加重 3 天。患者反复于头面、四肢出现红斑、丘疹、丘疱疹样皮疹，自用激素类药膏外涂后可减轻。但易反复。3 天前饮酒后皮疹再次加重伴剧烈瘙痒。查体：头面、四肢、手等部位对称性红斑、丘疹、丘疱疹、抓痕，耳垂、手部有大量渗出。

51. 根据患者的临床表现，最可能的诊断是

A. 自身敏感性皮炎　　B. 急性湿疹

C. 传染性湿疹样皮炎　　D. 特应性皮炎

E. 湿疹样皮炎

52. 患者渗出部位应使用

A. 软膏　　B. 乳膏

C. 洗剂　　D. 湿敷

E. 油剂

53. 若治疗处理不当，疾病可能的转归方式不包括

A. 继发感染　　B. 慢性湿疹

C. 湿疹样疹　　D. 苔藓化

E. 脓疱疮

(54~55 题共用题干)

患者，男性，65 岁。左阴囊红斑糜烂 6 年，长期不愈。检查发现左侧阴囊约 4cm × 5cm 糜烂，境界清，左侧腹股沟淋巴结无肿大。

54. 根据患者的表现，常造成误诊的疾病是

A. 固定型药疹　　B. 扁平湿疣

C. 皮肤鳞状细胞癌　　D. 慢性湿疹

E. 疥疮结节

55. 组织病理学具有确诊意义的发现是

A. 真皮内浆细胞　　B. 表皮下大疱

C. 表皮内有佩吉特细胞　　D. 表皮缺失

E. 表皮疣状增生

（56~57 题共用题干）

患者，男性，45 岁。包皮溃破伴疼痛 5 天。发病前 1 周内因腹泻服用颠茄磺苄啶片。1 年前有一次不洁性交史。查体：龟头见一处 2.5cm×3.0cm 大小糜烂，边缘呈紫红色。

56. 该患者诊断应首先考虑
A. 硬下疳
B. 软下疳
C. 白塞综合征
D. 固定型药疹
E. 鲍恩病

57. 该患者适宜的治疗措施为
A. 头孢曲松钠 1g，肌内注射 1 次
B. 口服糖皮质激素结合局部治疗
C. 阿奇霉素 1g，一次性顿服
D. 长效青霉素 240 万 U，肌内注射。每周 1 次，连续 3 次
E. 大观霉素 2g，肌内注射 1 次

（58~60 题共用题干）

患者，女性，46 岁。双小腿皮疹迁延不愈 5 年余，瘙痒明显 1 个月。查体：躯干、四肢对称、广泛分布丘疹，直径 0.2~0.5cm，有些散在，有些群集。双腿见直径 3~5cm 的斑块，有抓破、渗出。

58. 最有意义的检查项目是
A. ANA
B. RPR
C. 血 IgA
D. 血嗜酸性粒细胞
E. 咽拭子细菌培养

59. 目前的治疗不恰当的是
A. 抗组胺类药
B. 地塞米松 10mg/d，连用 1 个月
C. 外用类固醇皮质激素治疗
D. 清热化瘀中药
E. 大剂量维生素 C

60. 临床诊断首先考虑为
A. 湿疹
B. 神经性皮炎
C. 银屑病
D. 药疹
E. 癣菌疹

（61~63 题共用题干）

患者，女性，34 岁。头面部红斑、肿胀伴局部瘙痒 2 天。患者 3 天前有染发史，既往染发后有类似轻微发作史。查体：头面部对称性弥漫性潮红斑片，少许丘疱疹，双眼睑肿胀不睁。

61. 根据其病史及临床表现，应诊断为
A. 接触性皮炎　　B. 面部丹毒
C. 急性湿疹　　D. 皮肌炎
E. 系统性红斑狼疮

62. 此类疾病属于
A. Ⅰ型变态反应　　B. Ⅱ型变态反应
C. Ⅲ型变态反应　　D. Ⅳ型变态反应
E. 以上所有

63. 治疗首选
A. 炉甘石洗剂　　B. 口服抗组胺药
C. 硼酸冷湿敷　　D. 酌情选用糖皮质激素
E. 停止接触变应原

（64~65 题共用题干）

患者，女性，22 岁。因全身红斑、水疱，眼部、口腔、外阴黏膜溃疡 1 周入院。患者 1 周前因发热、咳嗽，服用氨林巴比妥、红霉素及清开灵等药物，次日出现眼周红肿、黄白色分泌物。皮损逐渐泛发全身，伴发热。于当地诊为"麻疹"，用青霉素等药无效。5 天前面部开始出现水疱，口腔及外阴溃疡，全身红色丘疹融合成暗红斑。出现散在水疱、大疱，伴高热。否认系统病史和药物过敏史。体格检查：T 39℃，双肺呼吸音稍粗。双眼睑肿胀，较多黄白色分泌物。口唇糜烂，口腔及外阴黏膜溃疡。面部及躯干四肢可见水肿性暗紫红色斑，融合成大片状，表面松弛，散在浅糜烂面，少量渗出。

64. 临床诊断首先考虑
A. 落叶型天疱疮　　B. 重症多形红斑
C. 寻常型天疱疮　　D. 大疱性表皮松解型药疹
E. 成人金黄色葡萄球菌烫伤样综合征

65. 与本病最可能相关的致病因素为
A. 病毒或细菌引起的上呼吸道感染　　B. 皮肤自身免疫性损伤
C. 服用氨林巴比妥　　D. 当地以"麻疹"用"青霉素"治疗
E. 金黄色葡萄球菌毒素作用

（66~68题共用题干）

患者，女性，20岁。因“腹泻1天余，口唇部皮疹半天”就诊。患者1天前出现腹泻、低热，自行口服诺氟沙星、颠茄磺苄啶片，半天前口唇部觉瘙痒，随即出现红色皮疹，追问患者，多年前有磺胺类药物过敏史。专科检查：下唇皮肤、黏膜交界处见一枚指甲大水肿性红斑，边界清楚。

66. 患者药物性皮炎的表现属于

A. 多形红斑型　　B. 固定型

C. 光敏型　　D. 荨麻疹型

E. 血管炎型

67. 此类型药疹最常见于使用了

A. 解热镇痛药　　B. 镇静催眠药

C. 血清制品　　D. 磺胺药

E. 抗痛风药

68. 既往药物过敏史者，再次应用同类药物的发病时间为

A. 24小时以内　　B. 12小时以内

C. 36小时以内　　D. 6小时以内

E. 48小时以内

（69~72题共用题干）

患者，女性，30岁。双前臂、双手背红斑基础上散在粟粒大小丘疹、丘疱疹及点状糜烂面，有明显浆液性渗出，边界不清，皮疹对称分布，自觉瘙痒剧烈。

69. 最可能的诊断是

A. 药疹　　B. 急性湿疹

C. 神经性皮炎　　D. 慢性单纯性苔藓

E. 脓疱疮

70. 下列外用药物中首选

A. 溶液湿敷　　B. 油剂

C. 炉甘石洗剂　　D. 气雾剂

E. 软膏

71. 患者的注意事项中错误的是

A. 发病期间避免辛辣食物及酒类　　B. 有鱼虾过敏者，忌食鱼虾

C. 避免各种外界刺激，如搔抓等　　D. 避免各种可疑的致病因素

E. 勤洗浴，以防继发感染

72. 经上述外用药物治疗1周后，红肿、渗液消失，此时最合适的是

A. 继续使用原外用药不变，直至皮疹完全消退

B. 使用煤焦油制剂

C. 使用角质剥脱剂

D. 使用糖皮质激素软膏或糊剂

E. 使用硬膏

（73~74题共用题干）

患者，女性，50岁。右腰部红斑、大疱1天。患者5天前因右侧腰痛开始局部贴敷活血止痛膏，2天前局部出现红斑，伴瘙痒感，今日红斑基础上出现水疱。查体：右腰部见一长方形红斑，边界清楚，红斑基础上见一枚直径约2cm张力性大疱，疱壁紧张。

73. 根据病史及临床表现，该患者应诊断为

A. 虫咬皮炎　　B. 天疱疮

C. 疱疹样皮炎　　D. 接触性皮炎

E. 带状疱疹

74. 为进一步判明病因可采用的检查方法是

A. 疱液培养　　B. 狼疮带试验

C. 斑贴试验　　D. 真菌直检

E. 变应原检查

（75~77题共用题干）

患者，男性，35岁。聚餐食入大量鱼虾，同时饮酒，半小时后全身多发鲜红色风团，发生和消退均较快，伴瘙痒、腹痛、呼吸困难。

75. 最可能的诊断是

A. 药疹　　B. 急性胰腺炎

C. 痢疾　　D. 急性荨麻疹

E. 胃肠炎

76. 治疗应立即给予

A. 口服抗组胺药

B. 阿托品等解痉药

C. 皮下注射0.1%肾上腺素0.5ml，吸氧

D. 抗生素控制感染

E. 通便利尿

77. 不应给予

A. 口服抗组胺药 B. 皮下注射0.1%肾上腺素0.5ml，吸氧

C. 口服皮质激素 D. 外用炉甘石洗剂

E. 抗生素控制感染

（78~80题共用题干）

患者，男性，25岁。右下肢破溃10余天，局部周围皮疹4天。患者10余天前出现右下肢疖肿，未予处理后出现局部明显红肿伴脓性分泌物。近4天来疖肿周边出现红斑、丘疱疹、渗液，渐向四周扩展，皮疹处伴瘙痒。

78. 根据患者病史及临床表现，诊断应考虑

A. 传染性湿疹样皮炎 B. 自身敏感性皮炎

C. 急性湿疹 D. 继发真菌感染

E. 接触性皮炎

79. 临床上进一步的实验室检查为

A. 变应原检查 B. 分泌物真菌检查

C. 分泌物细菌学检查 D. 血培养

E. 斑贴试验

80. 治疗原则应首选

A. 糖皮质激素 B. 外涂收敛药物

C. 抗组胺药 D. 敏感性抗生素

E. 局部湿敷

四 B型题

（1~5题共用备选答案）

A. 严重时可形成囊肿及脓肿 B. 荨麻疹或血管性水肿

C. 石棉疣 D. 接触部位的水肿性红斑、糜烂、渗出

E. 铅、汞引起齿龈蓝灰色线

1. 接触性皮炎的皮损特点为
2. 痤疮、毛囊炎型皮疹的皮损特点为
3. 色素异常型皮损的皮损特点为
4. 新生物型皮损的皮损特点为
5. 药疹型皮损的皮损特点为

（6~8 题共用备选答案）

A. Ⅰ型变态反应　　B. Ⅱ型变态反应

C. Ⅲ型变态反应　　D. Ⅳ型变态反应

E. 非免疫性机制

6. 急性荨麻疹发病通常为

7. 输血引起的荨麻疹通常为

8. 血清病和荨麻疹性血管炎发病通常为

（9~11 题共用备选答案）

A. 药物激发试验　　B. 点刺试验

C. 斑贴试验　　D. 皮窗试验

E. 皮内试验

9. 有一定危险性，禁止用于Ⅰ型变态反应性药疹和重型药疹患者的是

10. 较为安全，对于湿疹型药疹有临床意义的是

11. 准确度较高，适用于预测皮肤Ⅰ型变态反应的是

（12~13 题共用备选答案）

A. 瘙痒症　　B. 神经性皮炎

C. 自身敏感性皮炎　　D. 湿疹

E. 接触性皮炎

12. 临床上瘙痒剧烈，急性期以丘疱疹为主，有渗出倾向，慢性期以苔藓样变为主，常反复发作的皮肤病是

13. 患者，女性，24 岁。骑自行车碰伤左踝，用 1∶5000 呋喃西林液湿敷，3 天后创面及创周红肿，并有丘疹、水疱、渗液。诊断为

（14~15 题共用备选答案）

A. Ⅰ型变态反应　　B. Ⅱ型变态反应

C. 接触性致敏反应　　D. 光毒性反应

E. 原发性刺激反应

14. 强酸、强碱引起的接触性皮炎为

15. 香料引起的接触性皮炎为

（16~18 题共用备选答案）

A. 羟氯喹　　B. 羟嗪

C. 阿托品　　D. 酮替芬
E. 溴丙胺太林
16. 临床上在使用抗组胺药的基础上，日光性荨麻疹可联合使用
17. 临床上在使用抗组胺药的基础上，寒冷性荨麻疹可联合使用
18. 临床上在使用抗组胺药的基础上，皮肤划痕症可联合使用

（19～21 题共用备选答案）
A. Ⅰ型变态反应　　B. Ⅱ型变态反应
C. Ⅲ型变态反应　　D. Ⅳ型变态反应
E. 非变态反应
19. 荨麻疹型药疹通常属于
20. 血管性水肿通常属于
21. 血小板减少性紫癜型药疹通常属于

（22～24 题共用备选答案）
A. 湿敷剂　　B. 糊剂
C. 软膏　　D. 酊剂
E. 上述均可
22. 湿疹、皮炎急性期选用的剂型是
23. 湿疹、皮炎亚急性期选用的剂型是
24. 湿疹、皮炎慢性期选用的剂型是

（25～27 题共用备选答案）
A. 渗出　　B. 丘疹
C. 溃疡　　D. 水疱
E. 苔藓样变
25. 最易采用溶液湿敷的皮损是
26. 易引起传染性湿疹样皮炎的皮损是
27. 青年成人期特应性皮炎主要皮损为

（28～30 题共用备选答案）
A. 多形红斑型药疹　　B. 荨麻疹型药疹
C. 固定型药疹　　D. 麻疹型药疹
E. 剥脱性皮炎型药疹

28. 好发于皮肤黏膜交界部位，每次发作几乎均在同一部位者，属于
29. 皮损为水肿性红斑，边界清楚，边缘潮红，中心暗紫可有水疱，形如虹膜状者，属于
30. 皮损多单发，常不对称分布者，属于

（31～33 题共用备选答案）

A. 蓄积反应　　B. 过量反应
C. 药理作用　　D. 药物不良反应
E. 酶缺陷

31. 阿司匹林所致荨麻疹属于
32. 砷剂所致皮炎属于
33. 苯妥英钠变态反应综合征

（34～35 题共用备选答案）

A. 渗出　　B. 水疱
C. 溃疡　　D. 红斑
E. 以上均可

34. 汗疱疹皮损主要为
35. 淤积性皮炎可出现

（36～38 题共用备选答案）

A. 炎症性红斑　　B. 非炎症性红斑
C. 色素沉着斑　　D. 出血斑
E. 色素减退斑

36. 过敏性紫癜表现为
37. 花斑癣表现为
38. 黄褐斑表现为

（39～42 题共用备选答案）

A. Ⅰ型变态反应　　B. Ⅱ型变态反应
C. Ⅲ型变态反应　　D. Ⅳ型变态反应
E. 非变态反应

39. 麻疹型药疹通常属于
40. 剥脱性皮炎型药疹通常属于
41. 碘化物所致痤疮型药疹通常属于

42. 阿司匹林所致荨麻疹通常属于

（43~45 题共用备选答案）

A. 四肢
B. 会阴
C. 下肢
D. 面部
E. 全身

43. 尿布皮炎好发于
44. 淤积性皮炎好发于
45. 钱币状湿疹好发于

（46~48 题共用备选答案）

A. 瘙痒症
B. 湿疹
C. 慢性单纯性苔藓
D. 夏季皮炎
E. 扁平苔藓

46. 临床上仅有瘙痒症状而无原发性皮肤损害的皮肤病为
47. 临床上瘙痒剧烈，急性期以丘疱疹为主，有渗出倾向，慢性期以苔藓样变为主，常反复发作的是
48. 以阵发性剧烈瘙痒及皮肤苔藓样变为特征的慢性炎症性皮肤病为

（49~52 题共用备选答案）

A. 寒冷性荨麻疹
B. 胆碱能性荨麻疹
C. 日光性荨麻疹
D. 接触性荨麻疹
E. 皮肤划痕症

49. 临床上表现为接触冷风、冷水或冷物后，暴露或接触部位产生风团或斑块状水肿者为
50. 临床上用手搔抓或用钝器划过皮肤后，沿划痕出现条索状隆起，伴瘙痒，不久后可自行消退的皮肤病称为
51. 因为运动、受热、情绪紧张、进食热饮或酒精饮料后，皮肤上出现丘疹性风团，周围有程度不一的红晕，互不融合，自觉剧烈瘙痒的皮肤病是
52. 患者，男性，30 岁。于沙滩暴晒后数分钟内出现红斑风团，自觉皮肤瘙痒、刺痛，1 小时左右自行缓解。可诊断为

五 X 型题

1. 癣菌疹的常见类型包括

A. 水疱鳞屑型
B. 疱疹型

C. 丹毒样型　　D. 角化过度型

E. 湿疹样型

2. 下列对接触性皮炎外用药物治疗的描述，正确的有

A. 急性红肿期外用抗炎软膏　　B. 亚急性期少量渗出外用氧化锌油

C. 慢性期外用溶液湿敷　　D. 继发感染时加用抗感染制剂外用

E. 渗出多时使用3%硼酸溶液冷湿敷

3. 癣菌疹的诊断依据为

A. 发生于皮肤癣菌感染灶炎症明显时，并随炎症消退而消退

B. 起病急，皮损多形性，常对称分布

C. 皮损真菌检查阳性

D. 皮损真菌检查阴性，皮肤癣菌素试验阳性

E. 新发皮损处的真菌检查阴性

4. 下列关于胆碱能性荨麻疹临床表现的描述，正确的有

A. 多见于青年

B. 由运动、精神紧张等诱发

C. 风团较小，直径为2~3mm，周围有红晕

D. 可伴发乙酰胆碱引起的全身表现

E. 散发于手掌

5. 工业职业性皮肤病病因主要包括

A. 机械因素　　B. 物理因素

C. 化学因素　　D. 生物因素

E. 遗传因素

6. 下列关于重症药疹治疗的描述，正确的有

A. 先用一般抗过敏处理，效果不好再用糖皮质激素

B. 大面积糜烂者宜暴露与湿敷交替

C. 应强调消毒隔离

D. 纠正水电解质紊乱

E. 渗出多时使用3%硼酸溶液冷湿敷

7. 工业职业性皮肤病的临床类型包括

A. 皮肤瘙痒症型　　B. 感染型

C. 毛发指甲异常型　　D. 皮肤黏膜溃疡型

E. 脓疱型

8. 慢性特应性皮炎和慢性单纯性苔藓的鉴别诊断包括

A. 个人或家族遗传过敏史　　B. 皮损发生和发展规律

C. 血清学检测
D. 皮损特点
E. 病理因素

9. 职业性皮肤病的预防措施有
A. 避免或减少与有害物质的接触
B. 皮肤保护剂的使用
C. 糖皮质激素的使用
D. 皮肤清洁剂的使用
E. 紫外线杀菌

10. 水母体内可引起刺胞皮炎的是
A. 类蛋白
B. 5-羟色胺
C. 组胺
D. 有毒酶类
E. 趋化因子

11. 下列关于接触性致敏反应的叙述，正确的是
A. 属Ⅰ型变态反应
B. 接触者仅少数人发病
C. 有一定潜伏期
D. 首次接触后即可发生反应
E. 接触者大多数数人发病

12. 特应性皮炎的临床特点有
A. 不同年龄阶段表现不同
B. 瘙痒剧烈
C. 皮损呈多形性
D. 皮损多局限
E. 可出现继发感染

13. 下列关于接触物的描述，正确的是
A. 接触物分为原发性刺激物和接触性致敏物
B. 有些物质低浓度时为致敏物，高浓度时为刺激物
C. 强酸引起接触致敏反应
D. 接触物浓度决定病情轻重
E. 以上都正确

14. 下列关于荨麻疹发病机制的描述，正确的是
A. 病因复杂，多数患者不能找到准确病因
B. 蛋白食物不完全消化，机体吸收胨或多肽可引起荨麻疹
C. 有些药物可直接引起肥大细胞释放组胺
D. 精神紧张也可导致荨麻疹发生
E. 类风湿关节炎可导致荨麻疹发生

15. 与湿疹发病有关的因素包括
A. 慢性感染病灶
B. 神经精神因素
C. 遗传因素
D. 内分泌代谢因素
E. 物理因素

16. 下列关于自身敏感性皮炎临床表现的描述，正确的是
A. 原发病灶存在较明显的糜烂、渗出
B. 在病变附近或远隔部位发生群集性丘疹、丘疱疹、水疱或脓疱
C. 自觉瘙痒剧烈
D. 原发病灶改善，病情也随之改善
E. 一般无自觉症状

17. 关于湿疹的描述，正确的是
A. 手部湿疹发病率高　　B. 乳房湿疹多见于老年性妇女
C. 钱币状湿疹无水疱及渗出　　D. 钱币状湿疹好发于四肢
E. 面部湿疹发病率高

18. 腹型紫癜和肾型紫癜的治疗原则为
A. 预防感染　　B. 避免变应原
C. 降低血管通透性　　D. 使用糖皮质激素
E. 使用细胞毒性药物

19. 急性湿疹可有
A. 红斑　　B. 丘疹
C. 丘疱疹　　D. 水疱
E. 紫癜

20. 下列关于过敏性紫癜实验室异常的描述，正确的是
A. 毛细血管脆性试验阳性　　B. 血小板增多
C. 出凝血时间延长　　D. 可有蛋白尿
E. 有出血倾向

21. 下列关于特应性皮炎防治的叙述，不正确的是
A. 外用药物治疗原则与湿疹相同　　B. 积极使用抗生素防治感染
C. 应特别注意食物过敏　　D. 多清洗皮疹有助于缓解症状
E. 他克莫司可治疗本病

22. 下列需与单纯性苔藓样变进行鉴别诊断的疾病有
A. 慢性湿疹　　B. 扁平苔藓
C. 特应性皮炎　　D. 银屑病
E. 鱼鳞病

23. 自身敏感性皮炎的治疗可选择
A. 抗组胺制剂　　B. 抗生素
C. 皮质激素　　D. 抗病毒制剂
E. 3% 硼酸软膏

24. 刺激性接触性皮炎的特点有

A. 少数人接触后发病
B. 无明显的潜伏期
C. 皮损局限于接触部位
D. 停止接触后皮损可很快消退
E. 与年龄无关

25. 特应性皮炎的诊断依据为

A. 2岁前发病
B. 家族中有遗传过敏史
C. 嗜酸性粒细胞增多
D. 血清IgE增高
E. 嗜碱性粒细胞增多

26. 结节性痒疹的诊断要点包括

A. 皮损为散在豌豆大小半球状坚实结节
B. 有昆虫叮咬史
C. 好发于四肢伸侧、手足背
D. 皮疹单发，不融合成片
E. 好发于躯干

27. 自身敏感性皮炎的诱因为

A. 过度搔抓
B. 外用药刺激
C. 病毒感染
D. 并发化脓性感染
E. 以上都是

28. 接触性皮炎的发病机制有

A. 原发性刺激反应
B. 原发性致敏反应
C. 接触性刺激反应
D. 接触性致敏反应
E. 以上都正确

29. 可导致手部出现水疱的是

A. 手癣
B. 手部湿疹
C. 汗疱疹
D. 接触性皮炎
E. 风疹

30. 儿童期特应性皮炎最易累及的部位是

A. 胸背部
B. 肘窝
C. 会阴部
D. 腘窝
E. 躯干

31. 湿疹的特征为

A. 瘙痒剧烈
B. 多形性皮损、对称分布
C. 急性期有渗出倾向
D. 慢性期呈苔藓样变皮损
E. 可形成紫癜

32. 下列关于慢性荨麻疹治疗原则的叙述，正确的是
A. 用药时间根据风团发生时间进行调整
B. 多种 H_1 受体阻断药联合应用
C. H_1 受体阻断药和 H_2 受体阻断药联合应用
D. 系统使用糖皮质激素
E. 可用羟嗪

33. 特应性皮炎中的“特应性”的含义是
A. 常患哮喘、变应性鼻炎、湿疹的家族倾向
B. 对异体蛋白过敏
C. 血清中 IgE 水平升高
D. 外周血中嗜酸性粒细胞增多
E. 对自体蛋白过敏

34. 下列可引起胆碱能性荨麻疹的因素有
A. 运动
B. 情绪紧张
C. 饮酒
D. 接触冷水
E. 食物

35. 下列关于急性荨麻疹临床表现的叙述，正确的是
A. 大小不等、形态不一的红色风团
B. 起病常较急，皮肤突然发痒
C. 全身症状通常较轻，反复发生达数月
D. 数小时内水肿减轻，风团变为红斑而渐消失
E. 以上都正确

36. 寒冷性荨麻疹存在的异常表现包括
A. 划痕试验阳性
B. 1∶5000 乙酰胆碱针刺试验阳性
C. 冰块诱发试验阳性
D. 被动转移试验阳性
E. 以上都正确

37. 关于慢性荨麻疹的治疗，正确的是
A. 应积极寻求发病因素
B. 给药时间通常应根据风团发生的时间予以调整
C. 一种抗组胺药物无效时，可 2~3 种同时给药
D. H_1 受体阻断药合并 H_2 受体阻断药
E. 首选第一代 H_1 受体阻断药

38. 压力性荨麻疹好发部位为
A. 足底
B. 手掌

C. 臀部
D. 下腹部
E. 系腰带处

39. 运动可引起
A. 运动性荨麻疹
B. 热性荨麻疹
C. 胆碱能性荨麻疹
D. 压力性荨麻疹
E. 慢性荨麻疹

40. 漆性皮炎常累及的部位为
A. 头面部
B. 臀部
C. 双手
D. 腹股沟
E. 躯干

41. 压力性荨麻疹好发于
A. 臀部
B. 面部
C. 足底
D. 系腰带处
E. 手部

42. 急性湿疹可表现为
A. 红斑
B. 大疱
C. 丘疹
D. 丘疱疹
E. 结节

43. 酮替芬可用于
A. 皮肤划痕症
B. 寒冷性荨麻疹
C. 胆碱能性荨麻疹
D. 日光性荨麻疹
E. 慢性荨麻疹

44. 特应性皮炎的免疫学异常包括
A. 血清 IgE 增高
B. 单核细胞产生大量前列腺素 E_2
C. 高亲和力 IgE 受体突变
D. 朗格汉斯细胞异常
E. 血清 IgM 增高

45. 影响药物敏感性的个体因素有
A. 遗传因素
B. 某些酶的缺陷
C. 机体病理状态
D. 性别因素
E. 以上都正确

46. 下列关于急性湿疹临床表现的描述，正确的是
A. 好发于暴露部位
B. 皮损呈多形性，急性期以丘疹、丘疱疹为主
C. 皮损多对称性分布

D. 无明显自觉症状

E. 以上都正确

47. 易引起药疹的药物是

A. 抗生素 B. 解热镇痛药

C. 中药注射液 D. 镇静催眠药

E. 凡士林

48. 下列关于药疹的描述，正确的是

A. 多属于非变态反应 B. 中药不会引起药疹

C. 严重药疹可累及内脏 D. 皮损轻重与药物的药理作用无关

E. 严防交叉感染

49. 与变态反应机制有关的药疹的特点包括

A. 只发生于少数过敏性体质服药者

B. 皮损及病情轻重与药物毒理、剂量呈正相关性

C. 临床表现复杂，皮损形态多样

D. 有一定潜伏期，且病程有一定自限性

E. 以上都正确

50. 接触性皮炎的治疗原则包括

A. 寻找病因，脱离接触物 B. 应用抗组胺药

C. 局部治疗遵循外用药物使用原则 D. 合并感染加用抗生素

E. 急性期红肿明显外用 3% 硼酸溶液

51. 常导致固定型药疹的药物是

A. 磺胺类 B. 解热镇痛类

C. 四环素类 D. 巴比妥类

E. 氨基糖苷类

52. 汗疱疹需与（　　）进行鉴别诊断

A. 水疱型手癣 B. 寻常疣

C. 剥脱性角质松解症 D. 二期梅毒的掌跖红斑

E. 天疱疮

53. 麻疹与麻疹型药疹的鉴别点是

A. 发病前有无明确用药史 B. 有无科氏斑

C. 皮损是否以躯干处为多 D. 是否有明显瘙痒

E. 有无红斑

54. 下列关于慢性单纯性苔藓治疗的描述，正确的有

A. 避免搔抓、摩擦 B. 抗组胺药是治疗时必须使用的

C. 热水洗烫可使病情加重　　D. 局部可用糖皮质激素封包
E. 以上都正确

55. 大疱性表皮松解型药疹的临床表现为
A. 常由磺胺类、解热镇痛药、抗生素、巴比妥类引起
B. 初起似麻疹型或猩红热型药疹，以后迅速发展为弥漫性红斑，其上可出现水疱，尼氏征阳性
C. 全身出现大量脱屑，掌跖部呈手套或袜套状剥脱
D. 可伴有内脏损害，全身中毒症状较重，易继发感染
E. 以上都正确

56. 淤积性皮炎的诊断指标有
A. 下肢静脉曲张　　B. 下肢出现典型皮损
C. 形成溃疡　　D. 继发细菌感染
E. 下肢潮红

57. 痤疮型药疹系由于长期服用（　　）所致
A. 抗生素　　B. 激素
C. 碘化钾　　D. 避孕药
E. 减肥药

58. 下列关于接触物的描述，正确的是
A. 接触物分为原发刺激物和接触致敏物
B. 有些物质低浓度时为致敏物，高浓度时为刺激物
C. 强酸可引起接触致敏反应
D. 外用药物可引起接触致敏反应
E. 以上都正确

59. 重型药疹的治疗措施为
A. 及早使用足量糖皮质激素　　B. 防治继发感染
C. 加强支持疗法　　D. 加强护理和外用药物治疗
E. 注意酸碱平衡

60. 尿布皮炎累及的部位包括
A. 会阴部　　B. 胸背部
C. 下腹部　　D. 腹股沟
E. 手掌

61. 下列药物使用前应做皮试以减少药疹发生的有
A. 青霉素　　B. 地塞米松
C. 普鲁卡因　　D. 左氧氟沙星

E. 胰岛素

62. 下列关于药疹预防措施的叙述，正确的是

A. 避免使用已知过敏药物

B. 青霉素皮试阴性者不会发生药疹

C. 用药中突然发生瘙痒、红斑应立即停药

D. 复方制剂中含有已知过敏药物应避免使用

E. 以上都正确

63. 用青霉素后出现变应性休克应采取的措施是

A. 糖皮质激素静脉注射

B. 肾上腺素肌内注射

C. 给予心电监护、吸氧，必要时气管切开

D. 抗过敏

E. 抗休克

64. 湿疹常累及

A. 表皮　　B. 真皮

C. 皮下组织　　D. 皮肤附属器

E. 肌肉

65. 下列关于手部湿疹临床表现的描述，不正确的有

A. 皮损位于手掌　　B. 常单侧分布

C. 可出现干燥、皲裂　　D. 皮损中有真菌

E. 以上都不正确

66. 慢性湿疹可选择的外用药物剂型包括

A. 溶液　　B. 软膏

C. 涂膜剂　　D. 霜剂

E. 粉剂

六 案例分析题

（1~3 题共用题干）

患儿，男，7 岁。四肢散在的成片如针头大红色小丘疹、水疱、红斑、结痂并轻度渗出 2 个月，且屈侧多见。病程中患儿主诉剧烈瘙痒，当地治疗后好转，用药不详，但反复发作。昨日突发高热，原皮损处出现水疱，周围有红晕，部分转成脓疱，疱中央有脐凹，患儿哭吵不安，急诊求治。病程中患儿无咳嗽、腹泻，既往无药敏史。

1. 患儿可初步诊断为

A. 水痘　　B. 药疹

C. 湿疹　　D. 湿疹继发感染
E. 卡波西水痘样疹　　F. 发疹性脓疱病

2. 如上述患儿拟收住院，请给出必要的检查
A. 血常规　　B. 尿常规
C. ANA　　D. HSV
E. 肝肾功能　　F. 真菌镜检

3. 在治疗过程中可选择的药物是
A. 抗过敏药　　B. 免疫抑制药
C. 抗病毒药　　D. 外用药物
E. 抗真菌药　　F. 抗细菌药

（4~11题共用题干）

患者，女性，30岁。正值哺乳期。在双侧乳头、乳晕及乳房下有丘疹和丘疱疹，有小片糜烂和渗出，瘙痒明显。边界不清，病程2个月。

4. 临床考虑为
A. 天疱疮　　B. 角层下脓疱病
C. 乳房湿疹　　D. 皮肤结核
E. 湿疹样癌

5. 湿疹依据临床表现可分为
A. 急性湿疹　　B. 亚急性湿疹
C. 局限性湿疹　　D. 泛发性湿疹
E. 慢性湿疹

6. 临床上特殊的湿疹包括
A. 手部湿疹　　B. 肛门湿疹
C. 阴囊湿疹　　D. 钱币状湿疹
E. 乳房湿疹

7. 若该患者行病理切片检查，丘疱位于
A. 真皮下　　B. 表皮内
C. 真皮内　　D. 表皮下
E. 均有

8. 关于急性湿疹的组织病理学表现，正确的是
A. 表现为表皮内海绵形成　　B. 基底液化变性
C. 角化过度　　D. 真皮浅层毛细血管扩张
E. 真皮血管周围淋巴细胞浸润

9. 下列关于湿疹一般治疗的叙述，不正确的是

A. 保持清洁
B. 用肥皂擦洗
C. 避免辛辣食物
D. 避免刺激
E. 尽量找出病因

10. 该患者治疗可采用的方法有

A. 曲安奈德新霉素贴膏
B. 乙醇
C. 氧化锌油
D. 氢化可的松糊剂
E. 糖皮质激素皮损内注射

11. 关于湿疹全身治疗的叙述，正确的是

A. 急性泛发期可短期使用糖皮质激素
B. 应用镇静药
C. 有继发感染者需加用抗生素
D. 应用抗组胺类药
E. 急性期大剂量应用糖皮质激素

（12~19 题共用题干）

患者，女性，45 岁。近 4 个月突发于接触冷水及冷风后，于暴露或接触部位产生斑块性水肿，严重时有手麻、胸闷、心悸及腹痛等症状。皮损持续数分钟至数小时后自动消退。

12. 该患者最可能的诊断是

A. 胆碱能性荨麻疹
B. 获得性寒冷性荨麻疹
C. 家族性寒冷性荨麻疹
D. 交感神经性荨麻疹
E. 冷球蛋白血症
F. 获得性血管性水肿

13. 不属于特殊类型荨麻疹的是

A. 寒冷性荨麻疹
B. 皮肤划痕症
C. 丘疹型荨麻疹
D. 压迫性荨麻疹
E. 日光性荨麻疹

14. 对获得性寒冷性荨麻疹的诊断有意义的试验是

A. 被动转移试验
B. 斑贴试验
C. 激发试验
D. 冰块诱发试验
E. 再激发试验

15. 慢性荨麻疹是指皮损反复发作超过

A. 1 周
B. 10 天
C. 1 月
D. 6 周
E. 2 月

16. 多数荨麻疹患者由（　　）介导
A. Ⅰ型变态反应　B. Ⅱ型变态反应
C. Ⅲ型变态反应　D. Ⅳ型变态反应
E. Ⅴ型变态反应

17. 因输血引起的荨麻疹为
A. Ⅰ型变态反应　B. Ⅱ型变态反应
C. Ⅲ型变态反应　D. Ⅳ型变态反应
E. 非变态反应

18. 下列关于Ⅰ型变态反应机制的叙述，正确的有
A. 毛细血管扩张　B. 通透性增加
C. 腺体分泌减少　D. 平滑肌收缩
E. 化学介质主要是组胺、激肽等

19. 寒冷性荨麻疹的治疗通常用
A. 酮替芬　B. 冷脱敏疗法
C. 多塞平　D. 6-氨基己酸
E. 赛庚啶

（20~22 题共用题干）

患者，男性，50 岁。因“全身反复瘙痒、渗出，久治不愈 8 年”来诊。查体：全身皮肤干燥，躯干和四肢伸侧可见红斑、丘疹、成片苔藓样变。

20. 可能的诊断包括
A. 特应性皮炎　B. 泛发性湿疹
C. 接触性皮炎　D. Wiskolt-Aldrich 综合征
E. Netherton 综合征　F. 乏脂性湿疹

21. 为明确诊断，应追问的病史和检查有
A. 特应性病史　B. 尿常规
C. 血常规　D. 毛发检查
E. 屈侧皮肤受累史　F. 血免疫球蛋白亚类
G. 食物变应原筛查　H. 斑贴试验

22. 患者检查均无异常，可选择的治疗为
A. 皮肤保湿　B. 湿包治疗
C. 局部应用肾上腺糖皮质激素　D. 环孢素
E. PUVA　F. 窄谱 UVB

G. 系统使用肾上腺糖皮质激素

（23~30 题共用题干）

患儿，女，9 岁。四肢伸侧，胸背部反复散在米粒及黄豆大小肤色丘疹 5 年，有抓痕及血痂，皮肤干燥，苍白面容，眶周黑晕。其母亲患哮喘。

23. 最可能的诊断是

A. 毛发红糠疹　B. 毛周角化症
C. 摩擦性苔藓样疹　D. 特应性皮炎
E. 小棘苔藓

24. 特应性皮炎又称

A. 急性皮炎　B. 慢性皮炎
C. 接触性皮炎　D. 变态反应性皮炎
E. 异位性皮炎

25. 异位性皮炎根据临床表现可分为

A. 婴儿期　B. 胎儿期
C. 幼儿期　D. 儿童期
E. 青年成人期　F. 中年期

26. 婴儿期约 60% 患者 1 岁以内发病，以出生（　　）个月以后为多

A. 2　B. 4
C. 6　D. 8
E. 10

27. 下列关于特应性皮炎特点的叙述，正确的是

A. 发病机制与遗传无关　B. 有渗出倾向
C. 自觉瘙痒　D. 皮损具多形性
E. 各年龄阶段表现不一

28. 特应性皮炎的血清中升高的是

A. IgE　B. IgG
C. IgD　D. IgA
E. IgM

29. 特应性皮炎可伴发

A. 毛周隆起　B. 鱼鳞病
C. 眶周黑晕　D. 掌纹症
E. 干皮症　F. 幼年白内障

30. 符合特应性皮炎的 Williams 诊断标准是
A. 免疫异常相关
B. 免疫缺陷相关
C. 生理学异常相关
D. 2 岁以前发病
E. 个人或一级亲属中的遗传过敏史

（31~38 题共用题干）

患者，男性，55 岁。口服止疼片后在四肢及躯干出现多个圆形水肿性暗紫红色斑疹，边界清楚，中央色深，部分可见水疱，直径 1~4cm，口腔黏膜出现小片糜烂。

31. 临床应考虑为
A. 固定型药疹
B. 多形红斑药疹
C. 湿疹型药疹
D. 光感型药疹
E. 紫癜型药疹

32. 最易引起药疹的药物是
A. 抗组胺类
B. 性激素
C. 糖皮质激素
D. 抗生素
E. 抗肿瘤药

33. 下列关于药疹的叙述，不正确的是
A. Ⅰ型变态反应引起荨麻疹型药疹
B. Ⅳ型变态反应引起湿疹型药疹
C. Ⅲ型变态反应引起紫癜型药疹
D. Ⅱ型变态反应引起猩红热样药疹
E. Ⅲ型变态反应引起血清病样综合征

34. 关于变态反应性药疹的叙述，正确的是
A. 只发生于少数服药者
B. 皮疹轻重与用药量有关
C. 引起的皮疹无特异性
D. 服药后立即反应
E. 可发生交叉过敏反应

35. 非免疫性药物反应不包括
A. 药物过量
B. 肉芽肿性反应
C. 药物相互作用
D. 累积毒性
E. 光毒反应

36. 药疹的诊断主要根据
A. 淋巴细胞转化试验
B. 病理
C. 皮内试验
D. 药物激发试验

E. 明确的服药史和临床表现

37. 重型药疹的特点不包括

A. 全身症状明显　　B. 皮损广泛

C. 尼氏征均阳性　　D. 皮损进展快

E. 对生命构成威胁

38. 治疗药疹的首要措施为

A. 积极抗过敏　　B. 防止交叉过敏

C. 促进药物排泄　　D. 停用致敏药物

E. 加强支持

参考答案与解析

一、A1 型题

1. C【解析】泛发性肥大细胞增多症又称色素性荨麻疹，是肥大细胞增生症中最常见的类型。

2. D【解析】强酸强碱、沥青为化学因素，植物花粉、微生物为生物因素，只有紫外线为物理因素。

3. C【解析】接触性皮炎发病之初为局部炎症反应，病情严重时可发展到全身其他部位。

4. B【解析】慢性荨麻疹治疗首选第二代 H_1受体阻断药，当一种抗组胺药无效时，可2~3 种联用或交替使用，也可视病情联合使用第一代 H_1受体阻断药、H_2受体阻断药（如雷尼替丁）和曲尼司特等白三烯受体阻断药，还可酌情选用利血平、氯喹及雷公藤等口服。给药时间应根据风团发生的时间进行调整，若晨起较多则应临睡前给予稍大剂量，若临睡时多则晚饭后给予稍大剂量。风团控制后宜继续用药并慢慢减量。

5. E【解析】患者年龄、发病部位、接触时间长短及患者的工作状况均与皮损的严重程度有一定关系，但决定因素为接触物质的性质及机体的免疫状态。

6. A【解析】接触性皮炎又称环境与职业性皮炎，是由外界物质接触皮肤造成的一系列皮肤炎症反应。

7. C【解析】治疗应注意个中可以致病因素，发病期间应避免食用辛辣食物及饮酒，避免过度洗烫。

8. E【解析】痤疮、毛囊炎型职业性皮肤病：病原多为煤焦油和石油加工产品，如矿物油、沥青、石蜡等。青年工人和皮脂分泌旺盛者易发，部位主要在四肢伸侧。

9. D【解析】急性荨麻疹的起病原因较复杂，多数患者不能找到明确原因，常见病因包括食物及食物添加剂、吸入物、感染、药物、物理因素、精神因素及内分泌改变、内科疾病和遗传因素等。

10. E【解析】汗疱疹好发于掌跖及指趾侧缘。皮损为位于表皮深处的针尖至粟粒大小圆形小水疱，周围无红晕，内有清澈浆液或变浑浊，水疱可以融合成大疱，但通常不自行破裂，干涸后形成衣领状脱屑。自觉明显的瘙痒或烧灼感。病程慢性，春秋季容易复发。

11. A【解析】春末夏季为浸渍糜烂型皮炎的高发季节，主要见于我国南方大面积种植水稻的地区，以参加水田劳动的农民为主要易患人群。

12. A【解析】亚急性湿疹以鳞屑、结痂为主，渗出减少。

13. E【解析】乳房湿疹多见于哺乳期女性，表现为乳头、乳晕、乳房暗红斑，其上有丘疹和丘疱疹，边界不清楚，可伴糜烂、渗出和裂隙，瘙痒明显。

14. C【解析】尾蚴皮炎在病情严重时可给予抗过敏和激素治疗，有继发感染时给予抗生素治疗，局部可给予外用药物治疗，治疗原则为消炎、止痒、防止继发感染。

15. B【解析】儿童期特应性皮炎多在婴儿期缓解 1~2 年后发生并且逐渐加重，少数自婴儿期延续发生。皮损波及四肢屈侧或伸侧，常限于肘窝、腘窝等处，其次为眼睑、颜面和颈部。皮损呈暗红色，渗出比婴儿期轻，常伴抓痕等继发皮损，久之形成苔藓样变。此期瘙痒仍非常剧烈，形成“瘙痒—搔抓—瘙痒”的恶性循环。

16. D【解析】接触性皮炎损害限于接触部位，境界明显。损害为红斑、丘疹、水疱、大疱，严重时出现坏死溃疡，边缘鲜明。发生在组织疏松处，眼睑、包皮等处水肿明显。

17. C【解析】同一药物在不同敏感者可引起不同的皮疹，而同一种皮疹也可由不同的药物过敏引起。

18. D【解析】反应性接触性皮炎为典型的Ⅳ型变态反应。接触物为致敏因子，本身并无刺激性或毒性，多数人接触后不发病，仅有少数人接触后经过一定时间的潜伏期，在接触部位的皮肤黏膜发生变态反应性炎症。

19. C【解析】强碱通常不是过敏性皮炎的病因，但可以引起刺激性皮炎和化学灼伤等皮肤问题。而其他选项包括青霉素、化妆品、荨麻、洗涤剂等都可能引起过敏性皮炎，这些物质的接触会诱发皮肤发痒、红肿、水疱等症状，严重者还可能引起疼痛、感染等并发症。

20. B【解析】尿布皮炎治疗：勤洗、勤换尿布，保持婴儿外阴部清洁干燥。尿布选择质地柔软吸水性强的，洗涤时需将肥皂漂洗干净。外用扑粉、氧化锌油剂或炉甘石洗剂。有溃疡或糜烂重时可湿敷，常用 3% 硼酸溶液。

21. B【解析】参见 A1 型题第 16 题解析。

22. C【解析】感染性湿疹样皮炎发生前，患处附近有细菌性感染病灶，如中耳炎、褥疮、溃疡及瘘管等，从这些病灶中不断排出分泌物，使周围皮肤受到刺激而发病。

23. B【解析】固定型药疹皮疹再次用药时，常于数小时或数分钟后在原处出现类似皮损，而非有特定药物引起。

24. A【解析】慢性湿疹多见于手、足、小腿、肘窝、股部、乳房、外阴及肛门等处。

25. D【解析】父母一方有特应性皮炎者，其子女出生后 3 个月内发病率可达 25% 以上，2 岁内发病率可达 50% 以上，若父母双方均有特应性疾病史，其子女特应性皮炎发病率可高达 80% 。

26. A【解析】急性湿疹表皮内可有水肿和水疱。

27. D【解析】变应性接触性皮炎皮损形态与变应原一致，临床引起接触性皮炎的物质很多，常见有对苯二胺、金属镍、橡胶制品、汞制剂、香料等。皮损为红斑、丘疹、水疱、渗出及结痂。

28. C【解析】慢性荨麻疹若发病未及时治愈，可迁延长达数月甚至若干年，晨起或临睡前瘙痒加重，影响人的正常生活和心理状态。部分患者可累及胃肠道引起黏膜水肿。在发生风团的同时出现腹痛，有时十分剧烈，颇似急腹症，亦可发生腹泻，伴有里急后重及黏液稀便。若累及喉头黏膜则有呼吸困难，甚至窒息。如伴有高热、寒战、心率加快等全身中毒症状，应特别警惕有无严重感染，如败血症等的可能。

29. C【解析】延迟性压力性荨麻疹是物理性荨麻疹的一种，它是皮肤经受压形成的红斑样深层水肿，往往延迟至受压后 30 分钟至 24 小时内出现损害。

30. C【解析】凡是过敏性疾病，都有一个初次反应阶段，即致敏过程，一般 Ⅰ 型变态反应诱导期约为 4 天，Ⅱ、Ⅲ、Ⅳ型变态反应为 1~2 周。

31. C【解析】血管性水肿好发于组织疏松部位，如眼睑、口唇、外生殖器等处，喉头黏膜也可发生。

32. A【解析】变应性接触性皮炎接触的物质通过 1 种或 2 种机制引起皮肤炎症：刺激（刺激性接触性皮炎）或变态反应（变应性接触性皮炎）。即使刺激性很小的肥皂、去污剂和某些金属频繁接触后也可能引起对皮肤的刺激。有时反复暴露，甚至是水，干燥后也可刺激皮肤。强刺激剂如酸、碱（如排水管除垢剂）和某些有机溶剂（如指甲光洁剂中的丙酮）能在几分钟内引起皮肤改变。

33. A【解析】斑贴试验是诊断变应性接触性皮炎、筛查变应原的可靠方法。

34. C【解析】变应性接触性皮炎首次接触致敏物质后的潜伏期通常为 4~20 天。在这段时间内，机体会产生对该物质的免疫记忆。如果再次接触同样的物质，机体会迅速发生免疫反应，并引起皮炎的发生。需要注意的是，不同类型的致敏物质和个体的差异可能导致潜伏期存在一定的变异性。

35. B【解析】诊断急性湿疹主要依据其典型表现，即皮疹多样性，有渗出液、瘙痒剧烈、皮疹常对称分布。必要时做皮疹活检，进行组织病理学检查，明确诊断。

36. D【解析】Ⅳ型变态反应引起剥脱性皮炎、麻疹样或湿疹样药疹。

37. A【解析】自身敏感性皮炎一般发病前某些部位存在湿疹样皮损，由于处理不当（过度搔抓或外用药物刺激等）或继发化脓性感染而导致原有皮损恶化，出现红肿、糜烂及较多渗液，加上创面污秽、痂屑堆积，以致组织分解产物、细菌产物和外用药物等被机体作为抗原吸收，引发免疫反应。

38. C【解析】婴儿湿疹初发皮损为对称性分布的红斑，后期逐渐出现丘疹、丘疱疹、水疱，常因搔抓、摩擦导致水疱破损，形成渗出性糜烂面，水疱干枯后形成黄色痂皮。

39. D【解析】汗疱疹发病曾认为与出汗不良有关，但近年来的研究发现该病与汗腺无关，相反，40%的患者伴多汗。

40. E【解析】皮损无水疱、渗液和糜烂时，可以选炉甘石洗剂、氧化锌糊或肾上腺糖皮质激素乳膏、凝胶，不得选用软膏、硬膏。对于有大量渗出的皮损，可选择3%硼酸溶液或0.1%依沙吖啶溶液或生理盐水湿敷。

41. E【解析】药疹应与其他具有类似皮损的皮肤病鉴别，如发疹型药疹应与发疹性皮肤病，如麻疹、猩红热等鉴别。药疹的皮损更为鲜红和瘙痒，无发疹性疾病的前驱症状及卡他症状等，而且全身不适也较轻；也无发疹性疾病的伴随症状，如麻疹的科氏（Koplik）斑、猩红热的草莓样舌等。鉴别诊断有困难时皮肤活检有时也有价值。

42. C【解析】杀虫剂中的接触性变应原为除虫菊酯。

43. A【解析】慢性湿疹由急性湿疹和亚急性湿疹迁延而来，也可由于刺激轻微、持续而一开始就表现出慢性化。好发于手、足、小腿、肘窝、股部、乳房、外阴、肛门等处，多对称发病。患部皮肤浸润性暗红斑上有丘疹、抓痕及鳞屑，局部皮肤肥厚且表面粗糙，有不同程度的苔藓样变、色素沉着或色素减退。自觉有明显痒感，常呈阵发性。病情时轻时重，延续数月或更久。

44. C【解析】轻型药疹可予抗组胺类药、维生素C、钙剂及中等剂量激素（泼尼松30~60mg/d），待皮疹消退后减量至停药，注意激素禁忌证。局部用药可参照急性、亚急性、慢性期皮肤外用药处理原则。

45. B【解析】汗疱疹可能是发生在皮肤的湿疹样变态反应。

46. D【解析】特应性皮炎是具有遗传史、血清IgE增高及可伴有哮喘和变应性鼻炎的慢性复发性、瘙痒性、炎症性皮肤病。

47. A【解析】临床上易引起药疹的药物有抗生素、解热镇痛药、镇痛催眠药和抗癫痫药、抗痛风药物、异种血清制剂和疫苗、中药等。在引起药疹的药物中以抗生素和解热镇痛药最为常见。

48. A【解析】变应性血管炎与过敏性紫癜通过组织病理学检查易于区别。

49. D【解析】慢性湿疹由急性湿疹和亚急性湿疹迁延而来，也可由于刺激轻微、持续而一开始就表现出慢性化。

50. C【解析】急性湿疹好发生于面、耳、手、足、前臂、小腿等外露部位，严重者可弥漫全身，常对称发生。

51. B【解析】瘙痒可为霍奇金淋巴瘤的唯一全身症状也可能是发病的最初症状。A 选项，甲状腺功能亢进和甲状腺功能减退可发生皮肤瘙痒。C 选项，慢性肾炎可发生皮肤瘙痒。D 选项，糖尿病患者血糖的急剧升高引起血浆和组织液渗透压发生变化，从而刺激神经末梢兴奋，产生痒感。E 选项，黄疸患者由于胆汁分泌障碍引起高胆红素血症，胆汁中的胆盐成分刺激感觉神经末梢，使患者感觉周身皮肤瘙痒。

52. E【解析】接触性皮炎有瘙痒和灼痛感。

53. C【解析】手部湿疹发病率高，多数发病缓慢，表现为手部干燥暗红斑，局部浸润肥厚，边缘较清楚，冬季常形成皲裂。

54. C【解析】遗传因素在特应性皮炎的发病中起主要作用，又以免疫学机制占主导地位，本人和家族成员可见明显的特应性现象。没有发现病毒、细菌感染与本病有明显的关系。

55. E【解析】急性荨麻疹病情严重、伴有休克、喉头水肿及呼吸困难者，应立即抢救。方法如下：①0. 1% 肾上腺素 0. 5~1. 0ml 皮下注射或肌内注射，必要时可再次使用，心脏病或高血压患者慎用。②糖皮质激素肌内注射或静脉注射，可采用地塞米松、氢化可的松或甲基泼尼松龙等，但不得长期使用。③支气管痉挛严重时可静脉注射氨茶碱。④喉头水肿呼吸受阻时可将气管切开，心搏、呼吸骤停时，应进行心肺复苏术。

56. E【解析】手足湿疹症状为水疱、丘疹、鳞屑、糜烂等，具有对称性，冬季有破裂，伴有痛痒感。通常不累及甲。

57. D【解析】对于急性期伴有渗出的皮炎湿疹类损害，应首选湿敷加油剂或糊剂。

58. A【解析】胆碱能性荨麻疹多发生于年轻患者，表现为受刺激后数分钟出现直径 1~3mm 的圆形丘疹性风团，周围有程度不同的红晕，常散发于躯干上部和肢体近心端，互不融合。自觉剧痒、麻刺感或烧灼感，有时只有剧痒而无皮损，可于 30~60 分钟内消退。偶伴有乙酰胆碱引起的全身症状（如流涎、头痛、脉缓、瞳孔缩小及痉挛性腹痛、腹泻）等，头晕严重者可致晕厥。以 1∶5000 乙酰胆碱做皮试或划痕试验，可在注射处出现风团，周围可出现卫星状小风团。

59. B【解析】特应性皮炎临床可分为婴儿期、儿童期和青年成人期。

60. E【解析】急性湿疹好发生在面、耳、手、足、前臂、小腿等外露部位，严重者可弥漫全身，常对称发生。皮损呈多形性，常表现为红斑基础上的针头至粟粒大小丘疹、丘疱疹，严重时可出现小水疱，通常融合成片，境界不清楚，皮损周边丘疱疹逐渐稀疏，常因为搔抓形成点状糜烂面，有明显浆液性渗出。自觉瘙痒剧烈，搔抓、热水洗烫会加重皮损。如继发感染则形成脓疱、脓痂、淋巴结肿大，可出现发热等；若合并单纯疱疹病毒感染，可形成严重的疱疹性湿疹。

61. A【解析】典型的特应性皮炎除有特定的湿疹临床表现外，还具有以下 4 个特点：①易患哮喘、变应性鼻炎的家族倾向。②对多种异种蛋白过敏。③血清中 IgE 增高。④血嗜酸性粒细胞增多。

62. E【解析】参见 A1 型题第 58 题解析。

63. B【解析】慢性湿疹是一种长期反复发作的皮肤问题，可由急性湿疹和亚急性湿疹迁延而来，也可由于刺激轻微、持续而一开始就表现出慢性化。它可以出现在身体的任何部位，包括手、足、小腿、肘窝、股部、乳房等处，甚至包括外阴等敏感部位。患部皮肤浸润性暗红斑上有丘疹、抓痕及鳞屑，局部皮肤肥厚且表面粗糙，有不同程度的苔藓样变、色素沉着或色素减退。自觉有明显痒感，常呈阵发性。病情时轻时重，延续数月或更久。

64. D【解析】半抗原又称不完全抗原，是引起接触致敏反应的致敏因子。

65. C【解析】参见 A1 型题第 60 题解析。

66. B【解析】约 60% 婴儿期特应性皮炎患者在 1 岁以内发病，以出生 2 个月以后为多。初发皮损为颊面部瘙痒性红斑，然后在红斑基础上出现针尖大小的丘疹、丘疱疹，密集成片，皮损呈多形性，境界不明，搔抓、摩擦后很快形成糜烂、渗出和结痂等，皮损可迅速扩展到其他部位（如头皮、额、颈、腕、四肢等）。病情时重时轻，某些食品或环境等因素可导致病情加剧，可出现继发感染。一般在 2 岁以内逐渐好转、痊愈，部分患者病情迁延并且发展为儿童期特应性皮炎。

67. B【解析】光变态反应是光能在抗原的形成上可能起一定作用的免疫应答反应。一般见于少数敏感体质的患者。其发病机理尚不清楚，可能是光敏感物质在光能作用下，使前半抗原变成半抗原，后者与皮肤蛋白结合形成全抗原后刺激机体产抗体或细胞免疫反应。

68. E【解析】红斑–丘疹型多形红斑不会出现皮疹红斑表面大量厚积鳞屑。

69. E【解析】婴儿湿疹与变应性皮炎鉴别主要根据家族中有无过敏性疾病史。

70. D【解析】慢性湿疹组织学改变与银屑病的关键区别为前者有海绵形成，而后者往往没有。

71. C【解析】淤积性皮炎多累及下肢静脉高压患者，尤其是已发生下肢静脉曲张者。

72. B【解析】接触性皮炎分为两大类，一类通过变态反应机制引发皮炎，包括Ⅳ型变态反应机制引发的变应性接触性皮炎和非湿疹样接触性反应，以及Ⅰ型变态反应机制引起的接触性荨麻疹。另一类称为刺激性皮炎，通过非免疫机制引起接触性皮炎，又称为原发性刺激。引起变应性接触性皮炎的化学物质称为接触变应原，引起刺激性皮炎的物质称为接触刺激原。

73. D【解析】急性荨麻疹患者常突然自觉皮肤瘙痒，很快就在瘙痒部位出现大小不等的红色风团，呈圆形、椭圆形或不规则形，可孤立存在或扩大融合成片，皮肤表面凹凸不平，呈橘皮样外观，有时风团表现为苍白色。数分钟至数小时内水肿减轻，风团变为红斑并逐渐消退，不留痕迹，皮损持续时间一般不超过24小时，但新风团可不断复发。

74. C【解析】接触性皮炎分为原发性刺激反应和接触性致敏反应，有些物质在低浓度时是致敏物，在高浓度时是刺激物和毒性物质。接触性皮炎有自限性，愈后可留色素沉着，有不同的临床表现，可由水疱发生。

75. E【解析】风团是高出于皮肤表面的暂时性的局限性水肿，呈现淡红色或白色，小者直径仅3~4mm，大者直径可大于10cm，呈圆形、椭圆形或不规则形。常突然发生，数小时内自行消退，数目可从数个至数十个不等。如发生在真皮或皮下组织，肿胀明显、境界不清、消退缓慢，则称为血管性水肿。

76. D【解析】瘙痒症和慢性湿疹的主要区别是有无原发性皮损。瘙痒症是一种仅有皮肤瘙痒而无明显原发性皮损的皮肤病。慢性湿疹则是一种长期反复发作的皮肤病，其特点是皮肤出现不同程度的红肿、起皮、龟裂、渗液等非特异性表现。

77. B【解析】皮损反复发作超过6周以上，且每周发作至少2次者称为慢性荨麻疹。患者全身症状通常较轻，风团时多时少，反复发生，常达数月或数年之久。慢性荨麻疹患者常和感染及系统性疾病有关，另外阿司匹林、非甾体抗炎药、青霉素、血管紧张素转换酶抑制剂、麻醉药及乙醇等都会加剧荨麻疹。

78. A【解析】组织病理学表现没有特异性。

79. B【解析】风湿热、血清病、药物热、结缔组织病等，均属于变态反应性疾病。

80. E【解析】老年性瘙痒病不可用热水洗烫，不用碱性肥皂，清淡饮食。

81. D【解析】荨麻疹病情严重者可伴有心悸、烦躁甚至血压降低等变应性休克现象，胃肠道黏膜受累时可出现恶心、呕吐、腹痛及腹泻等，累及喉头、支气管时可出现呼吸困难甚至窒息，感染引起者可产生寒战、高热、心率增快等全身中毒症状。

82. A【解析】皮肤划痕症也称人工荨麻疹，搔抓后起条索状风团，皮肤划痕试验阳性。

83. A【解析】慢性荨麻疹发病时间较长，且往往临床表现较轻，一般不发生腹痛、喉头水肿等危及生命的症状，故治疗上一般采用保守治疗，激素可短期控制，但停药后易反复，故不宜采用激素等。

84. A【解析】慢性单纯性苔藓皮损的好发部位为眼睑、肘部、颈侧、腰骶。

85. E【解析】消旋山莨菪碱（654-2）可解痉镇痛，用于急性荨麻疹引起的腹痛。

86. B【解析】亚急性皮损水疱渗出已经很少，治疗亚的外用药物应以保湿、消炎、止痒为主要目标，可选用氧化锌糊剂、氧化锌油或肾上腺糖皮质激素乳膏，不宜再湿敷或过度外洗，避免造成皮肤干裂。

87. B【解析】参见A1型题第73题解析。

88. C【解析】参见 A1 型题第 43 题解析。

89. D【解析】自发性荨麻疹分为急性及慢性两型，每周发病超过 2 天，病史在 6 周以内者为急性荨麻疹，6 周以上者为慢性荨麻疹。

90. D【解析】大疱性表皮松解型药疹，即中毒性表皮坏死症，起病急骤，皮损始于面、颈，胸部，且迅速发展为全身性，弥漫性紫红、暗红色或灰黑色斑片，继而出现大小不等的松弛性水疱和表皮松解，尼氏征阳性，大片糜烂、渗出，常累及内脏，死亡率较高，为药疹最严重的类型。

91. A【解析】血管性水肿好发于组织疏松部位，如眼睑、口唇、外生殖器等处，喉头黏膜也可发生。

92. E【解析】湿疹的病因尚不清楚，与内部因素和外部因素有关。过敏体质为其主要因素。

93. E【解析】水源性荨麻疹是在接触水后发生像乙酰胆碱性荨麻疹样的小风团，与水的温度无关，属物理性荨麻疹，是一类由划痕、受压、冷、热、光、水和震颤引起的荨麻疹和血管性水肿，该病多见于青春期或青春前期有过敏性体质女性。

94. D【解析】输血引起的荨麻疹是一种Ⅱ型变态反应，即由于机体对外来异物（如输血中的血清蛋白）产生了过度的免疫反应，导致自身组织损伤和炎症反应。在这种反应中，免疫球蛋白 IgG 或 IgM 与异物结合，形成免疫复合物，然后激活补体系统，最终导致细胞的破坏和炎症的发生。

95. B【解析】日光照射后数分钟在暴露部位出现红斑与风团，1~2 小时内可自动消退，严重患者在身体非暴露部位亦可出现风团，自觉瘙痒和刺痛。可由中波、长波紫外线或可见光及人造光引起，以波长 300nm 左右的紫外线最敏感。

96. C【解析】亚急性皮损水疱渗出已经很少，可选用氧化锌糊剂、氧化锌油或肾上腺糖皮质激素乳膏，不宜再湿敷或过度外洗，避免造成皮肤干裂。

97. E【解析】药疹可通过内服、注射、吸入、灌肠等各种途径进入人体后引起。

98. D【解析】类固醇皮质激素适用于严重的急性荨麻疹，慢性通常不用。

99. A【解析】青霉素引起的变应性休克反应为Ⅰ型变态反应。如果出现此类症状，应立即停止使用青霉素等变应原并进行急救治疗。

100. B【解析】传染性湿疹样皮炎虽然与局部细菌感染有关，但并不是由致病微生物特异性感染所引起。

101. D【解析】药疹发病无明显顺序，这是该病与风疹、麻疹的鉴别点之一。

102. C【解析】慢性单纯性苔藓皮损的好发部位为眼睑、肘部、颈侧、腰骶。

103. D【解析】初次用药通常 4~20 天或更长才会发病。敏感者再次用药可在数分钟至 2~3 天内发病。

104. E【解析】固定型药疹常由磺胺、解热镇痛药、巴比妥类等药物引起。

105. E【解析】一种药物激发变态反应的能力由多种因素所决定，包括药物的分子特性、药物代谢的个体差异、遗传背景及接受药物时个体的状况等。

106. B【解析】痤疮型药疹多由于长期应用碘剂、溴剂、糖皮质激素和避孕药等引起。

107. A【解析】大疱性表皮松解型药疹是重症药疹之一。此型死亡率高，需住院救治。可由磺胺类、解热镇痛药（水杨酸、保泰松、氨基比林等）、抗生素、巴比妥类药物、卡马西平等多种药物引起。

108. E【解析】血管性水肿易发生在组织疏松部位，如眼睑、口唇、舌、外生殖器、手足等。

109. C【解析】紫癜型药疹轻者双侧小腿出现红色瘀点或瘀斑，散在或密集分布，可略微隆起，压之不褪色，有时可伴发风团或中心发生小水疱或血疱，重者四肢躯干均可累及，可伴有关节肿痛、腹痛、血尿、便血等，甚至有黏膜出血、贫血等。

110. D【解析】软膏有润滑、软化痂皮、消炎、保护及止痒等作用，适用于慢性皮炎或无溢液溃疡。

111. B【解析】固定型药疹常由磺胺、解热镇痛药、巴比妥类等药物引起。用药数小时内发生。皮疹为类圆形或椭圆形水肿性紫红色斑块，直径可达数厘米，常为单个至数个，界清，严重者可发生大疱。停药 1 周后红斑消退，遗留灰黑色色素斑，经久不退。再次服药常于原处再次出疹并扩大，皮疹数目也可增加。损害常发生于皮肤黏膜交界处，手、足背及躯干也可发生。如黏膜处发生糜烂可有痛感。反复发生的固定型药疹可演变为大疱性表皮松解症型药疹。

112. E【解析】有些药物具有完全抗原的作用，但更多的药物为小分子化合物，属于半抗原，低分子量药物需在体内和蛋白质、多糖、多肽等载体结合，才能成为完全抗原，存在交叉过敏及多价过敏现象。

113. E【解析】大疱性表皮松解型药疹，即中毒性表皮坏死症（TEN）是重症药疹之一。此型死亡率高，需住院救治。可由磺胺类、解热镇痛药、抗生素、巴比妥类药物、卡马西平等多种药物引起。本型药疹起病急，全身中毒症状重。皮损为弥漫性紫红或暗红色斑片，触痛显著，有大小不等的松弛性水疱，尼氏征阳性。一般将表皮剥脱面积 10%~30% 者称为 SJS-TEN 重叠，表皮坏死松解面积超过 30% 为 TEN。黏膜糜烂明显，角膜损害可导致角膜穿孔。重者可合并感染、肝肾功能异常、电解质紊乱、内脏出血，甚至死亡。

114. B【解析】皮肤划痕症也称人工荨麻疹，搔抓后起条索状风团，检查皮肤划痕试验阳性。

115. A【解析】剥脱性皮炎型药疹又称红皮病型药疹，为重症药疹之一。此型可由巴比妥类、磺胺类、苯妥英钠、异烟肼、别嘌醇、秋水仙碱、卡马西平、保泰松等引起。初发皮疹可类似麻疹或猩红热样表现，逐渐融合呈全身性水肿性红斑，尤以面部、手足为重。2周后，全身皮肤呈鳞片状或落叶状脱屑。手足呈手套、袜套状剥脱，头发、指（趾）甲也可脱落。口腔可发生糜烂，影响进食、呼吸等。眼部可表现结膜充血、畏光、分泌物增加，重时可发生角膜溃疡。全身淋巴结可肿大。可合并肝肾损害、支气管炎、肺炎等，血白细胞计数常增多。皮肤剥脱可持续数月，重者可因全身衰竭或继发感染而死亡。

116. C【解析】汗疱疹的病因和发病机制尚不清楚，可能是一种发生在皮肤的湿疹样变态反应。

117. D【解析】药疹治疗首先要停用一切可疑致敏药物及结构相似的药物。重症药疹时可考虑使用抗生素防治继发感染。

118. D【解析】特殊类型荨麻疹包括皮肤划痕症、寒冷性荨麻疹、胆碱能性荨麻疹、压迫性荨麻疹、接触性荨麻疹、蛋白胨性荨麻疹、日光性荨麻疹。

119. E【解析】湿疹型药疹表现同湿疹，可由外用药物引起接触性皮炎后再用该致敏药物所致。

120. B【解析】重型药疹应及早足量内用类固醇皮质激素，可予琥珀酸氢化可的松400mg静脉滴注，待体温下降，皮疹颜色变淡，无新疹发生，可逐渐减量，换用口服激素，如泼尼松。一般3~4天可减激素的1/8~1/4量。对于原有疾病要换用不过敏的药物维持治疗。有内脏损害者对症处理，如保肝治疗，必要时可予能量合剂。激素禁忌或无效者可以尝试静脉应用丙种球蛋白或环孢素。

121. A【解析】致敏药物检测可分为体内试验和体外试验，体内试验分为皮肤试验和药物激发试验。

122. C【解析】斑贴试验是诊断变应性接触性皮炎，筛查接触变应原的可靠方法。

123. B【解析】湿疹是由多种内外因素引起的一种具有明显渗出倾向的皮肤炎症反应。其特点为皮疹多样性，有渗出倾向，分布基本对称，瘙痒明显，慢性经过，反复发作。本病病因复杂，与变态反应有关。

124. B【解析】慢性皮炎可有棘层增厚，表皮突显著延长，并有角化过度及角化不全，在表皮内可能尚有轻度的细胞间水肿，真皮上部显示轻度血管周围炎症浸润，以淋巴细胞居多。

125. C【解析】胆碱能性荨麻疹多见于青年，主要由于运动、受热、情绪紧张、进食热饮或乙醇饮料后，躯体深部温度上升，促使乙酰胆碱作用于肥大细胞而发病。

126. D【解析】变应性职业性皮肤病特点：①有明确的职业变应原接触史。②发病有一定潜伏期。③在同样条件下少数人发病。④皮损初发于接触部位，但严重时可向周围甚至全身扩散。⑤病程可能迁延，再少量接触即能引起复发。⑥变应原斑贴试验阳性。

127. D【解析】急性期皮损：无渗液时，用炉甘石洗剂外涂；有渗液时，可用3%硼酸溶液或 1∶2000 的醋酸铅溶液冷湿敷，每日 2~4 次。糜烂者可涂 40% 氧化锌油。

128. D【解析】湿疹和湿疹型癣菌疹的区别在于诱因不同，是否合并足癣。

129. E【解析】内用药物治疗目的在于抗炎、止痒。一般不宜使用糖皮质激素。

130. B【解析】原发性刺激潜伏期短。

131. B【解析】影响炎症反应的因素包括患者年龄、性别、身体状况、受损部位、皮肤状况及发病季节等。

132. E【解析】急性荨麻疹可选用第二代非镇静 H_1受体拮抗药西替利嗪、氯雷他定等，一种药效果不好时，可合并两种药物。皮损广泛的可予 10% 葡萄糖酸钙 10ml 加维生素 C 1. 0g 静脉注射。如伴腹痛，可予解痉药如阿托品。如有低血压或呼吸困难，应吸氧，皮下注射 0. 1% 肾上腺素 0. 3~0. 5ml，必要时 15 分钟内可重复。同时肌内注射苯海拉明 20mg 或氯苯那敏 10mg。

133. A【解析】婴儿湿疹初发皮损为对称性分布的红斑，后期逐渐出现丘疹、丘疱疹、水疱，常因搔抓、摩擦导致水疱破损，形成渗出性糜烂面，水疱干枯后形成黄色痂皮。

134. B【解析】疱疹性湿疹是指在患有湿疹、单纯疱疹或其他某种皮肤病损害的基础上，感染单纯疱疹病毒而致的一种皮肤病。

135. A【解析】药疹皮疹与药理作用无关，与服药量无一定相关性，高敏状态下，极小剂量亦可导致严重的药疹。

136. C【解析】慢性单纯性苔藓好发人群为青年和成年人，老年人较少见，儿童一般不发病。

137. B【解析】荨麻疹型药疹表现为荨麻疹，多由青霉素、呋喃唑酮、血清制品、疫苗、非甾体抗炎药等引起。呋喃唑酮所致荨麻疹型药疹全身症状重，皮疹广泛，持续时间长。血清病样综合征除皮疹外，还伴有发热、关节痛、淋巴结肿大、血管性水肿、蛋白尿等表现。长期微量接触致敏药物可表现为慢性荨麻疹。

138. D【解析】丘疹性荨麻疹自觉症状为瘙痒。

139. A【解析】参见 A1 型题第 58 题解析。

140. E【解析】典型的特应性皮炎除有特定的湿疹临床表现外，还具有以下 4 个特点：①易患哮喘、变应性鼻炎的家族倾向。②对多种异种蛋白过敏。③血清 IgE 增高。④血嗜酸性粒细胞增多。

141. C【解析】固定型药疹在同一部位可反复发生，自觉轻度瘙痒，常由解热镇痛类、磺胺类或巴比妥类药物等引起。主要发生在皮肤、黏膜交界处。

142. C【解析】色素性紫癜性皮肤病病因不明，可能与毛细血管壁病变有关，重力和静脉压升高是重要的局部诱发因素。

143. B【解析】淤积性湿疹也称静脉曲张性湿疹，是静脉曲张综合征中常见的皮肤表现之一。

144. B【解析】剥脱性皮炎型药疹又称红皮病型药疹，为重症药疹之一。此型可由巴比妥类、磺胺类、苯妥英钠、异烟肼、别嘌醇、秋水仙碱、卡马西平、保泰松等引起。初发皮疹可类似麻疹或猩红热样表现，逐渐融合呈全身性水肿性红斑，尤以面部、手足为重。2 周后，全身皮肤呈鳞片状或落叶状脱屑。手足呈手套、袜套状剥脱，头发、指（趾）甲也可脱落。口腔可发生糜烂，影响进食、呼吸等。眼部可表现结膜充血、畏光、分泌物增加，重时可发生角膜溃疡。全身淋巴结可肿大。可合并肝肾损害、支气管炎、肺炎等，血白细胞常升高。皮肤剥脱可持续数月，重者可因全身衰竭或继发感染而死亡。大疱性表皮松解型药疹尼氏征阳性。

145. C【解析】慢性湿疹应与慢性单纯性苔藓相鉴别。

146. E【解析】Ⅰ型变态反应由 IgE 介导，特异性 IgE 与肥大细胞或嗜碱性粒细胞表面受体结合，引起肥大细胞和嗜碱性粒细胞脱颗粒，释放组胺等介质，使血管通透性增加，毛细血管扩张，平滑肌收缩，腺体分泌增加，产生皮肤黏膜、消化道、呼吸道等一系列症状。

147. B【解析】参见 A1 型题第 73 题解析。

148. D【解析】手部湿疹：手部接触外界各种刺激的机会较多，因此湿疹发病率高，但一般很难确定确切病因。多数起病缓慢，表现为手部干燥暗红斑局部浸润肥厚，边缘较清楚，冬季常形成裂隙。除特应性因素外，某些患者发病还可能和职业、情绪等因素有关。

149. C【解析】荨麻疹与肥大细胞产生的变态反应密切相关。

150. E【解析】荨麻疹发病机制：各种原因所导致的肥大细胞等多种炎症细胞活化和脱颗粒，释放具有炎症活性的化学介质，包括组胺 5-羟色胺、细胞因子、趋化因子、花生四烯酸代谢产物（如前列腺素和白三烯），引起血管扩张和血管通透性增加、平滑肌收缩及腺体分泌增加，这些是荨麻疹发病的核心环节。

二、A2 型题

1. A【解析】荨麻疹型药疹即服用药物后出现风团、瘙痒。

2. A【解析】有渗液时，可用 3% 硼酸溶液或 1∶2000 的醋酸铅溶液冷湿敷，每日 2~4 次。糜烂者可涂 40% 氧化锌油。

3. A【解析】小儿，对称分布的皮损，边界不清，粟粒大小丘疹，伴有小水疱，并逐渐出现渗出和糜烂。符合急性湿疹的特征。

4. C【解析】染发皮炎是接触染发剂引起的变应性接触性皮炎，主要变应原为对苯二胺，也可以为染发剂中的其他物质。因为在头面部，水肿、渗出更加显著。轻度皮炎多发生在发迹边、耳郭及颈部。

5. D【解析】儿童期特应性皮炎多在婴儿期特应性皮炎缓解 1~2 年后发生并且逐渐加重，少数自婴儿期延续发生。皮损波及四肢屈侧或伸侧，常限于肘窝、腘窝等处，其次为眼睑、颜面和颈部。皮损暗红色，渗出比婴儿期轻，常伴抓痕等继发皮损，久之形成苔藓样变。此期瘙痒仍非常剧烈，形成瘙痒—搔抓—瘙痒的恶性循环。

6. C【解析】手部境界不清的皮损，角化明显，有浸润增厚，伴有皲裂，指甲变厚，冬重夏轻，符合手部慢性湿疹的表现。

7. D【解析】淤积性皮炎小腿有明显的静脉曲张，胫前及踝部附近有暗褐色色素沉着，其上可见丘疹、丘疱疹渗出和糜烂。

8. B【解析】自身敏感性皮炎多数患者在处理不当或继发感染后，原有的局限性湿疹样病变严重，随后在病变附近或远隔部位皮肤（主要是四肢，下肢为甚，其次为躯干及面部）发生多数散在或群集的小丘疹、丘疱疹、水疱和脓疱等，1~2 周内可泛发全身，皮损可互相融合，皮损多对称分布。瘙痒明显，有时可有灼热感。患者可伴发浅表淋巴结肿大，重者有全身不适以及发热。原发病灶好转后，继发性皮损经数周也可逐渐消退，如果再有类似刺激仍可发生同样反应。

9. A【解析】会阴、阴囊和肛门湿疹表现为外阴和肛门周围瘙痒剧烈、糜烂，部分皮疹呈苔藓样变。

10. B【解析】淤积性皮炎多累及下肢静脉高压患者，尤其是已发生下肢静脉曲张者。发病可急可缓，急性者多由深静脉血栓性静脉炎所致，多累及中老年女性，表现为下肢迅速肿胀、潮红、发热，浅静脉曲张并且出现湿疹样皮损。发病缓慢者开始表现为小腿下 1/3 轻度水肿，胫前和两踝附近出现暗褐色色素沉着及斑疹（含铁血黄素沉积）。继发湿疹样改变可出现急性（如水疱、渗液、糜烂以及结痂）或慢性皮损（如干燥、脱屑、苔藓样变），内踝等处皮下组织比较薄，病程较长者可因外伤或感染产生不易愈合的溃疡。

11. E【解析】湿疹伴继发感染宜配合使用抗生素，加红霉素、头孢氨苄或双氯西林等。

12. C【解析】婴儿湿疹表现为患儿面颊和额部红斑、丘疹、丘疱疹。有明显渗透出和小的糜烂面与结痂。

13. C【解析】参见 A1 型题第 58 题解析。

14. E【解析】大疱性表皮松解型药疹为服用青霉素类药物后，全身发生散在的红斑，其上发生松弛性水疱，如烫伤样。

15. B【解析】小儿尿布接触部位发生边界不清，粟粒大小丘疹，伴有小水疱，并逐渐出现渗出和糜烂。符合尿布皮炎的特征。

16. D【解析】钱币状湿疹好发于四肢。皮损为密集小丘疹和丘疱疹融合成的圆形或类圆形钱币状斑片，境界清晰，直径 1~3cm 大小，急性期红肿、渗出明显，慢性期皮损肥厚、色素增加，其上覆有干燥鳞屑，自觉剧烈瘙痒。

三、A3/A4 型题

1~3 C、E、B【解析】瘙痒症通常无明确的原发性皮损，仅见抓痕等继发性皮损。有时基础性疾病如糖尿病、慢性肾功能不全及高血压、高血脂等是其诱因。慢性湿疹常有原发性皮损。

4. C【解析】神经性皮炎开始为局部奇痒，搔抓后出现针头至米粒大圆形或多角形扁平丘疹，坚实而有光泽，可附少量鳞屑。呈肤色、淡红色或淡褐色，久之，丘疹融合、扩大、增厚，发展成苔藓样变，其外围可见散在扁平丘疹。

5. B【解析】神经性皮炎的治疗如下：①一般措施。消除精神紧张，避免各种不良刺激、过度劳累及刺激饮食，保持大便通畅等。②系统治疗。口服抗组胺药、镇静药（如氯苯那敏、多塞平、地西泮、谷维素等）。还可给予B族维生素、维生素C、钙剂辅助治疗。③外用疗法。外用类固醇皮质激素乳剂或软膏、焦油类软膏和止痒药。若用封包，效果更好。④封闭疗法。皮疹广泛者可用普鲁卡因静脉封闭。皮疹局限可局部封闭治疗，如普鲁卡因局封；苔藓化明显的肥厚皮损可用醋酸曲安西龙混悬液局部封闭注射，每次剂量不超过40mg，每10~15天注射1次，连续2~3次。⑤物理及放射疗法。糠浴、淀粉浴或矿泉浴；液氮冷冻、二氧化碳激光治疗或浅层X线照射等。

6~8 A、D、E【解析】慢性单纯性苔藓常对称发生于颈项、双侧肘关节外侧等部位，皮损反复，长期搔抓后致皮损肥厚苔藓化。临床上常与慢性湿疹因搔抓致皮损肥厚而容易混淆。皮损表面见威克姆纹是其特征性表现。

9. E【解析】参见A2型题第5题解析。

10. B【解析】对该患者应使用保湿剂，如10%~20%尿素软膏、甘油、凡士林等，以减轻皮肤干燥、恢复屏障功能。

11. E【解析】神经性皮炎应避免接触单纯疱疹病毒感染患者。单纯疱疹病毒感染可引起疱疹性湿疹，在湿疹皮损处出现水疱，有脐凹，迅速扩展至其他部位呈泛发水疱，可致死。

12. D【解析】女性外阴瘙痒症是常见的局限性瘙痒症之一，通常无明确的原发性皮损，外阴因长期抓痕可继发湿疹样改变或局部皮损肥厚苔藓化。

13. B【解析】慢性湿疹主要以皮肤肥厚革化为主，可伴有色素改变、脱发及甲改变、瘢痕等。

14. A【解析】外阴湿疹：局部产生剧烈瘙痒，常因过度搔抓、热水烫洗而呈红肿、渗出及糜烂，长期反复发作可慢性化，表现为局部皮肤苔藓样变。

15. D【解析】青年成人期特应性皮炎好发生在肘窝、腘窝、四肢、躯干，某些患者掌跖部位明显。皮损常表现为局限性苔藓样变，有时可出现急性、亚急性湿疹样改变，部分患者皮损表现是泛发性干燥丘疹。瘙痒剧烈，搔抓出现血痂、鳞屑和色素沉着等继发皮损。

16. A【解析】皮肤金黄色葡萄球菌定植增加，其超抗原及变态反应均可加重本病。

17. E【解析】特应性皮炎继发单纯疱疹病毒时，可给予抗病毒治疗，如阿昔洛韦。

18～20 B、E、C【解析】结节性痒疹表现为皮肤上散在的丘疹或结节，大小可以不等，多发生于四肢。瘙痒剧烈，常因搔抓而有继发性损害。丘疹性荨麻疹通常有明确的诱因如虫咬等，且病史短，皮损以丘疹为主，临床上需与结节性痒疹鉴别。因结节性痒疹顽固，一般应用中效或强效糖皮质激素外用制剂方能奏效。

21. B【解析】接触性皮炎损害限于接触部位，境界明显。损害为红斑、丘疹、水疱、大疱、严重时出现坏死溃疡，边缘鲜明。发生在组织疏松处如眼睑、包皮等，水肿明显。

22. E【解析】接触性皮炎患者变应原斑贴试验阳性。

23. D【解析】根据反复风团样皮疹诊断荨麻疹，各种病毒、细菌、真菌感染均可导致本病的发生。

24. C【解析】根据病史表现，腹泻、发热、血象升高均提示感染诱因。

25. E【解析】根据其感染诱因，选用敏感抗生素，辅以抗组胺等治疗。

26. A【解析】接触性皮炎损害限于接触部位，境界明显。损害为红斑、丘疹、水疱、大疱，严重时出现坏死溃疡，边缘鲜明。发生在组织疏松处如眼睑、包皮等，水肿明显。

27. E【解析】接触性皮炎患者皮损复发的最可能原因为皮质类固醇类激素疗程不足。

28. B【解析】发生严重的变态反应或出现自身过敏性皮炎时需要使用较小剂量的皮质激素治疗，一般在 1～3 天内可以控制病情，用药 1 周之后开始逐渐减量直至停药。

29. A【解析】根据患者风团样皮疹和休克样表现可诊断为变应性休克。

30. D【解析】变应性休克表现为外周血管扩张，毛细血管床容积扩大，通透性增加，血浆外渗，循环血容量相对不足，心输出量下降。

31. B【解析】严重荨麻疹患者首选拟交感神经药（肾上腺素），积极纠正休克。

32. E【解析】丘疹性荨麻疹自觉症状为瘙痒。皮损是孤立、散在分布的纺锤形 1～2cm 大小的风团样丘疹，纺锤的长轴常和皮纹平行，丘疹中央有小水疱，疱液清亮，抓破后形成浆液性或血性结痂。出现在四肢远端者有大疱。

33. C【解析】丘疹性荨麻疹多认为由虫咬所致，可能系对昆虫叮咬产生的毒素过敏引起，除 I 型变态反应外，局部常可见补体 C1q、C3 与 IgM 沉积，提示存在Ⅲ型变态反应。

34. A【解析】内用药物可用抗组胺药，外用止痒药如白色洗剂、炉甘石洗剂，症状重者可用皮质类固醇激素，有感染时用抗感染药。有大疱者要抽疱治疗。

35. D【解析】丘疹性荨麻疹多见于儿童，皮损发生以四肢为多，表现为风团样丘疹和丘疱疹。

36. C【解析】昆虫叮咬是本病最主要的原因，此外精神因素、消化障碍、食物过敏也可引发本病。

37. C【解析】患者皮损无破溃，外用炉甘石洗剂起局部收敛作用。

38. B【解析】过敏性紫癜皮损出现前 2 周常有低热、头痛、关节症状和腹痛等前驱症状。皮疹常见于双下肢，尤以小腿伸侧较多，有时发生于臀部及前臂，初为小而分散的瘀点、瘀斑，1天内变为出血性斑丘疹，5天左右颜色开始变淡，2~3周可逐渐消退，但新皮疹又分批出现。严重者可同时出现风团、水疱和坏死等皮损。

39. C【解析】炎症明显，伴有瘙痒者，可选用皮质类固醇激素制剂外涂，如1%氢化可的松软膏、氟轻松软膏及0.075%地塞米松霜等。

40. A【解析】该患儿的症状包括咽部疼痛、发热和皮肤病变等。根据症状描述，这种病变可能是某种感染引起的，特别是可能与某些细菌感染（如链球菌感染）有密切关系。患儿双下肢出现瘀点和水疱，提示其可能存在凝血功能障碍或血液系统异常，需要进行血常规及血小板检查以进一步明确诊断。其他检查，如B超检查、尿常规、生化项目和胸部X线检查等，可能有助于排除其他疾病或确定病变范围，但对于该患儿当前主要的症状并无太大帮助。因此，需首先进行血常规及血小板检查。

41. A【解析】根据发生及消退迅速的风团，消退后不留痕迹等临床特点，可诊断为急性荨麻疹。

42. D【解析】荨麻疹多数为Ⅰ型变态反应，少数为Ⅱ型变态反应或Ⅲ型变态反应。

43. B【解析】急性荨麻疹可选用第一代或第二代抗组胺药，维生素C及钙剂与抗组胺药有协同作用。

44. D【解析】接触性皮炎皮损单一、境界清楚。损害限于接触部位，境界明显。损害为红斑、丘疹、水疱、大疱，严重时出现坏死溃疡，边缘鲜明。发生在组织疏松处如眼睑、包皮等，水肿明显。有瘙痒或灼痛感。

45. C【解析】对苯二胺是染发剂的一种成分。药物性接触性皮炎多为急性，在初次用药后很快发生，急性者多有显著的红斑、水肿、水疱、大疱，易继发感染而出现脓疱。也有表现为红斑、脱屑，痛感显著。变应性接触性皮炎表现为使用药物后在原正常皮肤上发生湿疹皮炎皮损，也可表现为原有的皮炎加重，还可在原有其他皮肤病的基础上发生新的皮炎。肾上腺糖皮质激素导致的接触性皮炎比较特别，因其本身有抗炎作用，所引起的接触性皮炎，在临床上常表现为治疗无反应。

46. E【解析】中毒性表皮坏死松解症属于重症药疹，皮损迅速波及全身并出现大小不等的松弛性水疱或大疱，尼氏征阳性，稍受外力即形成糜烂面，出现大量渗出，可形成大面积表皮坏死松解。

47. B【解析】药疹确诊后首先应立即停用一切可疑药物，再根据不同类型进行处理。

48. B【解析】重症药疹的治疗可用大剂量糖皮质激素、丙种球蛋白或置换血浆疗法，并积极预防感染。

49. C【解析】丘疹性荨麻疹皮损是孤立、散在分布的纺锤形1~2cm大小的风团样丘疹，纺锤的长轴常和皮纹平行，丘疹中央有小水疱，疱液清亮，抓破后形成浆液性或血性结疱。出现在四肢远端者有大疱。与题干不符，可排除。

50. B【解析】离心性环状红斑好发于躯干、臀部和四肢。皮损开始为淡红色的扁平丘疹，然后离心性向外扩大，中央皮损消退，边缘稍隆起，形成环状或半环状，触摸似橡皮样硬度，一般没有疱或小水疱，但非典型患者可伴有毛细血管扩张、紫癜、鳞屑、小水疱等。可形成多环互相重叠呈地图状，环的直径可扩大至6~8cm。

51. B【解析】根据急性期多形性、对称性皮损，有渗出倾向、瘙痒剧烈等特点可诊断为急性湿疹。

52. D【解析】渗出部位采取湿敷可以使渗出收敛、减轻。

53. E【解析】急性湿疹处理不当可以转向慢性改变、继发感染或加重泛发，脓疱疮系金黄色葡萄球菌感染导致的感染性皮肤病。

54. D【解析】阴囊部位的皮肤有红斑、糜烂，境界清楚，易与慢性湿疹相混淆。

55. C【解析】若发现表皮内有佩吉特（Paget）细胞，即可确诊为乳房外佩克特病。

56. D【解析】根据该患者，病程短，发病前有服用磺胺类药物史及龟头损害的特点，诊断应首先考虑为固定型药疹。

57. B【解析】重型固定型药疹可用类固醇皮质激素结合局部治疗。

58. D【解析】根据该患者的临床表现可考虑为湿疹。血常规检查能够发现嗜酸性粒细胞增多，血免疫球蛋白检查能够帮助鉴别具有湿疹皮炎皮损的先天性疾病。

59. B【解析】地塞米松适用于轻型湿疹。

60. A【解析】参见A3/A4型题第59题解析。

61. A【解析】根据发病前接触史和典型临床表现，可诊断为接触性皮炎。

62. D【解析】接触性致敏反应为典型的Ⅳ型变态反应。

63. E【解析】本病的治疗原则是寻找病因、迅速脱离变应原并积极对症处理。

64~65 D、C【解析】中毒性大疱性表皮坏死松解型（TEN）药疹是重症药疹之一。此型死亡率高，需住院救治。可由磺胺类、解热镇痛药（水杨酸、保泰松、氨基比林等）、抗生素、巴比妥类药物、卡马西平等多种药物引起。本型药疹起病急，全身中毒症状重。皮损为弥漫性紫红或暗红色斑片，触痛显著，有大小不等松弛性水疱，尼氏征阳性。一般将表皮剥脱面积10%~30%者称为SJS-TEN重叠，表皮坏死松解面积超过30%为TEN。黏膜糜烂明显，角膜损害可导致角膜穿孔。重者可合并感染、肝肾功能异常、电解质紊乱、内脏出血甚至死亡。

66. B【解析】固定型药疹好发于口唇、口周、龟头等皮肤、黏膜交界处，手、足、背及躯干亦可发生。典型皮损为圆形或类圆形、水肿性暗紫红色斑疹。

67. D【解析】固定型药疹常由解热镇痛类、磺胺类或巴比妥类等引起，其中磺胺类药物为最常见致敏药物。

68. A【解析】药疹发病有一定的潜伏期，初次用药一般需 4～20 天后才出现临床表现，已致敏者如再次用药，则数分钟至 24 小时之内即可发生。

69. B【解析】参见 A1 型题第 60 题解析。

70. A【解析】急性期皮损无水疱、渗液和糜烂时，可以选炉甘石洗剂、氧化锌糊或肾上腺糖皮质激素乳膏、凝胶，不得选用软膏、硬膏。大量渗出皮损可选择 3% 硼酸溶液或 0. 1% 依沙吖啶溶液或生理盐水湿敷。

71. E【解析】搔抓和接触刺激性物品（如用热水、花椒水、浓盐水等烫洗）是引起湿疹长期不愈的最主要因素，需严格禁止。

72. D【解析】参见 A3/A4 型题第 70 题解析。

73. D【解析】主要根据发病前局部接触史、接触部位典型临床表现进行诊断。

74. C【解析】斑贴试验是诊断接触性皮炎的最简单可靠的方法。

75. D【解析】参见 A1 型题第 73 题解析。

76. C【解析】病情严重，伴休克、喉头水肿及呼吸困难者，应立即抢救。方法如下：①0. 1% 肾上腺素 0. 5～1. 0ml 皮下注射或肌内注射，必要时可再次使用，心脏病或高血压患者慎用。②糖皮质激素肌内注射或静脉注射，可采用地塞米松、氢化可的松或甲基泼尼松龙等，但不得长期使用。③支气管痉挛严重时可静脉注射氨茶碱。④喉头水肿呼吸受阻时可将气管切开，心搏、呼吸骤停时，应进行心肺复苏术。

77. E【解析】该患者没有感染症状，无须应用抗生素。

78. A【解析】传染性湿疹样皮炎常见于有较多分泌物的溃疡、窦道、慢性化脓性中耳炎及腹腔造瘘开口周围皮肤，发病与分泌物及其中细菌毒素的刺激有关。

79～80 C、D【解析】传染性湿疹样皮炎原发病灶发生明显感染应做细菌培养，并根据药敏结果选用有效抗生素，瘙痒明显者可内服抗组胺药，病情严重者可考虑使用糖皮质激素。

四、B 型题

1. D【解析】接触性皮炎的皮损特点为接触部位的水肿性红斑、糜烂、渗出。

2. A【解析】痤疮、毛囊炎型的皮疹严重时可形成囊肿及脓肿。

3. E【解析】铅、汞引起齿龈蓝灰色线属于色素异常型皮损的典型表现。

4. C【解析】石棉疣属于新生物型皮损。皮损为米粒至黄豆大，高出皮面，表面粗糙不平，质硬，有压痛，纤维挑出后可愈。

5. B【解析】荨麻疹或血管性水肿属于药疹型皮损的典型表现。

6. A【解析】急性荨麻疹发病通常为Ⅰ型变态反应。

7. B【解析】输血反应引起的荨麻疹为Ⅱ型变态反应，多见于选择性 IgA 缺乏患者。

8. C【解析】Ⅲ型变态反应引起的荨麻疹见于血清病及荨麻疹性血管炎。

9. A【解析】药物激发试验有一定危险性，仅适用于口服药物所致的较轻型药疹，同时疾病本身又要求必须使用该药治疗时（如抗结核药、抗癫痫药等），禁止应用于Ⅰ型变态反应性药疹和重型药疹患者。

10. C【解析】对药物引起的接触性皮炎和湿疹型药疹，斑贴试验较有意义，且较为安全。

11. E【解析】皮内试验准确度较高，适用于预测皮肤Ⅰ型变态反应，如临床上预测青霉素和普鲁卡因等过敏反应，但阴性不能绝对排除发生反应的可能，高度药物过敏史者禁用。

12. D【解析】湿疹自觉症状为程度不等的瘙痒，一般没有系统症状。皮损可以分为急性期、亚急性期及慢性期3种。急性者表现为红斑，表皮水肿，可伴有丘疹、水疱、渗出或脱屑。亚急性水疱渗出减少，出现结痂及脱屑。慢性者主要以皮肤肥厚革化为主，可以伴有色素改变、脱发及甲改变、瘢痕等。

13. C【解析】自身敏感性皮炎多数患者在处理不当或继发感染后，原有的局限性湿疹样病变严重，随后在病变附近或远隔部位皮肤（主要是四肢，下肢为甚，其次为躯干及面部）发生多数散在或群集的小丘疹、丘疱疹、水疱和脓疱等，1～2周内可泛发全身，皮损可互相融合，皮损多对称分布。

14. E【解析】强酸、强碱引起的接触性皮炎属于原发性刺激反应。

15. C【解析】香料引起的接触性皮炎属于接触性致敏反应。

16. A【解析】物理性荨麻疹常选用抗5-羟色胺及乙酰胆碱类的抗组胺药（如羟嗪、去氯羟嗪）治疗。

17. D【解析】寒冷性荨麻疹可选用赛庚啶、酮替芬治疗。

18. D【解析】皮肤划痕症可联合使用酮替芬或UVA1级窄波UVB。

19～20 A、A【解析】Ⅰ型（IgE依赖型）变态反应包括荨麻疹型、血管性水肿、变应性休克型药疹，常见的致病药物为胰岛素、血清制品、疫苗等蛋白类药物。

21. B【解析】Ⅱ型（细胞毒型）变态反应主要引起溶血性贫血、血小板减少型紫癜、粒细胞减少及肝损害等，主要治疗药物为抗生素。

22. A【解析】急性期无水疱、渗液和糜烂时，可以选炉甘石洗剂、氧化锌糊或肾上腺糖皮质激素乳膏、凝胶，不得选用软膏、硬膏。大量渗出皮损可选择3%硼酸溶液或0.1%依沙吖啶溶液或生理盐水湿敷。

23. B【解析】亚急性皮损水疱渗出已经很少，可选用氧化锌糊剂、氧化锌油或肾上腺糖皮质激素乳膏，不宜再湿敷或过度外洗，避免造成皮肤干裂。

24. C【解析】慢性皮损可应用肾上腺糖皮质激素软膏、硬膏、乳剂或酊剂等，可以合用保湿剂和角质松解药，如20%～40%尿素软膏、10%水杨酸软膏等。

25. A【解析】有渗出的皮损采用溶液湿敷。

26. C【解析】传染性湿疹样皮炎常见于有较多分泌物的溃疡、窦道、慢性化脓性中耳炎等。

27. E【解析】青年成人期特应性皮炎皮损常表现为局限性苔藓样变，有时可出现急性、亚急性湿疹样改变，部分患者皮损表现是泛发性干燥丘疹。

28. C【解析】参见A1型题第111题解析。

29. A【解析】多形红斑型药疹典型皮损为靶形红斑，即豌豆至蚕豆大小圆形或椭圆形水肿性红斑，中心呈紫红色或有水疱，界清，此外尚有小红丘疹、斑丘疹等。常对称发生于四肢，伸侧多见，可伴发热、关节痛或腹痛。如果皮损广泛，表皮剥脱占体表面积10%以下，皮肤黏膜交界处2处以上发生大疱及糜烂，如睑缘、口周、阴部及肛周糜烂，疼痛剧烈，称重症多形红斑型药疹，为重症药疹之一，多伴高热、肺炎、肝肾功能障碍等。

30. C【解析】固定型药疹的皮疹为类圆形或椭圆形水肿性紫红色斑块，直径可达数厘米，常为单个至数个，界清，严重者可发生大疱。

31. C【解析】非免疫性药物反应通过直接刺激肥大细胞等机制引起。如阿司匹林、阿片类药等为组胺释放剂，可直接引起肥大细胞、嗜碱性粒细胞脱颗粒而导致荨麻疹及血管性水肿。

32. A【解析】药物可通过过量反应即中毒反应或蓄积中毒引发药疹，如碘、溴化物可引起痤疮样皮损，砷剂可引起色素沉着、角化及鳞状细胞癌等，与药物的剂量有关。

33. E【解析】苯妥英钠变态反应综合征属于酶缺陷。

34. B【解析】汗疱疹又名出汗不良，是累及掌跖的一种慢性复发性水疱性湿疹。

35. E【解析】淤积性皮炎发病缓慢者开始表现为小腿下1/3轻度水肿，胫前和两踝附近出现暗褐色色素沉着及斑疹（含铁血黄素沉积）。继发湿疹样改变可出现急性（如水疱、渗液、糜烂及结痂）或慢性皮损（如干燥、脱屑、苔藓样变）。内踝等处皮下组织比较薄，病程较长者可因外伤或感染产生不易愈合的溃疡。

36. D【解析】过敏性紫癜皮疹常见于双下肢，尤以小腿伸侧较多，有时发生于臀部及前臂，初为小而分散的瘀点、瘀斑，1天内变为出血性斑丘疹，5天左右颜色开始变淡，2～3周可逐渐消退，但新皮疹又分批出现。严重者可同时出现风团、水疱和坏死等皮损。

37. E【解析】花斑癣皮损初起为以毛孔为中心、境界清楚的点状斑疹，呈褐色、淡褐色、淡红色、淡黄色或白色，之后逐渐增大到指甲盖大小，呈圆形或类圆形，邻近皮损可相互融合成不规则大片状，表面覆有糠秕状鳞屑。

38. C【解析】黄褐斑皮损为大小不一、边缘清楚的黄褐色或深褐色斑片，受紫外线照射后颜色加深，常在春夏季加重，秋冬季则缓解。

39. E【解析】麻疹型药疹通常属于非变态反应。

40. D【解析】Ⅳ型变态反应，包括湿疹样及发疹型药疹、剥脱性皮炎及光变态反应等。多数为Ⅳ型变态反应。

41. E【解析】碘、溴化物可引起痤疮样皮损，属于非免疫性药物反应。

42. E【解析】参见 B 型题第 31 题解析。

43. B【解析】尿布皮炎皮损仅限于尿布区，皱褶处无皮损是其特点。

44. C【解析】淤积性皮炎多累及下肢静脉高压患者，尤其是已发生下肢静脉曲张者。

45. A【解析】钱币状湿疹好发生在四肢。

46. A【解析】瘙痒症是一种仅有瘙痒症状而无原发性皮肤损害的皮肤病。

47. B【解析】急性湿疹患者表现为红斑，表皮水肿，可伴有丘疹、水疱、渗出或脱屑。亚急性水疱渗出减少，出现结痂及脱屑。慢性者主要以皮肤肥厚革化为主，可以伴有色素改变、脱发及甲改变、瘢痕等。

48. C【解析】神经性皮炎又称慢性单纯性苔藓，是一种常见的慢性皮肤神经功能障碍性皮肤病，以皮肤苔藓样变及剧烈瘙痒为特征。

49. A【解析】寒冷性荨麻疹分为获得性和遗传性 2 种。获得性寒冷性荨麻疹表现为受冷后数分钟出现风团。如在游泳时发生寒冷性荨麻疹，可致溺水死亡。进食冷饮，也可引起喉头肿胀。此型可用冰块试验诊断，即将小冰块放置于前臂皮肤上 5 分钟，如局部诱发出风团可确诊。遗传性寒冷性荨麻疹为家族性常染色体显性遗传，女性多见，常于幼年开始发病，于受冷后数小时出现泛发性风团，可伴畏寒、发热、头痛、关节痛和白细胞计数升高，被动转移试验阴性。

50. E【解析】皮肤划痕症也称人工荨麻疹。表现为用手搔抓或用钝器划过皮肤数分钟后沿划痕出现条形隆起，伴或不伴瘙痒，约半小时后能够自行消退。迟发型皮肤划痕症表现为划痕后数小时后在皮肤上出现的线条状风团和红斑，在 6~8 小时达到高峰，持续时间通常不超过 48 小时。

51. B【解析】参见 A1 型题第 58 题解析。

52. C【解析】日光照射后数分钟在暴露部位出现红斑与风团，1~2 小时可自动消退，严重患者在身体非暴露部位亦可出现风团，自觉瘙痒和刺痛。可由中波、长波紫外线或可见光及人造光引起，以波长 300nm 左右的紫外线最敏感。少数敏感性较高的患者接受透过玻璃的日光也可发病。病情严重的患者可出现全身症状（如畏寒、乏力、晕厥及痉挛性腹痛等）。

五、X 型题

1. BCE【解析】癣菌疹多在原发感染灶外突然出现对称性皮损，可以出现汗疱疹样、丹毒样、猩红热样、湿疹样、荨麻疹样、紫癜样、银屑病样及结节性红斑样多种皮损。

2. BDE【解析】急性水疱渗出可用生理盐水、硼酸、稀释的布罗（Burow）溶液及次醋酸铝溶液或1∶1000高锰酸钾液湿敷。轻度无水疱渗出可用类固醇皮质激素霜外用。亚急性接触性皮炎和慢性接触性皮炎的治疗主要是外用类固醇皮质激素。慢性皲裂性损害还可用焦油封包及类固醇皮质激素封包治疗。

3. ABDE【解析】癣菌疹主要根据临床表现来诊断。如果患者有一活动性皮肤癣菌感染灶，且皮损在皮肤癣菌感染活动后发生则应考虑本病。新发皮损处的真菌检查呈阴性，皮肤癣菌素试验可以呈阳性但多缺乏特异性。如果皮损随原发皮肤癣菌病的好转而消退则可以帮助做回顾性诊断。

4. ABCD【解析】参见A1型题第58题解析。

5. ABCD【解析】工业职业性皮肤病病因如下。①化学性因素：包括原发性刺激物和接触性致敏物两大类。②物理性因素：主要包括机械性损伤、高温、寒冷、电、日光、X线、激光及放射性核素等。③生物性因素：包括真菌、细菌、寄生虫、病毒及某些植物的浆汁、花粉、毛刺及尘屑，某些水生动物也可引起皮肤病。

6. BCDE【解析】应及早足量内用类固醇皮质激素，若怀疑有继发感染，可全身选用抗生素。

7. ABCD【解析】工业职业性皮肤病是由于接触某些物质或在某种环境下工作所致的一类皮肤疾病，其临床类型比较多样化。根据学科分类、病因、病变特点等方面的不同，可以将工业职业性皮肤病的临床类型分为多种。常见的几种类型如下：皮肤瘙痒症型，主要表现为皮肤瘙痒、干燥、角化增生等症状，A正确。感染型，包括真菌、细菌、病毒等各种感染，如足癣、皮肤葡萄球菌感染、疱疹等，B正确；毛发指甲异常型，可出现脱发、毛囊炎、指甲变形等症状，C正确；皮肤黏膜溃疡型，常见于接触重金属、放射线、化学物品等职业性暴露，表现为慢性非特异性溃疡、假性银屑病等，D正确。无脓疱型，E错误。

8. ABCD【解析】慢性单纯性苔藓的皮损为苔藓样变和多角形扁平丘疹，无个人和家族遗传过敏史，无特殊的皮损发生和发展规律，无血清和皮肤点刺试验的异常发现。

9. ABD【解析】糖皮质激素在必要时可作为职业性皮肤病的治疗措施，但不是预防措施。避免或减少与有害物质的接触、皮肤保护剂的使用、皮肤清洁剂的使用为职业性皮肤病的预防措施。

10. ABCDE【解析】海蜇皮炎是由海蜇的刺丝囊刺伤皮肤引起的皮肤反应。因刺丝囊内含类蛋白、组胺、5-羟色胺、趋化因子及有毒酶类等，严重时可引起全身反应。

11. BC【解析】接触性致敏反应有一定潜伏期，首次接触后不发生反应，经过1~2周后如再次接触同样致敏物才发病，接触者仅少数人发病，为典型的Ⅳ型变态反应。

12. ABCE【解析】特应性皮炎自觉剧烈瘙痒。不同年龄段的皮损具有特征性。婴幼儿期（0~2岁）：生后2~6个月于面部、头部或躯干四肢伸侧出现急性湿疹，表现为红斑、丘疹、水疱、渗出、糜烂和结痂。继发感染时可出现脓疱、脓痂、发热。儿童期（2~12岁）：

可为婴儿期的延续也可能为首发。分为湿疹型和痒疹型两型。皮疹多位于肢体屈侧，尤其是肘窝和腘窝，呈亚急性或慢性湿疹，或四肢伸侧和背部的痒疹样损害。颈侧可见网状色素沉着，即“特应性脏颈”。青少年及成人期：表现为苔藓化损害。通常全身皮肤明显干燥。

13. AB【解析】接触物分为原发性刺激物和接触性致敏物，部分接触物低浓度时为致敏物，高浓度时为刺激物。强酸为刺激物，引起刺激性接触性皮炎，而非变应性接触性皮炎，不属于致敏反应。刺激物浓度决定病情轻重，但接触性致敏物的浓度与病情无关。

14. ABCDE【解析】荨麻疹是各种原因所导致的肥大细胞等多种炎症细胞活化，释放具有炎症活性的化学介质，如组胺、5-羟色胺、细胞因子、趋化因子、花生四烯酸代谢产物，引起血管扩张和血管通透性增加、平滑肌收缩及腺体分泌增加等，产生皮肤、黏膜、呼吸道和消化道等一系列局部或全身性过敏现象。

15. ABCD【解析】湿疹可能和下列因素有关。

①内部因素：慢性感染病灶（如慢性胆囊炎、扁桃体炎及肠寄生虫病等）、内分泌和代谢改变（如月经紊乱、妊娠等）、血液循环障碍（如小腿静脉曲张等）、神经精神因素及遗传因素等，后者与个体易感性有关。②外部因素：本病的发生可因食物（如鱼、虾和牛羊肉等）、吸入物（如花粉和尘螨等）、生活环境（如炎热、干燥等）、动物毛皮及各种化学物质（如化妆品、肥皂和合成纤维等）诱发或加重。本病的发生和各种内外部因素相互作用有关，少数由Ⅳ型变态反应介导。

16. ABCD【解析】自身敏感性皮炎的临床表现：剧烈瘙痒。多有局限性炎症或创伤历史或局部炎症突然加重史。皮损为急性泛发性湿疹，手或足可以出现汗疱疹样皮损，也可以出现小腿丹毒样皮损或多形红斑样皮损。可以有发热、淋巴结肿大。

17. ADE【解析】B 选项，乳房湿疹多见于哺乳期妇女、过敏体质者。C 选项，钱币状湿疹好发生在四肢，皮损为密集小丘疹和丘疱疹融合成的圆形或类圆形钱币状斑片，境界清晰，直径 1~3cm，急性期红肿、渗出明显，慢性期皮损肥厚、色素增加，其上覆有干燥鳞屑，自觉剧烈瘙痒。

18. ABCDE【解析】腹型紫癜需积极治疗，避免接触变应原，系统给予降低血管通透性药物，糖皮质激素甚至联合细胞毒性药物（环磷酰胺）。严重的肾型紫癜如肾功能受损、大量蛋白尿也需系统糖皮质激素治疗。

19. ABCD【解析】参见 A1 型题第 60 题解析。

20. AD【解析】过敏性紫癜实验室检查：毛细血管脆性试验阳性。血中 IgA 型免疫复合物均可升高，ANCA 多呈阴性。可有轻度的白细胞计数增多，淋巴细胞及嗜酸粒细胞可增多。血小板计数正常或减少。出、凝血时间正常。红细胞沉降率可加快。肾型紫癜可有血尿、蛋白尿、管型尿等。

21. BD【解析】B 选项，治疗原则及药物与湿疹相同，较早应用糠馏油、煤焦油等抗炎，各种皮质类固醇类软膏或霜，并注意局部抗菌治疗。D 选项，合理洗浴，避免过度洗、烫。

22. ABC【解析】慢性单纯性苔藓应与慢性湿疹、扁平苔藓、原发性皮肤淀粉样变、特应性皮炎进行鉴别。

23. ABCE【解析】自身敏感性皮炎的治疗方式如下。①全身治疗：抗组胺类药物能够止痒，如氯苯那敏、西替利嗪、咪唑斯汀等。静脉注射 10% 葡萄糖酸钙或 10% 硫代硫酸钠溶液，每次 10ml，每日 1 次，10 次为 1 个疗程。抗生素治疗可酌情使用青霉素等。②局部治疗：首先用 2%~4% 硼酸溶液或生理盐水等进行冷湿敷，每次 30~60 分钟，每天 2~4 次，湿敷间歇或晚间可使用 40% 氧化锌油外涂，渗出减少后改用氧化锌糊膏。

24. BCDE【解析】刺激性接触性皮炎是由各种强酸、强碱等刺激物对皮肤直接作用所致，凡接触者均发病。皮损特点为急性刺激性皮炎，接触刺激物后，局部很快出现潮红、水肿、大疱、糜烂，甚至坏死、渗出。慢性累积刺激性皮炎为长期反复接触弱刺激物所致，主要表现为皮肤干燥、潮红、粗糙、角化及皲裂、脱屑。

25. ABCD【解析】E 选项，血中嗜酸性粒细胞增多，被动转移试验可阳性。

26. ABCD【解析】结节性痒疹初起常在昆虫叮咬处发生风团样丘疱疹，逐渐形成半球形结节，黄豆至蚕豆大小，角化明显，呈疣状外观或有裂纹，数目不等，数个至数十个以上，黑褐色，散在孤立，触之有坚实感，由于搔抓常见表皮剥脱、出血或结痂，结节周围皮肤有色素沉着及肥厚、苔藓样变，邻近皮损可密集成斑块或纵行排列。瘙痒剧烈，好发于四肢伸侧及手足背部、小腿伸侧更为明显，病程漫长，长期不愈。

27. ABD【解析】自身敏感性皮炎一般发病前某些部位存在湿疹样皮损，由于处理不当（过度搔抓或外用药物刺激等）或继发化脓性感染而导致原有皮损恶化，出现红肿、糜烂及较多渗液，加上创面污秽、痂屑堆积，以致组织分解产物、细菌产物和外用药物等被机体作为抗原吸收，引发免疫反应。

28. AD【解析】参见 A1 型题第 72 题解析。

29. ABCD【解析】手癣可出现水疱、红斑、脱屑、角化等皮损，湿疹、汗疱疹及接触性皮炎等均可出现水疱。

30. BD【解析】儿童期特应性皮炎皮损波及四肢屈侧或伸侧，常限于肘窝、腘窝等处，其次为眼睑、颜面和颈部。

31. ABCD【解析】参见 B 型题第 12 题解析。

32. ABC【解析】参见 A1 型题第 4 题解析。

33. ABCD【解析】特应性皮炎属于慢性、复发性、瘙痒性皮肤病。“特应性”的含义：①有易患哮喘、变应性鼻炎、湿疹的家族性倾向。②对异种蛋白过敏。③血清中 IgE 值高。④血嗜酸性粒细胞增多。典型的特应性皮炎除有特定的湿疹临床表现外，还具有上述四个特点。

34. ABC【解析】胆碱能性荨麻疹又称小丘疹状荨麻疹，多由运动、受热、紧张、热饮或饮酒使躯体体温上升而诱发。

35. ABD【解析】参见 A1 型题第 73 题解析。

36. CD【解析】参见 B 型题第 49 题解析。

37. ABCD【解析】参见 A1 型题第 4 题解析。

38. ACE【解析】压力刺激作用后 4~6 小时开始产生瘙痒性、烧灼样或疼痛性水肿性斑块，连续 8~12 小时，部分患者伴有畏寒等全身症状。站立、步行、穿紧身衣及长期坐在硬物体上可诱发本病，常见于承重和持久压迫部位，如臀部、足底和系腰带处。

39. AC【解析】运动可引起运动性荨麻疹，运动后可引起胆碱能神经发生兴奋性冲动而释放乙酰胆碱，诱发肥大细胞和嗜碱性细胞释放组胺而发病。

40. AC【解析】漆性皮炎发病部位多在露出部位，以颜面、颈部、腕关节周围、手背、指背为多，之后迅速蔓延，可扩展至外阴部（阴茎、阴囊）、胸、腹、腰、四肢（多见于小腿）等部位，背部及手掌发病者少。

41. ACD【解析】压力性荨麻疹好发于承重及持续受压迫部位。

42. ACD【解析】参见 A1 型题第 60 题解析。

43. ABC【解析】酮替芬可用于治疗荨麻疹，如皮肤划痕症、寒冷性荨麻疹、胆碱能性荨麻疹。

44. ABCD【解析】特应性皮炎的免疫功能异常：表现为对各种感染的易感性增加，皮肤防御水平低下，外周血中 T 细胞，特别是 $CD8^+$ T 细胞降低；T 细胞对单纯疱疹抗原以及白念珠菌的反应性降低；NK 细胞活性降低等。Th_1 和 Th_2 细胞功能失衡，急性期 Th_2 类细胞反应过强，使得 IgE 产生过多；慢性皮损呈 Th_1-Th_2 反应模式。免疫异常可能是遗传性的也可能与环境有关。

45. ABC【解析】影响药物敏感性的个体因素：不同个体对药物反应的敏感性差异较大，包括遗传因素（过敏体质）、某些酶的缺陷、机体病理或生理状态的影响等。同一个体在不同时期对药物的敏感性也可不相同。

46. ABC【解析】参见 A1 型题第 60 题解析。

47. ABCD【解析】临床上易引起药疹的药物有抗生素、解热镇痛药、镇痛催眠药和抗癫痫药、抗痛风药、异种血清制剂和疫苗、中药等。

48. CDE【解析】A 选项，药疹可由免疫性机制（主要是变态反应）或非免疫性机制引起。B 选项，中药也可引起药疹。

49. ACD【解析】B 选项，病情轻重与药物的药理作用、剂量无相关性。

50. ABCD【解析】急性期皮损无渗液时，用炉甘石洗剂外涂；有渗液时，可用 3% 硼酸溶液或1∶2000的醋酸铅溶液冷湿敷，每日2~4次。糜烂者可涂40%氧化锌油。

51. ABCD【解析】固定型药疹常由磺胺、解热镇痛药、巴比妥类、四环素类和硝基咪唑类等药物引起。

52. AC【解析】汗疱疹依据临床诊断，要与水疱型手癣、汗疱型癣菌疹、剥脱性角质松解症等鉴别。

53. ABCD【解析】麻疹型药疹系由药物过敏所致，有明确服药史及剧烈瘙痒，且皮损以躯干处为多；而麻疹系病毒感染引起，可于口腔黏膜处见科氏斑，皮损出现有一定顺序，多为耳后、面部、躯干、四肢，累及全身后皮损变淡消退，可有脱屑。

54. ACD【解析】慢性单纯性苔藓的治疗：避免搔抓、摩擦等各种刺激，阻断"瘙痒—搔抓—瘙痒"恶性循环。可外用药物治疗。皮损广泛者可选用药浴、矿泉浴、紫外线治疗等。系统药物治疗可口服抗组胺药、钙剂、维生素C，配合谷维素、维生素B_1、维生素B_{12}等。

55. ABD【解析】参见A1型题第113题解析。

56. ABE【解析】淤积性皮炎的诊断要点：①皮损好发于小腿。②以中老年人为多，常伴下肢静脉曲张。③初起为小腿下1/3轻度水肿，胫前及踝部红斑和褐色色素沉着，继而出现湿疹化皮疹，可有丘疹、水疱、糜烂、渗液和结痂。反复难愈后可出现皮肤干燥、脱屑、皲裂、肥厚及苔藓样变等慢性湿疹改变。久之整个小腿皮肤增厚呈棕褐色，由于搔抓，远端可出现皮肤溃疡，经久不愈，个别患者可发展成鳞状细胞癌。④自觉程度不同的瘙痒。

57. BCD【解析】痤疮型药疹多由于长期应用碘剂、溴剂、糖皮质激素和避孕药等引起。

58. ABD【解析】C选项，强酸可引起刺激性接触性皮炎。

59. ABCDE【解析】重型药疹治疗：即刻停药，积极住院抢救，加强护理和支持疗法。给予高蛋白、高热量且富含维生素的流质或半流质饮食。注意酸碱、水电解质平衡。注意保暖、清洁并保持呼吸道通畅，鼓励患者勤翻身、咳嗽，以利于排出松解的呼吸道黏膜。严防交叉感染、交叉过敏的发生。若怀疑有继发感染，可全身选用抗生素。应及早足量内用类固醇皮质激素。

60. ACD【解析】参见B型题第43题解析。

61. AC【解析】易致敏的药物用药前要常规做皮试，如青霉素、链霉素、普鲁卡因、破伤风抗毒素等。

62. ACD【解析】药疹的预防措施如下：①用药前要仔细询问药物过敏史，避免应用已知过敏药物及与过敏药物结构相似的药物。②易致敏的药物用药前要常规做皮试，如青霉素、链霉素、普鲁卡因、破伤风抗毒素等。③应详细告知患者致敏药物及同类药物的名称，并记录在病史中，使其以后看病时能够告知医生。④内用药物后如有瘙痒、红斑、胸闷、气喘、发热、全身不适等症状出现，应立即停用可疑药物。

63. ABCDE【解析】变应性休克的救治：应立即停用疑似致敏药物，去枕仰卧，密切监测生命体征，如呼吸、血压、心率和尿量。抢救可皮下注射 0.1% 肾上腺素 0.5~1.0ml，肌内注射地塞米松 5mg 或氯苯那敏 10mg，同时开放静脉，使用 5%~10% 葡萄糖 500ml，以及琥珀酸氢化可的松 200mg 静脉滴注。如血压不升，可在 15~20 分钟内重复注射肾上腺素 1 次，并且请内科会诊，使用多巴胺等升压药。有喉头水肿，影响呼吸者应立即请耳鼻喉科医生会诊，气管插管抢救生命。有下呼吸道痉挛者应在内科医生指导下使用氨茶碱。

64. AB【解析】湿疹可累及表皮和真皮。

65. ABD【解析】手部湿疹的病因非常复杂，尚不明确，可能由某种内部或外部原因引起，也可能是多种内部或外部因素综合作用的结果。内部原因可能和免疫功能异常、内在疾病等有关，外部因素可能与过敏，温度、湿度变化，微生物侵袭等有关。手部湿疹自觉症状为程度不等的瘙痒，一般没有系统症状。皮损常发生于掌中部及掌指侧，皮肤干燥、角质增生、皲裂。有时手部湿疹还会伴有指甲的营养不良等表现，手指也可出现皲裂、水疱等。

66. BCD【解析】慢性湿疹常用糠馏油、黑豆馏油、煤焦油和皮质类固醇类软膏或霜剂，也可将这类药物制成硬膏或涂膜剂。此外，对局限肥厚性损害尚可用皮质类固醇做局部皮内注射，每周 1 次，一般 4~6 次为一疗程。

六、案例分析题

1. CE【解析】患儿初发皮损特点为多形性、瘙痒、渗出、反复发作，故湿疹诊断明确，后出皮损以水疱为主，周围红晕，伴有高热故可拟诊疱疹病毒感染。

2. ABDE【解析】选项 A、选项 B、选项 E 为住院患者的常规检查，选项 D 为本例患者的特殊检查。因卡波西水痘样疹为特应性皮炎感染 HSV 所致。

3. ACDF【解析】根据皮损特点，抗过敏药和抗病毒药为必需，预防性使用抗生素也是治疗原则之一，而免疫抑制药大多用于自身免疫病。

4. C【解析】乳房湿疹常见于哺乳期女性。表现为乳头、乳晕、乳房暗红斑，其上有丘疹和丘疱疹，境界不清楚，可伴糜烂、渗出和皲裂，可单侧或对称发病，瘙痒明显，发生皲裂时可出现疼痛。仅发生于乳头部位者称为乳头湿疹。

5. ABE【解析】湿疹依据临床表现可以分为急性期、亚急性期及慢性期 3 种。

6. ABCDE【解析】临床上特殊的湿疹包括手部湿疹，乳房湿疹，外阴、阴囊和肛门湿疹，钱币状湿疹等。

7. B【解析】乳房湿疹患者表皮内有水疱、丘疹形成。

8. ADE【解析】急性湿疹表现为表皮内海绵形成，真皮浅层毛细血管扩张，血管周围有淋巴细胞浸润，少数为中性粒细胞和嗜酸性粒细胞。

9. B【解析】湿疹的一般治疗：避免各种因素，如搔抓、肥皂擦洗、热水洗澡、吃易致敏和刺激的食物等。

10. CD【解析】急性渗出、丘疹者可用3% 硼酸溶液湿敷；丘疹、红斑、渗出不多者可选用氢化可的松糊剂、樟硫炉等水粉剂。对小范围亚急性湿疹应用糖皮质激素霜剂，配合焦油类制剂外用效果较好。慢性湿疹可用激素类药膏，如氟轻松软膏，皮肤有增厚者可选用硫煤膏等。顽固性湿疹可做局部皮损处浅表 X 线治疗。

11. ABCD【解析】肾上腺糖皮质激素：适用于短期能够祛除病因或严重水肿，泛发性皮疹、红皮病等为快速控制症状也可以应用，但必须慎重，缓慢减量以免发生系统不良反应及反跳。

12. B【解析】参见 B 型题第 49 题解析。

13. C【解析】特殊类型荨麻疹包括皮肤划痕症、寒冷性荨麻疹、胆碱能性荨麻疹、压迫性荨麻疹、接触性荨麻疹、蛋白胨性荨麻疹、日光性荨麻疹。

14. AD【解析】参见 B 型题第 49 题解析。

15. D【解析】皮损反复发作超过 6 周以上，且每周发作至少 2 次者称为慢性荨麻疹。

16~17 A、B【解析】多数荨麻疹是Ⅰ型变态反应，少数为Ⅱ型变态反应或Ⅲ型变态反应或Ⅳ型变态反应。Ⅱ型变态反应多发生在输血引起的荨麻疹。Ⅲ型变态反应多见于血清病和荨麻疹性血管炎。

18. ABDE【解析】变态反应性者多数为Ⅰ型变态反应，由 IgE 介导。特异性 IgE 与肥大细胞或嗜碱性粒细胞表面受体结合，引起肥大细胞和嗜碱性粒细胞脱颗粒，释放组胺等介质，使血管通透性增加，毛细血管扩张，平滑肌收缩，腺体分泌增加，产生皮肤黏膜、消化道、呼吸道等一系列症状。

19. ABCDE【解析】抗 5-羟色胺药物如氯苯那敏、氯丙嗪、阿司匹林和赛庚啶等对患者接触冷刺激后的疼痛有一定缓解作用。通过反复让患者暴露在冷水浴中进行寒冷脱敏，但有引发全身症状的风险，需要在医生的监督下进行。

20. ABCF【解析】因题干中病史只累及皮肤病变，遂排除 D 选项，因病史 8 年，排除 E 选项（为常染色体隐性遗传病，小儿多见）。

21. ACEFGH【解析】选项 C 为常规检查，选项 A、选项 E 为特应性皮炎辅助检查，选项 G、选项 H 为接触性皮炎辅助检查，选项 F 为湿疹辅助检查。

22. ABCDEF【解析】考虑为湿疹，所有选项均可应用于治疗湿疹。

23. D【解析】参见 A1 型题第 15 题解析。

24. E【解析】特应性皮炎是一种累及皮肤黏膜的慢性炎症性疾病，具有一定家族遗传性。

25. ADE【解析】特应性皮炎根据临床表现可分为婴幼儿期、儿童期和青年成人期。

26. A【解析】婴儿期表现：约 60% 患者于 1 岁以内发病，以出生后 2 个月以后为多。皮损多分布于两颊、额部和头皮，皮疹以急性湿疹表现（红斑、丘疹、丘疱疹、糜烂、渗出、结痂）为主，后逐渐蔓延至四肢伸侧，瘙痒剧烈。

27. BCDE【解析】43%~83% 患者有特应性家族史。

28. A【解析】典型的特应性皮炎除有特定的湿疹临床表现外，还具有以下 4 个特点：①易患哮喘、变应性鼻炎的家族倾向。②对多种异种蛋白过敏。③血清中 IgE 增高。④血嗜酸性粒细胞增高。

29. ABCDEF【解析】特应性皮炎患者可伴发幼年白内障、鱼鳞病、眶下褶、眶周黑晕、干皮症、掌纹症、毛周隆起，易感染病毒、球菌、真菌等。

30. DE【解析】Williams 诊断标准诊断：必要条件是具有皮肤瘙痒症状（或家长叙述患儿有搔抓、摩擦皮肤病史）。辅助条件 5 条：①发病年龄 <2 岁（4 岁以下儿童不适用）。②屈侧部位皮肤受累史（10 岁以下儿童包括面部）。③全身皮肤干燥史。④个人有其他特应性疾病史（或 4 岁以下儿童的一级亲属有特应性疾病史）。⑤可辨认的屈侧皮炎（或 4 岁以下儿童额/面部和远端肢体皮炎）。

31. B【解析】多形红斑型药疹典型皮损为靶形红斑，即豌豆至蚕豆大小圆形或椭圆形水肿性红斑，中心呈紫红色或有水疱，界清，此外尚有小红丘疹斑丘疹等。常对称发生于四肢，伸侧多见，可伴发热、关节痛或腹痛。

32. D【解析】临床上易引起药疹的药物有抗生素、解热镇痛药、镇痛催眠药和抗癫痫药、抗痛风药、异种血清制剂和疫苗、中药等。在引起药疹的药物中以抗生素和解热镇痛药最为常见。

33. D【解析】Ⅱ型变态反应性荨麻疹，多见于选择性 IgA 缺乏患者，可发生于输血反应，引起变应性休克等。

34. ACE【解析】药物性皮炎发病机理非常复杂，可以是免疫性或非免疫性机理，但大部分药疹是变态反应，由于变态反应的药疹只限于少数服药的人，服用各种药品的人很多。而发生药疹的毕竟是少数，又由于变应性药疹不是药理作用或毒性反应，药疹和用药的剂量无关，极微量的药物能使高度敏感的人发生严重的药疹。第一次接触药物后有 4~20 天潜伏期，一般为 7~10 天，以后再接触该药时不再有潜伏期，而在几分钟至 24 小时内发病。

35. B【解析】药疹发病的机理较为复杂，一般分为两大类，免疫性反应（变态反应）：多数药疹属于此类反应，变态反应性药疹与Ⅰ型、Ⅱ型、Ⅲ型、Ⅳ型变态反应均有关。非免疫性反应（非变态反应）：与药理作用、过量反应、蓄积作用、某些代谢酶缺陷、光毒性反应等有关。

36. E【解析】药疹可根据明确的用药史和过敏史、一定的潜伏期、皮疹特点及发生规律进行诊断。

37. C【解析】仅有中毒性大疱性表皮坏死松解型药疹尼氏征阳性。

38. D【解析】治疗药疹的首要措施是停用一切可疑致敏药物及结构相似的药物。

干燥综合征　　玫瑰糠疹

第十章　结缔组织病及血管皮肤炎

一 A1 型题

1. 过敏性紫癜的组织学改变为
   A. 白细胞破碎性大血管炎　　B. 淋巴细胞性小血管炎
   C. 白细胞破碎性小血管炎　　D. 肉芽肿性大血管炎
   E. 肉芽肿性小血管炎
2. 系统性红斑狼疮多见于
   A. 育龄期女性　　B. 中青年男性
   C. 3~15 岁女性　　D. 50 岁以上老年女性
   E. 儿童
3. Wegener 肉芽肿病的组织学改变为
   A. 白细胞破碎性大血管炎　　B. 肉芽肿性小血管炎
   C. 淋巴细胞性小血管炎　　D. 肉芽肿性大血管炎
   E. 白细胞破碎性小血管炎
4. 系统性红斑狼疮致病机制属于
   A. Ⅰ型变态反应　　B. 自身免疫病
   C. Ⅲ型变态反应　　D. Ⅱ型变态反应
   E. Ⅳ型变态反应
5. 盘状红斑狼疮的组织病理不包括
   A. 角化过度伴角化不全　　B. 表皮萎缩
   C. 基底细胞液化变性　　D. 密集的白细胞浸润
   E. 色素失禁
6. 下列实验室检查与白塞综合征的病情活动高度相关的是
   A. 红细胞沉降率　　B. 铜蓝蛋白
   C. C 反应蛋白　　D. 血清黏蛋白
   E. 抗口腔黏膜自身抗体
7. 下列关于狼疮结节的叙述，不正确的是
   A. 结节粟粒至豌豆大小　　B. 结节红褐色或棕褐色

C. 结节质硬　　D. 愈合的瘢痕上可形成新的皮损
E. 结节可自行吸收或破溃而形成边缘的溃疡

8. 紫外线对 LE 的影响为
A. 无变化　　B. 加重
C. 减轻　　D. 变形
E. 无密切关系

9. 与过敏性紫癜发病有关的因素有
A. 溶血性链球菌感染　　B. 自身免疫性疾病
C. 流感病毒　　D. 巴比妥类药物
E. 以上都包括

10. 皮肌炎患者最先受累的肌群是
A. 膈肌　　B. 心肌
C. 眼肌　　D. 四肢近端肌群
E. 肋间肌

11. 白塞综合征少发于
A. 口腔　　B. 眼
C. 肺　　D. 皮肤
E. 生殖器

12. 长期服用氯喹应注意定期进行
A. 心脏检查　　B. 尿常规检查
C. 眼科检查　　D. 肝功能检查
E. 心电图检测

13. 下列因素与过敏性紫癜无关的是
A. 感染　　B. 食物
C. 药物　　D. 恶性肿瘤
E. 理化因素

14. 寻常狼疮少发于
A. 背部　　B. 颈部
C. 面部　　D. 四肢
E. 胸部

15. 下列关于使用抗疟药的叙述，不正确的是
A. 可增强对紫外线的耐受性　　B. 定期进行眼科检查
C. 有一定的免疫抑制和抗炎作用　　D. 常用氯喹 0.25~0.50g/d
E. 长期使用要注意定期检查肾功能

16. 关于过敏性紫癜的实验室检查，不正确的是
    A. 出凝血时间缩短
    B. 血小板功能正常
    C. 血小板计数正常
    D. 毛细血管脆性试验阳性
    E. 凝血因子在正常范围
17. 急性痘疮样苔藓状糠疹的皮损特点为
    A. 皮疹为单侧分布的红斑水疱群
    B. 皮疹为水疱
    C. 皮疹为淡红斑鳞屑
    D. 皮疹为脓疱
    E. 皮疹为多形性，有丘疹、丘疱疹、坏死及结痂鳞屑
18. 下列关于 SCLE 的叙述，不正确的是
    A. 通常病情急重而不稳定
    B. 愈后不留瘢痕
    C. 可见毛细血管扩张
    D. 皮损呈光敏性
    E. 多累及躯干上部的暴露部位
19. 变应性血管炎主要侵犯
    A. 表皮
    B. 真皮浅层
    C. 真皮深层
    D. 皮下脂肪
    E. 皮肤附件
20. 下列关于硬红斑，不正确的是
    A. 多发于年轻女性
    B. 不伴有其他内脏结核
    C. 冬春季发病
    D. 好发于小腿中下部屈侧
    E. 冬春季加剧
21. SCLE 患者较少见
    A. 发热
    B. 浆膜炎
    C. 中枢神经系统受累
    D. 关节痛
    E. ANA 阳性
22. 下列说法不正确的是
    A. 系统性红斑狼疮血小板减少
    B. 血栓性静脉炎多合并白塞综合征
    C. 银屑病的鳞屑剥去后，出现点状出血
    D. 过敏性紫癜出血时间延长
    E. 化脓性肉芽肿易出血
23. 对药物性狼疮具有诊断意义的抗体为
    A. 抗核抗体
    B. 抗单链 DNA 抗体

C. 抗 RNP 抗体　　D. 抗 Sm 抗体
E. 抗组蛋白抗体

24. 下列不是变应性血管炎皮损的特征的是
A. 紫癜　　B. 结节
C. 出血　　D. 坏死
E. 溃疡

25. SLE 累及关节肌肉时，下列叙述正确的是
A. 可有肌痛，肌无力明显　　B. 受累关节常发生畸形
C. 血清酶升高　　D. 5% 患者有关节疼痛
E. 可出现缺血性骨坏死，以股骨头受累最常见

26. 白塞综合征口腔溃疡每年至少发作
A. 1 次　　B. 2 次
C. 3 次　　D. 4 次
E. 5 次

27. 系统性硬皮病的主要死亡原因为
A. 中枢神经系统病变　　B. 胃肠道病变
C. 营养障碍　　D. 心脏病变
E. 肺部病变

28. SLE 皮损好发部位是
A. 额头　　B. 唇周
C. 双耳后及发际　　D. 面颊和鼻背部
E. 躯干部

29. 变应性血管炎是（　　）变态反应
A. Ⅰ型　　B. Ⅲ型
C. Ⅱ型　　D. Ⅳ型
E. Ⅱ型与Ⅲ型

30. SLE 患者最常见的早期症状之一是
A. 发热　　B. 光敏感
C. 关节症状　　D. 雷诺现象
E. 浆膜炎

31. SLE 最常见的心血管症状是
A. 静脉曲张　　B. 心包炎
C. 心肌炎　　D. 冠心病
E. 心肌梗死

32. 新生儿 SLE 的血清学标志抗体为
A. 抗 Sm 抗体
B. 抗 RNP 抗体
C. 抗 Ro/SSA 抗体
D. 抗 PCNA 抗体
E. 抗 Scl-70 抗体

33. 治疗深在性红斑狼疮的首选药物为
A. 皮质激素
B. 氨苯砜
C. 环孢素
D. 氯喹
E. 硫唑嘌呤

34. 治疗 SLE 的主要药物为
A. 泼尼松
B. 血浆置换
C. 免疫球蛋白
D. 免疫抑制剂
E. 青霉素

35. 下列人群为盘状红斑狼疮多发人群的是
A. 20 岁以下的女性
B. 40 岁以上的女性
C. 20~40 岁的男性
D. 20~40 岁的女性
E. 40 岁以上的男性

36. 狼疮性肾炎病情活动的重要指标为
A. 尿检红细胞个数
B. 高血压
C. ANA 效价
D. 水肿轻重程度
E. 24 小时尿蛋白定量

37. 药物引起的红斑狼疮，其皮损主要表现为
A. 血管炎
B. 慢性荨麻疹
C. 光敏感
D. 蝶形红斑
E. 盘状红斑狼疮

38. SLE 的特征性抗体为
A. 抗 ds-DNA 抗体
B. 抗 nRNP 抗体
C. 抗 Sm 抗体
D. 抗红细胞抗体
E. 抗心磷脂抗体

39. 抗 ds-DNA 抗体效价可
A. 提示预后情况
B. 提示病情程度
C. 确诊 SLE
D. 提示疾病活动性
E. 确诊皮肌炎

40. 治疗 SLE 的首选药物是
A. 环磷酰胺
B. 氯喹

C. 环孢素　　D. 硫唑嘌呤
E. 糖皮质激素

41. SLE 最典型的皮肤损害是
A. 对称性皮疹　　B. 雷诺现象
C. 网状青斑　　D. 面颊部蝶形红斑
E. 口腔溃疡

42. SLE 的组织病理变化不包括
A. 基底细胞液化变性　　B. 色素失禁
C. 红细胞外渗　　D. 管壁纤维蛋白沉积
E. 真皮浅层水肿

43. 紫癜的主要皮损为
A. 丘疹　　B. 瘀点、瘀斑
C. 红斑　　D. 色素沉着
E. 风团

44. 新生儿 SLE 除皮损外最易出现的临床表现为
A. 肝炎　　B. 溶血性贫血
C. 先天性心脏房室传导阻滞　　D. 血小板减少
E. 肾炎

45. 下列不属于 ARA 1997 年推荐的 SLE 诊断标准的是
A. 浆膜炎　　B. ANA 阳性
C. 狼疮发　　D. 口腔溃疡
E. 神经病变

46. 与营养不良性大疱性表皮松解症相关的是
A. 编码 *K*5 和 *K*14 的基因突变　　B. 编码板层素 5 和 XVII 型胶原基因突变
C. 类固醇硫酸酯基因缺陷　　D. 角化细胞黏附障碍
E. 编码 VII 型胶原基因突变

47. 下列关于玫瑰糠疹的说法，不正确的是
A. 中青年好发　　B. 春秋季多见
C. 皮疹通常呈向心性分布　　D. 皮疹消退后常复发
E. 发病后 1~3 个月不等，皮疹可自行消退

48. 结节性多动脉炎的首选药物为
A. 免疫抑制剂　　B. 氨苯砜
C. 抗生素　　D. 非甾体抗炎药
E. 糖皮质激素

49. 深在性红斑狼疮治疗首选

A. 羟氯喹
B. 氯喹
C. 激素
D. 甲氨蝶呤
E. 沙利度胺

50. 下列关于狼疮带试验的说法，不正确的是

A. SCLE 只在皮损处出现阳性
B. SLE 非曝光处外观正常皮肤可为阳性
C. DLE 只有在皮损处出现阳性
D. SLE 非曝光处外观正常皮肤为阳性，预示有肾损害
E. SCLE 曝光处外观正常皮肤亦为阳性

51. 下列不是血管炎共同的组织病理改变的是

A. 玻璃样变性
B. 血管壁及其周围炎症细胞浸润
C. 血管内皮细胞肿胀
D. 血管腔内血栓形成
E. 血管周围红细胞外渗

52. 下列关于 Gottron 丘疹的叙述，正确的是

A. 多见于皮肌炎
B. 多见于硬皮病
C. 多发生在眶周
D. 单侧分布
E. 多见于红斑狼疮

53. 下列不是结缔组织病的共同组织病理改变的是

A. 黏液水肿
B. 坏死性血管炎
C. 颗粒层楔形增生
D. 纤维蛋白变性
E. 淋巴细胞浸润

54. 皮肌炎合并恶性肿瘤约占

A. 80%
B. 40%
C. 60%
D. 25%
E. 50%

55. 肾型过敏性紫癜除应用糖皮质激素治疗外，最好选用

A. 抗组胺药
B. 免疫抑制剂
C. 抗生素
D. 降低毛细血管通透性药物
E. 氨苯砜

56. 混合性结缔组织病中最有诊断价值的抗体为

A. 抗 PM-1 抗体
B. 抗 Ro/SSA 或 La/SSB 抗体
C. 抗 Sm 抗体
D. 抗 Jo-1 抗体
E. 抗 U1-RNP 抗体

57. 皮肌炎做肌电图时，检查应选取
A. 四肢肌肉
B. 正常肌肉
C. 肌力中等减弱的肌肉
D. 肿胀肌肉
E. 疼痛和压痛最明显的肌肉

58. 对重要脏器受损的白塞综合征患者应选用
A. 氨苯砜
B. 大剂量维生素 E
C. 左旋咪唑
D. 环磷酰胺
E. γ-干扰素

59. 下列关于急性痘疮样苔藓状糠疹的叙述，正确的是
A. 皮疹分布于会阴区
B. 皮疹分布于头皮
C. 皮疹分布于掌
D. 皮疹分布于颜面
E. 皮疹主要分布于躯体、上臂，偶有口腔及外生殖器黏膜损害

60. 皮肌炎肌肉基本病理变化不包括
A. 肌纤维变性
B. 间质血管周围炎性病变
C. 胶原纤维间黏蛋白沉积
D. 肌肉纤维化
E. 肌肉萎缩

61. 有助于判断 SLE 有无中枢神经系统侵犯的实验室检查是
A. 免疫复合物测定
B. 糖蛋白测定
C. 氯化物测定
D. 补体测定
E. ANA 测定

62. 荨麻疹性血管炎具有特征性的实验室检查是
A. 血清补体降低
B. 红细胞沉降率增快
C. 血清免疫复合物增高
D. 蛋白尿
E. 白细胞计数增多

63. 诊断皮肌炎的标准不包括
A. 血清肌酶升高
B. 心电图异常
C. 对称性近端肌群和颈部肌无力
D. 肌肉活检符合皮肌炎病理改变
E. 肌电图为肌源性损伤

64. 下列不是系统性硬皮病的皮肤症状的是
A. 色素脱失
B. Gottron 征
C. 指尖皮肤溃疡
D. 毛细血管扩张
E. 色素沉着

65. 下列关于皮肌炎一般治疗的叙述，不正确的是
A. 慢性期加强功能锻炼
B. 避免日晒

C. 积极排查恶性肿瘤　　D. 加强营养

E. 急性期要加强功能锻炼

66. 系统性硬皮病的标志性抗体为

A. 抗 Scl-70　　B. 抗着丝点抗体

C. 抗心磷脂抗体　　D. 抗 ANA 抗体

E. 抗 Jo-1 抗体

67. 硬皮病多发于

A. 中青年　　B. 青少年

C. 儿童　　D. 老年人

E. 男性

68. 下列关于原发性网状青斑的描述，不正确的是

A. 多发生于中青年女性　　B. 常对称发生于两下肢近端

C. 多数无家族史　　D. 冬天或受冷时出现，夏天或温暖时消失

E. 通常无自觉症状，寒冷仅是诱发因素

69. 1997 年 ARA 修订的 SLE 11 项诊断标准中同时或相继出现（　　）项可诊断 SLE

A. 3　　B. 4

C. 5　　D. 6

E. 7

70. 系统性硬皮病最常见的首发症状是

A. 食欲缺乏　　B. 不规则发热

C. 关节痛　　D. 雷诺现象

E. 皮肤硬化

71. 过敏性紫癜的特征是

A. 非血小板减少性紫癜

B. 蛋白尿、血尿

C. 可累及其他系统，如关节、肾、肺等

D. 发热、乏力

E. 发病前常有上呼吸道感染、低热、全身不适等前驱症状

72. 色素性紫癜性苔藓样皮炎的临床特征为

A. 好发于小腿部的苔藓样丘疹　　B. 境界鲜明的褐黄色斑，压之褪色

C. 环状色素斑　　D. 铁锈色苔藓样紫癜性丘疹

E. 可触及的出血性丘疹样色素沉着

73. 系统性硬皮病标志性损害是

A. 骨关节损害　　B. 皮肤损害

C. 血管损害　　D. 内脏损害
E. 雷诺现象

74. 营养不良性大疱性表皮松解症的水疱位于
A. 真皮内　　B. 透明板内
C. 角质层内　　D. 致密下层
E. 表皮内

75. 对不宜应用大剂量糖皮质激素治疗的重症 SLE 患者应首先考虑应用
A. 免疫抑制剂　　B. 非甾体抗炎药
C. 氯喹或羟氯喹　　D. 免疫调节剂
E. 蛋白同化剂

76. 系统性硬皮病胃肠道受累时不会出现
A. 反流性食管炎　　B. 腹泻
C. 便秘　　D. 吸收不良
E. 食管癌

77. 狼疮带试验阳性，表示免疫球蛋白及补体沉积在
A. 表皮　　B. 真皮浅层
C. 真皮深层　　D. 基底膜带
E. 皮下脂肪层

78. 线状硬皮病的皮损分布特点为
A. 沿躯干线状分布　　B. 沿发际分布
C. 沿四肢体侧分布　　D. 沿单侧肢体或肋间神经分布
E. 多见于面部

79. 白塞综合征的典型皮肤损害为
A. 结节样红斑、毛囊炎、针刺反应阴性
B. 结节样红斑、毛囊炎、针刺反应阳性
C. 变应性皮肤血管炎、毛囊炎、针刺反应阳性
D. 变应性皮肤血管炎、毛囊炎、针刺反应阴性
E. 多形红斑、毛囊炎、针刺反应阳性

80. 毛发红糠疹少发于
A. 口腔黏膜　　B. 第 1、2 指节背面
C. 躯体　　D. 四肢伸侧
E. 头皮

81. 下列关于斑块状硬皮病的叙述，不正确的是
A. 皮损多发时称为泛发型硬斑病　　B. 久之毳毛增多

C. 无内脏损害　　D. 好发于成人
E. 久之毳毛消失

82. 播散型 DLE 发展为 SLE 的概率为
A. 15%　　B. 10%
C. 5%　　D. 25%
E. 20%

83. 硬皮病组织病理学检查中内脏损害的主要表现不包括
A. 间质纤维化　　B. 管腔变窄
C. 血管壁变薄　　D. 管腔闭塞
E. 血管壁增厚

84. SLE 中与活动性肾损害密切相关的抗体为
A. ANA　　B. 抗 SSA/SSB 抗体
C. 抗心磷脂抗体　　D. 抗 ds-DNA 抗体
E. 抗 RNP 抗体

85. 下列不符合系统性硬皮病治疗的是
A. 糖皮质激素主要用于疾病晚期，长期维持
B. 保暖
C. 抗硬化治疗可用秋水仙碱
D. 避免手部外伤
E. 口服硝苯地平片

86. SLE 患者出现抗 RNP 抗体阳性时，临床上常伴有
A. 血管炎皮损　　B. 光敏感皮损
C. 雷诺现象　　D. 脱发
E. 黏膜损害

87. 变应性皮肤血管炎主要与（　　）有关
A. Ⅰ型变态反应　　B. 非变态反应
C. Ⅳ型变态反应　　D. Ⅲ型变态反应
E. 细胞免疫

88. SLE 患者出现抗 Sm 抗体阳性，提示伴有
A. 肾损害　　B. 肝损害
C. 心脏损害　　D. 关节损害
E. 呼吸系统损害

89. 过敏性紫癜的组织病理表现不包括
A. 管壁脆性增加　　B. 管壁纤维蛋白样变

C. 管壁周围炎症细胞浸润
D. 血管壁内皮细胞肿胀
E. 血管壁红细胞外渗

90. 关于硬皮病的治疗，不正确的是
A. 给予高蛋白高维生素饮食
B. 大剂量糖皮质激素
C. 口服大剂量维生素 E
D. 中药治疗
E. 秋水仙碱

91. 下列不属于皮肤血管炎皮损表现的是
A. 紫癜
B. 结节
C. 皮肤脱屑
D. 水肿性红斑
E. 血疱

92. 最常见的 SLE 心血管损害是
A. 心律失常
B. 心肌炎
C. 心包炎
D. 心内膜炎
E. 静脉炎

93. 在皮肤血管炎的各种病因中，特发性因素所占比例为
A. 30%~50%
B. 15%~20%
C. 10%~20%
D. 5%~10%
E. 45%~55%

94. 皮肌炎患者血清肌酶谱中，最具临床价值的是
A. AKP
B. AST
C. LDH
D. GOT
E. CK

95. 过敏性紫癜好发于
A. 小腿屈侧
B. 小腿伸侧
C. 大腿伸侧
D. 前臂伸侧
E. 躯干部

96. SCLE 的特征性抗体为
A. 抗 ds-DNA 抗体
B. 抗 Sm 抗体
C. 抗 Ro/SSA 或抗 La/SSB 抗体
D. 抗 RNP 抗体
E. 抗 Scl-70 抗体

97. 过敏性紫癜的发病机制可能与（　　）有关
A. Ⅰ型变态反应
B. 毛细血管通透性降低
C. Ⅳ型变态反应
D. 血小板减少
E. Ⅲ型变态反应

98. SLE 患者具有诊断意义的 ANA 效价是

A. >1∶50
B. >1∶70
C. >1∶80
D. >1∶90
E. >1∶60

99. 过敏性紫癜的好发年龄为

A. 中年人
B. 青年女性
C. 老年人
D. 妊娠妇女
E. 儿童和青少年

100. 下列红斑狼疮的表现由Ⅱ型变态反应所致的是

A. 浆膜炎
B. 狼疮性肾炎
C. 坏死性血管炎
D. 关节炎
E. 血细胞减少

101. 过敏性紫癜的典型皮损是

A. 游走性风团
B. 脓性丘疹皮损
C. 红斑瘙痒
D. 红斑结节
E. 稍隆起于皮肤可触及的瘀点或瘀斑

102. Gottron 征是下列哪种自身免疫性结缔组织病的特征皮损

A. 红斑狼疮
B. 系统性硬皮病
C. 皮肌炎
D. 结节性多动脉炎
E. 类风湿关节炎

103. 下列符合过敏性紫癜的实验室检查的是

A. 发病初期红细胞沉降率减慢
B. 部分患者束臂试验阳性
C. 嗜酸性粒细胞减少
D. 血小板计数减少
E. 凝血时间延长

104. 下列关于先天性网状青斑的描述，不正确的是

A. 女性的多见
B. 多数可有家族史
C. 可对称发生
D. 通常不伴有皮肤萎缩
E. 是皮肤少见的发育缺陷，病情较为严重

105. 变应性皮肤血管炎的主要特征不包括

A. 脱屑
B. 溃疡
C. 紫癜
D. 结节
E. 红斑

106. 白塞综合征出现同形反应最明显的时间为

A. 12 小时
B. 24 小时

C. 36 小时　　D. 48 小时

E. 72 小时

107. 关于天疱疮诊断依据的描述，不正确的是

A. 松弛性大疱，易破裂且不易愈合

B. 网状沉积

C. 组织病理显示表皮下水疱及棘层松解

D. 间接免疫荧光可检出血清中的天疱疮抗体

E. 尼氏征阳性

108. 变应性皮肤血管炎主要累及

A. 表皮　　B. 真皮深层

C. 皮下组织　　D. 真皮浅层小血管和毛细血管

E. 筋膜

109. 下列关于 SLE 患者秃发特点的描述，不正确的是

A. 发生于病情活动期

B. 呈弥漫性休止期秃发

C. 前额头发变细，无光泽，具毛刷样外观

D. 可形成瘢痕导致永久性秃发

E. 头发参差不齐

110. 变应性皮肤血管炎的好发部位是

A. 腹部　　B. 胸背部

C. 下肢及臀部　　D. 双上肢

E. 面部

111. 红斑狼疮中 SCLE 占

A. 5%~10%　　B. 10%~15%

C. 15%~20%　　D. 20%~25%

E. 20%~30%

112. 下列与变应性皮肤血管炎的实验室检查不相符的是

A. 嗜酸性粒细胞增多　　B. 血红蛋白减少

C. 红细胞沉降率加快　　D. 类风湿因子效价阳性

E. 血小板减少、补体水平升高

113. CREST 综合征的特异性抗体是

A. 抗心磷脂抗体　　B. ANA

C. 抗 Scl-70　　D. 抗着丝点抗体

E. 抗 Jo-1 抗体

114. 下列与变应性皮肤血管炎的临床表现不符的是
A. 皮损具有多形性
B. 病程较长，但不会迁延反复
C. 常对称分布
D. 关节疼痛
E. 皮损消退处留有色素沉着或萎缩性瘢痕

115. 关于儿童皮肌炎的叙述，不正确的是
A. 在皮肤、皮下组织关节附近及病变肌肉处易见钙质沉积
B. 预后较成人差
C. 合并恶性肿瘤者较少
D. 60% 的儿童皮肌炎患者可有低效价的 ANA
E. 雷诺现象少

116. 下列疾病与遗传因素有关的是
A. 结节性红斑
B. 变应性皮肤血管炎
C. 白塞综合征
D. 过敏性紫癜
E. 色素性紫癜性皮肤病

117. 下列关于环境因素对红斑狼疮发病的影响，不正确的是
A. 寒冷可促使病情发展
B. 日晒可使病情加剧
C. 精神创伤可使病情恶化
D. 外伤不会影响病情的发展
E. 某些药物可诱发药物性红斑狼疮综合征

118. 白塞综合征的临床表现不包括
A. 针尖样瘀点
B. 毛囊炎样皮损
C. 针刺反应阳性
D. 结节性红斑样皮损
E. 口腔溃疡

119. SLE 最常见的致死原因为
A. 间质性肺炎
B. 系统性红斑狼疮性脑病
C. 严重继发感染
D. 心律失常
E. 肾衰竭

120. 符合白塞综合征临床表现的是
A. 好发于老年人，重症者多为男性
B. 口腔溃疡
C. 眼部损害以视网膜血管炎最为常见
D. 皮损针刺反应阴性
E. 好发部位为眼、耳、鼻部及生殖器

121. 恶性红斑可见于
A. 皮肌炎
B. SLE

C. 系统性硬皮病　　D. 混合性结缔组织病
E. 干燥综合征

122. 诊断白塞综合征的必要条件为
A. 针刺反应阳性　　B. 复发性生殖器溃疡
C. 眼部损害如葡萄膜炎等　　D. 复发性口腔溃疡
E. 皮肤的红斑结节

123. 急性痘疮样苔藓状糠疹的皮损特点不是
A. 皮疹为多形性　　B. 有丘疹
C. 坏死　　D. 脓疱疹
E. 结痂鳞屑

124. 白塞综合征“特殊类型”的主要表现不包括
A. 肠损害　　B. 中或大血管受累
C. 神经系统及骨髓受累　　D. 心、肺、肾受累
E. 复发性口腔溃疡

125. 关于大疱性红斑狼疮的描述，不正确的是
A. 为急性皮肤红斑狼疮的一种新亚型
B. 免疫电镜是免疫球蛋白沉积在透明板
C. 组织病理是表皮下水疱
D. 皮损好发于曝光部位
E. 患者对氨苯砜治疗非常敏感

126. 过敏性紫癜临床各型中病情最轻的为
A. 混合型　　B. 单纯型
C. 胃肠型　　D. 肾型
E. 关节型

127. 治疗盘状红斑狼疮的首选药物为
A. 羟氯喹　　B. 糖皮质激素
C. 沙利度胺　　D. 硫唑嘌呤
E. 维 A 酸

128. 白塞综合征的组织病理学特点为
A. 血管炎　　B. 间隔性脂膜炎
C. 毛囊角化　　D. 皮肤萎缩
E. 小叶性脂膜炎

129. 我国皮肌炎患者并发肿瘤最常见为
A. 肺癌　　B. 乳腺癌

C. 胃癌　　D. 鼻咽癌
E. 宫颈癌

130. 下列疾病中患者可检出抗口腔黏膜抗体的是
A. 过敏性紫癜　　B. 结节性红斑
C. 变应性皮肤血管炎　　D. 白塞综合征
E. 口腔扁平苔藓

131. 下列不属于 CREST 综合征的症状的是
A. 钙质沉积　　B. 肺纤维化
C. 指硬皮病　　D. 雷诺现象
E. 毛细血管扩张

132. 色素性紫癜性皮肤病的分型中，瘙痒剧烈的是
A. 进行性色素性紫癜性皮肤病　　B. 毛细血管扩张性环状紫癜
C. 瘙痒性紫癜　　D. 色素性紫癜性苔藓样皮炎
E. 以上都不是

133. SLE 患者伴有 DLE 样皮损的概率为
A. 1%　　B. 5%
C. 10%~15%　　D. 20%
E. 30%

134. 下列关于急性发热性嗜中性皮肤病的叙述中，不正确的是
A. 好发于中年女性，夏季多见
B. 多对称分布于四肢和面颈部
C. 可出现发热、关节痛、眼结膜炎及肾损害表现等
D. 皮损经 1~2 个月后可自行消退，但易复发
E. 易伴发恶性肿瘤

135. 变应性皮肤血管炎的发病机制为
A. 淋巴细胞释放细胞因子　　B. IgE 介导的 Ⅰ 型变态反应
C. 血流动力学改变　　D. 抗体介导的细胞毒作用
E. 免疫复合物沉淀于小血管壁

136. 治疗急性发热性嗜中性皮肤病的首选药物为
A. 泼尼松　　B. 碘化钾
C. 氨苯砜　　D. 甲氨蝶呤
E. 秋水仙碱

137. 变应性皮肤–系统性血管炎见于
A. 白塞综合征　　B. 变应性肉芽肿

C. 皮肤结节性血管炎　　D. 变应性皮肤血管炎
E. 血清病

138. 急性发热性嗜中性皮肤病的病理学检查中血管周围以（　　）浸润为主
A. 淋巴细胞　　B. 组织细胞
C. 中性粒细胞　　D. 红细胞
E. 嗜酸性粒细胞

139. 下列关于继发性网状青斑的描述，不正确的是
A. 多发生于中青年女性
B. 常对称发生
C. 常伴发系统疾病，青斑损害多出现于系统疾病之前
D. 损害分布与伴发疾病有关，常为树枝状
E. 伴发疾病有结缔组织病、血管疾病等

140. 治疗变应性皮肤血管炎的首选药物是
A. 秋水仙碱　　B. 糖皮质激素
C. 阿司匹林　　D. 环磷酰胺
E. 沙利度胺

141. SCLE 患者正常皮肤处狼疮带试验阳性率为
A. 1%~5%　　B. 5%~10%
C. 10%~25%　　D. 25%~50%
E. 50%~70%

142. 皮肌炎发生血清肌酶增高者约占其中的
A. 80%　　B. 70%
C. 20%　　D. 95%
E. 50%

143. 儿童皮肌炎通常发生在
A. 5 岁以前　　B. 2 岁以前
C. 3 岁以前　　D. 7 岁以前
E. 10 岁以前

144. 结缔组织病的特点为
A. 血清中可检测出多种自身抗体　　B. 淋巴细胞浸润
C. 糖皮质激素治疗有效　　D. 免疫抑制剂治疗有效
E. 以上都包括

145. 不属于白细胞破碎性血管炎的是
A. 结节性多动脉炎　　B. 过敏性紫癜

C. 荨麻疹性血管炎　　D. 变应性皮肤血管炎
E. 白塞综合征

146. SLE 患者皮肤黏膜损害的发生率为
A. 50%~60%　　B. 60%~70%
C. 70%~80%　　D. 80%~90%
E. 20%~30%

147. 主要累及真皮浅层小血管和毛细血管的过敏性、炎症性皮肤病，皮损呈多形性的是
A. 过敏性紫癜　　B. 结节性红斑
C. 变应性皮肤血管炎　　D. 白塞综合征
E. 色素性紫癜性皮肤病

148. DLE 慢性角化性损害晚期可继发
A. 基底细胞癌　　B. 鳞状细胞癌
C. 黑色素瘤　　D. 瘢痕疙瘩
E. 太田痣

149. 与 SLE 患者血小板减少相关的抗体是
A. ANA　　B. 抗 Sm 抗体
C. 抗 ds-DNA 抗体　　D. 抗心磷脂抗体
E. 抗 RNP 抗体

150. 系统性硬皮病会发生的损害有
A. 皮肤损害　　B. 骨关节和肌肉损害
C. 血管损害　　D. 内脏损害
E. 以上都正确

151. 变应性皮肤血管炎的发病与（　　）关系密切
A. Ⅰ型变态反应　　B. Ⅱ型变态反应
C. Ⅲ型变态反应　　D. Ⅳ型变态反应
E. Ⅴ型变态反应

152. 深在性红斑狼疮指的是
A. 药物性红斑狼疮　　B. 新生儿红斑狼疮
C. 深在性红斑狼疮　　D. 冻疮样红斑狼疮
E. 亚急性皮肤型红斑狼疮

153. 下列疾病中可出现同形反应的是
A. 过敏性紫癜　　B. 白塞综合征
C. 结节性红斑　　D. 变应性皮肤血管炎
E. 色素性紫癜性皮肤病

154. 关于荨麻疹性血管炎的描述，不正确的是

A. 抗组胺药效果好
B. 可并发肾损害
C. 可伴有关节疼痛
D. 风团持续时间在 24 小时以上
E. 皮损消退后遗留色素沉着

155. SLE 患者神经系统损害的主要表现为

A. 偏头痛
B. 偏瘫
C. 周围神经炎
D. 失明
E. 癫痫样发作

156. 口腔、眼、生殖器、皮肤为好发部位，以血管炎为病理基础的多系统疾病为

A. 过敏性紫癜
B. 白塞综合征
C. 结节性红斑
D. 变应性皮肤血管炎
E. 色素性紫癜性皮肤病

二 A2 型题

1. 患者，女性，35 岁。面颊部、指末端及甲周出现暗红色斑 1 个月，四肢关节痛伴持续性发热 10 天。实验室检查：WBC 3.5×10^9/L，Hb 87g/L，ESR 54mm/L，尿蛋白(++)。本病可能的诊断为

A. 风湿热
B. SLE
C. 皮肌炎
D. 慢性肾炎
E. 盘状红斑狼疮

2. 患者，男性，47 岁。双眼睑紫红色水肿斑 2 个月余，四肢肌无力 2 个月，近 1 个月伴有咳嗽及吞咽困难。最有可能的诊断是

A. 皮肌炎
B. 系统性硬皮病
C. 重症肌无力
D. 类风湿关节炎
E. SLE

3. 患者，男性，57 岁。因面部出现水肿性紫红色斑伴四肢肌肉酸痛无力半年，吞咽困难 10 余天就诊。查体：双手指伸侧对称分布扁平紫红色鳞屑性丘疹，甲周可见毛细血管扩张及瘀点。最可能的诊断为

A. SLE
B. 重症肌无力
C. 系统性硬皮病
D. 皮肌炎
E. 混合性结缔组织病

4. 患者，男性，20 岁。因四肢皮肤出现紫红色红斑丘疹和瘀点 2 周，小腿水肿 5 天就诊。血常规正常，尿蛋白(++)，并出现细胞管型。最可能的诊断为

A. 单纯型过敏性紫癜
B. 进行性色素性紫癜性皮肤病

C. 肾型过敏性紫癜　　D. 血小板减少性紫癜

E. 单纯型紫癜

5. 患者，男性，45 岁。因“多发性肌炎 3 年，左下肢局部带状红斑，并逐渐硬化、凹陷 1 年”来诊。查体：左下肢 10cm×20cm 带状红斑。红斑皮损组织病理学：真皮大量胶原增生，皮肤附属器减少。应考虑的诊断有

A. 多发性肌炎伴深在性狼疮的重叠综合征

B. 多发性肌炎伴局限性硬皮病的重叠综合征

C. 混合性结缔组织病

D. 嗜酸性筋膜炎

E. 复发性多软骨炎

6. 患者，女性，40 岁。双下肢棕褐斑疹，无明显自觉症状。查体发现皮损位于胫前区，皮损周围散在针尖大小的瘀点。最可能的诊断是

A. 单纯型紫癜　　B. 过敏性紫癜

C. 色素性紫癜性苔藓样皮炎　　D. 淤积性皮炎

E. 进行性色素性紫癜性皮肤病

三 A3/A4 型题

（1~3 题共用题干）

患者，男性，28 岁。因“四肢乏力、关节痛 4 个月”来诊。查体：手指关节及肘关节伸侧有鳞屑性斑疹；四肢肌力 4 级。胸部 X 线片：双肺间质病变。

1. 最可能的诊断是

A. 肺部感染　　B. 系统性红斑狼疮

C. 多肌炎　　D. MCTD

E. 皮肌炎

2. 对鉴别诊断无帮助的检查是

A. 肌电图检查　　B. 抗核抗体检查

C. 肌肉、病变皮肤活检　　D. 血 LDH

E. 抗 SRP 抗体检测

3. 在治疗过程中，查心肌酶：CK 5623U/L，肝功能：GOT 425U/L，GPT 320U/L，TBil、TBA 均正常。需要采取的措施是

A. 激素治疗无须护肝治疗　　B. 继续激素治疗辅以护肝治疗

C. 护肝治疗　　D. 停用激素及其他药物治疗

E. 查乙型肝炎及丙型肝炎病毒全套

(4~6 题共用题干)

患者，男性，56 岁。面、颈、四肢出现结节样皮损 1 个月，夏季发作。皮损呈扁平隆起，边界清楚，表面似有假水疱样损害，触之有结节感，颜色深红，压之疼痛明显。病程中伴发热、关节疼痛。尿常规检查提示蛋白(++)、潜血(++)、见颗粒管型。血常规提示 WBC 9×10^9/L、N 0.92、L 0.07、PLT 230×10^9。

4. 结合其病史特点，该患者的诊断为
   A. 特发性血小板减少性紫癜　B. 持久隆起性红斑
   C. 变应性皮肤血管炎　D. 多形红斑
   E. 急性发热性嗜中性皮肤病
5. 针对此病最具有特征性的辅助检查为
   A. 皮损组织病理检查　B. 尿常规
   C. 24 小时尿蛋白定量　D. 血常规
   E. 双肾 B 超
6. 下列治疗方案中单独使用不适合于本病的是
   A. 秋水仙碱治疗　B. 糖皮质激素治疗
   C. 碘化钾治疗　D. 抗生素治疗
   E. 雷公藤多甙治疗

(7~9 题共用题干)

患者，男性，63 岁。因“低热，双手腕、掌指、近指关节肿痛伴晨僵 3 年，加重 2 个月”来诊。晨僵每天 2 小时以上。查体：双手腕关节、掌指关节肿胀，双手手指尺侧偏斜，屈曲畸形。

7. 最可能的诊断是
   A. 系统性红斑狼疮　B. 类风湿关节炎
   C. 强直性脊柱炎　D. 风湿热
   E. 痛风性关节炎
8. 为明确诊断，最有意义的检查是
   A. RF　B. 抗 ds-DNA 抗体
   C. HLA-B27　D. 血尿酸
   E. 抗链球菌溶血素 O 试验（ASO 试验）
9. 控制病情发展，缓解病情的最佳药物为
   A. 泼尼松　B. 甲氨蝶呤
   C. 柳氮磺吡啶　D. 地塞米松

E. 环磷酰胺

（10~12题共用题干）

患儿，男，7岁。1个月前有上呼吸道感染史，半月前开始出现双侧下肢出血点、出血斑伴关节酸痛、腹痛，病程中无呕血、血常规：WBC 12×10^9/L、N 0.82、L 0.19、Hb 115g/L，PLT 23×10^9/L；尿常规：潜血(++)、RBC 2~3个/HP。

10. 结合病史，该患儿的诊断为
   A. 变应性皮肤血管炎
   B. 特发性血小板减少性紫癜
   C. 过敏性紫癜
   D. 持久隆起性红斑
   E. 荨麻疹性血管炎

11. 此病最容易累及的系统性脏器是
   A. 心
   B. 肾
   C. 脑
   D. 肺
   E. 肝

12. 该病发病从免疫学角度分析，主要累及的组织是
   A. 小动脉
   B. 小静脉
   C. 中静脉
   D. 中动脉
   E. 毛细血管和细小血管

（13~17题共用题干）

患者，男性，20岁。因“面部红斑伴脱发、发热、关节痛2个月，头痛，记忆力减退1周”来诊。既往体健。查体：T 39.8℃，P、R、BP均正常；面部可见蝶形红斑；掌指毛细血管扩张；神经系统检查无异常。

13. 为明确诊断，应检查的项目中不包括
   A. 血常规
   B. 尿常规
   C. 类风湿因子
   D. ANA＋抗ds-DNA抗体
   E. 骨髓涂片

14. 诊断考虑的疾病是［提示：WBC 2×10^9/L，N 0.78，L 0.21，Hb 76g/L，PLT 40×10^9/L，网织红细胞0.10；ESR 98mm/h；尿蛋白(+++)；ANA 1∶160，抗ds-DNA (+)］
   A. 肾病综合征
   B. 亚急性皮肤型红斑狼疮
   C. 溶血性贫血
   D. 系统性红斑狼疮
   E. 皮肌炎

15. 此时，有必要采取的检查不包括（提示：入院后第2天，患者出现双眼上翻，四肢抽

动，持续几分钟后自行缓解。数小时后又有类似发作）

A. 肌肉活检　　B. 脑电图

C. 颅脑 MRI　　D. 脑脊液检查

E. 生命体征监测

16. 患者最可能的诊断是（提示：脑脊液检查：脑脊液压力升高，蛋白质升高，细胞数正常。脑电图：轻度异常。颅脑 MRI：未见异常）

A. 脑梗死　　B. 系统性红斑狼疮性脑病

C. 原发癫痫　　D. 精神分裂症

E. 细菌性脑炎

17. 此时应优先采取的治疗措施是

A. 环磷酰胺口服　　B. 中等剂量肾上腺皮质激素口服

C. 血浆置换　　D. 补钙

E. 大剂量肾上腺皮质激素冲击治疗

（18～19 题共用题干）

患者，女性，45 岁。发热 3 周伴皮疹。体温呈弛张热，中毒症状轻，抗生素治疗 2 周无效。非甾体抗炎药及糖皮质激素退热效果佳。发热时皮疹呈水肿性红斑样，伴有四肢关节酸痛，热退时皮疹不明显。查体：体温 39.6℃，一般情况尚可，颌下、腋下数个蚕豆大小淋巴结，活动。心肺无异常。面及躯干见散在水肿性红斑。实验室检查：WBC 21.3×10^9/L，N 0.82，RBC 300×10^{12}/L，Hb 90/L；尿及大便常规检查正常；ESR 42mm/h；血培养 3 次均阴性；血 ANA 全套阴性；骨髓穿刺细胞学检查为增生性骨髓象；骨髓细菌培养阴性，肥达反应阴性；淋巴结病理为反应性增生。

18. 该患者临床上最可能的诊断为

A. 系统性红斑狼疮　　B. 成人 Still 病

C. 败血症　　D. 淋巴瘤

E. 风湿热

19. 诊断该病临床上需要做的检查是

A. 淋巴结穿刺或活切细胞病理学检查

B. 骨髓细胞学检查

C. 血培养及骨髓培养

D. 外周血 ANA 检测

E. 以上检查均需要做

（20~22 题共用题干）

患者，女性，40 岁。因“复发性口腔溃疡，生殖器溃疡，眼葡萄膜炎 3 个月”来诊。

20. 最可能的诊断是

A. 寻常狼疮　　B. 扁平苔藓

C. 二期梅毒　　D. 盘状红斑狼疮

E. 白塞综合征

21. 对该患者的诊断有提示性的临床特征为

A. 点状出血现象(+)　　B. 皮肤划痕试验(+)

C. 针刺反应(+)　　D. 斑贴试验(+)

E. HIV (+)

22. 确诊后对于眼部损害应首选的治疗是

A. 系统给予大剂量多种维生素治疗　　B. 系统给予维 A 酸

C. 系统给予抗生素治疗　　D. 系统及局部给予糖皮质激素

E. 系统给予非甾体抗炎药

（23~25 题共用题干）

患者，男性，34 岁。面颊，指趾末端暗红斑 2 个月，伴四肢关节酸痛。查体：面颊部对称性水肿性红斑。指趾末端屈侧及甲周暗红色斑。双膝关节轻度红肿。实验室检查：外周血 WBC $3.2\times10^9/L$、Hb 8.6g/L、PLT $60\times10^9/L$、ESR 64mm/h，24 小时尿蛋白 1.5g。

23. 本病最可能的诊断为

A. 系统性红斑狼疮　　B. 类风湿关节炎

C. 皮肌炎　　D. 风湿热

E. 混合性结缔组织病

24. 为明确诊断，最具价值的实验室检查是

A. 免疫球蛋白和补体　　B. 关节摄片

C. 狼疮细胞检查　　D. ENA 多肽抗体谱

E. 狼疮带试验

25. 该患者的治疗首选

A. 羟氯喹　　B. 糖皮质激素

C. 甲氨蝶呤　　D. 环磷酰胺

E. 非甾体抗炎药

（26~28 题共用题干）

患者，女性，44 岁。双手阵发性苍白、麻木伴疼痛 3 年。病程中无吞咽困难、胸闷等

症状。查体：双手、前臂及面部皮肤紧张，不能捏起，表面有光泽；手指变细，张口受限，鼻变尖，呈面具样脸，四肢活动障碍，偶有四肢关节酸痛。实验室检查：红细胞沉降率43mm/h；血 ANA（+），斑点型；肺无间质性病变。腹部 B 超未见异常。

26. 该病最可能的诊断为

A. 系统性红斑狼疮
B. 混合性结缔组织病
C. 皮肌炎
D. 硬肿病
E. 肢端硬化型系统性硬皮病

27. 如确诊该病，最有价值的辅助检查是

A. 肌肉活检组织病理检查
B. 血 ANA 全套及效价
C. 皮肤活检组织病理检查
D. 血抗 uRNP 抗体
E. 24 小时尿蛋白定量

28. 该病出现何种情况时提示预后良好

A. 抗 Scl-70 抗体阳性
B. 外周血补体及 ESR 正常
C. 雷诺现象
D. 抗着丝点抗体阳性
E. 皮肤异色病样该病

（29～33 题共用题干）

患者，男性，24 岁。反复发生双下肢红斑、浅表小结节、紫癜与溃疡 3 周，对称性分布，伴阵发性腹痛。

29. 对诊断有帮助的实验室发现是

A. 白细胞计数减少
B. 淋巴细胞增多
C. 红细胞沉降率增快，血清总补体降低
D. 血红蛋白增多
E. 嗜碱性粒细胞增多

30. 临床诊断首先考虑

A. 急性发热性嗜中性皮肤病
B. 外科急腹症
C. 妇科急腹症
D. 变应性血管炎
E. 多形红斑

31. 为明确诊断，应进行的检查是

A. 类风湿因子和肌活检
B. IgE
C. CT
D. 皮下结节活检
E. 类风湿因子和皮下结节活检

32. 首选治疗药物为

A. 磺胺　　B. 泼尼松

C. 苯海拉明　　D. 青霉素

E. 维生素

33. 最可能的诊断是

A. 重叠结缔组织病　　B. 混合结缔组织病

C. 风湿性关节炎　　D. 类风湿关节炎

E. 结节性多动脉炎

(34～36 题共用题干)

患者，女性，60 岁。面部水肿性紫红色斑疹 2 个月，伴四肢乏力 1 个月。2 个月前有染发史，皮疹日晒后加重，病程中偶有饮水呛咳。查体：额、双上睑、面颊弥漫性紫红色斑，甲周毛细血管扩张及瘀点，四肢肌力 4 级。实验室检查：血肌酸磷酸激酶 702U/L，乳酸脱氢酶 182U/L，谷丙转氨酶 84U/L，谷草转氨酶 64U/L，血 ANA (+)。

34. 该患者最可能的诊断是

A. 红斑狼疮　　B. 接触性皮炎合并进行性肌营养不良

C. 皮肌炎　　D. 重症肌无力

E. 混合性结缔组织病

35. 为明确诊断，下列实验室检查最有价值的是

A. LBT　　B. 新斯的明试验

C. 斑贴试验及肌电图检查　　D. 食管钡剂检查

E. 四肢肌肉活检组织病理检查及肌电图检查

36. 该类患者最常发生的肿瘤为

A. 肺癌　　B. 鼻咽癌

C. 肾癌　　D. 淋巴瘤

E. 鳞状细胞癌

(37～39 题共用题干)

患者，男性，50 岁。因“四肢关节疼痛伴双手指肿胀、乏力半年”来诊。近 1 个月入冬后，双手阵发性发白、发绀。查体：生命体征正常；左侧颈部淋巴结肿大；双手指肿胀如腊肠样，面部毛细血管扩张，四肢关节轻压痛。实验室检查：血常规：Hb 87g/L，CK 280U/L，LDH 491.3U/L，ANA 1∶80 斑点型，抗 RNP 抗体(+)。

37. 最可能的诊断是

A. 重叠综合征　　B. 混合性结缔组织病

C. 系统性红斑狼疮　　D. 雷诺病
E. 皮肌炎

38. 硬皮病与之相鉴别的要点中不包括
A. 雷诺现象　　B. 抗 Scl-70 抗体(+)
C. 晚期指关节活动受限　　D. 皮肤钙质沉着
E. 直接免疫荧光(-)

39. 下列关于该病治疗原则的叙述，错误的是
A. 注意保暖，避免手指外伤
B. 可用非甾体抗炎药
C. 心力衰竭是其致死的主要原因，应该早期、积极治疗
D. 合并肺动脉高压者可用免疫抑制剂
E. 通常用泼尼松 1mg/(kg·d) 控制病情

(40~42 题共用题干)

患者，男性，40 岁。面、手部皮疹 1 年，1 年前冬季开始出现皮疹，皮疹轻度痒，日晒后加重，不伴有其他症状。查体：一般情况尚可，系统检查无异常。颧、鼻、外耳、手背部见暗红色斑块，表面附黏着性鳞屑，皮损中央萎缩，毛细血管扩张，境界清楚，下唇有类似病损。实验室检查：血、尿常规正常；肝功能正常；血 ANA 阳性，效价 1∶100。

40. 该患者最可能的诊断为
A. 多形红斑　　B. 盘状红斑狼疮
C. 冻疮　　D. 扁平苔藓
E. 系统性红斑狼疮

41. 若要确诊，还需要进一步做的检查是
A. 外周血找狼疮细胞　　B. 血免疫球蛋白及补体
C. 24 小时尿蛋白　　D. 抗“O”及类风湿因子
E. 组织病理及免疫病理

42. 该患者的皮损晚期有可能继发
A. 冻疮　　B. 深在性红斑狼疮
C. 鳞状细胞癌　　D. 硬皮病
E. 皮肤异色病

(43~45 题共用题干)

患者，女性，35 岁。双耳郭反复红肿、疼痛 2 个月，加重 14 天，双眼痛，结膜充血伴外周小关节肿痛 10 天。

43. 最可能的诊断是
A. 类风湿关节炎
B. 系统性红斑狼疮
C. 风湿热
D. 复发性多软骨炎
E. 白塞综合征
44. 该病可能危及生命的并发症不包括
A. 大动脉瘤
B. 败血症
C. 系统性血管炎
D. 心脏瓣膜功能不全
E. 气管软骨塌陷引起重度呼吸困难
45. 控制病情急性发作，缓解病情的最佳药物是
A. 甲氨蝶呤
B. 芬太尼
C. 柳氮磺吡啶
D. 泼尼松
E. 环磷酰胺

（46~48 题共用题干）

患者，女性，40 岁。口腔溃疡 3 个月余，双侧小阴唇出现对吻性溃疡，溃疡呈椭圆形，疼痛明显皮损境界清楚，中心淡黄色坏死基底，周围为鲜红色晕。双侧双下肢、躯干部见散在的毛囊炎样皮损，部分痤疮样改变。实验室检提示血常规、尿常规正常。ESR 34mm/h。
46. 结合其病史特点，该患者的诊断为
A. 坏疽性脓皮病
B. Wegener 肉芽肿
C. SLE
D. Behcet 病
E. 急性发热性嗜中性皮肤病
47. 此病较易累及的脏器是
A. 眼
B. 心
C. 肺
D. 肾
E. 脑
48. 本病累及消化系统后表现的症状较少见的是
A. 上腹部饱胀不适
B. 肠穿孔
C. 腹部阵发性绞痛
D. 腹部隐痛
E. 便血

（49~51 题共用题干）

患者，男性，68 岁。因“右眼视物模糊伴右侧肌肉疼痛 2 周”来诊。右侧头皮搏动性头痛数年，近 2 周来逐渐出现右眼视物不清，伴右侧头皮红肿，肩、颈及四肢近端肌肉疼痛、僵硬，运动时加剧，无肌力减退及肌肉萎缩。

49. 最可能的诊断是

A. 皮肌炎
B. 结节性多动脉炎
C. 坏疽性脓皮病
D. 吉兰-巴雷综合征
E. 巨细胞动脉炎

50. 下一步最先应对患者进行的检查为

A. 皮肤活检
B. 肌肉组织病理学检查
C. 颞动脉活检
D. 眼底检查
E. 颅脑 CT

51. 首选的治疗方案为

A. 眼部手术
B. 甲氨蝶呤
C. 丙种球蛋白
D. 卡马西平
E. 糖皮质激素

（52~54 题共用题干）

患者，男性，52 岁。全身泛发性风团 3 个月，难自行消退，触之有浸润感，皮损消退后遗留色素沉着，自觉局部有烧灼感，伴有不规则发热、关节疼痛。血常规：WBC 9×10^9/L、N 0.92、L 0.07、PLT 230×10^9/L。ESR 42mm/h，血清补体 C3、C4 低于正常水平。

52. 结合其病史特点，该患者的诊断为

A. 荨麻疹性血管炎
B. 持久隆起性红斑
C. 慢性荨麻疹
D. 变应性皮肤血管炎
E. 急性发热性嗜中性皮肤病

53. 此病组织病理学特征性改变为

A. 淋巴细胞碎裂性血管炎
B. 白细胞和淋巴细胞碎裂性血管炎
C. 白细胞碎裂性血管炎
D. 真皮浅层的毛细血管和细小血管的内皮细胞肿胀，管腔闭塞，血管壁有纤维蛋白沉积、变性和坏死
E. 真皮浅层毛细血管和小血管炎

54. 如果此病持续发展，迁延不愈，最容易累及的脏器是

A. 心
B. 肝
C. 肺
D. 脑
E. 肾

（55~56 题共用题干）

患者，男性，53 岁。因头面部红斑 2 年，伴午后低热、乏力、上楼和搬重物困难 3 个月就诊。查体：颜面部暗紫红斑，少许鳞屑，眼周暗红与血管扩张明显，患者上肢上举和下蹲站立困难。

55. 下列检查异常对诊断有帮助的是

A. CPK

B. Scl-70

C. RNP

D. SS-A/SS-B

E. Sm

56. 该患者临床诊断最可能是

A. 多发性肌炎

B. 混合结缔组织病

C. 系统性红斑狼疮

D. 系统性硬皮病

E. 皮肌炎

（57~59 题共用题干）

患者，女性，33 岁。双下肢遇冷后出现大理石样纹，部分皮肤呈斑点状红斑，自觉双下肢刺痛感间或麻木感，保暖后症状缓解。系统性检查无异常。双侧足趾冬季易发冻疮，血尿常规检查无异常，免疫系统检查正常。

57. 根据临床表现，该患者最可能的诊断为

A. 皮肌炎

B. 网状青斑

C. 硬皮病

D. 系统性红斑狼疮

E. 类风湿关节炎

58. 如果此病症状严重，最可能继发

A. 毛囊炎

B. 坏疽性脓皮病

C. 脓疱疮

D. 丹毒

E. 局部溃疡

59. 下列方案不适合于此病治疗的是

A. 注意保暖

B. 降低血液黏稠度

C. 应用血管扩张药

D. 早期足量应用糖皮质激素

E. 如合并基础疾病应予以积极治疗

（60~61 题共用题干）

患者，男性，52 岁。因“不规则发热伴全身关节酸痛 5 个月，吞咽困难和食物反流 20 天”来诊。查体：慢性消耗性病容；颈、胸部有多个大小不一的硬化、萎缩性白色斑点，

表面光滑、发亮，周围绕有淡红色晕环；手指尖细，面部表情僵化。实验室检查：Hb 87g/L，ESR 73mm/h，RF（+）。胸部X线片：双肺间质性纹理增多。食管钡餐：食管内有少量食物滞留，食管下端狭窄、上方扩张，管壁韧性降低，蠕动减弱，黏膜纹理逐渐消失，钡剂通过迟缓。食管组织病理学：淋巴细胞及鳞状上皮增生，并散在钙盐沉着。

60. 最可能的诊断是

A. 食管癌　　B. 进行性系统性硬皮病
C. 类风湿关节炎　　D. 白癜风
E. 混合性结缔组织病

61. 不宜选用的治疗药物和措施是

A. 对症治疗　　B. 秋水仙碱
C. D-青霉胺　　D. 大剂量糖皮质激素
E. 硝苯地平、双嘧达莫、阿司匹林等

（62~64 题共用题干）

患者，女性，46 岁。双侧下肢、臀部泛发性紫癜、血疱、水疱，部分皮疹呈暗红色结节样，少数溃疡，附血痂、见少数萎缩性瘢痕。病程中伴发热，自觉皮疹疼痛显著，血常规正常，尿常规提示潜血(++)、RBC 2~3 个/HP。

62. 根据临床表现，该患者最可能诊断为

A. 变应性皮肤血管炎　　B. 特发性血小板减少性紫癜
C. 过敏性紫癜　　D. 多形红斑
E. 急性发热性嗜中性皮肤病

63. 实验室检查方面首先应补充的检查是

A. 血小板抗体检查　　B. 真菌检查
C. 凝血酶原时间　　D. 皮损组织病理
E. 胸片

64. 该病发病从免疫学角度分析，属于

A. Ⅰ型变态反应　　B. Ⅲ型变态反应
C. Ⅱ型变态反应　　D. Ⅳ型变态反应
E. 不定型变态反应

（65~66 题共用题干）

患者，女性，60 岁。因“发热、胸痛 26 天”来诊。26 天前受凉后发热，体温 38.0~39.3℃。胸痛以左侧著，吸气时明显。活动后心悸、气短。按上呼吸道感染、斑疹伤寒治疗

无效。3 年前曾因口干、唾液过少及四肢小关节疼痛，行组织学检查和功能测验证实唾液腺分泌功能低，查 RF（+），当时诊断为干燥综合征，经治疗半年病情减轻而停药。家族史无特殊。查体：T 37.9 ℃，R 38 次/分；急性病容，精神差；面部蝶形红斑；左胸第 5 肋下叩诊浊音，左肺底可闻及湿啰音，双腋下闻及胸膜摩擦音；心界轻度扩大，HR 120 次/分，未闻及杂音；肝、脾未扪及；双下肢无水肿，四肢关节无红肿。实验室检查：WBC 2.1×10^9/L，PLT 150×10^9/L；RF（+），ANA 1∶80（+），抗 ds-DNA（+）。ECG：窦性心动过速，低电压，多导联 T 波低平。胸部 X 线片：两肺渗出性肺炎，心脏扩大。超声心动图：三尖瓣、肺动脉瓣关闭不全，少量心包积液。

65. 最可能的诊断是

A. Sjögren 综合征出现系统受累　　B. 系统性红斑狼疮

C. 混合性结缔组织病　　D. 类风湿关节炎

E. 重叠综合征

66. 患者符合 SLE 的标准，其中不包括

A. 发热、面部蝶形红斑　　B. 心包炎

C. 血管炎　　D. 白细胞计数 $<4\times10^9$/L

E. ANA 1∶80（+），抗 ds-DNA（+）

（67~69 题共用题干）

患者，女性，26 岁。因“受凉后咽痛、高热，双腕、肘、肩关节疼痛 1 个月余”来诊。查体：颈前、颈后有数个花生大小、无痛性淋巴结；胸、腹部可见风团样皮疹。实验室检查：WBC 15.8×10^9/L，ESR 110mm/h；抗链球菌溶血素 O 300U；血清铁蛋白增高。

67. 最可能的诊断是

A. RA　　B. 系统性红斑狼疮

C. 成人 Still 病　　D. 扁桃体炎

E. 风湿热

68. 该患者最迫切做的检查是

A. 腹部 B 超　　B. 肝功能

C. 心脏彩超　　D. 血培养

E. 胸部 X 线

69. 首选药物为

A. 能控制体温的最小激素量　　B. 大剂量激素

C. 头孢三代抗生素　　D. 非甾体抗炎药

E. 青霉素

（70～72 题共用题干）

患者，男性，35 岁。因“反复鼻塞、流涕 2 年，咳嗽、咳痰、不规则发热伴四肢伸侧对称分布多发结节 1 周”来诊。使用抗生素及一般退热药治疗无效。尿常规：血尿及蛋白尿。鼻窦 CT：上颌窦和鼻腔黏膜或黏膜下不规则增厚，气液平面；胸部 X 线片：肺部可见大小不一的结节影。

70. 最可能的诊断是
A. 鼻窦炎　　B. Wegener 肉芽肿
C. 急性肾小球肾炎　　D. 结节病
E. 肺炎

71. 下一步最先应对患者进行的检查是
A. 肾活检　　B. 肺功能
C. 血培养加药物敏感试验　　D. 皮肤活检
E. 胸部 MRI

72. 在治疗过程中，首选治疗方案为
A. 环磷酰胺合用泼尼松　　B. 甲氨蝶呤
C. 抗生素　　D. 肾移植
E. 局部放疗

（73～74 题共用题干）

患者，男性，54 岁。2 个月来经常自觉四肢疼痛，行走无力，下蹲困难。面部、眼睑、颈部出现水肿性红斑，发紫黑。近日发热、关节疼痛。

73. 进一步寻找特征性皮疹应该找
A. Darier 征　　B. Nikosky 征
C. Gottron 征　　D. Auspitz 征
E. Raynaud 征

74. 最可能的诊断是
A. 皮肌炎　　B. MCTD
C. SLE　　D. 硬皮病
E. 类风湿关节炎

（75～77 题共用题干）

患者，女性，42 岁。低热，乏力伴关节痛 3 个月。双手指阵发性苍白，发绀，潮红，遇寒气时加重，查体：可见双颊和鼻背处水肿性红斑。

75. 最有效的治疗原则是
A. 注意保暖
B. 治疗原发病
C. 给予血管扩张药
D. 给予缓解动脉痉挛性药物
E. 以上都是
76. 患者手指的阵发性苍白，发绀，潮红现象称为
A. 冻疮
B. 血管异色症
C. 雷诺现象
D. CREST 综合征
E. 重叠综合征
77. 此病可能的诊断是
A. 亚急性皮肤性红斑狼疮
B. 风湿或类风湿关节炎
C. DLE
D. SLE
E. 以上都不是

（78~80 题共用题干）

患者，女性，55 岁。下口唇糜烂 30 年，诊断为红斑狼疮。1 年来下唇出现一肿物。检查发现下唇约 2cm × 3cm × 1cm 大小菜花状增生物，伴破溃，有臭味。

78. 治疗本病最宜采用
A. 冷冻
B. 激光
C. 手术切除
D. 放疗
E. 紫外线或红外线
79. 下列检查最有助于诊断的是
A. 血常规
B. 组织病理检查
C. B 超
D. 胸片
E. 尿常规
80. 最可能诊断为
A. 鳞状细胞癌
B. 增殖性唇炎
C. 肥厚型扁平苔藓
D. 迈罗综合征
E. 寻常疣

（81~82 题共用题干）

患者，女性，33 岁。因“双下肢结节 1 周”来诊。查体：双小腿胫前对称分布的蚕豆至鸟卵大小的红色结节，触痛（+）。

81. 该患者最可能的诊断是
A. 急性发热性嗜中性皮肤病
B. 变应性皮肤血管炎

C. 脂膜炎　　D. 结节性红斑

E. 硬红斑

82. 若组织病理学表现为间隔性脂膜炎，最可能的诊断为

A. 脂膜炎　　B. 变应性皮肤血管炎

C. 结节性红斑　　D. 急性发热性嗜中性皮肤病

E. 硬红斑

（83~84 题共用题干）

患者，男性，28 岁。反复发生双下肢红色结节 1 年就诊。患者经常在劳累后发生下肢皮疹，自觉酸痛不适，经 2~4 周可逐渐消退不留痕迹。

83. 该患者最可能诊断为

A. 硬红斑　　B. 多形红斑

C. 结节性红斑　　D. 结节性多动脉炎

E. 持久性隆起红斑

84. 最佳治疗方案为

A. 泼尼松 60mg/d　　B. 环磷酰胺 200mg 隔日 1 次

C. 异烟肼 + 利福平 + 链霉素　　D. 口服雌激素

E. 休息，必要时服非甾体抗炎药

（85~86 题共用题干）

患者，男性，30 岁。近日咽痛，发热 38.5℃，双下肢伸侧出现数个蚕豆大小红色结节，压痛明显。

85. 为明确诊断，需进行的检查是

A. X 线　　B. CT

C. 血常规　　D. 组织病理

E. 尿常规

86. 该患者最可能诊断为

A. 硬红斑　　B. 急性发热性嗜中性皮肤病

C. 丹毒　　D. 节肿

E. 结节性红斑

四　B 型题

（1~2 题共用备选答案）

A. 0　　B. 30%~40%

C. 70%　　D. 80%~90%

E. 90%~100%

1. DLE 皮损处 LBT 阳性率为

2. DLE 正常皮肤处 LBT 阳性率为

（3~4 题共用备选答案）

A. 溃疡　　B. 结节

C. 紫癜　　D. 以上都有

E. 以上都不是

3. 变应性皮肤血管炎的皮损为

4. 过敏性紫癜的皮损为

（5~9 题共用备选答案）

A. 抗着丝点　　B. 抗 SM

C. 抗 SSA　　D. 抗核仁 ANA

E. 抗 PM-1

5. SLE 具有（　　）抗体

6. 系统性硬皮病具有（　　）抗体

7. 干燥综合征具有（　　）抗体

8. 皮肌炎具有（　　）抗体

9. CREST 具有（　　）抗体

（10~11 题共用备选答案）

A. 下肢及臀部　　B. 前臂伸侧

C. 小腿伸侧　　D. 下肢屈侧

E. 四肢

10. 变应性皮肤血管炎好发于

11. 过敏性紫癜好发于

（12~15 题共用备选答案）

A. 多由服用某些药物后引起　　B. 多累及躯干上部的暴露部位

C. 多为多系统损害　　D. 关节疼痛

E. 扁平或微隆起的附有黏着性鳞屑的红斑或斑块

12. 属于 SCLE 临床表现的是

13. 属于 DLE 临床表现的是
14. 属于 DIL 发病原因的是
15. 属于 SLE 临床表现的是

（16~17 题共用备选答案）

A. 血小板正常
B. 好发于小腿伸侧
C. 皮损处出现可触及的瘀点或瘀斑
D. 以上均是
E. 以上均不是

16. 符合过敏性紫癜的是
17. 符合特发性血小板减少性紫癜的是

（18~21 题共用备选答案）

A. 2∶1
B. 4∶1
C. 7∶1
D. 3∶1
E. 9∶1

18. SLE 患者中女性、男性之比为
19. DLE 患者中女性、男性之比为
20. 皮肌炎患者中女性、男性之比为
21. 硬皮病患者中女性、男性之比为

（22~23 题共用备选答案）

A. 类风湿因子效价阳性
B. 红细胞沉降率增快
C. 血小板减少
D. 以上均有
E. 以上均无

22. 与过敏性紫癜相关的为
23. 与变应性皮肤血管炎相关的为

（24~25 题共用备选答案）

A. 病情进展缓慢
B. 约占系统性硬皮病的 5%
C. 雷诺现象
D. 无内脏损害
E. 好发于青年男性

24. 符合局限性硬皮病的是
25. 符合弥漫性硬皮病的是

（26~27 题共用备选答案）

A. 上呼吸道感染
B. 低热
C. 全身不适
D. 以上均有
E. 以上均无

26. 过敏性紫癜的前驱症状为
27. 白塞综合征的前期表现为

（28~29 题共用备选答案）

A. 遗传因素
B. 感染因素
C. 物理因素
D. A、B 均无
E. A、B 均有

28. 与白塞综合征有关的致病因素为
29. 与结节性红斑有关的致病因素为

（30~31 题共用备选答案）

A. 对称分布于成年男性胫前区
B. 春秋季节好发
C. 常对称分布于 40~60 岁男性胫前区
D. 常对称发生于女性小腿
E. 以上均是

30. 符合毛细血管扩张性环状紫癜的是
31. 符合色素性紫癜性苔藓样皮炎的是

五 X 型题

1. 下列疾病属于结缔组织病的是
A. 系统性红斑狼疮
B. 风湿热
C. 硬皮病
D. 皮肌炎
E. 荨麻疹

2. 皮肤血管炎的皮损表现有
A. 紫癜
B. 水肿性红斑
C. 脱屑
D. 结节、溃疡
E. 以上都包括

3. SLE 的描述正确的有
A. 多发生于育龄妇女
B. 男女发病率之比为 1∶9

C. 是红斑狼疮中病情最重的临床类型
D. 表现复杂，合并多系统损害
E. 额顶前区会出现非瘢痕性脱发

4. 下列为过敏性紫癜发病的临床分型的是
A. 单纯型
B. 腹型
C. 关节型
D. 肾型
E. 混合型

5. 下列能诱发或加重 LE 的是
A. 紫外线照射
B. 链球菌感染
C. 服用青霉素
D. EB 病毒感染
E. 使用糖皮质激素

6. SLE 中枢神经系统损害可表现为
A. 精神障碍
B. 脑膜炎
C. 脑炎
D. 癫痫样抽搐
E. 偏头痛

7. 与过敏性紫癜的治疗有关的有
A. 防治上呼吸道感染
B. 单纯型可给予降低血管通透性的药物
C. 腹型需给予糖皮质激素
D. 肾型可联合细胞毒性药物如环磷酰胺等
E. 关节型选用羟氯喹

8. DLE 的狼疮带试验结果示在 DLE 皮损表皮-真皮交界处可见颗粒状线性沉积，包括
A. IgA
B. IgG
C. IgM
D. 补体 C3
E. IgD

9. 关于结节性红斑的描述，正确的是
A. 发生于皮下脂肪的炎症性疾病
B. 皮损多累及胸、腹部
C. 皮损多为结节、斑块、溃疡
D. 经 3~6 周消退
E. 皮损不对称

10. 下列符合变应性皮肤血管炎实验室检查的为
A. 嗜酸性粒细胞增多
B. 严重者可见贫血
C. 红细胞沉降率加快
D. 类风湿因子效价阳性
E. 血小板计数减少

11. 下列不属于 DLE 临床表现的是
A. DLE 的发生与紫外线照射密切相关
B. 多累及躯干上部的暴露部位
C. 少数皮损晚期可继发鳞状细胞癌

D. 无明显角化过度现象
E. 红斑在鼻背与双颧颊部呈蝶形分布

12. 可能诱发慢性荨麻疹的内脏和全身性疾病有
A. 风湿热
B. 系统性红斑狼疮
C. 恶性肿瘤
D. 内分泌紊乱
E. 接触性皮炎

13. 白塞综合征的常见临床表现为
A. 口腔溃疡
B. 生殖器溃疡
C. 针刺反应阳性
D. 眼部葡萄膜炎
E. 游走性关节炎

14. SCLE 皮损的主要表现为
A. 丘疹鳞屑型
B. 盘状红斑或斑块
C. 环状红斑型
D. 鳞屑下有扩大的毛囊口
E. 银屑病样皮损

15. 系统性硬皮病可累及的内脏系统包括
A. 肺
B. 肾
C. 心
D. 脾
E. 肝

16. 白塞综合征的诊断标准除复发性口腔溃疡（每年至少发作 3 次）外，还可存在
A. 复发性生殖器溃疡
B. 葡萄膜炎等眼部损害
C. 结节性红斑或假性毛囊炎等皮肤损害
D. 针刺反应阳性
E. 以上都不正确

17. DLE 和 SCLE 组织病理及免疫病理共同点包括
A. 角化过度
B. 正常皮肤 LBT 阳性
C. 皮损区 LBT 示表皮–真皮交界处相关物质线性沉积
D. 淋巴细胞浸润
E. 以上都是

18. 下列属于血管性皮肤病的共同组织病理学特点的是
A. 角化不全
B. 血管壁纤维蛋白样变性
C. 管周炎症细胞浸润
D. 血管内皮细胞肿胀
E. 角化过度

19. 下列符合变应性皮肤血管炎预防和治疗的是
A. 积极寻找并消除致病因素
B. 药物首选沙利度胺或氨苯砜
C. 皮损广泛、症状重者给予糖皮质激素或与沙利度胺等联合应用
D. 有重要脏器损害者可用糖皮质激素与环磷酰胺合用
E. 维生素 C 辅助治疗

20. SLE 最常见的早期症状有
A. 白细胞计数减少
B. 面部蝶形红斑
C. 发热
D. 关节痛
E. 以上都正确

21. 皮肌炎的特征性皮肤损害有
A. 双上睑紫红色水肿性红斑
B. 血管炎
C. 甲小皮角化
D. Gottron 丘疹
E. 结节

22. 下列属于急性发热性嗜中性皮肤病诊断的主要标准是
A. 急性发作的疼痛性红色斑块或结节
B. 发热 >38℃
C. 对系统糖皮质激素或碘化钾治疗反应好
D. 组织病理学表现为致密的中性粒细胞浸润，但无白细胞破碎性血管炎证据
E. 以上都正确

23. SLE 有诊断意义的皮损包括
A. 蝶形红斑
B. 指端血管炎
C. 狼疮发作
D. 雷诺现象
E. 以上都正确

24. SCLE 患者易合并
A. 肾损害
B. 中枢神经系统受累
C. 光敏感
D. 浆膜炎
E. 肉芽肿

25. 下列关于结节性红斑和硬红斑的鉴别，表达正确的为
A. 硬红斑好发于小腿后侧与外侧
B. 结节性红斑多发于小腿前侧
C. 硬红斑可出现溃疡
D. 二者均多见于女性
E. 二者均多见于男性

26. SLE 患者出现关节肌肉症状时，常见
A. 晨僵
B. 活动期加重

C. 股骨头坏死
D. 关节畸形
E. 常侵犯指、趾、膝、腕关节

27. 胫前发生不破溃伴压痛的结节时首先应该考虑
A. 过敏性紫癜
B. 变应性皮肤血管炎
C. 结节性红斑
D. 白塞综合征
E. 天疱疮

28. 对于白塞综合征，可沉积于病变处血管壁的是
A. IgM
B. IgG
C. IgA
D. 补体 C3
E. IgD

29. SLE 对血液系统的常见影响有
A. 白细胞减少
B. 红细胞减少
C. 血小板减少
D. 溶血性贫血
E. 以上都正确

30. 女性皮肌炎患者最易并发的恶性肿瘤为
A. 鼻咽癌
B. 乳腺癌
C. 卵巢癌
D. 胃癌
E. 肝癌

31. SLE 患者出现肾损害时，会出现
A. 蛋白、红细胞、管型尿
B. 糖尿病
C. 高血压
D. 尿毒症
E. 水肿

32. CREST 综合征包括
A. 钙质沉着
B. 雷诺现象
C. 食管受累
D. 肢端硬化
E. 肺纤维化

33. 直接免疫荧光显示变应性皮肤血管炎的早期皮损处血管壁有（　　）沉积
A. IgM
B. IgA
C. IgG
D. 补体 C3
E. IgD

34. SLE 出现心血管症状时，变化有
A. 心包积液
B. 湿啰音
C. 心电图 ST 段变化
D. PR 间期缩短
E. 奔马律

35. SLE 主要的死亡原因有
A. 心力衰竭
B. 肾衰竭
C. 系统性红斑狼疮性脑病
D. 严重继发感染
E. 休克

36. SLE 累及呼吸系统时，不常出现的病变是
A. 双侧湿性胸膜炎
B. 胸腔积液
C. 肺癌
D. 肺间质纤维化
E. 食管癌

37. 环形红斑型 SCLE 需要与下列哪些疾病进行鉴别诊断
A. 银屑病
B. 环形红斑
C. 结节性红斑
D. 急性发热性嗜中性皮肤病
E. 皮肌炎

38. SLE 会出现的精神症状包括
A. 抑郁
B. 痴呆
C. 幻觉
D. 脑炎
E. 以上都正确

39. SCLE 的皮损好发部位有
A. 颜面部
B. 胫前区
C. 上肢伸侧
D. 臀部
E. 肘部

40. ARA 1997 年推荐的 SLE 诊断标准中免疫学异常的抗体主要包括
A. ANA
B. 抗 ENA 抗体
C. 抗 ds-DNA 抗体
D. 抗 Sm 抗体
E. 抗 Ro/SSA 抗体

41. 下列属于皮肌炎临床亚型的有
A. 多发性肌炎
B. 特发性皮肌炎
C. 合并恶性肿瘤的皮肌炎
D. 无肌病性皮肌炎
E. 以上都不属于

42. SLE 的组织病理变化包括
A. 基底细胞液化变性
B. 真皮浅层水肿
C. 基底层萎缩
D. 小血管血管炎改变
E. 胶原纤维间黏蛋白沉积

43. 下列对 SLE 特异性较高的自身抗体有
A. ANA
B. 抗 ds-DNA 抗体

C. 抗 Sm 抗体　　D. 抗 Ro/SSA 抗体
E. 抗 Scl-70

44. 被认为是 SCLE 特征性抗体的是
A. 抗 La/SSB 抗体　　B. 抗 Sm 抗体
C. ANA　　D. 抗 Ro/SSA 抗体
E. 抗 ENA 抗体

45. 不引起皮肤血管炎的是
A. 色素痣　　B. 系统性红斑狼疮
C. 白塞综合征　　D. 银屑病
E. Sjögren 综合征

46. SLE 患者实验室检查可出现
A. 全血细胞减少　　B. 红细胞沉降率增快
C. 丙种球蛋白增高　　D. 总补体下降
E. 补体 C3 下降

47. 非单纯型过敏性紫癜的皮损类型可有
A. 紫癜　　B. 风团
C. 丘疹　　D. 血疱
E. 结节

48. 下列关于结节性红斑的描述，正确的是
A. 好发于小腿前侧，亦可发生于大腿与上肢伸侧
B. 组织病理学特征为间隔性脂膜炎
C. 患者自觉皮损处疼痛和压痛
D. 皮损经数周自行消退后可再发
E. 结节对称性散在分布

49. SLE 的标志抗体为
A. dsDNA 抗体　　B. Sm 抗体
C. U1RNp 抗体　　D. Ro/SSA 抗体
E. La/SSB 抗体

50. 引起药物性红斑狼疮最为多见的药物是
A. 红霉素　　B. 普鲁卡因胺
C. 青霉素　　D. 甲基多巴
E. 肼屈嗪

51. 过敏性紫癜的病因有
A. 溶血性链球菌感染　　B. 某些食物

C. 水杨酸类药物　　D. 流感病毒感染
E. 细菌感染

52. 皮肌炎主要累及
A. 皮肤　　B. 横纹肌
C. 肝　　D. 呼吸道
E. 骨骼

53. 关于过敏性紫癜临床表现的叙述，正确的是
A. 女性多于男性　　B. 皮损可见于四肢和躯干部
C. 多累及膝、踝关节　　D. 皮损仅为瘀点和瘀斑
E. 多见于儿童和青少年

54. 皮肌炎特征性皮损包括
A. 蝶形红斑　　B. 眶周紫红色斑
C. 红斑鳞屑　　D. 皮肤异色症
E. 瘢痕疙瘩

55. 皮肌炎患者皮肤可表现为
A. 甲周红斑　　B. 瘙痒
C. 病变肌肉处发生钙沉着症　　D. 雷诺现象
E. 结节

56. 皮肌炎最常累及的肌群是
A. 四肢近端肌群　　B. 肩胛带肌群
C. 颈部肌群　　D. 咽喉部肌群
E. 腹肌

57. 皮肌炎患者死亡的主要原因是
A. 呼吸衰竭　　B. 恶性肿瘤
C. 肾衰竭　　D. 心肺受累
E. 变应性休克

58. 皮肌炎实验室检查中，特异性较高的血清肌酶有
A. CK　　B. ALD
C. LDH　　D. GOT
E. LBT

59. 皮肌炎做肌肉活检时，应取材于
A. 疼痛最明显肌肉　　B. 肌力中等减弱肌肉
C. 压痛最明显肌肉　　D. 肿胀肌肉
E. 疼痛缓解肌肉

60. 下列符合弥漫型硬皮病情况的有

A. 约占系统性硬皮病的95%
B. 多先有雷诺现象
C. 开始即为全身弥漫性硬化
D. 病情发展快
E. 以上都正确

61. 下列为皮肤血管炎病因的是

A. 特发性
B. 炎症性疾病
C. 真菌感染
D. 淋巴系统肿瘤
E. 食物

62. 皮肤血管炎的特征性组织病理表现有

A. 血管壁内皮细胞肿胀
B. 血管壁纤维蛋白样变
C. 血管壁炎症细胞浸润
D. 血管壁脆性增加
E. 以上都正确

六 案例分析题

（1~4 题共用题干）

患者，女性，30 岁。因反复发生面部红斑、脱发、口腔溃疡 3 年，病情加重 1 个月，伴发热、头痛就诊。查体：T 39.8℃，面部对称蝶形红斑，患者不能准确回答提问，伴定向障碍，颈部轻度抵抗。

1. 临床诊断最可能为

A. 皮肌炎
B. 结核性脑膜炎
C. 脑梗死
D. 系统性红斑狼疮合并心理障碍
E. 混合性结缔组织病
F. 系统性红斑狼疮合并中枢神经系统损害

2. 对确定诊断有意义的检查是

A. 血常规
B. 尿常规
C. 皮肤损害处狼疮带检查
D. ENA 多肽谱
E. ESR
F. ANA

3. 对确定病情的严重性最有意义的检查是

A. 肝肾功能检查
B. 血常规检查
C. 腰穿脑脊液检查
D. 胸部 X 线检查
E. 皮肤损害处狼疮带检查
F. 脑电图

4. 提示该患者预后差的主要证据为

A. 皮肤红斑
B. 脱屑
C. 发热
D. 患者定向障碍
E. 口腔溃疡
F. 头痛

(5~7 题共用题干)

患者，男性，38 岁。因“躯干、四肢红斑、风团，伴有关节疼痛及发热 3 天”来诊。8 天前因感冒口服“白加黑”，3 天前躯干、四肢出现红斑、风团，伴有关节疼痛及发热，体温最高 39℃。曾口服马来酸氯苯那敏、西替利嗪及对乙酰氨基酚，热可缓解，但皮疹不见消退。

5. 可能的诊断是
   A. 荨麻疹性血管炎　　B. 荨麻疹
   C. 丘疹性荨麻疹　　D. 药物变态反应综合征
   E. 成人 Still 病　　F. 药物性皮炎
6. (提示：查体见周身散在的风团及色素沉着) 最可能诊断为
   A. 荨麻疹　　B. 成人 Still 病
   C. 丘疹性荨麻疹　　D. 荨麻疹性血管炎
   E. 药物变态反应综合征　　F. 药物性皮炎
7. (提示：皮肤组织病理学示符合白细胞碎裂性血管炎) 可给予的治疗是
   A. 糖皮质激素　　B. 口服雷公藤
   C. 应用氨苯砜　　D. 口服碘化钾
   E. 口服非甾体抗炎药　　F. 应用青霉素

(8~15 题共用题干)

患者，男性，26 岁。面部发生结节、溃疡及瘢痕半年。查体：右额及右颊见散在红色黄豆大结节和少量边缘不整的溃疡及萎缩性瘢痕，皮损部分融合成片，玻片按压呈黄色。结节用探针易刺破，境界清楚。右眼睑轻度外翻。

8. 该患者最可能的诊断是
   A. 结核样型麻风　　B. 盘状红斑狼疮
   C. 寻常狼疮　　D. 孢子丝菌病
   E. 疣状皮肤结核　　F. 硬红斑
9. 为明确诊断可进行的检查有
   A. 自身抗体检查　　B. 细菌学检查
   C. 血尿常规检查　　D. PPD
   E. 皮肤病理组织学检查
10. PPD 试验又称
   A. 结核菌素试验　　B. “OT”试验
   C. “TT”试验　　D. 结核菌素纯蛋白衍生物试验
   E. “OCT”试验

11. 该患者行皮肤病理活检提示：符合皮肤结核病理改变。关于皮肤结核病理改变的叙述，正确的是

A. 角化不全　　B. 聚集成群的上皮样细胞
C. 可见中心干酪样坏死　　D. 外围密集淋巴细胞浸润
E. 数量不等的朗格汉斯细胞　　F. 角化不良

12. 皮肤结核感染途径为

A. 外感染　　B. 淋巴播散
C. 自体感染　　D. 内源性扩散
E. 血行播散

13. 寻常狼疮好发于

A. 面部　　B. 背部
C. 臀部　　D. 四肢
E. 腘窝　　F. 颈部

14. 治疗皮肤结核疗程通常不少于

A. 2个月　　B. 5个月
C. 6个月　　D. 8个月
E. 1年

15. 治疗皮肤结核常用药是

A. 异烟肼　　B. 多西环素
C. 利福平　　D. 四环素
E. 链霉素

（16~23题共用题干）

患者，男性，68岁。自觉全身乏力，间断性发热、不适、关节痛。查体：颜面及眼睑肿胀，眼睑上有微细的毛细血管扩张，伴有脱发，皮损逐渐扩展到颈胸部，双臂不能上举。实验室检查示该患者肌酸磷酸肌酶及乳酸脱氢酶显著增高。

16. 最可能的诊断是

A. 接触性皮炎　　B. 硬皮病
C. 系统性红斑狼疮　　D. 皮肌炎
E. 多形红斑

17. 诊断该病的标准为

A. 对称性四肢肌无力　　B. 心电图异常
C. 肌酶增高　　D. ANA阳性
E. 肌肉活检示横纹肌变性坏死　　F. 肌电图呈肌原型变化

18. 在皮肌炎血清肌酶谱中，特异性较高的是

A. LDH　　B. CK
C. ALT　　D. GOT
E. ALD

19. 皮肌炎的6个亚型不包括

A. 多发性肌炎　　B. 特发性皮肌炎
C. 成人皮肌炎　　D. 无肌病性皮肌炎
E. 儿童皮肌炎　　F. 合并恶性肿瘤的皮肌炎
G. 单发性皮肌炎

20. 皮肌炎最具疾病特征的皮损为

A. Gottron 丘疹　　B. 脱屑性红斑
C. 色素沉着　　D. 色素脱失
E. 皮肤萎缩

21. 皮肌炎患者最先受累的肌肉是

A. 肋间肌　　B. 膈肌
C. 心肌　　D. 四肢远端肌肉
E. 四肢近端肌肉

22. 皮肌炎常合并

A. 硬皮病　　B. 肾损害
C. 恶性肿瘤　　D. 痛风
E. 心脏病

23. 可用于治疗皮肌炎的药物有

A. MTX　　B. 泼尼松
C. 雷公藤　　D. 环磷酰胺
E. 羟氯喹　　F. 苯丙酸诺龙

（24~26题共用题干）

患者，女性，60岁。因“左前臂进行性肿胀、变硬3个月”来诊。3个月前患者自觉左前臂远端皮肤肿胀、发红，微痒，无发热、疼痛。给予抗生素静脉滴注1周，效果不佳。半个月前皮损波及手背，手背红肿、发硬，不能捏起，握拳困难，遂来我院就诊。发病前皮损部位无外伤史。否认系统性疾病及药物过敏史。查体：T 36.5℃，系统检查无异常。皮肤科查体：左前臂近腕部及手背、手掌弥漫性肿胀，呈暗红色，界限不清，局部有轻压痛，不能捏起；左前臂中上段屈侧可见长5cm手术瘢痕。实验室检查：血常规示嗜酸性粒细胞计数 $0.57\times10^9/L$；ESR 40mm/h；肝、肾功能，血糖，免疫球蛋白均在正常范围；ANA、抗

ds-DNA、抗 ENA 抗体均为阴性。胸部 X 线片、腹部 B 超及 ECG 均正常。

24. 为明确诊断还应进行的检查有

A. 血培养
B. 肌电图
C. 皮损组织病理学
D. 骨髓涂片
E. 病灶 MRI 平扫和增强
F. 直接免疫荧光
G. PPD 皮试

25.（提示：组织病理学示浅筋膜炎症、水肿，伴有淋巴细胞、浆细胞和组织细胞浸润；血管周围见嗜酸性粒细胞为主的慢性炎症细胞浸润，皮下脂肪间轻度纤维化及黏液样变性，慢性炎症细胞灶状浸润；直接免疫荧光检查，筋膜处有 IgG 和/或 IgM 沉积。左前臂 MRI：表浅筋膜增厚）考虑诊断的疾病是

A. 蜂窝织炎
B. 肢端硬皮病
C. 丹毒
D. 嗜酸性粒细胞增多——肌痛综合征
E. 嗜酸性粒细胞增多症
F. 嗜酸性筋膜炎
G. 脂膜炎

26.（提示：予以泼尼松 40mg/d 口服，1 周后，患者左前臂肿胀无明显消退）这时可选择的进一步治疗方案为

A. 甲泼尼龙冲击疗法
B. 加用霉酚酸酯口服
C. 加强抗生素的使用
D. 同时口服环孢素 A
E. 免疫球蛋白冲击治疗
F. 可考虑同时使用抗肿瘤坏死因子-α 治疗

（27~33 题共用题干）

患者，男性，32 岁。突发咽痛，低热，双小腿伸侧皮肤出现散在瘀点瘀斑，部分融合，伴双下肘膝关节肿胀，酸痛。血常规未见异常。

27. 该患者的诊断是

A. 湿疹
B. 红斑狼疮
C. 结节性红斑
D. 风湿性关节炎
E. 过敏性紫癜

28. 该病的病因包括

A. 自身免疫性疾病
B. 病毒
C. 食物
D. 细菌感染
E. 恶性肿瘤
F. 药物

29. 该病发病机制属于

A. Ⅰ型变态反应
B. Ⅲ型变态反应
C. Ⅳ型变态反应
D. Ⅱ型变态反应

E. 补体反应

30. 下列关于该病的叙述，正确的是

A. 男性多于女性
B. 多累及儿童和青少年
C. 预后差
D. 本病不易复发
E. 好发于下肢

31. 该病可分为

A. 腹型
B. 关节型
C. 肾型
D. 混合型
E. 单纯型

32. 该病主要累及

A. 真皮深层
B. 真皮浅层
C. 皮下组织
D. 表皮
E. 基底层

33. 对于伴发肾损害的严重患者应加用

A. 补钾
B. 青霉素
C. 免疫抑制剂
D. 利尿药
E. 糖皮质激素

(34~41 题共用题干)

患者，男性，36 岁。反复口腔溃疡发作 2 年多，常发生在舌、颊黏膜和硬腭处，疼痛影响进食但可自愈。曾在口腔科诊治，诊断为“复发性口疮”，近半年来感到视力下降，伴膝、踝关节疼痛，近 1 个月出现阴囊、阴茎处溃疡就诊。查体：眼底检查视网膜有出血及渗出性白斑，心肺腹(-)。在臀部肌内注射处可见小脓疱疹。

34. 该患者的诊断是

A. 重叠综合征
B. Reiter 综合征
C. 干燥综合征
D. 白塞综合征
E. Felty 综合征

35. 关于该病发病控制的叙述，正确的是

A. 本病为免疫异常性疾病
B. 皮损血管壁有 IgM、IgG、补体 C3 沉积
C. 中性粒细胞趋化性增高
D. 部分患者有遗传易感性
E. 患者血清中有抗口腔黏膜自身抗体

36. 该病的典型临床表现为

A. 口腔溃疡
B. 眼损害
C. 肾损害
D. 皮肤损害

E. 生殖器溃疡

37. 该病的皮肤损害不包括

A. 结节性红斑样损害
B. 毛囊炎样损害
C. 水疱或大疱
D. 痤疮样损害
E. 针刺同形反应

38. 实验室检查正确的有

A. 可检出抗口腔黏膜自身抗体
B. ESR 增快
C. 白细胞增长
D. 细胞免疫功能降低
E. 类风湿蛋白阳性

39. 下列关于该病组织病理的说法，正确的是

A. 基本病变为细胞静脉炎
B. 基本病变为大动脉炎
C. 后期为淋巴细胞性血管炎
D. 不累及毛细血管
E. 早期为白细胞的皮样性血管炎

40. 该病诊断标准为

A. 针刺反应阳性
B. 眼损害
C. 口腔溃疡
D. 复发性生殖器溃疡
E. 皮肤损害

41. 该病的治疗措施为

A. 羟氯喹
B. 免疫抑制剂
C. 氨苯砜
D. 糖皮质激素
E. 抗生素
F. 沙利度胺
G. 秋水仙碱

(42~49 题共用题干)

患者，女性，48 岁。面部反复发生红斑、节结、萎缩皮损 3 年。伴发热、双膝关节痛、四肢肌肉疼痛无力 2 周就诊。查体：可见面部蝶形红斑，红斑表明少许鳞屑，和上胸部、手臂暗红色水肿红斑，手指尖可见暗红色丘疹与结痂。颈部与腋下可触及蚕虫大小淋巴结。

42. 为明确诊断需要进行的检查有

A. 皮肤组织病理学检查
B. 血尿常规检查
C. 自身抗体检查
D. 直接免疫荧光检查
E. 以上全是

43. 尿蛋白(++++)，管型 0~22 个/HP，ANA (+)，血小板计数 80×10^9/L，白细胞计数 4×10^9/L。该患者诊断为（　　）。

A. 慢性湿疹
B. 系统性红斑狼疮

C. 皮肌炎　　D. 硬皮病
E. 多形红斑　　F. 风湿热

44. 筛选 SLE 的最佳试验是
A. 狼疮细胞试验　　B. 抗核糖核酸蛋白抗体试验
C. Sm 抗体试验　　D. 抗 ds-DNA 抗体试验
E. 抗核抗体试验

45. 下列是 SLE 标志性抗体的是
A. 抗 Sm 抗体　　B. 抗心磷脂抗体
C. 抗 Ro/SSA 抗体　　D. 抗 Jo-1 抗体
E. 抗 RNP 抗体

46. 红斑狼疮的组织病理学表现包括
A. 血管周围淋巴细胞浸润　　B. 棘层肥厚，表皮突延长
C. 基底细胞液化变性　　D. 表皮角化过度，毛孔有角质栓
E. 真皮乳头水肿　　F. 结缔组织发生纤维蛋白样变性

47. 狼疮带试验中免疫球蛋白和补体沉积在
A. 角质形成细胞　　B. 真皮浅层
C. 表皮底层　　D. 真皮-表皮交界处
E. 皮下组织　　F. 真皮深层

48. SLE 患者如果出现抗 dsDNA 抗体阳性，则多伴
A. 心肌受累　　B. 肾损害
C. 贫血　　D. 中枢神经系统受累
E. 关节炎　　F. 合并肺炎

49. 该患者诊断符合 SLE（活动期），治疗的首选方案为
A. 单独外用糖皮质激素　　B. 全身应用免疫抑制剂
C. 超大剂量激素冲击治疗　　D. 免疫调节剂
E. 全身应用中等至大剂量类固醇皮质激素

（50~52 题共用题干）

患儿，女，8 岁。因“双下肢瘀点、瘀斑、水疱、血疱 3 天，腹痛 1 天”来诊。

50. 最可能的诊断是
A. 结节性红斑　　B. 硬红斑
C. 过敏性紫癜　　D. 红斑性肢痛病
E. 变应性皮肤血管炎　　F. 脂膜炎
G. 急性发热性嗜中性皮肤病

51. 患儿腹痛明显。查体：腹软，脐周压痛(+)，无反跳痛，此时应给予的紧急处理为
   A. 大剂量糖皮质激素　　B. 口服硫唑嘌呤
   C. 肌内注射山莨菪碱　　D. 急查腹部 X 线片
   E. 口服抗组胺药　　F. 静脉滴注法莫替丁
   G. 急查淀粉酶
52. 粪潜血(+)，腹部 X 线片：未见异常，治疗上可采取的措施有
   A. 应用山莨菪碱　　B. 糖皮质激素
   C. 补充液体及能量　　D. 应用抑酸剂
   E. 禁食、水　　F. 静脉滴注维生素 C
   G. 口服抗组胺药及非甾体抗炎药

（53~60 题共用题干）

患儿，男，6 岁。下颌两侧直径 1~10mm 坚韧散在的淡黄色毛细血管扩张性丘疹半年。患儿 4 岁起伴有间歇性癫痫发作，存在轻度智力障碍，头颅 X 线检查及脑电图检查均未见异常。

53. 该患儿最可能的诊断是
   A. 皮肤结核　　B. 神经纤维瘤
   C. 囊性腺样上皮瘤病　　D. 皮脂腺瘤
   E. 结节性硬皮病
54. 该病属于
   A. 常染色体隐性遗传　　B. X 染色体显性遗传
   C. 常染色体显性遗传　　D. X 染色体隐性遗传
   E. 多基因遗传
55. 该病的三大特征为
   A. 颅内恶性肿瘤　　B. 癫痫
   C. 智力迟钝　　D. 横纹肌肌瘤
   E. 皮损
56. 该病特征性皮损包括
   A. 鲛鱼皮斑　　B. 皮腺腺瘤
   C. 甲周纤维瘤　　D. 甲变色
   E. 条状叶形白色斑
57. 该病患者有智力障碍的比率为
   A. 10%　　B. 20%~30%
   C. 60%~70%　　D. 30%~40%

E. 80%~90%

58. 关于该病病理改变的叙述，正确的是

A. 肺可呈间质性纤维化　　B. 皮脂腺瘤处可见增生血管

C. 胶原过多　　D. 常见胶质瘤

E. 甲周纤维瘤只有血管纤维组织

59. 该病与痤疮鉴别点包括

A. 可伴癫痫　　B. 无黑头粉刺

C. 毛细血管扩张　　D. 可伴智力障碍

E. 无脓疱

60. 关于该病的治疗，正确的有

A. 电凝固法

B. 外科手术切除

C. 化疗

D. 药物控制癫痫发作

E. 可予神经外科手术治疗局灶性脑电图异常

F. 放疗

（61~63 题共用题干）

患者，女性，30 岁。因“外阴破溃，疼痛 2 周”来诊。于医院诊断为急性外阴溃疡，给予抗炎治疗，不见好转。

61. 该患者可能的诊断是

A. 软下疳　　B. 梅毒

C. 急性外阴溃疡　　D. 急性发热性嗜中性皮肤病

E. 生殖器疱疹　　F. 恶性萎缩性丘疹病

G. 白塞综合征

62.（提示：追问病史，患者既往口腔经常出现溃疡，平均每年发作 5 次）最可能诊断为

A. 急性外阴溃疡

B. 梅毒

C. 软下疳

D. 恶性萎缩性丘疹病

E. 生殖器疱疹

F. 白塞综合征

G. 急性发热性嗜中性皮肤病

63.（提示：经过仔细查体，发现患者背部见散在的毛囊一致的红色丘疹）针对本病，最有

诊断价值的损害为

A. 痤疮样损害　　B. 结节性红斑
C. 毛囊炎　　D. 虹膜睫状体炎
E. 生殖器溃疡　　F. 脉络膜炎
G. 视神经萎缩

参考答案与解析

一、A1 型题

1. C【解析】过敏性紫癜基本病变为小血管弥散性血管炎，表现为真皮乳头层小血管白细胞碎裂性血管炎。

2. A【解析】系统性红斑狼疮多见于育龄期女性。

3. B【解析】韦氏（Wegener）肉芽肿组织学改变为小动脉、小静脉及毛细血管的肉芽肿性炎症及坏死。

4. B【解析】系统性红斑狼疮（SLE）是典型自身免疫性疾病，皮肤、关节、肾、肺、神经系统、浆膜等均可受累，临床表现多种多样。

5. D【解析】盘状红斑狼疮的组织病理可见角化过度伴角化不全、毛囊角栓、表皮萎缩、基底细胞液化变性、色素失禁等，真皮血管和附属器周围有灶性、有时甚至较密集的淋巴细胞浸润，胶原纤维间可有黏蛋白沉积，久之则炎性浸润减轻，基底膜增厚。

6. E【解析】白塞综合征为免疫异常性疾病，患者血清中有抗口腔黏膜自身抗体，血清中可检测出免疫复合物，于病情活动有关。

7. C【解析】结节红褐色或棕褐色，质软。

8. B【解析】红斑狼疮（LE）与紫外线照射密切相关，曝光可使皮损加重或复发。

9. E【解析】过敏性紫癜的病因比较复杂，细菌（如溶血性链球菌）、病毒（如流感病毒）、食物（鱼虾、鸡蛋等）及药物（水杨酸盐类、抗生素类、巴比妥类）等均可导致发病，恶性肿瘤与自身免疫性疾病亦可为可能病因。

10. D【解析】皮肌炎主要累及横纹肌，也可累及平滑肌，临床症状依受累肌群而不同，常表现为对称性近端肌无力。最常受累的肌群是四肢近端肌群、肩胛带肌群、颈部和咽喉部肌群，出现相应临床症状，如举手、抬头、下蹲、吞咽等困难及声音嘶哑等。

11. C【解析】白塞综合征为一种反复发作的，累及口、眼、生殖器和皮肤为特征的慢性炎性疾病，也称为眼、口、生殖器综合征。该病常累及细小血管，病情严重时也可累及中大血管，出现多系统、多脏器损害。

12. C【解析】如果长期服用氯喹或羟基氯喹，必须定期至眼科随访或进行眼底检查，以排除眼底病变。

13. E【解析】参见 A1 型题第 9 题解析。

14. A【解析】寻常狼疮好发于面部，颈部，胸部，臀部及四肢，可累及黏膜。

15. E【解析】抗疟药使用可增强对紫外线的耐受性和有一定的免疫抑制、抗炎作用。常用氯喹或羟氯喹，长期服用者应定期进行眼科检查（每 3 个月 1 次），注意其不良反应。

16. A【解析】过敏性紫癜的实验室检查毛细血管脆性试验阳性。血中 IgA 型免疫复合物均可升高，抗核抗体（ANA）多呈阴性。可有轻度的白细胞计数增多，淋巴细胞及嗜酸粒细胞也可增多。血小板计数正常或偏低。出、凝血时间正常。红细胞沉降率可加快。肾型紫癜可有血尿、蛋白尿、管型尿等。

17. E【解析】急性痘疮样苔藓状糠疹的皮损特点是有丘疹、丘疱疹、坏死及结痂鳞屑等多形性。

18. A【解析】亚急性皮肤红斑狼疮（SCLE）为介于系统性红斑狼疮与盘状红斑狼疮之间的一种特殊的中间类型，主要偏向于皮肤型，较少侵犯内脏。

19. B【解析】变应性皮肤血管炎是一种主要累及真皮浅层毛细血管和小血管的坏死性血管炎。

20. B【解析】硬红斑常伴有其他内脏结核。

21. C【解析】肾、中枢神经系统及血管并发症不常见。

22. D【解析】过敏性紫癜血小板计数正常，出、凝血时间及凝血因子正常，出血时间正常。

23. E【解析】药物性红斑狼疮患者，抗组蛋白抗体常在临床表现前检查出，且阳性率高达 82%。

24. C【解析】变应性皮肤血管炎皮损呈多形性，可表现为红斑、丘疹、紫癜、水疱、血疱、糜烂、溃疡、坏死及表浅小结节等，但以紫癜、溃疡、坏死和结节为主要特征，皮损消退处留有色素沉着或萎缩性瘢痕。自觉轻度瘙痒或烧灼感，部分有疼痛，特别是在溃疡和结节处。可伴有低至中度发热、倦怠及关节酸痛等全身症状。

25. E【解析】SLE 累及关节肌肉时，95% 患者有关节疼痛，伴或不伴受累关节肿胀，可有肌痛，但肌无力不明显，好侵犯指、趾、膝、腕关节，关节症状常在疾病活动期加重，受累关节不发生畸形，少数患者可出现缺血性骨坏死，以股骨头受累最常见。

26. C【解析】复发性口腔溃疡，每年至少发作 3 次，是诊断白塞综合征的必要条件。

27. E【解析】肺纤维化、心力衰竭、肾衰竭是系统性硬皮病患者死亡的主要原因。

28. D【解析】系统性红斑狼疮是典型自身免疫性疾病，皮肤、关节、肾肺、神经系统、浆膜等均可受累，临床表现多种多样。面部有蝶形红斑，手、足、肢端可有充血或出血性斑点，光敏感，可伴发雷诺（Raynaud）现象。

29. B【解析】变应性皮肤血管炎是由于各种因素，如病毒或细菌感染、异性蛋白、药物或化学药品等，在体内产生的免疫复合物引起真皮毛细血管及小血管坏死性血管炎，严重时可侵及内脏血管。

30. C【解析】SLE 早期表现多种多样，关节及皮肤表现为最常见的早期表现。

31. B【解析】SLE 心血管系统疾病发生率约 30%。其中以心包炎最常见，心内膜炎、心肌炎等亦可发生；重症患者可伴有心功能不全，为预后不良指征。约 15% 的患者有雷诺现象，这些患者肾病少见，死亡率较低。

32. C【解析】除皮肤损害外，完全性或不完全型先天性心脏房室传导阻滞是新生儿红斑狼疮的常见临床症状。抗 Ro/SSA 抗体为本病的血清学标志。

33. D【解析】治疗深在性红斑狼疮的首选药物为羟氯喹，还可用硫唑嘌呤、环磷酰胺、沙利度胺等。

34. A【解析】糖皮质激素是治疗 SLE 的主要药物。

35. D【解析】盘状红斑狼疮多见于中青年人，女性与男性之比约为 3∶1。

36. E【解析】24 小时尿蛋白定量是判断狼疮性肾炎病情活动的重要指标。

37. A【解析】药物引起的红斑狼疮以皮肤血管炎为首发症状。

38~39 A、D【解析】抗 dsDNA 抗体是判断病情活动的标准之一，特别是与活动性肾损密切相关。

40. E【解析】参见 A1 型题第 34 题解析。

41. D【解析】SLE 患者面部有蝶形红斑，手、足、肢端可有充血或出血性斑点，光敏感，可伴发雷诺现象。

42. B【解析】SLE 皮肤的病理变化为表皮角化过度，毛囊口、汗孔有角栓，粒层增厚，棘层萎缩，基底细胞液化变性，胶原纤维水肿并有纤维蛋白样变性，血管扩张及轻度红细胞外渗，并可见淋巴细胞为主的灶性浸润。

43. B【解析】紫癜皮疹常见于双下肢，尤以小腿伸侧较多，有时发生于臀部及前臂，初为小而分散的瘀点、瘀斑，1 天内变为出血性斑丘疹，5 天左右颜色开始变淡，2~3 周可逐渐消退，但新皮疹又分批出现。严重者可同时出现风团、水疱和坏死等皮损。

44. C【解析】除皮肤损害外，完全型或不完全型先天性心脏房室传导阻滞是新生儿红斑狼疮的常见临床症状。抗 Ro/SSA 抗体为本病的血清学标志。

45. C【解析】美国风湿病学会（ARA）1997 年推荐的关于 SLE 诊断标准如下。①蝶形红斑。②盘状红斑。③光敏感。④口腔溃疡。⑤非侵蚀性关节炎。⑥浆膜炎（心包炎和胸膜炎）。⑦肾病（蛋白尿或细胞管型）。⑧中枢神经系统病变（无其他原因解释的抽搐和精神病）。⑨血液学异常（溶血性贫血伴网织红细胞增生或白细胞少于 4000/mm^3，且 2 次以上；或淋巴细胞减少，低于 1500/mm^3，且 2 次以上）。⑩免疫学异常：抗 dsDNA 抗体阳性或抗 Sm 抗体或抗磷脂抗体呈阳性。⑪ANA 滴度异常且没有其他原因解释。具备上述标准中 4 项或 4 项以上阳性，相继或一同出现时，即可诊断为 SLE。

46. E【解析】营养不良性大疱性表皮松解症（DEB）是由Ⅶ型胶原蛋白（*COL7*）基因突变引起的皮肤病。

47. D【解析】玫瑰糠疹有自限性，一般经 4～8 周可自行消退而不复发，少数可迁延半年以上。

48. E【解析】结节性多动脉炎可首选类固醇皮质激素治疗，如泼尼松及地塞米松等。

49. B【解析】深在性红斑狼疮治疗首选氯喹，疗效不明显时可配合小剂量糖皮质激素。

50. A【解析】10%～20% 的 SCLE 患者正常皮肤狼疮带试验可阳性。

51. A【解析】皮肤血管性疾病是指原发于皮肤血管管壁及其周围组织的炎症性疾病，其主要组织病理变化依据病因及发病机制不同可表现为血管内皮细胞肿胀、管壁及周围组织炎症细胞浸润、纤维蛋白变性和肉芽组织形成等。

52. A【解析】皮肌炎的特征性皮损如下。①双上睑为中心的水肿性紫红色斑疹，具有极高的诊断特异性。②Gottron 丘疹。③皮肤异色症。④技工手。⑤其他：大关节伸侧糠秕状鳞屑红斑，面部、头皮、前胸 V 形区红斑，甲周红斑，甲皱襞毛细血管扩张，甲小皮角化，血管炎性损害，脱发等。

53. C【解析】结缔组织共同组织病理改变为黏液水肿、纤维蛋白变性、坏死性血管炎及淋巴细胞浸润。

54. D【解析】皮肌炎约有 1/4 的患者，尤其是 50 岁以上患者，可发生恶性肿瘤。

55. B【解析】慢性顽固性肾炎者可加用免疫抑制药。

56. E【解析】混合性结缔组织病（MCTD）是以抗 U1-RNP 抗体阳性为主伴有 SLE、硬皮症、皮肌炎、多发性肌炎样症状等复杂临床表现组成的自身免疫性疾病。

57. E【解析】皮肌炎做肌电图时，应取疼痛和压痛最明显的受累肌肉进行检查，表现为肌源性损害而非神经源性损害。

58. D【解析】对重要脏器受损的白塞综合征患者选用苯丁酸氮芥、环磷酰胺、硫唑嘌呤和环孢素等免疫抑制剂。

59. E【解析】急性痘疮样苔藓状糠疹皮疹泛发，主要分布于躯体，上臂，偶有口腔及外生殖器黏膜损害。

60. C【解析】肌肉基本病理变化是肌纤维变性和间质血管周围炎性病变，可见肌纤维肿胀、横纹消失、断裂、透明变性、颗粒及空泡变性，间质血管周围淋巴细胞浸润；晚期有肌肉纤维化与萎缩。

61. D【解析】中枢神经系统侵犯比较多见，是 SLE 病情严重的一种表现。其中精神症状多发，主要表现为癫痫样发作，其他可有偏头痛、轻偏瘫、抽搐、复视、视网膜炎及脉络膜炎；网状青斑具有提示作用。中枢神经系统和皮肤联合受损常由抗磷脂抗体引起，可出现多处非炎症性血栓形成导致的血管损伤。

62. A【解析】荨麻疹性血管炎的特点是皮疹为风团，持续时间长，伴低补体血症，关节痛及腹部不适。周围血白细胞计数正常或增多，中性粒细胞比例升高，红细胞沉降率加快；严重而持续的低补体血症为最常见的异常。

63. B【解析】多发性肌炎（PM）与皮肌炎（DM）的诊断标准：①对称性近端肌无力，伴或不伴吞咽困难及呼吸肌无力。②血清肌酶升高，尤其是CK升高。③肌电图示肌源性损害。④肌活检有肌炎病理改变。⑤特征性的皮肤损害。具备上述①～④项者可确诊为PM；具备上述①～④项中的3项可能为PM；仅具备2项为疑诊PM；具备⑤，再加上①～④项中的3项或4项可确诊为DM；具备⑤，再加上①～④项中的2项可能为DM；具备⑤，再加上①～④项中的1项为疑诊DM。

64. B【解析】Gottron征是皮肌炎的皮肤症状。

65. E【解析】皮肌炎一般治疗：急性期应卧床休息，适度进行肢体被动运动，以防肌肉萎缩，增加营养促进机体蛋白的合成。吞咽困难者，给予半流质或流质饮食。避免日晒和感染，成人患者需积极检查有无恶性肿瘤的发生。

66. A【解析】系统性硬皮病患者可有缺铁性贫血、红细胞沉降率增快、γ-球蛋白升高、类风湿因子和冷凝集素或冷球蛋白阳性等，并可查出多种自身抗体，90%患者ANA阳性，核仁型多见，也可见斑点型。伴发雷诺现象者常可检测到抗URNP抗体，抗着丝点抗体为CREST综合征的标记抗体，而抗Scl-70抗体是系统性硬皮病的标志抗体。

67. A【解析】硬皮病多见于20～50岁，女性发病率约为男性的3倍。

68. C【解析】原发性网状青斑主要病因尚不明确，可能与遗传和环境有关。本病好发于有家族史者。

69. B【解析】参见A1型题第45题解析。

70. D【解析】雷诺现象为系统性硬皮病最常见的首发症状，见于90%患者，同时可有不规则发热、关节痛、食欲缺乏、体重下降等症状。

71. A【解析】过敏性紫癜是一种IgA型抗体介导的变态反应性毛细血管和细小血管炎，其特征为非血小板减少的皮肤紫癜，可伴有关节痛、腹痛和肾脏病变。

72. D【解析】色素性紫癜性苔藓样皮炎又称Gougerot-Blum综合征，多见于中年男性。好发于小腿、大腿、躯干下部，皮损的特征性为铁锈色苔藓样小丘疹，压之不褪色，直径0.25～2.00mm，易融合为色泽不同的斑片，最后常演变成黄褐色。常有不同程度的瘙痒慢性病程，可迁延数月至数年，但可自愈，遗留色素沉着。

73. B【解析】皮肤损害为系统性硬皮病标志性损害。双手、面部最先累及，逐渐累及前臂、颈、躯干，呈对称性。

74. D【解析】营养不良性大疱性表皮松解症的水疱发生在致密下层。

75. A【解析】对单用糖皮质激素疗效较差或有禁忌证的SLE患者，常合并使用免疫抑制剂，包括环磷酰胺、硫唑嘌呤、环孢素、吗替麦考酚酯、他克莫司、雷公藤多甙等。

76. E【解析】系统性硬皮病消化系统症状：口腔舌系带缩短。牙周间隙增宽，牙龈萎缩。食管受累时出现吞咽困难，食管蠕动减弱，食管下 1/3 处狭窄，由于食管下括约肌压力下降出现反流性食管炎，可有食管 Barrett 化生。全消化道蠕动下降，患者可出现上腹饱胀感，肠内菌群失调时可出现间歇便秘或腹泻，营养吸收障碍。

77. D【解析】狼疮带试验（LBT）：沿真–表皮交界处有颗粒型免疫球蛋白和补体沉着，见于 75% DLE 和 SLE 患者皮损；正常皮肤 LBT 阳性仅见于 SLE（日光暴露部位的阳性率为遮盖部位皮肤的 2 倍）；遮盖部位皮肤 LBT 试验阳性结果提示与抗 dsDNA 和肾病正相关，因而也提示预后差。

78. D【解析】线状硬皮病好发生于少年儿童，条状皮损常沿单侧肢体或肋间神经呈线状分布，皮损变化同斑块状硬皮病，但通常进展迅速，皮肤较快硬化，累及皮下组织、肌肉、筋膜，最终硬化并且与下方组织粘连，可引起肢体挛缩及骨发育障碍，当皮损跨关节时可导致运动受限。

79. B【解析】白塞综合征的皮肤损害发生率为 60%~80%，通常出现在口腔溃疡之后，少数患者以此为首发症状。皮疹最常见形式为痤疮样和毛囊炎样皮损、结节性红斑样皮损，还可表现为脓肿与多形红斑样损害。其中痤疮样皮损多发生于躯干，难见到黑头粉刺与瘢痕性痤疮；毛囊炎样皮损也多见于躯干，但下肢和阴囊等部位也不少见，其特点为顶端脓头较小，周围有红晕愈后不留瘢痕；结节红斑样皮损好发于下肢，其特点为结节较小、部位较表浅、压痛较轻微、周围有红晕、很少发生破溃及遗留瘢痕。针刺同形反应阳性对本病有诊断价值，有 40%~70% 的患者可发生此反应，方法为用生理盐水皮内注射或无菌针头皮内刺入或静脉穿刺等，24 小时后可在受刺部位产生毛囊炎或脓疱，48 小时左右最为明显。

80. A【解析】毛发红糠疹好发于头皮、四肢伸侧、躯干、颈旁和臀部，特别在手指的第一、二指节的背面最为清楚。

81. B【解析】斑块状硬皮病又称硬斑病，好发生在成人，躯干部多见，但亦可发生于身体各处。皮损特点开始是一个或数个淡红或紫红色水肿性斑状损害，椭圆或不规则形，钱币大小或是更大。数周或数月后，皮损逐渐扩大而中央逐渐出现略微凹陷，且呈象牙或黄白色，皮损周围绕以淡红或淡紫色晕，触之如皮革样硬，久之皮损表面光滑干燥、无汗且毳毛消失。

82. C【解析】播散型 DLE 转换成 SLE 的概率是 5% 左右。

83. C【解析】硬皮病组织病理学检查中内脏损害主要表现为间质纤维化和血管壁增厚，管腔变窄甚至闭塞。

84. D【解析】抗 dsDNA 抗体是判断病情活动的标准之一，特别是与活动性肾损害密切相关。

85. A【解析】糖皮质激素仅用于系统性硬皮病进展较快，炎性损害明显如炎症性疾病、关节炎、心包炎时，病情控制后递减停用，无须长期维持。

86. C【解析】SLE 患者抗 RNP 抗体常与抗 Sm 抗体同时存在，阳性率为 30%~50%，常伴有雷诺现象。

87. D【解析】变应性皮肤血管炎的发病与免疫复合物沉积有关，属于Ⅲ型变态反应。

88. A【解析】SLE 患者出现抗 dsDNA 抗体及抗 Sm 抗体阳性时常提示有肾损害。

89. A【解析】过敏性紫癜组织病理改变：真皮浅层毛细血管和细小血管的内皮细胞肿胀，管壁有纤维蛋白沉积、变性和坏死，血管及其周围有中性粒细胞浸润，有核破裂、水肿及红细胞外渗，严重者可有管腔闭塞。

90. B【解析】对于病情进展期的系统性硬皮病及伴有内脏损伤的可是有中、小剂量激素治疗。

91. C【解析】皮肤血管炎皮损表现与受累血管的大小、范围、炎症反应程度有关，如毛细血管和细小血管炎主要表现为紫癜、红斑、丘疹、水疱等，在此基础上出现坏死为其特征；而中等或较大血管炎表现为结节，还可出现坏死、溃疡等。皮肤血管炎可局限于皮肤，亦可同时累及其他系统（如肾、肺、胃、肠和神经系统等）。

92. C【解析】SLE 心血管系统损害发病率约为 30% 。其中以心包炎最常见，心内膜炎、心肌炎等亦可发生；重症患者可患有心功能不全，为预后不良指征。约 15% 的患者有雷诺现象，这些患者患肾病较少，死亡率较低。

93. E【解析】皮肤血管炎的病因可归纳为以下几种。①特发性：占 45%~55% ，原因不明。②感染性：占 15%~20% ，与细菌、病毒、寄生虫和真菌感染有关。③药物：占 10%~15% ，抗甲状腺药、抗生素、避孕药、抗惊厥药、吩噻嗪类抗精神失常药、维 A 酸类等药物引起；近年来应用增多的流感疫苗、干扰素和生物制剂（如肿瘤坏死因子拮抗剂）等也可诱发。④自身免疫病：占 15%~20% ，合并系统性红斑狼疮、类风湿关节炎、干燥综合征、白塞综合征和系统性血管炎等。⑤肿瘤：占 5% ，主要为骨髓源性或淋巴源性肿瘤。

94. E【解析】血清肌酶是诊断皮肌炎的重要血清学指标之一，肌酶升高包括肌酸激酶（CK）、醛缩酶（ALD）、乳酸脱氢酶（LDH）、谷草转氨酶（AST）等，其中 CK 和 ALD 特异性较高，LDH 升高持续时间较长；肌酶的升高常早于临床表现数周，晚期肌萎缩肌酶不再释放，肌酶可正常。另外，肌酶的高低与肌炎的病情变化呈平行关系，可作为诊断、疗效监测及预后的评价指标。

95. B【解析】过敏性紫癜好发于下肢，以小腿伸侧为主，重者可累及上肢、躯干。

96. C【解析】亚急性皮肤红斑狼疮有贫血、红细胞沉降率增快，约 80% 患者 ANA 阳性，60%~70% 患者抗 Ro/SSA 与抗 La/SSB 抗体阳性，这几种抗体被认为是本病的特征性抗体，其中环形红斑型抗 La/SSB 抗体阳性率较高，少数患者抗 dsDNA 抗体、抗 Sm 抗体阳性。

97. E【解析】过敏性紫癜发病机制与Ⅲ型变态反应有关，循环免疫复合物在血管壁沉积，激活补体，使毛细血管和小血管壁及周围产生炎症，之后使毛细血管通透性增高，最后产生紫癜和各种局部及全身症状。

98. C【解析】系统性红斑狼疮 ANA 阳性率 90% ，滴度大于 1∶80 有诊断意义，但滴度不一定和疾病活动性相关。

99. E【解析】过敏性紫癜多见于儿童和青少年，90% 患者为 10 岁以内儿童，男性多于女性。

100. E【解析】抗细胞膜抗原抗体直接与血细胞膜等相应的膜成分结合导致细胞损伤，即通过Ⅱ型变态反应引起血细胞减少，而血管炎、关节炎、浆膜炎及肾炎是由Ⅲ型变态反应引起。

101. E【解析】过敏性紫癜的皮疹常见于双下肢，尤以小腿伸侧较多，有时发生于臀部及前臂，初为小而分散的瘀点、瘀斑，1 天内变为出血性斑丘疹，5 天左右颜色开始变淡，2~3 周可逐渐消退，但新皮疹又分批出现。

102. C【解析】皮肌炎的特征性皮损如下。①双上睑为中心的水肿性紫红色斑疹，具有极高的诊断特异性。②Gottron 丘疹。③皮肤异色症。④技工手。⑤其他：大关节伸侧糠秕状鳞屑红斑，面部、头皮、前胸 V 形区红斑，甲周红斑，甲皱襞毛细血管扩张，甲小皮角化，血管炎性损害，脱发等。

103. B【解析】过敏性紫癜实验室检查：部分患者束臂试验阳性；发病初期红细胞沉降率增快；白细胞计数正常或在发病初期增多（特别是嗜酸性粒细胞）；血小板计数、出凝血功能正常；可有血尿、蛋白尿、管型尿或大便隐血试验阳性。

104. D【解析】先天性毛细血管扩张性大理石样皮肤是一种罕见的疾病，可导致局限或泛发的先天血管畸形。主要病因尚不明确，可能与遗传和环境有关。本病好发于有家族史者，尚未明确有其他诱因。原发性网状青斑多发生在正常儿童和青年女性，网状青斑多出现在肢体外侧部位，如手、前臂、踝部和小腿，亦可累及整个肢体，大小面积不等，少数患者也可发生于颜面和躯干，也有的患儿青斑呈对称性分布。可见全身性或局限性的毛细血管及静脉扩张呈网状，伴有皮肤萎缩、溃疡及部分部位的角化过度。

105. A【解析】变应性皮肤血管炎的皮损呈多形性，可表现为红斑、丘疹、紫癜、水疱、血疱、糜烂、溃疡、坏死和表浅小结节等，但以紫癜、溃疡、坏死和小结节为主要特征，皮损消退处留有色素沉着或萎缩性瘢痕。

106. D【解析】针刺同形反应阳性对白塞综合征有诊断价值，有 40%~70% 的患者可发生此反应，方法是用生理盐水皮内注射或无菌针头皮内刺入及静脉穿刺等，24 小时后均可在受刺部位出现毛囊炎或脓疱，48 小时左右最为明显。

107. C【解析】天疱疮组织病理变化为表皮棘细胞的棘层松解，形成表皮内裂隙和大疱，疱液中有棘层松解细胞。

108. D【解析】变应性皮肤血管炎是一种主要累及真皮浅层毛细血管和小血管的坏死性血管炎。

109. D【解析】在额顶前区会出现非瘢痕性脱发，头发参差不齐、短且易折断，称为狼疮发。

110. C【解析】变应性皮肤血管炎好发于下肢和臀部，尤以小腿为多，也可分布在上肢和躯干，常对称分布。

111. B【解析】亚急性皮肤红斑狼疮是介于 DLE 和 SLE 之间的亚型，在所有 LE 病例中占 10%~15% 。

112. E【解析】变应性皮肤血管炎缺乏特异性实验室诊断指标。可出现红细胞沉降率加快、抗“O”升高、血小板减少、贫血、高球蛋白血症，少数患者可有嗜酸性粒细胞增多和补体下降，肾受累时出现可蛋白尿、血尿及管型。

113. D【解析】抗着丝点抗体是该综合征的标志性抗体，有助于 PSS 的再分类。

114. B【解析】变应性皮肤血管炎皮损特点：多形性，以紫癜、溃疡和结节为主，亦可见红斑、丘疹、水疱、血疱、糜烂、坏死等，皮损消退处留有色素沉着或萎缩性瘢痕，常对称分布。患者自觉皮损处轻度瘙痒或灼热，部分有疼痛，可伴有发热、倦怠及关节疼痛等全身症状。

115. B【解析】与成人皮肌炎相比，儿童皮肌炎较少伴发恶性肿瘤，易发生皮肤、皮下组织、关节周围及肌肉的钙沉积，雷诺现象少见。

116. C【解析】白塞综合征可能与遗传有关，如地中海地区部分家族性发病者呈常染色体显性遗传模式；与环境因素也密切相关，如日本是白塞综合征的高发地区，但居住在美国的日本裔却很少患病；感染等因素被认为有诱发作用。

117. D【解析】紫外线照射可改变皮肤组织中 DNA 的化学结构，使其免疫原性加强，从而诱发或加重 LE；某些药物（如肼屈嗪、普鲁卡因胺、甲基多巴、异烟肼、青霉素、生物制剂等）可诱发药物性狼疮；另外，感染（如链球菌、EB 病毒等）也可诱发或加重本病。

118. A【解析】70% 白塞综合征患者以口腔溃疡为首发症状。皮疹的形态可有多种，最常见为痤疮样和毛囊炎样皮损、结节性红斑样皮损，还可表现为脓肿和多形红斑样损害。针刺同形反应阳性对本病有诊断价值。

119. E【解析】约 75% 的 SLE 患者有肾损害，其严重程度与疾病预后密切相关，表现类似肾炎和肾病综合征。早期主要表现为蛋白尿和/或血尿，肾功能一般正常，随着病情发展，后期可出现肾衰竭，是 SLE 主要死因之一。

120. B【解析】白塞综合征为一种反复发作的，累及口、眼、生殖器和皮肤为特征的慢性炎性疾病。好发于 20~30 岁的青壮年，男性患者多于女性，重者多为男性。70% 白塞综合征患者以口腔溃疡为首发症状。视网膜血管炎是最典型的眼部体征，也是引起失明的主要原因。针刺同形反应阳性对本病有诊断价值。

121. A【解析】伴有恶性肿瘤的皮肌炎患者，皮肌炎红斑损害更为明显，这种红斑称为恶性红斑。

122. D【解析】1990 年国际白塞综合征研究小组推荐的诊断标准为复发性口腔溃疡

(在 12 个月内至少复发 3 次)，加上下列任意 2 种表现可作出诊断：①复发性生殖器溃疡。②眼部症状（如视网膜的血管炎或前、后葡萄膜炎）。③皮肤病变（如结节性红斑、假性毛囊炎、丘疹脓疱性损害或没有进行糖皮质激素治疗的青春期后患者的痤疮样结节）。④针刺试验阳性。

123. D【解析】急性痘疮样苔藓状糠疹的皮损特点是有丘疹、丘疱疹、坏死及结痂鳞屑等多形性。

124. E【解析】白塞综合征中有 2% 为“特殊类型”，即无口腔溃疡而有其他典型症状，主要表现为肠道、中或大血管、神经系统及骨髓受累。

125. B【解析】大疱性红斑狼疮为急性皮肤红斑狼疮的一种新亚型，皮损为单个或成簇的水疱或大疱，好发于曝光部位。组织病理表现为含有中性粒细胞的表皮下水疱。免疫电镜示：在致密板有颗粒状 IgG、IgM 或 IgA 沉积。患者对氨苯砜治疗敏感，以此可与获得性大疱表皮松解症鉴别。

126. B【解析】单纯型过敏性紫癜损害仅限于皮肤，无明显全身症状，且皮损较轻。

127. A【解析】羟氯喹是治疗盘状红斑狼疮的首选药物。

128. A【解析】白塞综合征组织学特征大多为非特异性。早期表现为白细胞碎裂性血管炎，管腔变窄、闭塞，血栓形成，管壁有纤维蛋白样变性坏死，管壁及周围组织有中性粒细胞浸润及白细胞碎裂；后期可表现大量淋巴细胞及浆细胞浸润，常累及毛细血管、细小静脉，少数细小动脉也可累及，结节损害的血管周围呈淋巴细胞浸润。

129. D【解析】我国皮肌炎患者并发的肿瘤中 70% 为鼻咽癌。

130. D【解析】部分白塞综合征患者可检出口腔黏膜自身抗体，细胞免疫功能降低，半数患者血液黏稠性较高。

131. B【解析】CREST 综合征有皮肤钙化、雷诺现象、食管功能异常、肢端硬化及毛细血管扩张，病程缓慢，预后较好。

132. C【解析】瘙痒性紫癜典型表现为片状橘红色紫癜样皮损，有融合倾向，上覆盖少量鳞屑，瘙痒剧烈。多于 3 个月自行消退，但可复发。

133. C【解析】SLE 患者伴有 DLE 样皮损可见于 10%~15% 患者，男性较多见。

134. B【解析】急性发热性嗜中性皮肤病好发于四肢及面颈部，亦可累及躯干及口腔黏膜，两侧呈不对称分布。

135. E【解析】变应性皮肤血管炎的发病和免疫复合物沉积有关，属于Ⅲ型变态反应。细菌等抗原与体内相应的抗体结合后，形成循环免疫复合物并沉积在毛细血管及小血管壁，激活补体后产生各种炎症介质，因此可损伤血管内皮细胞。

136. A【解析】急性发热性嗜中性皮肤病的治疗首先应去除诱因，如感染、肿瘤、药物等影响因素，药物治疗首选糖皮质激素，还可联合氨苯砜、秋水仙碱，对疾病治疗亦有一定效果。

137. D【解析】变应性皮肤血管炎如伴发关节痛、腹痛、肾损害、中枢神经系统损害等称为变应性皮肤–系统性血管炎。

138. C【解析】急性发热性嗜中性皮肤病病理学检查最主要的特征是真皮网状层有明显的中性粒细胞浸润。

139. B【解析】继发性网状青斑由各种原因引起，常伴发于某些系统性疾病，而青斑损害多出现于系统性疾病之前。其皮肤损害表现与原发性者相似，损害分布与发病有关，常呈树枝状，非对称性，可反映局部损害情况。

140. B【解析】糖皮质激素是治疗变形性皮肤血管炎的首选药物。待病情缓解后逐量递减初始剂量，直到能维持已有临床效果的最低剂量。

141. C【解析】皮损区狼疮带试验显示表皮–真皮交界处免疫球蛋白和补体不规则颗粒状线形沉淀，10%~25% 患者正常皮肤狼疮带试验可呈阳性。

142. D【解析】参见 A1 型题第 94 题解析。

143. E【解析】儿童皮肌炎发病高峰年龄为 5~10 岁。

144. E【解析】结缔组织病包括一组累及多系统、多器官的疏松结缔组织的疾病，属于自身免疫性疾病范畴，有很多共同特征，如患者血清中可检测出多种自身抗体，组织病理改变主要为淋巴细胞浸润、结缔组织黏液性水肿、纤维蛋白变性和血管炎，应用糖皮质激素和免疫抑制剂治疗有效等。

145. A【解析】结节性多动脉炎是主要影响小和中等动脉的一种坏死性血管炎。白细胞破碎性血管炎有狭义和广义之分，前者又称典型白细胞破碎性血管炎，患者多为成年人，发病前常有外源性抗原所引起的变态反应，以皮肤表现为主。后者则包括多种疾病：过敏性紫癜、荨麻疹性血管炎、血清病、混合型冷球蛋白血症等。

146. D【解析】80%~90% 的 SLE 患者有皮损。有诊断意义的皮损如下。①典型的 ACLE 皮损：面颊和鼻梁部水肿性蝶形红斑，日晒后常加重。②四肢远端和甲周、指（趾）末端的紫红色斑疹、瘀点、毛细血管扩张和指尖点状萎缩等血管炎样损害。③额部发际毛发干燥，参差不齐细碎易断。④DLE 皮损，见于 10%~15% 患者，男性较多见。⑤口、鼻黏膜溃疡。其他还可有雷诺现象、大疱、网状青斑、荨麻疹样血管炎、紫癜、皮下结节等非特异性损害。

147. C【解析】变应性皮肤血管炎是一种主要累及真皮浅层毛细血管和小血管的过敏性血管炎性疾病。

148. B【解析】曝光可使 DLE 皮损加重或复发，极少数皮损晚期可继发鳞状细胞癌。

149. D【解析】SLE 患者抗心磷脂抗体阳性与血小板减少、自发性流产或死胎、血栓形成、血管及神经系统病变有关。

150. E【解析】进行性系统性硬皮病可发生皮肤损害、呼吸系统损害、消化系统损害、心血管系统损害、泌尿系统损害、黏膜损害、骨和关节损害、肌肉损害、神经系统损害等。

151. C【解析】变应性皮肤血管炎的发病与免疫复合物沉积有关，属于Ⅲ型变态反应。

152. C【解析】深在性红斑狼疮又称狼疮性脂膜炎，好发于面部，也可发生于上臂、臀部和股部。皮损为皮下结节和斑块，表面皮肤正常或呈暗红色，消退后形成局部皮肤凹陷。少数患者可伴有低热、关节痛和乏力等全身症状。

153. B【解析】针刺同形反应阳性对白塞综合征有诊断作用。

154. A【解析】一般抗组胺药治疗荨麻疹性血管炎不理想，但可控制风团和血管性水肿。

155. E【解析】SLE 患者的神经症状主要表现为癫痫样发作，占中枢神经系统 SLE 的 17%~50%，发生在本病活动中或发病前数年。

156. B【解析】白塞综合征为一种反复发作的，累及口、眼、生殖器和皮肤为特征的慢性炎性疾病。

二、A2 型题

1. B【解析】在鼻梁与双颧颊部呈蝶形分布的红斑是 SLE 特征性改变。皮损连续 1 周至数周，消退不留瘢痕，其他皮肤损害还有手足及甲周红斑、瘀点、丘疹、结节、网状青斑及浅表溃疡，常无明显瘙痒。SLE 常出现对称性多关节疼痛及肿胀，发生率约为 90%。患者可能出现全血细胞减少、红细胞沉降率增快、丙种球蛋白升高、Coomb 试验及类风湿因子阳性、总补体、补体 C_3 和 C_4 下降、循环免疫复合物水平上升。ANA 阳性率 90%，滴度大于 1∶80 有诊断意义，但滴度不一定和疾病活动性相关。抗 Sm 抗体是 SLE 的标记抗体，抗 dsDNA 和肾受累及疾病活动性相关。SLE 患者还可检测到抗 ENA 抗体（包括 U，RNP、Ro/SSA、La/SSB 等）和抗心磷脂抗体等多种抗体。SLE 患者肾受累时尿常规检查可出现蛋白尿、血尿、管型尿，24 小时尿蛋白定量为判断狼疮性肾炎病情活动的重要指标。

2~3 A、D【解析】皮肌炎患者双上睑为中心的水肿性紫红色斑疹，具有极高的诊断特异性。

4. C【解析】过敏性紫癜的本质是一种过敏性的血管炎症，可引起皮肤、关节、内脏器官等多部位的病变，绝大部分病例可伴有肾受累，即肾型过敏性紫癜，蛋白尿常可提示肾受累。

5. B【解析】约 20% 患者可伴有其他结缔组织病，多发性肌炎与其他结缔组织病并存，符合各自的诊断标准，称为重叠综合征。

6. E【解析】进行性色素性紫癜性皮肤病，以成年男性多见，好发于小腿及踝部周围。初起为针头大淡红色瘀点，逐渐密集成片，呈棕红色，中央渐变为棕褐色，其边缘如同辣椒样新瘀点不断出现。皮损数目多少不等，后可自愈。由点状、斑片状红斑、紫癜、色素沉着为主要表现。鉴别诊断：①静脉曲张性淤积性皮炎。有静脉曲张，多发生在一侧下肢，皮疹似湿疹样损害，有时可出现溃疡。②过敏性紫癜。多发生于儿童，皮损以大小不等瘀点和瘀斑为主，常伴有腹痛及关节和肾的改变。组织病理学检查无含铁血黄素。

三、A3/A4 型题

1. E【解析】Gottron 丘疹：即指关节、掌指关节伸侧的扁平紫红色丘疹，对称分布，表面附有糠秕状鳞屑。皮肌炎临床症状依受累肌群而不同，常表现为对称性近端肌无力。

2. B【解析】抗核抗体在 PM 和 DM 中的阳性率为 20%~30%，对肌炎诊断不具特异性。

3. A【解析】根据题干可知，该患者无须护肝治疗。

4. E【解析】急性发热性嗜中性皮肤病多发生在面部、颈项、肩、躯干上半部和四肢。皮损初为渗出性红色或紫红色斑丘疹，可逐渐形成边界清楚，直径 2~10cm 的隆起的圆形、椭圆形斑块，表面可有水疱样外观的颗粒状假性水疱，间或有水疱、脓疱、大疱。自觉疼痛和触痛。多数患者红细胞沉降率增快，中性粒细胞比例增高，可有核左移。其他还可有血浆球蛋白（α 及 γ）增高、C 反应蛋白阳性，但免疫球蛋白、补体多正常。肾受累可出现蛋白尿、血尿等。

5. A【解析】急性发热性嗜中性皮肤病组织病理学改变为真皮浅层有中性粒细胞和白细胞浸润，有时可见白细胞碎裂性血管病。

6. D【解析】首选糖皮质激素治疗，常用泼尼松 40~60mg/d，渐减量至停药，常在数周内得到控制；也可试用氨苯砜 100~150mg/d，分次口服，或与泼尼松联合应用；雷公藤 20~30mg/d，分3次口服或10%碘化钾 10~30ml/d，分2~3次口服。还可试用多西环素、氯法齐明、吲哚美辛及其他非甾体抗炎药物。疗程一般为 2~4 周。外用糖皮质激素制剂对改善皮损有效。

7. B【解析】类风湿关节炎典型病例其手部小关节（特别是近端指间关节和掌指关节），足、腕、肘及踝关节呈对称性受累，但最初表现可发生在任何关节。晨僵（晨起后或长时间休息后关节僵硬）>1 小时者常见。午后可出现疲劳与不适。关节畸形可发展迅速，尤其是屈曲挛缩。手指尺侧偏移，同时伸肌腱从掌指关节滑脱，也是本病典型的体征。腕管综合征可能是由于腕关节滑膜炎所致。

8. A【解析】90%类风湿关节炎患者红细胞沉降率加快。约70%患者可测出 IgM 类风湿因子（RF），后者为抗变性 γ-球蛋白的抗体。RF 对于类风湿关节炎并非是特异的，但 RF 滴度增高可提供有力的诊断依据。高滴度 RF 提示预后不良并且常常与疾病进展、类风湿结节、血管炎和肺病变有关。当关节炎症活动缓解时，滴度也常常下降。

9. B【解析】目前一般首选甲氨蝶呤，并将它作为联合治疗的基本药物。

10. C【解析】过敏性紫癜皮损出现前2周常有低热、头痛、关节症状和腹痛等前驱症状。皮疹常见于双下肢，尤以小腿伸侧较多，有时发生于臀部及前臂，初为小而分散的瘀点、瘀斑，1天内变为出血性斑丘疹，5天左右颜色开始变淡，2~3周可逐渐消退，但新皮疹又分批出现。严重者可同时出现风团、水疱和坏死等皮损。血小板计数正常，出凝血时间及凝血因子正常；尿常规检查可见红细胞、蛋白、管型尿；大便常规检查可发现隐血。毛细血管脆性试验阳性。

11. B【解析】过敏性紫癜常累及肾，大部分病变较轻，表现为轻度的血尿、蛋白尿及管型尿。

12. E【解析】过敏性紫癜是侵犯皮肤或其他器官毛细血管和细小血管的一种过敏性血管炎。

13~14 E、D【解析】参见 A2 型题第 1 题解析。

15. A【解析】肌肉活检是指取一小块肌肉做病理检查。临床上某些肌肉疼痛，或肌肉肿块无法明确诊断，就可以通过肌肉活检来寻找诊断依据，但不适用于该患者。

16. B【解析】狼疮性脑病是系统性红斑狼疮合并中枢神经系统及周围神经系统损害导致的。

17. E【解析】系统性红斑狼疮性脑病患者可采用大剂量冲击疗法，可使用甲泼尼龙 500~1000mg/d 静脉滴注，连用 3 天，坚持口服泼尼松 0.5~1.0mg/（kg·d），对快速逆转狼疮危象有效。

18~19 B、E【解析】成人 Still 病是一种临床综合征，具有发热、变应性皮疹、关节痛、淋巴结肿大、肝脾大、血常规白细胞计数增多、血培养阴性、抗生素治疗无效等特征。根据患者持续发热 3 周，一过性非特异的皮疹，关节痛，外周血白细胞计数增多，排除了败血症、淋巴瘤、伤寒、结缔组织病等，激素治疗有效，即可诊断成人 Still 病。该病属于排他性诊断，故血培养、骨髓检查、淋巴结检查等均需要做。

20. E【解析】白塞综合征为一种反复发作的，累及口、眼、生殖器和皮肤为特征的慢性炎性疾病。

21. C【解析】针刺同形反应阳性对白塞综合征有诊断价值。

22. D【解析】糖皮质激素主张用于治疗病情严重者，如高热、急性发作性的眼部病变、中枢神经系统病变、严重的血管炎及关节病变、严重的口腔或生殖器溃疡，初始剂量相当于泼尼松 1.0~1.5mg/（kg·d），病情控制 2 周后逐渐减量。严重的神经与眼部病变者可用甲泼尼龙冲击疗法。

23~25 A、D、B【解析】患者为年轻女性，面部及手部皮疹为红斑狼疮的皮疹，且伴有关节症状。外周血细胞计数减少，24 小时尿蛋白定量升高。根据美国风湿病学会 1997 年推荐的 SLE 诊断标准，该患者符合，且 ANA 全套检查有助于 SLE 的诊断。治疗首选糖皮质激素。

26~28 E、C、D【解析】患者自手、足、面部开始出现对称性皮肤硬化症状，伴雷诺现象。系统检查无异常。符合系统性硬皮病中的肢端硬化型。皮肤组织病理有特征性的改变，可帮助诊断。该类疾病的患者如果抗着丝点抗体阳性，提示预后较好。

29~30 C、D【解析】变应性血管炎好发于下肢和臀部，尤以小腿为多，亦可分布在上肢和躯干，常对称分布。皮损呈多形性，可表现为红斑、丘疹、紫癜、水疱、血疱、糜烂、溃疡、坏死及表浅小结节等，但以紫癜、溃疡、坏死和结节为主要特征，皮损消退处留有色素沉着或萎缩性瘢痕。可伴发关节痛、腹痛、肾损害、中枢神经系统损害等。本病缺乏特异性实验室诊断指标。但可出现红细胞沉降率加快、抗“O”升高、血小板减少、贫血、高球蛋白血症，少数患者可有嗜酸性粒细胞增多和补体下降，肾受累时出现可蛋白尿、血尿及管型。

31. E【解析】变应性血管炎诊断依据病理检查，同时为排除类风湿关节炎，行 RF 检查。

32. B【解析】糖皮质激素为首选治疗药物。

33. A【解析】同时满足 2 种（或以上）结缔组织病各自的诊断，则应考虑重叠综合征的诊断。

34~36 C、E、B【解析】患者皮损符合皮肌炎的皮疹表现，四肢肌力下降，外周血清肌酶升高，首先应考虑皮肌炎的诊断。虽然有染发史，可能只是诱发因素或是一种巧合。为明确皮肌炎的诊断，应该行四肢肌肉活检组织病理检查及肌电图检查。约 20% 的皮肌炎患者合并肿瘤，常见的为肺癌、乳腺癌、胃癌及女性生殖道癌等。我国皮肌炎患者并发的癌肿中 70% 为鼻咽癌。

37. B【解析】混合性结缔组织病典型的临床表现是多关节炎、雷诺现象、手指肿胀或硬化、肺部炎性改变、肌病和肌无力、食管功能障碍、淋巴结肿大、脱发、颧部皮疹以及浆膜炎等。抗 U_1-RNP 抗体（+）提示混合性结缔组织病可能性大。

38. A【解析】硬皮病与混合性结缔组织病相鉴别的要点：系统性硬皮病为四肢末端、颜面、上胸、上背等部位发生非炎症性肿胀、硬化，然后萎缩，面部表情丧失呈假面具样、口唇变薄、指关节活动受限可呈爪形手。常伴有色素异常。晚期可有皮肤钙质沉着。标志性抗体为抗 Scl-70 抗体，阳性率为 34%~40%。

39. C【解析】混合性结缔组织病患者首先注意保暖，避免手指外伤，戒烟等。以关节炎为主要表现者，轻者可应用非甾体抗炎药。对于有关节炎和肌炎等炎症表现的患者，用糖皮质激素效果良好。一般泼尼松 1mg/（kg·d）可达到满意的疗效。肺动脉高压是 MCTD 患者致死的主要原因，故应该早期、积极治疗。除了阿司匹林、钙通道拮抗药（如硝苯地平）、血管紧张素转换酶抑制药（如卡托普利）外，还可应用中、大剂量糖皮质激素和免疫抑制药，首选环磷酰胺和甲氨蝶呤。

40~42 B、E、C【解析】DLE 多见于中年男性，皮损多局限于头部，无系统损害。皮损组织病理可以帮助诊断。DLE 慢性角化明显的损害晚期可继发鳞状细胞癌。

43. D【解析】复发性多软骨炎初期仅表现为耳郭红、肿、热、痛、有红斑结节，反复发作，久之耳郭塌陷畸形。眼部受累可单侧或者双侧。最常见的临床表现是突眼、巩膜外层炎、角膜炎或葡萄膜炎。视网膜病变如视网膜微小动脉瘤、出血和渗出、静脉闭塞、动脉栓塞也常有发生。关节损害特点是外周关节非侵蚀性非畸形性多关节炎。

44. B【解析】复发性多软骨炎可累及各种大小的血管，最常见的为大动脉受累，表现为主动脉的扩张或动脉瘤形成，也存在有显微镜下多动脉炎。女性患者的死亡原因主要是气道阻塞、肺炎或二者兼之，男性患者死亡的主要原因是特异性心血管病变。

45. D【解析】糖皮质激素可抑制病变的急性发作，减少复发的频率及严重程度，用于较重的患者，开始剂量为泼尼松 30~60mg/d，分次或晨起 1 次口服。临床症状好转后，泼尼松可逐渐减量。剂量在 15mg/d 以下时可长期维持 1~2 年。

46. D【解析】白塞综合征临床表现为复发性口腔溃疡，发生率高达 98% 以上，约 70% 的患者以此为首发症状。生殖器溃疡多出现在口腔黏膜或皮肤病变之后，男性好发于阴囊、阴茎、龟头或尿道；女性好发于外阴、阴道或宫颈；也可发于男女两性的会阴、肛门、直肠等处。皮疹最常见形式为痤疮样和毛囊炎样皮损、结节性红斑样皮损，还可表现为脓肿与多形红斑样损害。其中痤疮样皮损多发生于躯干，难见到黑头粉刺与瘢痕性痤疮；毛囊炎样皮损也多见于躯干，但下肢和阴囊等部位也不少见，其特点为顶端脓头较小，周围有红晕愈后不留瘢痕；结节红斑样皮损好发于下肢，其特点为结节较小、部位较表浅、压痛较轻微、周围有红晕、很少发生破溃以及遗留瘢痕。

47. A【解析】眼部损害发生相对较晚，发生率为 50% 左右，可反复发作。

48. B【解析】肠白塞综合征临床表现为先出现白塞综合征的口腔黏膜溃疡及外阴部溃疡等症状，然后出现肠道病变，主要表现为右下腹痛，腹部包块，腹部胀满、嗳气、呕吐、腹泻、便血等。

49. E【解析】巨细胞动脉炎患者前驱症状无特异性，如食欲缺乏、体重减轻、乏力、头痛、肌痛及关节痛。在前驱症状之后出现单侧或双侧颞动脉或枕动脉部位头皮的剧烈头痛，持续而带锥刺样或呈搏动性。病变动脉呈硬索状，有压痛，搏动减弱或消失，相邻皮肤红肿，感觉异常。视力障碍，单侧性或双侧，完全性或不完全性。风湿性多发性肌痛症并非肌肉病变，而是动脉炎后慢性缺血的结果。典型症状是两肩、颈和四肢近端肌肉疼痛和僵硬，运动时加剧。无肌力低下和肌肉萎缩是其特征。

50. C【解析】颞动脉活检具有诊断意义，一般至少取 2cm 的节段；即使是触诊正常的动脉也可有病变。

51. E【解析】皮质激素是治疗本病的首选药物，一经确诊即可应用。通常开始应用泼尼松 40~80mg/d，连用 1 个月或直到所有临床和实验室指标变为正常。本病对类固醇敏感，可逐渐减量至 7.5~10.0mg/d。坚持每日治疗很重要，治疗时间至少需要 1 年。

52. A【解析】荨麻疹性血管炎临床表现：①皮损为荨麻疹样，但可持续发作 1~2 天，甚或更长时间。②皮损有痒感或烧灼感。③风团消退后可残留色素沉着及细屑。④常伴有四肢一过性关节肿胀、疼痛及腹痛，少数晚期严重患者可出现肾或神经系统病变。

53. C【解析】荨麻疹性血管炎临床表现为显著和持久性风团，伴发热、腹痛、关节痛和浅表淋巴结肿大等全身症状，组织病理学特征为白细胞碎裂性血管炎。

54. E【解析】荨麻疹性血管炎晚期可出现肾损害。

55~56 A、E【解析】皮肌炎特征性皮损如下。①双上睑为中心的水肿性紫红色斑疹，具有极高的诊断特异性。②Gottron 丘疹：即指关节、掌指关节伸侧的扁平紫红色丘疹，对称分布，表面附有糠秕状鳞屑。③皮肤异色症：部分患者面、颈、上胸部在红斑鳞屑基础上慢慢出现褐色色素沉着、点状色素脱失、点状角化、轻度皮肤萎缩、毛细血管扩张等，称为皮肤异色症或异色性皮肌炎。最常受累的肌群是四肢近端肌群、肩胛带肌群、颈部和咽喉部肌群，出现相应临床症状，如举手、抬头、下蹲、吞咽等困难及声音嘶哑等。血清肌酶是诊断本病的重要血清学指标之一，肌酶升高包括肌酸磷酸激酶、醛缩酶、乳酸脱氢酶、谷草转氨酶等，其中 CPK 和 ALD 特异性较高，LDH 升高持续时间较长；肌酶的升高常早于临床表现数周，晚期肌萎缩肌酶不再释放，肌酶可正常。

57~58 B、E【解析】网状青斑多见于女性。皮损限于躯干和头颈部一侧，1 个或多个肢体，遇冷后出现，暖和后缓解。皮肤毛细血管扩张和持久性浅静脉扩张，呈大理石样表现。常继发坏死、溃疡形成，局部萎缩和萎缩性瘢痕。可有显著的毛细血管扩张，又可有静脉扩张；有些病例病理变化不明显或无异常发现。

59. D【解析】一般注意防寒保暖。继发性者主要治疗基础疾病和停用致病药物。维生素 PP（烟酸）100mg，每日 3 次，口服。硝苯地平，10mg，每日 2~3 次，口服。病情严重者可用抗凝、抗纤溶和溶栓治疗，如肝素、低分子右旋糖酐等。

60. B【解析】根据病史、临床表现和检查结果，最可能的诊断是进行性系统性硬皮病。该患者出现了长达 5 个月的不规则发热伴全身关节酸痛，以及 20 天的吞咽困难和食物反流症状。体格检查发现颈、胸部有多个大小不一的硬化、萎缩性白色斑点，表面光滑、发亮，周围绕有淡红色晕环；手指尖细，面部表情僵化。实验室检查显示贫血、ESR 增快、RF 阳性等异常。这些表现均提示患者可能患有结缔组织疾病。钡餐检查发现食管下端狭窄、上方扩张，管壁韧性降低，蠕动减弱，黏膜纹理逐渐消失，钡剂通过迟缓，提示食管功能紊乱。食管组织病理学检查发现淋巴细胞及鳞状上皮增生，并散在钙盐沉着，符合进行性系统性硬皮病的特征。

61. D【解析】糖皮质激素可抑制炎症反应，小剂量泼尼松用于治疗系统型硬皮病，可改善关节症状，减轻皮肤水肿及硬化，对间质性肺纤维化有一定疗效。

62. A【解析】变应性皮肤血管炎多发生在中青年，女性多于男性。好发于下肢和臀部，尤以小腿为多，亦可分布在上肢和躯干，常对称分布。皮损呈多形性，可表现为红斑、丘疹、紫癜、水疱、血疱、糜烂、溃疡、坏死以及表浅小结节等，但以紫癜、溃疡、坏死和结节为主要特征，皮损消退处留有色素沉着或萎缩性瘢痕。自觉轻度瘙痒或烧灼感，部分有疼痛，特别是在溃疡和结节处。可伴有低至中度发热、倦怠及关节酸痛等全身症状。病程较长，易迁延反复至数月甚至数年。个别可累及肾、胃肠道、肺和中枢神经系统，出现相应表现，称为系统性变应性血管炎。

63. D【解析】皮肤组织病理学表现为白细胞碎裂性血管炎。毛细血管和小血管内皮细胞肿胀、闭塞、管壁扩张、纤维素沉积、红细胞外溢、中性粒细胞浸润及细胞核碎裂，也可有不同数目嗜酸性粒细胞和单一核细胞浸润。直接免疫荧光检查可见血管壁抗体和补体沉积。

64. B【解析】变应性皮肤血管炎的发病和免疫复合物沉积有关，属于Ⅲ型变态反应。

65. E【解析】同时满足 2 种结缔组织病各自的诊断标准，则应考虑重叠综合征。

66. C【解析】SLE 诊断标准中不包括血管炎。

67. C【解析】成人 Still 病临床表现：①发热是最常见、最早出现的症状。②皮疹约发生于 90% 以上患者，为一过性红斑或风团样皮疹，也可为多形性，伴有不同程度瘙痒，几小时内可消退，常反复，与发热一致。皮疹主要分布于躯干、四肢，也可发生在面部。③关节炎或关节疼痛几乎出现于所有患者，均在高热时出现，热退后消失或明显减轻，关节以大关节痛为主，一般以膝、腕关节最常见，但多无肿胀或畸形。多数患者发热时伴有不同程度肌肉酸痛。④多数患者有明显咽痛，一般是发病的最初表现，发热时加重，退热后减轻。⑤肝脾大多为轻度，淋巴结肿大多见于颈部、腋下以及腹股沟处，肿大淋巴结在退热时可随之缩小。

68. D【解析】疾病活动期患者血白细胞计数 $>15\times10^9/L$，以中性粒细胞比例升高为主。部分患者血小板计数增多和轻度贫血。行血培养明确有无败血症。

69. A【解析】成人 Still 病首选糖皮质激素，常用泼尼松每日 0.5~1.0mg/（kg・d）待症状控制、病情稳定 1 个月以后可逐渐减量，总疗程不得超过 6 个月。减量过程中可加用非甾体抗炎药与慢作用抗风湿药巩固疗效。疗效不佳时可使用大剂量甲泼尼龙或免疫球蛋白冲击治疗。

70. B【解析】不规则发热，经常流涕甚至溢血，咳嗽、咳痰，四肢对称性分布多发结节，尿检查异常者，使用抗生素及一般退热药物治疗无效，应高度怀疑 Wegener 肉芽肿的可能。

71. D【解析】多形态皮肤损害及其他部位，特别是牙龈损害的活体组织检查对诊断有帮助。

72. A【解析】推荐治疗方案为环磷酰胺 2mg/（kg・d），合用泼尼松 1mg/（kg・d），随后激素缓慢减量到隔日使用。

73~74 C、A【解析】参见 A3/A4 型题第 55~56 题解析。

75. B【解析】在鼻梁与双颧颊部呈蝶形分布的红斑是 SLE 特征性改变。约 15% 的患者有雷诺现象。目前系统性红斑狼疮选用药物治疗的原则是由强到弱，首先控制病情，稳定后逐步减药。

76. C【解析】雷诺现象是指在寒冷刺激、情绪波动影响下，手足皮肤呈苍白—发绀—潮红反应。

77. D【解析】参见 A3/A4 型题第 75 题解析。

78~80 C、B、A【解析】DLE 慢性角化明显的损害晚期可继发 SCC，根据菜花状增生物，伴破溃、臭味，可能诊断为鳞状细胞癌，应行病理检查，明确诊断后行手术切除。

81. D【解析】结节性红斑中青年好发，女性多见。多发生于小腿伸侧，亦可发生于大腿与上肢伸侧甚至面部。皮损为红色结节，直径 1~5cm，数个至数十个，对称性散在分布，不融合。皮损局部温度升高，自觉疼痛和压痛，数天后皮损变平，呈青色，这个临床过程对诊断有特征性。皮损一般经 3~6 周自行消退，不留痕迹，但可再发。部分患者的皮损持久不退，持续 1~2 年亦不破溃，称为慢性结节性红斑或迁延性结节性红斑。

82. C【解析】间隔性脂膜炎为其特征。脂肪小叶间隔内水肿，红细胞外渗，血管周围中性粒细胞、淋巴细胞浸润；晚期还可见到由噬脂细胞和异物巨细胞构成的肉芽肿。

83. C【解析】参见 A3/A4 型题第 81 题解析。

84. E【解析】急性期应卧床休息。可选用羟氯喹、沙利度胺等药物，疼痛明显者可加用非激素类解热镇痛药，重症者可给予糖皮质激素。

85~86 D、E【解析】参见 A3/A4 型题第 81 题解析。

四、B 型题

1~2 D、A【解析】直接免疫荧光检查，即狼疮带试验，在 DLE 皮损表皮-真皮交界处可见颗粒状 IgG、IgM 和补体 C3 的线性沉积，阳性率为 80%~90%，正常皮肤 LBT 为阴性。

3. D【解析】变应性皮肤血管炎皮损呈多形性，可表现为红斑、丘疹、紫癜、水疱、血疱、糜烂、溃疡、坏死以及表浅小结节等，但以紫癜、溃疡、坏死和结节为主要特征，皮损消退处留有色素沉着或萎缩性瘢痕。

4. C【解析】过敏性紫癜皮疹常见于双下肢，尤以小腿伸侧较多，有时发生于臀部及前臂，初为小而分散的瘀点、瘀斑，1 天内变为出血性斑丘疹，5 天左右颜色开始变淡，2~3 周可逐渐消退，但新皮疹又分批出现。严重者可同时出现风团、水疱和坏死等皮损。

5. B【解析】SLE 常见的抗体包括抗双链 DNA、抗单链 DNA、抗组蛋白等，其中抗 SM 为 SLE 的标记抗体。

6. D【解析】90% 以上系统性硬皮病有 ANA 阳性，抗核仁型抗体具有特异性。

7. C【解析】80% 干燥综合征患者有抗 Ro/SSA 抗体，50% 患者有抗 La/SSB 抗体。

8. E【解析】皮肌炎则可见抗 PM-1、抗 Mi-1、抗 PL-7、抗 Jo-1 抗体阳性。

9. A【解析】抗着丝点抗体是 CREST 的标记抗体。

10. A【解析】变应性皮肤血管炎好发于下肢和臀部，尤以小腿为多，亦可分布在上肢和躯干，常对称分布。

11. C【解析】过敏性紫癜好发于下肢，以小腿伸侧为主，重者可累及上肢、躯干。

12. B【解析】SCLE 多见于颜面与颈部的阳光暴露部位及胸部、背部的“V”字区及上臂外侧，形如披肩毛巾，而上臂内侧、腋窝、侧腹部与肘部则不受累。

13. E【解析】DLE 典型皮损为扁平或微隆起的附有黏着性鳞屑的盘状红斑或斑块，剥去鳞屑可见其下的角栓和扩大的毛囊口，皮损中央逐渐出现萎缩、色素减退，而周围多色素沉着。

14. A【解析】药物性红斑狼疮（DIL）是由药物因素所致，多见于抗结核药、抗麻风病药，以及少部分心血管药物。

15. C【解析】SLE 可累及全身各脏器，临床表现多种多样。

16. D【解析】过敏性紫癜好发于下肢，以小腿伸侧为主，重者可累及上肢、躯干。发病前常有上呼吸道感染、低热及全身不适等前驱症状，继而出现针尖至黄豆大小、可触及的紫癜、出血性丘疹或瘀斑，部分有融合倾向，经常分批出现。血小板计数正常，出凝血时间及凝血因子正常；尿常规检查可见红细胞、蛋白、管型尿；大便常规检查可发现隐血。毛细血管脆性试验阳性。

17. E【解析】特发性血小板减少性紫癜表现为皮肤出血点、紫癜、牙龈出血、鼻出血、月经过多，严重者发生内脏出血和颅内出血。血液检查发现血小板减少。

18. E【解析】系统性红斑狼疮好发于生育年龄女性，多见于 15~45 岁，女性与男性发病率之比为 9∶1。

19. A【解析】盘状红斑狼疮一般发生于年轻人，女性与男性之比为 2∶1。

20. A【解析】皮肌炎患者女性发病率是男性的 2 倍，无种族差异，有 2 个发病年龄高峰，成人发病的高峰年龄是 50 岁，儿童发病高峰年龄为 5~10 岁。

21. D【解析】硬皮病好发于 11~50 岁，男女比例约为 1∶3。

22. B【解析】过敏性紫癜部分患者束臂试验阳性。发病初期白细胞计数可增多，主要是嗜酸性粒细胞，ESR 增快。血小板数量和出凝血功能正常是鉴别血小板减少性紫癜或凝血因子缺乏所致紫癜的重要依据。

23. D【解析】变应性皮肤血管炎发病初期可有 ESR 增快，部分患者类风湿因子低滴度阳性和补体水平降低，严重者还可有贫血、血小板减少。

24. D【解析】局限性硬皮病病变主要累及皮肤，通常无内脏受累，依据皮损可分为点滴型、斑块状、线状和泛发性硬斑病，其中点滴型与泛发性硬斑病少见。

25. B【解析】弥漫性硬皮病约占系统性硬皮病的 5%，男女发病相近。

26. D【解析】过敏性紫癜皮损出现前 2 周常有低热、头痛、关节症状和腹痛等前驱症状。

27. E【解析】白塞综合征主要表现为复发性口腔溃疡、复发性生殖器溃疡、视网膜血管炎或葡萄膜炎、多种皮肤损害等。部分患者可有其他系统累及。

28. E【解析】白塞综合征的病因尚不清楚。有感染、自身免疫与遗传易感性几种假说。

29. B【解析】结节性红斑与感染、药物有关。

30. D【解析】毛细血管扩张性环状紫癜可发生在任何年龄，青年人和女性多见。好发于小腿伸侧，对称出现，可逐渐向上扩展至大腿、躯干和上臂。

31. C【解析】色素性紫癜性苔藓样皮炎多见于中年男性。好发于小腿、大腿、躯干下部。

五、X型题

1. ABCD【解析】结缔组织病是一组病因未明、累及多器官多系统结缔组织的疾病，主要包括红斑狼疮、皮肌炎、硬皮病、干燥综合征、类风湿关节炎、结节性多动脉炎及风湿热等。

2. ABD【解析】皮肤血管炎皮损表现与受累血管的大小、范围、炎症反应程度有关，如毛细血管和细小血管炎主要表现为紫癜、红斑、丘疹、水疱等，在此基础上出现坏死为其特征；而中等或较大血管炎表现为结节，还可出现坏死、溃疡等。皮肤血管炎可局限于皮肤，亦可同时累及其他系统（如肾、肺、胃肠和神经系统等）。

3. ABCDE【解析】系统性红斑狼疮是典型自身免疫性疾病，皮肤、关节、肾、肺、神经系统、浆膜等均可受累，临床表现多种多样。好发于生育年龄女性，多见于15~45岁，女性与男性发病率之比为9∶1。在额顶前区会出现非瘢痕性脱发，头发参差不齐、短且易折断，称为狼疮发。

4. ABCDE【解析】过敏性紫癜皮肤损害几乎见于所有患者，仅累及皮肤者称为“单纯型”；50%~75%患者出现关节肿痛，称为“关节型”，以大关节为主，通常呈一过性；近50%出现腹痛，主要是脐周和下腹部疼痛伴恶心、呕吐甚至消化道出血，称为“腹型”，个别严重者可出现肠套叠或穿孔；20%~50%会出现程度不等的血尿、蛋白尿及管型，称为“肾型”，一般预后良好；仅有1%~3%进展为肾功能不全，成人的肾损害比儿童严重，发生肾功能不全的可能大。上述各型过敏性紫癜可合并存在，称为“混合型”。

5. ABCD【解析】紫外线照射可改变皮肤组织中DNA的化学结构，使其免疫原性加强，从而诱发或加重LE；某些药物（如肼屈嗪、普鲁卡因胺、甲基多巴、异烟肼、青霉素、生物制剂等）可诱发药物性狼疮；此外，感染（如链球菌、EB病毒等）也可诱发或加重本病。

6. ABCDE【解析】SLE中枢神经系统侵犯比较多见，是SLE病情严重的一种表现。其中精神症状多发，主要表现为癫痫样发作，其他可有偏头痛、轻偏瘫、抽搐、复视、视网膜炎及脉络膜炎；网状青斑具有提示作用。中枢神经系统和皮肤联合受损常由抗磷脂抗体引起，可出现多处非炎症性血栓形成导致的血管损伤。

7. ABCDE【解析】过敏性紫癜的治疗应积极寻找致病因素，如防治上呼吸道感染、祛除感染病灶（如扁桃体炎、龋齿等）、避免服用可疑药物等。大多数具有自限性，给予充足的液体利于变应原排出，休息和外用糖皮质激素即可。关节痛明显时可给予非甾体抗炎药。腹型紫癜需积极治疗，系统给予糖皮质激素甚至联合细胞毒性药物（环磷酰胺）。严重的肾型紫癜如肾功能受损、大量蛋白尿也需系统糖皮质激素治疗。

8. BCD【解析】参见B型题第1~2题解析。

9. AD【解析】结节性红斑是皮下组织急性非特异性炎性结节性皮肤病，属于反应性嗜中性皮肤病的一种，其特征是好发于小腿前部的红色痛性结节。中青年好发，女性多见。发疹前数天可出现上呼吸道感染等前驱症状，伴低至中度发热、关节肌肉疼痛、乏力等。多发生于小腿伸侧，亦可发生于大腿与上肢伸侧甚至面部。皮损为红色结节，直径 1~5cm，数个至数十个，对称性散在分布，不融合。皮损局部温度升高，自觉疼痛和压痛，数天后皮损变平，呈青色，这个临床过程对诊断有特征性。皮损一般经 3~6 周自行消退，不留痕迹，可再发。部分患者的皮损持久不退，持续 1~2 年亦不破溃，称为慢性结节性红斑或迁延性结节性红斑。

10. ABCDE【解析】变应性皮肤血管炎缺乏特异性实验室诊断指标。可出现 ESR 增快、抗“O”升高、血小板减少、贫血、高球蛋白血症，少数患者可有嗜酸性粒细胞增多和补体下降，肾受累时出现可蛋白尿、血尿及管型。

11. AC【解析】DLE 典型皮损为扁平或微隆起的附有黏着性鳞屑的盘状红斑或斑块，剥去鳞屑可见其下的角栓和扩大的毛囊口皮损中央逐渐出现萎缩色素减退，而周围多色素沉着。皮损常累及面部，特别是鼻背、面颊，亦可累及耳郭、唇部、头部头皮受累可致永久性瘢痕性脱发。无自觉症状或有轻微瘙痒或灼热感，少数患者可有低热、乏力或关节痛等。曝光可使皮损加重或复发，极少数皮损晚期可继发鳞状细胞癌。少数病例（约 5%）可发展为 SLE。若皮损仅累及头面部者为局限性 DLE，累及躯干及手足四肢时则称为播散性 DLE。

12. ABCD【解析】诱发慢性荨麻疹的内脏和全身性疾病包括风湿热、类风湿关节炎、系统性红斑狼疮、恶性肿瘤、代谢障碍、内分泌紊乱、自身免疫性甲状腺炎等。

13. ABCDE【解析】白塞综合征主要表现为复发性口腔溃疡、复发性生殖器溃疡、视网膜血管炎或葡萄膜炎、多种皮肤损害等。其他系统表现包括以膝、踝及肘关节等大关节为主的游走性关节炎。针刺同形反应阳性对本病有诊断价值。

14. ACE【解析】亚急性皮肤红斑狼疮特征性皮损主要为鳞屑性丘疹，逐渐变化为银屑病样皮损或者更多见的为多环状皮损，鳞屑较薄，容易剥离，毛细血管扩张和色素异常几乎均有发生，毛囊不受累，不形成瘢痕。

15. ABC【解析】系统性硬皮病内脏损害：食管、肺、心、肾较常受累。

16. ABCD【解析】典型的白塞综合征根据口腔、眼、生殖器损害和针刺反应阳性而不难诊断，当临床表现不完全时可诊断为不全型白塞综合征。参见 A1 型题第 122 题解析。

17. CD【解析】盘状红斑狼疮角化过度伴有毛囊角栓，表皮变薄，基底层液化变性，基底膜增厚，色素失禁；真皮浅层可有水肿，黏蛋白增加，真皮血管和毛囊周围有淋巴细胞炎症浸润。受损皮肤直接免疫荧光试验阳性率可达 75% 以上，在表皮-真皮交界处有免疫球蛋白沉着，一般为颗粒型，早期损害（8 周以内）中可能免疫荧光阴性。亚急性皮肤红斑狼疮的组织病理和免疫病理类似于 DLE，但无明显的角化过度、毛囊角栓、表皮萎缩及基底膜增厚，真皮血管及附件周围淋巴细胞浸润较轻，但表皮-真皮界面液化更明显。皮损区 LBT 表示表皮-真皮交界处免疫球蛋白和补体不规则颗粒状线形沉积，10%~25% 患者正常皮肤 LBT 也可为阳性。

18. BCD【解析】血管性皮肤病是指原发于皮肤血管管壁的一类炎症性疾病，其共同组织病理表现为血管内皮细胞肿胀，血管壁纤维蛋白样变性及管周炎症细胞浸润或肉芽肿形成。

19. ABCDE【解析】变应性皮肤血管炎预防和治疗：寻找并祛除可能的致病原因。大部分皮肤小血管炎具有自限性，仅需休息、支持治疗和外用糖皮质激素。如皮损范围广泛、症状较重者给予短期糖皮质激素治疗；对糖皮质激素反应不佳者可加用沙利度胺或氨苯砜；如仍不能控制可联合环磷酰胺等细胞毒性药物。坏死明显或组织学上有明显血栓者必须联合阿司匹林等抗凝药。

20. BCD【解析】系统性红斑狼疮早起表现多种多样，器官受累并非一起出现。发热、关节痛和面部蝶形红斑是本病最常见的早期症状，有时血液系统受累或肾炎也可成为本病的首发症状。

21. AD【解析】参见 A3/A4 型题第 55 题解析。

22. AD【解析】急性发热性嗜中性皮肤病诊断的主要标准：①突发的疼痛性红色斑块和结节。②组织病理改变为真皮浅层中性粒细胞和白细胞浸润，有时可见白细胞碎裂性血管炎。

23. ABC【解析】参见 A1 型题第 69 题解析。

24. CD【解析】SCLE 可伴有光敏、脱发、雷诺现象、网状青斑和甲周毛细血管扩张等皮肤表现及关节痛、发热、口腔溃疡、浆膜炎等系统症状。

25. ABCD【解析】结节性红斑和硬红斑的鉴别：硬红斑起病缓慢，结节主要发生于两小腿屈侧下 1/3 处，暗红色，一般较大，3~5 个，可破溃，无疼痛或压痛，病程长。

26. BCE【解析】95% SLE 患者有多个关节受累，关节肿痛，可伴肌痛，但肌无力不明显。好侵犯指、趾、膝、腕关节，关节症状常在疾病活动期加重，受累关节多不发生破坏。少数患者可出现缺血性骨坏死，以股骨头受累最常见。

27. CD【解析】结节性红斑皮疹为成批出现的鲜红或紫红色结节，葡萄至杨梅大小，略高于皮肤表面，表面光亮，数个至数十个，散在不融合，自觉疼痛及压痛，多不发生溃疡。白塞综合征结节红斑样皮损好发于下肢，其特点为结节较小、部位较表浅、压痛较轻微、周围有红晕、很少发生破溃以及遗留瘢痕。过敏性紫癜发病前常有上呼吸道感染、低热及全身不适等前驱症状，继而出现针尖至黄豆大小、可触及的紫癜、出血性丘疹或瘀斑，部分有融合倾向，经常分批出现。变应性皮肤血管炎皮损呈多形性，可表现为红斑、丘疹、紫癜、水疱、血疱、糜烂、溃疡、坏死及表浅小结节等，但以紫癜、溃疡、坏死和结节为主要特征，皮损消退处留有色素沉着或萎缩性瘢痕。天疱疮以累及皮肤黏膜的表皮内水疱、大疱为主要特征，病情严重，易复发。

28. ABD【解析】部分白塞综合征患者血清中存在自身抗体，如抗心磷脂抗体和抗内皮细胞抗体，细胞因子的种类和数量可异常，中性粒细胞趋化增高，病变处血管壁（特别是细静脉）有 IgM、IgG 和补体 C3 沉积，但均缺乏特异性。

29. ACD【解析】SLE 常规检查：可有缺铁性或再生障碍性贫血，少数有溶血性贫血。约 15% 的患者 Coombs 试验为阳性；血小板、淋巴细胞或白细胞减少，在疾病活动期 ESR 通常显著增快；梅毒血清试验假阳性率大约为 20%；类风湿因子可为阳性，IgG 水平升高，清蛋白/球蛋白比率倒置，球蛋白增高，尤其是 γ 球蛋白和 α_2 片段明显增高；尿蛋白、红细胞和管型较常见。

30. BC【解析】皮肌炎并发的肿瘤有卵巢癌、肺癌、胰腺癌、大肠癌及非霍奇金淋巴瘤。女性患者卵巢癌及乳腺癌，男性患者肺癌及前列腺癌的发生率都较一般人群高。

31. ACDE【解析】约 75% SLE 患者有肾受累，表现为肾炎和肾病综合征，尿检出现轻重不一的蛋白、红细胞、管型，临床亦可出现水肿、高血压随着病情发展，后期可出现肾功能不全甚至尿毒症，可导致死亡。WHO 制订的狼疮肾炎组织病理分型包括正常或微小病变型、系膜增殖型局灶节段增殖型、弥漫增殖型、弥漫性膜性肾小球肾炎型、进行性肾小球硬化型共 6 型，后 3 型病情常较严重，预后差。部分患者尚可出现狼疮性间质性肾炎和肾小管病变，表现为肾小管酸中毒等。

32. ABCD【解析】当钙质沉着、Raynaud 现象、食管功能障碍、指（趾）硬化和毛细血管扩张同时存在时，称为 CREST 综合征。

33. ACD【解析】变应性皮肤血管炎的组织病理学与过敏性紫癜相似，但有血栓形成特别是中性粒细胞浸润和核尘的程度更明显。直接免疫荧光显示早期皮损处血管壁有 IgG、IgM 和补体 C3 沉积。

34. ACE【解析】SLE 心血管症状：心包炎最常见，可出现少量心包积液，超声心动图检查有助于诊断；心肌炎亦不少见，可出现心动过速、奔马律和心脏扩大，心电图可出现低电压、ST 段变化、PR 间期延长等改变；此外，部分患者可出现冠状动脉炎和周围血管病变。

35. BCD【解析】SLE 患者死亡的主要原因包括肾衰竭、狼疮性脑病和严重继发感染等。

36. AC【解析】多数 SLE 患者可出现双侧干性胸膜炎和/或胸腔积液，病程长者常出现弥漫性间质性肺炎或肺间质纤维化，出现咳嗽、咳痰呼吸困难等症状并影响肺通气功能，甚至导致呼吸衰竭。

37. BD【解析】环形红斑型亚急性皮肤型红斑狼疮应注意与银屑病、环形红斑、离心性环形红斑、急性发热性嗜中性皮肤病等鉴别。

38. ABC【解析】SLE 精神症状既可表现为抑郁、少语甚至痴呆，也可表现为躁狂、妄想、幻觉、精神错乱。神经系统受累时常表现为癫痫样发作，还可为脑炎、轻度偏瘫、脑神经受累等，还可出现脊髓和周围神经损害。

39. ABC【解析】SCLE 多见于颜面与颈部的阳光暴露部位以及胸部、背部的“V”字区及上臂外侧，形如披肩毛巾，而上臂内侧、腋窝、侧腹部与肘部则不受累。

40. CD【解析】参见 A1 型题第 69 题解析。

41. ABCD【解析】皮肌炎可分为 6 种类型：①多发性肌炎。②皮肌炎。③合并恶性肿瘤的皮肌炎或多肌炎。④儿童皮肌炎或多肌炎。⑤合并其他结缔组织病的皮肌炎或多肌炎。⑥无肌病性皮肌炎。

42. ABDE【解析】SLE 组织病理变化有基底细胞液化变性、真皮浅层水肿、胶原纤维间黏蛋白沉积及小血管血管炎改变，如红细胞外渗、管壁纤维蛋白沉积，血管和附属器周围炎症细胞浸润。皮损区直接免疫荧光检查显示表皮-真皮交界处免疫球蛋白和补体 C3 沉积，阳性率可高达 90%，外观上正常皮肤阳性率也可达 70%，皮损区取材对诊断 DLE 等皮肤红斑狼疮有意义，正常皮肤处取材对诊断 SLE 有意义。

43. BC【解析】抗 dsDNA 抗体和抗 Sm 抗体是 SLE 的标记抗体。

44. AD【解析】60%~70% SCLE 患者抗 Ro/SSA 抗体和抗 La/SSB 抗体阳性，这两种抗体被人是本病的特征性抗体。

45. AD【解析】系统性红斑狼疮、类风湿关节炎、干燥综合征、白塞综合征和系统性血管炎可引起皮肤血管炎。

46. ABCDE【解析】参见 X 型题第 29 题解析。

47. ABCD【解析】非单纯型过敏性紫癜患者，除瘀点、瘀斑外，可并发风团、丘疹、血疱等多形性损害。病程长短不一，可数月或 1~2 年，常复发，除严重并发症外，一般预后良好。

48. ABCDE【解析】结节性红斑中青年好发，女性多见。发疹前数天可出现上呼吸道感染等前驱症状，伴低至中度发热、关节肌肉疼痛、乏力等。多发生于小腿伸侧，亦可发生于大腿与上肢伸侧甚至面部。皮损为红色结节，直径 1~5cm，数个至数十个，对称性散在分布，不融合。皮损局部温度升高，自觉疼痛和压痛，数天后皮损变平，呈青色，这个临床过程对诊断有特征性。皮损一般经 3~6 周自行消退，不留痕迹，但可再发。部分患者的皮损持久不退，持续 1~2 年亦不破溃，称为慢性结节性红斑或迁延性结节性红斑。间隔性脂膜炎为其特征。脂肪小叶间隔内水肿，红细胞外渗，血管周围中性粒细胞、淋巴细胞浸润；晚期还可见到由噬脂细胞和异物巨细胞构成的肉芽肿。

49. AB【解析】抗 dsDNA 与抗 Sm 抗体是 SLE 的标记抗体。SLE 患者还可检测到抗 ENA 抗体（包括 U_1RNP、Ro/SSA、La/SSB 等）、抗心磷脂抗体等多种抗体。

50. BE【解析】某些药物（如肼屈嗪、普鲁卡因胺、甲基多巴、异烟肼、青霉素、生物制剂等）可诱发药物性狼疮。

51. ABCDE【解析】过敏性紫癜的病因复杂，细菌（如溶血性链球菌）、病毒（如流感病毒）、食物、药物（水杨酸盐类、抗生素类、巴比妥类）等均可导致发病；恶性肿瘤和器官非特异性自身免疫病亦可为可能病因。

52. AB【解析】皮肌炎主要有皮肤和肌肉受累的症状。肌炎表现主要累及横纹肌，亦可累及平滑肌。

53. BCE【解析】过敏性紫癜好发于儿童和青少年，90% 为 10 岁以内儿童，男性多于女性。好发于下肢，以小腿伸侧为主，重者可波及上肢、躯干。发病前常有上呼吸道感染、低热、全身不适等前驱症状，继而出现红色丘疹，一般在 24 小时内发展为针尖至黄豆大小的紫癜，可触及性为其特点，也可有瘀斑，部分紫癜有融合倾向。病程长短不一，可持续数个月或 1~2 年，易复发。除伴有严重的胃肠或肾的并发症，一般预后良好。

54~55 BD、ABCDE【解析】参见 A3/A4 型题第 55 题解析。

56. ABCD【解析】皮肌炎主要累及横纹肌，也可累及平滑肌，临床症状依受累肌群而不同，常表现为对称性近端肌无力。最常受累的肌群是四肢近端肌群、肩胛带肌群、颈部和咽喉部肌群，出现相应临床症状，如举手、抬头、下蹲、吞咽等困难及声音嘶哑等。严重时可侵犯呼吸肌和心肌，出现呼吸困难、心悸、心律不齐甚至心力衰竭。

57. BD【解析】恶性肿瘤、心肺受累是皮肌炎患者死亡的主要原因。

58. AB【解析】参见 A1 型题第 142 题解析。

59. ABC【解析】取疼痛和压痛最明显或影像学检查异常处做肌肉活检。

60. CD【解析】系统性硬皮病临床上分为肢端型和弥漫型两型，肢端型约占系统性硬皮病的 95%，多先有雷诺现象，皮肤硬化常自手、面部开始，病程进展较缓慢；弥漫型仅占 5%，无雷诺现象和肢端硬化，开始即为全身弥漫性硬化，病情进展较快，多在 2 年内发生全身皮肤和内脏广泛硬化，预后差。

61. ABCD【解析】皮肤血管炎的病因可归纳为以下几点。①特发性：占 45%~55%，原因不明。②感染性：占 15%~20%，与细菌、病毒、寄生虫和真菌感染有关。③药物：占 10%~15%，多由抗甲状腺药、抗生素、避孕药、抗惊厥药、吩噻嗪类抗精神失常药、维 A 酸类等药物引起；近来应用增多的流感疫苗、干扰素和生物制剂（如肿瘤坏死因子拮抗剂）等也可诱发。④自身免疫病：占 15%~20%，合并系统性红斑狼疮、类风湿关节炎、干燥综合征、白塞综合征和系统性血管炎等。⑤肿瘤：占 5%，主要为骨髓源性或淋巴源性肿瘤。

62. ABC【解析】皮肤血管炎特征性组织病理表现为血管内皮细胞肿胀、管壁及周围组织炎症细胞浸润、纤维蛋白变性和肉芽组织形成等。

六、案例分析题

1. F【解析】根据面部对称蝶形红斑、脱发、口腔溃疡，考虑为 SLE。因伴有神经症状，可考虑合并中枢神经系统损害。

2. ABDF【解析】除常规血、尿常规外，还应行 ANA、ENA 自身抗体检查。

3. C【解析】为明确是否合并中枢神经系统损害，应行腰穿做脑脊液检查。

4. CDF【解析】患者发热、头痛、定向障碍，提示 SLE 合并中枢神经系统损害，预后较差。

5. ADF【解析】风团 24 小时内不能消退，且有明确发疹前用药史，遂可能诊断为荨麻疹性血管炎、药物变态反应综合征、药物性皮炎。

6. D【解析】风团消退后留有色素沉着为荨麻疹性血管炎的特征。

7. ACE【解析】白细胞碎裂性血管炎可给予的治疗包括糖皮质激素、氨苯砜、非甾体抗炎药。

8. C【解析】寻常狼疮好发于面部，其次是颈部、臀部和四肢。皮损初起为鲜红或红褐色粟粒大小的结节，触之质软，稍隆起，结节表面薄嫩，用探针稍用力即可刺入，容易贯通（探针贯通现象）；玻片压诊呈棕黄色，如苹果酱颜色（苹果酱现象）。结节可增大增多，并相互融合成大片红褐色浸润性损害，直径可达 10~20cm，表面高低不平，可覆有鳞屑。结节可自行吸收或破溃后形成萎缩性瘢痕，在瘢痕上又可出现新皮损，与陈旧皮损并存，是本病的另一个临床特征。本病呈慢性经过，可迁延数年或数十年不愈。

9. BDE【解析】为明确诊断可做以下检查。①组织病理学检查：各型皮肤结核的共同特征是聚积成群的上皮样细胞和数量不等的多核巨细胞，形成典型的结核结节，中心可有干酪样坏死。②结核菌素纯蛋白衍生物（PPD）试验：阳性仅说明过去曾感染过结核分枝杆菌或接种过卡介苗，强阳性反应说明体内可能存在活动性结核病灶。③胸部 X 线检查：可发现活动性或陈旧性结核病灶征象。④细菌学检查：直接涂片或组织切片行抗酸染色，可发现结核分枝杆菌，有助于诊断。必要时可做细菌培养和 PCR 检测结核分枝杆菌 DNA。

10. ABD【解析】结核菌素纯蛋白衍生物试验（也称为 OT 试验、PPD 试验）是一种诊断结核的工具，简称结核菌素试验。

11. BCDF【解析】皮肤结核病理学检查主要表现特征：①上皮样细胞组成的结节，周围绕以致密的淋巴细胞。②在上皮样细胞结节中，可见朗汉斯巨细胞。③结节中央可见程度不等的干酪样坏死。④抗酸染色可见结核分枝杆菌。不同的临床类型由于机体免疫状态及感染的细菌性质和数量不同，其上述病理改变不完全一致。

12. ABCDE【解析】皮肤结核感染途径包括外源性和内源性两种，前者主要经由皮肤黏膜轻微损伤直接感染，后者则由体内器官或组织已存在的结核病灶通过血行、淋巴系统或直接扩散到皮肤。

13. ACDF【解析】寻常狼疮好发于面部，其次是颈部、臀部和四肢。

14. C【解析】皮肤结核需系统药物治疗，应以“早期、足量、规则、联合及全程应用抗结核药”为原则，通常采用 2~3 种药物联合治疗，疗程一般不少于 6 个月。

15. ACE【解析】常用药物为异烟肼、乙胺丁醇、硫酸链霉素和利福平等。

16. D【解析】参见 A1 型题第 52 题和第 94 题解析。

17~18 ACEF、BE【解析】参见 A1 型题第 63 题解析。

19. CG【解析】皮肌炎根据不同特点可分为 6 个亚型：①多发性肌炎。②皮肌炎。③多发性肌炎或皮肌炎伴有恶性肿瘤。④儿童 DM。⑤PM 或 DM 有其他结缔组织病。⑥无肌病性皮肌炎。

20. A【解析】参见 A1 型题第 63 题解析。

21. E【解析】皮肌炎主要累及横纹肌，也可累及平滑肌，临床症状依受累肌群而不同，常表现为对称性近端肌无力。最常受累的肌群是四肢近端肌群、肩胛带肌群、颈部和咽喉部肌群，出现相应临床症状，如举手、抬头、下蹲、吞咽等困难及声音嘶哑等。严重时可侵犯呼吸肌和心肌，出现呼吸困难、心悸、心律不齐甚至心力衰竭。另外，急性期由于肌肉炎症、变性，受累肌群还可出现肿胀、自发痛及压痛。少数严重患者可卧床不起，自主运动完全丧失。

22. C【解析】约有 1/4 的患者，尤其是 50 岁以上患者，可发生恶性肿瘤，肌炎可先于恶性肿瘤 2 年左右，或同时或迟于肿瘤出现，所患肿瘤多为实体瘤，如肺癌、胃癌、乳腺癌、鼻咽癌等，亦可出现血液系统肿瘤。肿瘤切除后肌炎症状可改善。

23. ABCDEF【解析】皮肌炎的治疗方式如下。①糖皮质激素：选用不含氟的激素，剂量取决于病情严重程度，待病情控制后逐渐减至维持量，危重患者可试用甲泼尼龙冲击治疗。②免疫抑制剂：可与激素合用或单独使用，如环磷酰胺、甲氨蝶呤、硫唑嘌呤、环孢素等，雷公藤总苷也有一定疗效。③其他：生物制剂也可用于治疗皮肌炎，重症患者可考虑给予大剂量 IVIg 治疗。蛋白同化剂如苯丙酸诺龙肌内注射对肌力恢复有一定作用；怀疑与感染相关者，宜配合抗感染治疗；白芍总苷、转移因子、胸腺素等可调节机体免疫功能，增强抵抗力；钙质沉着症患者可试用氢氧化铝和低钙饮食，必要时予术切除。④皮损治疗：可外用遮光剂、润肤剂、他克莫司、吡美莫司软膏和糖皮质激素制剂，皮损明显及有光敏感者可予以沙利度胺、羟氯喹治疗。

24~25 CF、F【解析】嗜酸性筋膜炎皮损表现初为弥漫性水肿，继而硬化与下部组织紧贴。患处凹凸不平呈橘皮状外观，在大静脉或肌腱部位可呈明显条沟状凹陷，皮面正常或为红斑，亦有色素沉着者。有疼痛及压痛。好发于四肢，也可累及躯干，面部及指（趾）很少累及。本病组织病理学检查活检取材要达到肌肉和筋膜，病变主要为深筋膜炎症、水肿，伴有淋巴细胞、浆细胞和组织细胞浸润，嗜酸性粒细胞呈散在或簇集可在血管周围浸润，以后筋膜呈弥漫性增厚、纤维化、硬化。炎症可扩展至附近肌肉和皮下组织，导致纤维素样坏死。直接免疫荧光检查，筋膜处有 IgG 和/或 IgM 沉积。

26. ABDEF【解析】嗜酸性筋膜炎的治疗方式如下。①糖皮质激素：为首选药物，大多对激素治疗的初期反应良好，但单用激素治疗疗程长，病情易反复。多用中小剂量。对于激素反应不佳者，甲泼尼龙冲击疗法可获得较好疗效。②免疫抑制剂：难治性及有系统损害时应尽早加用免疫抑制剂，如环磷酰胺、硫唑嘌呤、霉酚酸酯、甲氨蝶呤、环孢素 A 等。③其他：羟氯喹、西咪替丁、D-青霉胺可能有效。此外有人认为尽早合理配合治疗性血浆置换术，可以缩短疗程，效果、安全性好，减少长期应用激素引起的医源性并发症。近年有报道用骨髓移植法效果佳。生物治疗如抗肿瘤坏死因子-α 治疗（包括重组人Ⅱ型肿瘤坏死因子受体-抗体融合蛋白等）也有成功报道。

27. E【解析】过敏性紫癜发病前常有上呼吸道感染、低热、全身不适等前驱症状，继而出现红色丘疹，一般在 24 小时内发展为针尖至黄豆大小的紫癜，可触及性为其特点，也可有瘀斑，部分紫癜有融合倾向。病程长短不一，可持续数个月或 1~2 年，易复发。除伴有严重的胃肠或肾的并发症，一般预后良好。

28. ABCDEF【解析】过敏性紫癜病因复杂，细菌（如溶血性链球菌）、病毒（如流感病毒）、食物、药物（水杨酸盐类、抗生素类、巴比妥类）等均可导致发病；恶性肿瘤和器官非特异性自身免疫病亦可为可能病因。

29. B【解析】过敏性紫癜发病机制为Ⅲ型变态反应，抗原与抗体（主要为 IgA 型）结合形成的循环免疫复合物在血管壁沉积，激活补体，导致毛细血管和个血管壁及周围产生炎症，使血管壁通透性增高，从而产生各种临床表现。

30. ABE【解析】过敏性紫癜好发于儿童和青少年，90% 为 10 岁以内儿童，男性多于女性。好发于下肢，以小腿伸侧为主，重者可波及上肢、躯干。

31. ABCDE【解析】参见 X 型题第 4 题解析。

32. B【解析】过敏性紫癜组织病理学检查示真皮浅层毛细血管和细小血管内皮细胞肿胀，管壁自纤维蛋白沉积、变性和坏死，血管及周围有中性粒细胞浸润，水肿及红细胞外渗严重者还可出现管腔闭塞。

33. CE【解析】严重的肾型紫癜如肾功能受损、大量蛋白尿需系统糖皮质激素治疗。慢性顽固性肾炎者可加用免疫抑制剂。

34. D【解析】白塞综合征是以反复发作的口、眼、生殖器和皮肤损害为特征的细小血管炎。

35. ABCDE【解析】白塞综合征发病机制未明，部分患者血清中存在自身抗体，如抗心磷脂抗体和抗内皮细胞抗体，细胞因子的种类和数量可异常，中性粒细胞趋化增高，病变处血管壁（特别是细静脉）有 IgM、IgG 和补体 C3 沉积，但均缺乏特异性。

36. ABDE【解析】白塞综合征多见于地中海、中东、日本和中国等地区。好发于中青年，重症者（如失明、危及生命）多为男性，本病主要累及口腔、生殖器、皮肤、眼和关节，并出现相应表现，部分患者还可累及消化、神经、血液等系统。

37. C【解析】白塞综合征皮肤损害发生率为 60%~80%，通常出现在口腔溃疡之后，少数患者以此为首发症状。皮疹最常见形式为痤疮样和毛囊炎样皮损、结节性红斑样皮损，还可表现为脓肿与多形红斑样损害。其中痤疮样皮损多发生于躯干，难见到黑头粉刺与瘢痕性痤疮；毛囊炎样皮损也多见于躯干，但下肢和阴囊等部位也不少见，其特点为顶端脓头较小，周围有红晕愈后不留瘢痕；结节红斑样皮损好发于下肢，其特点为结节较小、部位较表浅、压痛较轻微、周围有红晕、很少发生破溃以及遗留瘢痕。针刺同形反应阳性对本病有诊断价值，有 40%~70% 的患者可发生此反应，方法为用生理盐水皮内注射或无菌针头皮内刺入或静脉穿刺等，24 小时后可在受刺部位产生毛囊炎或脓疱，48 小时左右最为明显。

38. ABCDE【解析】白塞综合征实验室检查可有贫血、白细胞数计数增多、红细胞沉降率加快、γ-球蛋白升高，部分患者 C 反应蛋白及类风湿因子阳性，血清黏蛋白及血浆铜蓝蛋白增加，有些患者可检出抗口腔黏膜抗体。

39. ACE【解析】白塞综合征组织病理学检查：基本病变为血管炎，大小血管均可累及，早期类似白细胞破碎性血管炎，晚期为以淋巴细胞浸润为主的血管炎。

40. ABCDE【解析】国际白塞综合征协作组提出的诊断标准为：复发性口腔溃疡，每年至少发作 3 次，同时存在以下 4 项中的 2 项即可诊断：①复发性生殖器溃疡。②眼损害（葡萄膜炎，玻璃体病变或视网膜血管炎）。③皮肤损害（结节性红斑、假性毛囊炎、丘疹脓疱样损害或未接受糖皮质激素治疗者青春期后出现痤疮样结节）。④针刺反应阳性。

41. ABCDEFG【解析】口腔与外阴溃疡和皮肤损害首选沙利度胺，以及羟氯喹或氨苯砜；眼损害需系统或联合局部给予糖皮质激素；"特殊类型"需给予较大剂量糖皮质激素，联合沙利度胺及细胞毒性药物如环磷酰胺等效果更佳；秋水仙碱可有效治疗与预防红斑结节样皮损及关节炎，减少女性口腔及生殖器溃疡的复发。

42~43 E、B【解析】95% 系统性红斑狼疮患者有多个关节受累，关节肿痛，可伴肌痛，但肌无力不明显。在鼻梁与双颧颊部呈蝶形分布的红斑是 SLE 特征性改变。皮损连续 1 周至数周，消退不留瘢痕，其他皮肤损害尚有手足及甲周红斑、瘀点、丘疹、结节、网状青斑以及浅表溃疡，常无明显瘙痒。实验室检查有助于确立诊断、评估病情和判断疗效。SLE 的组织病理学改变具特征性，有诊断意义。

44. E【解析】95% 以上的 SLE 患者抗核抗体试验呈阳性，该试验为目前最佳的筛选试验，如多次阴性则 SLE 可能性不大；周边型为 SLE 所特异（抗 DNA），均质型和斑点型对 SLE 无特异性。

45. A【解析】抗 dsDNA 与抗 Sm 抗体是 SLE 的标记抗体。SLE 患者还可检测到抗 ENA 抗体（包括 U_1RNP、Ro/SSA、La/SSB 等）、抗心磷脂抗体等多种抗体。

46. ACDEF【解析】SLE 的组织病理学变化为发生基底细胞液化变性、真皮浅层水肿、胶原纤维间黏蛋白沉积以及小血管血管炎改变如红细胞外渗、管壁纤维蛋白沉积等。血管与附属器周围的炎症细胞浸润不及 DLE 致密。

47. D【解析】皮损区直接免疫荧光检查显示表皮-真皮交界处免疫球蛋白和补体 C3 沉积，阳性率可高达 90%，外观上正常皮肤阳性率也可达 70%，皮损区取材对诊断 DLE 等皮肤红斑狼疮有意义，正常皮肤处取材对诊断 SLE 有意义。

48. B【解析】抗 dsDNA 抗体特异性 96%~99%，敏感性 50%~70%，阳性表明狼疮活动和肾病的高危性。

49. E【解析】对于中等严重程度的患者，糖皮质激素证明有效并能够延长患者寿命；有肾损害或神经系统受累者也可应用，用量由病情活动性而定，衡量指标是发热、ESR 等，以及抗 dsDNA 抗体滴度、ANA 滴度、补体 C3 水平等免疫学指标。通常可用泼尼松 0.5~1.0mg/（kg·d），控制病情后逐渐减量到维持量 10~15mg/d；大剂量冲击疗法只限于重型狼疮脑病和狼疮肾炎及严重溶血性贫血，可使用甲泼尼龙 500~1000mg/d 静脉滴注，连用 3 天，坚持口服泼尼松 0.5~1.0mg/（kg·d），对快速逆转狼疮危象有效。

50. C【解析】过敏性紫癜皮疹常见于双下肢，尤以小腿伸侧较多，有时发生于臀部及前臂，初为小而分散的瘀点、瘀斑，1 天内变为出血性斑丘疹，5 天左右颜色开始变淡，2~3 周可逐渐消退，但新皮疹又分批出现。严重者可同时出现风团、水疱和坏死等皮损。

51. D【解析】若同时有腹部急腹症症状，应行腹部 X 线片以鉴别是否为腹型紫癜。

52. ABCDEFG【解析】过敏性紫癜的治疗：积极寻找致病因素，如防治上呼吸道感染、去除感染病灶（如扁桃体炎、龋齿等）、避免服用可疑药物等。大多数具有自限性，给予充足的液体利于变应原排出，休息和外用糖皮质激素即可。关节痛明显时可给予非甾体抗炎药。腹型紫癜需积极治疗，系统给予糖皮质激素甚至联合细胞毒性药物（环磷酰胺）。严重的肾型紫癜如肾功能受损、大量蛋白尿也需系统糖皮质激素治疗。

53~56 E、C、BCE、ABCE【解析】结节性硬皮病是一种常染色体显性遗传的神经皮肤综合征，临床特点是面部皮脂腺瘤、癫痫发作和智能减退。皮肤损害最常见，常为结节性硬皮病主要的诊断依据。患者有皮脂腺瘤，对称散发为淡红色或红褐色坚硬蜡状丘疹，按之可褪色，大小可由针尖至蚕豆大皮脂腺瘤偶尔在出生时即已存在，至青春期因生长迅速而更为显著；可见色素脱失斑，为叶形、卵圆形或不规则形白斑，躯干及上下肢均可出现，在紫外线下看得更为明显。

57. C【解析】结节性硬皮病智力障碍占 60~70%。

58. ABCDE【解析】结节性硬皮病组织病理学检查：镜下见表皮基本正常，真皮网状层下部和皮下脂肪组织内胶原纤维增粗、致密，部分区域增生的胶原纤维呈轻度旋涡状；增生的胶原纤维与表皮之间可见正常真皮组织分隔区，皮肤附属器周围绕以增生的胶原纤维。肺可呈间质性纤维化，甲周纤维瘤只有血管纤维组织。

59. ABCDE【解析】结节性硬皮病与痤疮鉴别点：无黑头粉刺、无脓疱、毛细血管扩张，可伴癫痫和智力障碍。

60. ABDE【解析】结节性硬皮病目前尚无有效的治疗方法，也不会自行消退。部分患者用青霉胺、长波紫外线光疗、体外光化学疗法、神经外科手术等治疗有效。

61~62 AG、F【解析】白塞综合征是以反复发作的口、眼、生殖器和皮肤损害为特征的细小血管炎，病情严重时可累及中、大血管，出现多系统、多脏器损害。软下疳大部分发生在外阴部位，女性多发生在阴唇、外阴、后联合。

63. E【解析】生殖器溃疡发生率达到 80% 以上。多出现在口腔黏膜或皮肤病变之后，极少表现为首发症状。女性发生率较高，发生较早，也较为严重。溃疡的性质及病程类似于口腔溃疡。

疱疹样皮炎

第十一章　大疱及疱疹性皮肤病

一　A1 型题

1. 天疱疮各型中，最严重的类型为
   A. 寻常型天疱疮
   B. 落叶型天疱疮
   C. 增殖型天疱疮
   D. 红斑型天疱疮
   E. 药物性天疱疮
2. 天疱疮治疗措施首选
   A. 少量多次输血
   B. 氨苯砜
   C. 免疫抵制剂
   D. 伊曲康唑
   E. 糖皮质激素
3. 天疱疮的传统分型不包括
   A. 寻常型
   B. 增殖型
   C. 大疱性类天疱疮
   D. 红斑型
   E. 落叶型
4. 天疱疮各型中，预后最差的为
   A. 副肿瘤性天疱疮
   B. 寻常型天疱疮
   C. 落叶型天疱疮
   D. 红斑型天疱疮
   E. 增殖型天疱疮
5. 正常非曝光处皮肤狼疮带试验阳性见于
   A. DLE
   B. SLE
   C. SCLE
   D. 药物性狼疮
   E. 深在性红斑狼疮
6. 天疱疮患者的大疱疱壁是
   A. 饱胀的
   B. 松弛的
   C. 多房性
   D. 不易破裂的
   E. 呈脐凹状
7. 寻常型天疱疮的临床表现不包括
   A. 口腔损害多为首发表现
   B. 多累及中年人

C. 多见红斑鳞屑性损害　　D. 尼氏征阳性
E. 好发于口腔、胸、背、头部

8. 下列关于天疱疮的组织病理特征的描述，不正确的是
A. 基本病理变化是棘层松解、表皮内裂隙和水疱
B. 疱腔内可见核大而深染的棘层松解细胞
C. 寻常型天疱疮的裂隙或水疱位于基底层上方
D. 增殖型天疱疮的棘层松解部位与寻常不同，后期可有棘层肥厚
E. 落叶型或红斑型天疱疮的裂隙或水疱位于棘层上部或颗粒层

9. 天疱疮抗体的靶抗原成分位于
A. 透明板　　B. 半桥粒
C. 桥粒　　D. 致密板
E. 锚斑

10. 下列关于天疱疮的糖质激素治疗的描述，不正确的是
A. 糖皮质激素是治疗天疱疮的首选药物
B. 应及早应用，初始量要足够，以尽快控制病情
C. 天疱疮抗体的效价不是判断疗效的指标
D. 剂量可根据天疱疮类型、皮损范围及黏膜有无损害而定
E. 为避免或减少大剂量激素的副作用，可合用免疫抑制剂

11. 下列叙述正确的是
A. 寻常型天疱疮尼氏征阴性
B. 红斑型天疱疮不会发展为落叶型天疱疮
C. 落叶型天疱疮与寻常型天疱疮相比，病情较重
D. 增殖型天疱疮陈旧的皮损表面干燥，呈乳头瘤状
E. 寻常型天疱疮应用糖皮质激素后死亡率基本为零

12. 线状 IgA 大疱性皮病的治疗首选
A. 氨苯砜　　B. 类固醇皮质激素
C. 免疫抑制剂　　D. 伊曲康唑
E. 少量多次输血

13. 红斑型天疱疮是（　　）的亚型
A. 红斑型天疱疮　　B. 大疱性类天疱疮
C. 疱疹样型天疱疮　　D. 寻常型天疱疮
E. 落叶型天疱疮

14. 天疱疮患者的血清中存在的天疱疮抗体大部分属于
A. IgM　　B. 补体 C3

C. IgE　　D. IgA
E. IgG

15. 寻常型天疱疮最早出现病损的部位是
A. 皮肤　　B. 鼻腔
C. 口腔　　D. 外生殖器
E. 肛门

16. 下列关于瘢痕类天疱疮临床特征的描述，不正确的是
A. 多见于鼻腔、眼结膜、咽喉、尿道口等处黏膜的慢性炎症
B. 皮疹处红斑糜烂，预后留有瘢痕
C. 预后不反复发作
D. 部分患者的皮疹可类似天疱疮
E. 发生在眼睑处的损害可引起失明

17. 天疱疮治疗的目的为
A. 延长患者寿命　　B. 提高患者生存质量
C. 防治并发症　　D. 去除病根
E. 控制新皮损的发生，防止继发感染

18. 疱疹样皮炎的治疗首选
A. 糖皮质激素　　B. 少量多次输血
C. 免疫抵制剂　　D. 伊曲康唑
E. 氨苯砜

19. 下列关于大疱性类天疱疮水疱特点的描述，不正确的是
A. 尼氏征阳性
B. 正常皮肤或红斑基础上起紧张性大疱
C. 疱壁较厚、不易破裂
D. 糜烂面常覆以痂皮或血痂，可有不同程度的瘙痒
E. 好发于 50 岁以上的中老年人

20. 天疱疮治疗关键为
A. 预防和纠正低蛋白血症　　B. 大剂量静脉注射丙种球蛋白
C. 给予抗生素　　D. 合理应用糖皮质激素等免疫抑制剂
E. 血浆置换

21. 线状 IgA 大疱性皮病的水疱位于
A. 表皮内　　B. 真皮深层
C. 真皮浅层　　D. 表皮下
E. 皮下

22. 肢端青紫症的发病因素不包括
A. 免疫力下降　　B. 衰弱
C. 内分泌疾病　　D. 寒冷
E. 焦虑

23. 天疱疮最主要的死亡原因为
A. 继发感染　　B. 低蛋白血症
C. 恶病质　　D. 电解质紊乱
E. 应用免疫抑制剂引起的感染等并发症和多脏器衰竭

24. 下列关于获得性大疱性表皮松解症临床特征的描述，不正确的是
A. 多见于成年人
B. 无炎症反应的皮肤上形成水疱、大疱、糜烂等损害
C. 皮疹好发于手指、足、肘膝关节侧面
D. 多伴有高热、畏寒、呕吐等全身症状
E. 愈后不留瘢痕

25. 大疱性表皮松解症的病因为
A. 病因尚不清楚
B. 基底膜带由于免疫复合物的沉积发生真表皮分离或水疱
C. 由于致病菌的外毒素对桥粒、半桥粒张力微丝的溶解作用
D. 基底细胞对机械性刺激反应性增强，发生细胞内水肿及变性
E. 皮肤结构蛋白的先天缺陷，使皮肤容易发生松解出现大疱

26. 天疱疮治疗的首选药物为
A. 丙种球蛋白　　B. 环磷酰胺
C. 糖皮质激素　　D. 伊曲康唑
E. 免疫抑制剂

27. 以下叙述正确的是
A. 角化不全常见于家族性良性慢性天疱疮
B. 棘层松解见于儿童型线状 IgA 大疱性皮病
C. 掌跖脓疱病的脓液细菌检查阴性
D. 表皮内水疱见于舟状红斑狼疮
E. 大疱性表皮松解症好见于手背、指关节、肘等部位

28. 下列关于天疱疮患者糖皮质激素使用的描述，不正确的是
A. 皮损消退后可立即停药以免出现不良反应
B. 治疗是否有效以有无新水疱出现为标准，如在 1 周内无明显的新水疱出现，则表示剂量足够

C. 剂量根据类型、损害范围而定，寻常型可高些
D. 在无新皮损出现、原有皮损开始好转后再维持 1 周以上即可逐渐减量
E. 在皮损大多消退后可予小剂量泼尼松长期维持，直至停止治疗

29. 下列关于类天疱疮的 IIF 抗体效价与病情相关性的叙述，正确的是
A. 无明显相关
B. 平行
C. 相反
D. 正比例
E. 反比例

30. 下列关于掌跖脓疱病临床特征的描述，不正确的是
A. 多见于中年女性
B. 呈周期性发作
C. 通常伴有瘙痒
D. 皮疹多可泛发全身
E. 开始表现为角质层增厚，后可见针头大小的水疱或脓疱

31. 尼氏征阴性的是
A. 寻常型天疱疮
B. 大疱性类天疱疮
C. 落叶型天疱疮
D. 增殖型天疱疮
E. 副肿瘤性天疱疮

32. 下列关于天疱疮临床特征的描述，不正确的是
A. 表现为疱壁较厚、紧张不易破的大疱
B. 壁易破裂，易渗出，糜烂
C. 免疫病理示棘细胞间 IgG 和/或补体 C3 沉积
D. 尼氏征阳性
E. 自身免疫性表皮内大疱病

33. 寻常型天疱疮的病因为
A. 自身免疫病
B. 细菌感染
C. 病毒感染
D. 真菌感染
E. 细菌感染、病毒感染、真菌感染

34. 天疱疮中瘙痒明显的是
A. 副肿瘤性天疱疮
B. 疱疹样天疱疮
C. 药物性天疱疮
D. 落叶型天疱疮
E. 寻常型天疱疮

35. 疱疹样皮炎实验室检查的特点是
A. 无明显的嗜酸性粒细胞增多
B. 血象仅有嗜酸性粒细胞增多
C. 有明显的嗜酸性粒细胞减少
D. 无明显的嗜酸性粒细胞减少
E. 有明显的嗜酸性粒细胞增多

36. 大疱性类天疱疮的主要特征为
A. 疱壁较厚、疱不易破
B. 表皮下水疱
C. 基底膜带 IgG 和补体 C3 沉积
D. 好发于老年人
E. 以上都是

37. 寻常型天疱疮皮损少见于
A. 口腔
B. 四肢屈侧
C. 头颈部
D. 胸背部
E. 腋下

38. 下列关于大疱性类天疱疮临床表现的描述，不正确的是
A. 好发于胸腹部和四肢近端
B. 如不治疗可自发性消退
C. 可因多脏器功能衰竭而死亡
D. 尼氏征阳性
E. 好发于老年人

39. 下列关于疱疹样天疱疮水疱特点的描述，不正确的是
A. 好发于老年人
B. 疱壁较薄，易破裂
C. 正常皮肤或红斑基础上出现紧张性大疱
D. 糜烂面常覆以痂皮或血痂，可有不同程度的瘙痒
E. 尼氏征阴性

40. 下列关于大疱性类天疱疮治疗的描述，不正确的是
A. 与天疱疮的治疗相似，首选药物也是糖皮质激素，但用量略少
B. 单独应用免疫抑制剂无效
C. 对少数症状严重的病例可应用大剂量激素
D. 局部以清洁干燥、镇痛为主
E. 合并感染时应及时选用抗生素

41. 天疱疮临床类型中病情最轻的是
A. 寻常型天疱疮
B. 增殖型天疱疮
C. 红斑型天疱疮
D. 落叶型天疱疮
E. 疱疹样天疱疮

42. 下列关于大疱性类天疱疮的描述，不正确的是
A. 组织病理变化为表皮下大疱病
B. 表现为疱壁较厚、紧张不易破的大疱
C. 黏膜损害少
D. 尼氏征阴性

E. 免疫病理示基底膜带 IgG 和/或补体 C3 沉积

43. 大疱性表皮松解症临床表现的共同特点为

A. 皮肤在受到轻微摩擦后容易引起大疱或水疱

B. 皮肤感染后容易引起大疱或水疱

C. 机体免疫功能紊乱，皮肤容易引起大疱或水疱

D. 皮肤对变应原反应增强，容易引起大疱或水疱

E. 皮肤脆性增强，受伤后容易出现皮肤缺失或裂痕

44. 下列关于疱疹样脓疱病临床特征的描述，不正确的是

A. 通常无瘙痒

B. 开始表现为红斑，后可见针头到绿豆大小的密集脓疱

C. 皮疹可泛发全身

D. 多见于中年孕妇妊娠期

E. 多伴有高热、畏寒、呕吐等全身症状

45. 下列大疱性皮肤病的水疱位于表皮内的是

A. 线状 IgA 大疱性皮病　　B. 大疱性类天疱疮

C. 妊娠疱疹　　D. 疱疹样皮炎

E. 单纯性大疱性表皮松解症

46. 关于疱疹样皮炎临床特征的描述，不正确的是

A. 多发于青年人　　B. 尼氏征阴性

C. 好发于四肢伸侧　　D. 表现为疱壁薄、易破的大疱

E. 口腔黏膜损害少

47. 下列大疱病中具有显著瘙痒的是

A. 寻常型天疱疮　　B. 大疱性类天疱疮

C. 家族性慢性良性天疱疮　　D. 疱疹样天疱疮

E. 药物诱导型天疱疮

48. 寻常型天疱疮的特点为

A. 张力性大疱、疱壁厚　　B. 疱壁易破裂，不易渗出，糜烂

C. 首选糖皮质激素治疗　　D. 口腔黏膜不受累

E. 尼氏征阴性

49. 显性遗传营养不良型大疱性表皮松解症水疱的原始裂隙发生于

A. 基底膜之上　　B. 颗粒层

C. 马尔匹基层　　D. 基底膜之下

E. 不确定

50. 天疱疮在临床中最常见的类型是
A. 疱疹样型天疱疮
B. 增殖型天疱疮
C. 落叶型天疱疮
D. 红斑型天疱疮
E. 寻常型天疱疮

51. 大疱性表皮松解症的皮损好发于
A. 皮肤黏膜交界处
B. 腹股沟及臀沟等部位
C. 头皮及躯体等部位
D. 四肢及躯体屈曲等皮肤较薄处
E. 肢端及四肢关节伸面等易受到摩擦处

52. 天疱疮患者的水疱位于
A. 真皮浅层
B. 表皮下
C. 表皮内
D. 真皮深层
E. 皮下

53. 掌跖脓疱病与肠病性肢端皮炎的鉴别要点不包括
A. 不累及口腔周围皮肤
B. 皮疹为无菌性小脓疱
C. 累及四肢末端
D. 无胃肠道症状
E. 组织病理学表现为表皮类单房性脓疱形成

54. Dsg3 主要在表皮的（　　）表达
A. 颗粒层
B. 基底层
C. 角质层
D. 棘层
E. 表皮全层

55. 副肿瘤型天疱疮易并发的肿瘤为
A. 基底细胞癌
B. 鳞状细胞癌
C. 黑色素瘤
D. 淋巴瘤
E. 脂肪瘤

56. 关于线状 IgA 大疱性皮病临床特征的描述，不正确的是
A. 多在外观正常或红斑上发生大小不等的水疱
B. 好发于四肢伸侧，分布对称
C. 表现为疱壁厚、不易破的大疱
D. 尼氏征阴性
E. 可自行缓解

57. 碘化钾可使症状加重的大疱性皮肤病是
A. 疱疹样皮炎
B. 落叶型天疱疮
C. 寻常型天疱疮
D. 大疱性类天疱疮

E. 疱疹样天疱疮

58. 下列关于持续性肢端皮炎临床表现的描述，不正确的是

A. 多见于中年人
B. 极少累及全身
C. 常于指（趾）端发病
D. 早期可表现为密集小脓疱
E. 皮损可破溃，出现糜烂、渗出

59. 大疱性类天疱疮患者皮损累及口腔黏膜的占

A. 5%~15%
B. 10%~35%
C. 30%~50%
D. 50%~70%
E. 70%~90%

60. 下列关于角层下脓疱病临床特征的描述，不正确的是

A. 多见于中年女性
B. 口腔黏膜多受累
C. 发作与缓解交替出现
D. 通常无瘙痒
E. 皮疹为针头至绿豆大小的表浅脓疱

61. 下列哪种大疱性皮肤病瘙痒剧烈

A. 大疱性类天疱疮
B. 寻常型天疱疮
C. 疱疹样皮炎
D. 红斑型天疱疮
E. 连续性肢端皮炎

62. 增殖型天疱疮是（　　）的良性型

A. 红斑型天疱疮
B. 大疱性类天疱疮
C. 落叶型天疱疮
D. 疱疹样天疱疮
E. 寻常型天疱疮

63. 糜烂面上渐出现肥厚的肉芽，并可布满小脓疱，好发于皱襞部位的天疱疮是

A. 寻常型天疱疮
B. 大疱性类天疱疮
C. 红斑型天疱疮
D. 增殖型天疱疮
E. 疱疹样皮炎

64. 增殖型天疱疮好发于

A. 四肢远端
B. 躯干
C. 皱褶部位
D. 头面部
E. 胸部

65. 大疱性类天疱疮的好发人群是

A. 儿童
B. 年轻人
C. 成年人
D. 中老年人
E. 妊娠妇女

二 A2 型题

1. 患者，男性，46 岁。腋下和腹股沟皮疹 5 年，皮疹反复发作。查体：腋窝和腹股沟处乳头状肉芽增殖，边缘有水疱，有臭味。无家族史。皮肤直接免疫荧光检查示表皮棘细胞间 IgG 和/或补体 C3 网状沉积。该患者最可能诊断为
   A. 家族性慢性良性天疱疮　B. 红斑型天疱疮
   C. 增殖型天疱疮　D. 疱疹样皮炎
   E. 寻常型天疱疮
2. 患者，男性，50 岁。因皮肤红斑、水疱 6 个月就诊。查体：四肢躯干散在红斑、水疱，尼氏征阳性，病理检查发现表皮内基底层上方有水疱形成。临床可诊断为
   A. 大疱性类大疱疮　B. 落叶型天疱疮
   C. 连续性肢端皮炎　D. 疱疹样皮炎
   E. 寻常型天疱疮

三 A3/A4 型题

（1-3 题共用题干）

患者，女性，27 岁。半年前反复出现口腔溃疡，有灼痛且不易愈合；近两个月来在头面部、颈部、胸背部、腋窝及腹股沟处起红斑，1 周后陆续在红斑基础上出现黄豆至蚕豆大小水疱，部分还可融合成大疱，疱壁薄且松弛，尼氏征阳性，水疱破裂后所形成的糜烂不易愈合，故前来就诊。

1. 患者最可能的诊断为
   A. 疱疹样皮炎　B. 大疱性类天疱疮
   C. 寻常型天疱疮　D. 多形红斑
   E. 线状 IgA 大疱性皮病
2. 确诊的最佳辅助检查为
   A. 电镜检查　B. 检测有无天疱疮抗体
   C. 间接免疫荧光检查　D. 细胞学涂片
   E. 取皮损或皮损周围正常皮肤直接免疫荧光检查
3. 根据上述检查，予以糖皮质激素治疗，剂量为泼尼松 80mg/d。经过 2 个月的治疗后，大部分皮损已消退，残留色素沉着，但皱褶部位皮损仍然存在，且有小片糜烂，这时最佳处理是
   A. 加大激素用量　B. 血浆置换
   C. 检测有无天疱疮抗体　D. 静脉应用大剂量丙种球蛋白

E. 加用环磷酰胺 200mg，隔日静脉注射，待病情好转后再减少激素用量

(4~5 题共用题干)

患者，男性，58 岁。因“双腋下、双腹股沟、躯干红斑水疱、脓疱反复 5 年”入院。5 年前无明显诱因双腋下出现几个米粒大小丘疹，其顶部有小水疱，渐变成脓疱，伴瘙痒，经 5~6 天皮疹自然消退不留痕迹。以后相同皮疹反复在双腋下出现，逐渐发展至躯干、腹股沟、肘窝及腘窝。既往曾诊断“慢性结肠炎”。其余病史无特殊记载。查体：T 37.4℃，双腋下、腹股沟和躯干可见散在红斑，其上有糜烂、结痂，周边较多米粒大小脓疱和水疱，疱壁较薄。口腔黏膜无损害。

4. 最可能的临床诊断为

A. 脓疱性银屑病

B. 落叶型天疱疮

C. 类天疱疮

D. 角层下脓疱病

E. 疱疹样脓疱病

5. 下列检查对鉴别诊断最有价值的是

A. 试验性治疗和疗效观察

B. 皮损组织电子显微镜检查

C. 皮损表面分泌物微生物学检查

D. 血液生化检查和自身抗体检查

E. 皮损组织病理学检查和直接免疫荧光检查

(6~7 题共用题干)

患者，男性，63 岁。躯干、四肢反复水疱伴瘙痒 2 年余。查体：躯干、四肢大小不等的红斑，红斑基础上见绿豆至蚕豆大小的水疱，疱壁紧张，尼氏征(-)。实验室检查：皮肤直接免疫荧光检查示在皮肤基底膜带处有 IgG 和补体 C3 呈线状沉积。

6. 该病最可能的诊断为

A. BP 或 EBA

B. BP

C. 线状 IgA 大疱性皮病

D. 疱疹样皮炎

E. 疱疹样天疱疮

7. 为了进一步确诊，最有价值的辅助检查是

A. 皮肤组织病理学检查

B. 盐裂皮肤间接免疫荧光检查

C. 间接免疫荧光检查

D. 皮肤直接免疫荧光检查

E. 疱液涂片检查

(8~9 题共用题干)

患者，女性，50 岁。体重 56 千克，因皮肤红斑、水疱 3 个月就诊。查体：四肢躯干散

在红斑、水疱，尼氏征(+)，病理检查发现表皮内基底层上方水疱形成。

8. 最可能的临床诊断为

A. 寻常型天疱疮
B. 大疱性类大疱疮
C. 重症多形红斑
D. 疱疹样皮炎
E. 线状 IgA 大疱性皮病

9. 最佳初始治疗方案为

A. 泼尼松 15mg/d
B. 甲泼尼松龙 1g/d 冲击治疗
C. 泼尼松 60mg/d
D. 环孢素 A 200mg/d
E. 雷公藤多甙 60mg/d

(10~12 题共用题干)

患者，女性，50 岁。口腔糜烂 1 年余，躯干水疱 6 个月。查体：躯干见蚕豆大小的水疱，壁薄，基底红，尼氏征(+)；并见较多糜烂面，表面有污秽痂皮；口腔黏膜糜烂。实验室检查：血、尿常规及大便常规检查正常，肝肾功能正常，ESR 正常。

10. 该病最可能的诊断为

A. 多形红斑
B. 寻常型天疱疮
C. 疱疹样皮炎
D. BP
E. EBA

11. 为了确诊该病，最有价值的辅助检查是

A. 皮肤直接免疫荧光检查
B. 皮肤组织病理检查
C. 盐裂间接免疫荧光检查
D. 疱液涂片检查
E. 全身检查寻找肿瘤

12. 该病治疗首选药物为

A. CTX
B. 免疫球蛋白
C. 氨苯砜
D. MTX
E. 糖皮质激素

(13~15 题共用题干)

患者，女性，35 岁。腋下及腹股沟皮疹 2 年，皮疹反复发作。查体：腋窝及腹股沟处乳头状肉芽增殖，边缘有水疱、臭味。家族中无类似病史。皮肤直接免疫荧光检查示表皮棘细胞间 IgG 和/或补体 C3 网状沉积。

13. 该病最可能的诊断为

A. 家族性慢性良性天疱疮
B. 体癣、股癣

C. 湿疹　　D. 增殖型天疱疮

E. 寻常型天疱疮

14. 该病的组织病理学表现为

A. 表皮明显增生，表皮内裂隙形成，见谷粒和圆体

B. 表皮明显增生，表皮内裂隙形成，见角化不全细胞

C. 表皮明显增生，表皮内海绵状变性及水疱形成，真皮浅层少量淋巴细胞浸润

D. 表皮明显增生，表皮内海绵状变性，PAS 染色角质层见菌丝和孢子

E. 表皮明显增生，表皮内裂隙形成，疱液中有棘层松解细胞

15. 该病首选治疗方案为

A. 环磷酰胺　　B. 足量糖皮质激素

C. 小剂量糖皮质激素　　D. 抗生素

E. 抗组胺药

（16~17 题共用题干）

患者，女性，60 岁。因“躯干、上肢红斑 1 个月，水疱 10 天”来诊。1 个月前开始在上肢出现红斑并逐渐增多蔓延至躯干。10 天前，在红斑上出现水疱，并逐渐增大、增多，疱壁紧张，不易破裂，伴有轻度瘙痒。发病后曾口服氯雷他定，症状无好转。无药物、食物过敏史。家族成员无类似病史。查体：口腔黏膜无糜烂、溃疡；胸、背、双上肢有紧张性水疱和大疱，疱壁厚、不易破裂，疱液清亮；尼氏征(-)。组织病理学和免疫学检查：水疱位于表皮下，疱内及真皮乳头有较多嗜酸性粒细胞浸润，疱顶表皮完整；DIF：大疱周围皮肤基底膜带有 IgG 和补体 C3 沉积，IIF 血清中有抗基底膜带 IgG 抗体。

16. 该患者可考虑诊断为

A. 天疱疮　　B. 获得性大疱性表皮松解症

C. 重症多形红斑　　D. 大疱性类天疱疮

E. 疱疹样皮炎

17. 下列关于该疾病的治疗和注意事项，叙述错误的是

A. 高蛋白饮食及防治感染

B. 尽早使用泼尼松，并逐渐减量维持小剂量激素

C. 适当应用外用激素

D. 中大剂量泼尼松治疗，80mg/d

E. 适当应用抗菌软膏

（18~19 题共用题干）

患儿，女，10 岁。躯干、上肢水疱伴瘙痒。查体：躯干，手及前臂屈侧红斑基础上有

米粒至绿豆大小水疱，水疱为张力性，环状排列，尼氏征(-)，口腔黏膜无损害。皮肤直接免疫荧光检查显示：基底膜带处 IgA 呈线状沉积。

18. 该病最可能的诊断为
    A. 先天性大疱性表皮坏死松解症
    B. IgA 型天疱疮
    C. 疱疹样皮炎
    D. 儿童线状 IgA 大疱性皮病
    E. 儿童类天疱疮
19. 该病首选的治疗药物为
    A. 糖皮质激素
    B. 氨苯砜
    C. B 族维生素
    D. 抗生素
    E. 雷公藤

（20~22 题共用题干）

患者，男性，38 岁。四肢反复起水疱伴瘙痒 2 年，身体易受摩擦部位易发生水疱。查体：四肢末端、肘膝关节伸侧见绿豆大小水疱，基底不红，疱壁厚，尼氏征(-)，皮损愈合处见瘢痕。皮损组织病理学检查示：表皮下水疱，疱内可见中性粒细胞浸润。

20. 该病最可能的诊断为
    A. 疱疹样天疱疮
    B. 大疱性类天疱疮
    C. 获得性大疱性表皮松解症
    D. 疱疹样皮炎
    E. 先天性大疱性表皮坏死松解症
21. 确诊该病最具价值的实验室检查是
    A. 皮肤直接免疫荧光检查
    B. 间接免疫荧光检查
    C. 皮肤电镜检查
    D. 疱液涂片检查
    E. 盐裂间接免疫荧光检查
22. 该病 IgG 沉积是
    A. 表皮细胞间网状沉积
    B. 表真皮连接处带状沉积
    C. 表皮真皮连接处，偏表皮侧线状沉积
    D. 表真皮连接处，偏真皮侧线状沉积
    E. 真皮乳头部颗粒状沉积

（23~25 题共用题干）

患者，女性，30 岁，妊娠 6 个月。全身脓疱 24 天。体格检查：体温 38.6℃，躯干、腹股沟、乳房下泛发红斑，其上密集针头至绿豆大小的脓疱，部分脓疱可融合，既往无皮肤病史。实验室检查无显著异常，患者分娩后皮疹渐自愈，以后未再复发。

23. 该病最可能的诊断为
    A. 泛发性脓疱性银屑病　　B. 疱疹样脓疱病
    C. 妊娠疱疹　　D. 角层下脓疱病
    E. 脓疱疮
24. 该病确诊的依据为
    A. 病史及皮损免疫荧光检查　　B. 病史及脓液细菌培养
    C. 病史及脓液涂片检查　　D. 病史及组织病理
    E. 病史及盐裂间接免疫荧光检查
25. 该病的组织病理特点为
    A. 表皮角化不全，棘层轻度肥厚，表皮内海绵状脓疱形成，疱内为大量淋巴细胞
    B. 表皮角化不全，棘层轻度肥厚，角层下脓疱形成，疱内为大量淋巴细胞
    C. 表皮角化不全，棘层轻度肥厚，表皮内海绵状脓疱形成，疱内为中性粒细胞
    D. 表皮角化不全，棘层轻度肥厚，角层下脓疱形成，疱内为大量中性粒细胞
    E. 表皮角化不全，棘层轻度肥厚，单房性脓疱形成，疱内为少量单核细胞

四 B 型题

（1~3 题共用备选答案）
    A. 寻常型天疱疮　　B. 疱疹样皮炎
    C. 大疱性类天疱疮　　D. 多形红斑
    E. 获得性大疱性表皮松解症
1. 其抗原与桥粒相连的是
2. 其抗原与半桥粒相连的是
3. 其抗原与锚丝相连的是

（4~7 题共用备选答案）
    A. 好发于口腔、胸、背、头部
    B. 尼氏征阴性
    C. 好发于头面、躯干上部与上肢等暴露或皮脂腺丰富部位
    D. 好发于头面及胸背上部，口腔黏膜受累少
    E. 好发于腋窝、乳房下、腹股沟、外阴、肛周、鼻唇沟及四肢等部位
4. 符合红斑型天疱疮的是
5. 符合增殖型天疱疮的是
6. 符合寻常型天疱疮的是
7. 符合落叶型天疱疮的是

（8~12 题共用备选答案）

A. 桥粒芯蛋白 3　　B. 桥粒芯蛋白 2
C. 桥斑蛋白　　D. 桥粒芯蛋白 1
E. BPAG1

8. 落叶型天疱疮含有的抗原为
9. 寻常型天疱疮含有的抗原为
10. 疱疹样天疱疮含有的抗原为
11. 大疱性类天疱疮含有的抗原为
12. 多形红斑含有的抗原为

（13~15 题共用备选答案）

A. 皮损最初为壁薄的水疱，尼氏征阳性，破溃后在糜烂面形成乳头状的肉芽增殖
B. 皮损除有天疱疮常见的糜烂、结痂与水疱外，更多见的是红斑鳞屑性损害
C. 水疱常发生于红斑基础上，尼氏征阳性，疱壁更薄易破裂，在表浅糜烂面上附有黄褐色、油腻性痂和鳞屑
D. 好发于皮肤褶皱部位，皮损为红斑基础上的无菌性脓疱，伴瘙痒，尼氏征大都为阴性
E. 皮损为张力性大疱，尼氏征阴性

13. 符合增殖型天疱疮临床特点是
14. 符合红斑型天疱疮临床特点是
15. 符合落叶型天疱疮临床特点是

（16~18 题共用备选答案）

A. 表皮下水疱　　B. 角层下水疱
C. 表皮内水疱　　D. 表皮下脓疱
E. 角层下脓疱

16. 大疱性类天疱疮是
17. 白痱的水疱是
18. 角层下脓疱性皮病是

五 X 型题

1. 下列关于落叶型天疱疮的叙述，正确的是
A. 少见，是寻常型天疱疮的亚型　　B. 多累及中老年人
C. 口腔黏膜受累少　　D. 好发于头面及胸背上部
E. 以上都正确

2. 下列关于水疱的描述，正确的有

A. 直径通常小于 1cm　　B. 水疱均为直接发生

C. 大疱性类天疱疮为表皮下水疱　　D. 寻常型天疱疮为表皮下水疱

E. 疱疹样皮炎皮损以水疱为主

3. 下列符合 IgA 型天疱疮的有

A. 多见于中老年女性　　B. 尼氏征阳性

C. 皮损为红斑基础上有菌性脓疱　　D. 好发于皮肤褶皱部位

E. 多来源于淋巴系统的肿瘤

4. 增殖型天疱疮与寻常型天疱疮相比，具有的特点有

A. 较少见　　B. 多累及免疫力较低的年轻人

C. 口腔黏膜损害出现较迟　　D. 典型皮损为糜烂基础上的乳头状肉芽增殖

E. 尼氏征阳性

5. 红斑型天疱疮血清中会出现的有

A. 抗核抗体　　B. 类风湿因子

C. 基底膜有免疫球蛋白　　D. ANA

E. 补体 C3

6. 增殖型天疱疮的皮损多发生于

A. 腋窝　　B. 腹股沟

C. 乳房下　　D. 脐周

E. 外阴

7. 符合疱疹样天疱疮临床表现的有

A. 好发于中老年人　　B. 皮损常对称分布

C. 男性多于女性　　D. 瘙痒明显

E. 皮损呈多形性，有红斑、丘疹、风团等

8. 天疱疮的诊断标准为

A. 典型临床表现　　B. 病原微生物培养与鉴定

C. 组织病理学　　D. 免疫病理

E. 以上都正确

9. 下列属于天疱疮共同特征的有

A. 基底膜 IgG、补体 C3 带状沉积

B. 组织病理学表现为棘层松解所致的表皮内水疱

C. 免疫病理显示角质形成细胞间 IgG、IgA、IgM 或补体 C3 网状沉积

D. 薄壁、松弛易破的大疱

E. 以上都正确

10. 天疱疮的免疫病理中，直接免疫荧光显示棘细胞间有（　　）沉积

A. IgA　　B. IgM

C. IgG　　D. 补体 C3

E. IgD

11. 各型天疱疮患者血液循环中都存在

A. 抗角质形成细胞间物质抗体　　B. 抗基底膜带抗体

C. 抗核抗体　　D. 天疱疮抗体

E. 以上都正确

12. 降低天疱疮死亡率、提高疗效的重要环节是

A. 护理皮肤、黏膜糜烂面　　B. 注意水、电解质与酸碱平衡紊乱

C. 给予高蛋白和高维生素饮食　　D. 及早补充血浆或白蛋白

E. 防止继发感染

13. 天疱疮皮损棘细胞间可沉积

A. IgA　　B. IgE

C. IgM　　D. 补体 C3

E. IgG

14. 天疱疮的一般治疗应注意

A. 给予营养丰富的易消化食物

B. 预防和纠正低蛋白血症

C. 黏膜损害重、皮肤渗出多者及早补充血浆

D. 注意水、电解质与酸碱平衡紊乱

E. 全身衰竭者给予白蛋白、血浆或者全血

15. 天疱疮中黏膜少受累者为

A. 增殖型天疱疮　　B. 寻常型天疱疮

C. 红斑型天疱疮　　D. 落叶型天疱疮

E. 药物型天疱疮

16. 关于使用静脉注射丙种免疫球蛋白的描述，正确的是

A. 能抑制天疱疮抗体的致病作用和炎症介质的产生

B. 与其他药物联合使用可提高疗效

C. 能中和病原微生物

D. 一个月后不可重复使用

E. 以上都正确

17. 下列关于寻常型天疱疮临床表现的描述，不正确的有

A. 多累及儿童和青少年

B. 60% 患者初发损害在口腔黏膜
C. 典型皮损为松弛性大疱，尼氏征阳性
D. 在天疱疮中预后最好
E. 好发于口腔、胸、背、头部

18. 易引起药物型天疱疮的药物是
A. D-青霉胺　　B. 吡罗昔康
C. 青霉素　　D. 利福平
E. 卡托普利

19. 糖皮质激素与免疫抑制剂合用能够
A. 提高疗效　　B. 在单用糖皮质激素效果不显著时联合应用
C. 在治疗初始时联合使用　　D. 减少糖皮质激素用量
E. 在治疗结束时联合使用

20. 下列不是疱疹样天疱疮临床特点的是
A. 好发于妊娠妇女　　B. 皮损多累及躯干和四肢近端
C. 松弛性水疱，尼氏征阳性　　D. 自觉瘙痒
E. 多发生于中老年人

21. 大疱性类天疱疮的死亡原因为
A. 机体消耗性衰竭　　B. 感染
C. 多脏器功能衰竭　　D. DIC
E. 长期使用糖皮质激素引起的并发症

22. 寻常型天疱疮的死亡原因有
A. 感染　　B. 多器官衰竭
C. 低蛋白血症　　D. 恶性肿瘤
E. 体液大量丢失

23. 大疱性类天疱疮主要与（　　）进行鉴别
A. 天疱疮　　B. 湿疹
C. 痒疹　　D. 糖尿病性大疱
E. 线状 IgA 大疱性皮病

24. 下列属于天疱疮临床类型的有
A. 寻常型天疱疮　　B. 落叶型天疱疮
C. 药物型天疱疮　　D. 副肿瘤型天疱疮
E. 大疱性类天疱疮

25. 大疱性类天疱疮的治疗目的为
A. 控制新皮损的发生　　B. 防止继发病变

C. 控制严重瘙痒　　D. 提高患者生存质量
E. 以上都正确

26. 下列不属于自身免疫性大疱病的是
A. 天疱疮　　B. 瘢痕性类天疱疮
C. 单纯性大疱性表皮松解症　　D. 肠病性肢端皮炎
E. 大疱性类天疱疮

六 案例分析题

（1~5 题共用题干）

患者，男性，50 岁。躯干部反复水疱 3 年。查体：躯干部绿豆大小水疱，疱壁紧，尼氏征(–)，部分水疱呈环形排列。

1. 确诊该病最有价值的实验室检查是
A. 皮肤电镜　　B. 组织病理学检查
C. 免疫病理　　D. 疱液涂片
E. 抗 ANA 抗体检查　　F. 真菌镜检

2. 若该患者皮肤组织病理显示：表皮内水疱，疱液内有棘松解细胞，其最可能的诊断为
A. 疱疹样皮炎　　B. 多形红斑
C. 卟啉病　　D. 湿疹
E. 类天疱疮　　F. 疱疹样天疱疮

3. 若组织病理显示：表皮下水疱，疱内有较多中性粒细胞浸润，可能的诊断为
A. BP　　B. 疱疹样皮炎
C. 卟啉病　　D. 湿疹
E. 疱疹样天疱疮　　F. 类天疱疮

4. 若皮肤直接免疫荧光检查示：基底膜带处 IgA 线状沉积，首选治疗药物为
A. 抗生素　　B. 抗组胺药
C. 糖皮质激素　　D. 氨苯砜
E. CTX　　F. 丙种球蛋白

5. 若皮肤直接免疫荧光检查示：表皮棘细胞间 IgG 呈网状沉积，则首选治疗药物为
A. 抗生素　　B. 氨苯砜
C. CTX　　D. 抗组胺药
E. 糖皮质激素　　F. 丙种球蛋白

（6~8 题共用题干）

患儿，男，5 个月。因“躯干、四肢反复红斑、水疱 5 个月”来诊。患儿出生后不久右

小腿伸侧红斑、水疱。数日后，发展至躯干、四肢。否认母孕期感染、服药史，父母否认近亲结婚，否认家族类似病史。皮肤科查体：膝、肘、四肢伸侧为主散在或群集水疱、大疱，疱壁紧张，伴糜烂、结痂、色素沉着。

6. 该患儿诊断应考虑的疾病是

A. 儿童类天疱疮　　B. 金黄色葡萄球菌烫伤样皮肤综合征
C. 脓疱疮　　D. 儿童线状 IgA 大疱性皮病
E. 水痘　　F. 遗传性大疱性表皮松解症

7. 下列检查中有助于明确诊断的是

A. 组织病理学检查　　B. 直接免疫荧光
C. 肝功能、肾功能、尿常规　　D. 疱液涂片和细菌培养
E. 间接免疫荧光　　F. 透射电镜
G. 基因诊断

8. [提示：患者水疱愈合后遗留萎缩性瘢痕，双耳郭见粟粒大小白色丘疹，数月后指、趾甲出现萎缩变形。直接免疫荧光：IgG、IgA，补体 C3、C4 均(-)。透射电镜：裂隙位于致密板下层] 诊断应考虑

A. 单纯性大疱性表皮松解症　　B. 脓疱疮
C. 获得性大疱性表皮松解症　　D. 营养不良型大疱性表皮松解症
E. 儿童线状 IgA 大疱性皮病　　F. SSSS
G. 家族性慢性良性天疱疮

参考答案与解析

一、A1 型题

1. A【解析】寻常型天疱疮是最常见和严重的类型，多累及中年人，儿童罕见。

2. E【解析】糖皮质激素是目前治疗天疱疮的首选药物。

3. C【解析】天疱疮的传统分型为：寻常型、增殖型、落叶型、红斑型和疱疹样型。大疱性类天疱疮是大疱病的一种，不是天疱疮的类型。

4. B【解析】寻常型天疱疮预后在天疱疮中最差，死亡原因多为长期、大剂量应用糖皮质激素等免疫抑制剂后引起的感染等并发症及多脏器衰竭，也可因病情持续发展导致大量体液丢失、低蛋白血症、恶病质而危及生命。

5. B【解析】皮损区直接免疫荧光检查显示表皮–真皮交界处免疫球蛋白和补体 C3 沉积，阳性率可高达 90%，外观上正常皮肤阳性率也可达 70%，皮损区取材对诊断盘状红斑狼疮（DLE）等皮肤红斑狼疮有意义，正常皮肤处取材对诊断系统性红斑狼疮（SLE）有

意义。

6. B【解析】天疱疮患者的大疱疱壁薄，容易破裂。

7. C【解析】寻常型天疱疮为最常见和严重的类型，多累及中年人。好发于口腔、胸、背、头部，严重者可泛发全身。口腔黏膜受累几乎出现于所有患者，多为首发表现。典型皮损为外观正常皮肤上发生水疱或大疱，或在红斑基础上出现大疱，疱壁薄，尼氏征阳性，易破溃形成糜烂面，渗液较多，可结痂，继发感染则伴有难闻臭味。

8. D【解析】天疱疮组织病理变化为表皮棘细胞的棘层松解，形成表皮内裂隙和大疱，疱液中有棘层松解细胞。

9. C【解析】寻常型天疱疮和落叶型天疱疮的靶抗原均是桥粒成分，均位于桥粒复合体上。

10. C【解析】天疱疮患者血中抗体滴度与病情轻重平行有关，也是判断疗效的指标。其他有关天疱疮的糖质激素治疗均正确。

11. D【解析】选项 A、E，寻常型天疱疮是最常见和严重的类型，典型皮损为外观正常皮肤上发生水疱或大疱，或在红斑基础上产生大疱，疱壁薄，尼氏征阳性，易破溃形成糜烂面，渗液较多，可结痂，如果继发感染则伴有臭味。在使用糖皮质激素治疗前，死亡率可达75%，使用糖皮质激素后死亡率仍有 21.4%。选项 B，红斑型天疱疮是落叶型天疱疮的亚型，其抗原成分与落叶型一致。个别会发展为落叶型天疱疮，预后大都良好。选项 C，与寻常型天疱疮相比，落叶型天疱疮病情较轻。选项 D，增殖型天疱疮皮损最初为薄壁水疱，尼氏征阳性，破溃后在糜烂面上出现乳头状的肉芽增殖；皱褶部位易继发细菌及真菌感染，常有臭味；陈旧的皮损表面略干燥，呈乳头瘤状。

12. A【解析】成人型首选氨苯砜，100mg/d，若疗效不显著，则可与类固醇皮质激素联合用药；儿童型首选泼尼松 1~2mg/（kg·d），分 2~3 次服用，疗效不满意，可以加用氨苯砜联合用药。

13. E【解析】红斑型天疱疮为落叶型天疱疮的亚型。

14. E【解析】天疱疮是一种自身免疫反应，致病性抗体主要是抗桥粒糖蛋白成分的 IgG，少数为 IgA。

15. C【解析】寻常型天疱疮好发于口腔、胸、背、头部，严重者可遍布全身，口腔黏膜受累几乎出现于所有患者，多为首发表现，个别甚至只有口腔损害。

16. C【解析】瘢痕类天疱疮反复发作，多年迁延不愈。

17. E【解析】天疱疮治疗目的在于控制新皮损的发生，防止复发；治疗关键在于糖皮质激素等免疫抑制剂的合理应用，同时防止并发症。

18. E【解析】疱疹样皮炎患者首选氨苯砜，也可选用免疫抑制剂、磺胺类。

19. A【解析】大疱性类天疱疮的水疱尼氏征阴性。

20. D【解析】糖皮质激素是治疗的一线药物。疾病的早期阶段需要给予充分的治疗。

对于中度至重度患者，为提高疗效、减少糖皮质激素用量，可在治疗初始或在单用糖皮质激素效果不显著时联合应用，如一线免疫抑制剂硫唑嘌呤（AZP）或吗替麦考酚酯（MMF）和二线免疫抑制剂环磷酰胺（CTX）等。

21. D【解析】线状 IgA 大疱性皮病是一种少见的累及皮肤和黏膜的慢性获得性自身免疫性表皮下大疱病。

22. A【解析】肢端青紫症病因未明，可能与交感神经功能障碍有关，也可由小血管舒缩功能异常，对寒冷刺激敏感性增高所致。

23. A【解析】天疱疮最主要的死亡原因是继发感染，预防的关键是避免不必要的超量使用糖皮质激素等免疫抑制剂，其次是尽快找到感染依据，给予敏感抗生素。

24. E【解析】获得性大疱性表皮松解症在无炎症的皮肤上形成水疱、大疱、糜烂等损害，愈后可留萎缩性瘢痕。

25. E【解析】大疱性表皮松解症的病因是皮肤结构蛋白的先天缺陷，使皮肤容易发生松解而出现大疱。

26. C【解析】糖皮质激素是治疗的一线药物。

27. B【解析】遗传性大疱性表皮松解症是一组以皮肤黏膜起疱为特征的遗传性疾病，临床上较为罕见，是由于皮肤结构蛋白先天性缺陷使皮肤容易发生松解而出现大疱。

28. A【解析】天疱疮患者糖皮质激素的使用在无新水疱出现 1 周后即可逐渐减量，减量过程宜缓慢，以防反复。

29. A【解析】类天疱疮的 IIF 抗体滴度与病情无相关性。天疱疮是一种自身免疫性疾病，在患者血液中抗体滴度与病情轻重平行有关。

30. D【解析】掌趾脓疱病好发于两掌趾中央，很少泛发全身。

31. B【解析】大疱性类天疱疮典型皮损为在外观正常的皮肤或红斑的基础上产生紧张性水疱或大疱，疱壁较厚，呈半球状，直径可从数毫米至数厘米，疱液清亮，少数可呈血性，疱不易破，破溃后糜烂面常覆盖痂或血痂，可自愈，成批出现或此起彼伏，尼氏征阴性。

32. A【解析】疱壁薄，尼氏征阳性，易破溃形成痛性糜烂面。

33. A【解析】寻常型天疱疮是一种自身免疫性疾病，在患者血中存在天疱疮抗体，而且抗体滴度与病情轻重有关。

34. B【解析】疱疹样天疱疮好发于中老年人。皮损常对称分布于躯干及四肢近端，呈多形性，有红斑、丘疹、风团等，但以直径 0.5cm 左右的小水疱为主，尼氏征阴性，黏膜损害罕见，瘙痒明显。

35. E【解析】疱疹样皮炎血液中嗜酸性粒细胞往往会增多，分类计数最高可达 0.40。

36. E【解析】大疱性类天疱疮是一种好发于老年人的自身免疫性表皮下大疱病。典型皮损为在外观正常的皮肤或红斑的基础上出现紧张性水疱或大疱，疱壁较厚，呈半球状，直径可从不到1cm至数厘米，疱液清亮，少数可呈血性，疱不易破，破溃后糜烂面常覆以痂或血痂，可自愈，成批出现或此起彼伏，尼氏征阴性。取水疱边缘行直接免疫荧光检查，90%以上可见IgG和补体C3在基底膜带呈线状沉积，少见IgM和IgA沉积。

37. B【解析】寻常型天疱疮在皮损之前常有口腔黏膜损害，头颈部、胸背部、腋下均可见皮损，四肢屈侧少见。

38. D【解析】参见A1型题第36题解析。

39. B【解析】疱疹样天疱疮多见于中老年人，青年亦有发病，男女发病率相同。发病以躯干为主，逐渐发展至臀部四肢甚至全身，口腔黏膜很少受累。早期皮损为单发或多发环形或多环形红斑，表面有针头至绿豆大小水疱，或呈丘疱疹。偶可出现大疱，疱壁紧张，容易破溃、结痂，尼氏征阴性。自觉皮损部位瘙痒或剧痒。病程缓慢，反复发作。

40. B【解析】大疱性类天疱疮首选药物也是糖皮质激素，亦可应用免疫抑制剂；单独应用免疫抑制剂也是有效的。

41. C【解析】红斑型天疱疮是临床类型中病情最轻的一型，寻常型天疱疮是临床类型中病情最重的一型。

42. C【解析】参见A1型题第36题解析。

43. A【解析】大疱性表皮松解症是一种罕见的顽固性皮肤疾病，由于皮肤结构蛋白的先天性缺陷，使皮肤容易发生松解出现大疱。临床表现为各型大疱性表皮松解症，共同特点是皮肤在受到轻微摩擦后就出现水疱及大疱。目前尚无有效的治疗办法。

44. A【解析】疱疹样脓疱病是一种少见的急性危重型皮肤病，多见于孕妇，红斑基础上出现群集脓疱，可泛发全身，伴全身症状，轻度瘙痒。

45. E【解析】单纯性大疱性表皮松解症的水疱位于表皮内；大疱性类天疱疮、妊娠疱疹、疱疹样皮炎和线状IgA大疱性皮病的水疱均位于表皮下。

46. D【解析】疱疹样皮炎的大疱疱壁厚、不易破，尼氏征阴性，口腔黏膜一般不受累，多见于中青年。

47. D【解析】疱疹样天疱疮是一种临床表现类似疱疹样皮炎的免疫性疾病。患者自觉剧痒。

48. C【解析】寻常型天疱疮患者的大疱疱壁薄，容易破裂、渗出、糜烂；尼氏征阳性；在皮损之前常有口腔黏膜的水疱和糜烂；治疗首选糖皮质激素。

49. D【解析】显性遗传营养不良型大疱性表皮松解症皮损重。这是因为水疱发生在基底膜的致密板下带，是表皮下疱，愈后遗留明显的疤痕。

50. E【解析】寻常型天疱疮是天疱疮临床类型中最常见、最严重的一型。

51. E【解析】大疱性表皮松解症皮损的好发部位是肢端、四肢关节伸面等易摩擦部位。

52. C【解析】天疱疮组织病理学主要表现为表皮内水疱与棘层松解，在电镜下可发现桥粒中心部解离，而使细胞间丧失结合能力。

53. C【解析】掌跖脓疱病与肠病性肢端皮炎都累及四肢末端。

54. B【解析】Dsg3 的分子量约为 130kD，主要分布于表皮基底层，在基底层上层的角质形成细胞表面，是寻常型天疱疮的靶抗原。

55. D【解析】副肿瘤型天疱疮多来源于淋巴系统的肿瘤，可发生在任何年龄，病情重，特别是黏膜损害突出。

56. B【解析】线性 IgA 大疱性皮病好发于四肢屈侧，分布不对称。

57. A【解析】疱疹样皮炎患者用 25%~50% 碘化钾软膏做斑贴试验，多数患者在 24 小时内局部出现红斑、水疱。

58. D【解析】持续性肢端皮炎的早期常表现为化脓性甲沟炎，以后逐渐扩大，出现密集小脓疱。

59. B【解析】大疱性类天疱疮主要分布于四肢伸侧、躯干、腋窝及腹股沟等处，少数可有口腔黏膜受累（占 10%~35%）。

60. B【解析】角层下脓疱病很少累及口腔黏膜。

61. C【解析】疱疹样皮炎皮损瘙痒剧烈，可有烧灼或疼痛感，伴全身不适及发热等症状。

62. E【解析】增殖型天疱疮是寻常型天疱疮的良性型，临床少见，发病年龄较轻，口腔损害出现较晚。

63. D【解析】增殖型天疱疮好发于皱褶部位（如腋窝、乳房下、腹股沟）、腔口部位（如外阴、肛门周围、鼻唇沟）及四肢等部位，口腔黏膜损害出现较迟且轻。皮损最初为薄壁水疱，尼氏征阳性，破溃后在糜烂面上出现乳头状的肉芽增殖。皱褶部位易继发细菌及真菌感染，常有臭味。陈旧的皮损表面略干燥，呈乳头瘤状。

64. C【解析】增殖型天疱疮的好发于腋窝、乳房下、腹股沟及外阴等皮肤皱褶部位。

65. D【解析】大疱性类天疱疮的好发人群为 60 岁以上的老年人，儿童也可发病。

二、A2 型题

1. C【解析】参见 A1 型题第 63 题解析。

2. E【解析】寻常型天疱疮典型皮损为外观正常的皮肤上发生水疱或大疱，或在红斑基础上产生大疱，疱壁薄，尼氏征阳性，易破溃形成糜烂面，渗液较多，可结痂，如果继发感染则伴有臭味。

三、A3/A4 型题

1. C【解析】参见 A2 型题第 2 题解析。

2. E【解析】取水疱边缘皮肤进行直接免疫荧光检查，棘细胞间有 IgG 及补体 C3 呈网格状沉积，少数患者还可见 IgM 或 IgA 沉积。

3. E【解析】天疱疮治疗首选类固醇皮质激素，根据病情选用不同剂量，遵守早期足量、正确减量。患者已用 2 个月糖皮质激素仍有小片糜烂，可加用环磷酰胺，待病情好转后再减少激素用量。

4. C【解析】类天疱疮皮损好发于胸腹、腋下、腹股沟及四肢屈侧。在红斑的基础上或正常皮肤上出现张力性大疱，呈蚕豆至核桃大小，甚至更大，半球形，疱壁紧张而较厚，疱液呈浆液性，偶呈血性，不易破裂，破裂后糜烂面亦较易愈合，尼氏征阴性。小部分患者可有口腔黏膜损害，但较轻微，全身症状较轻，可有不同程度的瘙痒。慢性病程。

5. E【解析】老年人躯干、四肢出现张力性大疱，尼氏征阴性，再结合典型病理表现，即可基本确诊。取患者血清做间接免疫荧光检查，显示有抗基底膜带抗体（阳性率约为 70%），更有助于诊断。

6. A【解析】该题的考点是自身免疫性大疱性疾病中大疱性类天疱疮和获得性大疱性表皮松解症的鉴别。两者都表现为紧张性大疱，尼氏征阴性。直接免疫荧光检查均表现为基底膜带 IgG 和补体 C3 线状沉积。

7. B【解析】盐裂皮肤间接免疫荧光检查显示大疱性类天疱疮的荧光带沉积于表皮侧，而获得性大疱性表皮松解症的荧光带沉积于真皮侧。

8. A【解析】参见 A2 型题第 2 题解析。

9. C【解析】糖皮质激素是治疗天疱疮的首选药物，泼尼松 60~80mg/d，或等效剂量的氢化可的松或地塞米松静脉滴注。

10~12 B、A、E【解析】天疱疮是一种自身免疫性疾病。可分为多种类型，其中寻常型天疱疮为最常见、最严重的一型。皮损多首先发生于口腔黏膜部位，然后延及躯干和四肢皮肤，表现为水疱或糜烂。尼氏征阳性。皮肤直接免疫荧光检查示表皮棘细胞间 IgG 和/或补体 C3 网状沉积，可与其他自身免疫性大疱病鉴别。治疗上首选糖皮质激素。

13~15 D、E、B【解析】增殖型天疱疮是寻常型天疱疮的良性型。患者一般是免疫力强的年轻人。皮损好发于腋窝、乳房下、腹股沟及外阴等皮肤皱褶部位。皮损为薄壁的水疱，破溃后在糜烂面上渐渐出现乳头状的肉芽增殖。组织病理学表现为表皮明显增生，表皮内裂隙形成，疱液中有棘层松解细胞。免疫病理为棘细胞间 IgG 和/或补体 C3 网状沉积。治疗首选糖皮质激素。而家族性慢性良性天疱疮一般具有家族史，免疫病理为阴性。

16. D【解析】大疱性类天疱疮典型皮损为在外观正常的皮肤或红斑的基础上产生紧张性水疱或大疱，疱壁较厚，呈半球状，直径可从数毫米至数厘米，疱液清亮，少数可呈血性，疱不易破，破溃后糜烂面常覆盖痂或血痂，可自愈，成批出现或此起彼伏，尼氏征阴性。表皮下水疱是本病的特征，水疱是单房性，疱顶多为正常皮肤，疱腔内有嗜酸性粒细胞；真皮乳头血管周围有嗜酸性粒细胞、淋巴细胞和中性粒细胞浸润。

17. D【解析】老年人系统使用激素会带来严重的副作用，所以尽量减少系统使用激素的剂量及使用激素的时间很重要。泼尼松 0.75mg/（kg·d），大多能够控制病情。

18~19 D、B【解析】该题考点为儿童常见的自身免疫性大疱性皮肤病的鉴别。儿童线状 IgA 大疱性皮病常在 10 岁左右发病，皮损广泛，水疱紧张性、环形排列，尼氏征阴性。黏膜损害常见。组织病理学表现为表皮下水疱，疱内中性粒细胞浸润。免疫病理示基底膜带 IgA 线状沉积。该病治疗首选氨苯砜。

20~22 C、E、D【解析】获得性大疱性表皮松解症是一种自身免疫性疾病，多发生于成年人。皮损好发于手指、足、肘膝关节伸侧，容易受外伤的部位。水疱呈紧张性，尼氏征阴性。部分患者伴有甲、毛发损害。免疫病理表现为基底膜带 IgG 和补体 C3 线状沉积。盐裂免疫病理显示荧光带沉积于真皮侧。

23~25 B、D、C【解析】疱疹样脓疱疮多见于中年孕妇妊娠期，好发于腹股沟、腋窝、乳房下等皱褶处，可泛发全身。皮损表现为红斑基础上密集针头至绿豆大小的脓疱，可相互融合呈片状。组织病理学表现为表皮角化不全，棘层肥厚，表皮内有海绵状脓疱形成。疱内为大量嗜中性粒细胞。临床上须与妊娠疱疹、角层下脓疱病及脓疱性银屑病鉴别。

四、B 型题

1. A【解析】寻常型天疱疮的发生与自身抗体有关，自身抗体激活表皮角质形成细胞表面的纤维蛋白水解酶，引起细胞间连接结构桥粒的破坏，从而导致表皮细胞与细胞间发生分离，出现表皮内水疱和大疱。

2. C【解析】大疱性类天疱疮循环抗体的靶抗原定位于半桥粒上的大疱性类天疱疮抗原 1（BPAg1，又称 BP230）和大疱性类天疱疮抗原 2（BPAg2，又称 BP180）。

3. E【解析】患者血清中存在抗Ⅶ型胶原的自身抗体，此胶原为锚纤维的主要成分，并且存在于致密板中。

4. C【解析】红斑型天疱疮好发于头面、躯干上部及上肢等暴露或皮脂腺丰富的部位，一般不累及下肢与黏膜。

5. E【解析】增殖型天疱疮好发于头面、鼻唇沟、乳房下、脐窝、腋下及腹股沟等部位。

6. A【解析】寻常型天疱疮好发于口腔、胸、背、头部，严重者可遍布全身，口腔黏膜受累几乎出现于所有患者，多为首发表现，个别甚至只有口腔损害。

7. D【解析】落叶型天疱疮多累及中老年人。好发于头面和胸背上部，口腔黏膜受累少，即使发生也比较轻微。

8~9 D、A【解析】天疱疮抗原为桥粒芯蛋白。桥粒芯蛋白可分为 Dsg1、Dsg2 和 Dsg3 三型。其中寻常型天疱疮为 Dsg3，落叶型天疱疮为 Dsg1。

10. D【解析】疱疹样天疱疮有两种抗原，桥粒芯蛋白 1 或桥粒芯蛋白 3，一般只表达一种，多数患者主要表达位于表皮的桥粒芯蛋白 1，少数患者可表达位于表皮下部的桥粒芯蛋白 3。

11. E【解析】大疱性类天疱疮是一种自身免疫性疾病，是由机体免疫系统产生的自身抗体攻击正常组织结构而引起的。大疱性类天疱疮含有的抗原为 BPAG1 和 BPAG2。其中，

BPAG1 是一种表皮基底细胞膜蛋白，主要存在于表皮和牙龈上皮细胞中；BPAG2 是一种黏附结构蛋白，主要存在于上皮细胞间连接处，是维持细胞黏附的重要分子。在大疱性类天疱疮患者中，机体产生的自身抗体主要针对这两种蛋白，导致细胞间连接的损害和水泡形成。

12. C【解析】多形红斑是一种常见的皮肤病，其发病机制复杂，尚未完全明确。然而，许多研究表明，多形红斑与感染、药物过敏等因素有关，是一种免疫介导的炎症反应。多形红斑含有的抗原为桥斑蛋白。桥斑蛋白又称为环状结构蛋白，是一种分布在皮肤和黏膜上皮细胞中的蛋白质，可以作为连接邻近细胞之间的桥梁。在多形红斑中，机体内的免疫系统受到不同因素的刺激后，会产生针对桥斑蛋白的自身抗体，进而引发炎症反应和组织损害。

13. A【解析】增殖型天疱疮皮损最初为薄壁水疱，尼氏征阳性，破溃后在糜烂面上出现乳头状的肉芽增殖；皱褶部位易继发细菌及真菌感染，常有臭味；陈旧的皮损表面略干燥，呈乳头瘤状。

14. B【解析】红斑型天疱疮皮损除有常见的糜烂、结痂与水疱外，更多见的是红斑鳞屑性损害，伴有角化过度，面部皮损多呈蝶形分布，躯干部皮损与脂溢性皮炎相似。

15. C【解析】落叶型天疱疮水疱常发生于红斑基础上，尼氏征阳性，疱壁更薄，更易破裂，糜烂不明显，在表浅糜烂面上覆有黄褐色、油腻性痂和鳞屑，如落叶状，痂下分泌物被细菌分解可产生臭味。

16. A【解析】表皮下水疱是大疱性类天疱疮的特征。

17. B【解析】白痱又称晶形粟粒疹，是汗液在角质层内或角质层下溢出所致。

18. E【解析】角层下脓疱性皮病是一种病因不明的慢性良性复发性脓疱性皮肤病。表现为对称分布的角层下小脓疱，可散在或群集，也可呈环形或匐行性。

五、X 型题

1. BCD【解析】落叶型天疱疮多累及中老年人。好发于头面及胸背上部，口腔黏膜受累少。水疱常发生在红斑基础上，尼氏征阳性，疱壁更薄，更易破裂，在表浅糜烂面上附有黄褐色、油腻性痂和鳞屑，如落叶状。

2. ACE【解析】直径小于 0.5cm 者称为水疱，直径大于 0.5cm 者称为大疱。水疱可因压力性损伤或药物不良反应引起。寻常型天疱疮水疱位于表皮内。

3. AD【解析】IgA 型天疱疮多发生在中老年妇女，好发于皮肤皱褶部位。皮损为红斑基础上的无菌性脓疱和水疱，伴明显瘙痒，尼氏征阴性。棘细胞间沉积的免疫球蛋白及外周血检测到的抗体类型均为 IgA 型。

4. ABCD【解析】增殖型天疱疮是寻常型天疱疮的良性型，临床少见，发病年龄较轻，口腔损害出现较晚。多累及免疫力较低的年轻人，典型皮损为糜烂基础上的乳头状肉芽增殖。

5. ABCD【解析】部分红斑型天疱疮患者血清中可检测到抗核抗体及类风湿因子，基底膜有免疫球蛋白沉积。

6. ABCDE【解析】增殖型天疱疮好发于皱褶部位（如腋窝、乳房下、腹股沟）、腔口部位（如外阴、肛门周围、鼻唇沟）及四肢等部位，口腔黏膜损害出现较迟且轻。

7. ABDE【解析】疱疹样天疱疮多发生在中老年人。男女发病率相同。皮损常见于胸、腹、背部及四肢近端，对称分布。为环形红斑，边缘水肿，有密集成群的小疱疹或小水疱，排列呈环状、半环状，疱壁紧张，尼氏征阴性。瘙痒显著。

8. ACD【解析】天疱疮根据典型临床表现及组织病理、免疫病理特征可以诊断。

9. BCD【解析】天疱疮的共同特征：①皮肤上出现松弛性水疱、大疱，壁薄易破，形成糜烂、结痂，常伴有黏膜损害，尼氏征阳性。②疱液或疱底涂片可观察到棘层松解细胞。③组织病理学主要表现为表皮内水疱与棘层松解，在电镜下可以发现桥粒中心部解离，而使细胞间丧失结合能力。此亦是尼氏征的病理学基础。④免疫病理示棘细胞间有 IgG、补体 C3 呈现网状沉积。⑤间接免疫荧光检查或酶联免疫吸附实验表明血清中有高滴度天疱疮抗体。

10. ABCD【解析】天疱疮的免疫病理中，直接免疫荧光显示棘细胞间有 IgG 以及补体 C3 沉积，呈网状分布，少数患者还可见 IgM 和 IgA 沉积。

11. AD【解析】各型天疱疮患者血循环中均存在抗角质形成细胞间物质抗体（又称天疱疮抗体）。

12. AE【解析】对皮肤、黏膜糜烂面的护理和防止继发感染是降低死亡率、提高疗效的重要环节。

13. ACDE【解析】参见 X 型题第 10 题解析。

14. ABCDE【解析】天疱疮的一般治疗：加强支持疗法，给予营养丰富的易消化饮食，预防和纠正低蛋白血症，注意水、电解质与酸碱平衡紊乱。

15. CDE【解析】寻常型天疱疮是最常见且严重的类型，多累及中年人，儿童罕见。好发于口腔、胸、背、头部，严重者可遍布全身，口腔黏膜受累几乎出现于所有患者，多为首发表现，个别甚至只有口腔损害。增殖型天疱疮黏膜损害常见，可发生在皮损之前或以后。

16. ABC【解析】静脉注射丙种免疫球蛋白既能抑制天疱疮抗体的致病作用和炎症介质的产生，又能作为调理素中和病原微生物。与其他药物联合使用可提高疗效。

17. AD【解析】寻常型天疱疮是最常见且严重的类型，多累及中年人，儿童罕见。预后在天疱疮中最差，在使用糖皮质激素治疗前，死亡率可达 75%，使用糖皮质激素后死亡率仍有 21.4%。

18. ABDE【解析】药物性天疱疮多在用药数月甚至一年后发生，多由 D-青霉胺、卡托普利、吡罗昔康和利福平等含有硫氢基团的药物诱发。

19. ABCD【解析】对于中至重度患者，为提高疗效、减少糖皮质激素用量，可在治疗初始或在单用糖皮质激素效果不显著时联合应用，如一线免疫抑制剂硫唑嘌呤（AZP）或吗替麦考酚酯（MMF）和二线免疫抑制剂环磷酰胺（CTX）等。

20. AC【解析】参见 X 型题第 7 题解析。

21. ABCE【解析】大疱性类天疱疮死亡原因多为长期患病造成的机体消耗性衰竭和长期使用糖皮质激素引起的并发症及多脏器功能衰竭。

22. ABCE【解析】寻常型天疱疮的死亡原因多为长期且大剂量应用糖皮质激素等免疫抑制剂后引起的感染等并发症及多脏器衰竭，也可因病情持续发展导致大量体液丢失、低蛋白血症和恶病质而危及生命。

23. ABCDE【解析】大疱性类天疱疮主要与湿疹、痒疹、糖尿病性大疱、获得性大疱性表皮松解症、寻常型天疱疮、重症多形红斑、疱疹样皮炎、线状 IgA 大疱性皮病等进行鉴别。

24. ABCD【解析】临床多数天疱疮患者表现为寻常型天疱疮，此外还有增殖型天疱疮、落叶型天疱疮、红斑型天疱疮和特殊类型天疱疮（如副肿瘤型天疱疮、药物型天疱疮、IgA 型天疱疮、疱疹样天疱疮等）。

25. ABC【解析】大疱性类天疱疮的治疗目的在于控制新皮损的发生和严重瘙痒等症状，防止过大的紧张性水疱和糜烂面造成继发病变。

26. CD【解析】自身免疫性大疱病主要包括天疱疮和类天疱疮，是皮肤科最为严重的自身免疫性疾病。

六、案例分析题

1~5 C、F、B、D、E【解析】自身免疫性水疱病最有效的鉴别辅助检查为免疫病理。疱疹样天疱疮虽然临床为尼氏征阴性的水疱，但水疱位于表皮内，并有棘层松解现象。免疫病理表现为表皮内棘细胞间 IgG 呈网状沉积。治疗首选糖皮质激素。疱疹样皮炎的水疱位于表皮下，疱内有较多的中性粒细胞。线状 IgA 大疱性皮病免疫病理为基底膜带处 IgA 呈线状沉积。首选治疗药物为氨苯砜。

6~7 ACDF、ABDEFG【解析】儿童线性 IgA 大疱性皮病，又名儿童类天疱疮，是一种发生于儿童表皮下的水疱病。可发生在会阴、口周、眼、耳、躯干、四肢。临床为红斑边缘的水疱，可在正常皮肤上出现水疱，疱壁紧张。组织病理直接免疫荧光、疱液涂片和细菌培养等可确诊。

8. D【解析】单纯性大疱性表皮松解症水疱分裂部位见于角质层下。交界型大疱性表皮松解症裂隙位于透明板，营养不良型大疱性表皮松解症裂隙位于致密板下。

多汗症

第十二章　皮肤附属器疾病

一　A1 型题

1. 与斑秃发生可能无关的因素为

A. 遗传因素　　B. 情绪应激

C. 自身免疫　　D. 内分泌失调

E. 饮食习惯

2. 下列不属于引起痤疮的病因的是

A. 雄激素和皮脂分泌增加　　B. 马拉色菌的定植与感染

C. 遗传、免疫、内分泌障碍　　D. 继发炎症反应

E. 毛囊皮脂腺开口处过度角化和痤疮丙酸杆菌感染

3. 斑秃的病程通常可分为

A. 红斑期和静止期　　B. 静止期和恢复期

C. 进展期、静止期和恢复期　　D. 红斑期、进展期和恢复期

E. 进展期和静止期

4. 急性甲沟炎的常见致病菌是

A. 金黄色葡萄球菌　　B. 乙型溶血性链球菌

C. 甲型溶血性链球菌　　D. 产气荚膜梭菌

E. 白念珠菌

5. 斑秃脱发区的特点通常不包括

A. 境界清楚　　B. 呈炎性红斑

C. 无鳞屑　　D. 进展期拉发试验多为阳性

E. 无瘢痕

6. 痤疮的好发人群为

A. 青少年　　B. 老年人

C. 中年人　　D. 妊娠妇女

E. 婴幼儿

7. 下列疾病不会引起假性斑秃的是

A. 银屑病　　B. 头皮扁平苔藓

C. 脓癣
D. 头皮红斑狼疮
E. 皮脂腺痣

8. 葡萄球菌不能正常存在于
A. 毛囊口
B. 外耳道
C. 口腔
D. 鼻前庭
E. 甲床

9. 痤疮通常不发生在
A. 面颊、额部
B. 背部
C. 胸部
D. 小腿内侧
E. 肩部

10. 与雄激素性秃发的发生可能有关的因素为
A. 皮脂腺分泌过多
B. 雌激素的作用
C. 甲状腺功能亢进
D. 甲状腺功能减退
E. 雄激素的作用

11. 石棉状糠疹最明显的特征为
A. 糠状鳞屑
B. 毛发鞘
C. 毛囊口棘状隆起
D. 灰白色细小鳞屑
E. 油腻性鳞屑

12. 下列不属于局部多汗症的临床特点的是
A. 手足皮肤湿冷
B. 局部皮肤易过敏
C. 多伴有足臭
D. 多汗部位常见皮肤浸渍发白
E. 易患冻疮

13. 下列原发皮损中通常不见于痤疮的是
A. 丘疹
B. 囊肿
C. 风团
D. 脓疱
E. 粉刺

14. 婴儿脂溢性皮炎的临床特点不包括
A. 多发生于出生后1个月
B. 皮疹主要累及头部
C. 多伴有明显全身症状
D. 多在1个月内痊愈
E. 皮疹为头皮局部或全部布满厚薄不等的油腻性灰黄色痂皮

15. 下列关于玫瑰糠疹的治疗，不正确的是
A. 抗组胺剂口服
B. 硫代硫酸钠静脉注射
C. 氢化可的松外用
D. 皮质类固醇口服
E. 中波紫外线照射

16. 与臭汗症的发生机制相关的因素是
A. 遗传因素
B. 精神因素
C. 睡眠质量差
D. 运动
E. 工作性质、种类

17. 下列关于痤疮临床表现的描述，不正确的是
A. 皮损多为对称分布
B. 严重者可形成结节和囊肿
C. 可出现白头粉刺及黑头粉刺
D. 痤疮病情缓解后，可遗留色素沉着、瘢痕等
E. 痤疮一定不会形成瘢痕

18. 多汗症可选用的药物是
A. 抗生素
B. 抗真菌药
C. 抗组胺药
D. 维 A 酸类药
E. 抗胆碱药

19. 下列情况可用挤压器将痤疮皮损内容物挤出的是
A. 严重的结节
B. 囊肿
C. 脓丘疹
D. 炎性丘疹
E. 黑头粉刺

20. 下列可出现继发性毛细血管扩张的是
A. 血管瘤
B. 血管性母斑
C. 红斑狼疮
D. 匐行性血管瘤
E. 酒渣鼻

21. 不易引起瘢痕的痤疮是
A. 萎缩性痤疮
B. 聚合性痤疮
C. 脓疱性痤疮
D. 寻常痤疮
E. 囊肿性痤疮

22. 寻常痤疮最开始出现的皮损为
A. 粉刺
B. 瘢痕
C. 囊肿
D. 脓疱
E. 结节

23. 寻常痤疮好发于
A. 鼻及下眼睑周围
B. 颜面及胸背部
C. 腹部
D. 胸部
E. 上肢

24. 对痤疮瘢痕治疗无效的是
A. 糖皮质激素局封
B. 口服抗生素

C. 激光　　D. 磨削术

E. 美容手术

25. 不需与马拉色菌毛囊炎鉴别的疾病是

A. 寻常痤疮　　B. 痤疮样药疹

C. 激素性痤疮　　D. 细菌性毛囊炎

E. 日光性皮炎

26. 按照痤疮的 Pillsbury 分类法，若上半身出现结节、囊肿伴瘢痕形成，痤疮应为

A. Ⅰ度　　B. Ⅱ度

C. Ⅲ度　　D. Ⅳ度

E. Ⅴ度

27. 寻常痤疮感染的微生物主要是

A. 丙酸棒状杆菌　　B. 杜克雷嗜血杆菌

C. 表皮癣菌　　D. 结核分枝杆菌

E. 大肠埃希菌

28. 下列与痤疮发病无关的是

A. 真菌感染　　B. 毛囊口上皮角化亢进

C. 痤疮丙酸杆菌增殖　　D. 皮脂产生增多

E. 遗传因素

29. 痤疮患者病情突然加重，并出现发热、关节痛、贫血等全身症状，称为

A. 聚合性痤疮　　B. 暴发性痤疮

C. 迟发性痤疮　　D. 泛发性痤疮

E. 药物性痤疮

30. 下列关于斑秃典型皮损，描述不正确的是

A. 秃发区皮肤光滑　　B. 进展期秃发区边缘头发松动易拔出

C. 愈后遗留瘢痕　　D. 恢复期新生毛发可为白色

E. 静止期时脱发斑边缘的头发不易松动

31. 下列不符合结节性或囊肿性痤疮的描述的是

A. 多见于男性　　B. 不易消退

C. 随月经周期而变化　　D. 愈后易留瘢痕

E. 暗红色，半球形

32. 下列关于痤疮的治疗原则，不正确的是

A. 去脂、溶解角质　　B. 杀菌

C. 抗真菌　　D. 调节激素水平

E. 消炎

33. 关于痤疮的日常护理，不正确的是
A. 避免使用含油脂及粉质过多的化妆品
B. 少吃刺激性食物，多吃新鲜蔬菜等
C. 常用温水洗涤患处
D. 控制脂肪糖类饮食
E. 挤捏

34. 痤疮最好发的年龄是
A. 10~15 岁
B. 15~25 岁
C. 15~20 岁
D. 15~30 岁
E. 30 岁以上

35. 下列具有杀灭痤疮丙酸杆菌和溶解粉刺及收敛作用的外用药物是
A. 0.1% 阿达帕林凝胶
B. 1% 盐酸克林霉素溶液
C. 0.05% 维 A 酸霜
D. 5% 过氧苯甲酰
E. 壬二酸

36. 下列痤疮愈后不留瘢痕的是
A. 坏死性痤疮
B. 结节性痤疮
C. 囊肿性痤疮
D. 聚合性痤疮
E. 以上都不是

37. 在痤疮的治疗中，糖皮质激素药物主要适用于
A. 男性患者
B. 女性患者
C. 中年患者
D. 婴儿患者
E. 严重患者

38. 痤疮发生可能与（　　）缺乏有关
A. 锌
B. 铜
C. 钙
D. 钾
E. 铁

39. 脂溢性皮炎的发生与（　　）感染有关
A. 结核分枝杆菌
B. 溶血性链球菌
C. 犬小孢子菌
D. 白念珠菌
E. 马拉色菌

40. 下列对于痤疮叙述，不正确的是
A. 可造成多种形态的损害
B. 只有青年人才发病
C. 发病与多种因素有关
D. 常反复发作，持续数年
E. 可有婴儿痤疮

41. 脂溢性皮炎好发于
A. 头面、四肢
B. 黏膜、后背
C. 全身
D. 皮脂溢出部位
E. 掌跖部位

42. 在痤疮的治疗中，可口服糖皮质激素的痤疮类型是
A. 聚合性痤疮
B. 玫瑰痤疮
C. 药物性痤疮
D. 月经前痤疮
E. 寻常痤疮

43. 发生在头皮的脂溢性皮炎的主要类型为
A. 鳞屑型和肥厚型
B. 鳞屑型和结痂型
C. 油腻型和结痂型
D. 红斑型和鳞屑型
E. 寻常型和脓疱型

44. 下列疾病不需与痤疮鉴别的是
A. 酒渣鼻
B. 颜面播散性粟粒狼疮
C. 皮肌炎
D. 职业性痤疮
E. 痤疮样药疹

45. 与酒渣鼻的发病无关的因素是
A. 马拉色菌感染
B. 辛辣食物
C. 嗜酒
D. 毛囊蠕形螨感染
E. 内分泌失调

46. 痤疮时以下腺体分泌增加的是
A. 唾液腺
B. 汗腺
C. 甲状腺
D. 肾上腺
E. 皮脂腺

47. 下列属于酒渣鼻临床分期的是
A. 肿瘤期
B. 大疱期
C. 鼻赘期
D. 溃疡期
E. 斑疹期

48. 治疗痤疮下列抗生素应首选
A. 头孢氨苄
B. 四环素
C. 庆大霉素
D. 头孢唑林
E. 链霉素

49. 酒渣鼻红斑期，毛细血管扩张最明显的部位是
A. 唇周
B. 面颊部

C. 额部　　D. 鼻翼、鼻尖

E. 唇红

50. 痤疮的治疗原则不包括

A. 去脂　　B. 溶解角质

C. 杀菌　　D. 抗结核

E. 消炎

51. 下列关于酒渣鼻丘疹脓疱期临床表现的描述，不正确的是

A. 形成紫红色结节状隆起　　B. 中年女性患者皮损常在经前加重

C. 毛细血管扩张较红斑期更明显　　D. 针头至绿豆大小丘疹、脓疱、结节

E. 皮损可持续数年

52. 下列不适于痤疮治疗的是

A. 温水洗涤患处　　B. 避免长期服用碘化物

C. 用硫黄药皂清洗　　D. 少吃刺激性食物

E. 用手挤捏皮损

53. 酒渣鼻患者表现为鼻尖部肥大，形成大小不等的紫红色结节状隆起，属于

A. 红斑期　　B. 丘疹脓疱期

C. 斑疹期　　D. 肿瘤期

E. 鼻赘期

54. 痤疮时（　　）将会增加

A. 生长激素　　B. 雌激素

C. 雄激素　　D. 甲状腺素

E. 肾上腺皮质激素

55. 下列关于斑秃典型皮损的描述，正确的是

A. 秃发区皮肤萎缩　　B. 愈后无瘢痕

C. 静止期秃发区边缘头发松动易拔出　　D. 恢复期新生毛发始终细软色浅

E. 患处皮肤常有鳞屑、瘢痕

56. 对于结节性痤疮和囊肿性痤疮不正确的是

A. 不易消退　　B. 愈后遗留萎缩性或增生性瘢痕

C. 多见于男性　　D. 多见于女性

E. 继发细菌感染时皮损红肿明显、有压痛

57. 眉毛、睫毛、腋毛、阴毛和全身毳毛全部脱落，称为

A. 斑秃　　B. 全秃

C. 普秃　　D. 假性斑秃

E. 头癣

58. 囊肿性痤疮常见于
A. 中年男性
B. 青年男性
C. 青年女性
D. 中年女性
E. 老年男性

59. 斑秃恢复期是在患者脱发静止后
A. 1~2 个月
B. 2~3 个月
C. 3~4 个月
D. 4~5 个月
E. 6~8 个月

60. 酒渣鼻加服甲硝唑的指征为
A. 毛细血管扩张明显
B. 皮疹为丘疹、脓疱
C. 镜检有多数毛囊虫
D. 毛囊口扩张明显
E. 鼻尖部肥大

61. 雄激素性秃发通常开始发病的年龄为
A. 10~20 岁
B. 20~30 岁
C. 30~40 岁
D. 40~50 岁
E. 50~60 岁

62. 酒渣鼻的丘疹、脓疱期特征为
A. 皮色丘疹，毛囊开口不明显
B. 鼻、两颊部对称性分布的红斑
C. 鼻尖部紫红色结节状突起
D. 暗红色结节
E. 面颊部丘疹、脓疱，毛囊口扩大

63. 有关雄激素性秃发的临床表现描述，正确的是
A. 脱发突然出现
B. 患处皮肤光滑无毳毛
C. 头发呈斑状脱发
D. 女性症状较重
E. 表现为进行性头发密度减少

64. 酒渣鼻红斑期特征为
A. 皮色丘疹，毛囊开口不明显
B. 鼻尖部紫红色结节状突起
C. 鼻、两颊部对称性分布的红斑
D. 面颊部丘疹、脓疱，毛囊口扩大
E. 暗红色结节

65. 下列疾病中可能形成瘢痕的是
A. 荨麻疹
B. 男性型脱发
C. 多汗症
D. 寻常痤疮
E. 斑秃

66. 酒渣鼻最常见于
A. 鼻尖部及两侧鼻翼
B. 下颌

C. 两颊　　D. 颏部

E. 面部

67. 局限性多汗症好发于

A. 掌跖　　B. 腋下

C. 面颊部　　D. 腹股沟

E. 会阴部

68. 婴儿脂溢性皮炎通常发生于

A. 出生后 3 个月　　B. 出生后 4 个月

C. 出生后 2 个月　　D. 出生后 1 个月

E. 出生后半年

69. 下列可引起泛发型多汗症的是

A. 脂溢性皮炎　　B. 冠心病

C. 系统性硬皮病　　D. 银屑病

E. 皮质及基底神经节损害

70. 下列不符合白头粉刺描述的是

A. 又叫封闭性粉刺　　B. 毛囊口明显扩大

C. 毛囊开口不明显　　D. 可挤出、豆腐渣样物质

E. 愈后不留瘢痕

71. 下列部位不会发生臭汗症的是

A. 足部　　B. 腋窝部

C. 手掌　　D. 乳晕

E. 肛门

72. 假性斑秃好发于

A. 中年男性　　B. 青年男性

C. 青年女性　　D. 婴幼儿

E. 老年男性

73. 与痤疮形成无关的因素是

A. 内分泌紊乱　　B. 水果

C. 毛囊皮脂腺导管角化异常　　D. 辛辣食物

E. 遗传

74. 痤疮好发于

A. 肩部　　B. 颈部

C. 胸部　　D. 背部

E. 面部

75. 临床上最常见的丘疹性痤疮损害是

A. 粉刺　　B. 结节

C. 脓疱　　D. 炎性丘疹

E. 囊肿

76. 维 A 酸类药物治疗痤疮的机制不包括

A. 杀灭痤疮丙酸杆菌　　B. 调节毛囊的角化

C. 抗炎作用　　D. 抑制角质形成细胞的增殖

E. 调节上皮细胞的生长和分化

77. 痤疮形成与（　　）有关

A. 痤疮丙酸杆菌　　B. 链球菌

C. 大肠埃希菌　　D. 葡萄球菌

E. 铜绿假单胞菌

78. 酒渣鼻高发年龄为

A. 10~20 岁　　B. 20~30 岁

C. 10~40 岁　　D. 30~50 岁

E. 50~60 岁

79. 下列抗生素治疗痤疮有效的是

A. 青霉素类　　B. 头孢菌素类

C. 四环素或红霉素类　　D. 抗真菌类

E. 氨基糖苷类

二、A2 型题

1. 患者，女性，24 岁。前额、胸背部起皮疹 2 年，丘疹中央为明显扩大的毛囊口，可挤出黄白色内容物，最可能的诊断是

A. 酒渣鼻　　B. 玫瑰糠疹

C. 花斑癣　　D. 痤疮

E. 痤疮样药疹

2. 患者，男性，47 岁。酒渣鼻患者，鼻部呈紫红色结节状突起，皮肤凹凸不平，鼻尖、鼻翼肥大，属于

A. 充血期　　B. 红斑期

C. 鼻赘期　　D. 丘疹脓疱期

E. 静止期

3. 患者，男性，26 岁。前额、双颊、胸背肩部起皮疹 8 年，皮疹为半球形，暗红色，触之

有波动感，愈后有瘢痕，诊断首先考虑为

A. 寻常狼疮
B. 职业性痤疮
C. 寻常痤疮
D. 痤疮样药疹
E. 囊肿性痤疮

4. 患者，男性，40 岁。晨起发现头顶部头发成片脱落，脱发区呈圆形，皮肤光滑而亮。应诊断为

A. 全秃
B. 斑秃
C. 普秃
D. 白秃疮
E. 白屑风

5. 患者，男性，18 岁。前额、双颊、颏部起皮色丘疹 3 个月，偶尔丘疹中央可见扩大毛孔，并可挤出黄白色内容物。若诊断为痤疮，下列治疗方法不合适的是

A. 肌内注射孕酮
B. 用硫黄药皂洗脸
C. 少吃刺激性食物
D. 外用红霉素
E. 外用过氧化苯甲酰

6. 患者，男性，28 岁。头部脱发斑 2 个月。2 个月前有失恋史。查体：头顶及枕部见多发大小不一、界清脱发斑，脱发斑边缘毛发松动易拨出，头皮正常。最可能的诊断是

A. 斑秃
B. 雄激素性秃发
C. 假性斑秃
D. 全秃
E. 普秃

7. 患者，女性，45 岁。鼻部皮疹 5 年，初为鼻尖部红斑，逐渐出现丘疹、脓疱和结节。可能的诊断为

A. 酒渣鼻红斑期
B. 酒渣鼻丘疹脓疱期
C. 脂溢性皮炎
D. 结节性痤疮
E. 酒渣鼻鼻赘期

8. 患者，男性，50 岁。额部脱发 12 年。有家族史。查体：额部发际后退，毛发稀疏、变细、颜色变浅，皮肤光滑。最可能的诊断是

A. 白癣
B. 斑秃
C. 假性斑秃
D. 全秃
E. 雄激素性秃发

三 A3/A4 型题

（1~4 题共用题干）

患者，女性，22 岁。主诉面部皮疹反复发作 3 年余，时轻时重。查体：面部油脂分泌较多，可见红色丘疹、粉刺、脓肿、结节，凹陷性瘢痕。

1. 最可能的诊断是

A. 酒渣鼻
B. 脂溢性皮炎
C. 痤疮
D. 口周皮炎
E. 毛囊炎

2. 该患者目前疾病的严重程度为

A. Ⅰ度
B. Ⅱ度
C. Ⅲ度
D. Ⅳ度
E. 不能分级

3. 为控制疾病的发作，平日需注意

A. 少食辛辣、油腻食物
B. 不使用粉质化妆品
C. 使用温水洗脸
D. 不使用油质化妆品
E. 以上均正确

4. 该疾病治疗措施为

A. 应采用外用及口服药物等综合疗法
B. 使用过氧化苯甲酰乳剂
C. 口服抗生素
D. 口服异维A酸
E. 使用外用的维A酸霜

（5~6题共用题干）

患者，男性，38岁。主因面正中部皮疹2年余就诊。查体：患者鼻部、双颊、眉间充血性红斑，毛细血管扩张，上有丘疹、脓疱。

5. 最可能的诊断是

A. 口周皮炎
B. 面部皮炎
C. 痤疮
D. 酒渣鼻
E. 脂溢性皮炎

6. 可采用的治疗方法为

A. 口服大环内酯类药
B. 口服甲硝唑
C. 外用5%硫黄霜
D. 口服异维A酸
E. 以上方法均可用

（7~9题共用题干）

患者，女性，26岁。原有痤疮，突然显著加重，伴有发热等全身症状。

7. 最可能的诊断

A. 职业性痤疮
B. 暴发性痤疮
C. 药物性痤疮
D. 寻常痤疮

E. 月经前痤疮

8. 不应给予的治疗药物是

A. 溴碘类　　B. 抗生素

C. 锌制剂　　D. 中药

E. 维 A 酸类

9. 治疗痤疮外用药不包括

A. 过氧化苯甲酰　　B. 维 A 酸类

C. 硫化硒　　D. 青霉素类

E. 红霉素类

（10~11 题共用题干）

患者，男性，47 岁。头顶部脱发 5 年余。患者于 5 年前额部两侧开始脱发，渐向上发展。患者父亲有同样病史。查体：前额至头顶部头发稀疏，毛发纤细，无光泽，油脂分泌明显。

10. 最可能的诊断是

A. 斑秃　　B. 假性斑秃

C. 脂溢性脱发　　D. 损伤性脱发

E. 狼疮性脱发

11. 该患者的治疗方法为

A. 外用米诺地尔　　B. 手术植发

C. 外用糖皮质激素　　D. 清淡饮食，减少辛辣刺激食物

E. 以上方法均可使用

（12~13 题共用题干）

患者，男性，17 岁。主因全身毛发脱落 3 个月就诊。患者于 3 个月前，在高考失利后，出现夜不能寐，后开始头发脱落，此后眉毛、腋毛、阴毛、毳毛也出现脱落，曾用外用药物治疗，无明显效果。查体：心肺腹未见异常，毛发、眉毛、毳毛全部脱落。

12. 最可能的诊断是

A. 斑秃　　B. 脂溢性脱发

C. 假性斑秃　　D. 普秃

E. 全秃

13. 近期可尽快控制病情的方法是

A. 外用糖皮质激素　　B. 系统应用免疫抑制剂

C. 局部注射糖皮质激素　　D. 口服中药

E. 口服糖皮质激素

四 B型题

（1~5题共用备选答案）

A. 表现为严重结节、囊肿、窦道及瘢痕，好发于男性青年
B. 婴儿期由于母体雄激素在胎儿阶段进入体内
C. 与月经周期密切相关
D. 少数患者病情突然加重，并出现发热、关节痛、贫血等全身症状
E. 雄激素、糖皮质激素、卤素等所致的痤疮样损害

1. 暴发性痤疮
2. 药物性痤疮
3. 月经前痤疮
4. 婴儿痤疮
5. 聚合性痤疮

（6~7题共用备选答案）

A. 异维A酸
B. 维胺脂
C. 阿达帕林
D. 阿维A酸
E. 阿维A酯

6. 治疗寻常痤疮外用药为
7. 口服治疗重型银屑病的是

（8~12题共用备选答案）

A. 皮损类似体癣，易继发念珠菌感染
B. 毗邻者倾向融合形成环形、多环形或地图状
C. 常伴有耳后皱襞处裂隙
D. 常与痤疮伴发
E. 常有鳞屑型及结痂型

8. 脂溢性皮炎头皮损害
9. 脂溢性皮炎颜面受累时
10. 脂溢性皮炎肥胖中年人累及皱襞部
11. 脂溢性皮炎躯干部皮损
12. 脂溢性皮炎耳部受累者

（13~17 题共用备选答案）

A. 表现为严重的结节、囊肿、窦道、瘢痕
B. 与月经密切相关
C. 痤疮，突然显著加重，伴有发热等全身症状
D. 由雌激素、糖皮质激素、卤素等所致
E. 接触石油、焦油等

13. 药物性痤疮
14. 月经前痤疮
15. 聚合性痤疮
16. 职业性痤疮
17. 暴发性痤疮

（18~21 题共用备选答案）

A. 鼻部皮脂腺及结缔组织增生
B. 毗邻者倾向融合形成环形、多环形或地图状，表面覆有油腻性细碎鳞屑
C. 红斑基础上出现针头至绿豆大小丘疹、脓疱、结节
D. 鼻部、两颊、前额、下颌等部位对称性红斑
E. 初发损害为与毛囊一致的圆锥形丘疹

18. 酒渣鼻红斑期
19. 酒渣鼻丘疹脓疱期
20. 酒渣鼻鼻赘期
21. 寻常痤疮

五 X 型题

1. 寻常痤疮可累及的皮肤附属器包括
A. 皮脂腺　　B. 毛发
C. 毛囊　　D. 汗腺
E. 指甲

2. 下列可用于治疗斑秃的药物有
A. 米诺地尔　　B. 10% 芥子酊
C. 泼尼松　　D. 胱氨酸
E. 维生素 A

3. 下列可用于斑秃治疗的药物有
A. 2% 米诺地尔酊　　B. 盐酸氮芥

C. 糖皮质激素 D. 胱氨酸
E. 复方倍他米松

4. 正常情况下，可寄生于毛囊中的细菌是
A. 乙型溶血性链球菌 B. 痤疮丙酸杆菌
C. 表皮葡萄球菌 D. 卵圆形糠秕孢子菌
E. 马拉色菌

5. 可用于治疗多汗症的收敛性药物是
A. 5% 明矾溶液 B. 5% 鞣酸溶液
C. 苯巴比妥 D. 20% 氯化铝乙醇溶液
E. 2%~4% 甲醛溶液

6. 粉刺分为
A. 开放性粉刺 B. 黑头粉刺
C. 封闭性粉刺 D. 白头粉刺
E. 混合性粉刺

7. 异维 A 酸治疗痤疮的作用表现在
A. 减少皮脂分泌 B. 控制异常角化
C. 控制黑头粉刺形成 D. 抑制痤疮丙酸杆菌
E. 杀菌

8. 寻常痤疮应与（　　）相鉴别
A. 酒渣鼻 B. 颜面播散性粟粒性狼疮
C. 结节性红斑 D. 湿疹
E. 脂溢性皮炎

9. 下列关于酒渣鼻的描述，正确的有
A. 本病多累及中年人，女性居多 B. 可并发痤疮及脂溢性皮炎
C. 鼻赘往往发生于男性患者 D. 病情长期发展可成为鼻赘期
E. 从红斑期发展至鼻赘期需要数十年

10. 下列可由粉刺发展成的皮损是
A. 囊肿 B. 结节
C. 脓疱 D. 炎症丘疹
E. 红斑

11. 下列属于特殊类型痤疮的有
A. 暴发性痤疮 B. 聚合性痤疮
C. 婴儿性痤疮 D. 药物性痤疮
E. 化妆品痤疮

12. 斑秃容易复发，尤其是

A. 发病年龄小者
B. 秃发范围广者
C. 病程较短者
D. 女性患者
E. 病程较长者

13. 除寻常痤疮外，还有哪些特殊类型的痤疮

A. 聚合性痤疮
B. 暴发性痤疮
C. 化妆品痤疮
D. 月经前痤疮
E. 药物性痤疮

14. 下列关于脂溢性皮炎临床表现的描述，正确的是

A. 耳后受累者伴耳后皱襞处裂隙
B. 颜面受累时常与痤疮伴发
C. 躯干部位皮损可融合成环形、多环形和地图形
D. 腋下受累表现类似体癣
E. 可发生在各年龄阶段

15. 可用于治疗臭汗症的药物有

A. 3% 甲醛溶液
B. 5% 鞣酸溶液
C. 高锰酸钾
D. 肉毒素
E. 20% 氯化铝无水乙醇溶液

16. 治疗痤疮可选用的抗生素有

A. 多西环素
B. 链霉素
C. 青霉素
D. 米诺环素
E. 红霉素

17. 酒渣鼻可分为

A. 红斑期
B. 充血期
C. 丘疹脓疱期
D. 鼻赘期
E. 进行期

18. 可用于治疗痤疮的抗雄激素药物有

A. 达英-35
B. 非那雄胺
C. 螺内酯
D. 西咪替丁
E. 泼尼松

19. 脂溢性皮炎的发病相关因素有

A. 免疫功能紊乱
B. 马拉色菌感染
C. 家族史
D. 蠕形螨感染
E. 痤疮丙酸杆菌感染

20. 下列可用于治疗雄激素性脱发的药物有
A. 5% 米诺地尔
B. 螺内酯
C. 非那雄胺
D. 糖皮质激素
E. 胱氨酸

21. 糖皮质激素可用于
A. 石棉状糠疹
B. 严重结节性痤疮炎症期
C. 暴发性痤疮
D. 全秃患者
E. 严重囊肿性痤疮

22. 痤疮好发于皮脂溢出部位，主要包括
A. 颜面部
B. 胸部
C. 背部
D. 掌跖
E. 肩部

23. 抗雄激素药物可用于治疗
A. 月经前皮损加重的痤疮
B. 痤疮伴月经不调
C. 暴发性痤疮
D. 雄激素性脱发
E. 石棉状糠疹

24. 下列关于斑秃的描述，正确的有
A. 突然发生
B. 有自愈倾向
C. 不累及眉毛、睫毛和毳毛
D. 秃发区皮肤正常
E. 患处皮肤光亮

25. 脂溢性皮炎外用药物的治疗原则为
A. 去脂
B. 消炎、杀菌
C. 溶解角质
D. 止痒
E. 调节饮食

26. 脂溢性皮炎需与（　　）相鉴别
A. 斑秃
B. 玫瑰糠疹
C. 湿疹
D. 体癣
E. 头皮银屑病

六 案例分析题

（1~3 题共用题干）

患者，女性，18 岁。因“面部、上胸背部丘疹、脓疱、结节、囊肿 5 个月”入院。患者 5 个月前无明显诱因在面部、上胸背部出现丘疹、脓疱、结节及囊肿，有触痛，时轻时重，逐渐增多，部分皮疹破溃、结痂，形成散在瘢痕。发病以来一般情况尚可，睡眠、饮食

及大小便无特殊。既往无药物过敏史，无服用糖皮质激素、溴、碘等药物史，也无焦油、沥青、卤代烃类化合物接触史，否认家族中有类似患者。

1. 依据面部皮疹特征，患者最可能患的疾病是
   A. 寻常痤疮　　B. 脓疱性痤疮
   C. 职业性痤疮　　D. 结节性痤疮
   E. 药物性痤疮　　F. 聚合性痤疮
2. 按照 Pillsbury 分类法，该患者痤疮最可能属于
   A. Ⅰ度（轻度）损害　　B. Ⅳ度（严重度）损害
   C. Ⅲ度（重度）损害　　D. Ⅱ度（中等度）损害
   E. 不确定损害程度　　F. 无法分类
3. 该患者目前最佳的治疗方案为
   A. 外用 1% 氯霉素酊 + 口服米诺环素
   B. 外用 1% 氯霉素酊 + 口服米诺环素 + 静脉滴注 5% 甲硝唑 + 口服异维 A 酸 + 口服小剂量泼尼松
   C. 外用 1% 氯霉素酊 + 口服米诺环素 + 静脉滴注 0.5% 甲硝唑
   D. 外用 1% 氯霉素酊 + 口服阿奇霉素
   E. 外用 1% 氯霉素酊 + 口服米诺环素 + 静脉滴注 5% 甲硝唑 + 口服异维 A 酸
   F. 外用 1% 氯霉素酊 + 口服阿奇霉素 + 静脉滴注 0.5% 甲硝唑

（4~6 题共用题干）

患者，男性，43 岁。因“头部斑片状脱发 2 个月”就诊。患者平日体健，无烟酒嗜好。近半年来因工作繁忙，经常失眠头晕，饮食不规律。2 个月前理发时无意中被发现头顶部一处圆形、指甲盖大小的斑片状脱发区，无痛痒及其他不适症状。后来该脱发区逐渐增大，并在枕部又出现类似脱发区，遂来门诊就诊。既往无肝炎和结核等传染病史，无药物及食物过敏史，近期无手术和服药史。无烟酒嗜好。家族史无特殊。

4. 根据患者病史与皮疹特点最可能的诊断是
   A. 雄激素性脱发　　B. 假性斑秃
   C. 狼疮性脱发　　D. 斑秃
   E. 脂溢性脱发　　F. 头癣
5. 该病早期的皮肤组织病理最典型的改变为
   A. 可见发育不良的生长期毛发，但毛囊下端无炎症细胞浸润
   B. 毛囊下端有炎症细胞浸润，但无发育不良的生长期毛发
   C. 可见发育不良的生长期毛发，毛囊下端有炎症细胞浸润，但皮脂腺无异常
   D. 毛囊下端有炎症细胞浸润，伴有皮脂腺发育异常，但无发育不良的生长期毛发

E. 可见发育不良的生长期毛发，毛囊下端有炎症细胞浸润，并伴有皮脂腺发育异常

F. 毛囊下端有炎症细胞浸润，但皮脂腺无异常，也无发育不良的生长期毛发

6. 该患者目前可选择的治疗方法为

A. 尽量去除可能的诱发或致病因素

B. 不可局部外用糖皮质激素制剂

C. 外用 1% 辣椒酊或 2% 米诺地尔溶液

D. 内服地西泮、胱氨酸或谷维素等药物

E. 局部 PUVA 疗法

F. 局部紫外线照射

G. 局部红外线照射

参考答案与解析

一、A1 型题

1. E【解析】斑秃的病因尚不完全清楚，目前认为可能和遗传、情绪应激、内分泌失调及自身免疫等因素有关，可能属于多基因疾病范畴。

2. B【解析】痤疮的发病主要和雄激素及皮脂增加、毛囊皮脂腺开口处过度角化、痤疮丙酸杆菌感染，以及继发炎症反应四大原因相关，部分患者的发生还与遗传、免疫、内分泌障碍、情绪和饮食等因素有关。

3. C【解析】斑秃根据病期可分为进展期、静止期及恢复期。

4. A【解析】急性甲沟炎常由金黄色葡萄球菌引起，多由局部损伤产生。

5. B【解析】斑秃典型表现为突然出现圆形或椭圆形、直径为 1~10cm、数目不等、边界清楚的脱发区，患处皮肤光亮，无炎症、鳞屑和瘢痕。进展期脱发区边缘出现头发松动，很易拔出（拉发试验阳性），拔出头发，显微镜下观察到毛干近端萎缩，呈上粗下细的“惊叹号”样，如果损害继续扩大，数目增多，可互相融合成不规则的斑片。

6. A【解析】痤疮多发生在 15~30 岁的青年男女。

7. A【解析】正常情况下毛发脱落可以再生，但部分疾病会引起炎症性瘢痕性脱发，即假性斑秃，如头皮红斑狼疮、头皮扁平苔藓、脓癣、皮脂腺痣等。银屑病发生于头皮时使毛发呈束状，但不会引起脱发。

8. E【解析】葡萄球菌不能正常存在于甲床。

9. D【解析】痤疮皮损好发于面颊、额部，其次是胸部、背部和肩部，多为对称性分布，常伴有皮脂溢出。

10. E【解析】雄激素性秃发多见于男性，常在青春期发病，表现为头部毛发进行性减

少、变细和脱发或头发稀疏。

11. B【解析】石棉状糠疹典型表现是毛发鞘、糠秕状鳞屑及毛囊口棘状隆起，毛发鞘是本病最明显的特征。

12. B【解析】局限型多汗症男女均可发生。多发于掌跖、腋下、腹股沟、会阴部，其次为前额、鼻尖及胸部，其中以掌跖最为常见，无明显季节区分。常初发于儿童或青春期，通常持续数年，至25岁以后常自然减轻。患者常患有末梢血液循环功能障碍，如手足皮肤湿冷、青紫或苍白且易患冻疮等。足部多汗，由于汗液蒸发不畅，造成足底皮肤浸渍发白，伴足臭，并易继发细菌和真菌感染。腋窝部和阴部多汗时，同时伴有臭汗症，并且由于该部位皮肤薄嫩，经常潮湿摩擦，易发生擦烂性红斑，伴发毛囊炎或疖等。

13. C【解析】风团虽是原发皮损，但并不见于痤疮。

14. C【解析】婴儿脂溢性皮炎：常发生在生后第1个月，好发于头皮、耳后、鼻唇沟等处，表现为薄厚不等的油腻性痂皮或鳞屑，鳞屑较细碎，通常无全身症状，微痒，病后1个月左右可以自愈。也可继发其他婴儿皮肤病或细菌、真菌感染等。

15. D【解析】玫瑰糠疹有自限性，以对症治疗为主。可内服抗组胺药、维生素C、维生素B_{12}、葡萄糖酸钙和硫代硫酸钠等，一般不用糖皮质激素；局部可外用炉甘石洗剂、5%樟脑霜、硫黄霜或少量糖皮质激素制剂；紫外线照射对进行期可能有效，可用红斑量或亚红斑量交替照射。

16. A【解析】顶泌汗腺的分泌受性激素影响，所以臭汗症多在青春期后较为严重，老年期则逐渐减轻或消失，同时受种族与遗传因素影响。

17. E【解析】痤疮初发损害为和毛囊一致的圆锥形丘疹，如白头粉刺（闭合性粉刺）与黑头粉刺（开放性粉刺），白头粉刺能够挑挤出白黄色豆腐渣样物质，而黑头粉刺系内含脂栓氧化所致。皮损加重后将形成炎症丘疹，顶端可有小脓疱。继续发展可形成大小不一暗红色结节或囊肿，挤压时有波动感，经久不愈会化脓形成脓肿，破溃后常形成窦道与瘢痕。

18. E【解析】镇静药对情绪性多汗症有效；抗胆碱药内服有暂时性效果。

19. E【解析】可用特制粉刺挤压器将开放性粉刺内容物挤出。

20. E【解析】酒渣鼻红斑毛细血管扩张型可出现继发性毛细血管扩张。

21. D【解析】寻常痤疮初发损害为与毛囊一致的圆锥形丘疹，此为本病的早期损害。稍重时可形成炎症丘疹，顶端可有米粒至豌豆大的小脓疱。炎症继续发展，则可形成大小不等的暗红色结节或囊肿。挤压时有波动感，经久不愈可化脓形成脓肿，破溃后常形成窦道和瘢痕，各种损害大小深浅不等，常以其一二种损害为主。

22. A【解析】寻常痤疮初发损害为与毛囊一致的圆锥形丘疹，为皮脂淤积于皮脂腺开口处形成的白头粉刺或黑头粉刺。

23. B【解析】寻常痤疮好发于面颊、额部，其次是胸部、背部和肩部，多为对称性分布，常伴有皮脂溢出。

24. B【解析】萎缩性瘢痕行铒激光或超脉冲二氧化碳激光磨削术。增生性瘢痕可以用曲安西龙混悬液或泼尼松龙混悬液局部注射。

25. A【解析】马拉色菌毛囊炎应与痤疮相鉴别。

26. D【解析】临床常依据 Pillsbury 分类法，将痤疮的严重程度分成Ⅰ~Ⅳ度，Ⅰ度（轻度）损害表现为粉刺；Ⅱ度（中等度）损害以炎性丘疹为主、散在小脓疱（一般不超过20个）；Ⅲ度（重度）损害表现为较多的脓疱及少数结节；Ⅳ度（严重度）损害则出现丘疹、脓疱、结节及囊肿等多种损害。

27. A【解析】寻常痤疮感染的微生物主要是毛囊内痤疮丙酸杆菌。

28. A【解析】痤疮主要与皮脂产生增多、毛囊口上皮角化亢进及毛囊内痤疮丙酸杆菌增殖有关，也有一定的遗传因素。

29. B【解析】暴发性痤疮指少数患者病情突然加重，并伴有发热、关节痛、贫血等全身症状。

30. C【解析】斑秃典型表现为突然出现圆形或椭圆形、直径为1~10cm、数目不等、边界清楚的脱发区，患处皮肤光亮，无炎症、鳞屑和瘢痕。

31. C【解析】月经前痤疮和月经周期密切相关。

32. C【解析】痤疮的治疗原则是去脂、溶解角质、杀菌、消炎。

33. E【解析】痤疮的日常护理：用清水洗脸，禁用手挤压及搔抓粉刺，在泌油高峰没有得到控制之前，原则上不应使用油膏类化妆品。应尽量避免辛辣食物，控制脂肪与糖类食品，多吃新鲜蔬菜、水果和富含维生素的食物。另外，劳逸适度，纠正便秘，禁用溴、碘类药也十分关键。

34. D【解析】痤疮多发于15~30岁的青年男女。

35. D【解析】维A酸类药物可溶解粉刺但不能杀死痤疮丙酸杆菌，只能抑制痤疮丙酸杆菌；壬二酸也只有抑制痤疮丙酸杆菌的作用，且二者不具有收敛作用。

36. E【解析】痤疮病程慢性，时轻时重，部分患者到中年期病情逐渐缓解，但可留有或多或少的色素沉着、肥厚性或萎缩性瘢痕。

37. E【解析】小剂量的泼尼松或地塞米松具有抗炎作用，适用于严重结节性痤疮、聚合性痤疮、囊肿性痤疮的炎症期和暴发性痤疮。

38. A【解析】痤疮与雄激素、痤疮丙酸杆菌感染及微量元素锌缺乏有关。

39. E【解析】脂溢性皮炎与马拉色菌等的定植和感染有关。

40. B【解析】婴儿期因为母体雄激素在胎儿阶段进入体内，可引发婴儿痤疮。

41. D【解析】脂溢性皮炎好发于皮脂溢出部位，以头、面、胸和背部等处多见。

42. A【解析】聚合性痤疮和暴发性痤疮可适量使用泼尼松，对严重的结节或囊肿性痤疮可辅助选用皮损内类固醇激素注射。

43. B【解析】脂溢性皮炎头皮损害主要为两种类型。①鳞屑型：常呈红斑或红色毛囊丘疹并有小片糠秕状脱屑，头发表现为干燥、细软、稀疏或脱落。②结痂型：多见于肥胖者，头皮厚积片状，覆以油腻性黄色或棕色痂，痂下炎症明显，间有糜烂、渗出。

44. C【解析】痤疮应注意和酒渣鼻、颜面播散性粟粒性狼疮、职业性痤疮、痤疮样药疹等进行鉴别。

45. A【解析】酒渣鼻的发病病因不明，可能与精神因素、嗜酒、辛辣食物、高温及寒冷刺激、颜面血管运动神经失调、胃肠功能紊乱、内分泌失调及毛囊蠕形螨感染有关。马拉色菌是一种真菌，可致马拉色菌毛囊炎。

46. E【解析】皮脂腺的发育受雄激素支配，青春期雄激素产生增加使皮脂腺增大，皮脂分泌过多，促进痤疮的形成。

47. C【解析】酒渣鼻通常可分为红斑期、丘疹脓疱期、鼻赘期。

48. B【解析】应用四环素治疗痤疮的优点：①减少痤疮丙酸杆菌和表皮葡萄球菌数量。②降低毛囊中游离脂肪酸浓度。③增加前列腺素生成，抑制一氧化氮合成酶，增强过氧化物歧化酶的表达。因此，四环素是首选抗生素。

49. D【解析】酒渣鼻红斑期：面中部尤其是鼻部、两颊、前额、下颌等部位对称发生红斑，特别是在刺激性饮食、外界温度突然改变及精神兴奋时更为显著，自觉灼热。红斑初为暂时性，反复发作后长久不退，并在鼻翼、鼻尖及面颊等处出现表浅树枝状毛细血管扩张，使面部长时间发红，常伴毛囊口扩大及皮脂溢出等。

50. D【解析】痤疮的治疗原则是去脂、溶解角质、杀菌、消炎。

51. A【解析】酒渣鼻丘疹脓疱期：在红斑基础上大量出现针头至绿豆大小丘疹、脓疱和结节，毛细血管扩张更为明显，纵横交错，鼻部，面颊部毛囊口扩大显著。皮损时轻时重，常此起彼伏，可持续数年或更久。中年女性患者皮损通常在经前加重。

52. E【解析】参见 A1 型题第 33 题解析。

53. E【解析】酒渣鼻鼻赘期：病期长久者鼻部皮脂腺和结缔组织增生，致使鼻尖部肥大，形成大小不同的紫红色结节状隆起，称为鼻赘。其表面凹凸不平，毛囊口明显扩大，皮脂分泌旺盛，毛细血管明显扩张。从红斑期发展至鼻赘期需要数十年。比较罕见，多数为 40 岁以上男性。

54. C【解析】皮脂腺的发育受雄激素支配，青春期雄激素产生增加使皮脂腺增大，皮脂分泌过多，促进痤疮的形成。

55. B【解析】斑秃患处皮肤光滑，无炎症、鳞屑和瘢痕；静止期时脱发斑边缘的头发不再松动；恢复期新生毛发最初是细软色浅的绒毛，逐渐增粗，颜色变深，最后完全恢复正常。

56. D【解析】结节性痤疮和囊肿性痤疮多见于男性，继发细菌感染时皮损红肿明显、有压痛，不易消退，愈后遗留萎缩性或增生性瘢痕。

57. C【解析】斑秃继续发展表现为头发全部脱失，称为全秃，严重者眉毛、睫毛、腋毛、阴毛及全身毳毛全部脱落，则称为普秃。

58. B【解析】囊肿性痤疮好发于男性青年。

59. C【解析】大多数斑秃患者在脱发静止 3~4 个月后开始进入恢复期。

60. C【解析】酒渣鼻患者面部油性分泌物多或毛囊虫密度大，可内服甲硝唑。

61. B【解析】雄激素性脱发男女均可患病，但多见于 20~30 岁男性。

62. E【解析】参见 A1 型题第 51 题解析。

63. E【解析】雄激素性秃发男女均可患病，但多见于 20~30 岁男性。脱发进程一般较缓慢。男性最初表现为前额两侧头发变为纤细而稀疏，并逐渐向头顶延伸，额部发际向后退缩，头顶头发也可脱落；随着秃发的继续进行，前额变高形成“高额”，成 V 字形，与顶部秃发区域融合成片，严重者仅枕部及两颞保留少量头发，脱发处皮肤光滑，可见纤细毳毛生长。女性一般病情较轻，程度也因人而异，多表现为头顶部头发稀疏，但前额发际线并不上移，也不会完全脱落。眉毛、腋毛及其他部位的短毛和毳毛不受影响。一般无自觉症状或有微痒。

64. C【解析】参见 A1 型题第 49 题解析。

65. D【解析】寻常痤疮至病情逐渐缓解时，部分可遗留萎缩性瘢痕；男性型脱发，即雄激素性脱发，脱发处皮肤光滑，即无瘢痕；多汗症只表现为局部或全身异常多汗，无瘢痕形成；荨麻疹表现为大小不等的风团，常于 24 小时内自行消失，不留痕迹；斑秃患处皮肤光滑，无炎症、鳞屑和瘢痕。

66. A【解析】酒渣鼻常见于鼻部、两颊、前额、下颌等部位，鼻尖部及两侧鼻翼最多见。

67. A【解析】局限性多汗症好发于掌跖、腋下、腹股沟、会阴部，其次为前额、鼻尖及胸部，其中以掌跖最为常见，无明显季节区分。

68. D【解析】婴儿脂溢性皮炎常发生在生后第 1 个月，好发于头皮、耳后、鼻唇沟等处。

69. E【解析】泛发型多汗主要由于其他疾病引起的全身广泛性多汗，如感染性高热，皮质及基底神经节、脊髓或周围神经损害也可造成全身多汗。

70. B【解析】白头粉刺又称闭合性粉刺，能够挑挤出白黄色豆腐渣样物质，属于最轻型痤疮，愈后不留瘢痕。

71. C【解析】臭汗症常见于足部、腋窝，少数患者的外阴、肛门以及乳晕等部位也可累及。

72. C【解析】假性斑秃多见于 30~50 岁的女性，女男比例大于 3∶1。

73. B【解析】参见 A1 型题第 2 题解析。

74. E【解析】痤疮皮损好发于面颊、额部，其次是胸部、背部和肩部，多为对称性分布，常伴有皮脂溢出。

75. D【解析】丘疹性痤疮最常见的皮肤损害为发炎的小丘疹，高出皮肤，大小如米粒到豌豆大，较密集，有的也较坚硬，颜色是淡红色或深红色，有时在丘疹中央可以看到黑头或顶端发黑的皮脂栓，时有痒或疼痛感。

76. A【解析】维 A 酸药物用于治疗痤疮的机制为调节毛囊的角化和上皮细胞的生长、分化，抗炎，抑制角质形成细胞的增殖，没有抑菌或杀菌作用。

77. A【解析】参见 A1 型题第 2 题解析。

78. D【解析】玫瑰痤疮又称酒渣鼻，多见于 30～50 岁的中年人，女性多于男性，但严重病例一般见于男性，是一种发生于面中部的慢性炎症性疾病。

79. C【解析】口服四环素可以抑制痤疮丙酸杆菌和中性粒细胞趋化，并使面部皮脂中游离脂肪酸浓度降低。其用法为口服 1.0g/d，连服 4 周，然后减量至每晨服 0.5g，持续 8 周。此外，多西环素、米诺环素、红霉素也可选用。

二、A2 型题

1. D【解析】参见 A1 型题第 17 题解析。

2. C【解析】酒渣鼻病期长久者鼻部皮脂腺和结缔组织增生，致使鼻尖部肥大，形成大小不同的紫红色结节状隆起，称为鼻赘。其表面凹凸不平，毛囊口明显扩大，皮脂分泌旺盛，毛细血管明显扩张。从红斑期发展至鼻赘期需要数十年。比较罕见，几乎为 40 岁以上男性。

3. E【解析】囊肿性痤疮典型表现为大小不等的结节、囊肿，常继发化脓感染，破溃后常流出带血的胶冻状脓液，以后形成窦道及瘢痕，常伴黑头粉刺、炎症性丘疹及脓疱。

4. B【解析】斑秃典型表现为突然出现圆形或椭圆形、直径为 1～10cm、数目不等、边界清楚的脱发区，患处皮肤光亮，无炎症、鳞屑和瘢痕。

5. A【解析】抗雄激素药物适应于伴高雄激素表现的女性患者。常用药物包括避孕药和螺内酯。该患者为轻型痤疮，不适用抗雄激素药物。

6. A【解析】参见 A2 型题第 4 题解析。

7. B【解析】酒渣鼻丘疹脓疱期的临床特点是鼻尖出现丘疹脓疱和结节。

8. E【解析】参见 A1 型题第 63 题解析。

三、A3/A4 型题

1. C【解析】患者为青年男性，主要表现为面部红色丘疹、粉刺、脓肿、结节，凹陷性瘢痕，根据患者的病史特点及临床表现，诊断为痤疮，同时应与脂溢性皮炎、酒渣鼻、口周皮炎、毛囊炎相鉴别。痤疮的预防应注意清淡饮食、使用温水洗脸、不使用油质和粉质化妆品。该患者病情较重，应口服维 A 酸类药物，炎症明显，应使用抗生素，同时加强外用药处理。

2. D【解析】临床常依据 Pillsbury 分类法，将痤疮的严重程度分成Ⅰ～Ⅳ度，即Ⅰ度

（轻度）损害表现为粉刺；Ⅱ度（中等度）损害以炎性丘疹为主、散在小脓疱（一般不超过 20 个）；Ⅲ度（重度）损害表现为较多的脓疱及少数结节；Ⅳ度（严重度）损害则出现丘疹、脓疱、结节及囊肿等多种损害。

3~4 E、A【解析】参见 A3/A4 型题第 1 题解析。

5. D【解析】患者为中年男性，主要表现为面中部的充血性红斑、毛细血管扩张，丘疹、脓疱等。可诊断为酒渣鼻。

6. E【解析】题目所列的治疗方法都有一定疗效，可根据情况选用。

7. B【解析】暴发性痤疮指少数患者病情突然加重，并伴有发热、关节痛、贫血等全身症状。

8. A【解析】痤疮全身治疗包括口服四环素、硫酸锌。严重者口服维 A 酸，女性患者必要时可口服雌激素。局部治疗包括外用硫黄、过氧化苯甲酰、抗生素、维 A 酸制剂等。还有物理治疗、光动力治疗和中医中药治疗。

9. D【解析】痤疮外用抗生素：夫西地酸乳膏、红霉素软膏、林可霉素、克林霉素及氯霉素等制剂。

10. C【解析】根据患者为中年男性，头顶部脱发，有家族史，诊断为脂溢性脱发。

11. E【解析】脂溢性脱发主要是消除诱因，选择局部或全身药物治疗。进行毛发移植手术，6~8 个月即可治愈。①一般治疗：生活规律，睡眠充足，调节饮食，限制多脂和多糖饮食，多吃水果、蔬菜，忌饮酒及辛辣刺激性食物。避免各种机械性刺激，少用热水和碱性大的肥皂洗浴。②外用药物治疗：治疗原则是去脂、消炎、杀菌、止痒。常用药物为含抗真菌药的混合制剂（如复方咪康唑霜和复方益康唑霜）；外用钙调磷酸酶抑制剂（如吡美莫司软膏和他克莫司）可用于严重患者或低强度糖皮质激素治疗不明显者；少量渗出、糜烂部位可使用 1% 雷凡诺尔锌氧油、氧化锌油或糊剂、1% 金霉素或 0. 2% 呋喃西林软膏，头部皮损可使用含酮康唑的香波洗头，每周 2 次。③系统药物治疗：瘙痒剧烈时可应用止痒镇静药；可补充 B 族维生素或锌剂；有真菌感染或泛发性损伤可用伊曲康唑 100mg/d，连服 2~3 周；有细菌感染时用四环素或红霉素 250mg，每日 3~4 次；范围较大、炎症明显，甚至有红皮病倾向而无禁忌证时，可短期小量使用泼尼松 15mg/d，晨起顿服，并可短期加用雷公藤多甙 20mg，每日 3 次。

12. D【解析】患者为年轻男性，发病前有精神因素，无系统阳性体征，主要表现为全身所有毛发脱落，故诊断为普秃。

13. E【解析】治疗上，因为皮损较为严重，一般的外用药物或口服中药很难控制，故口服糖皮质激素治疗。

四、B 型题

1~5 D、E、C、B、A【解析】特殊类型痤疮：①聚合性痤疮属较严重类型，表现为严重结节、囊肿、窦道和瘢痕，好发于男性青年。②暴发性痤疮指少数患者病情突然加重，并伴有发热、关节痛、贫血等全身症状。③雄激素、糖皮质激素及卤素等所致的痤疮样损害称为药物性痤疮。④婴儿期因为母体雄激素在胎儿阶段进入体内，可引发婴儿痤疮。⑤月经前痤疮和月经周期密切相关。⑥皮肤清洁消毒剂中的抑菌物质、皂类或洗面奶内含有脂肪酸盐，多种化妆品、香波、防晒剂、增白剂、发胶及摩丝等均可引起皮脂分泌导管内径狭窄、开口处机械性堵塞或毛囊口的炎症，引起化妆品痤疮。

6~7 C、E【解析】维 A 酸类药物是一组与天然维生素 A 结构类似的化合物，能调节上皮细胞和其他细胞的生长和分化。其中第一代维 A 酸主要包括全反式维 A 酸、异维 A 酸和维胺脂。全反式维 A 酸外用可用于痤疮；后两者口服对寻常痤疮、掌部角化症等有良好效果。第二代维 A 酸主要包括阿维 A 酯、阿维 A 酸及维 A 酸乙酸胺的芳香组衍生物。阿维 A 酯主要用于重症银屑病、各型鱼鳞病、掌跖角化病等，与糖皮质激素、PUVA 联用可用于治疗皮肤肿瘤。

8. E【解析】脂溢性皮炎头皮损害主要为鳞屑型和结痂型。

9~12 D、A、B、C【解析】脂溢性皮炎颜面受累时常和痤疮伴发；耳部受累者可累及耳后皱襞、耳郭及外耳道，常伴有耳后皱襞处裂隙；躯干部皮损多为淡红色圆形或椭圆形斑片，境界清楚，相邻着倾向融合形成环形、多环形或地图状等，表面覆以油腻性细碎鳞屑，有时表面可有轻度渗出；肥胖中年人多连累皱褶部（如乳房下、腋窝、外生殖器、大腿内侧、腹股沟等），皮损类似体癣，易出现念珠菌感染。

13~15 D、B、A【解析】参见 B 型题第 1~5 题解析。

16. E【解析】职业性痤疮常见于焦馏油、机器油、石油、石蜡等接触者。

17. C【解析】参见 B 型题第 1~5 题解析。

18~20 D、C、A【解析】酒渣鼻可分为 3 期，但各期之间经过缓慢，常并发痤疮及脂溢性皮炎。①红斑期：面中部尤其是鼻部、两颊、前额、下颌等部位对称发生红斑，特别是在刺激性饮食、外界温度突然改变及精神兴奋时更为显著，自觉灼热。红斑初为暂时性，反复发作后长久不退，并在鼻翼、鼻尖及面颊等处出现表浅树枝状毛细血管扩张，使面部长时间发红，常伴毛囊口扩大及皮脂溢出等。②丘疹脓疱期：病情继续发展时，在红斑基础上大量出现针头至绿豆大小丘疹、脓疱和结节，毛细血管扩张更为明显，纵横交错，鼻部，面颊部毛囊口扩大显著。皮损时轻时重，常此起彼伏，可持续数年或更久。中年女性患者皮损通常在经前加重。③鼻赘期：病期长久者鼻部皮脂腺和结缔组织增生，致使鼻尖部肥大，形成大小不同的紫红色结节状隆起，称为鼻赘。其表面凹凸不平，毛囊口明显扩大，皮脂分泌旺盛，毛细血管明显扩张。从红斑期发展至鼻赘期需要数十年。比较罕见，多数为 40 岁以上男性。

21. E【解析】寻常痤疮初发损害为和毛囊一致的圆锥形丘疹，如白头粉刺（闭合性粉刺）与黑头粉刺（开放性粉刺）。

五、X 型题

1. AC【解析】寻常痤疮可累及毛囊和皮脂腺。

2~3 ABCD、ABCDE【解析】斑秃的外用药物有 2% 或 5% 米诺地尔溶液、10% 辣椒酊和 10% 芥子酊等，秃发区选用泼尼松龙混悬液或复方倍他米松注射液作皮内注射，系统治疗药物为胱氨酸、泛酸钙、B 族维生素、糖皮质激素等。

4. BCDE【解析】皮肤及毛囊内的常住菌有痤疮丙酸杆菌、表皮葡萄球菌、马拉色菌，毛囊皮脂腺深部还有蠕形螨的寄生。

5. ABDE【解析】多汗症常用收敛性药物，如 5% 明矾溶液、5% 鞣酸溶液或 2%~4% 甲醛溶液，明矾能够收敛止汗、除臭，且无色、无味、无刺激性。腋部多汗者可擦涂 20% 氯化铝乙醇溶液，用药前应先将腋部擦干，每晚睡前外用，连续 7 天。

6. ABCD【解析】粉刺分为白头粉刺（闭合性粉刺）和黑头粉刺（开放性粉刺）。

7. ABCD【解析】异维 A 酸可减少皮脂分泌，控制异常角化和黑头粉刺的形成，并抑制痤疮丙酸杆菌，对结节性、囊肿性以及聚合性痤疮效果好。

8. AB【解析】寻常痤疮应注意与酒渣鼻、颜面播散性粟粒性狼疮等进行鉴别。酒渣鼻好发于中年人，皮损分布于鼻尖、两颊、额及颏部为主，患部有毛细血管扩张、丘疹、脓疱，晚期形成鼻赘。颜面播散性粟粒性狼疮好发于成年人，皮损主要为半球形或略扁平的丘疹或小结节，呈暗红色或褐色，触之柔软，中心坏死，玻片按压丘疹时，可以显出黄色或褐色小点，对称分布在眼睑、鼻唇沟及颊部为多，在下眼睑往往融合成堤状。

9. ABCDE【解析】参见 B 型题第 18~20 题解析。

10. ABCD【解析】痤疮初发损害为与毛囊一致的圆锥形丘疹，即粉刺；皮损加重后可形成炎症丘疹，顶端可有小脓疱；继续发展可形成大小不等暗红色结节或囊肿。

11. ABCDE【解析】参见 B 型题第 1~5 题解析。

12. ABE【解析】大多数斑秃患者可自愈，约 50% 患者有复发，早年发病、病程长、脱发区域广泛者复发概率较大；少数全秃和普秃患者病程可迁延多年。

13. ABCDE【解析】特殊类型的痤疮包括聚合性痤疮、暴发性痤疮、药物性痤疮、婴儿痤疮、月经前痤疮、化妆品痤疮、职业性痤疮等。

14. ABCDE【解析】脂溢性皮炎可发生在各年龄阶段。颜面受累时常和痤疮伴发；耳部受累者可累及耳后皱襞、耳郭及外耳道，常伴有耳后皱襞处裂隙；躯干部皮损多为淡红色圆形或椭圆形斑片，境界清楚，相邻着倾向融合形成环形、多环形或地图状等，表面覆以油腻性细碎鳞屑，有时表面可有轻度渗出；肥胖中年人多连累皱褶部（如乳房下、腋窝、外生殖器、大腿内侧、腹股沟等），皮损类似体癣，易出现念珠菌感染。

15. ACDE【解析】臭汗症可外用具有收敛、止汗、消毒和杀菌作用的药物，如 2%~4% 甲醛溶液、20% 氯化铝无水乙醇溶液等；足臭可使用 1∶5000 高锰酸钾溶液浸泡，每日半小时，共数周；腋臭可以用腋臭粉（枯矾 30g、蛤蜊壳粉 15g、樟脑 15g 共研细末）；也可使用肉毒素局部注射降低神经汗腺活动，症状较重者可以局部注射硬化剂。

16. ADE【解析】口服四环素能抑制痤疮丙酸杆菌和抑制中性粒细胞趋化，并使面部皮脂中游离脂肪酸浓度下降。因此在治疗痤疮中，应选用四环素类抗生素。

17. ACD【解析】酒渣鼻可分为红斑期、丘疹脓疱期、鼻赘期。

18. ACD【解析】非那雄胺是一种新型5α-还原酶抑制剂，主要用于雄激素性脱发的治疗。泼尼松用于过敏性与自身免疫性炎症性疾病，胶源性疾病，如风湿病、红斑狼疮、神经性皮炎、湿疹等。

19. AB【解析】脂溢性皮炎与马拉色菌定植、脂质增多、皮肤屏障功能受损、免疫反应及个体易感性相关。

20. ABC【解析】雄激素性脱发外用2%～5%米诺地尔酊可以减少头发脱落及刺激新发生长。非那雄胺可有效减慢脱发、增加发量、加速头发生长。口服避孕药可用于治疗女性雄激素性脱发。

21. BCDE【解析】小剂量的泼尼松或地塞米松具有抗炎作用，适用于严重结节性痤疮、聚合性痤疮、囊肿性痤疮的炎症期和暴发性痤疮。对迅速广泛脱发包括全秃及普秃也可口服泼尼松治疗。

22. ABCE【解析】痤疮皮损好发于面颊、额部，其次是胸部、背部和肩部，多为对称性分布，常伴有皮脂溢出。

23. ABD【解析】抗雄激素药物可用于治疗月经前痤疮和雄激素性脱发。

24. ABDE【解析】斑秃典型表现为突然出现圆形或椭圆形、直径为1～10cm、数目不等、边界清楚的脱发区，患处皮肤光亮，无炎症、鳞屑和瘢痕。斑秃继续发展表现为头发全部脱失，称为全秃；严重者眉毛、睫毛、腋毛、阴毛以及全身毳毛全部脱落，则称为普秃。

25. ABD【解析】脂溢性皮炎外用药物治疗原则是去脂、消炎、杀菌、止痒。

26. BCDE【解析】脂溢性皮炎需与头皮银屑病、玫瑰糠疹、湿疹及体癣鉴别。头皮银屑病的损害为表面覆着银白色云母样鳞屑红色的丘疹、斑块，Auspitz征阳性。玫瑰糠疹常先有母斑，后出继发疹，皮损长轴与皮纹一致，呈圆形或椭圆形，表面有糠状鳞屑，好发于躯干与四肢近端。湿疹的皮损呈多形性，对称分布，表面常渗出，无油腻性鳞屑和痂，境界不清，瘙痒剧烈。体癣的皮损数目少，边界清楚，直接镜检可见真菌菌丝。

六、案例分析题

1. F【解析】痤疮为一种累及毛囊皮脂腺的慢性炎症性皮肤病，好发于青春期男女的皮脂溢出部位。该患者皮疹表现为丘疹、脓疱、结节及囊肿，有触痛，部分皮疹有破溃、结痂，可见散在瘢痕增生，故应诊断为聚合性痤疮。

2. B【解析】临床常依据Pillsbury分类法，将痤疮的严重程度分成Ⅰ～Ⅳ度，即Ⅰ度（轻度）损害表现为粉刺；Ⅱ度（中等度）损害以炎性丘疹为主、散在小脓疱（一般不超过20个）；Ⅲ度（重度）损害表现为较多的脓疱及少数结节；Ⅳ度（严重度）损害则出现丘疹、脓疱、结节及囊肿等多种损害。该患者皮疹表现为丘疹、脓疱、结节及囊肿，部分皮疹有破溃、结痂，且波及面积较大，应为 Pillsbury 分类法的Ⅳ度损害。

3. B【解析】聚合性痤疮的治疗常需要采用多种措施，除外用、口服及静脉滴注抗菌药来消炎及杀灭痤疮丙酸杆菌外，还应联合应用异维 A 酸和小剂量泼尼松治疗，以抑制毛囊上皮的过度角化及促进局部炎症的消散，减少瘢痕形成，且疗程需足够。待皮疹改善后，泼尼松应逐渐减量直至停药。治疗期间应注意监测患者肝、肾功能及血脂变化。

4. D【解析】斑秃为一种突然发生的局限性斑状秃发，脱发区皮肤基本正常，也无自觉症状。其病因未明，可能与精神因素、自身免疫、内分泌功能障碍或遗传有关。雄激素性脱发为进行性头发减少，秃发区一般从前额两侧或头顶部开始，常伴皮脂溢出。假性斑秃的秃发区头皮萎缩而略凹陷，表面光滑发亮如薄纸样，边缘头发不松动，毛囊口不清楚，但已脱发的部位头发不能再生。狼疮性脱发表现为前额顶部毛发的稀疏变细、无光泽，常呈束状、散在性脱落。脂溢性脱发为继发于头皮部皮脂异常溢出、局部慢性炎症的脱发，病程缓慢。头癣为真菌侵犯毛囊，造成受损部头皮的萎缩、瘢痕形成的永久性脱发。

5. C【解析】斑秃早期的典型病理改变为可见发育不良的生长期毛发，毛囊下端有炎症细胞浸润；晚期则毛囊面积大大缩小，并向上移行至真皮上部。但皮脂腺始终无异常改变。

6. ACDEF【解析】斑秃的治疗应为综合疗法。尽量去除可能的诱发或致病因素，如口服地西泮、胱氨酸、谷维素等药物，可缓解精神紧张，改善睡眠状况。局部外用如 1% 辣椒酊、2% 米诺地尔溶液或强效糖皮质激素类药物均有利于刺激头皮血液循环、促进毛发的生长。采用局部紫外线照射、局部光化学疗法（PUVA）均可起到调节局部的免疫功能、刺激毛发生长的作用，是斑秃综合治疗的措施之一。

色素痣

第十三章　色素性皮肤病

白化病

一　A1 型题

1. 决定皮肤颜色的主要因素为
   A. 氧化及还原血红蛋白　　B. 皮肤黑色素
   C. 角质层的厚薄　　D. 颗粒层的厚薄
   E. 皮肤的厚薄
2. 下列对于白化病，说法不正确的是
   A. 对紫外线高度敏感　　B. 全身皮肤色素缺乏
   C. 有昼盲现象　　D. 常染色体显性遗传
   E. 可外用 5% 对氨基苯甲酸酒精溶液
3. 黄褐斑为常见色素沉着性皮肤病，下列说法不正确的是
   A. 多见于面部暴露部位　　B. 常分布于面颊
   C. 冬轻夏重　　D. 化妆品与发病无关
   E. 妊娠期发病者，部分患者分娩后可消退
4. 下列关于白癜风的描述，正确的是
   A. 肤色深的人群比肤色浅的发病率较高
   B. 是一种先天性色素脱失性皮肤病
   C. 是一种后天性色素沉着性皮肤病
   D. 我国人群发病率约 5%
   E. 肤色浅的人群发病率较高
5. 下列因素与黑色素形成无关的是
   A. 甲状腺素　　B. 铜
   C. B 族维生素　　D. 精神因素
   E. 酪氨酸酶
6. 下列肿瘤早期损害与鳞状细胞癌不易进行鉴别的是
   A. 基底细胞癌　　B. 角化棘皮瘤
   C. 脂溢性角化病　　D. 表皮囊肿
   E. 无黑色素性黑色素瘤

7. 白癜风典型的皮损是
   A. 可找到真菌的圆形浅色斑
   B. 境界不清的色素减退斑，表面有细碎鳞屑
   C. 色素脱失斑，呈乳白色
   D. 摩擦后白斑周围皮肤充血，白斑本身不发红
   E. 局限性色素减退斑
8. 不属于黄褐斑常见部位的是
   A. 前额
   B. 口腔黏膜
   C. 鼻
   D. 口周
   E. 颧部
9. 白癜风皮损处的特点为
   A. 真皮浅层无淋巴细胞浸润
   B. 多巴染色阳性
   C. 黑色素小体运输障碍
   D. 黑色素细胞破坏致黑色素细胞减少甚至消失
   E. 酪氨酸酶系统亢进
10. 黑变病的好发人群为
   A. 青年女性
   B. 青年男性
   C. 老年女性
   D. 中年男性
   E. 中年女性
11. 对于无色素痣，下列说法正确的是
   A. 泛发型多见
   B. 可见嗜色素细胞
   C. 四肢伸侧区可伴发精神症状
   D. 多巴脱羧酶 Dopa 反应强阳性
   E. 节段型四肢多呈带状或条状分布
12. 下列不属于非节段型白癜风类型的是
   A. 散发型
   B. 混合型
   C. 面肢端型
   D. 黏膜型
   E. 泛发型
13. 黄褐斑的药物治疗疗程至少需要
   A. 4 周
   B. 8 周
   C. 12 周
   D. 20 周
   E. 24 周
14. 黑色素的主要作用是
   A. 促进代谢
   B. 抑制细菌
   C. 促进维生素 D 吸收
   D. 吸收紫外线
   E. 垃圾堆积

15. 下列关于白癜风皮损特点的描述，不正确的是
A. 白斑边界清楚，边缘色素脱失
B. 皮损处毛发正常
C. 皮损处毛发可变白
D. 白斑中可出现散在的毛孔周围岛状色素区
E. 摩擦后白斑周围皮肤充血，白斑本身不发红

16. 下列不属于白癜风按皮损部位分类的是
A. 非节段型
B. 节段型
C. 不完全型
D. 混合型
E. 未定类型

17. 下列白癜风不建议系统使用糖皮质激素治疗的是
A. 泛发型进展期损害
B. 局限型、早期损害
C. 伴有自身免疫病
D. 应激状态下皮损迅速发展
E. 泛发型退行期损害

18. 下列不属于脱色剂的是
A. 氯化氨基汞
B. 壬二酸
C. 氢醌霜
D. 对氨基苯甲酸
E. 过氧化氢

19. 自体表皮移植适用于哪种类型的白癜风
A. 泛发型进展期
B. 泛发型静止期
C. 局限型进展期
D. 局限型静止期
E. 节段型进展期

20. 下列不属于雀斑临床特点的是
A. 中老年色斑最重
B. 女性多于男性
C. 青春期色斑最重
D. 多初发于 5 岁左右的儿童
E. 老年后色斑减轻

21. 下列关于黄褐斑的描述，不正确的是
A. 皮损不会累及前额
B. 常在春夏季加重
C. 无自觉症状
D. 好发于中青年女性
E. 男性也可发生

22. 下列治疗黄褐斑的措施，不正确的是
A. 外用强效糖皮质激素
B. 避免日光照射
C. 外用遮光剂
D. 外用脱色剂
E. 寻找并去除诱因

23. 黄褐斑损害处
A. 黑色素减少
B. 黑色素形成抑制
C. 真皮上部可见炎症细胞浸润
D. 黑色素无增加
E. 无黑色素细胞的增殖

24. 下列不支持白癜风发病与免疫因素有关的是
A. 血中可找到抗黑色素抗体
B. 精神创伤可加重疾病
C. 皮损内朗格汉斯细胞增多
D. 糖皮质激素治疗有效
E. 常伴发晕痣

25. 下列关于雀斑的描述，正确的是
A. 无家族聚集现象
B. 男性居多
C. 常见于日晒部位皮肤
D. 皮损常互相融合
E. 秋冬季加重

26. 白癜风的可能遗传方式为
A. 性连锁遗传
B. 常染色体显性遗传
C. 常染色体隐性遗传
D. 多基因遗传
E. 常染色体显性遗传伴不完全外显

27. 下列关于黑变病的描述，不正确的是
A. 多累及成年人
B. 网状排列的色素沉着斑
C. 自觉症状不明显
D. 皮损境界清楚
E. 女性较男性多

28. 关于白癜风的发病机制，不正确的学说是
A. 自身免疫学说
B. 遗传学说
C. 感染学说
D. 神经化学因子学说
E. 黑色素细胞自毁学说

29. 下列属于黑变病典型皮损发展期的是
A. 进展期
B. 静止期
C. 色素沉着期
D. 退行期
E. 红斑期

30. 补骨脂素光化学疗法（PUVA）对下列白癜风患者效果较好的是
A. 四肢末节皮损者
B. 面部皮损者
C. 生殖器部位皮损者
D. 白斑处伴有白毛者
E. 病情进展较快者

31. 下列不属于 Riehl 黑变病诱发因素的是
A. 营养不良
B. 接触沥青等焦油类产品

C. 使用劣质化妆品　　D. 遗传
E. 内分泌紊乱

32. 下列皮肤病通常可自行消退的是
A. 蓝痣　　B. 太田痣
C. 伊藤痣　　D. 皮内痣
E. 蒙古斑

33. 儿童白癜风疗法是
A. 外用糖皮质激素　　B. PUVA
C. 表皮移植　　D. 纹色
E. 内服糖皮质激素

34. 下列关于无色素痣的描述，不正确的是
A. 是一种易发癌变的疾病　　B. 是一种发生学上的畸形
C. 是一种持续不退的疾病　　D. 是一种非痣细胞痣
E. 是一种不完全性色素脱失性疾病

35. 黑变病的皮损发展分期为
A. 水肿期、色素沉着期、消退期　　B. 炎症期、色素沉着期、增生期
C. 炎症期、色素沉着期、萎缩期　　D. 炎症期、萎缩期、恢复期
E. 炎症期、增生期、萎缩期

36. 下列符合白癜风描述的是
A. 常见于儿童，局限色素减退斑，皮损边界不清，表面可有细小皮屑
B. 先天性减色斑，摩擦的白斑周围皮肤充血明显
C. 稳定期白斑停止发展，境界清楚，边缘有色素沉着环
D. 治疗不可用自体表皮移植术
E. 男性明显多于女性

37. 雀斑与雀斑样痣的鉴别中，属于雀斑特征的是
A. 颜色较深　　B. 任何部位均可发病
C. 日晒后增多　　D. 病理为黑色素细胞数目增多
E. 与日晒无关

38. 可能属于常染色体显性遗传性色素沉着病的为
A. 白癜风　　B. 雀斑
C. 黄褐斑　　D. 黑变病
E. 太田痣

39. 关于色素增加的说法正确的是
A. 常见于白癜风　　B. 常见于白化病

C. 常见于无色素痣　　D. 常见于黄褐斑

E. 常见于花斑癣

40. 黑色素细胞可产生

A. 棕黑素　　B. 黄黑素

C. 褐黑素　　D. 深黑素

E. 浅黑素

41. 下列关于无色素痣的发病部位，正确的是

A. 好发于躯体上部　　B. 好发于四肢

C. 好发于面部　　D. 好发于头部

E. 好发于手足

42. 关于黑变病，下列说法正确的是

A. 好发于年轻女性

B. 以面部皮肤为主的灰褐色色素沉着斑

C. 皮损发展分三期：炎症期、色素沉着期、恢复期

D. 皮损上无糠秕状脱屑

E. “波纹形”外观

43. 下列疾病不需与雀斑鉴别的是

A. 着色性干皮病　　B. 蒙古斑

C. 雀斑样痣　　D. 咖啡斑

E. 黄褐斑

44. 一个黑色素细胞可与多少个角质形成细胞相连并提供黑色素

A. 2个　　B. 1~10个

C. 10~36个　　D. 36~48个

E. 48~72个

45. 黄褐斑常为一些全身性疾病的表现，但不包括

A. 月经失调，痛经　　B. 慢性肝病

C. 糖尿病　　D. 卵巢肿瘤

E. 结核病

二 A2型题

1. 患者，男性，48岁。右足趾部色素斑42年，糜烂、渗出3个月。患者6岁时即发现其右足趾部有一针尖大小的黑点，且黑点随年龄增长逐渐长大至直径为5mm的色素斑。3个月前，患者干农活时，不慎扎破脚，正好为色素斑处，外用抗生素软膏，创面不愈合，且见色素斑扩大。无其他系统性疾病史。查体：右足趾前部有一直径2cm的圆形糜烂面，

表面少量渗液，中央有一大致呈圆形、直径约 1cm 的黑色斑；未触及浅表淋巴结肿大。本病例应首先考虑的诊断为

A. 色素痣恶变
B. 色素型基底细胞上皮瘤
C. 鳞状细胞癌合并色素痣
D. 创伤性湿疹合并色素痣
E. 色素痣继发感染

2. 患者，男性，20 岁。颜面部有边缘清楚、对称分布的淡褐色斑片，大小不一，无自觉症状，初步诊断为

A. 多形红斑
B. 雀斑
C. 晒斑
D. 黄褐斑
E. 咖啡斑

三 A3/A4 型题

(1~3 题共用题干)

患者，女性，20 岁。面部、手背部皮疹 10 余年，不痛不痒，日晒后加重。查体：面部、手背部可见散在的米粒大的淡褐色斑疹。

1. 最可能的诊断是

A. 雀斑样痣
B. 雀斑
C. 着色性干皮病
D. 色素痣
E. 黄褐斑

2. 组织病理满足上述临床诊断的是

A. 真皮血管周淋巴细胞浸润
B. 表皮角化过度
C. 表皮黑色素细胞增多
D. 真皮上部血管周围噬黑色素细胞增多
E. 表皮基底细胞表皮突中黑色素轻度至中度增多

3. 目前不恰当的处理是

A. 避免日光照射
B. 外用 2%~3% 氢醌霜
C. 液氮冷冻
D. 外用化学剥脱剂
E. Alex 755nm 激光

(4~5 题共用题干)

患者，女性，28 岁。因“踝部瘀点、瘙痒 3 个月”来诊。既往健康。查体：双侧内、外踝见散在的针尾大小的瘀点，表面有少量鳞屑。3 天前查血常规、尿常规正常。

4. 最可能的诊断是
   A. 湿疹
   B. 皮肤淀粉样变性
   C. 色素性紫癜性皮肤病
   D. 瘙痒症
   E. 淤积性皮炎
5. 治疗方法为
   A. 系统应用糖皮质激素
   B. 口服维生素C和维生素E
   C. 口服抗组胺药物
   D. 口服华法林
   E. 外用润肤剂

（6~8题共用题干）

患者，女性，35岁。面部、躯干部出现白斑1个月，无明显诱因。其父亲曾有同样病史。查体：面部、躯干部可见大小不等、不规则的色素脱失斑，白斑周围有色素沉着。

6. 该患者最可能诊断为
   A. 花斑癣
   B. 单纯糠疹
   C. 白癜风
   D. 贫血痣
   E. 无色素痣
7. 该病的发病机制可能为
   A. 内分泌紊乱
   B. 免疫功能异常
   C. 遗传因素
   D. 神经精神因素
   E. 以上因素均可能参与该病的发生
8. 可选用的治疗方案是
   A. 外用糖皮质激素
   B. 308nm准分子激光照射
   C. 窄波UVB照射
   D. 外用钙调磷酸酶抑制剂
   E. 以上方法均可用

（9~13题共用题干）

患者，女性，34岁。因“面部反复出现红斑1年”来诊。1年前面部不时出现片状水肿性红斑，日晒后加重，注意避光后红斑发生次数明显减少，但遗留色素沉着，色素消退非常缓慢。患者长期使用同一品牌的护肤品。病程中无关节痛和口腔溃疡。患者要求活检以明确诊断。查体：额部、颧部、耳后及颈侧可见灰褐色斑，网状排列，呈粉尘样外观。

9. 最可能的诊断为
   A. 接触性皮炎
   B. 扁平苔藓
   C. 黄褐斑
   D. 黑变病

E. 肥大细胞增生症

10. 该患者病情处于

A. 急性炎症期
B. 炎症期
C. 皮肤异色病期
D. 萎缩期
E. 色素沉着期

11. 组织病理学可能无法发现

A. 基底细胞液化变性
B. 甲苯胺蓝染色见岛屿状致密的阳性细胞
C. 真皮浅层炎症细胞浸润
D. 真皮浅层有较多噬色素细胞
E. 棘层细胞间有水肿

12. 可建议患者进一步进行的检查是

A. 挑刺试验
B. 血清变应原检测
C. 斑贴试验
D. 免疫学检查
E. 嗜酸性粒细胞绝对计数

13. 治疗方法不适用的是

A. 口服异维 A 酸软胶囊
B. 停用一直使用的护肤品
C. 避光
D. 口服维生素 C、维生素 E
E. 使用 2%~5% 氢醌霜

（14~15 题共用题干）

患者，女性，19 岁。右侧面部出现皮疹 3 年。3 年前无明显诱因右侧眼周围出现褐青色斑，逐渐扩大。查体：右侧上下眼睑、额头部、颧部青灰色斑片，右侧巩膜轻度变蓝。

14. 最可能的诊断是

A. 太田痣
B. 蓝痣
C. 黄褐斑
D. 咖啡斑
E. 雀斑

15. 对该疾病的处理，正确的是

A. 避免日晒
B. 可自行消退，无须治疗
C. 口服维生素 C、维生素 E 或中药
D. 调 Q 开关紫翠宝石激光治疗
E. 外用 3% 氢醌霜

（16~20 题共用题干）

患者，男性，37 岁。因“外阴色素脱失斑 3 年，面部出现多处白斑 1 个月”来诊。查体：阴囊和阴茎部位有多处境界清晰的色素脱失斑，白斑周围皮肤色素加深，伴有部分阴毛

发白；面部可见大小不一的数片色素脱失斑，境界欠清；背部也出现多处色素脱失斑。

16. 为明确面部皮损的性质，最方便的无创检查为

A. 真菌检查　　B. Wood 灯检查
C. 皮肤镜检查　　D. 皮肤活检
E. B 超检查

17. 该患者的病情分期为

A. 萎缩期　　B. 静止期
C. 消退期　　D. 进展期
E. 炎症期

18. 因可能影响美观，患者要求对面部皮损进行积极治疗，要求疗效好且不良反应少。医师建议除口服中药外，还可外用

A. 钙调磷酸酶抑制剂　　B. 美容遮盖剂
C. 广谱 UVB 照射治疗　　D. 糖皮质激素
E. 氮芥乙醇溶液

19. 患者的顾虑非常多，考虑到即将结婚生子，他询问关于遗传方面的问题。下列关于此病叙述正确的是

A. 属于常染色体显性遗传　　B. 属于性连锁遗传
C. 更接近多基因遗传模式　　D. 染色体 4p16 上可能存在易感基因
E. 亲属患病率为 3%~12%，低于一般人群

20. 易与本病伴发的是

A. 脂溢性秃发　　B. 银屑病
C. 高脂血症　　D. 扁平苔藓
E. 甲状腺疾病

（21~22 题共用题干）

患者，女性，22 岁。主因颈部白斑就诊。在出生后 3 个月颈部即出现白斑，曾自用外用药治疗，无疗效。查体：沿颈部点片状的色素减退斑，边缘呈锯齿状，周围无色素增殖晕，局部刺激有红斑反应。

21. 最可能的诊断是

A. 花斑癣　　B. 无色素痣
C. 单纯糠疹　　D. 贫血痣
E. 白癜风

22. 可采用的治疗方法是

A. 外用他克莫司　　B. 308nm 准分子激光

C. 外用糖皮质激素　　D. 窄波、中波紫外线治疗
E. 自体表皮移植

(23~24 题共用题干)

患者，女性，31 岁。近 1 个月来，面部及四肢出现大小不等色素脱失斑，边界清楚，无自觉不适，家中无类似患病人群。

23. 可能诊断为
A. 白癜风　　B. 白色糠疹
C. 白化病　　D. 无色素痣
E. 贫血痣

24. 恰当的治疗方法为
A. 自身表皮移植　　B. 环磷酰胺
C. 皮肤磨削术　　D. 外用糖皮质激素
E. 使用氨苄西林

四 B 型题

(1~5 题共用备选答案)
A. 皮损散在分布于体表多处　　B. 仅累及黏膜
C. 皮损按照皮节分布　　D. 非节段型 + 节段型
E. 皮损分布于头面部和肢体远端

1. 散发型白癜风
2. 混合型白癜风
3. 节段型白癜风
4. 黏膜型白癜风
5. 面肢端型白癜风

(6~9 题共用备选答案)
A. 蓝白色荧光　　B. 黄白色荧光
C. 绿色荧光　　D. 珊瑚红色荧光
E. 棕色荧光

6. 假单胞菌用 Wood 灯照后呈
7. 红癣菌用 Wood 灯照后呈
8. 痤疮用 Wood 灯照后呈

9. 白癜风用 Wood 灯照后呈

（10～14 题共用备选答案）

A. 出现与色素沉着部位一致的轻度凹陷性萎缩
B. 发病早，有家族史，皮损为斑点状，散在分布，不融合
C. 局部出现充血性红斑，伴少量糠秕状脱屑，日晒后有轻度瘙痒
D. 斑状或网状色素沉着，覆盖细小鳞屑，似粉尘样外观
E. 中青年女性面部对称性色素沉着性皮肤病

10. 雀斑
11. 黄褐斑
12. 黑变病色素沉着期
13. 黑变病炎症期
14. 黑变病萎缩期

（15～18 题共用备选答案）

A. 太田痣　　B. 黄褐斑
C. 白癜风　　D. 雀斑
E. 蒙古斑

15. 表皮基底层色素颗粒增加，但黑色素细胞数目不增多的皮肤疾病
16. 表皮黑色素细胞及黑色素颗粒明显减少、基底层黑色素细胞多巴染色呈阴性的皮肤疾病
17. 皮疹可波及面部三叉神经分布区域及同侧巩膜的皮肤疾病
18. 皮疹与胚胎期黑色素细胞移行异常有关的皮肤疾病

五 X 型题

1. 白癜风的病因学说包括
A. 自身免疫学说　　B. 黑色素细胞自毁学说
C. 神经化学因子学说　　D. 遗传学说
E. 黑色素细胞内在缺陷学说
2. 关于黑变病的临床特点描述，正确的是
A. 皮损常开始于前额　　B. 自觉症状不明显
C. 典型皮损为网状排列的色素沉着斑　　D. 皮损境界不清
E. 女性多见
3. 白癜风的发生和自身免疫有关的依据有
A. 常合并其他自身免疫病，并有相应的抗体

B. 进行期的白癜风边缘处有小淋巴细胞累积
C. 白癜风表皮中朗格汉斯细胞增多
D. 糖皮质激素治疗对部分患者有效
E. 白癜风患者血清 IgG 能致病

4. 色素障碍性皮肤病不包括
A. 单纯糠疹
B. 花斑糠疹
C. 贫血痣
D. 黑变病
E. 白癜风

5. 下列与肤色有关的因素是
A. 种族
B. 年龄
C. 性别
D. 部位
E. 身高

6. 白癜风根据皮损范围和分布分为
A. 节段型
B. 非节段型
C. 混合型
D. 全身型
E. 未定类型

7. 下列与雀斑有关的是
A. 属于常染色体显性遗传
B. 多见于面部
C. 冬季加重
D. 日晒后加重
E. 家族性聚集

8. 下列属于非节段型白癜风的有
A. 未定类型
B. 散发型
C. 面肢端型
D. 混合型
E. 黏膜型

9. 下列关于白癜风的说法正确的是
A. 皮肤基底层缺乏黑色素细胞及黑色素细胞颗粒明显减少
B. 同时累及视网膜、脉络膜及软脑膜的细胞
C. 可对称及沿神经节段分布
D. 皮肤常出现萎缩硬化及脱屑等变化
E. 部分患者内服或外用糖皮质激素有效

10. 白癜风进展期可出现
A. 白斑可向正常皮肤移行
B. 同形反应
C. 萎缩
D. 局部出现水肿性红斑
E. 损害边缘色素增加

11. 下列实验依据支持白癜风自身免疫学说的有
    A. 部分患者存在抗黑色素细胞自身抗体
    B. 患者常伴发其他自身免疫病
    C. 皮损组织病理学检查显示活动性白斑边缘 $CD3^+$、$CD4^+$、$CD8^+$ T 细胞增多
    D. 部分患者对糖皮质激素治疗有效
    E. 部分患者有家族集聚现象
12. 可诱发进展期白癜风同形反应的有
    A. 摩擦　B. 压力
    C. 外伤　D. 烧伤
    E. 过敏
13. 日晒后可加重的疾病有
    A. 黄褐斑　B. 白癜风
    C. 黑变病　D. 雀斑
    E. 系统性红斑狼疮（SLE）
14. 下列药物可用于治疗色素沉着斑的有
    A. 氢醌　B. 壬二酸
    C. 曲酸　D. 硼酸软膏
    E. 硫软膏
15. 白癜风需与下列哪些疾病相鉴别
    A. 炎症后色素减退　B. 花斑糠疹
    C. 无色素痣　D. 单纯糠疹
    E. 贫血痣
16. 同形反应可见于下列哪些疾病
    A. 白癜风　B. 扁平疣
    C. 白塞综合征　D. 银屑病
    E. 多形红斑
17. 关于白癜风患者使用糖皮质激素治疗的叙述，正确的是
    A. 口服糖皮质激素见效后，应立即停用
    B. 泛发型进展期损害宜系统使用糖皮质激素
    C. 伴有自身免疫病者可系统使用糖皮质激素
    D. 局限性、早期损害，可局部应用糖皮质激素
    E. 以上都正确
18. 黄褐斑根据黑色素增加的部位分为
    A. 泛发型　B. 局限型

C. 混合型　　D. 表皮型

E. 真皮型

19. 白癜风自体表皮移植常用的方法有

A. 钻孔移植　　B. 自体表皮培养移植

C. 全层皮片移植　　D. 自体黑色素细胞移植

E. 负压吸疱法

20. 白癜风的治疗方法可选

A. 自体表皮移植　　B. 光疗法

C. 3% 氢醌霜　　D. 3% 过氧化氢

E. 氮芥乙醇治疗

21. 可引起黄褐斑的病因是

A. 紫外线照射　　B. 免疫功能异常

C. 口服避孕药　　D. 内分泌紊乱

E. 妇科疾病

22. 下列与黑变病有关的是

A. 好发于中年女性　　B. 有长期接触光感性物质史

C. 与遗传有关　　D. 光斑贴试验可帮助查找病因

E. 皮损可呈紫褐色

23. 引起黑变病的因素包括

A. 光敏性皮炎　　B. 维生素缺乏

C. 接触烃类化合物　　D. 垂体功能紊乱

E. 5-羟色胺代谢异常

24. 下列可用糖皮质激素治疗的疾病有

A. 泛发型白癜风进展期　　B. 系统性红斑狼疮

C. 带状疱疹　　D. 黑变病

E. 银屑病

六 案例分析题

(1~3 题共用题干)

患者，女性，26 岁。因“后背上部和胫前色素沉着斑 1 年余”来诊。无自觉症状。查体：消瘦，后背上部和胫前有较弥漫的淡褐色、细网状色素沉着斑，少数部位略呈条带状，境界尚清，未见明显丘疹。

1. 追问病史，患者洗浴时喜欢用人造丝做的健康巾用力摩擦后背上部和胫前皮肤，患者最

有可能的诊断是

A. 色素性扁平苔藓
B. Riehl 黑变病
C. 黑变病
D. 色素性扁平苔藓
E. 假性黑棘皮病
F. Addison 病
G. 皮肤淀粉样变
H. 色素性紫癜性苔藓样皮病

2. 为明确诊断，患者行局部组织病理学检查。组织病理学检查中见到的相应改变是

A. 表皮弥漫性角化不全
B. 基底细胞液化变性
C. 颗粒层呈楔形增厚
D. 真皮乳头内较多噬黑色素细胞浸润
E. 真皮乳头内明显的红细胞漏出
F. 真皮浅层带状致密的淋巴细胞浸润
G. 毛囊附属器周围致密的团块状淋巴细胞浸润
H. 真皮内胶原间疏松，间隙增大

3. 为进一步与其他疾病相鉴别，组织病理学切片应进行特殊染色。下列可能的鉴别诊断与相应的特殊染色，其中配伍正确的是

A. 扁平苔藓——甲苯胺蓝染色
B. 皮肤淀粉样变性——结晶紫染色
C. 胫前黏液水肿——刚果红染色
D. 类脂质蛋白沉积症——PAS 染色
E. 异色性皮肌炎——弹力纤维染色
F. 黑棘皮病——PAS 染色
G. 皮肤淀粉样变性——刚果红染色
H. 胶样粟丘疹——刚果红染色

参考答案与解析

一、A1 型题

1. B【解析】正常皮肤的颜色主要由 2 个因素决定：一为皮肤内色素的含量，即皮肤黑色素、胡萝卜素，以及皮肤血液中氧化及还原血红蛋白的含量；二为皮肤解剖学差异，主要是皮肤的厚薄，特别是角质层和颗粒层的厚薄。皮肤黑色素是决定皮肤颜色的主要色素。

2. D【解析】白化病属常染色体隐性遗传或性染色体隐性遗传。由于全身皮肤色素缺

乏，导致皮肤毛细血管显露而呈现红色，对紫外线高度敏感，比正常人高 6~12 倍；毛发呈纯白色、银白色、淡白色或黄白色等，有丝绢样光泽，外形纤细如丝；眼睛表现比较有特征性，眉毛和睫毛呈白色或淡黄色，因为缺乏色素，儿童期虹膜为透明淡灰色，瞳孔为红色，成人期为青灰色、淡褐色，有昼盲现象。局部可外用 5% 对氨基苯甲酸（PABA）乙醇溶液。

3. D【解析】黄褐斑是一种与化妆品有关的色素沉着性疾病。

4. A【解析】白癜风是一种常见的后天性色素脱失性皮肤黏膜疾病，可累及毛囊，临床表现为白斑和/或白发。各种族均可患病，男女患病率大致相当，肤色深的人群比肤色浅的发病率高，世界范围内发病率为 0.1%~2.0%，我国人群发病率为 0.1%~2.7%，其中 9.8% 的患者有家族史。

5. C【解析】B 族维生素与黑色素形成无关。维生素 C 可影响黑色素形成。

6. B【解析】角化棘皮瘤是一种常见的良性角化性表皮肿瘤，其早期病变与鳞状细胞癌相似，包括为红斑、结节和溃疡等。因此，在临床上应注意两者的鉴别诊断。基底细胞癌、脂溢性角化病、表皮囊肿和无黑色素恶性黑色素瘤也都是常见的皮肤肿瘤，但它们与鳞状细胞癌的病理特征有所不同，一般不难进行鉴别。

7. C【解析】白癜风皮损初发为一片或几片色素减退斑，境界不清，逐渐扩大为边界清楚的色素脱失斑，呈乳白色，白斑中可出现散在的毛孔周围岛状色素区。

8. B【解析】黄褐斑皮损常对称分布于颜面颧部和颊部而呈蝴蝶形，还可累及前额、鼻、口周。

9. D【解析】白癜风皮损处黑色素细胞破坏致黑色素细胞数量和黑色素颗粒减少或缺失。

10. E【解析】黑变病好发人群为中年女性。

11. E【解析】无色素痣是一种常见的先天性皮肤病变，其特征是局部缺乏色素沉着，呈白色或淡白色斑块。无色素痣泛发性较少见，其通常为不对称的单发或多发斑块，大小形态不一，可以出现在任何部位。由于无色素痣是由黑色素细胞数量减少或消失导致的，因此其中不会有嗜色素细胞。四肢伸侧区伴发精神症状与无色素痣无关，可能是四肢伸侧区的另一种皮肤病变——银屑病。Dopa 反应强阳性与无色素痣无关，Dopa 反应通常用于黑色素肿瘤的诊断，无色素痣不属于黑色素瘤范畴。无色素痣多呈现带状分布，通常分布在身体的一个区域，呈线性、网状或环状的形态，而不是散在分布。

12. B【解析】非节段型白癜风包括散发型、泛发型、面肢端型、黏膜型。

13. B【解析】黄褐斑的药物治疗疗程至少需要 8 周。因为黑色素从表皮基底层产生到脱落的过程约需 2 周，而要去除原有色素，更多地抑制黑色素细胞产生黑色素至少应 8 周，疗程越长，效果越好。

14. D【解析】黑色素细胞对紫外线、可见光和红外线辐射有吸收和散射反应，起到保护细胞 DNA 的作用。

15. E【解析】白癜风皮损初发为一片或几片色素减退斑，境界不清，逐渐扩大为边界清楚的色素脱失斑，呈乳白色，白斑中可出现散在的毛孔周围岛状色素区。白斑中毛发可变白也可能正常，发于头部者可仅有白发而无白斑。摩擦后皮损和周围皮肤均变红。

16. C【解析】按皮损部位，白癜风可分为以下几型。①节段型：皮损按照皮节分布。②非节段型：包括散发型、泛发型、面肢端型（白斑局限在头面和肢体远端）、黏膜型（2 个或以上部位）。③混合型：节段型和非节段型并存。④未定类型：非节段型分布的单片皮损，面积小于体表面积的 1% 。

17. B【解析】对泛发型白癜风进展期损害，特别是对应激状态下皮损迅速发展以及伴有自身免疫病者，系统用糖皮质激素有较好疗效。可口服泼尼松 15～20mg/d，见效后逐渐减量直至停药。对局限型、早期损害，可局部应用糖皮质激素，如 0.05% 卤美他松和 0.1% 倍他米松二甲基亚砜乙醇溶液等，每日 1 次，3 个月内未见色素再生者，应停止给药。皮损内注射氟羟强的松龙混悬液（10mg/ml）也有一定效果，但需注意长期外用糖皮质激素会引起局部皮肤萎缩、毛细血管扩张等不良反应。

18. D【解析】脱色剂包括 2%～5% 氢醌霜（避光保存）、4% 曲酸、15%～20% 壬二酸、超氧化物（如过氧化氢）歧化酶等。

19. D【解析】自体表皮移植适用于局限型和节段型的静止期患者，可将自体黑色素细胞移植至脱色区，以达到色素恢复的目的。

20. A【解析】雀斑在临床上有时可表现出家族性聚集现象。出生时一般没有表现，常先发生在 5 岁左右的儿童，女性居多，皮损可逐步加重，皮损只是对称分布于曝光部位，特别是面部，也可见于手背、颈和肩部暴露部位皮肤。皮损多为直径 1～2mm 的斑疹，边缘清楚，形状不规则，皮损颜色随曝光程度不同而变化，由淡褐色至棕褐色，但不会十分黑，这能够与雀斑样痣、交界痣区别；在同一病例中可以出现不同颜色的皮损，但每一个皮损的色泽是一致的。

21. A【解析】黄褐斑好发于中青年女性，男性也可发生。皮损常对称分布于颧部及颊部而呈蝴蝶形，也可累及前额、鼻、口周或颏部。皮损为大小不一、边缘清楚的黄褐色或深褐色斑片，受紫外线照射后颜色加深；常在春夏季加重，秋冬季则减轻。无自觉症状。

22. A【解析】黄褐斑治疗首先应寻找病因，并作相应处理。避免日光照射，在春夏季节外出时面部应外用遮光剂和脱色剂。

23. E【解析】黄褐斑损害处基层中黑色素形成活跃，黑色素增多，但无黑色素细胞的增殖；真皮上部可见游离的黑色素颗粒或被噬黑色素细胞吞噬，不发生炎症细胞浸润。

24. B【解析】精神创伤为白癜风发病的精神神经因素，而不是免疫因素。

25. B【解析】雀斑出生时一般没有表现，常先发生在 5 岁左右的儿童，女性居多，皮损可逐步加重，皮损只是对称分布于曝光部位，特别是面部，也可见于手背、颈和肩部暴露部位皮肤。

26. D【解析】白癜风是多基因遗传病，是因体内酪氨酸合成障碍导致的局部黑色素合成脱失。

27. D【解析】Riehl 黑变病多见于中年女性。皮损分布在额部、颧部、耳后、颈侧、臂部及其他曝光部位。开始面部发红、瘙痒，继之色素沉着，皮损呈淡棕色、铜红色、灰褐色或紫褐色，境界不清，逐渐扩展，表面覆以薄层粉状鳞屑，也可表现为毛囊角化，网状排列，呈粉尘样外观。

28. C【解析】白癜风的病因学说包括自身免疫学说、黑色素细胞自毁学说、神经化学因子学说、遗传学说。另外，还有黑色素细胞内在缺陷学说、自由基防御机制缺陷学说以及黑色素细胞经表皮丢失学说等。

29. C【解析】黑变病典型皮损发展，按照疾病的不同时期，可分为 3 期，炎症期、色素沉着期和萎缩期。

30. B【解析】补骨脂素光化学疗法（PUVA）可治疗局限型或泛发型白癜风，对面部皮损治疗效果较好。

31. D【解析】黑变病具体诱发因素有：阳光暴晒，不良情绪，接触沥青等焦油类产品，使用劣质化妆品，营养不良，内分泌紊乱，机械摩擦。

32. E【解析】蒙古斑一般发生在有色人种的儿童，无任何不适症状，几年内能够自行消退。

33. A【解析】局部外用低、中效糖皮质激素是儿童白癜风的首选疗法。

34. A【解析】无色素痣是一种生后即有，或生后不久发生的持续终生不变的皮肤表现，是发生学上的畸形。表现为大小不一、苍白色、局限性色素减退斑，而且是一致性不完全脱色，境界模糊且规则，有时边缘呈锯齿状，周围几乎没有色素增殖晕。

35. C【解析】参见 A1 型题第 29 题解析。

36. C【解析】白癜风是后天发生，无明显性别差异，任何年龄都可发病，以青壮年多见，约 50% 的患者 30 岁以前发病，男女发病无明显差异。部分患者通常春末夏初病情加重，冬季缓解。任何部位皮肤均可发生，但好发于暴露及摩擦部位，如颜面部、颈部、手背、腕部、前臂和腰骶部等。部分患者白斑沿着神经节段单侧分布，少数患者皮损泛发遍及全身。皮损初发时是一片或几片色素减退斑，境界不明显，逐渐扩大为境界清楚的色素脱失斑，呈乳白色，白斑中间出现散在的毛孔周围岛状色素区。白斑中毛发可变白或正常，发生于头部者可仅有白发而无白斑。大多数患者无自觉症状。病程为慢性过程，有时可自行好转或消退。在病程进展期，白斑可向正常皮肤延伸，有时机械性刺激如压力与摩擦、烧伤、外伤后可继发白癜风（同形反应）；到稳定期，皮损停止发展，为境界清楚的色素脱失斑，损害边缘色素增加。自体表皮移植术适用于局限型和节段型的静止期患者，可将自体黑色素细胞移植至脱色区，以达到色素恢复目的。

37. C【解析】雀斑与雀斑样痣的鉴别：雀斑样痣皮疹可分布于皮肤任何部位，而非限于露出部位，皮损颜色较深，比较稀疏和分散分布，日晒后皮损颜色不加深，数目也不增加，组织相呈黑色素细胞增多。

38. B【解析】雀斑属于常染色体显性遗传。

39. D【解析】黄褐斑是一种常见的获得性、对称性斑片状色素沉着病。

40. C【解析】黑色素细胞可产生两种黑色素：真黑素（黑棕）和褐黑素（黄/红）。

41. A【解析】无色素痣好发于躯干上部或上肢、背部和臀部，其次可见于胸部、腹部、面部、颈部及手臂。

42. B【解析】Riehl 黑变病多见于中年妇女。皮损分布在额部、颧部、耳后、颈侧、臂部及其他曝光部位。开始面部发红瘙痒，继之色素沉着，皮损呈淡棕色、铜红色、灰褐色或紫褐色，境界不清，逐渐扩展，表面覆以薄层粉状鳞屑，也可表现为毛囊角化。网状排列，粉尘样外观。典型皮损按照疾病的不同时期可分为三期，分炎症期、色素沉着期和萎缩期。

43. B【解析】雀斑应与雀斑样痣、色素痣、着色性干皮病、咖啡斑、黄褐斑进行鉴别。

44. C【解析】1个黑色素细胞可通过其树枝状突起向周围的10~36个角质形成细胞提供黑色素，形成1个黑色素单元。

45. C【解析】黄褐斑在一些慢性病尤其是妇科疾病（如月经失调、痛经、子宫附件炎和不孕症等），以及肝病、慢性酒精中毒、甲亢、结核病和内脏肿瘤患者中常发生。

二、A2 型题

1. A【解析】若色素痣的颜色突然由浅变深，并有局部出血、破溃、红肿等，面积增大，边缘出现卫星状的色素小点，患者局部有轻度瘙痒、灼热、疼痛或针刺感可考虑为色素痣恶变。

2. D【解析】黄褐斑皮损为大小不一、边缘清楚的黄褐色或深褐色斑片，对称分布于颧部及颊部，男女均可发生，日晒后颜色加深；常在春夏季加重，秋冬季则缓解。无自觉症状。根据题干信息，可初步诊断为黄褐斑。

三、A3/A4 型题

1~3 B、E、D【解析】根据提干信息，患者年轻女性，从几岁开始出现皮疹，主要在光暴露部位，日晒后加重，皮疹为米粒大的淡褐色斑疹，诊断为雀斑。其病理的主要表现为表皮基底细胞表皮突中黑色素轻度至中度增多，黑色素细胞数量不增多，而在黄褐斑中会出现真皮上部血管周围噬黑色素细胞增多。治疗上不能外用化学剥脱剂，因为容易对皮肤造成新的损伤，如脱色不均、感染、留下疤痕等。

4. C【解析】色素性紫癜性皮肤病皮损形态初为粟粒大小圆形或多角形紫癜性丘疹，表面平滑，呈铁锈色，压之不褪色，日久可变为黄褐色，皮损散在或融合成片，边缘不清。

5. B【解析】口服维生素 C 和维生素 E、抗组胺药物、芦丁等，以及局部应用糖皮质激素（封包）有一定疗效。

6~8 C、E、E【解析】根据患者青年女性，病史 1 个月，皮损为分布于面部、躯干部的大小不等、不规则的色素脱失斑，白斑周围有色素沉着环，可初步诊断白癜风。花斑癣表现为色素沉着斑或色素减退斑，真菌镜检阳性；单纯糠疹为色素减退斑；无色素痣和贫血痣均发病年龄较小，从出生或很小就发生，白斑周围无色素沉着。该病病因及发病机制未明，内分泌紊乱、免疫功能异常、遗传因素和神经精神因素可能均参与了该病的发生。目前治疗白癜风常外用糖皮质激素、钙调磷酸酶抑制剂，进行光疗（如窄波 UVB、308nm 准分子激光等）。

9. D【解析】参见 A1 型题第 27 题解析。

10. E【解析】黑变病分期如下。①炎症期：患处轻度潮红、肿胀，少许糠秕状脱屑，可有瘙痒、灼热感。②色素沉着期：随炎症消退，出现色素沉着，呈淡褐色到深褐色，初期常局限在毛孔周围，呈网点状，以后可融合成片。③萎缩期：部分患者可进入萎缩期，出现与色素沉着部位相一致的皮肤轻度凹陷性萎缩，皮损多始于颧颞部，之后可波及前额、颊部、耳前、耳后，甚至颈侧、肩部等，越靠近面部中央越少，口周与下颏常不受侵，黏膜不累及。

11. B【解析】Riehl 黑变病组织病理学检查可见基底细胞液化变性，基底层色素增加，但黑色素细胞不增多，真皮浅层轻中度淋巴细胞浸润，混杂噬黑色素细胞。真皮血管周围炎症细胞浸润，噬色素细胞中的和游离在真皮中黑色素颗粒增多。

12. C【解析】皮肤斑贴试验可用于检测潜在的变应原或刺激物，排除变应性疾病。

13. A【解析】Riehl 黑变病的治疗：①查找可能的致病原因，对症治疗。②避光，不得接触致敏的化妆品或化学物品。③口服维生素 C、维生素 E、维生素 A 和中药。④2%~5%氢醌霜联合异维 A 酸软胶囊，每日 2 次，外用。

14~15 A、D【解析】该患者年轻女性，右侧三叉神经的第一、二支区域出现青灰色斑片，同侧巩膜受累。诊断为太田痣。黄褐斑主要发生在面部两侧颧部，淡褐色或淡黑色斑片；蓝痣为上肢和面部的蓝色及蓝黑色结节；咖啡斑幼儿发病，为边缘不规则的淡褐色斑片，形状不规则；蒙古斑为发生在腰骶部和臀部暗蓝色斑。太田痣治疗需新型激光。

16. B【解析】白癜风皮损初发时是一片或几片色素减退斑，境界不明显，逐渐扩大为境界清楚的色素脱失斑，呈乳白色，白斑中可出现散在的毛孔周围岛状色素区。Wood 灯可检测出黑色素脱失情况，有助于白癜风的诊断，可辨别完全性与不完全性白癜风，也可以检查出肉眼不可见的病变。这种检查不直接接触病变部位，安全性高，具有无创、无痛、无传染性的特点。

17. D【解析】在病程进展期，白斑增多，原有白斑逐渐向正常皮肤移行、扩大，且境界模糊不清，容易产生同形反应，并加重病情。稳定期白斑停止发展，境界边缘色素加深，无新的白斑出现。

18. A【解析】钙调磷酸酶抑制剂适用于成年人及儿童，特别是面部、黏膜及皮肤薄嫩部位，可选择0.03%、0.1%他克莫司软膏或吡美莫司乳膏1%进行涂抹。

19. C【解析】部分患者有家族聚集观象，属于多基因遗传，在遗传和环境因素共同作用下发病。

20. E【解析】白癜风可合并自身免疫病，特别是甲状腺疾病和糖尿病，其次是贫血、艾迪生（Addison）病、斑秃。

21~22 B、E【解析】患者从出生后不久发病，沿颈部点片状的色素减退斑，边缘呈锯齿状，周围无色素增殖晕，诊断考虑无色素痣。局部刺激有红斑反应，可与贫血痣相鉴别；皮损固定，无鳞屑，可与白癜风、花斑癣、单纯糠疹鉴别。治疗上可试用自体表皮移植的方法。

23~24 A、D【解析】白癜风皮损初发时是一片或几片色素减退斑，境界不明显，逐渐扩大为境界清楚的色素脱失斑，呈乳白色，白斑中可出现散在的毛孔周围岛状色素区。白斑中毛发可变白或正常，发生于头部者可仅有白发而无白斑。大多数患者无自觉症状。病程为慢性过程，有时可自行好转或消退。根据题干信息，该患者可考虑为白癜风，局限型。对于局限型、早期损害者，可局部外用糖皮质激素，如0.05%卤美他松和0.1%倍他米松二甲基亚砜乙醇溶液等，每日1次，3个月内未见色素再生者，应停止给药。

四、B型题

1~5 A、D、C、B、E【解析】根据皮损范围与分布将白癜风分为以下几型。①节段型：皮损按照皮节分布。②非节段型：包括散发型（由损散落分布于体表多处）、泛发型、面肢端型（皮损局限在头面部和肢体远端）、黏膜型（2个或以上黏膜部位）。③混合型：节段型和非节段型并存。④未定类型：非节段型分布的单片皮损，面积小于体表面积的1%。

6~9 C、D、B、A【解析】滤过紫外线检查（Wood灯检查）是由高压汞灯作为发射光源，通过由含9%镍氧化物的钡硅酸滤片发出320~400nm波长的光波。主要用于诊断色素异常性疾病、皮肤感染和卟啉病，如白癜风为明亮的蓝白色荧光、假单胞菌为绿色荧光、红癣菌为珊瑚红色荧光、痤疮为黄白色荧光。

10. B【解析】雀斑患者出生时一般没有表现，常先发生在5岁左右的儿童，女性居多，皮损可逐步加重，皮损只是对称分布于曝光部位，特别是面部，亦可见于手背部、颈部和肩部暴露部位的皮肤。皮损多为直径1~2mm的斑疹，边缘清楚，形状不规则，皮损颜色随着曝光程度不同而变化，由淡褐色至棕褐色，但不会十分黑，这能够与雀斑样痣、交界痣进行区别。

11. E【解析】黄褐斑为面部对称性黄褐色色素沉着斑，中青年女性多见。

12~14 D、C、A【解析】参见 A2 型题第 10 题解析。

15. D【解析】雀斑是好发于面部的常染色体显性遗传性色素沉着病，皮损为针尖至米粒大小、圆形或卵圆形淡褐色或黄褐色斑疹，其组织病理显示：表皮基底层色素颗粒增加，但黑色素细胞数目并不增多。

16. C【解析】白癜风为一种后天获得性色素缺乏症，属于病因复杂、发病机制尚不明确的疾病，其组织病理显示：表皮黑色素细胞及黑色素颗粒明显减少、基底层几乎完全缺乏多巴染色阴性的黑色素细胞。

17. A【解析】太田痣为一种波及面部三叉神经第一、第二支分布区域及同侧巩膜的灰蓝色斑状损害，由日本太田氏于 1938 年首先描述，又名眼上颚部褐青色痣。

18. E【解析】蒙古痣是胚胎发育中的黑色素细胞向表皮移行延迟、未能穿过表皮–真皮交界而停留在真皮层所致，可自行消退。

五、X 型题

1. ABCDE【解析】参见 A1 型题第 28 题解析。

2. BCDE【解析】黑变病好发于中年女性。皮损主要累及面部，开始于颧颞部，逐渐波及前额、颊、耳周及颈侧，少数患者可累及上胸和臂部。皮损初起为红斑，日晒后有瘙痒感。时间久了之后皮损变为网状排列的色素沉着斑，灰紫色或紫褐色，境界不清，可有网状毛细血管扩张及细碎鳞屑。

3. ABCDE【解析】白癜风自身免疫学说主要依据有：①50%~80% 患者血清中存在抗黑色素细胞自身抗体，尤其是活动期及家族史阳性患者抗体阳性率较高，其滴度和病变程度成正比。②白癜风患者或亲属常伴有其他自身免疫病，部分患者血清中检测到抗甲状腺球蛋白、抗胃壁细胞、抗平滑肌和抗肾上腺组织的器官特异性抗体，同时自身免疫病患者中白癜风发生率比一般人群高 10~15 倍。③患者皮损组织病理学改变显示，活动期白斑边缘出现淋巴细胞为主的单一核细胞聚集，$CD3^{+}$、$CD4^{+}$、$CD8^{+}$ T 淋巴细胞明显增加，该处黑色素细胞和黑色素缺如，提示 T 淋巴细胞在发病中可能发挥重要作用。④将正常人皮肤移植到裸鼠，注射白癜风患者血清 IgG 能够使移植的皮肤出现白斑。⑤部分患者内服或外用糖皮质激素有效。

4. AB【解析】单纯糠疹和花斑糠疹属于红斑及红斑鳞屑性皮肤病。

5. ABCD【解析】皮肤的颜色因种族、年龄、性别、营养状况及部位不同而有所差异。

6. ABCE【解析】白癜风根据皮损范围和分布分为节段型、非节段型、混合型、未定类型。

7. ABDE【解析】雀斑属于常染色体显性遗传，如为患者的一级亲属则发病率更高。皮损只是对称分布于曝光部位，特别是面部，也可见于手背、颈和肩部暴露部位的皮肤。皮损多为直径 1~2mm 的斑疹，边缘清楚，形状不规则，皮损颜色随曝光程度不同而变化，由淡褐色至棕褐色，但不会十分黑，这能够与雀斑样痣、交界痣区别。

8. BCE【解析】非节段型白癜风包括①散发型：皮损散落分布于体表多处。②面肢端型：皮损分布于面部和肢体远端。③黏膜型：白斑分布于 2 个或以上黏膜部位。④泛发型。

9. ACE【解析】白癜风的主要病因学说：①自身免疫学说。本病的发生与自身免疫密切相关，机体细胞可产生抗黑色素细胞自身抗体，导致黑色素生成减少，形成白癜风。另外，本病可能与甲状腺功能亢进症等自身免疫病同时存在。②黑色素细胞自毁学说。本病易出现在暴露及色素加深的部位，表皮黑色素细胞功能亢进，使其耗损而衰退，并可能是因为黑色素细胞合成黑色素的中间产物过量或积聚引起。实验证实，酚类或儿茶酚胺等化学物品对正常黑色素细胞可产生损伤作用。由于职业等因素，接触或吸收上述化学物品，则有可能会诱发白癜风。③神经化学因子学说。约 2/3 的患者起病及皮损发展与精神创伤、过度劳累以及焦虑有关，有些白癜风皮损对称或沿神经节段分布，可能和黑色素细胞周围的神经化学物质增多，使黑色素细胞损伤或抑制黑色素形成有关，表明神经精神因素和白癜风的发生密切相关。④遗传学说。本病发生具有遗传因素在多种内外因素刺激下，可出现免疫功能、神经精神和内分泌代谢等多方面的功能紊乱，导致酪氨酸酶系统抑制或黑色素细胞破坏，最终使患病处色素脱失。

10. AB【解析】白癜风进展期，白斑可向正常皮肤移行，有时机械性刺激如压力、摩擦，以及烧伤、外伤后可继发白癜风（同形反应）；稳定期皮损停止发展，呈境界清楚的色素脱失斑，损害边缘色素增加。退行期白斑有时可自行消退。

11. ABCD【解析】参见 X 型题第 3 题解析。

12. ABCD【解析】参见 X 型题第 10 题解析。

13. ACDE【解析】黄褐斑、黑变病、雀斑日晒后可加重；紫外线照射可诱发和加重系统性红斑狼疮（SLE）皮损。

14. ABC【解析】色素沉着斑全身治疗可口服维生素 C、维生素 E 及其衍生物、谷胱甘肽、氨甲环酸等。局部治疗可外用氢醌、维 A 酸、壬二酸、曲酸、果酸、左旋维生素 C 等。

15. ABCDE【解析】白癜风需与贫血痣、无色素痣、花斑糠疹、单纯糠疹、外阴白色病变、硬化萎缩性苔藓、炎症后色素减退等疾病进行鉴别。

16. ABCD【解析】同形反应可见于银屑病、白癜风、扁平疣、传染性软疣、扁平苔藓、类脂质渐进性坏死、卡波西肉瘤、对称性进行性红斑角化病、坏疽性脓皮病、红斑狼疮、传染性湿疹样皮炎、自身敏感性皮炎、隐翅虫皮炎、白塞综合征等。

17. BCD【解析】治疗白癜风口服糖皮质激素见效后，应缓慢逐渐减量，以防止疾病反复。

18. CDE【解析】根据黑色素沉着的深浅，可以将黄褐斑分为表皮型、真皮型和混合型。

19. ABDE【解析】自体表皮移植常用方法包括钻孔移植、负压吸疱法、自体表皮培养移植和自体黑色素细胞移植等。

20. ABE【解析】3% 氢醌霜和 3% 过氧化氢属于脱色剂，不适用于白癜风。

21. ACDE【解析】紫外线照射、化妆品过敏、妊娠、内分泌紊乱、口服避孕药、过度疲劳、种族和遗传等多种原因可导致黄褐斑。

22. ABDE【解析】黑变病病因尚不完全清楚，一般认为与光敏感有关。

23. ABCD【解析】黑变病患者对光敏感，此病的发生与维生素缺乏、营养不良、接触烃类化合物等有关，有些女性患者可能与性腺、垂体、肾上腺皮质等内分泌功能紊乱有关。

24. ABCDE【解析】对泛发型白癜风进展期，尤其对应激状态下皮损迅速发展及伴有自身免疫病者，系统使用糖皮质激素有较好疗效；糖皮质激素是治疗 SLE 的主要药物；带状疱疹患者及早合理应用糖皮质激素可抑制炎症过程，缩短急性期疱疹相关性疼痛的病程；黑变病炎症期皮损处可外用糖皮质激素，必要时还可短期口服少量糖皮质激素控制炎症期病变。

六、案例分析题

1. C【解析】黑变病的临床表现：皮肤色素异常，以淡褐或暗褐色的带状或斑状色素沉着为主，弥漫性分布。表面光滑，无丘疹、鳞屑和角化倾向。在色素斑边缘明显可见色素沉着和皮丘一致，而毛囊口、皮沟处则没有。纵观色素斑呈细网状，境界多数比较清楚，形状与损害部位的骨上皮肤形状大致相同。往往局限于锁骨、肋弓、肩胛、脊柱和胫前、肘膝等骨隆起处，少数患者也可累及后背上部、颈部、腰部、腹部等非骨隆起部位，后者边缘不明显，色调较淡。本病好发于体型瘦弱的年轻女性，未见于肥胖者，男性少见，自觉不痒或瘙痒程度轻微。根据题干信息，患者最可能的诊断为黑变病。

2. D【解析】黑变病的病理学检查：表皮变化不显著，主要变化在真皮，以色素失禁为特征。真皮上层特别在真皮乳头下可见多数噬黑色素细胞，常分布于血管周围。真皮附属器及血管周围还有极轻度的炎症细胞浸润。在表皮棘层偶见散在具有致密核的嗜伊红小体。特殊染色真皮内未见淀粉样蛋白沉积。

3. BG【解析】黑变病特殊染色真皮内未发现淀粉样蛋白质沉积。淀粉样物质是一种嗜伊红性物质，其性质通常认为属于糖蛋白成分，组织中出现这种物质则称为淀粉样变性。显示淀粉样变性的方法很多，常用刚果红染色和结晶紫染色。扁平苔藓常用 PAS 染色；胫前黏液水肿常用阿新蓝染色；类脂质蛋白沉积症常用 PAS 染色，且呈强阳性，而阿新蓝染色呈弱阳性。

第十四章 遗传性皮肤病

一 A1 型题

1. 下列不属于结节性硬化症皮损特征性损害的是
   A. 面部血管纤维瘤　　B. 甲周纤维瘤
   C. 鲛鱼皮斑　　D. 多发性脂囊瘤
   E. 卵圆形或叶状白斑
2. 色素失禁症的基因定位于
   A. Xq22.3　　B. Xq28
   C. 1q21　　D. 2q33-q35
   E. 3q21-q22
3. 如果想要明确某种遗传性皮肤病的人群分布规律，以及评估遗传因素的作用，通常需要应用
   A. 连锁分析　　B. 分离分析
   C. 遗传流行病学研究　　D. 突变筛查
   E. 全基因组外显子测序
4. 关于汗孔角化病的描述，正确的是
   A. 与感染有关　　B. 属常染色体隐性遗传
   C. 属于常染色体显性遗传　　D. 光化学疗法可治疗此病
   E. 电子束照射可治疗此病
5. 关于毛囊角化病不正确的是
   A. 多见于儿童及青少年　　B. 自觉症状较重
   C. 冬重夏轻　　D. 好发于上臂外侧
   E. 通常无自觉症状
6. 关于色素失禁症的说法，不正确的是
   A. 见于老年疣　　B. 见于扁平苔藓
   C. 见于红斑狼疮　　D. 见于黑变病
   E. 见于色素失禁症

7. 寻常型鱼鳞病
   A. 发病与表皮中丝聚合蛋白减少有关　B. 是常染色体隐性遗传病
   C. 皮损好发于四肢屈侧　D. 瘙痒剧烈
   E. 颗粒层增厚
8. 着色性干皮病的特征不包括
   A. 光敏感　B. 汗斑
   C. 皮肤过早老化　D. 癌变
   E. 色素改变
9. 关于剥脱性角质松解症说法，正确的是
   A. 瘙痒明显　B. 有过敏史
   C. 有渗出　D. 合并局部多汗
   E. 好发于手掌
10. 下列属于单基因遗传性皮肤病的是
   A. 斑秃　B. 白癜风
   C. 银屑病　D. 鱼鳞病
   E. 系统性红斑狼疮
11. 易继发鳞状细胞癌的遗传性皮肤病是
   A. 鱼鳞病　B. 毛周角化病
   C. 掌跖角化病　D. 着色性干皮病
   E. 遗传性大疱性表皮松解症
12. 下列鱼鳞病的病情不会随着年龄增长而减轻的是
   A. 寻常型鱼鳞病　B. 板层状鱼鳞病
   C. 先天性大疱性鱼鳞病样红皮病　D. 先天性非大疱性鱼鳞病样红皮病
   E. 性连锁鱼鳞病
13. 下列关于性连锁鱼鳞病的描述，不正确的是
   A. 是性连锁隐性遗传病　B. 本病的基因在 X 染色体上
   C. 皮损以四肢伸侧、躯干下部为重　D. 不随年龄增长而改善
   E. 此病仅见于女性
14. 下列不属于单基因遗传性皮肤病特点的是
   A. 符合孟德尔遗传规律
   B. 有常染色体显性遗传、常染色体隐性遗传和性连锁遗传三种方式
   C. 多个基因作用引起的疾病
   D. 遗传病的特征不一定是特异性的

E. 单一基因作用引起的疾病

15. 色素失禁症的遗传模式为

A. X 连锁隐性遗传　　B. 常染色体显性遗传
C. X 连锁显性遗传　　D. 常染色体隐性遗传
E. 多基因遗传

16. 鱼鳞病不会出现的皮损表现为

A. 全身覆有一层火棉胶样膜　　B. 薄膜现象
C. 淡黄色坚硬角化斑块　　D. 薄壁松弛性水疱
E. 皮肤潮红、湿润和表皮剥脱

17. 不属于获得性鱼鳞病易伴发疾病的是

A. 淋巴肉瘤　　B. 脂溢性皮炎
C. 结节病　　D. 麻风
E. 蕈样肉芽肿

18. 色素失禁症的致病基因为

A. *ABCA*12 基因　　B. *TGM*1 基因
C. *K*5 基因　　D. *STS* 基因
E. *NEMO* 基因

19. 家族性良性天疱疮的病理特点为

A. 海绵形成　　B. 棘层松解
C. 空泡变性　　D. 角化不全
E. 颗粒层消失

20. 鱼鳞病最常见的临床类型为

A. 寻常型鱼鳞病　　B. 板层状鱼鳞病
C. 先天性大疱性鱼鳞病样红皮病　　D. 先天性非大疱性鱼鳞病样红皮病
E. 性连锁鱼鳞病

21. 交界型大疱性表皮松解症的水疱位于

A. 真皮内　　B. 致密下层
C. 透明板内　　D. 角质层内
E. 表皮内

22. 汗孔角化病中最可能癌变的是

A. 单侧线状型汗孔角化病　　B. 斑片型汗孔角化病
C. 浅表播散型汗孔角化病　　D. 播散性浅表光线性汗孔角化病
E. 以上均是

23. 染色体 14q11.2 的 *TGM*1 基因突变、缺失、插入可引起
A. 寻常型鱼鳞病
B. 板层状鱼鳞病
C. 性连锁鱼鳞病
D. 先天性非大疱性鱼鳞病样红皮病
E. 先天性大疱性鱼鳞病样红皮病

24. 下列鱼鳞病较少见的是
A. 大疱性先天性鱼鳞病样红皮病
B. 火棉胶婴儿
C. 丑胎
D. 非大疱性先天性鱼鳞病样红皮病
E. 以上都是

25. 着色性干皮病最早期的表现是
A. 皮肤溃疡
B. 基底细胞癌
C. 皮肤萎缩
D. 面部和手部等暴露部位出现雀斑样皮疹和皮肤干燥
E. 鳞状细胞癌

26. 下列哪项不是各型鱼鳞病共同特点
A. 皮肤干燥
B. 表皮角化过度
C. 伴有掌跖角化
D. 片状鱼鳞样固着性鳞屑
E. 单基因遗传病

27. 下列哪项不属于常染色体显性遗传性皮肤病具有的特点
A. 疾病的出现与性别有关
B. 患者子女中至少有一半患病
C. 遗传特征直接由患者传递给子代并代代相传
D. 疾病的出现与性别无关
E. 患者双亲中至少有 1 个是患者

28. 皮肤弹性过度综合征的发病机制主要为
A. 网状纤维量的缺陷及形态上的异常
B. 血清中弹性硬蛋白酶抑制剂水平低
C. 弹力纤维量的缺陷及形态上的异常
D. 真皮含水量的增加，真皮基质黏性增加
E. 胶原纤维量的缺陷及形态上的异常

29. 不属于弥漫性掌跖角化病的是
A. 掌跖角化性斑块
B. 多伴有掌跖多汗
C. 角层增厚、颗粒层和棘层增厚
D. 成年期发病

E. 常染色体显性遗传

30. 性连锁鱼鳞病的病因为

A. 染色体14q11.2的*TGM*1基因突变
B. 角蛋白10基因突变
C. 12-R脂氧合酶突变
D. 类固醇硫酸酯酶基因的缺失或重复
E. 角蛋白1基因突变

31. 相对而言，哪种突变导致的表皮松解性掌跖角化病的临床表现较轻

A. 角蛋白1
B. 兜甲蛋白
C. 连接蛋白26
D. 角蛋白9
E. 角蛋白14

32. 关于寻常型鱼鳞病的说法，不正确的是

A. 又称干皮症
B. 冬重夏轻
C. 小腿伸侧分布深褐色菱形鳞屑
D. 自觉症状重
E. 掌跖常见线状皲裂

33. 下列不属于系统性良性天疱疮的是

A. 出现颈、腋、腹股沟反复出现水疱、糜烂
B. 直接免疫荧光阳性
C. 表皮内水疱形成
D. 不遗留瘢痕
E. 多在青春期发病

34. 下列关于板层状鱼鳞病的描述，正确的是

A. 是常染色体显性遗传
B. 皮损以肢体伸侧为重
C. 外阴无受累
D. 面部皮肤正常
E. 常伴掌跖角化皲裂

35. 鱼鳞病的病理特点不包括

A. 角质层内可见Munro微脓肿
B. 角质形成细胞间的黏合异常
C. 表皮角质形成细胞增生
D. 表皮角化过度
E. 表皮通过时间缩短

36. 单纯型大疱性表皮松解症属于

A. 多基因遗传性疾病
B. 常染色体隐性遗传性疾病
C. 性连锁显性遗传性疾病
D. 性连锁隐性遗传性疾病
E. 常染色体显性遗传性疾病

37. 目前认为，皮肤松弛症与下列哪种有关

A. 锌离子代谢异常
B. 铁离子代谢异常

C. 铜离子代谢异常　　D. 硒离子代谢异常
E. 铅离子代谢异常

38. 临床皮损表现为广泛鳞屑及局限性角化性疣状丘疹，呈“豪猪”样外观的是
A. 寻常型鱼鳞病　　B. 表皮松解性角化过度型鱼鳞病
C. 板层状鱼鳞病　　D. 先天性大疱性鱼鳞病样红皮病
E. 性连锁鱼鳞病

39. 家族性良性慢性天疱疮好发于
A. 头皮　　B. 面部
C. 皱褶部位　　D. 掌跖部
E. 四肢

40. 毛囊角化病又称
A. 毛发苔藓　　B. 瘰疬性苔藓
C. 小棘苔藓　　D. 扁平苔藓
E. 毛发红糠疹

41. 交界型大疱性表皮松解症的基因定位于
A. 1q25-1q32　　B. 2q33-q35
C. 1q21　　D. 3q21-q22
E. Xq22. 3

42. 下列关于毛囊角化病的临床表现，描述不正确的是
A. 好发于上臂及大腿伸侧　　B. 冬重夏轻
C. 毛囊性丘疹　　D. 一定不会伴有瘙痒
E. 有时轻度瘙痒

43. 单纯型大疱性表皮松解症与下列哪项有关
A. 类固醇硫酸酯基因缺陷　　B. 编码板层素 5 和ⅩⅦ型胶原基因突变
C. 编码Ⅶ型胶原基因突变　　D. 角化细胞黏附障碍
E. 编码 *K*5 和/或 *K*14 的基因突变

44. 与毛囊角化病的发病无关的是
A. 常染色体显性遗传　　B. 维生素 A 缺乏
C. X 染色体显性遗传　　D. 内分泌异常
E. 代谢障碍

45. 寻常型鱼鳞病的基因定位于
A. 3q21-q22　　B. 2q33-q35
C. 1q25-1q32　　D. 1q21

E. Xq22.33

46. 下列关于遗传性掌跖角化病说法正确的是

A. 有两种临床类型
B. 一定伴有掌跖多汗
C. 都在婴儿期发病
D. 为X染色体隐性遗传
E. 少数可累及手足背及肘膝部

47. 下列疾病不属于单基因遗传性皮肤病的是

A. 鱼鳞病
B. 遗传性大疱性表皮松解症
C. 多发性脂囊瘤
D. 家族性良性天疱疮
E. 特应性皮炎

48. 遗传性掌跖角化病与获得性掌跖角化病的鉴别要点为

A. 皮损特点
B. 指甲的改变
C. 组织病理学检查
D. 发病年龄及家族史
E. 是否伴有掌跖多汗

49. 下列不属于目前遗传性皮肤病研究方法的是

A. 连锁分析
B. 分离分析
C. 统计分析
D. 突变筛查
E. 遗传流行病学研究

50. 下列不属于各型大疱性表皮松解症的共同特点的是

A. 愈合后无瘢痕
B. 皮肤受到碰撞后出现水疱
C. 四肢关节的伸侧容易发生
D. 可见粟丘疹
E. 可使指（趾）甲萎缩或甲缺如

51. 关于色素失禁症下列不正确的是

A. 可伴骨骼异常
B. 出现色素性斑疹
C. 可有癫痫、智力迟钝
D. 常见于男性
E. 常见于女性

52. 汗孔角化病的特征性病理表现为

A. 角化过度
B. 角层增厚
C. 角样板层下颗粒层正常或消失
D. 真皮浅层淋巴细胞浸润
E. 角化不全柱下异常表皮细胞，角化不良细胞

53. 着色性干皮病主要的致死原因为

A. 蕈样肉芽肿和恶性黑色素瘤
B. 基底细胞癌和蕈样肉芽肿
C. 转移性恶性黑色素瘤和鳞状上皮细胞癌

D. 基底细胞癌和鳞状上皮细胞癌

E. 恶性黑色素瘤和基底细胞癌

54. 下列疾病容易发生皮肤癌的是

A. 着色性干皮病　　B. 色素痣

C. 毛周角化病　　D. 先天性皮肤异色症

E. 毛囊角化病

55. 下列关于鳞状毛囊角化病说法不正确的是

A. 好发于青壮年　　B. 为常染色体显性遗传

C. 为角化性皮肤病　　D. 在少数病例中家族中有相同患者

E. 可能与鱼鳞屑属同类病

56. 下列不属于多基因遗传病的是

A. 鱼鳞病　　B. 银屑病

C. 白癜风　　D. 痤疮

E. 斑秃

57. 表皮松解性角化过度型鱼鳞病的遗传类型为

A. 性连锁隐性遗传　　B. 常染色体隐性遗传

C. 性连锁显性遗传　　D. 常染色体显性遗传

E. 多基因遗传

58. 单纯性大疱性表皮松解症的水疱位于

A. 表皮内　　B. 透明板内

C. 致密下层　　D. 角质层内

E. 真皮内

59. 交界型大疱性表皮松解症与（　　）有关

A. 编码 *K*5 和 *K*14 的基因突变　　B. 类固醇硫酸酯基因缺陷

C. 编码Ⅶ型胶原基因突变　　D. 角化细胞黏附障碍

E. 编码板层素 5 和ⅩⅦ型胶原基因突变

60. 单纯型大疱性表皮松解症属于

A. 感染性皮肤病　　B. 炎症性皮肤病

C. 免疫性皮肤病　　D. 遗传性皮肤病

E. 病因不清

61. 性连锁鱼鳞病的基因定位于

A. 1q21　　B. Xq22. 3

C. 1q25-1q32　　D. 2q33-q35

E. 3q21-q22

62. 对寻常型鱼鳞病描述正确的是

A. 常染色体隐性遗传病
B. 青春期后停止发展
C. 鳞屑呈黏着性
D. 易累及皱褶部位
E. 颗粒层明显增厚

63. 下列不是显性遗传性皮肤病的是

A. 板层状鱼鳞病
B. 寻常型鱼鳞病
C. 毛囊角化症
D. 交界型大疱性表皮松解症
E. 营养不良型大疱性表皮松解症

64. 毛囊角化症与小棘苔藓的不同处是

A. 毛囊性丘疹
B. 无自觉症状或瘙痒
C. 分布对称
D. 预后好
E. 毛囊口有角栓，内含卷曲的毛发

65. 下列属于获得性掌跖角化病的是

A. 残毁性掌跖角化病
B. 转移性掌跖角化病
C. 掌跖点状角化病
D. 表皮松解性掌跖角化病
E. 更年期角化病

66. 相对而言，下列哪种突变导致的残毁性掌跖角化病的表型多伴发鱼鳞病

A. 连接蛋白26
B. 角蛋白9
C. 角蛋白1
D. 兜甲蛋白
E. 角蛋白14

67. 下列鱼鳞病不伴有掌跖角化过度的是

A. 寻常型鱼鳞病
B. 性连锁鱼鳞病
C. 板层状鱼鳞病
D. 先天性非大疱性鱼鳞病样红皮病
E. 先天性大疱性鱼鳞病样红皮病

68. 下列关于遗传性大疱性表皮松解症的描述，不正确的是

A. 好发于四肢的伸侧
B. 皮肤在受到摩擦后出现水疱、大疱
C. 单纯型愈后遗留瘢痕
D. 营养不良型愈后遗留瘢痕
E. 有家族史

69. 与家族性良性天疱疮发病相关的因素为

A. 摩擦
B. 酵母菌
C. 基因突变
D. 细菌、病毒感染
E. 以上都正确

70. 家族性良性天疱疮的致病基因是

A. *ATP2A2* 基因
B. *STS* 基因
C. *ABCA12* 基因
D. *ATP2C1* 基因
E. *K5* 基因

71. 下列疾病有家族史的是

A. 假性斑秃
B. 雄激素性脱发
C. 斑秃
D. 普秃
E. 以上都正确

72. 下列关于遗传性皮肤病的描述中错误的是

A. 遗传性皮肤病分为单基因遗传病多基因遗传病和染色体病
B. 单基因遗传病包括常染色体显性遗传病、常染色体隐性遗传病、性联遗传性皮肤病三类
C. 性联遗传性皮肤病包括 X 连锁遗传病、Y 连锁遗传病
D. 银屑病的病因与遗传无关
E. 寻常痤疮的病因与遗传有关

73. 对寻常型鱼鳞病描述不正确的是

A. 此型最常见
B. 成人发病
C. 皮肤干燥，有边缘游离的褐色鳞屑
D. 四肢伸侧可伴有毛囊角化型丘疹
E. 角质层增厚

74. 下列疾病不伴有掌跖角化的是

A. 角化型足癣
B. 毛囊角化病
C. 毛发红糠疹
D. 掌跖慢性湿疹
E. 板层状鱼鳞病

75. 不属于先天性大疱性鱼鳞病样红皮病临床特点的是

A. 出生时即发病
B. 随年龄增长，红斑、水疱症状加重
C. 松弛性大疱容易破溃形成糜烂面
D. 随年龄增长，红斑、水疱症状减轻
E. 轻微创伤和摩擦可引起发病

76. 下列不属于大疱性表皮松解症共性的是

A. 与遗传有关
B. 摩擦、碰撞不引起皮损
C. 皮肤、黏膜出现水疱、血疱
D. 病变位于表皮内、表皮下
E. 好发于四肢伸侧

77. 皮肤出现咖啡牛奶色斑见于

A. Ⅰ型神经纤维瘤病　　B. 玫瑰糠疹

C. 恶性黑色素瘤　　D. 太田痣

E. 皮内痣

78. 下列疾病有家族史者可伴 Gardner 综合征和肌营养不良的是

A. 圆柱瘤　　B. 顶泌汗腺腺瘤

C. 毛母质瘤　　D. 汗管瘤

E. 毛发上皮瘤

79. 家族性良性慢性天疱疮在组织学中水疱位于

A. 真皮内　　B. 表皮下

C. 角质层　　D. 表皮内

E. 真皮乳头

80. 水疱位于透明层内的是

A. 单纯型大疱性表皮松解症　　B. 营养不良型大疱性表皮松解症

C. 交界型大疱性表皮松解症　　D. 寻常型天疱疮

E. 大疱性类天疱疮

81. 相对而言，下列哪种突变导致的残毁性掌跖角化病的表型常伴耳聋

A. 兜甲蛋白　　B. 连接蛋白 26

C. 角蛋白 1　　D. 角蛋白 9

E. 角蛋白 14

82. 下列关于单纯型大疱性表皮松解症说法，正确的是

A. 是最重型　　B. 愈合后遗留瘢痕

C. 尼氏征阳性　　D. 水疱位置较深

E. 水疱发生在表皮基底细胞层

83. 获得性掌跖角化病可见于

A. 慢性砷中毒　　B. 内分泌疾病

C. 恶性肿瘤　　D. 免疫性疾病

E. 以上都正确

84. 下列与编码Ⅶ型胶原基因突变有关的是

A. 单纯型大疱性表皮松解症　　B. 营养不良型大疱性表皮松解症

C. 大疱性类天疱疮　　D. 获得性大疱性表皮松解症

E. 交界型大疱性表皮松解症

85. 掌跖角化病的共性为

A. 大多为先天性，有家族史　　B. 全身治疗无特效口服药物治疗

C. 局部治疗为主
D. 主要累及掌跖
E. 以上都正确

86. 血清中存在针对Ⅶ型胶原抗体的是
A. 获得性大疱性表皮松解症
B. 交界型大疱性表皮松解症
C. 营养不良型大疱性表皮松解症
D. 单纯型大疱性表皮松解症
E. 大疱性类天疱疮

87. 家族性良性天疱疮的基因定位于
A. 1q21
B. 2q33-q35
C. 3q21-q22
D. 1q25-1q32
E. Xq22.3

88. 家族性良性天疱疮的临床表现是
A. 尼氏征阴性
B. 无黏膜受累
C. 自觉瘙痒
D. 常有全身症状
E. 愈后遗留瘢痕

89. 家族性良性天疱疮的治疗措施不适合的是
A. 严禁系统应用抗生素
B. 严重者可内服泼尼松
C. 抗生素、抗真菌制剂及糖皮质激素外用有一定疗效
D. 氨苯砜对部分患者有效
E. 顽固及皮损肥厚者可用局部放射治疗

90. 色素失禁是指黑色素颗粒进入
A. 基底层
B. 颗粒层
C. 真皮内
D. 皮下组织
E. 致密层

91. 长期接触哪项物质可导致掌跖部多发性不规则的疣状角质增厚
A. 砷
B. 铁
C. 铜
D. 银
E. 硒

92. 关于先天性大疱性鱼鳞病样红皮病描述，不正确的是
A. 1/3 患者有眼睑及口唇外翻
B. 红斑及水疱随年龄增长而逐渐减轻
C. 患者出生时即有皮肤发红、湿润和表皮剥脱
D. 可出现疣状角化过度
E. 常染色体显性遗传

93. 不属于板层状鱼鳞病临床特点的是
A. 出生时即发病
B. 黄棕色四方形鳞屑
C. 口唇外翻
D. 松弛性大疱
E. 体表呈铠甲样

94. 下列与Ⅶ型胶原基因缺陷有关的是
A. 单纯型大疱性表皮松解症
B. 交界型大疱性表皮松解症
C. 致死性大疱性表皮松解症
D. 营养不良型大疱性表皮松解症
E. 获得性大疱性表皮松解症

95. 鱼鳞病的治疗措施中不正确的是
A. 做产前诊断
B. 外用维 A 酸可改善角化程度
C. 局部用药以温和、保湿、轻度剥脱为原则
D. 口服维 A 酸可根治此病
E. 有感染者外用抗菌药物

96. 板层状鱼鳞病的发生与下列哪种缺陷有关
A. 角蛋白 1 基因
B. 角蛋白 10 基因
C. *NF*1 基因
D. 类固醇硫酸酯酶基因
E. 谷氨酰胺转移酶 1 基因

97. 板层状鱼鳞病的基因定位于
A. 3q21-q22
B. Xq22. 3
C. 1q21
D. 1q25-1q32
E. 2q34

98. 下列描述不正确的是
A. 非大疱性先天性鱼鳞病样红皮病主要表现为出生时就有皮疹，全身皮肤均发红，有细碎的鳞屑，也可累及面部，但眼睑、口唇外翻少见
B. 毛周角化病好发于上臂、股外侧和臀部，部分患者可累及腹部
C. 弥漫性掌跖角化病常在婴儿期发病，掌跖同时受累，损害通常不扩散至手足背面
D. 斑点状掌跖角化病是以掌跖部散发角化性丘疹为特征，可累及手足背及膝部，不伴手足多汗
E. 板层状鱼鳞病较罕见

99. 下列不符合原发性皮肤松弛症的是
A. 眼睑皮肤松弛
B. 斑状皮肤萎缩
C. 弹性纤维假黄瘤
D. 神经纤维瘤病
E. 全身性皮肤松弛症

100. 关于遗传性皮肤病的研究方法包括
A. 遗传流行病学研究　　B. 分离分析
C. 连锁分析　　D. 突变筛查
E. 以上都正确

101. 点状掌跖角化病的典型皮损为
A. 掌跖增厚　　B. 常染色体隐性遗传
C. 角层增厚　　D. 甲营养不良
E. 掌跖部散发角化性丘疹

102. 属于性连锁鱼鳞病特点的是
A. 皮损局限于胫前　　B. 掌跖角化过度
C. 只发生于女性　　D. 随年龄增长症状减轻
E. 角膜有点状浑浊

103. 下列关于神经纤维瘤病的说法正确的是
A. 无咖啡斑　　B. 无家族遗传史
C. 肿瘤是单发的　　D. 多伴有厚甲
E. 有家族遗传史

104. 关于多基因遗传性皮肤病的特点描述正确的是
A. 由遗传因素和环境因素共同决定发病
B. 发病常具有一定的家族聚集倾向
C. 在家系中的传递方式不遵循孟德尔分离规律
D. 遗传因素涉及两对或两对以上等位基因
E. 以上都正确

105. 皮脂腺痣的组织病理学特点不包括
A. 皮脂腺增生明显　　B. 皮脂腺细胞有异形
C. 可见异位的顶泌汗腺　　D. 可见毛囊的胚芽
E. 表皮呈乳头瘤样增生

106. 毛囊角化病的基因定位于
A. 3q21-q22　　B. 12q23-12q24. 1
C. 1q21　　D. 2q33-q35
E. Xq22. 3

107. 毛囊角化症与（　　）有关
A. 编码 *K*5 和 *K*14 的基因突变　　B. 角化细胞黏附障碍
C. 编码Ⅶ型胶原基因突变　　D. 编码板层素 5 和ⅩⅦ型胶原基因突变
E. 类固醇硫酸酯基因缺陷

108. 毛囊角化病的致病基因是

A. *STS* 基因
B. *ATP2C1* 基因
C. *ABCA12* 基因
D. *ATP2A2* 基因
E. *K5* 基因

109. 下列说法与毛囊角化症不符的是

A. 常见于青少年
B. 冬重夏轻
C. 与毛孔一致的坚硬的角化性丘疹
D. 好发于上臂、股外侧和臀部
E. 发病与维生素 A 缺乏一定有关

110. 下列疾病不会出现角化不良的是

A. 毛囊角化病
B. 光线性角化病
C. 鳞状细胞癌
D. 湿疹
E. Bowen 病

二 A2 型题

1. 患儿，男，6 岁。自婴儿期开始，肢端及摩擦部位反复起水疱，有时为血疱，愈合缓慢。查体：四肢伸侧见片状色素沉着、萎缩性瘢痕和粟丘疹，可见尼氏征阳性，血疱、水疱及糜烂。可能的诊断是

A. 隐性遗传性营养不良型大疱性表皮松解症
B. 皮肤迟发型卟啉病
C. 单纯型大疱性表皮松解症
D. 获得性大疱性表皮松解症
E. 显性遗传性营养不良型大疱性表皮松解症

2. 患者，男性，23 岁。面部、上肢出现大小不等的略突出皮肤的棕色圆圈，病理可见角化不全柱，其下角质形成细胞变性。可能的诊断为

A. 点状掌跖角皮症
B. 汗孔角化病
C. 弥漫性掌跖角皮症
D. 性连锁鱼鳞病
E. 寻常型鱼鳞病

3. 患儿，男性，3 岁。出生后即发现躯体和四肢伸侧褐色多角形鳞屑，血清硫酸胆固醇水平升高，脂蛋白电泳异常。可能的诊断是

A. 性连锁鱼鳞病
B. 弥漫性掌跖角化症
C. 汗孔角化病
D. 点状掌跖角化症
E. 寻常型鱼鳞病

4. 患者，女性，15 岁。自婴儿期皮肤上就有多数鳞屑斑，患者的一个哥哥和一个妹妹有类

似疾病，可能的诊断是

A. 毛发红糠疹　　B. 性连锁鱼鳞病
C. 板层状鱼鳞病　　D. 寻常型鱼鳞病
E. 表皮松解性角化过度型鱼鳞病

三 A3/A4 型题

（1~3 题共用题干）

患者，女性，44 岁。全身皮疹反复发作 30 年，近半年来皮损加重。患者以往诊断银屑病予外用药物治疗，具体不详。2 年前间断口服泼尼松治疗，皮损控制不理想，在半年前自行停用。查体：急性病容，T 38.7℃，P 98 次/分，轻度库欣面容。专科检查可见颜面、躯干和双大腿大片状潮红斑，见细碎鳞屑。头皮见斑丘疹，伴厚层鳞屑，四肢散在斑丘疹、丘疹，其上附着鳞屑。

1. 患者的诊断是
A. 寻常性银屑病　　B. 脓疱性银屑病
C. 红皮病性银屑病　　D. 关节病性银屑病
E. 剥脱性皮炎

2. 分析患者皮损没有得到良好控制，且皮损加重潮红，最有可能是因为
A. 未联合应用免疫抑制剂　　B. 病情进展
C. 口服泼尼松　　D. 未坚持口服泼尼松
E. 可能因为某些外用药物使用不当或停药泼尼松所致

3. 为控制皮损及全身症状，临床上最佳的选择是
A. 免疫抑制剂联合 PUVA　　B. 维 A 酸类药物联合窄谱中波紫外线
C. 干扰素联合免疫抑制剂　　D. 系统应用糖皮质激素
E. 加强外用药物联合窄谱中波紫外线

（4~7 题共用题干）

患儿，女，8 个月。因周身出现条状花纹就诊。患儿出生 7~8 天后，四肢开始出现点滴状淡红色斑，一些红斑的颜色逐渐加深呈褐色，部分红斑基础上出现绿豆至蚕豆大小水疱，水疱消退后留有色素沉着斑。患儿足月顺产，父母非近亲结婚，家族中也无类似病史。查体：发育良好，系统检查未见异常。皮肤科查体：躯干、四肢和外阴见条状或不规则状或涡轮状光滑的紫色或褐色色素沉着斑，部分皮损呈疣状增生。组织病理示：基底层色素减退，细胞空泡化变性，真皮乳头层嗜黑细胞见大量黑色素沉积。

4. 根据临床表现及病史可能的诊断是
A. 色素失禁症　　B. 遗传性对称性色素异常症

C. 遗传性大疱性表皮松解症
D. 脱色性色素失禁症
E. 局灶性真皮发育不良

5. 该病依据皮损形态分期，通常不包括
A. 疣状损害期
B. 红斑及水疱期
C. 恢复期
D. 色素沉着期
E. 色素减退期

6. 该病第三期需要和多种疾病相鉴别，不包括
A. 线状痣样色素沉着病
B. 疣状软骨发育不良
C. Naegeliz 综合征
D. 色素异常症
E. 旋涡状痣样色素沉着病

7. 下列疾病不伴有智力障碍的是
A. 结节性硬化症
B. 寻常型鱼鳞病
C. 着色性干皮病
D. 鲁德综合征（Rud 综合征）
E. 色素失禁症

（8~10 题共用题干）

患者，男性，21 岁。6 岁时偶然发现下唇有点状黑斑，随年龄增长逐渐增多增大，10 岁时左手指相继出现棕褐色斑点，16 岁时由于经常腹部不适，用多种药物治疗无效。胃镜检查发现空肠腔内多发性息肉。

8. 该病又称为
A. 氨苯砜综合征
B. 抗心磷脂综合征
C. Peutz-Jeghers 综合征
D. 急性发热性嗜中性皮肤病
E. 葡萄球菌烫伤样综合征

9. 下面不符合该病的诊断的是
A. 口周、唇部及口腔黏膜有褐黑色斑点
B. 癫痫
C. 组织病理示皮肤表皮基底层、棘层色素增加
D. 息肉常为腺瘤，可恶变
E. 胃肠道息肉

10. 该病的治疗方法不包括
A. 外科治疗
B. 内科治疗
C. 基因治疗
D. 体外治疗
E. 干细胞治疗

(11~14 题共用题干)

患儿，女，3 岁。因面部及手足部色素斑 3 年就诊。患儿在出生后 1 个月即在面部、手背部等暴露部位出现红色斑点，随后皮疹逐渐增多，颜色变为褐色。日晒后加重，无痛痒等不适。其父母非近亲结婚，否认家族遗传病史。患儿皮肤干燥，暴露部位密集雀斑样色素沉着，淡棕至深褐色，面部及手足部伸侧伴脱屑性红棕色斑片。双眼畏光流泪，球结膜无充血。

11. 根据患儿病史以及临床表现可诊断为
    A. 着色性干皮病　　B. 卟啉病
    C. 种痘样水疱病　　D. 遗传性对称性色素异常症
    E. 红斑狼疮

12. 其诊断标准不包括
    A. 眼损害　　B. 家族史
    C. 好发于非暴露部位　　D. 特征性皮损
    E. 组织病理

13. 目前该病的实验室检查不包括
    A. UV 变态反应　　B. 影像学检查
    C. 细胞染色体断裂　　D. 互补作用研究
    E. 基因测序

14. 该病治疗措施不正确的是
    A. 外用遮光剂　　B. 维 A 酸药物
    C. 手术治疗　　D. 特定脂质体进行 DNA 修复
    E. 糖皮质激素

(15~17 题共用题干)

患者，男性，25 岁。患者有汗孔角化病（PK），这是一组角化萎缩性皮肤病，具有遗传异质性。特征性皮损是一个或多个离心性扩散的斑疹或斑块，中央轻度萎缩，边缘堤状隆起。

15. 临床上 PK 通常分为 5 种类型，不正确的是
    A. 经典斑块型　　B. 播散性浅表光线型
    C. 掌跖泛发型　　D. 线状型
    E. 散发型

16. 目前已知发生 PK 的危险因素不包括
    A. 遗传因素　　B. 药物
    C. 免疫抑制　　D. 紫外线照射

E. 电子束治疗

17. 生殖器及臀部的PK与多种疾病鉴别不包括

A. 环状扁平苔藓　　B. 斑块状副银屑病

C. 表皮痣　　D. 尖锐湿疣

E. 疣状癌

（18~20题共用题干）

患者，男性，19岁。掌跖皮肤出现红斑、增厚18年，伴部分末端指/趾节畸形、溃疡8年余。系统查体未见显著异常。皮肤科查体：手部见弥漫性红斑、增厚，伴手指畸形外观，中指伸侧有蜂窝状凹陷。双手拇指关节处见海星状角化。双足跖弥漫性角化增厚并有皲裂、糜烂伴恶臭，角化增厚边缘附黄色厚鳞屑，第一趾与第二趾可见甲变形、甲分离和甲板浑浊。组织病理示：表皮明显角化过度，颗粒层、棘层肥厚，表皮突延长，真皮可见少量炎症细胞浸润，皮下脂肪组织基本正常。

18. 根据患者的病史和临床表现最可能的诊断是

A. 残毁性掌跖角化病　　B. 点状掌跖角化病

C. 弥漫性掌跖角化病　　D. 表皮松解性掌跖角化病

E. 进行性掌跖角化病

19. 该病是由下列哪种基因突变所引起

A. 角蛋白1　　B. 角蛋白9

C. 连接蛋白26　　D. 跨膜蛋白

E. 桥粒斑蛋白

20. 该病伴发的缺陷不包括

A. 秃顶　　B. 耳聋

C. 痉挛性截瘫　　D. 肌病

E. 失明

（21~23题共用题干）

患者，女性，47岁。因“躯干、四肢出现水疱2周”来诊。水疱壁厚，不易破裂，疱内有黄色透明浆液。尼氏征(–)。

21. 不需要进行的检查是

A. 组织病理学　　B. 直接免疫荧光

C. 疱液细菌 + 真菌培养　　D. 盐裂皮肤间接免疫荧光

E. 间接免疫荧光

22. 直接免疫荧光：BMZ可见到线状IgG沉积。盐裂间接免疫荧光试验：自身抗体在真皮

侧。应考虑为

A. 获得性大疱性表皮松解症　　B. 大疱性类天疱疮

C. 寻常型天疱疮　　D. 家族性良性天疱疮

E. 暂时性棘层松解性皮肤病

23. 该病的共同表现不包括

A. 多见于成年人　　B. 基本损害为紧张性水疱

C. 真皮乳头形成微脓肿　　D. 水疱位于表皮下

E. 不累及黏膜

(24~26 题共用题干)

患者，女性，64 岁。34 岁时掌跖部出现角质丘疹，质地坚硬，部分皮疹已剥除或自行脱落呈喷火形凹陷。随着年龄增长皮损逐渐增多。患者家族中有 6 人患病。近 1 个月患者胸背部出现红斑鳞屑性皮疹，刮除表面鳞屑可见薄膜现象和点状出血。系统检查无异常。

24. 该原发病可诊断是

A. 点状掌跖角化病　　B. 毛发红糠疹

C. 可变性红斑角化症　　D. 局限性肢端角化过度

E. 进行性掌跖角化病

25. 该病所伴发疾病为

A. 副银屑病　　B. 寻常性银屑病

C. 毛发红糠疹　　D. 玫瑰糠疹

E. 扁平苔藓

26. 下面治疗不适宜其伴发疾病的是

A. 外用糖皮质激素　　B. 外用维 A 酸霜

C. 应用抗生素　　D. 应用糖皮质激素

E. 应用卡泊三醇

(27~28 题共用题干)

患者，女性，30 岁。因“颈部、腋窝反复出现红斑基础上水疱 5 年”就诊。3 年前已诊断为“家族性良性天疱疮”。

27. 下列不属于家族性良性天疱疮特点的是

A. 为一种罕见遗传性疾病

B. 由不规则的显性基因引起

C. 尼氏征(-)

D. 主要位于颈部、腋窝和腹股沟等处

E. 其特征为反复发生群集的水疱和大疱

28. 该患者的治疗方案中，不正确的是

A. 系统应用免疫抑制剂和激素

B. 如有感染，局部或系统使用抗生素

C. 当有细菌感染病情加重时选择高敏感抗生素

D. 患者应避免外界各种诱因，以免疾病复发和加剧

E. 可使用局部皮损切除或照射治疗

（29~31 题共用题干）

患儿，女，2 岁。因全身皮肤如羊皮纸样入院。系第 1 胎第 1 产，胎龄 36 周，剖宫产娩出，出生时羊水浑浊，评分 10 分。父母非近亲婚配，母亲、舅舅皮肤比较干燥，易脱屑。查体：体温正常，脉搏 140 次/分，呼吸 45 次/分，体重 2600g。神清，哭声响亮，前囟平，眼睑、口唇外翻。结膜充血，有黄色分泌物，颈软，全身皮肤薄而发亮，多皱褶，如同涂过油的羊皮纸。

29. 该患儿可能诊断为

A. 脱屑性红皮病

B. 新生儿中毒性红斑

C. 先天性鱼鳞病

D. 先天性梅毒

E. 先天性皮肤缺损

30. 在新生儿期发病的遗传病不包括

A. 获得性大疱性表皮松解症

B. 寻常型鱼鳞病

C. 板层状鱼鳞病

D. 性连锁鱼鳞病

E. 火棉胶婴儿

31. 板层状鱼鳞病目前有 5 个致病位点，不包括

A. *TGM*1 基因

B. *ABDA*12 基因

C. *NCIE*2 基因

D. *ABCA*12 基因

E. 位于 17p13. 2-p13. 1

（32~34 题共用题干）

患者，男性，41 岁。因“面部、头皮、四肢、胸背及腋下皮疹 30 余年”来诊。患者自 10 岁时在面部、前胸出现针尖至米粒大丘疹，淡黄色，表面有油腻性的光泽。随着年龄增长皮疹逐渐增多，扩展至头皮、颈部、背部、腋下、外阴等处，夏重冬轻。按照“湿疹”治疗效果不明显。患者的母亲、弟弟、儿子有类似的病史。否认近亲结婚。皮肤科查体：头面部弥漫性红斑伴有轻度渗出，头发黏着，有恶臭味；额部、鼻唇沟、颈部、胸背及腋下见黄褐色油腻性结痂，可见不规则的疣状斑块。

32. 患者所患疾病可能的遗传模式为
A. X 连锁隐性遗传
B. 常染色体隐性遗传
C. X 连锁显性遗传
D. 常染色体显性遗传
E. Y 连锁遗传
33. 该患者确诊依据为
A. 发病有家族史
B. 组织病理学
C. 冬轻夏重现象
D. 同形反应
E. *ATP2C1* 基因突变
34. 该患者最可能的诊断是
A. 家族性良性天疱疮
B. 脂溢性角化病
C. 毛囊角化病
D. 融合性网状乳头瘤病
E. 黑棘皮病

（35~38 题共用题干）

患儿，女，6 岁。自幼全身皮肤粗糙肥厚，脱屑。躯干及四肢经常起黄豆大小水疱，以胸背部为著，疱壁薄。数日内干燥脱屑愈合。近半年来水疱发生减少，皮肤潮红、粗糙及脱屑明显。组织病理示：明显角化过度，细胞内水肿，致表皮松解。

35. 该病可能的诊断是
A. 寻常型鱼鳞病
B. 性连锁鱼鳞病
C. 板层状鱼鳞病
D. 脱屑性红皮病
E. 表皮松解性角化过度型鱼鳞病
36. 该病又称
A. 脱屑性红皮病
B. 鱼鳞病样红皮病
C. 先天性大疱性鱼鳞病样红皮病
D. 火棉胶婴儿
E. 非大疱性鱼鳞病样红皮病
37. 西门子大疱性鱼鳞病主要是 *K2e* 基因突变所致，病变局限于
A. 基底层
B. 颗粒层
C. 棘层
D. 透明层
E. 角质层
38. 对于该病可进行的治疗不包括
A. 遗传咨询
B. 产前诊断
C. 严重病例需要进行重症监护
D. 糖皮质激素
E. 严重病例需要进行水化保湿

（39～40 题共用题干）

患者，女性，32 岁。颈、腋窝、腹股沟红斑、糜烂 3 年，自觉痒痛，夏重冬轻。

39. 诊断首先考虑

A. 天疱疮
B. Hailey-Hailey 病
C. 疱疹样皮炎
D. 获得性大疱性表皮松解症
E. 线状 IgA 大疱性皮病

40. 本病基因突变的染色体为

A. 12q
B. 3q
C. 12p
D. 3p
E. 性染色体

（41～43 题共用题干）

患儿，女，6 个月。因“频发四肢抽搐 2 周”入院，每次发作前无明显诱因，发作形式呈婴儿痉挛样；母亲在孕期无家禽接触史，患儿现在智能发育与同龄儿相近，家族中无遗传病史。查体：T 36.3℃，体重 7.5kg，身高 75cm，眼距增宽明显，前胸见大小不等、散在分布色素脱失斑 5 处，与周边皮肤分界清楚；神经系统检查无阳性体征。血常规、脑脊液检查正常。头颅 CT：侧脑室旁见散在钙化灶。

41. 该病诊断是

A. 结节性硬化症
B. 毛发上皮瘤
C. 系统性硬化
D. 癫痫
E. 毛囊角化病

42. 下面不是该病皮损特征性损害的是

A. 面部血管纤维瘤
B. 甲周纤维瘤
C. 鲛鱼皮斑
D. 表皮痣
E. 卵圆形或叶状白斑

43. 该病的遗传方式为

A. 常染色体隐性遗传
B. 常染色体显性遗传
C. X 连锁遗传
D. 多基因遗传
E. Y 连锁遗传

（44～45 题共用题干）

患儿，男，13 岁。自幼双掌跖红斑及角化过度，逐渐向手背、足背扩展，面部及颈部、臀部片状潮红浸润性肥厚斑片，表面有片状鳞屑。患儿一般状况良好。

44. 本病可能的遗传方式为
A. 性连锁隐性遗传
B. 常染色体隐性遗传
C. 性连锁显性遗传
D. 常染色体显性遗传
E. 不遗传

45. 该患者可能诊断为
A. 弥漫性掌跖角化病
B. 点状掌跖角化病
C. 显性遗传寻常性鱼鳞病
D. 汗孔角化病
E. 进行性对称性红斑角化症

（46~48 题共用题干）

患儿，男，7 个月。患儿出生后不久手足出现水疱，以关节和摩擦部位为著，摩擦后加重。患儿出生正常。母亲在孕期无感染及服药史，父母非近亲结婚。家族中无类似疾病。患儿查体：生长发育良好，生命体征正常，头颅及耳鼻检查无异常，颈无抵抗，心、肺、腹部检查无异常，口唇周围及手足皮肤可见大小不等透亮水疱，直径 1~2cm。该病透射电镜下皮肤松解发生于表皮内。

46. 该病属于
A. 交界型 EB
B. 单纯型大疱性表皮松解症
C. 半桥粒型 EB
D. 常染色体显性遗传的 DEB
E. 常染色体隐性遗传的 DEB

47. 下列对该病的描述，不正确的是
A. 是一类角蛋白疾病
B. 内脏很少受累
C. 水疱发生在透明板内
D. 通常由角蛋白 5 和角蛋白 14 的基因突变所致
E. 该病多为常染色体显性遗传

48. 该病通常可分为
A. 斑驳型
B. 泛发型
C. 局限型
D. 致死型
E. 包括 A、B、C

（49~50 题共用题干）

患者，男性，26 岁。自出生后不久全身出现散在咖啡色斑，后躯干出现散在淡粉色柔软肿瘤，皮损逐渐增多，伴有智力障碍。

49. 该患者可诊断为
    A. 结节性痒疹　　B. 疥疮
    C. 神经纤维瘤病　　D. 传染性软疣
    E. 皮肤纤维瘤
50. 该病的病因为
    A. 常染色体显性遗传　　B. 病毒感染
    C. 常染色体隐性遗传　　D. 性连锁遗传
    E. 变态反应

(51~53题共用题干)

患儿，男，7岁。咽痛10天，四肢皮疹5天。查体：精神状况佳，T 37.0℃。扁桃体Ⅰ度肿大。四肢密集红色斑丘疹，其上附着厚层鳞屑。皮疹以双下肢为多，并见躯干散在分布少许红斑、丘疹。未见“束状发”。

51. 该患儿首先考虑的诊断是
    A. 过敏性皮炎　　B. 寻常性银屑病
    C. 丘疹性荨麻疹　　D. 过敏性紫癜
    E. 副银屑病
52. 为鉴别诊断，最有效简便的方法是
    A. 皮肤划痕试验　　B. 挑刺试验
    C. 斑贴试验　　D. 组织病理试验
    E. 奥斯皮茨征试验
53. 明确诊断后进行有效的治疗，下列治疗措施不得当的是
    A. 强效糖皮质激素　　B. 外用弱效或中效糖皮质激素制剂
    C. 抗感染治疗　　D. 窄谱中波紫外线照射治疗
    E. 外用维A酸制剂

(54~56题共用题干)

患者，女性，35岁。确诊为寻常性银屑病10年，四肢多关节疼痛伴部分关节肿胀2个月。专科检查：束状发，躯干四肢散在斑疹、斑丘疹，伴有银白色鳞屑。双侧肩关节、双侧髋关节压痛。腰椎多椎体间压痛。双侧腕关节及部分掌指关节肿胀畸形，伴压痛。部分指（趾）甲变形、变脆，甲下厚积鳞屑。

54. 该患者可诊断为
    A. 风湿性关节炎　　B. 关节病性银屑病

C. 寻常性银屑病　　D. 强直性脊柱炎

E. 类风湿关节炎

55. 该病应该主要与哪种疾病进行鉴别

A. 风湿性关节炎　　B. 脓疱性银屑病

C. 寻常性银屑病　　D. 类风湿关节炎

E. 关节病性银屑病

56. 为控制关节炎症状，很少联用的药物是

A. 口服糖皮质激素　　B. 口服维 A 酸类药物

C. 干扰素　　D. 甲氨蝶呤

E. 环孢素

（57~59 题共用题干）

患儿，男，8 岁。从婴儿时开始两掌跖发红粗糙变厚，随着年龄增长逐渐加重，伴有细薄鳞屑，并逐渐扩展至指背及手背，夏季常发红明显伴臭味，冬季皮损常发生皲裂。两手掌和足跖弥漫性潮红粗糙增厚，伴有鳞屑，足部轻度浸渍发白，伴明显臭味，损害自掌跖侧面延伸到手足背，足部延伸到踝关节以上，双手已接近腕关节处，边界清楚，多数指（趾）甲增厚无光泽。膝肘关节尚未见皮损。皮损组织病理示表皮角化过度伴角化不全，真皮毛细血管扩张，周围少量淋巴细胞、组织细胞浸润，其母亲有相似病史。

57. 该患儿可能诊断为

A. 结节性硬化症　　B. 可变性红斑角化病

C. 毛发红糠疹　　D. 毛囊角化病

E. 对称性进行性红斑角化病

58. 该病可能的致病基因为

A. 角蛋白基因　　B. 酶基因

C. 连接蛋白基因　　D. 兜甲蛋白基因

E. 突变蛋白基因

59. 该病与可变性红斑角化病的主要区别为

A. 遗传方式不同

B. 后者红斑为游走性角化性，边界清楚呈地图状

C. 皮损部位不同

D. 后者由编码连接蛋白 31 基因突变所致

E. 发病年龄不同

（60~63题共用题干）

患者，女性，34岁。10余年前每于夏季在腹股沟、大腿内侧、腋下出现皮疹，主要表现为红斑、小水疱，自觉瘙痒，抓挠后有渗出。通常夏季加重，冬季缓减，每年反复发作。其父有类似病史。皮科查体：双腋下0.5cm×1.0cm至1.0cm×2.0cm大小红斑，无糜烂和渗液；双大腿根部内侧大片红斑，中央糜烂渗液，有异味。红斑边缘见黄豆大水疱，疱壁松弛，疱液浑浊，尼氏征阳性。

60. 根据上述病史及临床表现该病可诊断为

A. 家族性良性天疱疮
B. 大疱性类天疱疮
C. 寻常型天疱疮
D. 疱疹样天疱疮
E. 湿疹

61. 该病与自身免疫性大疱病的主要区别为

A. 组织病理示表皮下/表皮内水疱
B. 尼氏征阳性/阴性
C. 紧张性/松弛性水疱
D. 直接免疫荧光检测阳性
E. 直接/间接免疫荧光检测阴性

62. 该病的组织病理特征性改变为

A. 棘层增厚
B. 表皮角化过度
C. 表皮内广泛的棘层松解，宛如倒塌的砖墙
D. 真皮有不同的炎症细胞浸润
E. 颗粒层消失

63. 该病好发于

A. 躯干
B. 颈部、腋窝、腹股沟等易摩擦的部位
C. 口腔黏膜
D. 掌跖部位
E. 四肢

四 B型题

（1~5题共用备选答案）

A. 明确遗传模式
B. 明确某种单基因皮肤病的分子发病机制
C. 对某种疾病的致病基因进行染色体定位及克隆
D. 从全基因组外显子水平鉴定疾病发病直接相关的功能性变异
E. 从全基因组水平筛查疾病相关的遗传变异

1. 连锁分析

2. 突变筛查
3. 全基因组外显子测序
4. 全基因组关联研究
5. 分离分析

（6~9 题共用备选答案）

A. 板层状鱼鳞病　　B. 遗传性鱼鳞病
C. 婴儿型鱼鳞病　　D. 性连锁鱼鳞病
E. 表皮松解性角化过度型鱼鳞病

6. 因编码丝聚合蛋白原基因表达缺失或减少引发
7. 因类固醇硫酸酯酶（*STS*）基因缺陷引发
8. 因角蛋白 *K*1 和 *K*10 基因突变引发
9. 因位于 2q34 的 ATP 结合盒 *A*12 基因突变引发

（10~12 题共用备选答案）

A. Ⅶ型胶原 *COL7A*1 基因突变
B. 编码角蛋白 *K*1 和 *K*10 基因突变
C. 编码板层素 5 三个亚基的基因突变
D. 编码角蛋白 *K*5 和 *K*14 基因突变
E. ⅩⅦ型胶原基因突变

10. 单纯型大疱性表皮松解症的主要病因是
11. 交界型大疱性表皮松解症的主要病因是
12. 营养不良型大疱性表皮松解症的主要病因是

（13~17 题共用备选答案）

A. 与染色体 14q11. 2 的谷氨酰胺转移酶 1（*TGM*1）基因突变、缺失、插入有关
B. 由多个基因如 *TGM*1 基因、12-R 脂氧合酶基因等突变有关
C. 致病基因定位于 1q21. 3
D. 定位于 12q13. 13、17q21. 2 的角蛋白 1（*KRT*1）和角蛋白 10（*KRT*10）基因突变
E. 大部分患者 Xp22. 3 上编码类固醇硫酸酯酶（*STS*）的基因缺失

13. 性连锁鱼鳞病
14. 先天性大疱性鱼鳞病样红皮病
15. 寻常型鱼鳞病

16. 板层状鱼鳞病
17. 先天性非大疱性鱼鳞病样红皮病

（18~20 题共用备选答案）

A. 毛囊角质栓
B. 角化不全
C. 角化不良
D. 角化过度
E. 疣状增生

18. 寻常型鱼鳞病常见
19. 盘状红斑狼疮常见
20. 鳞状细胞癌常见

（21~25 题共用备选答案）

A. 嗜碱性变
B. 纤维素样变性
C. 黏液样变
D. 胶样变性
E. 透明变性

21. 神经纤维瘤
22. 变应性血管炎
23. 老年弹性组织变性
24. 扁平苔藓
25. 胶样粟丘疹

五 X 型题

1. 单基因遗传性皮肤病包括
A. 常染色体显性遗传
B. 常染色体隐性遗传
C. 性连锁遗传
D. 染色体病
E. 以上都正确
2. 下列关于家族性良性天疱疮临床表现的描述，正确的有
A. 自觉瘙痒和灼热
B. 典型皮损为红斑基础上的松弛性水疱，尼氏征阳性
C. 可累及黏膜
D. 愈后遗留瘢痕
E. 常在青春期发生
3. 下列关于家族性良性天疱疮临床表现的描述，正确的是
A. 出生即发病
B. 典型皮损为尼氏征阳性的松弛性水疱

C. 可累及口腔黏膜　　D. 皮损愈后通常不留瘢痕
E. 以上都正确

4. 下列可以用于治疗鱼鳞病的外用药物有
A. 10%~20% 尿素霜　　B. 40%~60% 丙二醇溶液
C. 卡泊三醇软膏　　D. 糖皮质激素
E. 维生素 A

5. 单纯型大疱性表皮松解症的发生与哪种突变有关
A. 位于 12q11-q13 的 *K*5 基因　　B. 编码 *K*1 和 *K*10 的基因突变
C. XⅦ型胶原基因突变　　D. 板层素 5 表达异常
E. 位于 17q12-q21 的 *K*14 基因

6. 系统性硬化心脏受累时可表现为
A. 呼吸困难　　B. 心悸
C. 肝颈静脉回流征阳性　　D. 蛋白尿
E. 发热

7. 毛囊角化病需与哪种疾病进行鉴别
A. 小棘苔藓　　B. 毛发红糠疹
C. 维生素 A 缺乏症　　D. 银屑病
E. 角化性痤疮

8. 下列有关营养不良型大疱性表皮松解症的描述，正确的有
A. 出生时即出现水疱　　B. 愈后无瘢痕形成
C. 可出现爪形手　　D. 常累及黏膜
E. 以上都正确

9. 症状性掌跖角化病可见于
A. 角化型手足癣　　B. 毛发红糠疹
C. 白化病　　D. 非遗传性进行性掌跖角化症
E. 掌跖部慢性湿疹

10. 下列可用于治疗毛囊角化病的外用药有
A. 0.05%~0.1% 维 A 酸乳膏　　B. 3%~5% 水杨酸软膏
C. 10%~20% 尿素霜　　D. 12% 乳酸铵洗剂
E. 冷光光量子

11. 可能与交界型大疱性表皮松解症的发生有关的基因是
A. 位于 12q13 的 *K*5 基因　　B. 位于 17q12-q21 的 *K*14 基因
C. XⅦ型胶原基因突变　　D. 板层素 5 编码基因突变
E. 角化细胞黏附障碍

12. 下列基因中与弥漫性掌跖角化病有关的是
A. 角蛋白1基因
B. 角蛋白3基因
C. 角蛋白9基因
D. 角蛋白10基因
E. 角蛋白12基因

13. 点状掌跖角化病的致病基因定位于
A. 8q24
B. 角蛋白1
C. 角蛋白9
D. 15q22-q24
E. 12q

14. 下列疾病可用维A酸类外用药治疗的有
A. 鱼鳞病
B. 毛囊角化病
C. 遗传性掌跖角化病
D. 痤疮
E. 扁平苔藓

15. 下列致病基因连线正确的有
A. 寻常型鱼鳞病——1q21. 3
B. 性连锁鱼鳞病——Xp22. 3
C. 先天性大疱性鱼鳞病样红皮病——编码角蛋白 *K*1 和 *K*10 的基因
D. 板层状鱼鳞病——2q33-q35
E. 先天性非大疱性鱼鳞病样红皮病——Xp22. 3

16. 下列关于点状掌跖角化病的描述，正确的是
A. 老年期多见
B. 皮损呈现皮色或黄色
C. 掌跖部散发角化性丘疹
D. 偶可见甲营养不良
E. 以上都正确

17. 获得性鱼鳞病常继发于
A. 淋巴瘤
B. 麻风
C. 严重营养不良
D. 湿疹
E. 风疹

18. 下列可见掌跖角化病表现的是
A. 角化型手足癣
B. 慢性湿疹
C. 银屑病
D. 毛发红糠疹
E. 毛囊角化病

19. 下列关于性连锁鱼鳞病的描述，正确的有
A. 仅发生于男性，女性为携带者
B. 皮损可累及全身各处
C. 病情不随年龄增长而减轻
D. 角膜可出现点状浑浊
E. 皮损出现在出生后3个月到4岁

20. 下列关于弥漫性掌跖角化病的描述正确的是
   A. 常在婴儿期发病
   B. 皮损有蜡样外观
   C. 皮损为境界清楚的淡黄色坚硬角化斑块
   D. 冬季尤重
   E. 边缘角质增厚

六 案例分析题

(1~3 题共用题干)

患者，男性，30 岁。因“双侧腹股沟皮肤糜烂、渗液伴灼痛 7 天”就诊。患者 10 天前自觉双侧腹股沟微痒，无皮疹，自用“皮炎平”外搽后好转。7 天前剧烈运动后发现双侧腹股沟皮肤轻度糜烂，表面少量黄色渗液，伴灼痛感，未予重视。次日自觉局部糜烂面逐渐扩大、渗液增多、灼痛加剧，行走时尤甚，就在院外局部应用氧化锌油剂及口服抗过敏药，效果不佳。今日阴囊、肛周也出现潮红、糜烂伴灼痛，因此前来就诊。患者既往体健，无食物和药物过敏史，否认冶游史。发病以来，无畏寒发热、无腹痛腹泻、无尿频尿痛等。家族史中，其父亲及一个叔叔有类似病史，治疗后症状控制，而其兄弟姐妹无类似病史。

1. 依据患者病史与皮疹特点最可能患的疾病是
   A. 急性湿疹
   B. 家族性良性天疱疮
   C. 局限性脓疱性银屑病
   D. 寻常型天疱疮
   E. 股癣
   F. 乳房外 Paget 病
2. 本病常见的诱发因素包括
   A. 局部单纯疱疹病毒感染
   B. 局部冷热刺激
   C. 局部葡萄球菌感染
   D. 局部摩擦
   E. 局部念珠菌感染
   F. 紫外线过度照射
3. 本病治疗措施包括
   A. 避免外界各种诱因刺激
   B. 外用 0.1% 利凡诺尔溶液湿敷
   C. 应用特异性抗体
   D. 口服红霉素或四环素
   E. 口服氨苯砜或沙利度胺
   F. 外用含有抗生素、抗真菌药物及糖皮质激素的复方制剂

参考答案与解析

一、A1 型题

1. D【解析】结节性硬化症皮损有 4 种特征性损害。①面部血管纤维瘤：可见于 75% 的患者，3~10 岁出现坚韧、散在略带黄色的毛细血管扩张性丘疹，直径为 1~10cm，从鼻唇沟延伸至颏下颈部。②甲周纤维瘤：可见于 15%~20% 的患者，青春期或其后出现，从甲襞上生出的鲜红色赘生物，光滑、坚韧，直径为 5~10cm，常为多发。③鲛鱼皮斑：可见于 20%~30% 的患者，为不规则的增厚并略高起的软斑块，常发于腰骶部。④卵圆形或叶状白斑：发生于躯干部位 1~3cm，在滤过紫外线灯下更明显。

2. B【解析】位于 Xq28 的 *NEMO* 基因发生突变是造成色素失禁症的病因。

3. C【解析】已经确定的遗传性皮肤病超过 300 种，目前的研究策略包括遗传流行病学研究（明确某种遗传性皮肤病的人群分布规律及评估遗传因素的作用）、分离分析（明确遗传模式）、连锁分析（对某种疾病的致病基因进行染色体定位及克隆）、突变筛查（明确某种单基因皮肤病的分子发病机制）。

4. C【解析】汗孔角化病是一种常染色体显性遗传的慢性进行性角化不全性皮肤病。

5. B【解析】毛囊角化病好发于上臂及大腿伸侧，也可见于臀部、肩胛、面部、小腿等部位，对称分布，偶见泛发性分布。受累部位皮肤有特殊粗糙感，皮损为针尖至粟粒大小的毛囊性丘疹，肤色，不融合，顶端有淡褐色角质栓，内含卷曲毛发，剥去角栓后遗留漏斗状小凹陷，但很快形成新角栓。皮损炎症程度不一，出现红斑者容易导致炎症后色素沉着。通带无自觉症状，有时微痒。皮损冬重夏轻，但一般不会完全缓解。

6. A【解析】色素失禁症常见于色素失禁症、扁平苔藓、红斑狼疮、血管萎缩性皮肤异色症、黑变病、中毒性黑皮病。

7. A【解析】寻常型鱼鳞病是常染色体显性遗传病，发病与表皮中丝聚合蛋白减少甚至缺乏，以及丝聚合蛋白原合成转录后调控异常有关。开始表现为上肢、臀部及大腿的毛周角化，之后表现为皮肤干燥和细小白色鱼鳞样鳞屑，多见于四肢伸侧，屈侧少见。躯干常受累，面部和颈部常不受累。患者通常无自觉症状，冬重夏轻。寻常型鱼鳞病的病理学特征是轻度至中度的角化过度，表皮萎缩或正常，颗粒层变薄或消失。有时表现为角化不全。

8. B【解析】着色性干皮病诊断要点：幼年发病，常有同胞发病史；患儿生后皮肤和眼对日光敏感，畏光，在面部等暴露部位出现红斑，褐色斑点及斑片，伴毛细血管扩张，有色素脱失斑和萎缩或疤痕。皮肤干燥。数年内发生基底细胞癌，鳞状细胞癌及恶性黑色素瘤。病情随着年龄增长逐渐加重，多数患者于 20 岁前因恶性肿瘤而死亡。

9. D【解析】一般无自觉症状，无水疱，未发现与过敏有关。

10. D【解析】单基因遗传性皮肤病：由单个基因突变引起，在家族中的传递方式遵循孟德尔分离定律，包括常染色体显性遗传（AD）、常染色体隐性遗传（AR）和性连锁遗传。鱼鳞病属于单基因遗传性皮肤病。

11. D【解析】着色性干皮病患者可出现皮肤恶性肿瘤，以基底细胞癌最常见，其次是鳞状细胞癌和黑色素瘤。

12. E【解析】性连锁鱼鳞病为性连锁隐性遗传病，表现与寻常型鱼鳞病相似，但病情较重，皮肤干燥粗糙伴有黑棕色鳞屑，不随年龄增长而减轻。夏季皮损可好转或消失。

13. E【解析】性连锁鱼鳞病发病率男性新生儿1/6000，女性非常少见。

14. C【解析】参见A1型题第10题解析。

15. C【解析】色素失禁症是一种罕见的系统性疾病，女性发病倾向显著，是一种X连锁显性遗传病，目前证实为定位于X染色体长臂的Xq11（*IPI*）和Xq28（*IP2*）突变引起。

16. B【解析】鱼鳞病的皮损表现如下。①寻常型鱼鳞病：典型皮损是淡褐色至深褐色菱形或多角形鳞屑，鳞屑中央固着，周边微翘起，如鱼鳞状。常伴有掌跖角化和毛周角化。轻者可表现为冬季皮肤干燥，表面有细碎的糠秕样鳞屑。②性连锁鱼鳞病：皮损可泛发或局限，面部两侧、颈、头皮受累最严重，躯干腹侧也可累及。表现与寻常型鱼鳞病相似，但病情较重，皮肤干燥粗糙伴有黑棕色鳞屑，不随年龄而改善。一般无掌跖角化过度，可伴有角膜点状浑浊、隐睾等。③板层状鱼鳞病：常染色体隐性遗传。生后全身就覆有一层广泛的火棉胶样膜，2周后该膜脱落，代之棕灰色四方形鳞屑（板层状），遍及整个体表犹如铠甲，以肢体屈侧、皱褶部位和外阴为重。1/3患者可有眼睑、唇外翻，面部皮肤外观紧绷，常伴掌跖角化、皲裂。④先天性大疱性鱼鳞病样红皮病：出生时、出生后不久出现红斑、水疱，随后全身现疣状角化过度，主要累及屈侧，常继发感染，可因败血症、体液丢失、电解质紊乱而导致死亡。⑤先天性非大疱性鱼鳞病样红皮病：出生时全身皮肤紧张、潮红，角质板剥离后，出现红斑和鳞屑。面部可受累，可见睑外翻，皮损大多数在青春期后趋于好转。常伴有掌跖角化，部分患者可伴有斑秃和甲营养不良。

17. B【解析】获得性鱼鳞病易伴发以下情况。①恶性肿瘤：有霍奇金淋巴瘤和非霍奇金淋巴瘤，以及多发性骨髓瘤、白血病、乳腺癌、肺鳞状细胞癌、宫颈癌、结肠癌、网状细胞肉瘤等，以淋巴瘤最为多见。②感染：有麻风、HTV病、2型人类嗜T淋巴细胞病毒感染。③免疫性疾病：有皮肌炎、系统性红斑狼疮、结节病。④遗传病：有Haber综合征、舒-戴综合征。⑤内分泌疾病：有甲状腺功能减退、甲状旁腺功能亢进。⑥营养缺乏：有营养不良、必需脂肪酸缺乏、维生素A缺乏等。⑦药物反应：有别嘌呤醇、西咪替丁、丁酰苯、氯法齐明、烟酸、萘氧啶、三苯乙醇、维A酸等。⑧其他：有kava摄入、放射治疗、圆形糠疹、小棘苔藓等。

18. E【解析】参见A1型题第2题解析。

19. B【解析】家族性良性天疱疮有明显的棘层松解，基底层上形成裂隙、绒毛或大疱，在钉突部位表皮组织的不规则组合形成所谓塌墙样的外观。基底细胞之间可见棘层松解现象，在颗粒层最为明显，未见白细胞脱颗粒现象，水疱内未见嗜酸性粒细胞。有时病理改变与寻常型天疱疮极难鉴别，但是后者棘层松解范围小，没有角化不良细胞。与毛囊角化病鉴别不困难，后者基底层裂隙小，不形成水疱，棘层松解不显著，角化不良细胞明显。细胞涂片可见不全棘层松解细胞和角化不良细胞。

20. A【解析】寻常型鱼鳞病最常见，是常染色体显性遗传。

21. C【解析】大疱性表皮松解症（EB）根据水疱的发生部位可分为三大类：①单纯型大疱性表皮松解症（EBS），水疱在表皮内。②交界型大疱性表皮松解症（JEB），水疱在透明板内。③营养不良型大疱性表皮松解症（DEB），水疱在致密板下方。

22. A【解析】线状汗孔角化病皮损形似线状疣状表皮痣，为单侧线状型角化性斑块。大多数在婴儿和儿童期发病，成人发病较为少见。皮损好发于四肢远端，也可累及躯干部。临床上可与播散性浅表光线性汗孔角化病和经典斑块型汗孔角化病伴发。皮损可能会癌变。

23. B【解析】板层状鱼鳞病基因定位在多个位点，包括染色体 14q11.2、19p13.12、2q34 和 17p13.2-p13.1，已克隆的致病基因有 *TGM*1（14q11.2）、*ABCA*12（2q34）及 *CYP*4*F*22 基因（19p13.12）。

24. E【解析】寻常型鱼鳞病最常见，其他型则少见。

25. D【解析】着色性干皮病最早期的表现为面部及手部等暴露部位出现干燥样雀斑皮疹和皮肤干燥。

26. C【解析】性连锁鱼鳞病掌跖无角化过度。

27. A【解析】常染色体显性遗传性皮肤病，是由于显性基因引起了遗传现象，其特点是：①患者双亲中至少有 1 个是患者。②患者子女中至少有一半患病，有时达 75%，两性发病比率相等。③遗传特性是直接由患者传给子代并在其后代不间断出现。④患者疾病的出现与性别无关。

28. E【解析】皮肤弹性过度综合征的发病机制为组织学发现胶原纤维大小、形状、排列异常，与酶缺陷有关，胶原纤维代谢障碍、弹力纤维量增加引起系统复杂的临床表现。

29. D【解析】弥漫性掌跖角化病是一种常见病，开始出现于婴儿时期，对称发病。男女发病率无明显差异。

30. D【解析】性连锁鱼鳞病发病与类固醇硫酸酯酶（*STS*）的基因缺失或突变有关。

31. A【解析】角蛋白 1 突变导致的表皮松解性掌跖角化病的临床表现较轻。

32. D【解析】寻常型鱼鳞病患者通常无自觉症状，冬重夏轻。

33. B【解析】家族性良性天疱疮又称 Hailey-Hailey 病，直接免疫荧光检查阴性，电镜检查示棘层松解细胞张力细丝与桥粒分离。

34. E【解析】板层状鱼鳞病是常染色体隐性遗传。患者出生后全身就覆有一层广泛的火棉胶样膜，2 周后该膜脱落，代之棕灰色四方形鳞屑（板层状），遍及整个体表，犹如铠甲，以肢体屈侧、褶皱部位和外阴为重。1/3 患者可有眼睑、唇外翻，面部皮肤外观紧绷，常伴掌跖角化、皲裂。

35. A【解析】鱼鳞病组织病理学：寻常型鱼鳞病表现为中度板层状角化过度，伴颗粒层减少或缺如，皮脂腺和汗腺缩小并减少。性连锁鱼鳞病表现为致密的角化过度，颗粒层正常或增厚，表皮稍增厚，血管周围有淋巴细胞浸润。板层状鱼鳞病表现为中度角化过度，中度棘层肥厚，颗粒层正常或轻度增厚，表皮可呈乳头瘤状增生伴银屑病样表现。先天性大疱性鱼鳞病样红皮病表现为角化过度和棘层肥厚，颗粒层内含有粗大颗粒，颗粒层及棘层上部有网状空泡化，表皮内可见水疱，真皮浅层少许炎症细胞浸润。先天性非大疱性鱼鳞病样红皮病表现为角化过度，伴有轻度角化不全和棘层肥厚，真皮浅层淋巴细胞浸润。

36. E【解析】单纯型大疱性表皮松解症属于常染色体显性遗传性疾病。水疱可在出生时或不久后出现。

37. C【解析】皮肤松弛症先天型者，因先天铜离子代谢异常而影响弹力蛋白酶浓度，使弹力纤维先天发育缺陷而致病。

38. B【解析】表皮松解性角化过度型鱼鳞病，是常染色体显性遗传。出生时或出生后不久出现大疱，随后全身可见角化性、疣状或嵴状的厚层鳞屑，主要累及屈侧，皮肤皱褶处更明显，呈“豪猪”样外观，常继发感染，严重时可伴发败血症、电解质紊乱而导致死亡。

39. C【解析】家族性良性天疱疮好发于对称性间擦部位，如颈项、腋窝和腹股沟，少数发生在肛周、乳房下、肘窝和躯干。

40. A【解析】毛囊角化病，又称毛发苔藓或毛发角化病，是一种慢性毛囊角化性皮肤病。

41. A【解析】交界型大疱性表皮松解症基因定位于 1q25-1q32。

42. D【解析】毛囊角化病好发于上臂及大腿伸侧，也可见于臀部、肩胛、面部、小腿等处，对称分布，偶见泛发性分布。受累部位皮肤有特殊粗糙感，皮损为针尖至粟粒大小的毛囊性丘疹，肤色，不融合，顶端有淡褐色角质栓，内含卷曲毛发，剥去角栓后遗留漏斗状小凹陷，但很快形成新角栓。皮损炎症程度不一，出现红斑者容易导致炎症后色素沉着。通带无自觉症状，有时微痒。皮损冬重夏轻，但一般不会完全缓解。

43. E【解析】单纯型大疱性表皮松解症由角蛋白 5（*K*5）和/或角蛋白 14（*K*14）编码基因突变所致，这些角蛋白主要位于基底细胞层。

44. C【解析】毛囊角化病病因未明，可能与常染色体显性遗传、维生素 A 缺乏、代谢障碍有关。青春期时皮损明显，甲状腺功能减退、库欣综合征（Cushing 综合征），以及糖皮质激素治疗者发病率高且皮损严重，提示内分泌因素可影响发病。

45. D【解析】寻常型鱼鳞病目前认为和染色体 1q21. 3 上 *FLG* 基因突变有关，*FLG* 突变导致透明角质颗粒的组成成分丝聚合蛋白原缺乏。

46. E【解析】遗传性掌跖角化病以弥漫性或局限性的掌跖皮肤增厚和角化过度为临床

特征，有多种不同类型，为常染色体显性遗传或常染色体隐性遗传。多在婴儿期发病。病变局限于掌跖部，偶尔可累及手背、足背等处，呈对称性分布。

47. E【解析】特应性皮炎属于多基因遗传性皮肤病。

48. D【解析】遗传性掌跖角化病与获得性掌跖角化病的鉴别：获得性掌跖角化病成年期发病，无明显家族史，少数为特发性，多数为系统疾病或药物引起。

49. C【解析】目前遗传性皮肤病研究方法包括遗传流行病学研究、分离分析、连锁分析、突变筛查和全基因组外显子测序。

50. A【解析】各型大疱性表皮松解症的共同特点是皮肤在受到轻微摩擦或碰撞后出现水疱或血疱，肢端及四肢关节的伸侧尤其容易发生；严重者可累及任何部位，愈合后可形成瘢痕；肢端皮损反复发作可使指（趾）甲萎缩或甲缺如，可见粟丘疹和头皮萎缩性秃发。

51. D【解析】95% 以上的色素失禁症常见于女性。

52. E【解析】汗孔角化病的病理学检查：皮损处表皮内并向真皮侧突出的角化不全细胞柱，即角样板层，位于一个中央凹窝内，邻近可见汗腺导管或毛囊皮脂腺导管。角样板层下颗粒层减少或消失，棘层肥厚，细胞角化不良或核周空泡化。真皮内可见以淋巴细胞为主的非特异性炎症细胞浸润。

53. C【解析】着色性干皮病患者鳞状上皮细胞癌和转移性恶性黑色素瘤很常见，且为多发性，可因广泛转移而早年死亡。

54. A【解析】着色性干皮病患病 3~4 年后就会出现皮肤恶性肿瘤。

55. B【解析】鳞状毛囊角化病的患者少数有家族史，有学者发现该病致病基因位 7p14. 3-7p12. 1。也有学者认为，鳞状毛囊角化病可能与鱼鳞病为一类疾病，或者是鱼鳞病的变异型，而鱼鳞病已经明确是一种遗传性疾病。鳞状毛囊角化病好发于青壮年，皮损主要分布在躯干和大腿，呈簇集对称分布。皮疹为略呈圆形的片状鳞屑性斑疹，淡灰色或污褐色，直径约数毫米至 1~2cm，境界明显，鳞屑中央有一与毛囊孔相一致的小黑点，鳞屑中央紧贴在皮肤上，边缘稍游离，其周围围绕一个色素减退晕，不侵犯黏膜。鳞屑可再生，冬重夏轻。

56. A【解析】鱼鳞病属于单基因遗传性皮肤病。

57. D【解析】常染色体显性先天性鱼鳞病：先天性大疱性鱼鳞病样红皮病（又称为表皮松解角化过度）（显性）。

58. A【解析】大疱性表皮松解症是由轻微物理性损伤引起的、以水疱形成为特征的一组罕见的遗传性疾病。根据水疱的发生部位可分为三大类：①单纯型大疱性表皮松解症，水疱在表皮内。②交界型大疱性表皮松解症，水疱在透明板内。③营养不良型大疱性表皮松解症，水疱在致密板下方。

59. E【解析】交界型大疱性表皮松解症由 *BP*180（*BPAG*2，又称 XVII 型胶原）或板层素 5 编码基因突变所致，*BP*180 和板层素 5 均位于表皮—真皮连接的透明层。

60. D【解析】大疱性表皮松解症是由轻微物理性损伤引起的、以水疱形成为特征的一组罕见的遗传性疾病。

61. B【解析】性连锁鱼鳞病致病基因是 *STS*，位于 Xp22.3，类固醇硫酸酯酶的缺失，造成胆固醇硫酸盐在表皮中含量增加，使角质层中相邻的角质板黏着性增强，从而影响角质形成细胞正常脱落。

62. B【解析】寻常型鱼鳞病是一种比较常见的常染色体显性遗传病，新生儿发病率为1/250~1/1000，男女均可受累。皮损出现在出生后 3 个月到 4 岁，开始表现为上肢、臀部及大腿的毛周角化，之后表现为皮肤干燥和细小白色鱼鳞样鳞屑，多见于四肢伸侧，屈侧少见。躯干常受累，面部和颈部常不受累。患者掌跖皮纹加深，轻度角化过度，可出现手足皲裂。头发、甲、牙未见受累。患者通常无自觉症状，冬重夏轻。病理特征是轻度至中度的角化过度，表皮萎缩或正常，颗粒层变薄或消失。有时表现为角化不全。

63. A【解析】板层状鱼鳞病属于常染色体隐性先天性鱼鳞病。

64. E【解析】毛囊角化症与小棘苔藓的鉴别：小棘苔藓多见于儿童。成片密集的毛囊性丘疹，顶端有一根丝状的角质小棘突，境界较明显，常发生于颈部、股部和臀部。大部分患者数个月后可自然痊愈。

65. E【解析】掌跖角化病是一组以掌跖部弥漫性或局限性角化过度为特征的遗传性皮肤病。可分为①先天性。②获得性，如绝经期皮肤角化病。③症状性，如鱼鳞病、毛发红糠疹等常伴有掌跖角化。④一些综合征中的掌跖角化。

66. D【解析】一个基因位点定位在染色体 13q11-q12 上，接近连接蛋白 26 基因编码区，此基因为 *GJB2*。另一个基因位点被定位在染色体 1q21 上，接近兜甲蛋白（*LOR*）基因编码区。*GJB2* 或 *LOR* 突变都可以导致残毁性掌跖角化病，但是前者常有听力损害，后者多伴发鱼鳞病。前者称为典型残毁性掌跖角化病，后者称为变异型残毁性掌跖角化病。

67. B【解析】性连锁鱼鳞病一般无掌跖角化过度，可伴有角膜点状浑浊、隐睾等。

68. C【解析】单纯型大疱性表皮松解症大多为常染色体显性遗传，是最轻型。水疱发生在表皮基底细胞层，相对表浅，见于肢端及四肢关节伸侧，愈后一般不留瘢痕，黏膜及指甲损害少。常在 2 岁内发现摩擦部位易出水疱，尼氏征阴性。

69. E【解析】家族性良性天疱疮又称 Hailey-Hailey 病，可由于摩擦、阳光照射、损伤及细菌感染而激发，有人认为本病与达里埃氏病有某种联系。

70. D【解析】家族性良性天疱疮致病基因为编码新型钙离子泵基因 *ATP2C1*，该基因突变影响表皮角质形成细胞间桥粒相互作用，导致细胞黏附障碍，摩擦或感染后发生棘层松解。

71. B【解析】雄激素性脱发（男性型脱发）可有家族史，为常染色体显性遗传，其遗传特性需在雄激素作用下才表现出来。

72. D【解析】银屑病是遗传因素和环境因素等多种因素相互作用的多基因遗传病。

73. B【解析】寻常型鱼鳞病新生儿发病率为 1/250~1/1000，男女均可受累。

74. B【解析】毛囊角化病通常不伴有掌跖角化。

75. B【解析】先天性大疱性鱼鳞病样红皮病是一种比较罕见的疾病，新生儿发病率为 1/300 000，属于常染色体显性遗传，但自发突变更为多见。创伤和摩擦可引起发病。出生时就有显著的角化过度、红皮，甚至是出现火棉胶婴儿。出生后 1 周内可见大小不一的水疱及大片表皮脱落，呈湿润红皮病样，水疱愈后不留瘢痕。以后剥裸面愈合形成大片增厚的鳞屑。该病死亡率较高，常由于感染、体液丢失、电解质紊乱引起。本病症状随年龄增长而减退，也可持续到成人。

76. B【解析】各型大疱性表皮松解症的共同特点是皮肤在受到轻微摩擦或碰撞后出现水疱或血疱，肢端及四肢关节的伸侧尤其容易发生；严重者可累及任何部位，愈合后可形成瘢痕；肢端皮损反复发作可使指（趾）甲萎缩或甲缺如，可见粟丘疹和头皮萎缩性秃发。

77. A【解析】1 型神经纤维瘤病患者表现为大量神经纤维瘤、咖啡牛奶色斑、腋窝雀斑、巨大色素性毛痣、骶骨多毛症、回状头皮、巨舌症以及虹膜 Lisch 结节。

78. C【解析】毛母质瘤又称钙化上皮瘤，是源于向毛母质细胞分化的初始上皮细胞胎芽体细胞的一种良好肿瘤。曾报有家庭史者伴 Gardner 综合征和肌营养不良。

79. E【解析】家族性良性天疱疮早期可见基底层上裂隙，以后形成水疱或大疱，真皮乳头伸长衬以单层基底细胞，向上突入疱腔形成“绒毛”，疱腔内可见单个或成群的棘层松解细胞，似“倒塌的砖墙”，基底细胞层附着于真皮，直接免疫荧光检查阴性，电镜检查示棘层松解细胞张力细丝与桥粒分离。

80. C【解析】单纯型遗传性大疱性表皮松解症，水疱在表皮内；交界型遗传性大疱性表皮松解症，水疱在透明板内；营养不良型遗传性大疱性表皮松解症，水疱在致密板下方。寻常型天疱疮病理见基底层上方有棘层松解，可伴炎症反应；大疱性类天疱疮组织病理可见表皮下水疱伴较明显的炎症反应。

81. B【解析】连接蛋白 26（*Cx26*）突变导致的残毁性掌跖角化病的表型常伴耳聋。

82. E【解析】单纯型大疱性表皮松解症大多为常染色体显性遗传，是最轻型。水疱发生在表皮基底细胞层，相对表浅，见于肢端及四肢关节伸侧，愈后一般不留瘢痕，黏膜及指甲损害少。常在 2 岁内发现摩擦部位易出水疱，尼氏征阴性。

83. E【解析】内分泌疾病、免疫性疾病恶性肿瘤及应用砷剂均可出现获得性掌跖角化病。

84. B【解析】营养不良型大疱性表皮松解症由Ⅶ型胶原（*COL7A1*）编码基因突变所致，Ⅶ型胶原位于致密板下。

85. E【解析】掌跖角化病是一种掌跖部皮肤呈弥漫性或局限性角化过度引起的遗传性皮肤病。以掌跖部角质蛋白过度形成以产生弥漫性局限性的掌跖皮肤增厚为特征。本病多在婴儿期开始发病，随年龄增长而加剧，少数可在青春期发病，可持续终身。病变局限于掌跖部，偶尔可累及手背、足背等处，呈对称性分布。全身治疗无特效口服药物治疗。

86. A【解析】获得性大疱性表皮松解症血清中存在针对Ⅶ型胶原的抗体，临床表现与营养不良型大疱性表皮松解症（DEB）相似，直接免疫荧光示 IgG 和补体 C3 线状沉积于表皮一真皮交界处，免疫电镜观察到 IgG 沉积在致密板下部或下方区域，无家族史。

87. C【解析】家族性良性天疱疮致病基因定位于 3q21-q22，与编码一种新型钙离子泵的基因 *ATP2C1* 突变有关。

88. C【解析】家族性良性天疱疮通常 20~30 岁发病，好发于对称性间擦部位，如颈项、腋窝和腹股沟，少数发生在肛周、乳房下、肘窝和躯干。常表现为红斑基础上松弛性水疱，尼氏征阳性，疱壁薄易破，形成糜烂和结痂，或因反复发作形成颗粒状赘生物。自觉瘙痒、疼痛，有腥臭味，少数患者可有黏膜受累。夏季因日晒、多汗加重，引起活动性疼痛。数个月愈合，不留瘢痕，可留色素沉着。反复发作，多无全身症状。

89. A【解析】家族性良性天疱疮的治疗措施包括避免诱因，减少复发或加剧。外用抗生素、抗真菌药以及糖皮质激素制剂对部分患者有效；可口服米诺环素、四环素、青霉素或红霉素；氨苯砜对部分患者有效；严重或顽固患者用泼尼松或甲氨蝶呤。

90. C【解析】色素失禁指基底细胞及黑色素细胞损伤后，黑色素从这些细胞中脱落到真皮上部，或被吞噬细胞吞噬，或游离在组织间隙中。

91. A【解析】砷掌跖角化病与接触砷剂有关。

92. A【解析】先天性大疱性鱼鳞病样红皮病是一种比较罕见的疾病，新生儿发病率为 1/300 000，属于常染色体显性遗传，但自发突变更为多见。出生时就有显著的角化过度、红皮，甚至是出现火棉胶婴儿。出生后 1 周内可见大小不一的水疱及大片表皮脱落，呈湿润红皮病样，水疱愈后不留瘢痕。以后剥裸面愈合形成大片增厚的鳞屑。该病死亡率较高，常由感染、体液丢失、电解质紊乱引起。本病症状随年龄增长而减退，也可持续到成人。

93. D【解析】板层状鱼鳞病较罕见，新生儿发病率约 1/300 000，为常染色体隐性遗传。男女均可受累。患儿常在出生时被厚厚的“火棉胶”板样角质壳包裹，称为“火棉胶婴儿”。在全身弥漫分布厚而大的鳞屑，边缘翘起，呈深灰或棕色，波及屈侧或皱襞部位，鳞屑下皮肤色红，其间附生细菌和代谢产物，有特殊的臭味。掌跖皮肤角化过度。80% 患者伴有睑外翻，或唇外翻，为特征性表现。可伴甲营养不良、瘢痕性脱发或眼损害等。

94. D【解析】营养不良型大疱性表皮松解症由Ⅶ型胶原（*COL7A1*）编码基因突变所致，Ⅶ型胶原位于致密板下。

95. D【解析】鱼鳞病的治疗以外用药为主，以温和、保湿、轻度剥脱为原则。如 10%~20% 尿素霜、α-羟基酸或 40%~60% 丙二醇溶液可增加皮肤水合程度。维 A 酸外用制剂或卡泊三醇软膏等可改善角化，减少鳞屑，与糖皮质激素联用可增加疗效。对于性连锁鱼鳞病，外用 10% 胆固醇霜可取得较好疗效。严重患者在冬季可口服维生素 A 或维 A 酸类药物，能明显缓解病情。

96~97 E、C【解析】板层状鱼鳞病基因定位在多个位点，包括染色体 14q11.2、19p13.12、2q34 和 17p13.2-p13.1，已克隆的致病基因有 *TGM*1（14q11.2）、*ABCA*12（2q34）及 *CYP4F*22 基因（19p13.12）。*TGM*1 基因编码谷氨酰胺转移酶 1，可在角质形成细胞的终末分化中发挥一定作用，*ABCA*12 编码膜相关蛋白，能够向细胞内外传输多种分子。

98. C【解析】弥漫性掌跖角化病包括弥漫性表皮松解性掌跖角化病和弥漫性非表皮松解性掌跖角化病。常在婴儿期发病，持续终身，青春期后可有缓解。初起可为局灶性，6 个月至 1 岁后呈掌跖部弥漫性分布，皮损为边界清楚的淡黄色坚硬角化斑块，蜡样外观，边缘常呈淡红色，掌跖可单独或同时受累。通常无自觉症状，有时可伴有瘙痒、触痛或疼痛性皲裂，冬季尤重。常伴有掌跖多汗和甲板增厚浑浊。

99. D【解析】神经纤维瘤病不属于皮肤松弛症。

100. E【解析】参见 A1 型题第 49 题解析。

101. E【解析】点状掌跖角化病：儿童期不常见，青少年期或 20 岁以后多发。典型皮损为掌跖部散发角化性丘疹，多数呈圆形或卵圆形，皮色或黄色，一般直径仅 2~3mm，可达 10mm，散在分布或排列成片状或线状，丘疹脱落后，呈现火山口样小凹陷。少数患者可累及手足背及肘膝部，不伴发多汗，偶可见甲营养不良。

102. E【解析】性连锁鱼鳞病较少见，几乎全部见于男性，是性连锁隐性遗传。一般出生时或生后不久即发病。皮损可泛发或局限，面部两侧、颈、头皮受累最严重，躯干腹侧也可累及。表现与寻常型鱼鳞病相似，但病情较重，皮肤干燥粗糙伴有黑棕色鳞屑，不随年龄而改善。一般无掌跖角化过度，可伴有角膜点状浑浊、隐睾等。

103. E【解析】神经纤维瘤病常有阳性家族遗传史。常在生后就有皮肤色素斑或称咖啡色斑，为淡棕色至暗褐色的大小形状不一的斑疹，不规则散在分布。腋下、腹股沟处可有雀斑样色素沉着为本病的特征，称 Crowe 征。多发性皮肤结节常较皮肤色斑迟发，主要见于躯干。为表面平坦或突出皮面的疝样结节，呈圆锥、半球形或有蒂，直径为数毫米至数厘米，触之柔软，可用指尖将瘤顶面压入皮内，放开手指后又恢复原状。眼部 Lisch 结节为虹膜的黑色素细胞错构瘤，呈半透明褐色斑点，双侧性，不影响视力，平均每只眼约 25 个。部分患者可发生口腔内乳头状瘤或单侧性巨舌，以及智力减退、癫痫、骨骼、脊柱和胃肠、内分泌等内脏损害。

104. E【解析】多基因遗传性皮肤病：又称复杂疾病，是由遗传因素和环境因素共同作用引起的遗传病，常具有一定的家族聚集倾向，但在家系中的传递方式不遵循孟德尔分离定律，遗传因素往往涉及两对或两对以上等位基因，后者存在共显性、微效性和累加性等特点。

105. B【解析】皮脂腺痣的组织病理学特点婴儿与儿童期时皮损内可仅有少许或无皮脂腺结构，主要表现为未分化的毛囊结构；在青春发育期的皮损中，则可看到大量成熟或近乎成熟的皮脂腺，直接和毛囊漏斗相连，上方表皮呈乳头瘤样增生，下方出现异位的大汗腺。

106. B【解析】毛囊角化病是由位于染色体 12q23-12q24.1 上一种编码肌浆网/内质网肌浆蛋白 ATP 酶（SERCA）的 *ATP2A2* 基因突变所致。

107. B【解析】毛囊角化症又称毛发角化病，是染色体显形遗传皮肤病，主要与角化细胞黏附障碍有关。

108. D【解析】参见 A1 型题第 106 题解析。

109. E【解析】毛囊角化症病因和发病机制未明，可能与常染色体显性遗传、维生素 A 缺乏、代谢障碍有关。常始发于儿童期，青春期皮损明显加重，成年后缓解。好发于上臂及大腿伸侧，也可见于臀部、肩胛、面部、小腿等处，对称分布，偶见泛发性分布。受累部位皮肤有特殊粗糙感，皮损为针尖至粟粒大小的毛囊性丘疹，肤色，不融合，顶端有淡褐色角质栓，内含卷曲毛发，剥去角栓后遗留漏斗状小凹陷，但很快形成新角栓。皮损炎症程度不一，出现红斑者易导致炎症后色素沉着。通常无自觉症状，有时微痒。皮损冬重夏轻，但一般不会完全缓解。

110. D【解析】角化不良分为良性和恶性，前者如毛囊角化病，后者如光线性角化病、鳞状细胞癌、Bowen 病。

二、A2 型题

1. E【解析】营养不良型大疱性表皮松解症分为常染色体显性遗传或常染色体隐性遗传。病情多较重，常在出生时即出现水疱，且位置较深，愈后留明显瘢痕，可发生于体表的任何部位，常以肢端最为严重。肢端反复发生的水疱及瘢痕可使指（趾）间的皮肤粘连、指骨萎缩形成爪形手，也可累及黏膜，口咽黏膜的反复破溃、结痂可致患者张口受限、吞咽困难，预后不佳。常染色体隐性遗传 DEB 患者皮肤肿瘤发生率增高。常染色体显性遗传相对较轻，所以临床以显性遗传性者更常见。

2. B【解析】汗孔角化病皮损初为小的角化性丘疹，慢慢向周围扩大形成环形或不规则形的境界清楚的斑片，边缘是有沟槽的角质性堤状隆起，中央皮肤干燥且有轻度萎缩。有时边缘像一圈黑线。皮疹数目不定，大小不一。发于面部者，边缘为一圈黑线；皮肤娇嫩者，角化萎缩轻微；踝部者像疣状痣；受摩擦部位皮肤增厚者，堤状角质性损害明显。

3. A【解析】性连锁鱼鳞病发病与类固醇硫酸酯酶（*STS*）的基因缺失或突变有关，导致角质层类固醇硫酸酯增多，影响角质层细胞正常脱落而形成鳞屑。皮损可泛发或局限，面部两侧、颈、头皮受累最严重，躯干腹侧也可累及。皮肤干燥粗糙伴有黑棕色鳞屑，不随年龄而改善。脂蛋白（低密度脂蛋白）增加，可作为诊断的特征之一。血清硫酸胆固醇水平由正常的 80~200mg/dl 增高至 200~9000mg/dl 时，常可确定诊断。

4. D【解析】寻常型鱼鳞病是一种比较常见的常染色体显性遗传病，新生儿发病率为 1/250~1/1000，男女均可受累。皮损出现在出生后 3 个月到 4 岁。开始表现为上肢、臀部及大腿的毛周角化，之后表现为皮肤干燥和细小白色鱼鳞样鳞屑，多见于四肢伸侧，屈侧少见。躯干常受累，面部和颈部常不受累。患者掌跖皮纹加深，轻度角化过度，可出现手足皲裂。头发、甲、牙未见受累。患者通常无自觉症状，冬重夏轻。

三、A3/A4 型题

1. C【解析】红皮病性银屑病表现为全身皮肤弥漫性潮红、浸润肿胀并伴有大量糠状鳞屑，其间可有片状正常皮肤（皮岛），可伴有全身症状如发热、表浅淋巴结肿大等。病程较长，易复发。

2. E【解析】不能盲目使用药物，减少因药物刺激诱发皮损加重的情况。

3. B【解析】窄谱中波紫外线（NB-UVB）常用于治疗银屑病，对于单用 NB-UVB 照射疗效欠佳者，临床上常通过联合应用维 A 酸类药物来增加疗效，缩短病程。

4. A【解析】色素失禁症诊断标准：新生儿期特征性线状分布红斑和水疱，数周可消退变成疣状损害，婴儿期以躯干部为主的特征性涡轮状光滑的色素沉着斑。

5. C【解析】该病通常分为三期：红斑及水疱期，疣状损害期，色素沉着期，其后皮损逐渐消退。

6. D【解析】色素失禁症第三期需与线状痣样色素沉着病、疣状软骨发育不良、Naegeliz 综合征相鉴别。

7. B【解析】寻常型鱼鳞病主要是皮肤受累，无自觉症状，冬重夏轻。

8. C【解析】黑斑息肉病又称 Peutz-Jeghers 综合征。

9. B【解析】该病诊断标准是口周唇部及口腔黏膜有褐黑色斑点，胃肠道息肉，组织病理示皮肤表皮基底层、棘层色素增加，息肉常为腺瘤，可恶变。

10. D【解析】该病的治疗方法包括外科治疗、内科治疗、基因治疗、干细胞治疗。

11. A【解析】着色性干皮病患儿面、唇、结膜、颈部和小腿等暴露部位出现雀斑、色素沉着斑和皮肤干燥。随着它们在数量上逐渐增多，暴露部位和非暴露部位皮肤及口腔黏膜出现毛细血管扩张和小血管瘤，继之出现小的、圆的或不规则的白色萎缩性斑点。3~4 年后就会出现皮肤恶性肿瘤，以基底细胞癌最常见，其次是鳞状细胞癌和黑色素瘤。伴有的变化包括畏光、眼睑外翻、球结膜完全暴露，结膜色素斑及胬肉等眼损害。

12. C【解析】该病好发于暴露部位，有家族史，伴有眼部损害，有特征性皮损，组织病理有特异性。

13. B【解析】该病实验室检查不包括影像学检查。

14. E【解析】该病包括外用遮光剂，维 A 酸类药物，手术治疗及特定脂质体进行 DNA 修复。

15. E【解析】汗孔角化病（PK）五种类型为经典斑块型，播散性浅表光线型，掌跖泛发型，线状型，点状型。

16. B【解析】PK 危险因素为遗传因素，紫外线照射，免疫抑制及电子束治疗。

17. C【解析】生殖器及臀部的 PK 应与环状扁平苔藓、斑块状副银屑病、尖锐湿疣、疣状癌相鉴别。

18. A【解析】残毁性掌跖角化病指/趾关节处可出现特征性海星状角化。

19. C【解析】残毁性掌跖角化病的相关位点有两个：一个基因位点定位在染色体13q11-q12上，接近连接蛋白26基因编码区，此基因为*GJB2*。另一基因位点被定位在染色体1q21上，接近兜甲蛋白基因编码区。

20. E【解析】该病可伴发秃顶，耳聋，肌病，痉挛性截瘫。

21. C【解析】实验室检查无特异性。

22. A【解析】①组织病理学检查：皮损表现为表皮下大疱和真表皮分离，炎症细胞浸润程度与临床外观相一致，炎症细胞可见淋巴细胞、单核细胞、中性粒细胞和嗜酸性粒细胞。②电子显微镜观察：发现锚原纤维数量减少，以及致密板下的无定形电子致密带，大疱可能形成于致密板分离的基底膜间隙内。③直接免疫荧光检查：有IgG、IgA、IgM、B因子等沉积于真表皮结合部位，是最常见的免疫球蛋白类型，呈现基底膜带明显的线状荧光带。间接免疫荧光方法可以检测获得性大疱性表皮松解症患者血清有抗真表皮结合部位的IgG自身抗体。④免疫电镜定位：免疫沉积在真表皮结合的位置是EBA诊断的金标准。患者免疫沉积位于基底膜带的致密板下方，这一点与大疱性类天疱疮完全不同，它的免疫沉积位于半桥粒区域或基底膜透明板，而瘢痕性类天疱疮的靶抗原局限于透明板内。⑤盐水分离皮肤间接免疫荧光试验：将正常人皮肤孵育在NaCl溶液中，可使真表皮结合从透明板部位清晰的破坏分离，这种分离使得大疱性类天疱疮（BP）抗原位于表皮侧。而其他的基底膜成分位于分离的真皮侧，这种分离的皮肤可用于对EBA和BP的血清进行鉴定。假如血清抗体是IgG并且标记于表皮侧，诊断应考虑BP。反之，抗体结合于分离皮肤的真皮侧，该患者应被考虑为EBA或大疱性SLE。⑥盐水分离皮肤直接免疫荧光试验：皮损周围用冷盐水从真表皮结合分离。用直接免疫荧光方法染色可见免疫沉积物位于分离皮肤的真皮侧。

23. E【解析】获得性大疱性表皮松解症好发于成年人，可伴有黏膜损害。

24. A【解析】点状掌跖角化病通常20岁后发病，掌跖部出现无症状细小角质丘疹，皮疹脱落后呈喷火形凹陷。

25. B【解析】点状掌跖角化病可伴发寻常性银屑病（寻常性银屑病典型三联征即蜡滴现象，薄膜现象，点状出血现象）。

26. D【解析】寻常性银屑病通常不使用糖皮质激素。

27. C【解析】家族性良性天疱疮以持续性、复发性大疱与水疱为特征性损害，是一种少见的常染色体显性遗传病。通常20~30岁发病，好发于对称性间擦部位，如颈项、腋窝和腹股沟，少数发生在肛周、乳房下、肘窝和躯干。常表现为红斑基础上松弛性水疱，尼氏征阳性，疱壁薄易破，形成糜烂和结痂，或因反复发作形成颗粒状赘生物。自觉瘙痒、疼痛，有腥臭味。少数可有黏膜受累。夏季因日晒、多汗加重，引起活动性疼痛。数个月愈合，不留瘢痕，可留色素沉着。反复发作，多无全身症状。

28. A【解析】患者应避免外界各种诱因，减少疾病复发或加剧。外用抗生素、抗真菌药以及糖皮质激素制剂对部分患者有效；可口服米诺环素、四环素、青霉素或红霉素；氨苯砜对部分患者有效；严重或顽固患者用泼尼松或甲氨蝶呤。软 X 线或境界线每周 1 次，连续 3 次有一定治疗价值。某些病例可通过切除皮损，作皮肤移植有满意的效果。

29. C【解析】先天性鱼鳞病可在幼年发病。发病部位具有全身性，但是四肢伸侧比屈侧重，皮损为浅褐色至深褐色多角形鳞屑呈鱼鳞样，有家族史。

30. A【解析】获得性大疱性表皮松解症是后天发生的，不属于遗传病。

31. B【解析】板层状鱼鳞病基因定位在多个位点，包括染色体 14q11.2、19p13.12、2q34 和 17p13.2-p13.1，已克隆的致病基因有 *TGM*1（14q11.2）、*ABCA*12（2q34）及 *CYP*4*F*22 基因（19p13.12）。*TGM*1 基因编码谷氨酰胺转移酶 1，可在角质形成细胞的终末分化中发挥一定作用，*ABCA*12 编码膜相关蛋白，能够向细胞内外传输多种分子。

32. D【解析】毛囊角化病是一种少见的常染色体显性遗传性疾病。皮疹初期为孤立的肤色丘疹，对称分布于面、胸、腹、四肢和骶部。后期逐渐融合，变成黄褐色或棕色，鳞屑或油腻性痂堆积表面，形成不规则的疣状斑块。

33. B【解析】毛囊角化病组织病理学检查具有特征性的角化不良细胞，形成圆体和谷粒；基底细胞上方棘层松解，形成裂隙或陷窝，其中可见棘层松解细胞，无细胞间桥，大的陷窝可形成水疱；表皮乳头瘤样增生，真皮乳头不规则向上增生，乳头围以单层基底细胞，形成绒毛，真皮呈慢性非特异性炎症细胞浸润。

34. C【解析】参见 A2 型题第 32 题解析。

35. E【解析】诊断标准为出生时或生后发病，主要累及皱褶部和四肢屈侧，皮肤潮红和松弛性水病并变成灰褐色疣状鱼鳞病样损害，有家族史。

36. C【解析】该病又称为先天性大疱性鱼鳞病红皮病。

37. B【解析】该病局限于颗粒层。

38. D【解析】其治疗包括遗传咨询，产前诊断，严重病例需要进行重症监护及皮肤水化保湿。

39. B【解析】参见 A2 型题第 27 题解析。

40. B【解析】Hailey-Hailey 病致病基因定位于 3q21-q22，与编码一种新型钙离子泵的基因 *ATP*2*C*1 突变有关，*ATP*2*C*1 基因突变将导致角质形成细胞间黏附障碍，最终在表皮摩擦或感染后发生棘层松解。

41~43 A、D、B【解析】结节性硬化症属于常染色体显性遗传，常在 5 岁前发病。面部血管纤维瘤，甲周纤维瘤，鲛鱼皮斑，卵圆形或叶状白斑是该病皮损的四种特征性损害。

44~45 D、C、E【解析】进行性对称性红斑角化症是常染色体显性遗传的角化异常性疾病，主要表现为双侧掌跖的进行性红斑角化，境界明显，病程慢性。皮损对称发生于掌跖，局部角质增厚，颜色潮红，呈胼胝状，周围境界清楚，呈黄红色，表面可有片状鳞屑。皮疹可逐渐向手足背、四肢伸侧及膝肘关节等处发展。

46. B【解析】单纯型大疱性表皮松解症通常在出生时或出生后不久出现水疱，电镜下皮肤松解发生于表皮内。

47. C【解析】电镜下皮肤松解发生于表皮内。

48. E【解析】单纯型大疱性表皮松解症通常可分为泛发型，斑驳型，疱疹型，局限型。

49~50 C、A【解析】神经纤维瘤病是一种表现为神经系统、骨骼与皮肤发育异常的常染色体显性遗传的综合征。神经纤维瘤病临床表现：各处皮肤均可波及。①软纤维瘤：儿童发病，躯干和四肢近端为主，半球状或带蒂的肿瘤，柔软，皮色、粉红色或褐色，直径从数毫米直至几厘米。随着年龄增多增大，成年发展较慢。②象皮病样多发性神经瘤：常沿神经干弥散性分布，可伴皮肤及皮下组织增生，其皱褶和松垂可引起明显畸形。几乎常伴界限清楚的淡棕色斑，长 2~5cm，有时为卵圆形的咖啡色斑，也可呈小的暗色斑，具有特征性。③咖啡斑：常见于躯干，特别在腰背部，数厘米大小的褐色斑片，卵圆形，境界清楚。④黏膜损害：少数患者口腔出现乳头状瘤，巨舌。

51. B【解析】点滴状银屑病常发生于儿童或初发患者，儿童常由急性扁桃体炎诱发或与上呼吸道感染有关。积极抗感染治疗常收到明显的疗效，一般选用刺激性弱的外用制剂，不主张应用强效激素或刺激性强的外用药物治疗。

52. E【解析】银屑病的鳞屑呈银白色，用钝物刮除鳞屑的感觉就好像是刮蜡烛一样，称为蜡滴现象；刮除鳞屑后露出粉红色的薄膜，称为薄膜现象；再继续向下刮就会出现针尖样渗血，称为点状出血现象。这三大现象称为奥斯皮茨征，也是诊断银屑病的重要依据。

53. A【解析】参见 A2 型题第 51 题解析。

54. B【解析】关节病型银屑病除皮损外可出现关节病变，后者与皮损可同时或先后出现，任何关节均可受累，包括肘、膝的大关节，指、趾小关节，脊柱及骶髂关节。可表现为关节肿胀和疼痛，活动受限，严重时出现关节畸形，呈进行性发展，但类风湿因子常呈阴性。X 线片示软骨消失、骨质疏松、关节腔狭窄伴不同程度的关节侵蚀和软组织肿胀。

55. D【解析】关节病型银屑病应与类风湿关节炎进行鉴别，类风湿关节炎多侵犯近端小关节，对称性和进行性加重；类风湿因子阳性。

56. C【解析】免疫抑制剂主要适用于中度至重度斑块型、红皮病性、脓疱性和关节病性银屑病，常用的有甲氨蝶呤、环孢素等；维 A 酸类药物主要适用于斑块型、脓疱性和红皮病性银屑病；感染明显或泛发性脓疱性银屑病患者应使用抗生素类药物；糖皮质激素一般不主张系统用于寻常性银屑病，主要用于红皮病性银屑病、关节病性银屑病和泛发性脓疱性银屑病等，与免疫抑制剂、维 A 酸类联用可减少糖皮质激素的用量，应短期应用，并逐渐减量以防止病情反跳。

57. E【解析】发病年龄是出生时或生后 1 年内；皮损部位为掌跖手足背四肢伸侧，皮损特征为非游走性边界清楚的红斑角化过度性斑块，有家族史组织病可支持诊断。

58. D【解析】该病致病基因为兜甲蛋白基因。

59. B【解析】可变性红斑角化病的红斑为游走性角化性，边界清楚呈地图状。

60. A【解析】家族性良性天疱疮好发于皮肤褶皱部位，尼氏征阳性，免疫病理阴性。

61. E【解析】该病直接/间接免疫荧光检测阴性，自身免疫性大疱病直接免疫荧光检测阳性。

62. C【解析】表皮内广泛的棘层松解，宛如倒塌的砖墙。

63. B【解析】家族性良性天疱疮好发于皮肤皱褶部位如颈部、腋窝、腹股沟等易摩擦的部位。

四、B型题

1. C【解析】连锁分析是对某种疾病的致病基因进行染色体定位及克隆。

2. B【解析】突变筛查应明确某种单基因皮肤病的分子发病机制。

3. D【解析】全基因组外显子测序是从全基因组外显子水平鉴定疾病发病直接相关的功能性变异。

4. E【解析】全基因组关联研究是从全基因组水平筛查疾病相关的遗传变异。

5. A【解析】分离分析应明确遗传模式。

6~9 B、D、E、C【解析】遗传性鱼鳞病是一组遗传性角化异常性皮肤病，临床上以皮肤干燥、伴有鱼鳞状鳞屑为特征，具有遗传异质性，主要遗传方式有常染色体显性、隐性和X连锁隐性遗传三种。现认为，该病是因丝聚合蛋白原基因表达缺失或减少所致，其中性连锁鱼鳞病为类固醇硫酸酯酶（*STS*）基因缺陷；表皮松解性角化过度型鱼鳞病为角蛋白*K*1和*K*10基因突变；板层状鱼鳞病至少存在5个致病位点；而婴儿型鱼鳞病是由位于2q34的ATP结合盒*A*12基因突变所致。

10~12 D、B、A【解析】大疱性表皮松解症是一组较罕见的遗传性大疱病，以物理性损伤后皮肤黏膜起大疱为特征。根据皮肤形态学改变可分为单纯型、交界型、营养不良型和半桥粒型四种类型。研究表明，EBS主要由编码角蛋白*K*5和*K*14基因突变，导致基底细胞内的角蛋白中间丝聚集成团的功能不同程度受阻，水疱发生在表皮内；JEB由编码板层素5的3个亚基基因突变所致，水疱发生在透明板内或基底膜带中央；DEB由Ⅶ型胶原*COL7A*1基因突变，导致基底膜带内的锚纤维不足或缺失，水疱发生在致密板下方的基底膜带内；HEB由网格蛋白或整合素受体缺陷所致，水疱发生在基底细胞最下层的半桥粒处。

13. E【解析】性连锁鱼鳞病致病基因是*STS*，位于Xp22.3，编码类固醇硫酸酯酶，该酶的缺失，造成胆固醇硫酸盐在表皮中含量增加，使角质层中相邻的角质板黏着性增强，从而影响角质形成细胞正常脱落。

14. D【解析】先天性大疱性鱼鳞病样红皮病致病基因是*KRT*1（12q13.13）或*KRT*10（17q21.2），编码角蛋白1与角蛋白10构成中间丝，和微管、微丝共同组成细胞骨架。*KRT*1和严重的掌跖角化过度有关，而与*KRT*10无关。

15. C【解析】寻常型鱼鳞病目前认为和染色体 1q21. 3 上 *FLG* 基因突变有关，*FLG* 突变导致透明角质颗粒的组成成分丝聚合蛋白原缺乏。

16. A【解析】板层状鱼鳞病基因定位在多个位点，包括染色体 14q11. 2、19p13. 12、2q34 和 17p13. 2-p13. 1，已克隆的致病基因有 *TGM*1（14q11. 2）、*ABCA*12（2q34）及 *CYP*4*F*22 基因（19p13. 12）。

17. B【解析】先天性非大疱性鱼鳞病样红皮病的病因是由于 *ALOXE*3（17p13. 1）、*ALOX*12*B*（17p13. 1）、*Ichthyin*（5q33）、*TGM*1（14q11. 2）基因的突变，引起先天性非大疱性鱼鳞病样红皮病。

18. D【解析】角化过度指角质层过度增厚，如果颗粒层和棘层相应增厚，则是扁平苔藓；如果颗粒层和棘层并不随之增厚，则是寻常型鱼鳞病。

19. A【解析】角化不全指角质层内有细胞核残留。

20. C【解析】角化不良指棘层及颗粒层个别或小群角质形成细胞提前异常角化。

21. C【解析】神经纤维瘤有时可见纤维发生黏液样变。

22. B【解析】变应性血管炎检查可见皮肤组织真皮乳头下到网状层有细动脉炎静脉炎和毛细血管炎血管扩张，内皮细胞水肿渗出，管腔狭窄有血栓形成，血管壁有纤维蛋白样变性或坏死。

23. A【解析】老年弹性组织变性组织病理学检查可见表皮局部萎缩，真皮部分嗜碱性变。

24. E【解析】扁平苔藓有时基底膜呈现玻璃样变性（透明变性）。

25. D【解析】胶样粟丘疹又称为胶样假性的粟丘疹，或者是皮肤胶样变性。

五、X 型题

1. ABC【解析】单基因遗传性皮肤病：由单个基因突变引起，在家系中的传递方式遵循孟德尔分离定律，包括常染色体显性遗传（AD）、常染色体隐性遗传（AR）和性连锁遗传。

2~3 ABCE、BCD【解析】参见 A2 型题第 27 题解析。

4. ABCD【解析】鱼鳞病治疗以外用药为主，以温和、保湿、轻度剥脱为原则。如 10%~20% 尿素霜、α-羟基酸或 40%~60% 丙二醇溶液可增加皮肤水合程度。维 A 酸外用制剂或卡泊三醇软膏等药物可改善角化，减少鳞屑，与糖皮质激素联用可增加疗效。对于性连锁鱼鳞病，外用 10% 胆固醇霜可取得较好疗效。

5. AE【解析】单纯型大疱性表皮松解症的致病基因是角蛋白 5 或角蛋白 14 基因，分别定位于 12q11-q13 和 17q12-q21。交界型大疱性表皮松解症由 *BP*180（*BPAG*2，又称ⅩⅦ型胶原）或板层素 5 编码基因突变所致，*BP*180 和板层素 5 均位于表皮-真皮连接的透明层。营养不良型大疱性表皮松解症由Ⅶ型胶原（*COL*7*A*1）编码基因突变所致，Ⅶ型胶原位于致密板下。

6. ABC【解析】系统性硬皮病心脏受累与心肌纤维化及肺小动脉炎相关，可出现心包炎、心律失常、心电图改变以及心功能不全。

7. ABCE【解析】毛囊角化病需与小棘苔藓、毛发红糠疹、维生素 A 缺乏症、角化性痤疮相鉴别。

8. ACD【解析】营养不良型大疱性表皮松解症为常染色体显性遗传或常染色体隐性遗传。病情多较重，常在出生时即出现水疱，且位置较深，愈后留明显瘢痕，可发生于体表的任何部位，常以肢端最为严重。肢端反复发生的水疱及瘢痕可使指（趾）间的皮肤粘连、指骨萎缩形成爪形手，也可累及黏膜，口咽黏膜的反复破溃、结痂可致患者张口、吞咽困难，预后不佳。常染色体隐性遗传的 DEB 患者皮肤肿瘤发生率增高。

9. ABDE【解析】在角化型手足癣、慢性湿疹、银屑病、毛发红糠疹或毛囊角化病中，症状性掌跖角化可作为这些疾病的一个皮肤表现。

10. ABCD【解析】毛囊角化病治疗可局部外用 0.05%~0.10% 维 A 酸乳膏、3%~5% 水杨酸软膏、10%~20% 尿素霜或 12% 乳酸铵洗剂，可软化或溶解角质，改善症状。病情严重者可口服维生素 A、维生素 E 或维 A 酸类药物治疗。

11. CD【解析】交界型大疱性表皮松解症由 *BP*180（*BPAG*2，又称ⅩⅦ型胶原基因）或板层素 5 编码基因突变所致，*BP*180 和板层素 5 均位于表皮–真皮连接的透明层。

12. AC【解析】弥漫性非表皮松解性掌跖角化病的致病基因位于 12q13. 13、编码角蛋白 1 的区域内，表皮松解性掌跖角化病的致病基因位于 17q21. 2、编码角蛋白 9 的区域，但某些轻型患者的致病基因同非表皮松解型。

13. AD【解析】点状掌跖角化病的致病基因定位于 8q24、13-24. 21 和 15q22-q24。

14. ABCDE【解析】维 A 酸类药物参与调控表皮细胞增殖、分化、凋亡，并有一定的抗炎作用，抑制皮脂腺分泌，对细胞免疫和体液免疫均有调节作用，具有抗增生、抗肿瘤作用等。

15. ABCD【解析】不同临床类型可能具有不同的发病机制，部分至今尚不明确。①目前认为寻常型鱼鳞病和染色体 1q21. 3 上 *FLG* 基因突变有关，*FLG* 突变导致透明角质颗粒的组成成分丝聚合蛋白原缺乏。②性连锁鱼鳞病致病基因是 *STS*，位于 Xp22. 3。③板层状鱼鳞病：基因定位在多个位点，包括染色体 14q11. 2、19p13. 12、2q34 和 17p13. 2-p13. 1，已克隆的致病基因有 *TGM*1（14q11. 2）、*ABCA*12（2q34）及 *CYP*4*F*22 基因（19p13. 12）。④先天性非大疱性鱼鳞病样红皮病的病因是由于 *ALOXE*3（17p13. 1）、*ALOX*12*B*（17p13. 1）、*Ichthyin*（5q33）、*TGM*1（14q11. 2）基因的突变能够引起先天性非大疱性鱼鳞病样红皮病。⑤先天性大疱性鱼鳞病样红皮病致病基因是 *KRT*1（12q13. 13）或 *KRT*10（17q21. 2），编码角蛋白 1 与角蛋白 10，构成中间丝，和微管、微丝共同组成细胞骨架。*KRT*1 和严重的掌跖角化过度有关，而和 *KRT*10 无关。

16. BCD【解析】点状掌跖角化病儿童期不常见，青少年期或 20 岁以后多发。典型皮损为掌跖部散发角化性丘疹，多数呈圆形或卵圆形，皮色或黄色，一般直径仅 2~3mm，可达 10mm，散在分布或排列成片状、线状，丘疹脱落后，呈现火山口样小凹陷。少数患者可累及手足背及肘膝部，不伴发多汗，偶可见甲营养不良。

17. ABC【解析】淋巴瘤、多发性骨髓瘤、结节病、麻风、严重营养不良或甲状腺等疾病可引起获得性鱼鳞病。

18. ABCDE【解析】在角化型手足癣、慢性湿疹、银屑病、毛发红糠疹或毛囊角化病中，掌跖角化可作为该疾病的一个皮肤表现，但根据病史及其他表现不难进行鉴别。

19. ABCD【解析】性连锁鱼鳞病较少见，系性连锁隐性遗传。男性新生儿发病率为 1/6000，女性非常少见。一般出生时或生后不久 3 个月内即发病。皮损可泛发或局限，面部两侧、颈、头皮受累最严重，躯干腹侧也可累及。表现与寻常型鱼鳞病相似，但病情较重，皮肤干燥粗糙伴有黑棕色鳞屑，不随年龄增长而改善。一般无掌跖角化过度，可伴有角膜点状浑浊、隐睾等。

20. ABCDE【解析】弥漫性掌跖角化病包括弥漫性表皮松解性掌跖角化病和弥漫性非表皮松解性掌跖角化病。常在婴儿期发病，持续终身，青春期后可有缓解。初起可为局灶性，6 个月至 1 岁后呈掌跖部弥漫性分布，皮损为边界清楚的淡黄色坚硬角化斑块，蜡样外观，边缘常呈淡红色，掌跖可单独或同时受累。通常无自觉症状，有时可伴有瘙痒、触痛或疼痛性皲裂，冬季尤重。常伴有掌跖多汗和甲板增厚浑浊。

六、案例分析题

1. B【解析】家族性良性天疱疮是一种常染色体显性遗传的慢性水疱病，多在青春期或成年发病，损害主要发生于颈侧、腋部、腹股沟及肛周等受摩擦部位，皮损以反复出现的红斑、松弛性水疱及糜烂、结痂为特征，易继发感染，口腔黏膜很少受累，皮肤组织病理可见表皮内棘层松解现象。局限性脓疱性银屑病以成批发生的、红斑基础上的小脓疱为特征，好发于掌跖部 ，对称分布，常有较厚的鳞屑附着。寻常型天疱疮是一种自身免疫性疾病，皮损好发于口腔、头颈部、胸背部，以外观正常皮肤上发生薄壁、松弛性水疱或大疱为特性，多伴口腔黏膜损害，直接免疫荧光显示角质细胞间 IgG、IgA、IgM 或补体 C3 呈网状沉积。乳房外 Paget 病易发生于顶泌汗腺分布部位（如阴囊、会阴、肛周），损害多为单发，皮损表现为反复发作的红斑、糜烂、逐渐浸润、肥厚，形成迁延不愈的斑块，皮肤组织病理可见表皮内特征性 Paget 细胞。

2. ABCDEF【解析】家族性良性天疱疮的皮损可因各种外在的物理因素（如摩擦、冷热刺激、紫外线照射）、化学因素（如强酸、强碱性药物）刺激，或者细菌、病毒、真菌等致病微生物感染而激发或加重。因此避免外界各种诱因刺激、保持局部清洁干燥有利于缓解症状及防止并发症。

3. ABDEF【解析】家族性良性天疱疮的治疗目的是缓解症状和防止并发症，故应采取综合性治疗措施，包括避免外界各种诱因刺激、外用与口服抗微生物药物。严重患者可试用氨苯砜、沙利度胺、甲氨蝶呤、维 A 酸类药物等。目前尚未发现家族性良性天疱疮的特异性抗体。

第十五章　黏膜疾病

一 A1 型题

1. 下列关于急性接触性唇炎说法正确的是
   A. 唇红缘持续性脱屑
   B. 口唇干燥、皲裂、结痂
   C. 唇红及口唇皮肤红肿、水疱、糜烂
   D. 下唇黏膜呈半透明象牙色，表面有光泽
   E. 唇红边缘浸润，中央萎缩有鳞屑附着
2. 下列关于急性和慢性包皮龟头炎的描述，其中不正确的是
   A. 急性包皮龟头炎通常自冠状沟起病，然后扩展到龟头及包皮内侧
   B. 急性包皮龟头炎的皮损表现为红斑、水肿，常伴有黏液性渗出
   C. 念珠菌性龟头炎患者有烧灼，疼痛感，伴剧烈瘙痒
   D. 慢性包皮龟头炎包括糖尿病性包皮龟头炎，念珠菌性龟头炎，环状糜烂性龟头炎等
   E. 对严重的持续性念珠菌性龟头炎患者，应做血糖、尿糖和糖耐量试验，检查是否患有糖尿病
3. 慢性接触性唇炎的特征不包括
   A. 水疱　　B. 干燥
   C. 脱屑　　D. 变厚
   E. 皲裂
4. 下列关于黏膜白斑的叙述，不正确的是
   A. 白斑的恶性程度与发生部位有关
   B. 所有黏膜白斑均是癌前病变
   C. 黏膜白斑的发生不仅与局部慢性刺激相关，而且可能与全身性因素如糖尿病、内分泌紊乱、维生素缺乏等因素相关
   D. 该病的确诊要靠组织病理学检查，以及上皮细胞不典型增生为主的病理改变
   E. 该病多累及中年及以上人群
5. 下列有关剥脱性唇炎的叙述，不正确的是
   A. 该病多见于年轻女性，尤其神经质者

B. 多发生于上唇部

C. 多表现为唇红干燥、脱屑或结痂，反复发作

D. 常伴有脂溢性皮炎、皮脂腺异位症、齿槽脓肿，或有舔唇、咬指甲等习惯

E. 局部应用皮质激素制剂有效

6. 下列有关口腔黏膜白斑的叙述，不正确的是

A. 若皮损表面有白色膜状物即可排除诊断

B. 多见于中年以上男性，主要发生于颊、唇和舌黏膜

C. 初起为黏膜上细小点状、光滑的白色斑点或条纹，后融合成白色斑片，单发或多发，境界不清

D. 通常无自觉症状，也可引起针刺感或轻微疼痛

E. 本病主要是因局部慢性刺激如不良长期大量吸烟，以及过冷、过热食物的刺激所致

7. 剥脱性唇炎常见于

A. 老年女性　　B. 老年男性

C. 年轻男性　　D. 年轻女性

E. 儿童

8. 下列关于坏疽性龟头炎的描述，不正确的是

A. 病变始于龟头和包皮，逐渐向阴茎蔓延

B. 基本损害为溃疡，其边缘隆起，质地稍硬，易出血

C. 皮损周围的皮肤呈暗红色，伴有水肿，附近淋巴结肿大

D. 患者通常不伴有严重的全身症状，故不会致死

E. 重症患者可伴发阴茎溃疡、坏死和脱落

9. 下列关于肉芽肿性唇炎叙述，正确的是

A. 一旦发病，上、下唇均同时受累

B. 好发于儿童及青少年

C. 患者通常伴有红斑狼疮、类风湿关节炎、甲亢等免疫性疾病

D. 治疗上需寻找及去除慢性病灶，如扁桃体炎、龋齿、齿槽脓肿等，注意口腔清洁卫生

E. 组织病理学主要表现为表皮和真皮的嗜酸性粒细胞的浸润

10. 下列关于包皮龟头炎治疗的描述，不正确的是

A. 保持局部清洁，防治继发感染

B. 较轻的患者可仅仅使用高锰酸钾或硼酸溶液冷湿敷，然后外用抗生素霜剂

C. 包皮环切不一定能彻底治愈浆细胞性龟头炎

D. 对念珠菌、滴虫、阿米巴等引起的感染要采取针对性治疗

E. 对其他顽固性的龟头炎患者也可采用包皮环切进行治疗

11. 下列关于肉芽肿性唇炎的临床表现，叙述不正确的是
   A. 好发于唇部，以上唇为多
   B. 初为唇黏膜突然发生的弥漫性肿胀，或仅为局部的肿胀感
   C. 发作时局部可有麻木感或发干，通常无全身症状
   D. 皮损边界清楚，呈正常肤色或稍红，柔软或有弹性感
   E. 呈周期性发作，肿胀期和缓解期交替出现，缓解期肿胀可完全消退
12. 下列哪种是最常见的黏膜疾病
   A. 黏膜白斑　　B. 阿弗他口炎
   C. 腺性唇炎　　D. 坏疽性龟头炎
   E. 鲍恩样丘疹病
13. 下列关于腺性唇炎临床表现的叙述，不正确的是
   A. 该病以唇部异位唾液腺的增大和继发性炎症改变为特征，好发于下唇
   B. 化脓型腺性唇炎多为后天性，如用致敏的牙膏、漱口水或外伤所致
   C. 单纯型腺性唇炎为后天性，病情较轻，多数无自觉症状
   D. 化脓型腺性唇炎的炎症反应较明显，被认为是癌前期病变
   E. 多数患者自觉唇部肿胀，绷紧感，有时有触痛和感觉过敏
14. 下列关于阿弗他口炎的叙述，不正确的是
   A. 男性较女性多见
   B. 病因不清，可能与感染、应激、内分泌、免疫功能异常等相关
   C. 细胞免疫和体液免疫在发病中具有重要意义
   D. 本病为口腔黏膜反复溃疡，伴有剧烈烧灼痛
   E. 常初发于学龄儿童及青年人，中年以后可有不同程度的复发
15. 下列关于急性光化性唇炎和慢性光化性唇炎区别的描述，不正确的是
   A. 慢性光化性唇炎皮损易破裂，糜烂，表面可见黄棕色血痂或形成溃疡
   B. 急性光化性唇炎先表现为轻重不等的肿胀，继而发生成群密集的小水疱
   C. 急性光化性唇炎多在发作前有暴晒史，急性起病，以下唇为主
   D. 慢性光化性唇炎早期为唇部干燥，伴细小脱屑
   E. 病程较长，长期不愈者可见唇黏膜变粗糙，角化过度，最终可演变为鳞状细胞癌
16. 下列关于皮肤黏膜的描述，不正确的是
   A. 黏膜无毛发和汗腺，正常黏膜也没有皮脂腺
   B. 黏膜表面仅是一层扁平鳞状上皮细胞而无角化层，易受损伤
   C. 黏膜的皮损排列与分布无明显规律，易出现浸渍、糜烂和破溃
   D. 黏膜的病变不仅与局部因素有关，而且与全身性因素也相关

E. 凡是黏膜的病变均易出现癌变

17. 下列关于光化性唇炎的描述，不正确的是
    A. 病因多为日光照射，慢性刺激和吸烟也可能起重要作用
    B. 发病无明显的季节性
    C. 可能是由于体内卟啉代谢障碍而引起光敏感，从而导致唇黏膜的炎症反应
    D. 临床上可分为急性和慢性，长期不愈者可癌变
    E. 需与唇部的盘状红斑狼疮和扁平苔藓相鉴别
18. 下列关于阿弗他口炎的临床表现描述，不正确的是
    A. 溃疡最常发生于颊黏膜，也见于唇内侧、舌部、软腭等部位
    B. 女性患者多与月经周期相关，在经前期复发或病情加重
    C. 其自然演变可分为前兆期、疱疹期、溃疡期和愈合期等四期
    D. 本病为单发性疾病，无家族性发病现象
    E. 本病具有自限性，可自然缓解
19. 下列关于光化性唇炎与其他疾病的鉴别诊断叙述，不正确的是
    A. 唇部红斑狼疮的发病与光线无关，故可鉴别
    B. 唇部红斑狼疮通常在唇以外部位也可见类似病变
    C. 扁平苔藓皮损的排列常成网状、花纹状或环状，其周围可见散在性紫红色、多角形的扁平丘疹
    D. 扁平苔藓有特征的病理表现，组织病理检查可协助鉴别
    E. 唇部红斑狼疮境界清楚，边缘显示一狭窄的炎症带，中央区可见萎缩与毛细血管扩张
20. 女阴假性湿疣最易与下列哪种疾病混淆
    A. 梅毒扁平湿疣　　B. 硬下疳
    C. 鲍恩样丘疹病　　D. 尖锐湿疣
    E. 外阴阴道假丝酵母菌菌病
21. 下列关于接触性唇炎的叙述，不正确的是
    A. 是因接触外界物质而发生的局部刺激性或变态反应性疾病
    B. 通常在接触刺激物后数小时至数日内发病
    C. 可分为急性期和慢性期，慢性期可出现白斑和疣状结节
    D. 再次接触刺激物后症状多无首次严重
    E. 慢性接触性唇炎的癌变率较高
22. 下列有关女性外阴假性湿疣的叙述，不正确的是
    A. 好发于青年女性

B. 多对称分布于小阴唇内侧，也可累及尿道口、处女膜、阴道口等部位
C. 部分患者皮疹可癌变
D. 呈绒毛状或鱼子样外观，有时可见息肉状小丘疹
E. 多无自觉症状，有时可伴有微痒感

23. 下列关于腺性唇炎的叙述，不正确的是
A. 是一种主要累及唇部小唾液腺的炎症性疾病
B. 可能与日光照射、吸烟、感染、过敏有关
C. 肿大的腺体多出现脓性分泌物
D. 主要表现为唇部黏膜增厚、外翻，并伴有唇部黏液腺体增生
E. 组织病理表现为非特异性腺体增生、肿大、导管扩大与炎症细胞浸润

24. 下列关于珍珠样阴茎丘疹的发病原因，正确的是
A. 包皮过长　B. 是一种性传播疾病
C. 包皮环切后引起　D. 病毒感染引起
E. 是一种生理变异，无须治疗

25. 黏膜处白癜风和黏膜白斑的区别，在于后者
A. 伴周围皮肤病变　B. 无明显自觉症状
C. 表皮萎缩、多薄　D. 有同形反应
E. 为片状白色角化性损害

26. 女阴黏膜白斑好发人群是
A. 绝经期后的妇女　B. 绝经期前的妇女
C. 中年妇女　D. 青年妇女
E. 女童

27. 下列关于珍珠样阴茎丘疹临床表现的描述，正确的是
A. 该病发病部位为阴茎根部
B. 患者有疼痛不适感
C. 皮损表现为串珠状小丘疹，呈肉色、白色或淡红色
D. 其发生与种族因素有关
E. 多见于儿童

28. 下列关于女阴干枯病临床表现的描述，不正确的是
A. 该病好发于闭经的老年妇女，或是不能生育或卵巢被切除的年轻妇女
B. 可继发黏膜白斑病，但不会转变成恶性肿瘤
C. 发生炎症时可出现阴蒂及小阴唇消失，大阴唇变平，阴道口狭窄
D. 病变初期表现为女阴部轻度红肿伴痒及灼热感

E. 常伴剧痒，在大阴唇外侧、股内侧，或肛门周围发生苔藓样变

29. 下列不属于黏膜性疾病的是

A. 肉芽肿性唇炎
B. 阴茎珍珠状丘疹
C. 鲍恩样丘疹病
D. 脂溢性角化病
E. 黑毛舌

二 A2 型题

患者，女性，40 岁。口唇红肿伴痒 3 天，发疹前曾外用芦荟唇膏。查体：口唇红肿，边界清楚，表面有小水疱、糜烂。诊断首先考虑

A. 荨麻疹
B. 接触性唇炎
C. 湿疹
D. 药疹
E. 多形红斑

三 A3/A4 型题

（1~2 题共用题干）

患者，女性，55 岁。主因外阴部皮疹伴剧烈瘙痒 2 年余，加重 1 个月就诊。查体：心肺腹未见异常。双侧小阴唇部浸润肥厚、皲裂，呈白色，以右侧小阴唇较明显。

1. 最可能的诊断是

A. 黏膜白斑
B. 皮脂腺异位症
C. 白癜风
D. 尖锐湿疣
E. 硬化萎缩性苔藓

2. 本病诊断较有意义的检查是

A. 滴虫检查
B. 真菌镜检 + 培养
C. 组织病理学检查
D. 醋酸白试验阴性
E. 支原体检查

（3~5 题共用题干）

患者，女性，47 岁。主因口唇部皮疹 3 周伴瘙痒就诊。患者既往夏季曾发生同样皮损，秋冬季好转，无关节痛、脱发、口腔溃疡等不适。查体：上下唇黏膜轻度增厚，角化变硬、皲裂。

3. 最可能的诊断是

A. 唇部盘状红斑狼疮
B. 扁平苔藓
C. 慢性光化性唇炎
D. 腺性唇炎

E. 剥脱性唇炎

4. 本病与上述其他疾病鉴别的主要依据是

A. 病史
B. 组织病理学检查
C. 皮损特点
D. 免疫病理学
E. A + B + C

5. 该患者的处理原则是

A. 3% 硼酸溶液湿敷
B. 外用糖皮质激素乳膏
C. 外用红霉素软膏
D. 口服抗生素
E. 外用莫匹罗星软膏

（6~7 题共用题干）

患者，女性，25 岁。双唇黏膜反复红斑、水疱、糜烂，停用口唇化妆品后症状可改善。

6. 为明确诊断应进行的检查是

A. 组织病理学检查
B. 斑贴试验
C. 真菌直接镜检
D. IgE
E. 红细胞沉降率

7. 最可能诊断为

A. 接触性唇炎
B. 光线性唇炎
C. 剥脱性唇炎
D. 扁平苔藓
E. DLE

（8~10 题共用题干）

患者，女性，38 岁。主因发现外阴部皮疹 2 个月余就诊。近期内白带较多，皮损处不痛不痒，否认不洁性接触史。查体：小阴唇内侧可见针尖至粟粒大小的近肤色的小丘疹，散在的息肉状小丘疹呈线状排列，呈绒毛状外观。

8. 最可能的诊断是

A. 尖锐湿疣
B. 女性假性湿疣
C. 鲍恩样丘疹病
D. 阴茎珍珠状丘疹
E. 皮脂腺异位症

9. 本病具有的特征是

A. 多伴有念珠菌性阴道炎
B. 醋酸白试验阴性
C. 无不洁性接触史
D. 好发于小阴唇内侧及阴道前庭
E. 以上均正确

10. 目前的主要处理措施是
   A. 激光治疗
   B. 冷冻治疗
   C. 无须特殊处理
   D. 外用干扰素软膏
   E. 外用抗生素软膏

（11～13 题共用题干）

患者，女性，26 岁。主因口唇部皮疹 5 天就诊。患者发病前曾换用新品牌口红。查体：上下口唇部红斑、糜烂、结痂。

11. 最可能诊断为
   A. 光化性唇炎
   B. 肉芽性唇炎
   C. 剥脱性唇炎
   D. 接触性唇炎
   E. 腺性唇炎
12. 目前首要处理措施是
   A. 口服糖皮质激素
   B. 不食用辛辣刺激食物
   C. 停用现用的唇膏
   D. 外用糖皮质激素乳膏
   E. 外用抗生素乳膏
13. 局部处理最佳方案是
   A. 外用莫匹罗星软膏
   B. 外用红霉素软膏
   C. 外用糖皮质激素乳膏
   D. 外用他克莫司软膏
   E. 3% 硼酸溶液湿敷

（14～15 题共用题干）

患者，男性，36 岁。龟头出现新生物半年。查体：龟头边缘见较多环形排列的淡红色小丘疹。以往有不洁性交史。

14. 该患者诊断应首先考虑
   A. 尖锐湿疣
   B. 梅毒
   C. 阴茎珍珠状丘疹
   D. 传染性软疣
   E. 皮脂腺异位症
15. 该患者处理措施应采取
   A. 照射 PUVA
   B. 照射 UVB
   C. 阿昔洛韦乳膏局部外用
   D. 不需要任何治疗
   E. 冷冻

（16~18 题共用题干）

患者，男性，22 岁。主因发现阴茎部皮疹 2 天就诊。患者在洗澡时发现冠状沟处皮疹，不痛不痒，否认不洁性接触史。查体：冠状沟处可见针尖大小、表面光滑的乳白色小丘疹，直径 1~2mm，圆顶状，呈线状排列。

16. 最可能的诊断是

A. 尖锐湿疣　　B. 阴茎珍珠状丘疹

C. 鲍恩样丘疹病　　D. 皮脂腺异位症

E. 假性湿疣

17. 诊断本病的主要依据是

A. 好发于青壮年

B. 醋酸白试验阴性

C. 无不洁性接触史

D. 好发于冠状沟处的线状排列针尖大小的小丘疹

E. 以上均是

18. 目前的主要处理措施是

A. 外用干扰素软膏　　B. 冷冻治疗

C. 激光治疗　　D. 无须特殊处理

E. 外用抗生素软膏

（19~21 题共用题干）

患者，男性，40 岁。主因龟头部起皮疹 3 天伴瘙痒就诊。否认婚外性接触史。查体：龟头、包皮内板表现为红斑、丘疹、小的点片状的糜烂面，其上覆白色点状乳酪状分泌物。

19. 最可能的诊断是

A. 坏疽性龟头炎　　B. 干燥性闭塞性龟头炎

C. 环状糜烂性包皮龟头炎　　D. 浆细胞性包皮龟头炎

E. 念珠菌性包皮龟头炎

20. 对诊断最有价值的检查是

A. 血清梅毒学检查　　B. 分泌物真菌镜检和培养

C. 分泌物滴虫检查　　D. 病理检查

E. 分泌物细菌培养 + 药敏

21. 目前主要的治疗措施是

A. 局部外用糖皮质激素

B. 口服氟康唑治疗

C. 口服氟康唑+局部外用克霉唑乳膏
D. 口服甲硝唑治疗
E. 局部使用3%硼酸溶液湿敷

四 X型题

1. 发生于女性外阴部位的白色斑片，可能的诊断是
A. 黏膜白斑
B. Paget病
C. Bowen病
D. 白癜风
E. 鱼鳞病

2. 黏膜白斑如有下列哪种情况应考虑癌变可能
A. 浸润
B. 硬结
C. 溃疡
D. 长期不愈
E. 干燥

五 案例分析题

（1~8题共用题干）

患者，男性，24岁。口唇红肿伴痒5天，发疹前曾外用唇膏。查体：口唇红肿，边界清楚，表面有小水疱、糜烂。

1. 为进一步确诊应行的检查有
A. 血常规
B. 斑贴试验
C. 皮肤病理
D. 尿常规
E. 血清IgE检测

2. 斑贴试验阳性，则该患者可诊断为
A. 原发性刺激性皮炎
B. 湿疹
C. 变态反应性接触性皮炎
D. 药疹
E. 剥脱性唇炎

3. 变态反应性接触性皮炎的叙述，正确的是
A. 刺激物分子量多较低
B. 大多数接触后不致病
C. 刺激物多为半抗原
D. 为典型Ⅳ型变态反应
E. 刺激物本身无毒性

4. 接触性皮炎的组织病理学不正确的是
A. 表皮突消失
B. 真皮浅层血管扩张
C. 血管周围淋巴细胞浸润
D. 慢性者棘层肥厚

E. 细胞内及细胞间水肿

5. 关于接触性皮炎不正确的是

A. 均在较高浓度时才致病
B. 愈后不留色素沉着
C. 无反复发作
D. 具有自限性
E. 无水疱形成

6. 下列不属于急性接触性皮炎特点的是

A. 水疱
B. 瘙痒
C. 鳞屑
D. 丘疹
E. 水肿

7. 治疗有明显渗液的急性接触性皮炎，适宜的治疗方案是

A. 煤焦油和其他类似药物
B. 3% 硼酸溶液冷湿敷
C. 类固醇皮质激素封包
D. 炉甘石洗剂
E. 类固醇皮质激素霜封

8. 接触性皮炎的治疗方案包括

A. 钙剂
B. 糖皮质激素霜剂
C. 抗组胺药
D. 生地注射液
E. 维生素 C

(9~11 题共用题干)

患者，男性，27 岁。因“唇部红斑脱屑，久治不愈 2 年”来诊。查体：全身皮肤正常，唇部黏膜及其周围 1~3mm 范围皮肤均见红斑、干燥和脱屑。

9. 可能的诊断包括

A. Netherton 综合征
B. 刺激性唇炎
C. 接触性唇炎
D. Wiskolt-Aldrich 综合征
E. 特应性皮炎
F. 高 IgE 复发感染综合征
G. 脂溢性皮炎
H. 光线性唇炎

10. 为明确诊断，应追问的病史以及进行的检查有

A. 特应性病史
B. 尿常规
C. 舔唇史
D. 局部接触物如口红与皮疹的关系
E. 屈侧皮肤受累史
F. 组织病理学
G. 毛发检查
H. 斑贴试验

11. 患者检查均无异常，可选择的治疗方案有

A. PUVA
B. 局部外用糖皮质激素

C. 系统使用肾上腺糖皮质激素　　D. 环孢素
E. 皮肤保湿　　F. 窄谱 UVB
G. 局部外用抗生素

参考答案与解析

一、A1 型题

1. C【解析】急性接触性唇炎：接触部位唇黏膜出现肿胀、水疱甚至糜烂结痂，也可累及周围皮肤，轻者仅有局部脱屑。慢性接触性唇炎：以唇部肥厚、浸润、干燥、脱屑和皲裂为特征，少数可发展成白斑或疣状结节，甚至产生癌变。

2. C【解析】念珠菌性龟头炎的症状为烧灼、疼痛感，但瘙痒程度较轻。

3. A【解析】参见 A1 型题第 1 题解析。

4. B【解析】传统病理学家将黏膜白斑看成癌前病变，近年来许多口腔临床学家发现其多数为良性病变，仅有 3%~5% 的黏膜白斑发生癌变。黏膜白斑恶性程度与白斑发生的部位有关，如颊黏膜约 96% 为良性病变，但口底和舌腹部的白斑发生恶变的可能性大于其他部位发生的白斑。目前黏膜白斑病因不明确，其发病与维生素缺乏、微生物感染、内分泌紊乱、机体免疫系统紊乱、遗传、物理化学刺激、局部刺激等因素有关。年龄增长、糖尿病、阴道分泌物的异常等，可能也是此病的诱发因素。体格检查可发现点状、片状或条状灰白或乳白的角化性斑片，其境界清楚、肥厚、浸润，病理可见角化过度或角化不全，通过临床表现结合组织病理学检查可确诊。本病多发生于 40 岁以上的成人。

5. B【解析】剥脱性唇炎多发生于下唇红缘处，起自下唇中部，有时可波及上唇，偶可扩展至面部。

6. A【解析】局部慢性刺激因素在口腔黏膜白斑病发生中起很重要的作用，白斑患者有吸烟习惯的占 80%~90%，且发病部位多与烟的刺激部位相同，其他如不良的口腔卫生习惯、牙位不正、咀嚼槟榔及过冷过热饮食的刺激都可引起此病。口腔黏膜白斑病多见于中年以上男性，主要发生在颊、唇和舌黏膜，其次为硬腭、齿龈等处。损害为白色斑片，单发或多发，境界不清楚，边缘稍隆起。晚期白斑增厚，可产生浅裂口和小溃疡。通常无自觉症状，也可有针刺感或轻度疼痛。

7. D【解析】剥脱性唇炎常见于年轻女性，神经质的女性易患此病，每因情绪波动而发病。

8. D【解析】坏疽性龟头炎又称崩溃性龟头炎，是龟头和包皮处的一种崩溃性溃疡性病变，重症患者可伴有阴茎溃疡，坏死和脱落，可伴有严重全身症状，有时可致死。

9. D【解析】该病可发生于上唇或下唇，偶尔同时累及；多发生于中青年，儿童较少发病；患者一般健康状况良好，多无全身症状；组织病理主要表现为真皮、皮下组织慢性肉芽肿性炎症细胞浸润，以淋巴细胞、浆细胞、上皮样细胞为主。

10. C【解析】浆细胞性龟头炎只发生在未经包皮环切的男性中，症状往往不明显，可能由于积存的包皮垢引起的刺激反应或过敏反应，因此包皮环切可彻底治愈浆细胞性龟头炎。

11. E【解析】肉芽肿性唇炎初发为唇黏膜突然发生的弥漫性肿胀，或仅为局部的肿胀感，以后转为周期性发作。发作期与缓解期交替出现，但缓解期肿胀不完全消退，病情逐渐加重后呈持续肿胀。

12. B【解析】阿弗他口炎又称复发性口腔溃疡，是一种反复发作的口腔黏膜浅表性溃疡。以口腔黏膜复发性、单发或多发的、孤立的、圆形或椭圆形浅表溃疡，伴剧烈的自发性烧灼样疼痛为特征，本病是最常见的黏膜疾病，发病率较高，尤以女性多见，常初发于学龄儿童及青年期，中年以上可有不同程度的复发。

13. B【解析】化脓型腺性唇炎多为先天性或家族性，呈常染色体显性遗传，炎症反应明显。

14. A【解析】阿弗他口炎是最常见的黏膜疾病，发病率较高，尤以女性多见，常初发于学龄儿童及青年期，中年以上可有不同程度的复发。

15. A【解析】急性光化性唇炎病程较短，呈急性起病，一般皮损较重，早期出现肿胀、水疱，疱壁薄易破，从而形成糜烂、溃疡，易出血。

16. E【解析】黏膜病变可以仅为溃疡或炎症等，而不发生癌变。

17. B【解析】光化性唇炎多在暴晒后发病，有明显的季节性，春末起病，夏天加重，秋天减轻或消退。

18. D【解析】阿弗他口炎的家族发病率高达 45%，说明遗传因素是比较重要的致病因素。

19. A【解析】约 1/3 红斑狼疮患者有光敏现象，因此光线是否作为诱发因素不能鉴别唇部红斑狼疮和光化性唇炎。

20. D【解析】尖锐湿疣是由人乳头瘤病毒所致，多有不洁性交史，典型皮损为乳头状、菜花状，鸡冠状，醋酸白试验阳性。

21. D【解析】接触性唇炎停止接触刺激物后症状多缓解，再次接触时症状复发且加重。

22. C【解析】本病为女性外阴黏膜的异常增生，是发生在女性外阴黏膜的一种良性乳头瘤，不会恶化癌变。

23. C【解析】腺性唇炎可由黏液腺体增生，多有黏液性分泌物，只有继发感染时才出现脓性分泌物。

24. E【解析】珍珠样阴茎丘疹为一种生理变异，患者无任何症状，治疗上只需向患者交代病情，无须特殊处理。

25. E【解析】唇黏膜及会阴部白癜风常为黏膜白斑，黏膜白斑多呈网状、条纹状，或者是片状白色角化性损害，常见症状为剧痒。而白癜风仅是色素脱失，表皮正常，在临近皮肤或者是其他处可找到脱色性病变。

26. A【解析】外阴白斑多见于绝经期后的妇女，主要发生于阴蒂、大小阴唇的内侧，其次为前庭、阴道及尿道口，男性黏膜白斑主要发生在龟头黏膜，可累及包皮内侧。

27. C【解析】珍珠样阴茎丘疹皮损位于阴茎冠状沟，特别是前缘，为串珠状小丘疹，呈肉色、白色或淡红色，患者无任何症状，多发生于青春期后。

28. B【解析】女阴干枯病可继发黏膜白斑病，甚至发展成鳞状细胞癌。女阴干枯病多见于绝经期后的老年妇女，或不能生育和卵巢被切除的年轻妇女。主要发生于女阴，包括阴蒂、小阴唇、大阴唇内面的黏膜，常波及大阴唇外侧面和肛门周围以及股内侧的皮肤。初期为象牙色扁平丘疹，表面光滑、发亮、干燥、萎缩，有时可见出血性水疱；晚期女阴硬化、萎缩、阴道口狭窄、小阴唇和阴蒂消失、大阴唇变平。自觉症状为瘙痒或烧灼感。

29. D【解析】脂溢性角化病为老年人最常见的良性表皮增生性肿瘤，可能与日晒、慢性炎症刺激等有关，好发于颜面、手背、胸、背等处。

二、A2 型题

B【解析】接触性唇炎有过敏物质唇部接触史。临床表现为唇部红肿，边界清楚，表面有小水疱、糜烂。

三、A3/A4 型题

1. A【解析】根据患者为绝经期女性，双侧小阴唇部浸润肥厚、皲裂，呈白色，伴剧烈瘙痒，初步诊断为黏膜白斑。和其他病的鉴别，无不洁性交史，不考虑尖锐湿疣；皮脂腺异位症为阴唇部淡黄色针尖大小的丘疹；白癜风为局部色素的脱失，为光滑性白斑，不痛不痒；硬化萎缩性苔藓为瓷白色萎缩性斑片，故上述四种病均不考虑。

2. C【解析】本病的诊断主要依据组织病理学检查，上皮细胞的不典型增生为特征表现。

3. C【解析】该患者每于夏季发生唇部皮疹、伴刺痒，秋冬季缓解。与光照有明显关系。无其他皮肤和全身症状，主要表现为唇黏膜轻度增厚，角化变硬、皲裂，故诊断为慢性光化性皮炎。

4. E【解析】本病和其他疾病的鉴别主要依据是病史和临床表现，和唇部盘状红斑狼疮及扁平苔藓的鉴别需要组织病理学检查，其病理各有其特征。故选 E。

5. B【解析】目前处理主要是抗炎，可外用糖皮质激素乳膏。

6~7 B、A【解析】接触性唇炎的皮损发生于接触刺激物后数小时或数日，停止接触后症状减轻或自然缓解。初期损害为黏膜充血水肿、水疱，渐发糜烂、渗液或结痂，皮损好转后干燥脱屑。轻者仅有局部脱屑，若反复刺激使唇部皮损慢性改变，口唇出现肥厚、浸润、干燥、脱屑或形成裂隙，弹性差。慢性接触性唇炎长期不愈会有癌变可能。本病病理特征和一般接触性皮炎相同。斑贴试验阳性可明确诊断。

8. B【解析】患者为女性，小阴唇内侧针尖至粟粒大小的近肤色的小丘疹，散在的息肉状小丘疹呈线状排列，呈绒毛状外观。患者无不洁性接触史，近期内白带较多。首先考虑女性假性湿疣。

9. E【解析】该病常伴念珠菌性阴道炎，醋酸白试验阴性。

10. C【解析】本质无须特殊处理。

11. D【解析】患者为青年女性，在使用了新品牌的唇膏后，唇部出现红斑、糜烂及渗出。该患者病因明确，故诊断为接触性唇炎急性期。

12. C【解析】最重要的处理是去除变应原，故需要停用现用的唇膏。

13. E【解析】对于急性期有红斑糜烂，局部处理应首先用3%硼酸溶液湿敷，干燥后再使用外用药膏。

14. C【解析】根据该患者发生于龟头边缘的淡红色小丘疹，呈环状排列，诊断应首先考虑阴茎珍珠状丘疹。

15. D【解析】阴茎珍珠状丘疹无须治疗。

16. B【解析】根据患者无不洁性交史、冠状沟处的线状排列针尖大小的小丘疹，不痛不痒，故考虑阴茎珍珠样丘疹。

17. E【解析】阴茎珍珠状丘疹诊断依据：①多见于青壮年，20~50岁为主，10%~20%的正常人有不同程度皮损。②沿龟头后缘近冠状沟处，可见针头大小表面光滑的乳白色或淡红色小丘疹，圆顶或呈毛刷样，规则地排列成串珠状。皮损互不融合。③一般无明显自觉症状，少数有轻微痒感。④病理改变：为病变部位的周围有丰富的结缔组织及血管网，梭形成纤维细胞增多，并有数量不等的淋巴细胞浸润。

18. D【解析】本病对健康和性生活无影响，无须治疗。少数心理障碍者可采用冷冻治疗、CO_2激光治疗。

19~21 E、B、C【解析】患者为壮年男性，龟头部位红斑、丘疹、小的点片状的糜烂面，上覆白色点状乳酪状分泌物。可初步诊断为念珠菌性包皮龟头炎，其诊断的主要实验室依据是分泌物真菌镜检和培养。治疗主要是口服和局部外用抗真菌药物。

四、X 型题

1. AD【解析】黏膜白斑是一种发生于口腔、外生殖器黏膜的角化过度的白色斑片。会阴部白癜风常为黏膜白斑。

2. ABCD【解析】黏膜白斑如果有浸润、硬结、溃疡，且长期不愈，应考虑癌变可能，应及时做病理检查。

五、案例分析题

1. B【解析】斑贴试验在临床上用于检测潜在的变应原或刺激物，帮助诊断变态反应性疾病。

2. C【解析】接触性唇炎皮损发生于接触刺激物后数小时或数日，停止接触后症状减轻或自然缓解。初期损害为黏膜充血水肿、水疱，逐渐出现糜烂、渗液或结痂，皮损好转后干燥脱屑。轻者仅有局部脱屑，若反复刺激使唇部皮损慢性改变，口唇出现肥厚、浸润、干燥、脱屑或形成裂隙，弹性差。斑贴试验阳性可明确诊断。接触性唇炎属于变态反应性接触性皮炎。

3. ABCDE【解析】变态反应性接触性皮炎由于此型皮炎的接触物质往往不具有强烈刺激性，仅仅是过敏体质的人接触该物质才能发病。一般的刺激物多是小分子化学物质，故不具有抗原性，属于半抗原。它需与表皮内载体蛋白结合后才能形成完全抗原。从而获得抗原性，然后作用于机体，最终导致Ⅳ型变态反应的发生。

4. A【解析】接触性皮炎的组织病理学：急性期表皮海绵水肿，真皮浅层血管扩张、充血、乳头水肿，胶原纤维纤细，浅层血管周围中度致密混合类型细胞浸润，包括淋巴细胞、组织细胞，偶见嗜酸性粒细胞和浆细胞。重症者表皮内水疱形成，可出现血疱；继发感染可在真皮浅层及疱液内出现嗜中性粒细胞浸润。表皮角质层外有结痂，浆液性痂为均一、红染的物质，脓疱为脓痂。亚急性期表皮仍可见海绵水肿，但出现棘层肥厚，表皮突增宽延长，出现角化不全及痂屑、真皮乳头增厚、胶原纤维变粗、红染。慢性期表皮银屑病样增生，出现角化亢进及角化不全；真皮乳头增厚，胶原粗厚红染，与表皮垂直。瘙痒搔抓越剧烈，胶原粗厚越明显。表皮内的海绵水肿轻或缺如。

5. ABCE【解析】接触性皮炎分为原发性刺激反应和接触性致敏反应，有些物质在低浓度时是致敏物，在高浓度时是刺激物和毒性物质。接触性皮炎有自限性，愈后可留有色素沉着，有不同的临床表现，可有水疱发生。

6. C【解析】急性接触性皮炎损害为红斑、丘疹、水疱、大疱、严重时出现坏死溃疡，边缘鲜明。

7. B【解析】急性接触性皮炎：无渗液时，用炉甘石洗剂外涂；有渗液时，可用 3% 硼酸溶液或 1∶2000 的醋酸铅溶液冷湿敷，每日 2~4 次。糜烂者可涂 40% 氧化锌油。

8. ABCDE【解析】接触性皮炎的治疗方案：①寻找病因，避免再接触。②内用疗法：一般用抗组胺药如赛庚啶片、氯苯那敏片等口服。钙剂、硫代硫酸钠、维生素 C 等也可应用。③外用疗法：急性水疱渗出可用生理盐水、硼酸、Burow 液（次醋酸铝）或 1∶10 000 高锰酸钾液湿敷。轻度无水疱渗出可用类固醇皮质激素霜外用。亚急性接触性皮炎的治疗主要是外用类固醇皮质激素。慢性接触性皮炎治疗主要使用外用皮质类固醇类激素。慢性皲裂性损害还可用焦油封包及皮质类固醇类激素封包治疗。④中医疗法：可用生地注射液、龙胆泻肝丸等。

9~10 BCEH、ACDEFH【解析】特应性唇炎以干燥、裂隙、结痂为特征。刺激性接触性唇炎病变部位与接触刺激性致敏物质面积大体一致。慢性唇炎可见浸润、肥厚、干燥、皲裂。光线性唇炎是日晒引起的一种唇部炎症，表现为脱屑、皲裂、粗糙。内瑟顿（Netherton）综合征又名鱼鳞病样红皮病，是常染色体隐性遗传病，表现为红皮病或迂回线状鱼鳞病，伴竹节样毛发。Wiskolt-Aldrich 综合征为性连锁隐性遗传病，表现为血小板减少，有出血倾向、湿疹和反复感染。高 IgE 综合征又名周期性发热综合征。

11. BE【解析】唇炎的治疗原则：去除病因，避免接触刺激物质，局部外用糖皮质激素，对症处理。

鳞状细胞癌

第十六章　皮肤肿瘤和瘤样病变

一 A1 型题

1. 组织病理学上，通常位于真皮上部的痣细胞多属于
   A. 上皮样痣细胞　　B. 透明痣细胞
   C. 淋巴细胞样痣细胞　　D. 纤维样痣细胞
   E. 以上皆是
2. 光线性角化病的主要临床特点为
   A. 若不治疗约 20% 的患者皮损可发展为鳞状细胞癌
   B. 皮疹表现为不规则皮色肥厚性斑块
   C. 皮疹表面易破溃
   D. 多伴有明显的疼痛和瘙痒
   E. 好发于皱褶部位
3. 下列良性皮肤肿瘤易自行消退的是
   A. 鲜红斑痣　　B. 海绵状血管瘤
   C. 草莓状血管瘤　　D. 汗管瘤
   E. 痣细胞痣
4. 光线性角化病的组织病理学特点不包括
   A. 广泛角化过度伴境界清楚的角化不全
   B. 基底细胞可呈芽状增生
   C. 角质形成细胞形态不规则，排列紊乱
   D. 表皮明显增生肥厚，皮突规则延长，伴基底层色素增加有诊断价值
   E. 真皮层明显弹力纤维变性
5. 下列不属于草莓状血管瘤治疗的是
   A. 等待自行消退　　B. 手术治疗
   C. 585nm 脉冲染料激光治疗　　D. 放射性核素治疗
   E. 外用糖皮质激素治疗
6. 下列肿瘤中可引起皮肤血管炎的是
   A. 黑色素瘤　　B. 基底细胞癌

C. 淋巴瘤样肉芽肿病　　D. 鳞状细胞癌
E. 汗腺瘤

7. 下列关于脂溢性角化病的叙述，不正确的是
A. 为老年人最常见的良性增生性肿瘤　　B. 通常难以自行消退
C. 好发于颜面、手背等处　　D. 容易恶变
E. 为浅褐色的扁平丘疹

8. 下列哪种疾病与其他几种病因不同
A. 老年疣　　B. 跖疣
C. 扁平疣　　D. 寻常疣
E. 尖锐湿疣

9. 瘢痕疙瘩最好发部位是
A. 面部　　B. 四肢
C. 腹部　　D. 背部
E. 胸骨区

10. 下列最符合恶性黑色素瘤的临床特点为
A. 病损有珍珠样边缘　　B. 常发生转移
C. 和皮肤纤维瘤同发　　D. 转移较少
E. 常在昆虫咬后发生

11. 光线性角化病不经治疗部分患者可发展为
A. 非黑色素瘤　　B. 鳞状细胞癌
C. 基底细胞癌　　D. 外毛根鞘瘤
E. 组织细胞增生症

12. 关于脂肪瘤的叙述，不正确的是
A. 好发于四肢、颈、胸和背部　　B. 单个或多发
C. 多位于皮下，能推动　　D. 由成熟脂肪细胞组成
E. 易癌变

13. Bowen 病出现下列哪种情况提示侵袭性生长的可能
A. 皮疹色素变深　　B. 皮疹逐渐扩大
C. 皮疹出血倾向　　D. 皮疹出现溃疡
E. 皮疹呈不规则隆起性损害

14. 与汗管瘤鉴别的疾病不包括
A. 毛发上皮瘤　　B. 扁平疣
C. 颜面播散性粟粒型狼疮　　D. 硬化性基底细胞上皮瘤
E. 睑黄瘤

15. 约有（　　）的 Bowen 病患者可演变为鳞状细胞癌

A. 5%　　B. 10%

C. 20%　　D. 25%

E. 50%

16. 下列关于角化棘皮瘤的描述，不正确的是

A. 多发型最常见，可发生于全身各处，常发生于青年，男性较多见

B. 临床上可分为三型：单发型，多发型，发疹型

C. 单发型主要发生于暴露部位，较大损害可转移

D. 是一种可以自愈的皮肤假性肿瘤

E. 该病可能与某些皮肤病如着色性干皮病、银屑病、药疹等并发

17. Bowen 病最有效的治疗手段为

A. 全身化疗　　B. 手术切除

C. 局部外用抗肿瘤药　　D. 局部放疗

E. 以上皆是

18. 汗管瘤好发于

A. 额头　　B. 眼睑周围

C. 双上睑　　D. 两颊

E. 胸背部

19. Paget 病起源于

A. 上皮细胞　　B. 皮脂腺

C. 顶泌汗腺导管　　D. 基底细胞

E. 以上都不是

20. 角化棘皮瘤与鳞状细胞癌的鉴别要点不包括

A. 组织病理在表皮有“火山口”样开口，开口周围的表皮边界呈唇样突出

B. 为坚实圆顶形结节，中央有结痂，痂下呈脐窝状

C. 皮疹生长迅速，可自行消退

D. 皮疹多为单发

E. 弹力纤维免疫过氧化酶染色检出率高

21. Paget 病特征性病理变化为

A. 表皮内见较多的角化不良细胞

B. 表皮内见腺上皮细胞

C. 瘤细胞似表皮基底细胞

D. 表皮内见透亮的、大而不规则的色素细胞

E. 表皮内见单个或呈巢状排列的细胞

22. 粟丘疹的临床特点是
    A. 原发性皮损好发于双下眼睑
    B. 原发性皮损和继发性皮损临床上可以区分
    C. 原发性皮损好发于眼睑周围，为黄白色坚实性丘疹
    D. 继发性皮损好发于双下眼睑
    E. 继发性皮损好发于胫前
23. 乳房 Paget 病最有效的治疗方法为
    A. 局部放疗
    B. 乳房切除术或乳房根治术
    C. 外用 5% 的氟尿嘧啶软膏
    D. 外用维 A 酸乳膏
    E. 外用皮质激素软膏
24. 下列关于鳞状细胞癌的叙述，不正确的是
    A. 发病与病毒感染尤其是人乳头瘤病毒感染有关
    B. 红斑狼疮可诱发或继发鳞状细胞癌
    C. 好发于曝光部位
    D. 光动力疗法不可应用于本病
    E. 鳞状细胞癌应早期治疗，可采用手术切除、激光疗法、冷冻疗法、放射治疗等
25. 基底细胞上皮瘤的特点为
    A. 生长缓慢，分化较好，有局部破坏性，很少转移
    B. 生长缓慢，分化较好，无局部破坏性，很少转移
    C. 外生性生长，分化较差，无局部破坏性，很少转移
    D. 外生性生长，分化较差，有局部破坏性，常发生转移
    E. 生长迅速，分化较好，局部破坏性大，常发生转移
26. 下列有关鲍恩样丘疹病的描述，正确的是
    A. 该病有时可有苔藓样或银屑病样外观
    B. 损害为多发性丘疹，多数自觉疼痛感
    C. 病理特征包括棘层变薄，角质形成不典型核分裂象等
    D. 鲍恩样丘疹病的病因为病毒感染，与 HPV-32 感染有关
    E. 该病是一种恶性肿瘤
27. 鳞状细胞癌好发于
    A. 老年人的头面部
    B. 老年人的颈部
    C. 中年女性的曝光部位皮肤
    D. 老年人的曝光部位皮肤
    E. 中年男性的上臂
28. 基底细胞上皮瘤易误诊为恶性黑色素瘤的类型为
    A. 结节溃疡型
    B. 浅表型

C. 硬斑病样或纤维化型　　D. 纤维上皮瘤型
E. 色素型

29. 鳞状细胞癌典型的皮损经过为
A. 红斑→溃疡→边缘隆起→附近淋巴结转移
B. 红斑→溃疡→卫星状小结节→易出血
C. 红斑→红色斑块→颗粒状或肉芽状湿润面→很少出血
D. 红色小结节→大的表面粗糙结节→压痛→附近淋巴结转移
E. 红色小结节→乳头瘤状肿块→中央易发生溃疡→易坏死、出血

30. 幼年发病，在鼻唇沟处对称出现正常皮色的坚固丘疹，病理见许多毛乳头样结构和角囊肿，周边结缔组织纤维化，可能性最大的诊断为
A. 痤疮　　B. 颜面播散性粟粒型狼疮
C. 汗管瘤　　D. 毛发上皮瘤
E. 以上都不是

31. 原发性皮肤 T 细胞淋巴瘤用下列哪种标记对诊断最有意义
A. 抗 T 细胞单克隆抗体　　B. 抗淋巴细胞抗体
C. 抗白细胞共同抗原抗体　　D. 抗 B 淋巴细胞抗体
E. 抗组织细胞抗体

32. 下列关于毛发上皮瘤的叙述，正确的是
A. 单发性毛发上皮瘤常伴发圆柱瘤
B. 好发于面部，男女患病率大致相等
C. 自幼发病，青春期不会出现新皮疹
D. 多发性毛发上皮瘤常伴发顶泌汗腺腺瘤
E. 临床上可分为多发性和孤立性两种，多发性毛发上皮瘤是一种常染色体显性遗传性疾病

33. 浅表扩散性黑色素瘤多由哪种疾病演变而来
A. 幼年良性黑色素瘤　　B. 浅表性黑色素瘤
C. 雀斑样痣　　D. 蓝痣
E. 毛痣

34. 下列疾病常与单发性毛发上皮瘤伴发的是
A. 圆柱瘤　　B. 毛母质瘤
C. 汗管瘤　　D. 顶泌汗腺腺瘤
E. 神经纤维瘤

35. 下列哪种为我国最常见恶性黑色素瘤，且进展快、存活率低
A. 浅表扩散性黑色素瘤　　B. 结节性黑色素瘤

C. 恶性雀斑痣样黑色素瘤
D. 肢端雀斑痣样黑色素瘤
E. 未定类黑色素瘤

36. 下列瘢痕疙瘩的治疗方法中，不正确的是
A. 放射治疗
B. 手术切除
C. 皮损内多点注射糖皮质激素
D. 外用糖皮质激素
E. 外用维 A 酸乳膏

37. 草莓状血管瘤开始自然消退的时间为
A. 半岁以后
B. 3 岁以后
C. 1 岁以后
D. 2 岁以后
E. 1.5 岁以后

38. 人类最常见的良性皮肤肿瘤是
A. 先天性血管瘤
B. 色素痣
C. 皮脂腺痣
D. 汗管瘤
E. 皮肤纤维瘤

39. 下列不属于原发性毛细血管扩张症的是
A. 血管瘤
B. 酒渣鼻鼻部毛细血管扩张
C. 血管痣
D. 匐行性血管瘤
E. 蜘蛛状毛细血管扩张

40. 皮肤纤维瘤的主要临床特点是
A. 皮疹为棕红、黄褐至黑褐色的圆形、卵圆形坚实结节
B. 好发于躯干
C. 皮疹易于破溃
D. 泛发性皮肤纤维瘤好发于儿童
E. 皮损多伴有轻度疼痛或瘙痒

41. 不易发生瘢痕疙瘩的部位是
A. 胸骨区
B. 肩部
C. 小腿伸侧
D. 颈部
E. 面部

42. 我国恶性黑色素瘤常见的临床类型是
A. 浅表扩散性黑色素瘤
B. 恶性雀斑痣样黑色素瘤
C. 无色素性黑色素瘤
D. 结节性黑色素瘤
E. 肢端雀斑痣样黑色素瘤

43. 基底细胞上皮瘤的组织病理学图像中最具有诊断意义的特点是
A. 瘤细胞团周边细胞呈栅栏状排列，与周围结缔组织之间有收缩间隙

B. 瘤细胞团位于真皮内，与表皮相连
C. 瘤细胞团周边细胞呈栅栏状
D. 瘤细胞团周围结缔组织增生，围绕瘤细胞团排列成平行束
E. 瘤细胞为基底细胞群，大小、形态较一致

44. 下列关于色素痣的描述，正确的是
A. 皮内痣细胞巢位于表皮内
B. 皮内痣细胞巢位于真皮内
C. 交界痣细胞巢位于真皮浅层
D. 交界痣细胞巢位于真皮深层
E. 混合痣位于真表皮交界处

45. （　　）的组织病理特征性改变有表皮内 Paget 细胞
A. 基底细胞癌
B. 鲍恩病
C. 湿疹样癌
D. 黏膜白斑
E. 蕈样肉芽肿

46. 下列关于激光治疗不正确的是
A. 婴儿草莓状血管瘤可暂不用激光治疗
B. 鲜红斑痣可选用 585nm 脉冲激光治疗
C. 太田痣可选用 755nm 脉冲激光治疗
D. 鲜红斑痣应选用 CO_2 激光治疗
E. 太田痣可选用 1064nm 脉冲激光治疗

47. 关于 Paget 病的发病机制，正确的是
A. 起源于角质形成细胞的恶变
B. 起源于小汗腺导管开口的原位癌
C. 起源于乳房部毛囊上皮
D. 起源于乳腺小叶的腺癌
E. 起源于乳腺导管及顶泌汗腺导管开口部的原位癌

48. Sézary 综合征 S 细胞（　　）时有诊断意义
A. ＞10%
B. ＞15%
C. ＞25%
D. 10%~15%
E. ＞5%

49. 痣细胞可分为下列几种，不正确的是
A. 泡沫样痣细胞
B. 上皮样痣细胞
C. 淋巴细胞样痣细胞
D. 透明痣细胞
E. 纤维样痣细胞

50. 不是乳房外 Paget 病好发部位的是
A. 女性外阴
B. 手足
C. 腋窝
D. 外生殖器
E. 肛周

51. 在组织病理图像上，需与皮肤纤维瘤鉴别的疾病不包括
A. 纤维肉瘤
B. 瘢痕疙瘩
C. 黑色素瘤
D. 结节性黄瘤
E. 幼年黄色肉芽肿
52. 下列关于乳房外湿疹样癌的组织病理变化，正确的是
A. 特征性改变为表皮内 Paget 细胞，不侵犯表皮附属器
B. 癌细胞对流涎黏蛋白染色为阴性
C. 癌细胞对 PAS 染色、阿尔辛蓝染色、胶性铁染色与黏液卡红染色可能均为阳性
D. 继发性乳房外湿疹样癌耐淀粉酶和透明质酸酶
E. 继发性乳房外湿疹样癌 PAS 染色和阿尔辛蓝染色常为阴性
53. 下列有关鲜红斑痣的说法，正确的是
A. 本病又叫杨梅状痣
B. 本病与饮酒过多有关
C. 本病不叫葡萄酒样痣
D. 本病不属先天性疾病
E. 本病又叫毛细血管扩张痣
54. 关于乳房 Paget 病叙述不正确的是
A. 预后比乳房外湿疹样癌好
B. 男性大多在应用雌激素治疗前列腺癌后发病
C. 好发于单侧乳房和乳晕部
D. 常伴发乳腺癌和腋窝淋巴结转移
E. 多见于女性
55. 皮肤细胞学检查发现大量单个角化不良、棘层松解性鳞状角质形成细胞，圆形、核周有晕轮。这种表现符合下列哪种疾病
A. 原发性鳞状细胞癌
B. 由光线性角化病转变的鳞状细胞癌
C. 假腺样鳞状细胞癌
D. 转移性鳞状细胞癌
E. 基底细胞癌
56. 表皮痣是表皮的一种增生性疾病，不需与（　　）鉴别
A. 线状苔藓
B. 线状扁平苔藓
C. 痣细胞痣
D. 线状汗孔角化病
E. 线状银屑病
57. 下列关于鳞状细胞癌临床表现的描述，正确的是
A. 好发于躯干部
B. 早期多表现为红色结节
C. 极少转移
D. 表面可有鳞屑，中央不发生溃疡
E. 以上都正确

58. 下列关于表皮痣的描述，不正确的是
A. 常为浅黄色或棕黑色疣状丘疹，可呈线状、带状或斑片状等不同形态
B. 皮损分布多种多样
C. 常在出生时或幼儿期发病，少数可在 10~20 岁才发病，一般不会自行消退
D. 组织病理学显示痣细胞排列成巢状
E. 随着年龄增长，皮损生长缓慢，但通常于成年期停止生长

59. 长期接触砷剂或日光暴晒可引起
A. 光线性角化病
B. 黏膜白斑
C. Bowen 病
D. 结节性硬化症
E. 石棉状糠疹

60. 下列疾病常与多发性脂囊瘤伴发的是
A. 神经纤维瘤
B. 表皮囊肿
C. 表皮样囊肿
D. 皮肤纤维瘤
E. 先天性厚甲病

61. 下列关于皮肤肿瘤描述不正确的是
A. 基底细胞瘤极不容易转移
B. 基底细胞瘤好发于面部
C. 接触砷剂为皮肤原位癌的发病原因之一
D. 鳞状细胞癌不会在烧伤等瘢痕上发病
E. 着色性干皮病容易发生多种皮肤恶性肿瘤

62. 下列关于多发性脂囊瘤叙述不正确的是
A. 多有家族史，呈常染色体显性遗传
B. 囊内容物含有脂肪酸
C. 好发部位为前胸中下部
D. 可发生于各种年龄
E. 属于错构瘤，组织学上是皮样囊肿的一种亚型

63. 黑色素瘤的推荐治疗方案为
A. 激光治疗
B. 液氮冷冻治疗
C. 手术治疗
D. 局部灌注治疗
E. 放射治疗

64. 下列关于脂溢性角化病描述不正确的是
A. 又称老年疣，是老年人很常见的一种良性皮肤肿瘤
B. 无自愈倾向

C. 乳头瘤样增生是重要特征之一

D. 通常不自行消退，恶变者较少

E. 可发生在任何部位，以头面、躯干及上肢最常见，也可累及掌跖

65. 蕈样肉芽肿属于一种

A. T 细胞淋巴瘤　　B. 真菌性肉芽肿

C. 低度恶性的组织细胞瘤　　D. B 淋巴细胞淋巴瘤

E. 异物肉芽肿

66. 各型脂溢性角化病具有的共同组织病理学特点是

A. 角化过度、棘层肥厚和乳头瘤样增生

B. 棘层增生肥厚，瘤细胞在表皮捏呈团块状分布

C. 棘层增生肥厚，黑色素细胞增多，呈巢分布

D. 增生的瘤细胞出现异形性和并见角化不良细胞

E. 角化过度，棘层无明显增生肥厚

67. Sézary 综合征是一种

A. 自身免疫性皮肤病　　B. 原发于皮肤的 T 细胞淋巴瘤

C. 肥大细胞增生性疾病　　D. 原发于皮肤的 B 细胞淋巴瘤

E. 红皮病

68. 与脂溢性角化病鉴别的疾病不包括

A. 扁平疣　　B. 血管瘤

C. 色素痣　　D. 基底细胞上皮瘤

E. 光线性角化病

69. 下列不属于痣细胞痣恶变体征的是

A. 体积突然变大　　B. 颜色变黑

C. 表面有毛发　　D. 瘙痒

E. 自觉疼痛

70. 下列关于表皮囊肿叙述不正确的是

A. 是一种真皮内含有角质的囊肿

B. 好发于青年、儿童

C. 外伤性表皮囊肿也多发于头皮、面部、颈部、躯干及臀部等

D. 多发性表皮囊肿可见于 Gardner 综合征

E. 通常见于头皮、面部、颈部、躯干及臀部等

71. 下列疾病常与多发性毛发上皮瘤伴发的是

A. 毛母质瘤　　B. 圆柱瘤

C. 顶泌汗腺腺瘤　　D. 汗管瘤
E. 神经纤维瘤

72. 鲍恩病出现侵袭性生长的临床指征是
A. 皮损相互融合　　B. 表皮出现鳞屑、结痂和渗出
C. 皮损呈不规则隆起或结节　　D. 鳞屑下出现暗红色颗粒状湿润面
E. 皮损区形成溃疡

73. 鲍恩病的组织病理学图像中真皮乳头层的变化特点是
A. 乳头层上抬，其上表皮变薄　　B. 乳头层高度水肿
C. 乳头层大量黏蛋白沉积　　D. 真皮乳头层被压缩成细带状
E. 乳头层发生均质变性

74. 下列不符合粟丘疹的描述是
A. 可见于迟发性卟啉病　　B. 可见于大疱性表皮松解症
C. 病理表现与表皮囊肿不同　　D. 各种年龄均可发病
E. 好发于面部

75. 关于鲍恩病的描述正确的是
A. 接触砷与发病无关
B. 是一种皮肤原位癌，好发于40岁以上患者，男性多于女性
C. 鲍恩病不会发展为鳞状细胞癌
D. 本病癌变局限于表皮，通常不发生转移，治疗后无须长期随访
E. 损害比较局限，治疗上通常用冷冻、电烧灼和激光等，无须手术治疗

76. 基底细胞上皮瘤临床最常见的类型是
A. 纤维上皮瘤型　　B. 浅表型
C. 硬皮病样型或硬化型　　D. 色素型
E. 结节溃疡型

77. 鲍恩病不易累及的部位是
A. 颜面部　　B. 躯干部
C. 掌跖部　　D. 四肢远端
E. 口腔黏膜

78. 下列关于皮角的描述，不正确的是
A. 是一种癌前病变
B. 最常发于面部和头皮
C. 病程缓慢，无自觉症状，部分可癌变
D. 多在其他皮肤病的基础上发生，如脂溢性角化病、倒置性毛囊角化病等
E. 女性多于男性

79. 鲍恩病演变为侵袭性鳞状细胞癌的百分率约为
A. 5%
B. 30%
C. 10%
D. 15%
E. 20%

80. 关于基底细胞上皮瘤，不正确的是
A. 大多数病例多发于面部
B. 常发生溃疡
C. 可外科手术切除
D. 常发生转移
E. 可接受 X 线放射治疗

81. 病理上典型角化珠改变可见于
A. 黑色素瘤
B. 组织细胞病
C. 基底细胞瘤
D. 蕈状肉芽肿病
E. 鳞状细胞癌

82. 肥厚性瘢痕与瘢痕疙瘩的鉴别要点是
A. 好发于胸骨区
B. 肥厚性瘢痕无蟹足状伸展，皮损经 1 年或数年后可变平
C. 有色人种易发病
D. 胶原纤维致密增生
E. 与皮肤损伤有关

83. 下列关于毛母质瘤的描述，不正确的是
A. 主要见于青年女性
B. 又名钙化上皮瘤，是一种向毛母质细胞方向分化的恶性上皮瘤
C. 好发于头皮、面、颈及上肢
D. 皮损为单发坚实的皮内或皮下结节，表面是淡蓝色或正常色，直径常小于 3cm
E. 组织病理示真皮内见境界清楚，包膜内完整的瘤细胞团，由嗜碱性细胞和无核的嗜酸性细胞组成，常伴有钙沉着

84. 关于皮脂腺痣的叙述不正确的是
A. 组织病理学一生无变化
B. 好发于头部、颈部，尤其见于头皮部
C. 可伴发汗腺肿瘤，也可发生转移
D. 10%~15% 伴发基底细胞癌
E. 又称器官样痣，是由皮脂腺构成的一种错构瘤

85. 下列关于汗管瘤的叙述正确的是
A. 是一种向汗管分化的小汗腺肿瘤，以常染色体隐性遗传方式遗传
B. 发疹型多发生于女性

C. 眼睑型最为常见，多发生于男性青少年
D. 本病可分为3型，即眼睑型、发疹型、局限型
E. 可伴发 Gardner 综合征和肌张力营养不良

86. 下列不符合皮样囊肿的说法是
A. 是一种先天性疾病，起源于外胚叶
B. 通常在出生时或5岁以内发生
C. 可发生癌变
D. 病理表现与粟丘疹不同
E. 通常为单发，囊肿位于真皮内，囊壁与表皮囊肿的囊壁相同

87. 婴儿颈部乒乓球大小的海绵状血管瘤应选择的治疗方法为
A. 冷冻治疗　B. 放射治疗
C. 观察，暂不予治疗　D. 手术切除
E. 注射硬化剂治疗

88. 下列皮肤色素痣哪种情况应进行手术
A. 破溃及出血　B. 易受摩擦或外伤部位的痣
C. 颜色加深，痣突然增大　D. 区域淋巴结增大
E. 以上都是

89. 色素痣通常发生于
A. 出生后半年　B. 出生后1年
C. 出生后2年　D. 出生后3年
E. 出生后5年

90. 交界痣往往表现为
A. 半球状损害　B. 损害略高出皮面
C. 乳头瘤样损害　D. 扁平损害
E. 带蒂损害

91. 下列血管瘤中，有自然消退倾向的是
A. 单侧痣样毛细血管扩张　B. 海绵状血管瘤
C. 血管球瘤　D. 鲜红斑痣
E. 草莓状血管瘤

92. 下列关于激光治疗的说法，正确的是
A. 草莓状血管瘤应尽早用红宝石激光治疗
B. 鲜红斑痣应首选 CO_2 激光治疗
C. 鲜红斑痣应首选755nm 脉冲激光治疗

D. 鲜红斑痣早期治疗比成人治疗效果好

E. 鲜红斑痣应首选氦氖激光治疗

93. 结缔组织痣患者可合并下列症状，其中不包括

A. 血管瘤　　B. 白癜风样痣

C. 色素痣　　D. 疣状痣样皮损

E. 脱发

94. 不属于恶性黑色素瘤中瘤细胞形态表现的是

A. 多边形　　B. 梭形

C. 泡沫状　　D. 空泡形

E. 树枝状

95. 在通常情况下，草莓状血管瘤可完全自行消退的时间是

A. 1~2 岁　　B. 2~3 岁

C. 3~5 岁　　D. 5~7 岁

E. 2~6 岁

96. 诊断恶性黑色素瘤的最重要依据是

A. 患者种族　　B. 组织病理学检查

C. 皮疹形态　　D. 累及部位

E. 发病年龄

97. 除皮肤外，蕈样肉芽肿最易累及的组织器官是

A. 肝　　B. 淋巴结

C. 脾　　D. 骨髓

E. 肺部

98. 下列疾病的组织病理改变为 Pautrier 微脓肿的是

A. 基底细胞癌　　B. 鲍恩病

C. 黏膜白斑　　D. 蕈样肉芽肿

E. 湿疹样癌

99. 毛发上皮瘤好发于

A. 腋下　　B. 眼睑部位

C. 鼻唇沟　　D. 外阴部位

E. 手足部位

100. 与蕈样肉芽肿发生无关的因素是

A. 遗传　　B. 日晒

C. 感染　　D. 化学制剂

E. 药物

101. 汗管瘤最常见于

A. 腹部
B. 前额
C. 女阴
D. 眼睑周围
E. 掌跖

102. 起源于中胚层的皮肤良性肿瘤为

A. 基底细胞癌
B. 汗腺瘤
C. 鳞状细胞癌
D. 皮脂腺腺瘤
E. 脂肪瘤

103. 光线性角化病好发于

A. 头顶毛发区
B. 面部
C. 躯干部
D. 掌跖部
E. 躯体的皱褶部位

104. 不同类型的基底细胞上皮瘤在组织病理学上，共同特点有

A. 瘤细胞似表皮基底细胞
B. 瘤细胞团周围结缔组织增生
C. 外周的瘤细胞常呈栅栏状排列
D. 瘤细胞与表皮相连
E. 以上都正确

二 A2 型题

1. 患者，女性，30 岁。乳头、乳晕部红斑、脱屑或糜烂、渗液 3 年，瘙痒不明显，皮损逐渐向周围扩展，病理显示表皮内有 Paget 细胞。该患者的诊断最可能为

A. 乳房湿疹
B. 蕈样肉芽肿
C. 乳房 Paget 病
D. 鲍恩病
E. 基底细胞癌

2. 患者，男性，45 岁。面中部见一呈正常皮肤颜色的丘疹，中央有一充满角质的凹陷，病理可见表皮凹陷如火山口，其中充满角质。底部表皮增生，表皮突不规则向真皮内延伸，可含有不典型细胞、核分裂及角珠，真皮内慢性炎症细胞浸润。最可能的诊断为

A. 基底细胞癌
B. 单发性角化棘皮瘤
C. 湿疹样癌
D. 蕈样肉芽肿
E. 鲍恩病

3. 患者，男性，36 岁。阴囊部出现针头大的丘疹，随年龄增长而逐渐增多，呈暗红色，病理示真皮乳头层内毛细血管扩张，部分扩张的毛细血管由向下伸长的表皮突包绕，血管周围有轻度炎症细胞浸润，弹力纤维断裂，表皮棘层不规则肥厚，角化过度。最可能的

诊断为

A. 鲍恩样丘疹病

B. 乳房外 Paget 病

C. 草莓状血管瘤

D. 阴囊血管角化瘤

E. 阴囊湿疹

4. 患者，男性，40 岁。下眼睑处见密集而不融合的呈皮肤色、淡黄色或褐黄色的半球形、扁平丘疹，病理示真皮浅层可见双层上皮细胞形成的囊腔样结构，似蝌蚪。最可能的诊断为

A. 汗管瘤

B. 毛母质瘤

C. 顶泌汗腺腺瘤

D. 圆柱瘤

E. 毛发上皮瘤

5. 患者，女性，60 岁。面部一溃疡 6 个月，边缘较宽，高起呈菜花状，性质坚硬，伴恶臭，组织病理学显示典型的角化珠改变。最可能的诊断是

A. 黑色素瘤

B. 恶性组织细胞病

C. 蕈样肉芽肿

D. 基底细胞癌

E. 鳞状细胞癌

三　A3/A4 型题

（1~2 题共用题干）

患者，女性，70 岁。右侧乳房片状浸润性红斑、表面有轻度糜烂和结痂，病程慢性，无异常物质接触史，无明显自觉症状。组织病理学：表皮 Paget 细胞。

1. 该患者诊断首先应考虑为

A. 乳房湿疹

B. 乳房湿疹样癌

C. 接触性皮炎

D. 鲍恩病

E. 以上都不是

2. 下列不是 Paget 细胞特点的是

A. 体积较大

B. 细胞圆形

C. PAS 染色阴性

D. 胞质淡染

E. 耐淀粉酶

（3~4 题共用题干）

患者，男性，47 岁。因“阴茎龟头部疣状物生长，行冷冻治疗形成创面不愈 2 个月”就诊。查体：龟头尿道口上至冠状沟 2.0cm×1.5cm 的溃疡创面，边缘瘢痕形成，创面底部肉芽组织污秽，容易出血。

3. 为明确诊断首先最应做的检查为

A. 肿块细针穿刺活检
B. B超
C. 肿瘤标志物
D. 细胞遗传学
E. 组织病理学

4. 组织病理学示：不规则肿瘤细胞团块侵入真皮达网状层，瘤团由不同比例的非典型鳞状细胞组成，细胞大小和形状不一，核增生，染色深，可见核分裂，细胞间桥消失，个别细胞有角化不良细胞和角珠形成。最可能的诊断是

A. 鲍恩病
B. 鳞状细胞癌
C. Paget 病
D. 基底细胞癌
E. 疣状癌

（5~7 题共用题干）

患者，女性，58 岁。面部皮损数年，无明显自觉症状。查体：面部散在扁平丘疹、斑片，深褐色，表面光滑，境界清楚，主要分布在颞部和颧部，皮损呈对称性分布。

5. 该患者诊断首先应考虑为

A. 表皮痣
B. 皮角
C. 脂溢性角化病
D. 鳞状细胞癌
E. 汗管瘤

6. 下列不是本病组织病理学的共同特点的是

A. 棘层松解
B. 棘层肥厚
C. 角化过度
D. 以基底细胞为主的乳头瘤样增生
E. 角质囊肿

7. 下列因素与本病的发生无关的是

A. 遗传
B. 皮肤老化
C. 长期日晒
D. 皮肤轻微损伤
E. 细菌感染

（8~11 题共用题干）

患者，男性，56 岁。因“左下睑缘黄白色结节 2 年余”来诊。查体：左下睑缘近内眦 5mm 处有一圆形结节，直径 2~3mm，略呈黄白色，边界清楚，表面光滑，有少量毛细血管扩张，中央未见明显脐凹及毛发穿出；触之质硬，与表皮粘连，无触痛和压痛。组织病理学：瘤体外围纤维结缔组织包膜，其内可见较多大小不一的角化囊，外周为基底细胞，部分角化囊中心见双折光的毛干弹片。

8. 该患者最可能的诊断是
A. 汗管瘤
B. 毛囊瘤
C. 粟丘疹
D. 毛母质瘤
E. 睑黄瘤
9. 对该患者不宜采用的治疗方法为
A. 针头或小刀挑出
B. 激光治疗
C. 冷冻治疗
D. 外科手术切除
E. 微波治疗
10. 下列疾病中，从组织病理学上本病需与其相鉴别的是
A. 皮肤纤维瘤
B. 皮样囊肿
C. 毛发上皮瘤
D. 汗腺瘤
E. 皮赘
11. 关于本病，下列叙述正确的是
A. 好发于青少年头面部
B. 多发于女性
C. 多为多发
D. 皮脂腺分布丰富区域多见
E. 是一种良性错构瘤

（12~14 题共用题干）

患者，男性，45 岁。发病前无明显诱因。双小腿皮疹 1 个月，并逐渐蔓延至大腿、腹部、臀部和上肢。皮损表现为弥漫性斑疹，类似蜘蛛痣成网状分布，无系统性病变。皮损组织病理学表现为真皮上部大量扩张的毛细血管，管壁由内皮细胞组成，未见炎症细胞。

12. 根据上述病史特点最可能的诊断是
A. 泛发性特发性毛细血管扩张症
B. 网状青斑
C. 特发性血小板减少性紫癜
D. 过敏性紫癜
E. 色素性紫癜性皮肤病
13. 若就诊时发现此类疾病患者应该做哪些相关检查最有诊断意义
A. 尿常规
B. 皮损组织病理学
C. 24 小时尿蛋白
D. 1 小时细胞排泄率
E. 血常规
14. 该患者最佳的治疗方法是
A. 抗感染治疗
B. 糖皮质激素
C. 大剂量维生素 C
D. 外用药物治疗
E. 脉冲染料激光或铜蒸气激光治疗

（15~16题共用题干）

患者，女性，72岁。因“躯干、四肢散在斑块多年”来诊。皮肤干燥，瘙痒不明显。查体：躯干、四肢散在大小不等的暗红色浸润性斑块，界限清楚，呈圆形、卵圆形或环状外观，部分形成隆起性结节。组织病理学：表皮内散在深染脑回状单一核细胞，核大，周围有空晕，真皮浅层可见较多的淋巴细胞，呈带状或斑片状浸润，有异型性，即核深染，外形、大小不规则。

15. 该患者最可能的诊断是

A. 皮肤淋巴细胞浸润症　　B. 皮肌炎

C. 蕈样肉芽肿　　D. 红皮病

E. 弥漫大B细胞淋巴瘤

16. 如要确诊，除组织病理学及免疫组织化学检查外，最有价值的检查为

A. 血清学检查　　B. T细胞受体基因重排

C. CT　　D. X线平片

E. 共聚焦激光扫描显微镜检查

（17~20题共用题干）

患者，女性，64岁。颞部2cm×2cm大小黑色素斑块，略隆起于皮面，边界清楚但不规整，黑色不均匀，近2个月来逐渐增大。

17. 该患者的诊断首先应考虑为

A. 表皮痣　　B. 脂溢性角化病

C. 基底细胞癌　　D. 恶性黑色素瘤

E. 鳞状细胞癌

18. 下列不是本病临床类型的是

A. 溃疡性黑色素瘤　　B. 浅表扩散性黑色素瘤

C. 恶性雀斑样痣黑色素瘤　　D. 肢端雀斑样痣黑色素瘤

E. 结节性黑色素瘤

19. 根据Clark分级法，下列可定义为Ⅲ级的是

A. 黑色素瘤细胞局限于表皮和皮肤附属器

B. 侵入真皮乳头层

C. 侵入皮下脂肪组织

D. 侵入真皮网状层

E. 侵入乳头下血管丛，但未侵入真皮网状层

20. 与本病发病无关的因素是

A. 种族　　B. 过敏

C. 创伤　　D. 日光

E. 遗传

(21~22 题共用题干)

患者，女性，40 岁。上唇左侧皮疹 3 个月。发展较快，原因不明，无不适感。查体：上唇左侧有一个约 1cm 大小的半球形结节，暗红色。中央角化明显，质地硬，界限清楚，基底稍红。

21. 目前最可能的诊断为

A. 鳞状细胞癌　　B. 脂溢性角化病

C. 光线性角化病　　D. 角化棘皮瘤

E. 基底细胞癌

22. 该皮损的组织病理通常没有

A. 大量基底样细胞团块增生

B. 表皮中央大角栓

C. 角栓周围有上皮呈唇样增生

D. 表皮有大量鳞状细胞增生，易发现角珠

E. 个别细胞有异形性

(23~25 题共用题干)

患者，男性，74 岁。额部锥形角化性皮损 10 年，初为质硬丘疹，后逐渐增大并弯曲，渐呈角锥形，无明显自觉症状。查体：前额出现深褐色角锥形角化性新生物，基底部直径 2cm，高度约 4cm，表面干燥无渗出。

23. 该患者诊断首先应考虑为

A. 表皮痣　　B. 脂溢性角化病

C. 鳞状细胞癌　　D. 皮角

E. 汗管瘤

24. 下列哪项不是本病好发部位

A. 面部　　B. 腋下

C. 手背　　D. 头皮

E. 前臂

25. 下列不是本病组织病理学共同特点的是

A. 角化过度　　B. 角化不全

C. 基底细胞液化变性　　D. 细胞异形性变

E. 棘层肥厚

（26~28 题共用题干）

患者，男性，46 岁。因“左下肢多发性红丘疹 15 年，加重伴疼痛 6 年”来诊。查体：左下肢外侧、屈侧、伸侧散在分布百余个小米粒至绿豆大小的褐红色、淡红色、暗紫红色丘疹，质硬，无压痛；7 个黄豆至蚕豆大小的暗红色、紫红色半球形结节，质硬，按压后或局部放置冰块后结节收缩隆起，伴刺痛感；10 余个黄豆至蚕豆大小的淡白色隆起性瘢痕。组织病理学：真皮中下层可见平滑肌束相互交织成的肿瘤团块，周围无包膜；Van Gieson 染色显示肿瘤团块由大量染色呈黄色的平滑肌细胞组成，其间有少量染色呈红色的胶原纤维。

26. 该患者最可能的诊断是
A. 平滑肌瘤
B. 皮肤纤维瘤
C. 血管球瘤
D. 多发性脂囊瘤
E. 平滑肌错构瘤

27. 不需与本病进行鉴别的是
A. 血管球瘤
B. 神经鞘瘤
C. 血管角化瘤
D. 小汗腺螺旋腺瘤
E. 神经纤维瘤

28. 本病的起源组织不包括
A. 立毛肌
B. 肉膜
C. 血管壁平滑肌
D. 小汗腺
E. A + B + C

（29~30 题共用题干）

患者，女性，33 岁。下眼睑皮肤散在分布针尖大小皮色丘疹，表面光滑，境界清楚，相互之间不融合，变化缓慢。组织病理学：真皮浅层岛屿状基底样细胞团块与小条索样结构。

29. 该患者的诊断首先应考虑为
A. 扁平疣
B. 皮脂腺痣
C. 毛母质瘤
D. 粟丘疹
E. 汗管瘤

30. 本病最具特征性的组织病理学表现是
A. 毛乳头样结构
B. 未分化的毛囊结构

C. Paget 细胞

D. 导管状和实体条索形成类似逗号或蝌蚪状

E. 真皮囊肿

（31~32 题共用题干）

患者，男性，20 岁。出生后发现头皮左侧鸡蛋大小区域无头发。至今仍无头发生长，且该秃发区域随年龄增长逐渐增大。查体：头皮左侧有约 4cm×6cm 大小的淡黄褐色斑块，粗糙，境界清楚，表面无头发，但有一些小毳毛。

31. 该患者首先考虑为

A. 皮脂腺痣　　B. 鲛鱼皮斑

C. 表皮痣　　D. 外胚叶发育不良

E. 结缔组织痣

32. 该皮损组织病理表现中最有诊断意义的是

A. 角化亢进　　B. 表皮乳头瘤样增生

C. 真皮内没有成熟的毛囊结构　　D. 棘层肥厚

E. 真皮多数皮脂腺小叶增生，独立开口于表皮

（33~35 题共用题干）

患者，女性，40 岁。鼻背右侧皮肤可见黑色结节，边缘呈珍珠样，中央有溃疡，病程慢性，长期不愈合。

33. 该患者诊断首先应考虑为

A. 基底细胞癌　　B. 脂溢性角化病

C. 表皮痣　　D. 鳞状细胞癌

E. 汗管瘤

34. 下列不是本病的临床类型的是

A. 结节/溃疡型　　B. 毛囊炎型

C. 浅表型　　D. 硬斑病样型

E. 色素型

35. 下列不是本病的组织病理学特点的是

A. 真皮内基底样细胞团块　　B. 瘤细胞核质比例大

C. 细胞间桥发达　　D. 细胞界限不清

E. 瘤体与周围间质之间存在收缩间隙

（36~38 题共用题干）

患儿，男，10 岁。因右侧面部红斑就诊，皮损出生时即有，随着年龄增加有增大趋势。查体：局部大片红斑，表面光滑，边界清楚，压之褪色。

36. 该患儿的诊断首先应考虑为

A. 表皮痣　　B. 脂溢性角化病

C. 鲜红斑痣　　D. 面部丹毒

E. 血管角化瘤

37. 本病的临床类型还包括

A. 海绵状血管瘤和老年性血管瘤　　B. 草莓状血管瘤和老年性血管瘤

C. 老年性血管瘤和妊娠性血管瘤　　D. 妊娠性血管瘤和海绵状血管瘤

E. 草莓状血管瘤和海绵状血管瘤

38. 本病治疗主要选择

A. 手术切除　　B. 长波紫外线

C. 染料激光　　D. 红外线

E. 硬化剂注射

（39~41 题共用题干）

患者，女性，60 岁。因右侧面颊部溃疡 1 个月就诊。患者 1 年前于患处发生一角化性丘疹，后缓慢增大，并于 1 个月前在皮损表面出现溃疡。体格检查：右侧面颊部 3cm × 4cm 大小角化性疣状增生，表面凹凸不平，并有 1cm × 1cm 大小的溃疡，边缘隆起，底部有出血。

39. 该患者诊断首先应考虑为

A. 表皮痣　　B. 鳞状细胞癌

C. 基底细胞癌　　D. 脂溢性角化病

E. 恶性黑色素瘤

40. 本病与其他疾病进行鉴别主要借助于

A. 组织病理学　　B. 细菌培养

C. 细胞培养　　D. 免疫荧光

E. Wood 灯

41. 组织病理学表现中，异形鳞状细胞比例为 25%~50%，则该患者的分化程度为

A. Ⅰ级　　B. Ⅳ级

C. Ⅲ级　　D. Ⅱ级

E. Ⅴ级

（42～44 题共用题干）

患者，男性，70 岁。因“阴囊部反复发作的红斑、糜烂、斑块 3 年”就诊。患者 3 年前无明显诱因于阴囊左侧出现鲜红色斑疹，伴轻度瘙痒、无疼痛。给予抗过敏药物及糖皮质激素药膏外用后，皮疹消退。停药 10 余天后，同一部位再次出现相似皮疹，搔抓后局部糜烂、破溃，伴有少量渗出。对症治疗后，皮疹消退。此后 3 年间，类似皮疹反复发作，并且逐渐扩大、浸润形成斑块，偶觉疼痛。期间取皮损行多次真菌镜检阴性，且梅毒血清学检查阴性。发病以来，患者无畏寒、发热，无尿频、尿急、尿痛症状。否认冶游史。否认药物过敏史。既往体健。个人史和家族史无特殊。

42. 根据患者皮疹及发病特点，最可能诊断为

A. 寻常性银屑病　　B. 乳房外 Paget 病
C. 二期梅毒　　D. 接触性皮炎
E. 固定型药疹　　F. 股癣

43. 为确诊，最有价值的检查是

A. 皮损真菌培养　　B. 分泌物细菌培养
C. 皮肤组织病理学检查　　D. 皮疹穿刺行细胞学检查
E. 梅毒血清学检查　　F. 皮肤免疫病理学检查

44. 本病确诊后最佳的治疗措施是

A. 外用糖皮质激素软膏　　B. 外用氟尿嘧啶软膏
C. X 线放射治疗　　D. 手术治疗
E. 抗肿瘤药物治疗　　F. 观察、随访

（45～47 题共用题干）

患者，女性，31 岁。前胸部暗红色丘疹，数年内逐渐扩大连接为片状斑块，暗红色，质地坚韧，表面光滑无毛，病程慢性，偶有痛痒感。

45. 该患者诊断首先应考虑为

A. 接触性皮炎　　B. 多发性脂囊瘤
C. 皮样囊肿　　D. 瘢痕疙瘩
E. 皮肤纤维瘤

46. 与本病的发生无关的是

A. 性别　　B. 创伤
C. 物理性刺激　　D. 遗传
E. 手术

47. 本病与肥厚性瘢痕的主要鉴别要点是

A. 皮损是否柔软　　B. 皮损表面是否光滑

C. 皮损表面是否有毛发生长　　D. 是否有自觉症状
E. 皮损范围是否超过原有损害范围

四 B型题

（1~3题共用备选答案）

A. 痣细胞痣　　B. 脂溢性角化病
C. 皮肤纤维瘤　　D. 鲜红斑痣
E. 草莓状血管瘤

1. 皮损为淡红色或暗红色斑疹或斑片，形状不规则，压之褪色，可随年龄增长而颜色变深的良性皮肤肿瘤是
2. 皮损为缓慢生长的圆形或卵圆形坚实结节，表面平滑或粗糙，上方与表皮粘连，下方可自由移动的良性皮肤肿瘤是
3. 皮损为一个或数个浅黄色或浅褐色的扁平丘疹，圆形、卵圆形或不规则形，境界清楚，表面呈颗粒状的良性皮肤肿瘤是

（4~7题共用备选答案）

A. 血管角化瘤　　B. 海绵状血管瘤
C. 草莓状血管瘤　　D. 鲜红斑痣
E. 皮肤纤维瘤

4. 属于先天性血管发育畸形的疾病是
5. 属于真性毛细血管良性瘤的疾病是
6. 属于皮肤血管良性浅表性增生的疾病是
7. 与血管发育异常或血管增生无关的疾病是

（8~9题共用备选答案）

A. 基底细胞癌　　B. Paget病
C. Bowen病　　D. 鳞状细胞癌
E. 原发性皮肤T细胞淋巴瘤

8. 组织病理学可见角化不全、角化不良、棘层肥厚，表皮突增宽的是
9. 组织病理学中央可见角化型区域的是

五 X型题

1. 下列皮肤病属于癌前期皮肤病的是

A. 脂溢性角化病　　B. Bowen病

C. 光线性角化病　　D. 皮角

E. 接触性皮炎

2. 下列不属于癌前病变的是

A. Paget 病　　B. Bowen 病

C. 黏膜白斑　　D. 原发性皮肤 T 细胞淋巴瘤

E. 以上都不属于

3. 下列皮肤病属于良性皮肤肿瘤的是

A. Bowen 病　　B. Paget 病

C. 皮脂腺痣　　D. 瘢痕疙瘩

E. 海绵状血管瘤

4. 下列关于色素痣临床表现的描述，正确的是

A. 可发生于任何年龄和部位　　B. 扁平损害多为混合痣

C. 半球形和带蒂损害多为交界痣　　D. 皮损上可有毛发

E. 可呈多种颜色

5. Bowen 病的发病与（　　）有关

A. 长期接触砷剂　　B. 长期暴晒

C. 长期患银屑病　　D. 人乳头瘤病毒 5 型感染

E. 免疫功能抑制

6. 与鳞状细胞癌发病有关的 HPV 分型是

A. 6 型　　B. 11 型

C. 16 型　　D. 22 型

E. 33 型

7. 下列关于鳞状细胞癌临床表现的描述正确的有

A. 好发于胸背部　　B. 皮损表面可有鳞屑

C. 可侵犯深部组织　　D. 易发生溃疡

E. 极少转移

8. Bowen 病的特征包括

A. 常有侵袭性生长　　B. 暗红色颗粒状或肉芽状湿润面

C. 间有大疱形成　　D. 表面有鳞屑、结痂和渗出

E. 好发于日光暴露部位

9. 蕈样肉芽肿临床上分成

A. 红斑期　　B. 斑块期

C. 肿瘤期　　D. 水肿期

E. 稳定期

10. 乳房外 Paget 病好发于
A. 头皮　B. 腋窝
C. 肛周　D. 会阴
E. 以上都正确

11. 下列皮肤肿瘤多发生于曝光部位的是
A. Bowen 病　B. 基底细胞癌
C. Paget 病　D. 光线性角化病
E. 色素痣

12. 恶性黑色素瘤的临床分型为
A. 浅表扩散性黑色素瘤　B. 结节性黑色素瘤
C. 肢端雀斑样痣黑色素瘤　D. 恶性雀斑痣样黑色素瘤
E. 内脏恶性黑色素瘤

13. 继发性乳房外 Paget 病可继发于
A. 皮肤鳞状细胞癌　B. 基底细胞癌
C. 子宫颈内膜癌　D. 结直肠腺癌
E. 尿道癌

14. 瘢痕疙瘩与肥厚性瘢痕的鉴别要点有
A. 肥厚性瘢痕通常不超过原损伤范围
B. 瘢痕疙瘩存在蟹足状伸展
C. 肥厚性瘢痕 1 年至数年后可变平
D. 瘢痕疙瘩常有家族史
E. 肥厚性瘢痕通常在受到创伤后 3~4 周发生

15. 关于 Paget 细胞，下列特征正确的是
A. 胞质丰富而淡染　B. 细胞呈泡沫状
C. PAS 反应阳性，耐淀粉酶　D. 在表皮内可单个或呈巢状分布
E. 以上都正确

16. 以下关于瘢痕疙瘩的描述，说法正确的是
A. 为良性皮肤肿瘤　B. 有色人种较易发病
C. 好发于前胸　D. 皮损初起为红色丘疹
E. 常继发于皮肤损伤

17. 下列肿瘤发病与砷剂有关的是
A. Bowen 病　B. Paget 病
C. 基底细胞上皮瘤　D. 鳞状细胞癌
E. 红皮病

18. 皮肤血管的特点包括
   A. 具有营养皮肤组织和调节体温等作用
   B. 皮下组织的小动脉和真皮深部较大的微动脉都具有内膜、中膜和外膜
   C. 真皮血管可分为浅丛和深丛，呈层状分布，与皮肤表面平行
   D. 浅丛与深丛之间有水平走向的血管相连通，形成丰富的吻合支
   E. 以上都正确
19. 下列肿瘤发病与日晒（或紫外线照射）有关的是
   A. Bowen 病　　B. 恶性黑色素瘤
   C. 基底细胞上皮瘤　　D. 鳞状细胞癌
   E. Kaposi 肉瘤
20. 下列关于脂溢性角化病的描述，正确的是
   A. 为老年人最常见的良性表皮肿瘤　　B. 通常难以自行消退
   C. 表面常覆盖油腻性鳞屑　　D. 容易恶变
   E. 好发于颜面、手背、胸和背等处
21. 基底细胞癌确诊后的治疗，应选用
   A. 能手术者，尽可能手术切除
   B. 不能手术者，可应用光动力学疗法
   C. 不能手术者，也可用激光、电烧灼治疗
   D. 不能手术者，通常进行全身化疗
   E. 优先选用冷冻疗法
22. 早期诊断的黑色素瘤应采取的治疗措施为
   A. 局部手术切除　　B. 附近淋巴结清扫
   C. 高位截肢　　D. 术后联合化疗
   E. 辅助放疗

六 案例分析题

（1~3 题共用题干）

患者，女性，50 岁。因“左侧额部起斑疹、渐增大 1 年”就诊。患者 1 年前无明显诱因于左侧额部突然出现一绿豆大小的暗红色斑疹，边缘略隆起，表面覆着少量细小白色鳞屑，无痛痒，未予重视。之后皮疹边缘渐向周围蔓延、扩大至指甲盖大小，颜色变成灰棕色，且日晒或局部冷热刺激后有瘙痒感。自行涂搽 0.1% 维 A 酸乳膏，皮疹不见好转。特别是近 2 个月来，局部皮疹已增大至鸡蛋大小，影响了患者容貌。发病以来，患者无长期低热，无头痛、头晕，无全身关节酸痛等症状，体重无明显减轻。既往史与个人史无特殊。否认家族遗传病史及类似病史。

1. 根据患者皮疹和发病特点，本病最可能的诊断是

A. 鲍恩病
B. 萎缩性扁平苔藓
C. 多形性日光疹
D. 局限性湿疹
E. 脂溢性角化病
F. 乳房外 Paget 病

2. 本题疾病的病因通常认为与下列哪些因素有关

A. 脂质代谢异常
B. 长期接触砷剂
C. 反复 HPV 感染
D. 反复真菌感染
E. 经常日光暴晒
F. 久用糖皮质激素外用制剂

3. 本病确诊后最佳的治疗方案是

A. 外用 5% 氟尿嘧啶软膏
B. 液氮冷冻
C. CO_2激光
D. 微波
E. 手术切除
F. 直线加速器电子束放射治疗

（4~11 题共用题干）

患者，女性，50 岁。右乳房小片红色斑丘疹及斑块 2 年，基底浸润。曾在当地医院以“湿疹”多次治疗，效果欠佳。1 年前，在原有皮损基础上出现糜烂和溃疡，少许渗液。病理活检：表皮内巢状排列的异常细胞，胞体大圆形胞内含有一个大的胞核，胞质丰富而淡染，空泡状，PAS 反应阳性。

4. 该患者可能的诊断为

A. 基底细胞瘤
B. Bowen 病
C. 湿疹
D. Paget 病
E. 基底细胞上皮瘤

5. 该疾病主要病变起源于

A. 表皮内
B. 乳腺
C. 顶泌汗腺
D. 真皮
E. 皮下

6. 为进一步明确诊断需进行

A. Wood 灯
B. 结核菌素试验
C. 分泌物细菌培养
D. 分泌物真菌培养
E. 病理活检

7. 该疾病又称

A. 基底细胞癌
B. 鲍恩病
C. 脂溢性角化病
D. 淋巴瘤
E. 原位癌
F. 湿疹样癌

8. 乳房 Paget 病与乳房湿疹主要鉴别有
   A. 非哺乳期妇女　　B. 好发单侧
   C. 妇女多见　　D. 瘙痒不明显
   E. 可形成浅溃疡及乳头回缩
9. Paget 病属于
   A. 皮肤恶性肿瘤　　B. 癌前期皮肤病
   C. 良性皮肤肿瘤　　D. 湿疹
   E. 淋巴瘤
10. 乳房外 Paget 病通常好发于
    A. 臂部　　B. 外生殖器
    C. 头皮　　D. 肛周
    E. 腋窝　　F. 掌跖
11. 该患者治疗首选
    A. 外用皮质激素　　B. 局部放疗
    C. 乳房切除术　　D. 外用维 A 酸乳膏
    E. 激光治疗

（12~15 题共用题干）

患者，男性，67 岁。因“左肩背部生长性红疹 18 年”来诊。18 年前左肩背部被蚊虫叮咬后出现红疹，逐渐扩大。查体：心、肺、腹无异常；左侧肩背部见淡红色和褐色斑或丘疹，隆起，界清，轻度角化、结痂，其上覆少量白色或淡黄色鳞屑，融合成片，大小约 12.0cm×10.0cm；全身浅表淋巴结未触及肿大。

12. 为明确诊断首先最应该做的检查为
    A. 肿块细针穿刺活检　　B. 组织病理学
    C. B 超　　D. 细胞遗传学
    E. 肿瘤标志物　　F. 皮肤狼疮带试验
13. ［提示：组织病理学：表皮角化过度，伴灶性角化不全，棘层肥厚，部分角质形成细胞有异形性，全层可见伴有巢状分布的 Paget 样细胞，呈圆形或卵圆形，胞质丰满，呈淡染，核周较空，无细胞间桥，部分核染色深，可见大的核仁和核分裂象；皮浅层毛细血管周围淋巴细胞及组织细胞浸润；PAS 染色(-)］临床初步考虑最可能的诊断为
    A. 鲍恩病　　B. Paget 样鲍恩病
    C. 浅表性播散性恶性黑色素瘤　　D. 光线性角化病肥厚型
    E. Paget 病　　F. 银屑病

14. 此病与其他表皮内有 Paget 样细胞疾病的鉴别方法为
A. 免疫组织化学染色
B. 吉姆萨染色
C. 甲苯胺蓝染色
D. 直接免疫荧光检查
E. 细胞遗传学检查
F. PAS 染色

15. 目前该病的治疗方法可采用
A. 冷冻
B. 电灼术
C. 外用糖皮质激素软膏
D. 激光
E. X 线、镭、钴
F. Mohs 显微外科手术

参考答案与解析

一、A1 型题

1. A【解析】组织病理学上，痣细胞可分为以下几种。①透明痣细胞：比正常黑色素细胞稍微大些，多位于表皮-真皮交界处。②上皮样痣细胞：多见于真皮上部，可含少量黑色素。③淋巴细胞样痣细胞：多位于真皮中部，较小，含有黑色素。④纤维样痣细胞：多位于真皮下部，呈长梭形，极少含有黑色素。

2. A【解析】光线性角化病好发于暴露部位，面部、下唇、手背、前臂、颈部和头部秃发处多见。皮损呈红色、淡褐色或灰白色圆形、不规则形角化性丘疹，大小不一，为 0.5~1cm 或更大，呈多发性，偶有单发者，境界清楚，表面附干燥黏着性鳞屑，厚薄不一，不易剥离，周围有红晕，偶见皮损角化明显或增厚呈疣状。皮损发生部位多有显著的日光损伤，表现为干燥、皱缩、萎缩及毛细血管扩张，也常伴有老年性雀斑样痣。少数病例炎症反应明显，可出现糜烂、溃疡，甚至形成皮角或鳞状细胞癌。无自觉症状或轻痒。不经治疗，约 20% 患者可发展为鳞状细胞癌，但一般不发生转移。

3. C【解析】草莓状血管瘤，又称为先天性血管瘤，出生时或出生后数月内迅速增大，大多在 5~7 岁时可自行完全消退。

4. D【解析】光线性角化病的病理学检查：表皮广泛性角化过度伴境界清楚的角化不全，该处表皮细胞排列紊乱，细胞核形态不规则，大而深染，可见核分裂，基底细胞为非典型芽状增生并伸向真皮上部；真皮有明显的弹力纤维变性，并常有较多的淋巴细胞浸润。异常表皮和邻近正常表皮相互交替存在、分界清楚是本病组织病理学特征性表现。

5. E【解析】草莓状血管瘤皮损多数可完全消退，因此应尽量等待自然消退。生长较快者可每隔日内服泼尼松 40mg，维持数周，损害可开始退化。长期不消退或激素治疗失败的患者，可试用 YAG 585nm 激光、放射线治疗、液氮冷冻治疗、手术治疗。

6. C【解析】皮肤血管炎可继发于淋巴瘤样肉芽肿病。

7. D【解析】本病皮损极少发生恶变，如发生恶变常转化为鳞状细胞癌。

8. A【解析】脂溢性角化病又称老年疣、基底细胞乳头状瘤，为老年人最常见的良性表皮增生性肿瘤，瘤细胞来源于角质形成细胞而非皮脂腺，可能与日晒、慢性炎症刺激等有关。疣是由人乳头瘤病毒（HPV）感染皮肤黏膜所引起的良性赘生物，临床上常见有寻常疣、扁平疣、跖疣和尖锐湿疣、疣状表皮发育不良等。

9. E【解析】瘢痕疙瘩好发于胸骨区，也常见于肩部、面部、颈部、耳部等处。

10. B【解析】恶性黑色素瘤简称恶黑，是黑色素细胞的恶性肿瘤。其发病可能与痣细胞痣、种族遗传、创伤刺激及紫外线照射等因素有关。恶性程度高，且易发生血行及淋巴转移，预后差。

11. A【解析】光线性角化病不经治疗，部分患者可发展为非黑色素瘤，但通常不发生转移。

12. E【解析】脂肪瘤是成熟脂肪细胞形成的良性肿瘤，癌变概率非常低。脂肪瘤好发于肩、背、颈、乳房及臀部，其次为面部、头皮、阴囊和阴唇。皮损是单个或多个皮下局限性斑块，自针头到成人头大，常呈扁球状、分叶状或蒂状，有时呈弥漫性斑块，质软，可推动，表面皮肤正常。

13. D【解析】鲍恩病（Bowen 病）皮损为孤立性、边界清楚的暗红色斑片或斑块，圆形、匐行形或不规则形，大小在数毫米至十余厘米不等，缓慢增大，表面常有鳞屑、结痂及渗出，除去鳞屑和结痂可露出暗红色颗粒状或肉芽状湿润面，极少出血或不出血；少数亦呈多发性，可散在、密集或互相融合，有时也可呈不规则隆起或结节状，如形成溃疡则表示侵袭性生长。无明显自觉症状，偶有瘙痒或疼痛感。大约 5% 患者可演变为鳞状细胞癌。

14. C【解析】汗管瘤应与扁平疣、毛发上皮瘤、粟丘疹、睑黄瘤、硬化性基底细胞上皮瘤等相鉴别。

15. A【解析】参见 A1 型题第 13 题解析。

16. A【解析】角化棘皮瘤是一种可以自愈的皮肤假性肿瘤。分型为单发型：最常见，多于暴露部位出现；多发型：不常见，全身可发，男性多见；发疹型。

17. B【解析】Bowen 病最有效的治疗为手术切除。较大的皮损光动力疗法也有一定疗效。

18. B【解析】汗管瘤常对称分布于眼睑周围，也见于前额、两颊、颈部、腹部和女性外阴，偶见单侧分布者，严重者可泛发。

19. C【解析】目前多认为 Paget 病是起源于乳腺导管及顶泌汗腺导管开口部的原位癌，并从该处向下沿乳腺导管及腺上皮扩展，最终可侵入结缔组织；向上则扩展到表皮内而形成 Paget 病皮损。

20. D【解析】单发型角化棘皮瘤最常见，好发于老年人。主要发生于面部，其次为上肢等暴露部位。初始为肤色或红色小丘疹，逐渐成为坚实圆顶形结节，表面光亮，中央为充满角质栓的火山口状凹陷，基底没有浸润，与下面组织无粘连。皮损发展快，病程短，数星期可增至1cm左右，但也有自行消退的可能性。

21. E【解析】Paget病组织病理学检查：表皮内单个或呈巢状排列的Paget细胞，胞体大，圆形或椭圆形，无细胞间桥，细胞内含一个大的胞核，胞质丰富而淡染，甚至空泡状，PAS反应阳性，耐淀粉酶；Paget细胞增多时可将周围细胞挤压成网状，还可将表皮基底膜带挤压成细线状；真皮内伴慢性炎症细胞浸润。

22. C【解析】粟丘疹原发性皮损常见于眼睑部、颊部及额部；在成年人也可发生于生殖器，在婴儿通常限于眼睑和颞部。继发性皮损多位于耳廓、手背、前臂和外伤皮损处。单个损害为乳白色或黄色针头至玉米粒大的坚实丘疹，顶尖圆，覆有极薄表皮，表面光滑，少有超过数毫米，数目常较多，无自觉症状。如果用针挑刺，可有皮脂样物质溢出。

23. B【解析】乳房Paget病应进行乳房次全切除术，如伴发乳房内肿块，应进行乳房根治术。乳房外Paget病应进行广泛深切除，以免复发。对于不能耐受手术或皮损较大的患者可采用光动力治疗。

24. D【解析】鳞状细胞癌治疗应彻底，防止发生转移。可根据肿瘤的大小、组织分化程度、患者的年龄及身体状态等选择治疗方法，手术切除最好，建议应用Mohs外科切除术。可选用光动力疗法、维A酸、干扰素、电烧灼等治疗，放射疗法只对部分患者有效。已经发生转移或晚期患者可试用顺铂、多柔比星或博来霉素等药物进行化疗。

25. A【解析】基底细胞癌又称基底细胞上皮瘤，为发生于皮肤基底细胞层的肿瘤。分化较好，生长缓慢，有局部破坏性，但很少转移。

26. A【解析】鲍恩样丘疹病与HPV感染特别是HPV-16感染相关。好发于生殖器部位，临床表现为多发红棕色疣状斑块，无明显的自觉症状，有时可有苔藓样或银屑病样外观，呈良性经过，部分患者可自行消退，预后较好。组织病理学检查显示表皮细胞结构紊乱，核大、深染、成堆异形的鳞状上皮细胞，有角化不良，见多核、异形核分裂象的角质形成细胞。

27. D【解析】鳞状细胞癌好发于老年人的曝光部位皮肤。

28. E【解析】基底细胞上皮瘤好发生在中年以后，30岁以下者很少发生。好发于颜面、头皮等暴露部位，多为单发，偶有多发，临床分为5型。①结节溃疡型：此型常见，缓慢扩大，溃疡周围呈珍珠样边缘。呈蜡样或珍珠样外观的小结节。②色素型：表现与溃疡型相似，不同点在于皮损有黑褐色色素沉着，自灰褐色到深黑色，但不均匀，边缘部分较深，中央部分呈点状或网状分布，有时易误诊为恶性黑色素瘤。③硬斑病样或纤维化型：本型罕见，好发于青年人，多见于头面部，尤其是颊部、前额、鼻部、眼睑和颧部等。呈淡黄色扁平斑块，表现光滑、发亮，境界不清楚。④浅表型：较少见，好发于青年男性，多见于躯干等非暴露部位，特别是背部，也见于面部与四肢。表现为红斑鳞屑性略有浸润斑片，缓慢扩大，表面有结痂，部分损害为细线样珍珠边缘。⑤纤维上皮瘤型：好发于躯干下部。为一个或数个高起的结节，无蒂，中等硬度，表面光滑，轻度发红，临床上与纤维瘤相似。

29. E【解析】早期皮损常呈小而硬的红色小结节，边界不清，易演变为疣状或乳头瘤状，表面可有鳞屑，中央易发生溃疡，溃疡表面呈颗粒状，易坏死、出血，溃疡边缘较宽，高起呈菜花状，性质坚硬，伴恶臭；肿瘤可进行性扩大，进一步侵犯其下方组织，包括肌肉和骨骼。

30. D【解析】毛发上皮瘤表现是幼年发病，在鼻唇沟处对称出现正常皮色的坚固丘疹，病理见许多毛乳头样结构和角囊肿，周边结缔组织纤维化。

31. A【解析】原发性皮肤T细胞淋巴瘤在真皮浸润中多数T细胞（80%~90%）为T辅助细胞，仅10%~20%为T抑制细胞，因此应用抗T细胞单克隆抗体进行免疫过氧化酶染色有助于诊断。

32. E【解析】毛发上皮瘤临床上有两种类型：多发性毛发上皮瘤和单发性毛发上皮瘤；前者女性多见，幼年发病；后者发生于少年或成年。多发性毛发上皮瘤和遗传有关，多为常染色体显性遗传；单发性毛发上皮瘤则无家族史。①多发性毛发上皮瘤：皮损好发于面部，尤其是鼻唇沟。损害是多个丘疹，直径为2~5mm，肤色质硬丘疹呈半球形或圆锥形，坚实且透明，呈黄色或粉红色。较大损害表面可见毛细血管扩张，偶或形成斑块，很少破溃。常并发圆柱瘤。②单发性毛发上皮瘤：比多发性毛发上皮瘤常见。皮损好发于面部。损害表现与多发性相同，但常只有一个，偶或数个，直径通常小于2cm，可并发顶泌汗腺腺瘤。

33. B【解析】浅表扩散性黑色素瘤由浅表黑色素瘤发展而来，好发于躯干和四肢。皮损比恶性雀斑样痣小，直径很少超过2.5cm，呈不规则斑片，部分呈弓形，棕黄色、褐色或黑色，也可呈淡红色、蓝色和灰色。皮损出现丘疹、结节、硬化、溃疡则提示预后不良。

34. D【解析】参见A1型题第32题解析。

35. D【解析】恶性黑色素瘤有多种临床类型，从总体发病情况看，最常见的临床类型为浅表扩散性黑色素瘤，在我国，肢端雀斑痣样黑色素瘤最常见。

36. B【解析】瘢痕疙瘩的治疗：早期皮损可选用X线放射治疗；皮损内糖皮质激素多点注射也有效，一般不主张手术切除；若关键部位必须手术治疗者，则术后需联合X线放射治疗或局部注射。糖皮质激素和维A酸外用制剂也可试用，部分患者可缓解症状。

37. C【解析】草莓状血管瘤自然病程可分为增生期、稳定期、消退期。增生期表现为蚊咬状或针尖状红点，多数在以后数月内向周围组织扩散，一般在半岁到1岁半进入稳定期，随后进入消退期。当病灶中心开始出现白点，并逐渐扩大融合，即提示进入消退期。

38. B【解析】色素痣又称痣细胞痣、细胞痣、黑色素细胞痣，为人类最常见的良性皮肤肿瘤。

39. B【解析】原发性毛细血管扩张症，常有家族史，多并发于某些遗传病，如毛细血管性母斑、血管痣、血管瘤、遗传性出血性毛细血管扩张、蜘蛛状毛细血管扩张等，均属遗传所致。

40. A【解析】皮肤纤维瘤好发于成年女性的四肢，特别是小腿伸侧。典型皮损为缓慢生长的圆形或卵圆形坚实结节，表面平滑或粗糙，常为单个，偶可多发，直径数毫米至 1cm，颜色棕红色、黄褐色至黑褐色不等，触诊时可发现皮损与表面皮肤组织粘连，轻捏皮损时肿瘤常部分下陷，为酒窝征。一般无自觉症状。皮损常持久存在，少数也可自行消退。泛发型皮肤纤维瘤好发于成人，较少见。皮损与单发者相同，但泛发而对称，无簇集倾向，成批发生，常自行消退。

41. C【解析】参见 A1 型题第 9 题解析。

42. E【解析】恶性黑色素瘤有多种临床类型，从总体发病情况看，最常见的临床类型为浅表扩散性黑色素瘤，在我国，肢端雀斑痣样痣黑色素瘤最为常见。

43. A【解析】基底细胞上皮瘤是起源于表皮或皮肤附属器的多潜能基底样细胞，可向不同方向分化。此病的共同特点：①瘤细胞团位于真皮内与表皮相连。②瘤细胞似表皮基底细胞，但不同之处是瘤细胞核大，卵圆形或长形，胞质相对少，细胞境界不清，无细胞间桥，周边细胞呈栅栏状排列，边界清楚。③瘤细胞的核大小、形态及染色均较一致，无间变。④瘤细胞团周围结缔组织增生，围绕瘤细胞团排列成平行束，其中有许多幼稚成纤维细胞，并可见黏蛋白变性。由于黏蛋白在标本固定与脱水过程中发生收缩，因而瘤细胞团周围出现裂隙，虽为人工现象，但为本病的典型表现，有助于与其他肿瘤鉴别。

44. B【解析】交界痣细胞巢位于表皮下部或向下突入真皮；混合痣位于表皮内和真皮内；皮内痣细胞巢位于真皮内。

45. C【解析】Paget 病又名湿疹样癌，临床上表现为湿疹样皮损，组织病理以表皮内有大而淡染的异常细胞（Paget 细胞）为特点的一种特殊型皮肤肿瘤。

46. D【解析】鲜红斑痣可用 585nm 脉冲激光与铜蒸气激光治疗。

47. E【解析】Paget 病多认为是起源于乳腺导管及顶泌汗腺导管开口部的原位癌，并从该处向下沿乳腺导管及腺上皮扩展，最终可侵入结缔组织；向上则扩展到表皮内而形成 Paget 病皮损。

48. A【解析】Sézary 综合征是原发于皮肤的 T 细胞淋巴瘤，其特征为全身皮肤呈红皮样改变，伴剧痒，浅表淋巴结肿大，血中出现 Sézary 细胞。如果 Sézary 细胞 >10%，则具有诊断意义。

49. A【解析】痣细胞根据组织病理图像可分为透明细胞痣、上皮样痣细胞、淋巴细胞样痣细胞、纤维样痣细胞，没有泡沫样痣细胞。

50. B【解析】乳房外 Paget 病可累及两性，女性外阴和男性阴茎阴囊是最常见的受累部位。好发于顶泌汗腺分布部位，少数见于肛周、腋窝。

51. C【解析】在组织病理图像上，皮肤纤维瘤需与纤维肉瘤、瘢痕疙瘩、结节性黄瘤、皮肤平滑肌瘤、幼年黄色肉芽肿等相鉴别。

52. D【解析】乳房外湿疹样癌病理见表皮内不等量的 Paget 细胞，在表皮附属器，特别是毛囊或小汗腺导管的上皮内也能见到，并能侵犯真皮。癌细胞对流涎黏蛋白染色均为阳性，而对 PAS、阿尔辛蓝、胶体铁染色与黏液卡红染色可能均为阴性。继发性乳房外湿疹样癌 PAS 染色为阳性，耐淀粉酶，对阿尔辛蓝染色呈阳性，并耐透明质酸酶。

53. E【解析】鲜红斑痣又称为毛细血管扩张痣或葡萄酒样痣。

54. A【解析】继发性乳房外 Paget 病，预后不良。

55. C【解析】假腺样鳞状细胞癌病理学检查：肿瘤分叶状增生，除部分呈实体性表现，部分损害处见有腺样改变，在损害上常见有棘层松解性光线性角化病的组织相，导管腔与腺泡腔内有一或数层上皮，在单层上皮的腔内，上皮细胞类似腺细胞，而多层上皮的腔内，内层常见鳞状或部分角化的细胞组成，腔内充满脱落的棘层松解细胞。很多已经部分或完全角化。在产生黏蛋白的鳞状细胞癌组织中见数目不等的产生黏蛋白的细胞，此种细胞大而淡染，对 PAS 染色和阿尔辛蓝染色呈阳性，耐透明质酸酶。

56. C【解析】表皮痣持续存在，而线状苔藓可自行消退，同时病理上有疣状及乳头瘤样增生，故可与线状苔藓区别。线状排列的扁平苔藓与银屑病在病理上有一定的特征，结合临床可以与本病区别。线状汗孔角化病组织病理可见特征性角化不全栓（鸡眼样板），其下颗粒层消失。痣细胞痣由痣细胞构成，其特点为细胞排列成巢状。而表皮痣无痣细胞。

57. B【解析】鳞状细胞癌多见于老年人的曝光部位皮肤。皮损初起常为小而硬的红色结节，境界不清楚，易演变为疣状或乳头瘤状，表面可有鳞屑，中央易出现溃疡，溃疡表面呈颗粒状，容易坏死、出血，溃疡边缘较宽，高起呈菜花状，质地坚实，散发恶臭；部分肿瘤可呈凹陷性，进行性扩大并且出现溃疡，进一步侵犯其下方筋膜、肌肉和骨骼。

58. D【解析】表皮痣一般在初生时或幼儿期发病，但偶尔也有在 10~20 岁才出现。男女均可发生。常表现为淡黄色到棕黑色疣状皮疹，其大小形态和分布各不相同。

59. A【解析】光线性角化病的病因和发病机制尚不完全清楚。日光暴晒、紫外线、放射性热能，以及接触砷剂、沥青或煤及其提炼物都可诱发本病，患者的易感性起决定性作用。

60. E【解析】多发性脂囊瘤属于常染色体显性遗传；或伴先天性厚甲病，可为皮样囊肿的一种类型。

61. D【解析】基底细胞瘤好发于面部，极少发生转移。鳞状细胞癌可由癌前期皮肤病发展而来，如光线性角化病、砷角化病或黏膜白斑等，也可在瘢痕和外伤处发生，尤其是烧伤瘢痕更易发生鳞状细胞癌。着色性干皮病属于常染色体隐性遗传病，易并发各种皮肤恶性肿瘤。

62. B【解析】多发性脂囊瘤认为是一种错构瘤，常有家族史，多呈常染色体显性遗传。可发生于各种年龄、不同性别，但大多数病例见于10多岁的男孩或青年。本病多见于胸骨中下部，或见于面额、头皮、上臂和腹部，也可泛发全身。皮损常为多发性结节，大小不同，自数毫米至2厘米以上，质地中等或有弹性，表面光滑，为肤色、淡蓝色或淡黄色；较小的皮损常在皮内，按压可呈黄色，多见于上肢，较大皮损顶部出现凹陷，从中可挤出白色乳酪样物质，有臭味，有时可排出毛发。囊肿在真皮中部，囊壁皱褶，由数层复层扁平上皮构成，囊壁内侧是嗜伊红的角质层，无颗粒层，并可见皮脂腺小叶附在囊壁或其周边。

63. C【解析】黑色素瘤治疗首选手术切除。手术切除的范围、深度，以及是否选择免疫治疗、化疗、放疗等，均取决于肿瘤的厚度和分期。

64. E【解析】脂溢性角化病又称老年疣、基底细胞乳头状瘤，为老年人最常见的良性表皮增生性肿瘤。

65. A【解析】蕈样肉芽肿是一种T淋巴细胞特别是T辅助细胞起源的原发于皮肤的T细胞淋巴瘤，呈慢性进行性经过，可累及淋巴结和内脏。

66. A【解析】脂溢性角化病在病理上主要可分为角化型、棘层肥厚型与腺样型等6型，常混合存在，其共同特点是都有角化过度、棘层肥厚和以基底细胞为主的乳头瘤样增生，并且病变基底部和两侧正常表皮突底部于同一水平面上。

67. B【解析】Sézary综合征又称为Sézary网状细胞增生症、T淋巴细胞瘤性红皮病或T细胞红皮病。其特点为红皮病伴有水肿与色素沉着，在患者周围血中常能找到特殊的单一核细胞，故称为Sézary综合征。

68. B【解析】脂溢性角化病应与扁平疣、光线性角化病、色素痣、基底细胞上皮瘤、恶性黑色素瘤相鉴别。

69. C【解析】痣细胞痣的恶变体征包括痣的体积突然增大、颜色变黑、表面出现脱屑、糜烂、渗出、结痂、出血、溃疡、炎性肿胀；自觉疼痛或瘙痒，周围出现卫星病灶等。

70. C【解析】表皮囊肿又名角质囊肿，是一种真皮内含有角质的囊肿，其壁由表皮构成。本病多见于青年、儿童，老年少见。可发生于任何部位，通常见于头皮、面部、颈部、躯干及臀部等。皮损常单个或数个，很少有多发者；在Gardner综合征中，头部、面部可有多发性表皮囊肿。C选项，外伤性表皮囊肿多发生于掌跖。

71. B【解析】参见A1型题第32题解析。

72. E【解析】鲍恩（Bowen）病皮损为孤立性、边界清楚的暗红色斑片或斑块，圆形、匐行形或不规则形，大小为数毫米至十余厘米，缓慢增大，表面带有鳞屑、结痂和渗出，除去鳞屑和结痂可露出暗红色颗粒状或肉芽状湿润面，很少出血或不出血；少数亦呈多发性，可散在、密集或互相融合，有时也可呈不规则隆起或结节状，如形成溃疡则提示侵袭性生长。无明显自觉症状，偶有瘙痒或疼痛感。约5%患者可演变为鳞状细胞癌。

73. D【解析】Bowen病表皮细胞排列不规则，表现为高度非典型增生，伴角化不全、角化不良和棘层肥厚，表皮突增宽，真皮乳头被压缩成细带状，多见瘤巨细胞（单核和多核巨大表皮细胞），表皮基底膜带完整，如果破坏则提示为浸润癌；真皮上部炎症细胞浸润。

74. C【解析】粟丘疹组织病理学与表皮囊肿相似，仅大小不同而已，具有含颗粒层的复层鳞状上皮囊壁和成层的角蛋白性囊内容物。

75. B【解析】Bowen病又称原位鳞状细胞癌，是表皮内鳞状细胞癌。可发生在任何年龄，中老年人较多。好发于日光暴露部位（如颜面、头颈和四肢远端），也可累及口腔、鼻、咽、女性外阴及肛门等黏膜。A项，部分病例有用无机砷的病史，皮损处含砷较高。C项，大约5%患者可演变为鳞状细胞癌。D项，少数病例呈多发性，可散在、密集或互相融合，有时也可呈不规则隆起或结节状，如形成溃疡则表示侵袭性生长。本病伴发或以后发生恶性肿瘤的机会较多，故对此类患者确诊后，即应做全身检查，并且长期随访，观察有无转移。E项，鲍恩病的治疗首选手术切除。

76. E【解析】基底细胞上皮瘤以结节溃疡型最常见。

77. C【解析】鲍恩病好发于日光暴露部位（如颜面、头颈和四肢远端），还可累及口腔、鼻、咽、女性外阴及肛门等黏膜。

78. E【解析】皮角是临床形态学诊断，大多是在脂溢性角化病、寻常疣、汗孔角化病、毛根鞘瘤或早期皮肤鳞状细胞癌等皮损上重叠发生角化过度。多发生于40岁以上，男性多于女性，好发于面部、头皮、颈、前臂和手背等曝光处。皮角虽然是一种良性病变，但是目前被多数学者认为是一种癌前病变，癌变率为10%。

79. A【解析】参见A1型题第13题解析。

80. D【解析】基底细胞上皮瘤好发于颜面、头皮等暴露部位，多为单发，偶有多发。分化较好，生长缓慢，有局部破坏性，但极少转移。结节溃疡型最常见。此病治疗包括手术切除或切除植皮，光动力学疗法，局部化疗，也可应用X线放射。

81. E【解析】非典型性鳞状细胞的特点为细胞大小与形状不一，核增生，染色深，出现核分裂，细胞间桥消失，较少细胞出现角化不良或角珠。

82. B【解析】肥厚性瘢痕无蟹足状伸展，皮损经1年或数年后可变平，而瘢痕疙瘩则持续存在，甚至超过原损伤部位。

83. B【解析】毛母质瘤是起源于向毛母质细胞分化的原始上皮胚芽细胞的良性肿瘤，又称毛囊漏斗毛母质瘤、钙化上皮瘤、毛囊漏斗毛母质囊肿。

84. A【解析】皮脂腺痣婴儿与儿童期时皮损内可仅有少许或无皮脂腺结构，主要表现为未分化的毛囊结构；在青春发育期的皮损中，则可看到大量成熟或近乎成熟的皮脂腺导管，直接和毛囊漏斗相连。

85. D【解析】汗管瘤为小汗腺末端导管分化的一种腺瘤，部分患者有家族史。本病临床可分为三型。眼睑型最常见，多发于妇女，在发育期以后出现，多见于下眼睑。发疹型多发于男性青少年，成批发生于躯干前面及上臂屈侧。局限型位于外阴及阴蒂，称生殖器汗管瘤，在手指伸面称肢端汗管瘤，也可发生于其他部位，极少呈单侧或线状分布。

86. E【解析】皮样囊肿为先天性，起源于外胚叶。出生时或5岁前发病，囊肿质硬，位于真皮、皮下。常见于面部、颈部、腹背中线，可与下方组织粘连或游离，组织病理囊壁与表皮囊肿不同。

87. C【解析】婴儿血管瘤治疗方法取决于病变部位、深度、范围大小、分期、是否有功能障碍。①等待、观察：非重要部位的增生期血管瘤、体积小或处于稳定期、无美观和功能影响的。②系统药物治疗：用于全身多发、快速增值、累及重要器官、伴并发症危及生命的。③激光、强光治疗：早起浅表血管瘤。④咪喹莫特：隐蔽部位的中小型血管瘤。⑤注射糖皮质激素或平阳霉素：激光、口服激素治疗失败的。⑥硬化剂治疗：范围小的局限性血管瘤。⑦放射治疗。⑧手术。⑨介入治疗：内脏型。

88. E【解析】先天性色素痣有发生黑色素瘤的可能，选择手术切除较好；发生在掌跖、腰周、腋窝、腹股沟等易摩擦部位的交界痣、混合痣、边缘不规则、直径大于1.5cm的，破溃出血的，突然增大的色素痣应考虑手术切除。

89. C【解析】色素痣可分为先天性和后天性，出生时即可存在，但常于2岁后开始出现。

90. D【解析】大多数扁平损害为交界痣，略高起损害多为混合痣，而乳头瘤样损害和几乎所有的半球状和带蒂损害均为皮内痣。

91. E【解析】草莓状血管瘤又称毛细血管瘤，出生时即可存在，但常在出生后2~3个月发生。好发于颜面、肩部、头部和颈部。皮损呈鲜红色分叶状肿瘤，质地柔软，高出皮面，境界清楚，单一或数个，通常1厘米至数厘米，偶见整个肢体受累者；广泛皮损的深部，常可伴发海绵状血管瘤。皮损可逐渐增大，约1年后逐渐开始退化，70%~90%患者在5~7岁时可自行完全消退。

92. D【解析】鲜红斑痣治疗首选585nm脉冲激光治疗。因鲜红斑痣治疗困难，皮损还会随着孩子长大越来越厚，越来越大，所以建议早期积极治疗。草莓状血管瘤皮损多数可完全消退，因此应尽量等待自然消退。

93. A【解析】结缔组织痣患者可合并色素痣、疣状痣样皮损、白癜风样痣、毛囊受损等症状。

94. C【解析】恶性黑色素瘤组织病理诊断主要根据结构形式和瘤细胞形态。瘤细胞形态多种多样，可为多边形、小圆形、梭形、空泡形、树枝状等。

95. D【解析】参见 A1 型题第 91 题解析。

96. B【解析】恶性黑色素瘤根据临床表现，结合组织病理学检查可以确诊。

97. B【解析】蕈样肉芽肿常伴局部剧烈瘙痒，可有全身浅表淋巴结肿大及脾大，还可有内脏损害。

98. D【解析】蕈样肉芽肿斑块期通常有三种变化：①亲表皮现象，不仅有单个散在深染脑回状单一核细胞，周围有空晕，往往表皮内出现 Pautrier 微脓肿；蕈样肉芽肿细胞为异型 T 淋巴细胞，核大。②真皮浸润呈带状或斑片状。③真皮浸润内出现相当多的所谓 MF 细胞，即其核深染，外形、大小不规则等异形表现。

99. C【解析】毛发上皮瘤好发于面部，尤其是鼻唇沟。

100. B【解析】蕈样肉芽肿可能与病毒感染、药物因素、环境与职业因素、遗传因素及自身免疫功能的低下有关。

101. D【解析】汗管瘤常对称分布于眼睑周围，也见于前额、两颊、颈部、腹部和女性外阴，偶见单侧分布者，严重者可泛发。

102. E【解析】中胚层组织的皮肤良性肿瘤包括脂肪瘤、纤维瘤、混合瘤等。

103. B【解析】光线性角化病好发于暴露部位，面部、下唇、手背、前臂、颈部和头部秃发处多见。

104. E【解析】参见 A1 型题第 43 题解析。

二、A2 型题

1. C【解析】乳房 Paget 病好发于中年女性，乳头、乳晕部红斑、脱屑或糜烂、渗液，瘙痒不明显，病理显示表皮内有 Paget 细胞。

2. B【解析】单发型角化棘皮瘤好发于中年男性的面中部、手背与臂部，呈正常皮肤颜色的丘疹，病理见表皮凹陷如火山口，其中充满角质。底部表皮增生，表皮突不规则向真皮内延伸，可含有不典型细胞、核分裂以及角珠，真皮内慢性炎症细胞浸润，本病的早期损害与鳞状细胞癌难以区分。

3. D【解析】阴囊血管角化瘤主要发生于中老年人的阴囊，偶见于阴唇。损害初起为针头大丘疹，常随年龄增长而逐渐增多，呈暗红色或紫色，早期质软，晚期质硬，或有轻度疣状改变，散在分布或沿浅表静脉或阴囊皮纹排列成线状，损害表面光滑发亮，有时出现淡白色鳞屑，压之可褪色。有时损害发生于阴茎或龟头，发生于小腿、股部或球结膜者罕见。一般无明显不适，偶有轻度痒感。一般无自觉症状。损伤后易出血。常伴有附睾肿瘤、疝、精索静脉曲张和阴囊弹性纤维缺陷等。组织病理示真皮乳头层内毛细血管扩张，部分扩张毛细血管由向下伸长的表皮突包绕，晚期扩张毛细血管的管壁贴紧表皮突，颇似表皮内血囊肿。血管周围有时可有轻度炎症细胞浸润，弹性纤维断裂。表皮棘层不规则肥厚、角化过度。

4. A【解析】汗管瘤最常见于女性的眼睑处，呈密集而不融合的皮肤色、淡黄色或褐黄色半球形或扁平丘疹，病理显示真皮浅层可见双层上皮细胞形成的囊腔样结构，似蝌蚪。

5. E【解析】鳞状细胞癌好发于老年人，溃疡边缘较宽，高起呈菜花状，性质坚硬，伴恶臭，组织病理学显示典型的角化珠改变。

三、A3/A4 型题

1. B【解析】乳房湿疹样癌又称乳房 Paget 病，是向乳腺导管分化的一种恶性肿瘤，可能是乳腺癌的一种特殊类型。根据患者的临床表现和组织病理学特点，应首先考虑本病。

2. C【解析】Paget 细胞可沿毛囊、汗腺或乳腺导管上皮向真皮深部侵犯，其特点有体积较大、细胞圆形、胞质淡染、PAS 染色阳性、耐淀粉酶等。

3. E【解析】鳞状细胞癌为明确诊断应首选组织病理学。

4. B【解析】鳞状细胞癌的组织病理学示：不规则肿瘤细胞团块组成癌巢，侵入真皮网状层或更深，瘤细胞团由不同比例的非典型（间变）鳞状细胞与正常鳞状细胞构成。非典型性鳞状细胞的特点为细胞大小与形状不一，核增生，染色深，出现核分裂，细胞间桥消失，较少细胞出现角化不良或角珠。

5. C【解析】根据患者的年龄，面部散在、对称性分布于面部的扁平丘疹、斑片，表面光滑、境界清楚等特点，诊断应首先考虑脂溢性角化病。

6. A【解析】本病的诊断主要依靠组织病理学检查，其共同特点是角化过度、角质囊肿、棘层肥厚和以基底细胞为主的乳头瘤样增生，病变基底部与两侧正常表皮底部位于同一水平线上。

7. E【解析】本病又称老年疣，病因不明，可能与常染色体显性遗传、长期日晒、皮肤老化皮肤轻微损伤等因素有关，故选 E。

8. B【解析】毛囊瘤可发生于任何年龄，但多发于成年人，男性多见。好发于面部，特别是鼻两侧和上方，偶见于头皮及颈部。肿物为高出皮面的丘疹，平均直径 4mm，常为单发，呈皮色或淡红色，圆顶状，中央有孔样开口，可见其中有成簇毳毛，有一定的诊断价值。生长缓慢，一般无自觉症状。组织病理学：肿瘤位于真皮内，边界清楚，为单个囊状的毛囊结构，其中充满角质或双折光的毛干碎片。囊壁内衬角化复层扁平上皮，在连续切片时可见与表皮相连，颗粒层明显。自囊壁伸出许多次级毛囊，每个次级毛囊被界限清楚的结缔组织鞘包绕，可见发育不全的毛分化，偶可见原始皮脂腺小腺泡。

9. A【解析】毛囊瘤可用激光、电灼、微波或手术治疗。

10. C【解析】从组织病理学上毛囊瘤需与毛发上皮瘤相鉴别：毛发上皮瘤虽朝向毛囊乳头和球部分化，但无毛根，从不形成毛干。

11. E【解析】毛囊瘤又称毛囊上皮瘤，是一种良性错构瘤。

12~13 A、B【解析】根据提供的信息，首先抓住发病年龄、临床特点，且无系统性病变，结合组织病理学表现为扩张的毛细血管管壁有内皮细胞组成可以明确诊断。

14. E【解析】目前尚无有效药物治疗，在经济条件允许时，可考虑脉冲染料激光或铜蒸气激光治疗。

15. C【解析】蕈样肉芽肿好发于躯干、四肢、乳房和屈侧。根据皮疹发生时间、病情发展过程，临床上可分为三期，即红斑期、斑块期和肿瘤期，但三期皮损可部分重叠，临床上也可在同一患者身上同时见到三期皮损，而某些患者仅表现为红斑期，病程不再进展。

16. B【解析】T 细胞受体基因重排可为该病的诊断提供较为特异的手段。

17~18 D、A【解析】恶性黑色素瘤为一种高度恶性的肿瘤，易发生淋巴结和血行转移，我国少见。发病可能与种族、遗传、创伤、病毒、日光、免疫等因素有关。临床上根据表现不同，可分为四种类型，分别为肢端雀斑样痣黑色素瘤、浅表扩散性黑色素瘤、恶性雀斑样痣黑色素瘤、结节性黑色素瘤。本例患者根据其典型表现，应首先考虑本诊断。本病的确诊依据为组织病理学，根据侵袭深度不同，可以采用 Clark 分级法将本病分为Ⅰ~Ⅴ级。

19. E【解析】Clark 分级法分为 5 级Ⅰ级：原位黑色素瘤，黑色素瘤细胞局限于表皮基底膜以上；Ⅱ级：侵入真皮乳头层，单个或少数黑色素瘤细胞聚集成巢；Ⅲ级：侵入真皮乳头层下血管丛，瘤细胞常呈扩大结节状，但未侵入真皮网状层；Ⅳ级：瘤细胞侵入真皮网状层；Ⅴ级：瘤细胞侵入皮下脂肪层。

20. B【解析】参见 A3/A4 型题第 17 题解析。

21. D【解析】角化棘皮瘤以单发型最常见。常见于面中央、鼻、颊、眼睑和口唇，其次是手、腕和前臂。初起为肤色或红色小丘疹，随即变为顶端有细小糠秕状鳞屑的坚实丘疹，在 2~8 周内增至直径为 0.5~2.0cm，呈半球形或卵圆形结节，肤色呈暗红色，表面有毛细血管扩张。扩张毛细血管呈放射状排列，中心呈火山口样凹陷，充以角质栓。经数月，通常在 6 个月内自行消退，留有轻度凹陷的色素减退性萎缩瘢痕。常无自觉症状，但有时有瘙痒或压痛。

22. B【解析】角化棘皮瘤的组织病理：表皮凹陷呈火山口样，其中充以角质，底部表皮增生呈条索状真皮内不规则延伸，内见不典型细胞，增生表皮内有角化珠。火山口周围表皮呈唇样突起，有嗜酸淡染胞质大的鳞状细胞伸向真皮，但没有落入真皮。有核丝分裂象及鳞状旋涡。真皮内有显著的炎症反应。

23. D【解析】根据患者的年龄及前额出现深褐色角锥形角化性新生物，表面干燥无渗出等特点，诊断应首先考虑皮角。

24. B【解析】本病可在寻常疣、脂溢性角化病、光线性角化病、汗孔角化病等多种皮肤病基础上发生，好发于曝光部位。

25. C【解析】本病的诊断主要依靠组织病理学检查，其特点有高度角化过度，角质层呈山峰状隆起，间有角化不全，近基底层的棘细胞可增生或有异型性变。

26. A【解析】平滑肌瘤多发针头到豆大小、褐色或蓝色、隆起结节。多发于背、面或四肢伸侧。通常成群发生。结节呈弧状或线状排列，群集的结节有时融合成斑块。单发的皮肤或皮下平滑肌瘤通常豆大至胡桃大，偶有更大者。特别多见于下肢伸侧、阴囊、大阴唇及乳房。个别肿瘤团块疼痛甚为突出，特别是较大者更为明显，但并不经常有疼痛。在寒冷及局部刺激的影响下，肿瘤通常可收缩，或出现一种缓慢的蠕动。本病属于良性肿瘤，生长缓慢。小的损害也可自行消退，但甚罕见。发生肉瘤者极少，一般平滑肌肉瘤并不是在原有平滑肌瘤基础上发展而来。

27. C【解析】通常平滑肌瘤应与神经鞘瘤、神经纤维瘤、血管球瘤、小汗腺螺旋腺瘤以及纤维瘤等区别，此时，活检非常重要。

28. D【解析】平滑肌瘤是由皮肤中的立毛肌、肉膜或血管壁平滑肌形成的一种良性肿瘤。

29. E【解析】汗管瘤为一种向小汗腺末端导管分化的痣样肿瘤，部分患者有家族史。多见于中青年女性，皮损多累及面部，但颈部、前胸、腰部等也可发生。根据患者的典型皮损特点和组织病理学表现，应首先考虑本病。

30. D【解析】汗管瘤组织病理学显示一端呈导管状，另一端为实体条索，形状类似逗号或蝌蚪状。

31. A【解析】皮脂腺痣常在出生时或出生后不久发生，伴随终身。皮损好发于头面部，通常呈圆形、卵圆形或带状斑块，边缘不整齐，常为单个，偶可多发，头皮皮损处可部分或完全秃发，儿童期皮损为稍隆起的斑块，黄或褐色，有蜡样光泽；青春期因皮脂腺充分发育，皮损肥厚呈疣状、结节状或分瓣状；老年期皮损多呈疣状，质地坚实，呈棕褐色。

32. E【解析】皮脂腺痣的组织病理学显示：儿童期表现为不完全分化的毛囊结构，常见类似胚胎期毛囊的未分化细胞索，有些毛囊结构表现为充满角蛋白的扩大毛囊漏斗。皮脂腺发育不良，大小和数目减少。青春期则表现为大量成熟或近于成熟的皮脂腺。

33. A【解析】根据患者的年龄及面部皮损特点，诊断应首先考虑基底细胞癌，同时应与鳞状细胞癌、色素痣、黑色素瘤、角化棘皮瘤等进行鉴别，主要鉴别手段为组织病理学检查。

34. B【解析】参见A1型题第28题解析。

35. C【解析】参见A1型题第43题解析。

36~38 C、E、C【解析】先天性血管瘤是因先天性血管畸形或血管内皮细胞增生而形成的良性肿瘤，临床可分为三种类型：鲜红斑痣、草莓状血管瘤和海绵状血管瘤。本例患者根据临床表现，主要考虑鲜红斑痣，临床主要选择染料激光治疗，疗效较好。

39. B【解析】根据患者的年龄及右侧面颊部3cm×4cm大小角化性疣状增生，表面凹凸不平，并有1cm×1cm大小溃疡，边缘隆起，底部有出血等特点，诊断应首先考虑鳞状细胞癌。

40. A【解析】本病是发生于表皮附属器角质形成细胞的一种恶性肿瘤，发病率位居皮肤恶性肿瘤第二位。本病常发生于某些慢性皮肤病基础上，应注意与慢性溃疡、基底细胞癌、角化棘皮瘤进行鉴别，主要鉴别方法为组织病理学。

41. D【解析】鳞状细胞癌的分化程度主要根据异形鳞状细胞的比例和肿瘤组织侵入深度而定，异形细胞占 25% 以下为Ⅰ级，25%~50% 为Ⅱ级，50%~75% 为Ⅲ级，超过 75% 为Ⅳ级。

42. B【解析】乳房外 Paget 病可分为原发性和继发性两种类型。该病多见于男性，易发生于顶泌汗腺分布部位（如阴囊、会阴、肛周），损害多为单发。本题患者为老年男性，皮损发生于阴囊部，境界清楚，表现为反复发作的红斑、糜烂，逐渐浸润、肥厚，形成迁延不愈的斑块。真菌镜检和梅毒血清学检查均无异常。无冶游史及药物过敏史，应高度怀疑此病。其他诊断均因临床特点不符或诊断依据不足而被排除。

43. C【解析】本题中皮肤组织病理学检查是确诊此疾病的最有价值的方法，尤其见到表皮 Paget 细胞（体积较大的圆形细胞、胞质丰富而淡染、有核分裂象、PAS 染色阳性）对诊断具有重要意义。穿刺细胞学检查对肥厚性皮损诊断价值均不大。皮肤免疫学病理检查及皮损真菌、细菌病原学检查在本题中均无确诊意义。

44. D【解析】继发性乳房外 Paget 病常由直肠、宫颈或子宫癌肿扩展而来，预后不良。原发性乳房外 Paget 病一般病变局限于表皮，早期手术切除预后良好。即使复发再次切除后，仍有较高存活率。放疗、化疗对阴囊 Paget 病均不敏感。外用糖皮质激素软膏或氟尿嘧啶软膏基本无效。

45~46 D、A【解析】瘢痕疙瘩属于一种多基因病，是在患者遗传背景（或称瘢痕体质）基础上，由于皮肤微小创伤而诱发的结缔组织过度增生，物理性刺激或手术可使病情加重。

47. E【解析】瘢痕疙瘩皮损表现为质地坚韧的斑块，表面光滑，无毛发生长，皮损范围常超过原发损害范围，后者也是本病与肥厚性瘢痕的主要鉴别要点。

四、B 型题

1. D【解析】鲜红斑痣常在出生或出生不久发现，多见于面、颈与头皮，大多为单侧性，偶见为双侧性。有时累及黏膜。呈淡红、暗红或紫红色斑片，不高出皮面，按压易褪色。形态不规则，边界清楚。部分病例 1 岁左右自行退去。

2. C【解析】参见 A1 型题第 40 题解析。

3. B【解析】脂溢性角化病初发皮损为 1 个或数个淡黄或浅褐色的扁平丘疹，呈圆形、卵圆形或不规则形，境界清楚，表面呈颗粒状，直径大约 1cm，以后缓慢增大、变厚，数目增多，颜色变深，为褐色甚至黑色疣状丘疹或斑块。

4~7 D、B、C、E【解析】鲜红斑痣属于先天性血管发育畸形，伴有毛细血管扩张，血管内皮细胞增生。草莓状血管瘤为一种真性毛细血管内皮细胞增生瘤。海绵状血管瘤属于深在性血管瘤，先天性，血管内皮细胞增生。血管角化瘤为一组伴有角化过度的皮肤毛细血管腔的扩张，不伴有血管内皮细胞增生，部分患者与遗传有关。皮肤纤维瘤为真皮成纤维细胞和胶原纤维增生而形成的良性瘤，可能是一种皮肤反应性增生性炎症，一般无血管内皮细胞增生，也与血管发育异常无关。

8. C【解析】鲍恩病的组织病理学：表皮细胞排列不规则，表现为高度非典型增生，伴角化不全、角化不良和棘层肥厚，表皮突增宽，真皮乳头被压缩成细带状，多见瘤巨细胞（单核和多核巨大表皮细胞），表皮基底膜带完整，如果破坏则提示为浸润癌；真皮上部炎症细胞浸润。

9. A【解析】角化型基底细胞癌组织病理：除有未分化基底样细胞团外，可见角质囊肿和角化不全细胞。

五、X 型题

1. CD【解析】癌前期皮肤病包括光线性角化病、黏膜白斑、皮角等。

2. ABD【解析】黏膜白斑是一种最常见的癌前病变。

3. CDE【解析】Bowen 病和 Paget 病属于恶性皮肤肿瘤。

4. ADE【解析】色素痣可为斑疹、丘疹、乳头瘤状、疣状、结节及有蒂损害等表现。可发生于任何部位。其大小由几毫米至几厘米，甚至面积很大。其颜色通常为黄褐或黑色，但也可呈蓝色、紫色或无色素沉着。①交界痣：为直径几毫米至几厘米，深浅不同的褐色斑。一般平滑、无毛，也可略微高起。能发生于身体任何部位。掌跖及生殖器之色素痣常属这一类，无性别差异。②混合痣：外观类似于交界痣，但可能更高起。③皮内痣：为成年人最常见的一类色素痣。可发生在任何部位，但最常见于头颈部，不发生在掌跖或生殖器部位。损害由几毫米到几厘米，边缘规则，是深浅不同的褐色。表面可有毛发，较正常为粗。

5. ABDE【解析】Bowen 病病因未明，可能与以下因素有关。①砷剂：部分病例有用长期接触砷剂的病史，皮损处含砷较高。②色素痣：很多病损发生于原有色痣基础上，因此有色素痣学说。③日光：有些损害发生在皮肤曝光部位处。④病毒感染：依据为将患者滤过性标本接种在鸡胚尿囊和卵黄囊，可引发出近似 Bowen 病的组织学改变；电镜下可发现表皮细胞胞质中有病毒样颗粒；由 HPV-5 所致的疣状表皮发育不良的患者常发生 Bowen 病。⑤遗传：有报道某些家族倾向于发生本病。⑥外伤：部分病例在外伤或虫咬（如蜱）处发生。

6. CE【解析】鳞状细胞癌发病与病毒感染有关。

7. BCD【解析】鳞状细胞癌好发于老年人的曝光部位皮肤。皮损初起常为小而硬的红色结节，境界不清楚，易演变为疣状或乳头瘤状，表面可有鳞屑，中央易出现溃疡，溃疡表面呈颗粒状，容易坏死、出血，溃疡边缘较宽，高起呈菜花状，质地坚实，散发恶臭；部分肿瘤可呈凹陷性，进行性扩大并且出现溃疡，进一步侵犯其下方筋膜、肌肉和骨骼。鳞状细胞癌可以出现淋巴结转移。继发于放射性皮炎、焦油性角化病以及瘢痕者转移性远高于继发于日光损伤者，发生在口唇、耳郭、阴茎、女性外阴及肛门处的皮损也易发生转移。存在免疫抑制和淋巴细胞增殖性疾病患者更易发生转移。

8. BDE【解析】参见 A1 型题第 13 题、第 75 题解析。

9. ABC【解析】参见 A3/A4 型题第 15 题解析。

10. BCD【解析】参见 A1 型题第 50 题解析。

11. ABD【解析】Bowen 病好发于日光暴露部位（如颜面、头颈和四肢远端），亦可累及口腔、鼻、咽、女性外阴及肛门等黏膜。基底细胞癌好发颜面头皮等暴露部位。乳房 Paget 病好发于单侧乳房和乳晕部；乳房外 Paget 病大多见于女性外阴，其次为阴囊、会阴、肛周，亦见于阴部以外大汗腺区（如腋窝等）。光线性角化病好发于暴露部位，面部、下唇、手背、前臂、颈部和头部秃发处多见。色素痣可发生于任何部位。

12. ABCD【解析】参见 A3/A4 型题第 17 题解析。

13. CDE【解析】继发性乳房外 Paget 病的表皮病变常由结直肠腺癌、子宫颈内膜癌、尿道癌、前列腺癌或膀胱癌向表皮转移而来。

14. ABCDE【解析】瘢痕疙瘩应注意和肥厚性瘢痕进行区别，早期二者无法鉴别，但是在程度上存在明显差异，肥厚性瘢痕表现为结缔组织显著增殖及透明变性而形成的过度增长，通常在受到创伤后 3~4 周发生，此时瘢痕隆起增厚，出现一境界清楚的斑块，淡红色或红色，有细小毛细血管扩张，之后持续或间断生长数月至数年，形成不规则外观，有时如蟹足状，一般生长数月后即停止发展，潮红消退，仍有自然退变的可能，退变期其纤维束可融合皱缩且出现弹性纤维。

15. ACD【解析】表皮内有单个或呈巢状排列的 Paget 细胞，胞体大，圆形或椭圆形，无细胞间桥，细胞内含一个大的胞核，胞质丰富而淡染，甚至空泡状，PAS 反应阳性，耐淀粉酶；Paget 细胞增多时可将周围表皮细胞挤压成网状，特别是常将表皮基底细胞挤压成细线状；真皮内伴有慢性炎症细胞浸润。

16. ABCDE【解析】瘢痕疙瘩为皮肤内结缔组织过度增生所引起的良性皮肤肿瘤。患者多是瘢痕体质，有色人种较易发病，部分患者有家族史，常继发于皮肤损伤。好发于前胸，也可见于颈、肩、耳、下肢等部位。皮损初起为小而硬的红色丘疹，逐渐增大。

17. ACD【解析】Paget 病原因未明，多认为本病起源于乳腺导管及顶泌汗腺导管开口部原位癌。红皮病的病因复杂，多由治疗不当或其他刺激引起。

18. ABC【解析】皮下组织的小动脉和真皮深部较大的微动脉都具有血管的 3 层结构，即内膜、中膜和外膜。真皮中有由微动脉和微静脉构成的乳头下血管丛（浅丛）和真皮下部血管丛（深丛），这些血管丛大致呈层状分布，与皮肤表面平行，浅丛与深丛之间有垂直走向的血管相连通，形成丰富的吻合支。

19. ABCD【解析】Kaposi 肉瘤的确切病因及发病机制不明，与病毒的感染如人类疱疹病毒 8 型、血管生成细胞分化和免疫功能缺陷如艾滋病（AIDS）等相关，好发于人类疱疹病毒 8 型感染者、人类免疫缺陷病毒感染者、有器官移植史者。

20. ABCE【解析】脂溢性角化病一般难以自行消退，呈良性经过，恶变者较少，如发生恶变常转化为鳞状细胞癌。

21. ABC【解析】基底细胞癌理想疗法是手术切除或切除后植皮，建议应用 Mohs 外科切除术。不能手术的患者可应用光动力疗法、放射疗法、电烧灼、激光、冷冻等治疗。局部外用维 A 酸、咪喹莫特、1%~5% 氟尿嘧啶等药物有一定疗效。

22. ABE【解析】手术切除为原发性恶性黑色素瘤的理想疗法，可采用术中淋巴结定位或区域选择性淋巴结切除。已转移患者可采用化疗或联合化疗，肢端恶性黑色素瘤可采用局部灌注化疗。放射疗法对缓解内脏及中枢神经系统转移灶的压迫症状有一定疗效，也可缓解骨转移所致的疼痛。

六、案例分析题

1. A【解析】鲍恩病为一种少见的、起源于表皮内鳞状细胞的皮肤早期原位癌，病程发展缓慢，多无明显的自觉症状，大多数患者可终身保持原位状态。该病的皮肤活组织检查具有特殊的组织学表现，也是确诊的依据。脂溢性角化病的皮损一般多发，呈淡褐色或深褐色扁平丘疹，表面角化粗糙，可呈乳头状，其上覆有油性鳞屑或厚痂。萎缩性扁平苔藓表现为皮疹中央萎缩、呈脐窝状，伴瘙痒。乳房外 Paget 病的皮损好发于顶泌汗腺分布部位，为境界清楚的、反复发作的红斑、糜烂，逐渐浸润、肥厚，形成迁延不愈的斑块。多形性日光疹是皮肤对日光照射的一种Ⅳ型变态反应，皮疹主要发生于曝光部位、形态多样、瘙痒显著，有明显的季节性。局限性湿疹一般发生于某些特定部位（手、乳房、外阴、肛周等），常有一定诱发因素，且皮疹形态多样，有渗出倾向，瘙痒剧烈。

2. BCE【解析】鲍恩病是一种皮肤原位癌，其病因尚不明确。一般认为与以下因素有关。①长期接触砷剂：部分患者有长期接触砷剂的病史，其皮损处的砷含量较高。②经常日光暴晒：皮损易发生于曝光部位，与紫外线照射有关。③HPV 感染：研究发现，由 HPV-5 病毒引起的疣状表皮发育不良的部位易发生皮损。④遗传因素：部分患者有一定的家族倾向。

3. E【解析】鲍恩病的最佳治疗方法为手术切除，因少数病例皮损可有侵袭性生长：皮损较大者手术后可植皮。物理疗法（液氮冷冻、CO_2激光或微波）或外用细胞毒性药物制剂对单个、较小的皮损亦有效，缺点是治疗后易复发，难以达到根治疗效。

4. D【解析】参见 A1 型题第 21 题解析。

5. BC【解析】多认为 Paget 病是起源于乳腺导管及顶泌汗腺导管开口部的原位癌。

6. E【解析】病理活检可确诊 Paget 病。

7. F【解析】Paget 病又名湿疹样癌，临床上表现为湿疹样皮损，组织病理以表皮内有大而淡染的异常细胞（Paget 细胞）为特点的一种特殊型皮肤肿瘤。

8. ABCDE【解析】中老年人单侧乳房或大汗腺分布区发生湿疹样斑片，基底有浸润，病程缓慢，持久存在，如按湿疹治疗无效，均应怀疑本病，病理活检可确诊。

9. A【解析】Paget 病属于表皮恶性肿瘤。

10. BDE【解析】参见 B 型题第 11 题解析。

11. C【解析】参见 A1 型题第 23 题解析。

12. B【解析】老年男性，病程长，无其他不适，皮损单发，逐渐增大，应考虑皮肤肿瘤疾病，组织病理学检查可确诊。

13. B【解析】Paget 样鲍恩病指组织学上有大型 Paget 样细胞巢形的鲍恩病。PAS 染色区别于 Paget 病，其 PAS 染色（ - ）。

14. F【解析】Paget 病组织病理表皮 Paget 细胞 PAS 染色（ + ）。

15. ABDEF【解析】鲍恩病首选手术治疗，一般损害也可选择冷冻、电灼术、激光、光动力、放射治疗。

第十七章　红斑及红斑鳞屑性皮肤病

一 A1 型题

1. 关于色素性紫癜性苔藓样皮炎的描述，正确的是
   A. 与Ⅲ型变态反应密切相关
   B. 血清补体水平降低
   C. 由淋巴细胞介导的红细胞外渗所致
   D. 以血管炎为基础的多系统疾病
   E. 是血管Ⅳ型变态反应
2. 根据临床类型分类，下列不属于多形红斑的是
   A. 紫癜-风团型　B. 水疱-大疱型
   C. 重症型　D. 红斑-丘疹型
   E. 史-约（Stevens-Johnson）综合征
3. 毛囊角化病最早皮损常见于
   A. 耳后　B. 鼻唇沟
   C. 头皮　D. 前胸
   E. 腋下
4. 毛囊角化病的皮损好发于
   A. 皱褶部位　B. 暴露部位
   C. 皮脂溢出部位　D. 四肢伸侧
   E. 躯干部
5. 下列关于银屑病的说法，正确的是
   A. 为常染色体显性遗传病　B. 为多基因遗传病
   C. 为常染色体隐性遗传病　D. 为性连锁遗传病
   E. 与遗传无关的免疫介导性疾病
6. 下列不属于寻常性银屑病的组织病理学表现的是
   A. 角化过度　B. 角化不全
   C. 棘层增厚　D. 芒罗（Munro）微脓肿

E. Kogoj 微脓肿

7. 最常见的银屑病类型为

A. 红皮病性
B. 脓疱性
C. 关节病性
D. 寻常性
E. 泛发性

8. 下列疾病中，不会导致脱发的是

A. 红皮病
B. 玫瑰糠疹
C. 黄癣
D. 疖肿
E. 扁平苔藓

9. 下列关于多形红斑的说法，正确的是

A. 无自限性
B. 好发于成人
C. 冬季多见
D. 好发于四肢近端和面部
E. 发病突然，常有前驱症状

10. 下列关于玫瑰糠疹临床表现的描述，不正确的是

A. 有自限性
B. 典型皮损为玫瑰色淡红斑，表面覆有细薄鳞屑
C. 通常是先出现母斑，再出现子斑
D. 皮损长轴与皮纹垂直
E. 病因不明，现认为可能与病毒感染有关

11. 银屑病皮损好发于

A. 面部
B. 四肢伸侧
C. 四肢屈侧
D. 掌跖部
E. 阴囊

12. 临床上不会出现尼氏征阳性的是

A. IgA 天疱疮
B. 天疱疮
C. 银屑病
D. 家族性良性天疱疮
E. 重症多形红斑

13. 扁平苔藓患者指甲的特征性损害为

A. 甲翼状胬肉
B. 匙状甲
C. 甲顶针样改变
D. 黑甲
E. 脆甲

14. 下列不是红皮病临床特点的是

A. 同形反应
B. 皮损处水肿

C. 甲脱落
D. 全身弥漫性潮红
E. 伴发热等全身症状

15. 寻常性银屑病皮疹的好发部位不包括
A. 头皮
B. 四肢伸侧
C. 腰骶部
D. 龟头
E. 面部

16. 多形红斑不会出现的皮损类型是
A. 红斑
B. 水疱
C. 斑丘疹
D. 紫癜
E. 糜烂

17. 下列关于 Kogoj 海绵状脓疱，不正确的是
A. 常见于脓疱性银屑病
B. 常见于疱疹样脓疱病
C. 常见于连续性肢端皮炎
D. 不见于蕈样肉芽肿
E. 常见于带状疱疹

18. 银屑病表皮更替时间为
A. 3~4 天
B. 14~18 天
C. 36~42 天
D. 8~12 天
E. 37.5 小时

19. 下列不是多形红斑组织病理学表现的是
A. 基底细胞液化变性
B. 角质形成细胞坏死
C. 表皮下水疱形成
D. 血管周围淋巴细胞浸润
E. 真皮上部血管收缩

20. 下列关于寻常性银屑病的说法，不正确的是
A. 好发于四肢伸侧
B. 可引起脱发
C. 易复发
D. 头皮可出现
E. 可转化为关节病性银屑病

21. 关节病性银屑病最常累及的关节不包括
A. 下颌关节
B. 指、趾小关节
C. 骶髂关节
D. 肘、膝的大关节
E. 脊柱关节

22. 同形反应可见于
A. 扁平苔藓
B. 慢性单纯性苔藓
C. 湿疹
D. 红皮病

E. 多形红斑

23. 多形红斑外用药物的治疗原则不包括

A. 抗炎　　B. 止痒

C. 干燥　　D. 预防感染

E. 收敛

24. 关于泛发性脓疱性银屑病的说法，不正确的是

A. 多伴高热等全身症状

B. 脓疱常周期性复发

C. 常有沟纹舌

D. 脓疱消退后常转变成红皮病性银屑病

E. 脓疱液细菌培养主要为金黄色葡萄球菌

25. 可出现红皮病样外观的皮肤肿瘤为

A. 光线性角化病　　B. 恶性黑色素瘤

C. 蕈样肉芽肿　　D. 脂溢性角化病

E. 佩吉特（Paget）病

26. 下列关于离心性环状红斑的描述，正确的是

A. 皮损好发于四肢末端，特别是手足

B. 无自觉症状或有轻度瘙痒

C. 红斑虽可扩展，但不会反复发作

D. 典型皮损为呈环形、弓形红斑，上覆糠秕样鳞屑

E. 病程慢性，预后欠佳

27. 小棘苔藓的皮损特点为

A. 形成直径 $<1cm$ 的斑片

B. 可达数毫米，触之柔软

C. 皮疹呈红色

D. 丘疹可融合成片

E. 针头大的毛囊性丘疹，中央有一根丝状干燥性角质小棘突出

28. 下列关于银屑病流行病学特点的描述，正确的是

A. 本病发病率无地域和人群差异

B. 多数患者冬季病情明显加重，夏季缓解

C. 女性患者明显多于男性

D. 患者多为老年

E. 发病与遗传因素无关

29. 特发性多形红斑的病因是
A. 单纯疱疹病毒感染
B. 支原体感染
C. 内脏恶性肿瘤
D. 苯妥英钠
E. 病因不明

30. 下列关于寻常性银屑病特殊部位皮损的描述，正确的是
A. 甲受累最多见甲横嵴和甲纵嵴
B. 头皮损害不会引起束状发
C. 颊黏膜损害表现为灰白色环状斑
D. 腋下皮损鳞屑明显增厚
E. 没有自觉症状

31. 下列关于点滴状副银屑病的说法，正确的是
A. 自觉剧烈瘙痒
B. 常于幼儿发病
C. 起病急、发展快
D. 影响健康
E. 皮疹为淡红色斑疹、斑丘疹、表面薄鳞屑

32. 红头皮性银屑病与头癣的鉴别要点为
A. 有无鳞屑性红斑
B. 是否伴有身体其他部位皮损
C. 有无自觉症状
D. 有无断发
E. 真菌检查结果

33. 下列对于银屑病治疗注意事项的叙述，不正确的是
A. 对于进行期皮损，禁用刺激性强的药物
B. 应针对不同病因、类型、病期给药
C. 避免诱发因素
D. 追求彻底治愈，可全身使用糖皮质激素
E. 对于局限性皮损，治疗以局部外用药为主

34. 局限性脓疱性银屑病的皮损分布在
A. 头皮
B. 四肢
C. 躯干
D. 手掌及足跖
E. 腋下

35. 下列不符合银屑病临床分型的是
A. 斑块性
B. 脓疱性
C. 关节病性
D. 寻常性
E. 红皮病性

36. 寻常性银屑病系统药物治疗通常不宜使用
A. 免疫调节药
B. 抗生素
C. 糖皮质激素
D. 中草药

E. 中成药

37. 下列关于表皮萎缩的叙述，正确的是

A. 表皮突延伸
B. 见于慢性皮炎
C. 见于银屑病
D. 见于急性皮炎
E. 见于硬化萎缩性苔藓

38. 白色糠疹好发于

A. 颜面部
B. 头皮
C. 四肢屈侧
D. 躯干伸侧
E. 四肢伸侧

39. 下列关于寻常性银屑病的组织病理学表现，不正确的是

A. 颗粒层增厚
B. 角化不全
C. 棘层增厚
D. 表皮突规则下延
E. 真皮浅层淋巴细胞浸润

40. 斑块状副银屑病最常见于

A. 中年
B. 少年
C. 青年
D. 幼儿
E. 老年

41. Kogoj 海绵状微脓肿常见于

A. 寻常性银屑病
B. 关节病性银屑病
C. 红皮病
D. 红皮病性银屑病
E. 脓疱性银屑病

42. 被认为是激发或加重银屑病的主要因素是

A. 感染
B. 遗传
C. 外伤
D. 免疫
E. 内分泌

43. 下列关于银屑病的描述，不正确的是

A. 肘、膝对称发生
B. 好发于四肢伸侧
C. 多为冬轻夏重
D. 病程呈慢性
E. 皮疹特点为银白色鳞屑、薄膜现象、点状出血

44. 不宜全身应用糖皮质激素治疗的是

A. 重症药疹
B. 寻常性银屑病
C. 天疱疮
D. 系统性红斑狼疮
E. 皮肌炎

45. 下列与银屑病发病无关的是

A. 感染
B. 应激事件
C. 外伤
D. 肥胖
E. 妊娠

46. 寻常性银屑病出现奥斯皮茨（Auspitz）征的原因为

A. 银屑病表皮角化不全
B. 银屑病表皮棘细胞增生
C. 银屑病表皮突增厚
D. 银屑病真皮乳头顶部小血管被刮破
E. 银屑病真皮浅层淋巴细胞浸润

47. 下列不属于寻常性银屑病特征现象的是

A. Auspitz 征
B. 甲胬肉
C. 同形反应［科布内（Koebner）现象］
D. 顶针样甲
E. 束状发

48. 银屑病转为泛发性脓疱性银屑病的最常见诱因为

A. 继发真菌感染
B. 外用抗生素
C. 内服抗组胺药
D. 继发细菌感染
E. 应用糖皮质激素或免疫抑制药过程中突然停药

49. 在颗粒层或棘层上部海绵形成的基础上有中性粒细胞聚集，形成脓疱，多见于脓疱性银屑病、连续性肢端皮炎等疾病的是

A. Munro 微脓肿
B. 表皮水肿
C. 肉芽肿
D. Pautrier 微脓肿
E. Kogoj 微脓肿

50. 下列关于丘疹坏死性结核疹的描述，不正确的是

A. 好发于青年人
B. 慢性病程，反复发作
C. 好发于四肢屈侧，肘膝关节处
D. 春秋季节多见
E. 预后留有凹陷性萎缩性瘢痕

51. 下列关于红癣的叙述，不正确的是

A. 治疗时外用水杨酸软膏
B. 治愈后终身不复发
C. 好发于腋下、腹股沟等部位
D. 皮肤边缘不规则
E. 皮损境界清楚

52. 银屑病按照病程分期正确的是

A. 消退期、静止期、进行期
B. 静止期、进行期、消退期

C. 静止期、消退期、进行期　　D. 消退期、进行期、静止期
E. 进行期、静止期、消退期

53. 关于毛囊扩张、充满角栓的说法，正确的是
A. 常见于玫瑰糠疹　　B. 常见于银屑病
C. 常见于急性湿疹　　D. 常见于毛囊角化病
E. 常见于多形红斑

54. 毛发红糠疹的特征性皮疹为
A. 不形成厚积鳞屑斑片
B. 刮除鳞屑可见薄膜现象及点状出血
C. 有眼干燥、夜盲、角膜软化
D. 毛囊角化性丘疹和散在鳞屑性淡红色斑片
E. 角质栓易剥除

55. 下列关于银屑病发病特点的描述，正确的是
A. 是常染色体显性遗传　　B. 完全是遗传病
C. 与遗传无关　　D. 与遗传有关
E. 是常染色体隐性遗传

56. 不属于寻常性银屑病的临床表现是
A. 银白色原鳞屑　　B. 束状发
C. 甲板“顶针状”凹陷　　D. 多数患者病情冬重夏轻
E. 消退期常见同形反应

57. 下列关于丘疹坏死性结核病的说法，正确的是
A. 结核菌素试验强阴性，查菌阴性　　B. 结核菌素试验强阳性，查菌阳性
C. 结核菌素试验强阳性，查菌阴性　　D. 结核菌素试验强阴性，查菌阳性
E. 结核菌素试验弱阳性，查菌阴性

58. 可累及关节的病变是
A. 副银屑病　　B. 多形红斑
C. 血管性水肿　　D. 关节病性银屑病
E. 川崎病

59. 关于鳞状毛囊角化病的治疗，下列叙述不正确的是
A. 维生素 A、维生素 E 口服
B. 物理疗法
C. 5%~10% 水杨酸软膏
D. 角质促成剂

E. 0.1% 维 A 酸乳膏

60. 白色糠疹与体癣鉴别的要点是
A. 体癣呈环形，皮屑查真菌阳性
B. 白色糠疹不痒
C. 白色糠疹见于儿童
D. 体癣皮疹不能自愈
E. 体癣炎症较明显

61. 下列关于多形红斑的说法，不正确的是
A. 好发于儿童和青年
B. 发病突然，无前驱症状
C. 春秋季多见
D. 好发于四肢远端和面部
E. 有自限性倾向

62. 与咽部链球菌感染关系最密切的是
A. 蛎壳状银屑病
B. 急性点滴性银屑病
C. 脓疱性银屑病
D. 头皮部银屑病
E. 红皮病性银屑病

63. 寻常性银屑病组织病理改变主要为
A. Kogoj 微脓肿
B. 角化过度、角化不全
C. 角化不良
D. 棘细胞变薄
E. 颗粒层增厚

64. 泛发性脓疱性银屑病最常见的诱发因素是
A. 银屑病继发细菌感染
B. 银屑病继发病毒感染
C. 银屑病继发真菌感染
D. 银屑病内服抗生素，骤然停药
E. 银屑病内服皮质激素或免疫抑制药突然停药

65. 关于重症多形红斑的特点，下列叙述不正确的是
A. 不会并发坏死性胰腺炎
B. 有严重黏膜损害
C. 出现肾损害
D. 肝功能异常
E. 全身症状严重

66. 银屑病患者甲病变表现为
A. 指甲甲板萎缩
B. 指甲脱落
C. 指甲不受损害
D. 都呈灰指甲
E. 甲板点状凹陷

67. 关于泛发性脓疱性银屑病的说法，不正确的是
A. 可伴高热、寒战
B. 皮疹成批出现
C. 不会转化为红皮病性银屑病
D. 脓疱可融合成脓湖
E. 四肢屈侧更易受累

68. 下列关于重症多形红斑的叙述，不正确的是
A. 可有高热　B. 可有心电图异常
C. 可有蛋白尿　D. 可有肝功能异常
E. 可有黏膜损害

69. 不能用免疫抑制药治疗的银屑病是
A. 泛发性银屑病　B. 关节病性银屑病
C. 脓疱性银屑病　D. 红皮病性银屑病
E. 寻常性银屑病

70. 银屑病中最严重的类型为
A. 寻常性银屑病　B. 关节病性银屑病
C. 泛发性脓疱性银屑病　D. 局限性脓疱病性银屑病
E. 红皮病性银屑病

71. 下列关于重症多形红斑治疗的叙述，不正确的是
A. 注意水、电解质平衡　B. 加强营养
C. 病情控制后立即停用激素　D. 合并感染时给予抗生素
E. 防止眼部并发症

72. 下列选项中，属于银屑病的临床分期的是
A. 皮损形成期　B. 浸润期
C. 进行期　D. 脱屑期
E. 坏死期

73. 与关节病性银屑病相关的人类白细胞抗原（HLA）是
A. HLA-B27　B. HLA-B13
C. HLA-B17　D. HLA-CW6
E. HLA-BW16

74. 多形红斑出现水疱主要发生在
A. 表皮细胞上层　B. 表皮细胞中层
C. 真皮细胞层　D. 表皮细胞下层
E. 真皮乳头层

75. 下列关于点滴状副银屑病的说法，正确的是
A. 自觉剧烈瘙痒　B. 皮损有浸润性斑块，厚积鳞屑
C. 病程缓慢，通常数月或1年可自愈　D. 老年人多见
E. 有点状出血现象

76. 进行期银屑病的特点为
A. 发热明显　B. 渗出明显

C. 皮损呈钱币状
D. 点状出血现象
E. 同形反应

77. 多形红斑典型皮损为
A. 淡红斑鳞屑
B. 水疱或大疱
C. 黏膜糜烂
D. 风团
E. 靶形或虹膜状红斑

78. 毛发红糠疹应与（　　）相鉴别
A. 花斑癣
B. 银屑病
C. 一期梅毒疹
D. 毛细血管扩张症
E. 神经性皮炎

79. 脓疱性银屑病可继发出现
A. 硬皮病
B. 皮肌炎
C. 红皮病性银屑病
D. 硬化萎缩性苔藓
E. 湿疹

80. 离心性环状红斑好发于
A. 躯干
B. 手足
C. 躯干和四肢近端
D. 上肢
E. 小腿

81. 可防止银屑病复发的药物为
A. 目前尚无
B. 维A酸
C. 免疫抑制药
D. 蒽林软膏
E. 糖皮质激素

82. 对银屑病的诊断有意义的检查方法是
A. 斑贴试验
B. Wood灯检查
C. 鳞屑刮除法
D. 划破试验
E. 皮肤点刺试验

83. 对于重症多形红斑的治疗应首选
A. 糖皮质激素
B. 维生素C
C. 10%小片糖酸皂
D. 抗组胺药
E. 注射用硫代硫酸钠

84. 不符合银屑病组织病理学特征的是
A. 角化不全
B. 真皮乳头上顶，其上方表皮变薄
C. Pautrier微脓肿
D. Kogoj海绵状微脓肿
E. Munro微脓肿

85. 下列皮肤病中表现为角化不全的是
A. 银屑病　　B. 鱼鳞病
C. 扁平苔藓　　D. 白癜风
E. 皮肤结核

86. 多形红斑的特征性皮损是
A. 风团样红斑　　B. 环状红斑
C. 鳞屑性红斑　　D. 虹膜状红斑
E. 地图状红斑

87. 下列关于基底细胞液化变性的说法，正确的是
A. 常见于扁平苔藓　　B. 常见于寻常疣
C. 常见于鲍恩（Bowen）病　　D. 常见于老年疣
E. 常见于急性湿疹

88. 下列皮肤病中，以斑块为主要表现的是
A. 白癜风　　B. 银屑病
C. 荨麻疹　　D. 黄褐斑
E. 皮肤结核

89. 多形红斑的表皮组织病理学改变特征正确的是
A. 表皮角化过度　　B. 表皮角化不全
C. 表皮角质形成细胞萎缩　　D. 表皮角质形成细胞增生
E. 表皮角质形成细胞坏死

90. 白色糠疹好发于
A. 躯干及四肢近端　　B. 小腿
C. 头皮、躯干及四肢伸侧　　D. 颜面部
E. 头颈部

91. 银屑病的真皮病变可见到
A. 绒毛　　B. 境界带
C. 乳头瘤样增生　　D. 均质化
E. 以上均可见

92. 多形红斑好发于
A. 冬季　　B. 春秋季
C. 冬春季　　D. 夏季
E. 夏秋季

93. 红皮病见到无菌小脓疱时，最可能的原发性皮肤病是
A. 脓疱疮　　B. 掌跖脓疱病

C. 脓疱性银屑病　　D. 汗疱疹
E. 疱疹样皮炎

94. 下列关于寻常性银屑病的描述，不正确的是
A. 头皮、四肢伸侧、肘膝对称发生　　B. 鳞屑性红斑块
C. 刮屑试验阳性　　D. 多为夏重冬轻
E. 头发呈束状

95. 红皮病性银屑病的发生最常见于
A. 急性点滴状银屑病外用凡士林
B. 急性点滴状银屑病使用抗生素
C. 急性点滴状银屑病外用强刺激性药物
D. 急性点滴状银屑病外用糖皮质激素霜
E. 急性点滴状银屑病外用5%焦油制剂

96. 关于关节病性银屑病，下列说法正确的是
A. 类风湿因子阳性　　B. 任何关节均可受累
C. 损害不累及大关节　　D. 不发生关节畸形
E. 关节损害为非对称性外周小关节炎

97. 有关脓疱性银屑病病理改变，下列叙述不正确的是
A. 角化不良　　B. 角化过度
C. Kogoj 海绵状微脓肿　　D. 颗粒层减少或消失
E. 炎症细胞浸润严重

98. 下列关于银屑病的说法，正确的是
A. 部分患者发病无季节性　　B. 有传染性
C. 四肢屈侧多见　　D. 我国南方发病率高于北方
E. 欧美发病率低于我国

99. 不能发生同形反应的疾病是
A. 多形红斑　　B. 扁平苔藓
C. 银屑病　　D. 青年扁平疣
E. 白癜风

100. 下列关于痘疮样副银屑病的说法，正确的是
A. 是一种与变态反应有关的皮肤病
B. 是一种与肿瘤有关的皮肤病
C. 是一种与感染有关的皮肤病
D. 是一种淋巴细胞性血管炎
E. 是一种代谢性皮肤病

101. 下列不属于扁平苔藓病因的是
A. 精神因素
B. 遗传
C. 肿瘤
D. 药物
E. 免疫

102. 扁平苔藓确诊的首选检查为
A. 组织病理学检查
B. 斑点试验
C. 血象检查
D. 真菌镜检
E. 胸片

103. 免疫抑制剂不适用于
A. 关节病性银屑病
B. 红皮病性银屑病
C. 脓疱性银屑病
D. 急性点滴状银屑病
E. 以上都不适用

104. 慢性红皮病可能发生
A. 高血压
B. 低蛋白血症
C. 高蛋白血症
D. 低血压
E. 高脂血症

105. 下列关于银屑病的说法，正确的是
A. 有同形反应
B. 多可致脱发
C. 病理改变无角化不全
D. 不会出现瘙痒症状
E. 不会出现同形反应

106. 小棘苔藓好发于
A. 下肢
B. 头皮
C. 腋窝及臀部
D. 上臂屈侧
E. 跖部

107. 多形红斑组织病理学可表现为
A. 基底细胞液化变性
B. 角质形成细胞坏死
C. 真皮上部血管扩张
D. 血管周围淋巴细胞浸润
E. 以上都正确

108. 光泽苔藓的典型临床表现为
A. 青壮年多见
B. 平顶或圆顶，中央有脐点
C. 皮疹常呈线性分布
D. 可见 Wickham 纹
E. 皮疹粟粒大小，表面有光泽

109. 下列关于关节病性银屑病的叙述，正确的是
A. 有关节痛

B. 有关节畸形
C. X 线可见软骨消失，关节边缘被侵犯
D. 可有关节功能受限
E. 以上都正确

110. 银屑病俗称牛皮癣，目前认为是一种
A. 细菌感染引起的、抗生素可治疗的皮肤病
B. 病毒感染引起的、抗病毒药可治疗的皮肤病
C. 原因不明的、尚无特效治疗药物的皮肤病
D. 内分泌失调引起的、调节内分泌可治愈的皮肤病
E. 原因不明的、有各种西药或中药能根治的皮肤病

111. 不支持扁平苔藓的组织病理学表现是
A. 角化过度
B. 真皮全层致密组织细胞增生
C. 基底细胞水肿
D. 真皮浅层带状淋巴细胞浸润
E. 表皮真皮分界不清

112. 下列关于鳞状毛囊角化病的叙述，正确的是
A. 冬季加重，夏季减轻
B. 有时有家族史
C. 好发于青壮年
D. 通常无自觉症状
E. 以上均正确

113. Auspitz 征是指
A. 银白色鳞屑
B. 蜡滴现象
C. 薄膜现象
D. 点状出血现象
E. 蜡滴现象、薄膜现象、点状出血现象

114. 扁平苔藓的组织病理学变化为
A. 色素增多
B. 色素失禁
C. 色素减少
D. 表皮萎缩
E. 疣状增生

115. 鳞状毛囊角化病应与（　　）相鉴别
A. 连圈状秕糠疹
B. 花斑癣
C. 副银屑病
D. 鱼鳞病
E. 以上均正确

二 A2 型题

1. 患者，男性，44 岁。双前臂屈侧出现皮疹半年，伴瘙痒。查体：双前臂屈侧可见散在红色、紫红色多角形扁平丘疹，表面覆有白色角质薄膜，有蜡样光泽，口腔里黏膜可见乳

白色网状白纹。最可能诊断为

A. 银屑病　　B. 扁平苔藓

C. 副银屑病　　D. 麻疹

E. 光泽苔藓

2. 患者，女性，36 岁。于颜面部反复出现蝶形皮损，其上覆有银白色鳞屑，冬季症状加重，久治不愈。应考虑为

A. 银屑病　　B. 摩擦性苔藓

C. 慢性单纯性苔藓　　D. 光化性皮炎

E. 湿疹

3. 患者，女性，40 岁。因躯体、四肢出现红色丘疹、斑丘疹及银白色鳞屑，伴瘙痒。口服泼尼松治疗后 2 周停药，全身皮肤突然出现急性炎性红斑，表面为针头大小密集的脓疱，以四肢屈侧和腹股沟较重，伴全身不适、发热及关节疼痛，血常规示白细胞增多。最可能诊断为

A. 天疱疮　　B. 荨麻疹

C. 关节病性银屑病　　D. 寻常性银屑病

E. 脓疱性银屑病

4. 患者，女性，40 岁。前几天曾患化脓性扁桃体炎，随后于头皮及四肢出现银白色鳞屑的斑丘疹，轻轻搔刮可出现成层鳞屑，刮去鳞屑后见半透明薄膜。该患者最可能的诊断是

A. 局限性银屑病　　B. 头癣及体癣

C. 脂溢性皮炎　　D. 寻常性银屑病

E. 副银屑病

5. 患者，男性，30 岁。上呼吸道感染，发热 1 周后，躯体四肢出现广泛散在红色丘疹、斑丘疹，表面有银白色鳞屑，刮去鳞屑呈半透明薄膜，再刮去薄膜出现小血点，自觉瘙痒。其母亲有类似病史。该患者首先应考虑的诊断是

A. 寻常性银屑病　　B. 玫瑰糠疹

C. 湿疹　　D. 毛发红糠疹

E. 白色糠疹

6. 患者，男性，42 岁。头皮及四肢伸侧有覆有银白色鳞屑的丘疹，手、腕、足等小关节红肿、疼痛，呈梭形肿胀；X 线片示受累关节边缘被侵蚀；红细胞沉降率增快；类风湿因子阴性。该患者最有可能的诊断是

A. 泛发性银屑病　　B. 局限性银屑病

C. 寻常性银屑病　　D. 斑块性副银屑病

E. 关节病性银屑病

7. 患者，女性，53岁。因上呼吸道感染，口服阿莫西林3天后，颜面和四肢出现水肿性红斑及水疱，呈“虹膜状”，口服氯苯那敏无效，皮疹加重，躯体有广泛水肿性暗红斑及水疱，结膜充血、口腔黏膜糜烂，伴高热、关节痛。该患者最可能的诊断是
A. 天疱疮
B. 大疱性类天疱疮
C. 荨麻疹
D. 重症多形红斑
E. 离心性环形红斑

8. 患者，男性，43岁。查体：扁平丘疹，皮肤增厚，干燥粗糙，稍见脱屑，有阵发性奇痒，在情绪波动时症状加重。首先考虑的诊断是
A. 银屑病
B. 鱼鳞病
C. 白癜风
D. 银屑病
E. 慢性湿疹

9. 患儿，女，12岁。2年前双臂出现针尖到粟粒大小且与毛孔一致的坚硬丘疹，不融合，顶端有褐色角质栓，内含卷曲的毛发，皮损冬重夏轻。曾服用维生素A治疗，症状无改善。其父年轻时有类似病史，现已减轻。该患儿应诊断为
A. 维生素A缺乏症
B. 小棘苔藓
C. 毛囊角化病
D. 鱼鳞病
E. 痒疹

10. 患者，男性，37岁。龟头表面出现边界清楚的光滑干燥性红斑，其上有白色鳞屑，最有可能的诊断是
A. 湿疹
B. 疥疮
C. 银屑病
D. 念珠菌感染
E. 股癣

11. 患者，男性，34岁。主诉双小腿反复出现硬结半年余，伴低热、乏力。皮损数周可破溃，愈后留有瘢痕。查体：双小腿屈侧对称散在分布豌豆至蚕豆大小暗红色皮下结节，与皮肤粘连，个别皮损表面破溃有淡黄色脓液，可见瘢痕及色素沉着。最可能的诊断是
A. 结节性红斑
B. 变应性血管炎
C. 硬红斑
D. 孢子丝菌病
E. 皮肤结核

三 A3/A4型题

（1~3题共用题干）

患者，女性，35岁。因“下唇糜烂半年不愈”来诊。查体：下唇有1cm×2cm红色萎缩斑，中央微凹陷，边缘隆起有放射状白色角化条纹；口腔内未见其他病损。

1. 对该患者进行检查时，还需要特别注意可能有皮损的部位是
   A. 前胸　　B. 头面部
   C. 腰背　　D. 四肢
   E. 躯干
2. 该患者最可能的诊断是
   A. 口周皮炎　　B. 剥脱性唇炎
   C. 盘状红斑狼疮　　D. 扁平苔藓
   E. 溃疡性口炎
3. 该病的组织病理学表现不包括
   A. 棘层变薄　　B. 固有层淋巴细胞带状浸润
   C. 出现上皮角栓　　D. 胶原纤维变性
   E. 出现胶样小体

（4~6 题共用题干）

患者，男性，32 岁。因全身红斑，继发水疱和大疱 1 周入院。皮疹发生前 2 个月车祸伤致外伤性癫痫，口服卡马西平 2 周。T 38.9℃，BP 110/76mmHg，P 108 次/分。专科查体：面、颈、躯干和四肢大片状红斑及丘疹，并见密集分布于躯干和四肢的水疱与大疱，还可见部分血疱。尼氏征阳性。结膜、口腔黏膜、肛门和外生殖器黏膜见糜烂，阴囊糜烂渗出明显。

4. 该患者最先考虑的诊断为
   A. 斑疹-丘疹型多形红斑　　B. Stevens-Johnson 综合征
   C. 水疱-大疱型多形红斑　　D. 寻常型天疱疮
   E. 疱疹样皮炎
5. 该病经常伴有内脏损害，其中最常见的是
   A. 肝损害　　B. 继发性肺部感染
   C. 心脏损害　　D. 肾损害
   E. 胃肠道损害
6. 该病的治疗中，除积极使用糖皮质激素外，应加强支持、对症治疗。关于激素起始量的使用原则是
   A. 大剂量起始　　B. 中等剂量起始
   C. 小剂量起始　　D. 冲击剂量起始
   E. 以上都不正确，应该遵循个体化治疗原则

（7~10 题共用题干）

患者，女性，39 岁。不明原因突然出现躯干、四肢皮肤广泛淡红色圆形点疹、点疱疹，有出血坏死、结痂及鳞屑，部分皮损愈合留下微凹陷痘疮样瘢痕，有时伴低热及关节痛，病程 2 周。

7. 该患者的诊断最可能是

A. 痒疹
B. 多形红斑
C. 湿疹
D. 痘疮样副银屑病
E. 疱疹样皮炎

8. 其治疗药物首选

A. 维生素 C
B. 氯苯那敏
C. 雷公藤多甙
D. 钙剂
E. B 族维生素

9. 外用药物最合适的是

A. 3% 硼酸溶液
B. 10% 水杨酸软膏
C. 氧化锌糊剂
D. 炉甘石洗剂
E. 糖皮质激素霜

10. 下列检查有助于诊断的是

A. 皮损组织病理学检查
B. 尿常规
C. B 超检查
D. X 线检查
E. 血常规

（11~12 题共用题干）

患者，女性，27 岁。上呼吸道感染，后躯干四肢伸侧皮肤出现散在红色斑丘疹及鳞屑，几周后皮损逐渐扩大形成斑片，表面厚积银白色鳞屑，刮除鳞屑有点状出血。其母有相似病史。

11. 该患者最可能的诊断为

A. 体癣
B. 银屑病
C. 玫瑰糠疹
D. 扁平苔藓
E. 毛发红糠疹

12. 下列检查对确诊有意义的是

A. 血、尿常规
B. 生化检查
C. 组织病理学检查
D. B 超检查
E. 梅毒血清学检查

（13～14 题共用题干）

患者，女性，26 岁。近半年面部、躯干、四肢反复出现大小不等的红斑、结节伴疼痛。查体：多发性水肿性斑块，边界清楚、隆起。

13. 应首先考虑
    A. 多形红斑　　B. 结节性红斑
    C. 硬红斑　　D. 热激红斑
    E. 急性发热性嗜中性皮肤病

14. 本病病理学上的特征为
    A. 间隔脂膜炎
    B. 以真皮血管周围淋巴细胞浸润为主
    C. 真皮乳头水肿，真皮浅中层中性粒细胞浸润
    D. 小叶脂膜炎
    E. 以附属器周围淋巴细胞浸润为主

（15～17 题共用题干）

患者，女性，47 岁。全身皮疹、脱屑半年。发病前有银屑病史 10 年。曾用多种药物治疗，近半年未用系统药物治疗。查体：全身皮肤潮红，浸润，大片脱屑，伴个别小脓疱。

15. 目前不适宜的处理是
    A. 做血生化检查　　B. 应用支持治疗
    C. 外用润肤剂　　D. 口服环孢素 A 4mg/（kg·d）
    E. 应用 CHOP 方案化疗

16. 组织病理学符合临床诊断的是
    A. 真皮内多核巨细胞浸润
    B. 表皮稍厚，真皮浅层小血管周围灶性淋巴细胞浸润
    C. 表皮疣状增生
    D. 表皮缺失
    E. 表皮下大疱

17. 最可能的临床诊断为
    A. 泛发性湿疹　　B. 药疹
    C. 红皮病性银屑病　　D. 淋巴瘤
    E. 中毒性表皮松解坏死型药疹

（18～19 题共用题干）

患者，男性，24 岁。上呼吸道感染，发热、头痛及关节痛 5 天，于四肢远端、手（足）

背及掌跖皮肤出现黄豆至指甲盖大小水肿性红斑、水疱，少数有靶形损害，口鼻及生殖器黏膜有糜烂。

18. 首选的治疗方案为
    A. 维生素类药物
    B. 免疫抑制药
    C. 抗组胺药或糖皮质激素
    D. 中药
    E. 抗真菌类药物

19. 最可能的诊断为
    A. 水痘
    B. 梅毒
    C. 天疱疮
    D. 大疱性类天疱疮
    E. 多形红斑

（20~21 题共用题干）

患者，男性，50 岁。因皮肤红斑、脱屑、脱发 5 年就诊。患者 5 年前无明显诱因左颊出现红丘疹，少量脱屑，无痛痒，皮疹缓慢扩大，当地以“湿疹”外用糖皮质激素有效。但是面部、头皮、四肢和胸背部陆续发现类似皮损，头皮红斑处头发脱落，自觉轻度瘙痒，外用药物无法消退。查体：一般情况良好，浅表淋巴结无肿大。头面部出现多个钱币大红色浸润性斑块，边界清楚，部分融合形成大片，表面干燥，覆少量鳞屑，红斑处毛发脱落。躯干、四肢也有数片类似红斑块，直径 4~7cm 大小，皮损干燥，少量鳞屑，不易剥离。

20. 对本病的正确处理措施是
    A. 全身电子束照射治疗
    B. 联合化疗
    C. 定期多部位多次活检随访
    D. 定期注射长效糖皮质激素
    E. 局部外用卡泊三醇

21. 本病的临床诊断首先考虑为
    A. 滴状副银屑病
    B. 慢性单纯性苔藓
    C. 特应性皮炎
    D. 蕈样真菌病
    E. 寻常性银屑病

（22~24 题共用题干）

患者，男性，42 岁。龟头皮疹 3 年，双上肢皮疹 1 年，伴瘙痒。患丙型病毒性肝炎（丙肝）2 年。查体：龟头网状白斑纹，双手腕屈侧紫红色扁平丘疹 0.5cm 大小，界限清楚。

22. 本病的组织病理学表现不包括
    A. 角化亢进
    B. 表皮、真皮分界不清
    C. 基底细胞水肿
    D. 真皮全层致密组织细胞增生
    E. 真皮浅层致密带状淋巴细胞浸润

23. 最可能的临床诊断为
    A. 扁平苔藓
    B. 梅毒
    C. 湿疹
    D. 银屑病
    E. 药疹

24. 本病特征性临床表现是
    A. 皮肤瘙痒
    B. 指甲改变
    C. 黏膜也可受累
    D. 同形反应
    E. 紫红色扁平丘疹

（25~27 题共用题干）

患者，女性，40 岁。躯干皮疹 3 年，不消退，无明显不适感。查体：躯干、下肢 7~8 处 2~3cm 大小淡红斑，境界较清，无浸润，表面细屑，浅表淋巴结不大。

25. 目前最不恰当的处理是
    A. UVA 治疗
    B. 全身化疗
    C. 外用地塞米松乳膏
    D. 外用润肤剂
    E. 定期复查

26. 该患者最可能的临床诊断是
    A. 固定型药疹
    B. 慢性皮炎
    C. 副银屑病
    D. 单纯糠疹
    E. 银屑病

27. 组织病理学符合上述临床诊断的是
    A. 表皮坏死
    B. 表现乳头瘤样增长
    C. 基底细胞液化变性
    D. 表皮内和真皮浅层少数淋巴细胞浸润
    E. 真皮全层致密中性粒细胞浸润

四 B 型题

（1~5 题共用备选答案）

A. 多形红斑
B. 白色糠疹
C. 扁平苔藓
D. 玫瑰糠疹
E. 银屑病

1. 具有点状出血现象的是
2. 皮疹的长轴沿皮纹分布的是
3. 好发于儿童颜面部的是
4. 具有虹膜样损害的是

5. 多角形扁平丘疹多见于

（6~7 题共用备选答案）

A. Kogoj 微脓肿
B. Pautrier 微脓肿
C. Munro 微脓肿
D. 肉芽肿
E. 干酪样坏死

6. 寻常性银屑病可见
7. 脓疱性银屑病可见

（8~9 题共用备选答案）

A. 银屑病
B. 离心性环状红斑
C. 白色糠疹
D. 多形红斑
E. 线状苔藓

8. 属于自限性皮肤病的是
9. 可出现同形反应的是

（10~12 题共用备选答案）

A. 多形红斑
B. 脓疱性银屑病
C. 离心性环状红斑
D. 寻常性银屑病
E. 线状苔藓

10. 可见 Munro 微脓肿的是
11. 可见 Kogoj 微脓肿的是
12. 可见角质形成细胞坏死，基底细胞液化变性

（13~14 题共用备选答案）

A. 颗粒层减少
B. 棘层变薄
C. Pautrier 微脓肿
D. 毛细血管扩张，真皮水肿
E. Kogoj 微脓肿

13. 脓疱性银屑病的病理特点为
14. 寻常性银屑病的病理特点为

（15~17 题共用备选答案）

A. 腋下
B. 肢体长轴
C. 手掌及足跖
D. 头皮

E. 四肢屈侧

15. 局限性脓疱性银屑病好发于

16. 线状苔藓好发于

17. 扁平苔藓好发于

五 X 型题

1. 下列关于扁平苔藓的描述，正确的是

A. 与遗传有关
B. 有 Wickham 纹
C. 好发于四肢
D. 可累及黏膜
E. 本病与吸烟有关

2. 下列属于寻常性银屑病皮损特点的是

A. 厚积性鳞屑
B. 尼氏征阳性
C. 薄膜现象
D. 点状出血
E. 以上都正确

3. 下列关于银屑病治疗原则的描述，正确的有

A. 应努力解除患者心理负担，避免各种可能诱因
B. 不可盲目使用糖皮质激素和免疫抑制药
C. 局限性银屑病以外用治疗为主，皮损广泛时采用综合治疗
D. 急性期患者避免使用刺激性强的外用制剂
E. 以确保患者的安全为首要原则

4. 寻常性银屑病须与（　　）进行鉴别诊断

A. 慢性湿疹
B. 二期梅毒疹
C. 扁平苔藓
D. 脂溢性皮炎
E. 副银屑病

5. 下列属于寻常性银屑病的临床特点的是

A. 厚积鳞屑
B. 束状发
C. 甲板顶针状凹陷
D. 消退期见同形反应
E. 以上都正确

6. 红皮病可使

A. 全身或大部分皮肤弥漫性潮红
B. 皮损处水肿
C. 甲脱落
D. 头发脱落
E. 淋巴结肿大

7. 有关扁平苔藓，下列叙述不正确的是

A. 可有同形现象
B. 多无黏膜损害

C. 无甲损害
D. 为急性炎症性皮肤病
E. 多见于中年人

8. 根据临床类型可将多形红斑分为
A. 红斑-丘疹型
B. 水疱-大疱型
C. 重症型
D. 紫癜-风团型
E. 结节-红斑型

9. 下列关于头皮银屑病临床表现的描述，正确的是
A. 皮损境界清楚
B. 沿发际分布
C. 厚积性鳞屑
D. 永久性秃发
E. 以上都正确

10. 关于脓疱性银屑病，下列叙述正确的是
A. 分为泛发性和局限性两型
B. 泛发性脓疱性银屑病较少见
C. 局限性脓疱性银屑病皮疹限于手掌及足趾
D. 局限性脓疱性银屑病常伴甲的病变
E. 泛发性脓疱性银屑病是临床上最重的类型

11. 需要与单纯糠疹进行鉴别诊断的疾病包括
A. 白癜风
B. 黄褐斑
C. 贫血痣
D. 玫瑰糠疹
E. 体癣

12. 下列关于点滴状银屑病的描述，正确的是
A. 发病前常有咽部链球菌感染
B. 起病急骤，常数天泛发全身
C. 皮损为大片状鳞屑性红斑，有融合倾向
D. 通常经过数周可消退
E. 以上都正确

13. 特殊类型银屑病常由寻常性银屑病发展而来，常见诱因有
A. 外用刺激性药物
B. 系统使用糖皮质激素并突然停药
C. 系统使用免疫抑制药并突然停药
D. 精神压力
E. 感染

14. 可侵犯黏膜的病包括
A. 银屑病
B. 红皮病
C. 扁平苔藓
D. 药物性皮炎
E. 线状苔藓

15. 下列关于关节病性银屑病的描述，不正确的是
    A. 部分患者没有银屑病史和皮损，根据关节症状亦可诊断
    B. 关节损害可累及任何关节
    C. 可发生关节畸形
    D. 类风湿因子阳性
    E. 指关节受累常见
16. 目前通常认为银屑病是一种多基因病，其可能的病因有
    A. 遗传因素　　B. 感染
    C. 精神紧张　　D. 某些药物
    E. 妊娠
17. 下列关于单纯糠疹的描述，正确的是
    A. 好发于儿童及少年　　B. 皮损多在面部
    C. 覆以少许糠状脱屑　　D. 是一种非特异性皮炎
    E. 任何季节均可发病
18. 下列关于关节病性银屑病 X 线表现的叙述，正确的是
    A. 软骨消失　　B. 钙质沉积
    C. 关节腔狭窄　　D. 关节侵蚀
    E. 以上都正确
19. 银屑病的治疗正确的是
    A. 寻常性银屑病可外用焦油制剂　　B. 红皮病性银屑病可口服糖皮质激素
    C. 可用维生素 A 口服　　D. 点滴状银屑病可用维 A 酸霜剂
    E. 可用光量子血液疗法
20. 可侵犯甲的疾病有
    A. 银屑病　　B. 玫瑰糠疹
    C. 单纯糠疹　　D. 手足癣
    E. 扁平苔藓
21. 根据临床特点可将扁平苔藓分为
    A. 急性泛发性　　B. 慢性局限性
    C. 日光性　　D. 大疱性
    E. 肥厚性
22. 多形红斑主要与（　　）进行鉴别
    A. 冻疮　　B. 大疱性类天疱疮
    C. 二期梅毒　　D. 红斑狼疮
    E. 疱疹样皮炎

23. 可致脱发的病有
A. 寻常性银屑病
B. 红皮病
C. 玫瑰糠疹
D. 扁平苔藓
E. 中毒性红斑

24. 多形红斑的皮疹有
A. 风团
B. 丘疹
C. 紫癜
D. 水疱
E. 大疱

25. 下列与多形红斑外用药物的治疗原则有关的是
A. 消炎
B. 收敛
C. 止痒
D. 预防感染
E. 镇痛

26. 下列属于重症多形红斑临床表现的是
A. 支气管肺炎
B. 消化道出血
C. 坏死性胰腺炎
D. 外阴及肛门黏膜糜烂红肿
E. 尼氏征阳性

27. 下列皮肤病中的脓疱为非感染性的是
A. 脓疱性银屑病
B. 角层下脓疱病
C. 带状疱疹
D. 大疱性脓疱疮
E. 连续性肢端皮炎

28. 关节病性银屑病可累及的关节包括
A. 肘、膝关节
B. 指、趾关节
C. 脊柱关节
D. 骶髂关节
E. 腕关节

29. 下列属于寻常性银屑病进行期临床表现的是
A. 旧皮损不消退，新皮损不断出现
B. 皮损炎症浸润明显
C. 出现同形反应
D. 遗留色素沉着斑
E. 以上都正确

30. 单纯糠疹的病因可能为
A. 感染
B. 营养不良
C. 维生素缺乏
D. 日晒
E. 遗传

31. 可加重银屑病的因素有
A. 感染
B. 精神紧张

C. 应激事件　　D. 外伤
E. 吸烟

32. 银屑病的特异性表现有
A. 同形反应　　B. Auspitz 征
C. 蜡滴现象　　D. 薄膜现象
E. 以上都正确

33. 红皮病
A. 与治疗不当有关　　B. 可有糠样脱屑
C. 与遗传有关　　D. 可致低蛋白血症
E. 可继发于银屑病

34. 多形红斑临床上分为
A. 红斑-丘疹型　　B. 水疱-大疱型
C. 重症型　　D. Stevens-Johnson 综合征
E. 黏膜-皮肤眼综合征

35. 扁平苔藓的病因有
A. 免疫　　B. 遗传
C. 药物　　D. 感染
E. 精神因素

36. 红皮病的特征性炎症表现是
A. 全身皮肤潮红　　B. 瘙痒
C. 湿疹　　D. 脱屑
E. 浸润

37. 可能引起红皮病的原因有
A. 某些药物　　B. 脂溢皮炎
C. 银屑病　　D. 恶性肿瘤
E. 湿疹

38. 急性红皮病可出现的症状包括
A. 高热　　B. 全身乏力
C. 剧烈瘙痒　　D. 手套或袜套样脱屑
E. 水肿

39. 下列关于玫瑰糠疹的叙述，正确的是
A. 多在春、秋季发生　　B. 有自限性
C. 有糠状脱屑　　D. 长轴与皮纹走向一致
E. 好发于青中年

40. 下列关于疾病治疗的叙述，正确的是
   A. 寻常性银屑病：外用糖皮质激素 + 维 A 酸制剂
   B. 急性点滴状银屑病：抗生素
   C. 泛发性脓疱性银屑病：服用维 A 酸制剂
   D. 红皮病性银屑病：免疫抑制药
   E. 关节病性银屑病：首选服用糖皮质激素
41. 可用于银屑病的外用药物包括
   A. 2%~10% 煤焦油软膏　　B. 卡泊三醇软膏
   C. 0.025%~0.100% 维 A 酸软膏　　D. 特比萘芬软膏
   E. 0.01%~0.05% 他扎罗汀凝胶
42. 玫瑰糠疹的典型皮损为
   A. 玫瑰色斑疹　　B. 玫瑰色丘疹
   C. 玫瑰色斑丘疹　　D. 玫瑰色紫癜
   E. 玫瑰色结节
43. 可外用 20% 尿素软膏或维 A 酸类外用制剂的疾病是
   A. 鱼鳞病　　B. 掌跖角化病
   C. 毛周角化病　　D. 遗传性大疱性表皮松解症
   E. 银屑病

六 案例分析题

（1~7 题共用题干）

患者，女性，25 岁。双手臂、口腔出现皮疹 1 年，伴瘙痒。皮肤科查体：双手臂屈侧可见散在分布的直径 0.5~1.0cm 大小扁平紫红色丘疹，口腔黏膜可见灰白色细条纹。

1. 该患者最可能的诊断为
   A. 光泽苔藓　　B. 黏膜白斑
   C. 扁平苔藓　　D. 硬化萎缩苔藓
   E. 银屑病　　F. 白塞综合征
2. 可诱发或使本病加重的药物是
   A. 别嘌醇　　B. 链霉素
   C. 地西泮　　D. 酮康唑
   E. 氯雷他定　　F. 青霉素
3. 不符合本病组织病理学表现的是
   A. 角化过度　　B. 基底细胞液化变性
   C. 颗粒层楔形增厚　　D. 真皮浅层带状淋巴细胞浸润

E. 真皮全层致密组织细胞增生
F. 角化不良

4. 临床上扁平苔藓的亚型包括
A. 毛囊性扁平苔藓
B. 急性泛发性扁平苔藓
C. 慢性局限性扁平苔藓
D. 慢性泛发性扁平苔藓
E. 线状扁平苔藓

5. 此病还好发于
A. 四肢伸侧
B. 前额发际处
C. 掌跖部
D. 外阴黏膜
E. 颈后

6. 本病最常见的指甲损害为
A. 白甲
B. 反甲
C. 黑甲
D. 甲顶针样改变
E. 甲胬肉样改变

7. 下列关于本病的叙述，不正确的是
A. 发病机制主要为体液介导的免疫反应
B. 好发于四肢屈侧
C. 病程慢性
D. 目前多采用综合治疗
E. 约半数患者发生黏膜损害

（8~15 题共用题干）

患者，男性，41 岁。因躯体、四肢出现红色丘疹、斑丘疹及银白色鳞屑，伴瘙痒，口服泼尼松治疗 2 周后停药，全身皮肤突然出现急性炎性红斑，表面为针头大小密集的脓疱，以四肢屈侧和腹股沟较重，伴全身不适、发热及关节疼痛，化验血常规示白细胞增多。

8. 该患者最可能诊断为
A. 药疹
B. 脓疱性银屑病
C. 角质层下脓疱病菌
D. 疱疹样脓疱病
E. 脓疱疮

9. 银屑病是
A. 常染色体显性遗传病
B. 常染色体隐性遗传病
C. 多基因遗传病
D. 性连锁遗传病
E. 与遗传无关的免疫介导性疾病

10. 患者突然病情加重的主要原因为
A. 继发细菌感染
B. 继发病毒感染

C. 未使用免疫抑制药　　D. 未使用抗生素
E. 口服泼尼松治疗骤然停药

11. 银屑病的特征性指甲表现为
A. 甲变色　　B. 甲凹点
C. 厚甲　　D. 甲萎缩
E. 反甲

12. 该患者皮损组织病理学检查结果符合银屑病改变。下列符合银屑病的组织病理学特征的是
A. 角化不全　　B. 角化不良
C. Pautrier 微脓肿　　D. 真皮淋巴细胞浸润显著
E. Kogoj 微脓肿

13. 患者目前首选治疗方案为
A. 免疫抑制药（如环孢素）　　B. 光化学疗法
C. 抗组胺药　　D. 中药
E. 钙剂

14. 可防止银屑病复发的药物是
A. 糖皮质激素　　B. 维A酸
C. 免疫抑制药　　D. 抗生素
E. 目前尚无

15. 下列关于泛发性脓疱性银屑病的叙述，正确的是
A. 脓疱常周期性复发　　B. 脓疱液细菌培养主要为金黄色葡萄球菌
C. 脓疱消退后常转为红皮病性　　D. 多伴高热等全身症状
E. 常有沟状舌

（16~23 题共用题干）

患者，男性，40岁。口腔损害4年，双上肢皮疹半年，伴瘙痒。发现丙肝6年，长期服用B族维生素等药物。查体：双颊黏膜网状白纹，双手腕屈侧多发紫色扁平丘疹，境界清楚。

16. 该患者最可能的临床诊断是
A. 银屑病　　B. 梅毒
C. 痒疹　　D. 湿疹
E. 扁平苔藓

17. 与本病发生有关的因素是
A. B族维生素　　B. 精神因素

C. 丙型肝炎病毒　　D. 药物
E. 免疫功能异常

18. 支持本病的组织病理表现为
A. 真皮全层致密组织细胞增生　　B. 基底细胞液化变性
C. 角化过度　　D. 真皮浅层带状淋巴细胞浸润
E. 颗粒层变薄或消失

19. 扁平苔藓的 Wickham 纹形成的原因为
A. 角化过度　　B. 基底细胞液化变性
C. 颗粒层楔形增生　　D. 真皮浅层带状淋巴细胞浸润
E. 棘层不规则肥厚

20. 同形反应可见于
A. 扁平苔藓　　B. 慢性单纯性苔藓
C. 银屑病　　D. 湿疹
E. 毛发红糠疹

21. 如本病出现甲损害，最常见的甲改变为
A. 甲顶针样改变　　B. 甲翼状胬肉
C. 黑甲　　D. 反甲
E. 白甲

22. 若患者病情发展，皮疹泛发，瘙痒剧烈，首选治疗措施为
A. 局部二氧化碳、冷冻　　B. 左旋咪唑
C. 聚肌胞　　D. 抗生素
E. 系统给予糖皮质激素

23. 其他的治疗措施还有
A. 免疫抑制药　　B. 维 A 酸
C. 氯喹　　D. 抗组胺药
E. PUVA　　F. 氨苯砜

（24~31 题共用题干）

患者，女性，52 岁。头面躯体，四肢皮肤发红伴脱屑 1 周。起病前有上呼吸道感染，咽喉部疼痛，家庭中无类似患者。查体：颜面潮红，躯干可见大小不等基底发红边界清楚的鳞屑性斑块，第 1、2 指节背面，手腕毳毛贯穿，除去角栓，可见小凹陷，指（趾）甲肥厚。

24. 该患者最可能诊断为
A. 红皮病　　B. 维生素 A 缺乏症

C. 毛周角化病
D. 进行性对称性红斑角化症
E. 毛发红糠疹
F. 脂溢性皮炎
G. 毛发苔藓

25. 确诊的首选检查为
A. 血清、维生素 A 含量测定
B. 真菌培养 + 镜检
C. 组织病理学检查
D. 血生化检查
E. 维生素 A 诊断性治疗试验

26. 该患者组织病理检查结果符合毛发红糠疹病理改变，毛发红糠疹特征性病理改变包括
A. 毛囊口角栓形成
B. 角化过度
C. 角化不良
D. 棘层不规则增厚
E. 可有基底液化变性
F. 点状角化不全

27. 毛发红糠疹常须与（　　）相鉴别
A. 银屑病
B. 毛周角化病
C. 扁平苔藓
D. 毛发苔藓
E. 维生素 A 缺乏症
F. 脂溢性皮炎
G. 进行性对称性红斑角化症

28. 毛发红糠疹儿童期发病常与（　　）有关
A. 常染色体隐性遗传
B. X 染色体隐性遗传
C. 多基因遗传
D. 常染色体显性遗传
E. X 染色体显性遗传

29. 若该患者治疗不当，发展为剥脱性皮炎时，可出现
A. 头发可脱落
B. 皮损中有岛屿状正常皮肤
C. 口角部可发生痛性等皮裂
D. 下睑可外翻
E. 典型的毛囊角化性丘疹不明显

30. 下列关于毛发红糠疹的治疗，叙述正确的是
A. 口服维 A 酸
B. PUVA
C. 可适时予免疫抑制药
D. 口服糖皮质激素
E. 糖皮质激素软膏

31. 下列关于口服维 A 酸治疗毛发红糠疹的叙述，正确的是
A. 勿用于儿童及孕妇
B. 定期查肝功能
C. 定期复查凝血功能
D. 育龄妇女在服药期及服药后 2 年内必须避孕
E. 定期查血脂

（32~36 题共用题干）

患者，男性，46 岁。双前臂屈侧出现皮疹半年，伴瘙痒。查体：双前臂屈侧可见散在红色、紫红色多角形扁平丘疹，表面覆有白色角质薄膜，有蜡样光泽，口腔黏膜可见乳白色网状白纹。

32. 该患者最可能的诊断为

A. 扁平苔藓　　B. 副银屑病

C. 银屑病　　D. 麻疹

E. 光泽苔藓　　F. 苔藓样糠疹

33. 为明确诊断首选检查是

A. 真菌镜检　　B. 斑贴试验

C. 血常规检查　　D. 胸部 X 线检查

E. 组织病理学检查　　F. 醋酸试验

34. 组织病理特点符合上述临床诊断的是

A. 表皮坏死

B. 基底细胞液化变性

C. 表皮内和真皮浅层少数淋巴细胞浸润

D. 表现乳头瘤样增长

E. 真皮全层致密中性粒细胞浸润

F. 表皮角化不全

35. 下列描述正确的是

A. 氯喹对光线性扁平苔藓疗效较好

B. 灰黄霉素对大疱性扁平苔藓疗效较好

C. 中小剂量泼尼松对急性泛发扁平苔藓疗效较好

D. 雷公藤多甙治疗口腔扁平苔藓疗效较好

E. 环孢素可治疗顽固性扁平苔藓

36. 目前最不恰当的处理为

A. 外用曲安西龙软膏　　B. UVA 治疗

C. 全身化疗　　D. 外用润肤剂

E. 定期复查　　F. 中医药治疗

（37~44 题共用题干）

患者，女性，28 岁。咽痛、发热 1 周后，躯体、四肢出现广泛散在红色丘疹、斑丘疹，表面有银白色鳞屑，刮去鳞屑呈半透明薄膜，再刮去薄膜出现小血点，自觉瘙痒。其母亲有类似病史。

37. 该患者首先应考虑的诊断是

A. 寻常性银屑病
B. 玫瑰糠疹
C. 病毒疹
D. 毛发红糠疹
E. 白色糠疹

38. 该患者皮损组织病理学检查结果符合银屑病改变。下列符合银屑病的组织病理特征的是

A. 角化不全
B. 角化过度
C. 角化不良
D. Munro 微脓肿
E. 真皮乳头上顶，其上方表皮变薄
F. Pautrier 微脓肿

39. 寻常性银屑病按照病情发展可分为

A. 进行期、静止期、稳定期
B. 进行期、静止期、复发期
C. 进行期、静止期、退行期
D. 静止期、进行期、稳定期
E. 静止期、进行期、复发期

40. 寻常性银屑病进行期的特点为

A. 发热明显
B. 渗出明显
C. 皮损呈钱币状
D. 点状出血现象
E. 同形反应

41. 根据皮损形态，寻常性银屑病可分为

A. 地图状银屑病
B. 盘状银屑病
C. 钱币状银屑病
D. 回状银屑病
E. 蛎壳状银屑病
F. 点滴状银屑病

42. 与咽部感染关系最密切的是

A. 蛎壳状银屑病
B. 点滴状银屑病
C. 关节病性银屑病
D. 脓疱性银屑病
E. 红皮病性银屑病

43. 其治疗药物首选

A. 维生素 E
B. 抗病毒药物
C. 激素（口服泼尼松）
D. 青霉素
E. 甲氨蝶呤

44. 局部外用药物可选择

A. 松馏油
B. 煤焦油
C. 0.05% 维 A 酸乳膏
D. 10% 硫软膏
E. 5% 水杨酸
F. 糖皮质激素霜剂

（45～52 题共用题干）

患者，男性，23 岁。近日咽痛，T 38℃，口腔黏膜出现糜烂，双下肢远端伸侧出现数个 0.5～1.0cm 大小暗红色斑，中央青紫色，伴瘙痒。

45. 该患者最可能的诊断是

A. 冻疮　　B. 二期梅毒

C. 多形红斑　　D. 湿疹

E. 皮炎

46. 多形红斑好发于

A. 春季　　B. 秋季

C. 夏季　　D. 冬季

E. 秋末冬初

47. 多形红斑的高发人群为

A. 20 岁女性　　B. 40 岁女性

C. 30 岁男性　　D. 40 岁男性

E. 50 岁男性

48. 多形红斑组织病理改变为

A. 表皮下水疱　　B. 角质形成细胞坏死

C. 真皮上部血管扩张　　D. 基底细胞液化变性

E. 淋巴细胞浸润

49. 多形红斑根据皮损形态通常可分为

A. 红斑型、水疱型、大疱型　　B. 红斑-丘疹型、水疱型、大疱型

C. 红斑型、水疱型、重症型　　D. 丘疹型、水疱型、大疱型

E. 红斑-丘疹型、水疱-大疱型、重症型

50. 重症多形红斑临床表现为

A. 眼部损害　　B. 高热

C. 黏膜损害　　D. 肾损害

E. 头痛

51. 重症多形红斑又称

A. 布卢姆（Bloom）综合征　　B. Stevens-Johnson 综合征

C. 霍纳（Horner）综合征　　D. 兰伯特-伊顿综合征

E. 先天性鱼鳞病综合征伴耳聋及角膜炎

52. 重症多形红斑治疗首选

A. 局部抗生素　　B. 口服抗生素

C. 糖皮质激素　　D. 抗组胺药

E. 免疫抑制药

（53~60题共用题干）

患者，男性，29岁。反复头皮、双肘膝伸侧，皮肤出现红色斑块及银白色鳞屑1年余，每年冬季发作。近半年出现双手指掌关节疼痛，最近2个月左示指及右拇指关节红肿明显。X线检查示肿胀的骨关节边缘被侵蚀，红细胞沉降率60mm/h。类风湿因子（RF）阳性。

53. 该患者最可能的诊断为

A. 关节病性银屑病　　B. 系统性红斑狼疮伴关节炎

C. 风湿性关节炎　　D. 银屑病伴类风湿关节炎

E. 类风湿关节炎

54. 为进一步明确诊断，需要做的检查是

A. 真菌培养　　B. 抗核抗体检查

C. 抗双链DNA抗体检查　　D. 皮损直接免疫荧光检查

E. 皮损组织病理学检查

55. 该患者皮损组织病理学检查结果符合银屑病改变。下列符合银屑病的组织病理特征的是

A. 角化不全　　B. 真皮乳头上顶，其上方表皮变薄

C. Pautrier微脓肿　　D. Munro微脓肿

E. 角化不良　　F. 基底细胞液化变性

56. 银屑病皮损的表皮更替时间为

A. 3~4天　　B. 5~7天

C. 8~12天　　D. 36~42天

E. 60天

57. 下列关于关节病性银屑病的叙述，正确的是

A. 没有银屑病史和皮疹，根据关节病症状亦可确诊

B. 不发生关节畸形

C. 关节损害主要为非对称性外周多关节炎

D. 类风湿因子阳性

E. 受累关节可红肿、疼痛、晨僵、畸形变，甚至强直

F. 损害不累及大关节

58. 为防止病情发展，最适宜的治疗药物为

A. 抗组胺药　　B. 抗生素

C. 钙剂　　D. 免疫抑制药

E. 中药

59. 甲氨蝶呤治疗银屑病的禁忌证为

A. 脓疱性银屑病　　B. 妊娠

C. 关节病性银屑病　　D. 红皮病性银屑病

E. 肝、肾功能异常　　F. 寻常性银屑病

G. 贫血

60. 局部外用药物可选择

A. 1% 蒽林软膏　　B. 糖皮质激素霜剂

C. 0.05% 维 A 酸乳膏　　D. 5% 黑豆馏油

E. 煤焦油　　F. 中药膏

（61~68 题共用题干）

患者，女性，48 岁。双手腕起皮疹 4 年，伴严重瘙痒。查体：双手腕可见分布的 0.5~1.0cm 大小的扁平丘疹，表面覆有白色角质薄膜，液体石状拭皮损表面后，可见灰白色细纹。

61. 该患者诊断首先应考虑为

A. 银屑病　　B. 光泽苔藓

C. 硬化萎缩性苔藓　　D. 扁平苔藓

E. 神经性皮炎

62. 根据发病状况，扁平苔藓临床亚型可分为

A. 大疱性扁平苔藓　　B. 落叶性扁平苔藓

C. 红斑鳞屑性扁平苔藓　　D. 肥厚性扁平苔藓

E. 色素性扁平苔藓　　F. 线状扁平苔藓

63. 此病好发于

A. 四肢伸侧　　B. 颈后

C. 掌跖部　　D. 口腔黏膜

E. 前额发际部　　F. 大小腿内侧

64. 如出现甲损害，最常见的甲改变为

A. 甲顶针样改变　　B. 反甲

C. 甲胬肉样改变　　D. 黑甲

E. 白甲

65. 支持本病的组织病理表现为

A. 角化过度　　B. 基底细胞液化变性

C. 真皮浅层带状淋巴细胞浸润　　D. 真皮全层致密组织细胞增生

E. 颗粒层楔形增厚

66. 下列关于扁平苔藓的叙述，正确的是

A. 常无瘙痒

B. 急性期可出现同形反应

C. 头皮损害可造成永久性脱发

D. 与病毒感染有关

E. 约半数患者发生黏膜损害

67. 该病常用的治疗方法包括

A. 抗组胺

B. 氨苯砜

C. 激光冷冻

D. 氯喹

E. PUVA

F. 中医治疗

G. 外用及口服皮质激素

68. 如果患者病情发展，皮疹泛发并伴剧烈瘙痒，首先治疗方法为

A. 系统给予糖皮质激素

B. 口服大剂量维生素 E

C. 口服左旋咪唑

D. 全身抗生素

E. 聚肌胞

（69~72 题共用题干）

患者，男性，39 岁。双手、足心可见对称性红斑上成群淡黄色针头至粟粒大小脓疱。反复发作 6 年。掌部初发于大小鱼际，后渐扩展至掌心。部分脓疱已经干涸、结痂并脱屑，鳞屑下反复出现成群新疱。甲变形、浑浊、肥厚，伴沟纹舌。其父有银屑病病史。

69. 该病分型为

A. 寻常性银屑病

B. 红皮病性银屑病

C. 关节病性银屑病

D. 脓疱性银屑病

E. 泛发性银屑病

70. 本病临床上可能有下列表现

A. 口腔黏膜症状

B. 红皮病

C. 远端指关节肿胀

D. 肝功能损害

E. 甲肥厚

F. 肾功能损害

71. 该病的病理表现包括

A. 角化不全

B. Munro 微脓肿

C. 细胞内水肿

D. Kogoj 微脓肿

E. 血管扩张充血

F. 真皮淋巴细胞和组织细胞浸润

72. 下列描述正确的是

A. 脓疱性银屑病首选阿维 A 治疗

B. 阿维A可单独服用或与其他疗法联合应用

C. 脓疱性银屑病阿维A起始剂量1~2mg/（kg·d）

D. 阿维A可用于所有类型银屑病

E. 育龄女性及孕妇忌用阿维A

F. 阿维A可引起肝纤维化及骨髓抑制

（73~77题共用题干）

患者，女性，56岁。患皮肤病10余年，反复发作，累及全身。躯干及四肢伸侧分布大小不一的红斑，绿豆大小，斑片状，肘、膝、腰、骶尾部更为显著，皮损边界清楚，红斑表面覆有分层云母样鳞屑；鳞屑易剥除，下方呈发亮淡红色薄膜状及点状出血。头皮皮损表面有很厚的鳞屑，头发成束。手、足甲呈凹陷点，甲床肥厚。

73. 该病分型属于

A. 红皮病性银屑病　　B. 脓疱性银屑病

C. 关节病性银屑病　　D. 寻常性银屑病

E. 泛发性银屑病　　F. 局限性银屑病

74. 针对该患者病情，不适用的药物是

A. 口服糖皮质激素　　B. 维A酸制剂

C. 维生素 D_3 衍生物　　D. 角质促成剂

E. 糠酸莫米松软膏　　F. 维生素

75. 不属于该病病理表现的是

A. 角化不全伴角化过度　　B. 颗粒层变薄

C. 真皮乳头层毛细血管扩张　　D. 海绵状脓疱

E. 微脓肿　　F. 棘层增厚

76. 下列与该病无关的是

A. 遗传　　B. 高血压

C. 外伤　　D. 精神紧张

E. 免疫　　F. 细菌或病毒感染

77. 该病的物理治疗方法包括

A. 红外线　　B. PUVA

C. UVA　　D. UVB

E. UVC　　F. 308nm 准分子激光

参考答案与解析

一、A1 型题

1. C【解析】色素性紫癜性苔藓样皮炎是淋巴细胞介导的血管外渗反应所致，因此正确答案为选项 C。选项 A、选项 B 和选项 E 分别与Ⅲ型变态反应、补体和血管迟发性过敏反应有关，与该疾病不符。选项 D 中提到的多系统疾病也与该疾病不符。

2. A【解析】多形红斑可分为 3 种类型，红斑-丘疹型、水疱-大疱型、重症型，其中重症多形红斑又称 Stevens-Johnson 综合征。

3. A【解析】毛囊角化病的皮损好发于皮脂溢出部位，如头面、躯干、腋下，最早的皮损常见于耳后。

4. C【解析】参见 A1 型题第 3 题解析。

5. B【解析】银屑病是遗传因素、环境因素等多种因素相互作用引起的多基因遗传病。

6. E【解析】寻常性银屑病的组织病理学表现为角化过度伴角化不全，角化不全区可见 Munro 微脓肿，颗粒层明显减少或消失，棘层增厚，表皮突整齐向下延伸，真皮乳头上方棘层变薄，毛细血管扩张充血，周围可见淋巴细胞、中性粒细胞等皮质细胞浸润。

7. D【解析】银屑病根据临床特征可分为寻常性、关节病性、脓疱性及红皮病性银屑病，其中寻常性银屑病占 90% 以上，其他类型多由寻常性银屑病转化而来。

8. B【解析】玫瑰糠疹表现：皮损初起出现一母斑（先驱斑），在 1~2 周内皮损逐渐增多扩大，形同母斑；皮损是圆形或椭圆形的玫瑰色斑疹，表面附有少量糠秕状鳞屑。皮损的长轴和皮纹平行；可有轻度至中度瘙痒；通常病程为 4~6 周，少数可达 6 个月以上；有自限性，通常不复发。

9. E【解析】多形红斑起病急，常有前驱症状，表现为畏寒、发热、头痛、四肢乏力、关节及肌肉酸痛。多累及儿童和青年女性，春秋季节易发病，具有自限性。

10. D【解析】参见 A1 型题第 8 题解析。

11. B【解析】银屑病皮损好发于头皮、背部、四肢伸侧及臀部。

12. C【解析】银屑病不会出现尼氏征阳性。

13. A【解析】扁平苔藓患者甲受累可引起甲板增厚或变薄，出现纵嵴、纵沟或甲翼状胬肉，还可因进行性萎缩引起脱甲。

14. A【解析】红皮病临床特点：以全身皮肤弥漫性潮红、浸润、肿胀和脱屑为特征。黏膜受损较显著，如眼、口、外阴、肛门等部位黏膜。数周后可出现毛发脱落和甲损害。可有不同程度发热，多为 38~39℃，由毒素被吸收和皮肤散热功能失常引起。

15. E【解析】寻常性银屑病好发于头皮、四肢伸侧，尤其在肘膝伸侧及腰骶部。黏膜损害常见于龟头、包皮内侧。

16. B【解析】多形红斑皮损呈多形性，可有红斑、丘疹、斑丘疹、水疱、大疱、紫癜、风团等。

17. E【解析】带状疱疹水疱处棘细胞呈气球状变形，不见 Kogoj 海绵状脓疱。

18. A【解析】银屑病病理生理的一个重要特点是表皮基底层角质形成细胞增殖加速，有丝分裂周期缩短为 37.5 小时，表皮更替时间缩短为 3~4 天。

19. E【解析】多形红斑组织病理学表现：角质形成细胞坏死，基底细胞液化变性，表皮细胞下层水疱形成；真皮上部水肿、血管扩张、红细胞外渗，血管周围淋巴细胞及少数嗜酸性粒细胞浸润。免疫荧光检测无特异性，IgM 和 C3 呈颗粒状沉积在真皮浅表血管丛周围及局灶性真皮–表皮交界部位。

20. B【解析】寻常性银屑病好发于头皮、背部、四肢伸侧及臀部，选项 A、选项 D 正确。基本损害为红色丘疹、斑丘疹或斑块，粟粒至绿豆大，可融合成片，边缘明显，上覆银白色厚鳞屑，将鳞屑刮除后为一红色发亮的薄膜（薄膜现象），再刮可见点状出血现象（Auspitz 征），呈点滴状、地图状、钱币状、环状等排列。临床分进行期、静止期和退行期。进行期可出现同形反应。寻常性银屑病可转化为关节病性银屑病，选项 E 正确。寻常性银屑病通常不会引起脱发，头皮处毛发由积厚鳞屑紧缩而成束状，选项 B 错误。寻常性银屑病具有复发性，目前任何一种治疗方法均不能防止复发，选项 C 正确。

21. A【解析】关节病性银屑病最常累及的关节为指趾小关节、脊柱关节、髋、膝和踝关节，以及骶髂关节等，不包括下颌关节。

22. A【解析】可发生同形反应的疾病有青年扁平疣、扁平苔藓、银屑病、白癜风。

23. C【解析】多形红斑外用药物的治疗原则为抗炎、收敛、止痒及预防感染。

24. E【解析】泛发性脓疱性银屑病脓疱液细菌培养为阴性。

25. C【解析】部分蕈样肉芽肿患者红斑期皮损泛发全身，覆盖全身 80% 以上的体表面积，全身出现红斑、水肿，称为红皮病性蕈样肉芽肿，表现为全身弥漫性潮红、毛发稀疏、甲营养不良、掌跖角化，有时可见泛发性色素沉着。

26. B【解析】离心性环状红斑好发于股、臀及小腿，亦可发生在上肢等处。皮损初发为单个或多个水肿性红丘疹，慢慢向周围扩展形成环状、弧形或融合成多环堤状，中央逐渐消退。旧的损害消退处，新的损害又相继出现。偶见小水疱和结痂。皮疹消退后留有色素沉着。患者无自觉症状或有轻度瘙痒。本病病程慢性，预后欠佳。

27. E【解析】小棘苔藓的皮损特点是针尖大小的毛囊性丘疹，中央有一根丝状干燥性角质小棘突出。

28. B【解析】银屑病发病率在世界各地差异很大，与种族、地理位置、环境等因素有关。多数患者冬季复发或加重，夏季缓解。银屑病的确切病因尚不清楚，目前认为银屑病是在遗传因素与环境因素相互作用下，最终导致疾病发生或加重。本病患病率男性高于女性，城市高于农村，北方高于南方。白种人群较易患此病。青壮年患此病较多。

29. E【解析】临床上将病因不明的多形红斑称为特发性多形红斑。

30. C【解析】寻常性银屑病不同部位的皮损有所差别，面部皮损多为点滴状浸润性红斑、丘疹或脂溢性皮炎样改变；头皮皮损鳞屑较厚，常超出发际，头发呈束状（束状发）；腋下、乳房、腹股沟等皱褶部位常由于多汗和摩擦，导致皮损鳞屑减少，并可出现糜烂、渗出及裂隙；少数损害可发生在唇、颊黏膜、龟头等处，颊黏膜损害为灰白色环状斑，龟头损害为境界清楚的暗红色斑块；甲受累表现为“顶针状”凹陷。

31. E【解析】点滴状副银屑病的皮疹为淡红色斑疹、斑丘疹、表面薄鳞屑，一般不影响健康。

32. E【解析】真菌镜检可以很好地鉴别这两种疾病，取鳞屑或断发进行真菌镜检，头癣真菌镜检结果呈阳性，头皮银屑病真菌镜检结果呈阴性。

33. D【解析】寻常性银屑病不宜应用糖皮质激素，仅在红皮病性、关节病性或泛发性脓疱性银屑病且伴发全身症状者中，可考虑短期应用糖皮质激素。

34. D【解析】局限性脓疱性银屑病的皮损局限于手掌及足跖，对称分布。

35. A【解析】参见 A1 型题第 7 题解析。

36. C【解析】参见 A1 型题第 33 题解析。

37. E【解析】硬化萎缩性苔藓的基本皮损是多角形平顶丘疹，呈瓷白色、象牙色或黄色，质地坚硬，表面发亮，有群集倾向，周围绕有红色或深红色晕，丘疹顶端可见黑头粉刺样角质栓，此栓脱落后留有小凹陷。丘疹常融合成片状。偶有大疱、毛细血管扩张及紫癜。晚期皮疹表面起皱、萎缩，皮损平伏或下凹，呈羊皮纸样外观。皮肤发硬常持续存在，但也可消失，留有色减斑。

38. A【解析】白色糠疹发病与季节有关，多发于春季；好发于儿童颜面部，也可发于上臂、颈和肩部。

39. A【解析】参见 A1 型题第 6 题解析。

40. A【解析】斑块状副银屑病好发于中年男性。

41. E【解析】脓疱性银屑病棘层上部产生海绵状脓疱（Kogoj 微脓肿），真皮内炎症细胞浸润严重，其余变化同寻常性银屑病。

42. A【解析】感染是激发或加重银屑病的主要因素。

43. C【解析】银屑病好发于四肢伸侧，肘、膝对称发生，皮疹特点为银白色鳞屑、薄膜现象、点状出血，冬重夏轻，病程慢性。

44. B【解析】寻常性银屑病若全身使用糖皮质激素，可使病情恶化，转化成脓疱性银屑病或红皮病性银屑病。

45. D【解析】银屑病的病因包括遗传因素、环境因素（如感染因素、神经精神因素、外伤、某些理化因素、药物刺激、气候因素）、免疫因素、内分泌因素（主要和妊娠、分娩、哺乳及月经有关）。

46. D【解析】寻常性银屑病出现 Auspitz 征的原因是银屑病真皮乳头顶部小血管被刮破。

47. B【解析】参见 A1 型题第 20 题及第 30 题解析。

48. E【解析】泛发性脓疱性银屑病多由寻常性银屑病进展期外用刺激性药物，系统应用糖皮质激素或免疫抑制药过程中突然停药，以及感染、精神压力等因素诱发。

49. E【解析】Kogoj 微脓肿处于颗粒层或棘层上部，在海绵形成的基础上中性粒细胞聚集形成的多房性脓疱，常见于脓疱性银屑病、连续性肢端皮炎、疱疹样脓疱病。

50. C【解析】丘疹坏死性结核疹好发于四肢伸侧。

51. B【解析】红癣常见于大腿根与阴囊接触的腹股沟部、腋窝、臀缝、乳房下、第 4~5 趾间等皱褶部位的皮肤。典型损害为境界清楚、边缘不规则状的斑片，开始呈红色，随后变成褐色。新的损害是光滑的，较老的损害起皱或有大量糠秕样鳞屑。本病局部应用癣药膏或水杨酸软膏，有暂时疗效，治愈后容易复发。

52. E【解析】银屑病按照病程可分为进行期、静止期、退行期。

53. D【解析】毛囊角化病是一种少见的常染色体显性遗传性疾病，其特征是棕色的角化丘疹，在脂溢性分布区易融合成斑片，表面黏着性痂屑。常见的临床症状为红色暗红色毛囊性丘疹，表面黏着性痂屑，可以融合成片，好发于脂溢部位，本病须长期维持治疗。该疾病组织病理学表现为角质层增厚，毛囊扩张，充满柱状角质栓，基底层色素增加，所以本题选 D，其他选项疾病并没有题干描述的组织病理学表现。

54. D【解析】毛发红糠疹是一种慢性、鳞屑性、炎症性皮肤病，以淡红色鳞屑性斑片以及角化性毛囊性丘疹为特征。所以本题选 D。

55. D【解析】参见 A1 型题第 5 题解析。

56. E【解析】参见 A1 型题第 20 题及第 30 题解析。

57. C【解析】丘疹坏死性结核疹辅助检查：结核菌素试验呈强阳性，但在皮损中查不到结核分枝杆菌。

58. D【解析】参见 A1 型题第 21 题解析。

59. D【解析】鳞状毛囊角化病的治疗可使用维生素 A 每日 75 000~150 000U，分 3 次口服；或维生素 E 每日 300mg，分 3 次口服。本病局部治疗可使用 0.1% 维 A 酸乳膏，10%~20% 尿素软膏或 5%~10% 水杨酸软膏。部分患者可选用紫外线局部照射。

60. A【解析】体癣为真菌感染，皮屑真菌镜检结果为阳性。

61. B【解析】参见 A1 型题第 9 题解析。

62. B【解析】急性点滴性银屑病是寻常性银屑病的一种，往往和咽部扁桃体发炎有关，特别是咽部链球菌感染。

63. B【解析】寻常性银屑病表现为角化过度、角化不全、Munro 微脓肿，颗粒层变薄或消失，棘层增厚，表皮嵴延长或末端较宽，乳头顶部的棘层显示明显的细胞间水肿，乳头部血管扭曲、扩张、水肿，乳头部水肿向上延长呈杵状，其顶部的棘层变薄；真皮上部轻度至中度的炎症细胞浸润。

64. E【解析】参见 A1 型题第 48 题解析。

65. A【解析】重症多形红斑可并发坏死性胰腺炎，肝、肾功能损害，也可因继发感染引起败血症，若不及时抢救，短期可进入衰竭状态，死亡率为 5%~15%。

66. E【解析】银屑病甲病变表现为甲板的点状凹陷、甲下角化过度及甲剥离等。

67. C【解析】泛发性脓疱性银屑病易转为红皮病性银屑病。

68. B【解析】重症多形红斑除皮肤、黏膜损害外，常引起高热、血液系统损害和肝损害，但是很少引起肾损害，也无心电图异常。

69. E【解析】免疫抑制药主要适用于中度至重度斑块性、红皮病性、脓疱性和关节病性银屑病，常用的有甲氨蝶呤、环孢素等。

70. C【解析】银屑病中最严重的类型是泛发性脓疱性银屑病，患者可因继发感染出现全身衰竭而死亡。

71. C【解析】重症多形红斑病情控制后激素逐渐减量。

72. C【解析】参见 A1 型题第 52 题解析。

73. A【解析】关节病性银屑病发病机制不清，但是免疫基因已被证实，HLA-B27 阳性的比例很高。

74. D【解析】参见 A1 型题第 19 题解析。

75. C【解析】点滴状副银屑病常于青年期开始发病，男女比例为 3∶2。好发于躯干两侧、大腿、上臂等处，以屈侧为多，不发生在头、面、掌跖及黏膜部位。皮损为多数的淡红色或褐色分散的丘疹、斑丘疹或红斑，针头至米粒大小，浸润较显著，互不融合，上覆少量不易剥掉的细薄鳞屑，用力刮除后无点状出血。无自觉症状。病程缓慢，经数周或数月，皮损可消退，留有暂时性色素消退斑，但也可逐渐出现新发皮损，少许患者数年不愈。

76. E【解析】进行期银屑病旧皮损无消退，新皮损不断出现，皮损炎症浸润明显，周围可有红晕，鳞屑较厚，针刺、搔抓、手术等损伤可导致受损部位出现典型的银屑病皮损，称为同形反应或 Koebner 现象。

77. E【解析】多形红斑是一种以靶形或虹膜状红斑为典型皮损的急性炎症性皮肤病，常伴黏膜损害，易复发。

78. B【解析】毛发红糠疹须与银屑病、扁平苔藓、脂溢性皮炎相鉴别。

79. C【解析】参见 A1 型题第 67 题解析。

80. C【解析】离心性环状红斑好发于躯干，也可发生于四肢近端。

81. A【解析】目前本病的有效治疗只能达到近期效果，不能防止复发。

82. C【解析】鳞屑刮除法可用于了解皮损的表面性质，如花斑糠疹轻刮后可出现糠秕样鳞屑，寻常性银屑病刮除鳞屑后可出现特征性薄膜现象和点状出血现象。

83. A【解析】重症多形红斑的治疗应首选糖皮质激素，迅速控制病情。

84. C【解析】参见 A1 型题第 6 题、第 41 题解析。

85. A【解析】参见 A1 型题第 6 题解析。

86. D【解析】多形红斑是一种以靶形或虹膜状红斑为典型皮损的急性炎症性皮肤病，常伴黏膜损害，易复发。

87. A【解析】基底细胞液化变性常见于扁平苔藓。

88. B【解析】银屑病的典型临床表现为鳞屑性红斑或斑块，局限或广泛分布。

89. E【解析】参见 A1 型题第 19 题解析。

90. D【解析】白色糠疹好发于颜面部，也可发生于躯干和四肢。

91. C【解析】银屑病的真皮病变可见到棘层增生肥厚或乳头瘤样增生。

92. B【解析】参见 A1 型题第 9 题解析。

93. C【解析】脓疱性银屑病引起的红皮病可见到无菌小脓疱。

94. D【解析】多数寻常性银屑病患者冬季复发或加重，夏季缓解。

95. C【解析】红皮病性银屑病常因寻常性银屑病在急性进行期中的某些刺激因素引起，如外用刺激性强的或不适当的药物。

96. B【解析】关节病性银屑病任何关节均可受累，严重者功能受限关节畸形，类风湿因子阴性。

97. A【解析】参见 A1 型题第 49 题解析。

98. A【解析】银屑病欧美发病率高于我国，无传染性，四肢伸侧多见，我国南方发病率低于北方，部分患者发病无季节性。

99. A【解析】参见 A1 型题第 22 题解析。

100. D【解析】痘疮样副银屑病根据病理表现被认为是一种淋巴细胞性血管炎。

101. C【解析】扁平苔藓病因不清，可能与免疫、遗传、感染、神经精神因素、吸烟有关，某些药物也可诱发扁平苔藓样皮损。

102. A【解析】扁平苔藓的组织病理具有特征性改变，故组织病理学检查常作为临床确诊手段。

103. D【解析】免疫抑制药主要用于红皮病性、脓疱性及关节病性银屑病。

104. B【解析】慢性红皮病为慢性弥漫性、浸润性潮红、肿胀，鳞屑呈糠状，无大片鳞屑，由于反复大量脱屑，蛋白质大量丢失，可导致低蛋白血症、酮症酸中毒。

105. A【解析】参见 A1 型题第 20 题解析。

106. C【解析】小棘苔藓的好发部位是颈部、躯干、上臂伸侧、腋窝及臀部。

107. E【解析】参见 A1 型题第 19 题解析。

108. E【解析】光泽苔藓幼年与青年男性略多见。好发于阴茎，龟头，下腹部，前臂，胸部，大腿内侧，肩胛部，踝、腕关节，足和手部，也可播散全身。皮损多为一种针头到粟米大小的圆形或多角形、半球状顶部扁平的丘疹，淡白色，坚实有光泽，散在不融合，有时同形反应而呈线状排列；甲常受累，表现为凹凸不平，断裂、纵嵴。一般无自觉症状。病程慢性，可自行消退。

109. E【解析】关节病性银屑病除皮损外，可出现关节病变，后者与皮损可同时或先后出现，任何关节均可受累，包括肘、膝的大关节，指、趾小关节，脊柱及骶髂关节。本病可表现为关节肿胀和疼痛，活动受限，严重时出现关节畸形，呈进行性发展，但类风湿因子常呈阴性。X 线片示软骨消失、骨质疏松、关节腔狭窄伴不同程度的关节侵蚀和软组织肿胀。

110. C【解析】银屑病的确切病因尚不清楚，目前认为与遗传因素、环境因素、免疫因素有关，也尚无特效治疗药物。

111. B【解析】扁平苔藓的组织病理显示表皮角化过度、颗粒层增厚（常呈楔形）以及棘层不规则性增殖，表皮突呈锯齿形，表皮–真皮交界处基底细胞液化变性，可见表皮下裂隙，在表面或真皮乳头层有角化不良细胞，以及致密的淋巴细胞在真皮上部呈带状浸润；真皮乳头层可见红染的胶样小体和噬黑色素细胞。

112. E【解析】鳞状毛囊角化病患者常有家族史，故有人认为可能和遗传有关。多见于 30~40 岁的青壮年。皮损常分布在腹、腰、臀及股外侧，常对称分布。皮损是直径数毫米至 1~2cm 大小的鳞屑斑，菱形或椭圆形，呈淡灰至褐色，境界清楚，其中央毛囊口处有一黑点。鳞屑较薄，中央紧贴于皮肤，边缘游离，脱落后又可再生，鳞屑周围常包裹一淡白色晕。皮疹常散在分布。偶有融合者。病情发展缓慢，冬重夏轻。一般无自觉症状。

113. D【解析】Auspitz 征即点状出血现象，轻刮薄膜，数秒内红斑表面出现小出血点。Auspitz 征是银屑病的特征性损害。

114. B【解析】色素增多见于黄褐斑，色素减少见于白癜风，色素失禁见于扁平苔藓，表皮萎缩见于红斑狼疮，疣状增生见于寻常疣。

115. E【解析】鳞状毛囊角化病应与鱼鳞病、花斑癣、副银屑病、连圈状秕糠疹相鉴别。

二、A2 型题

1. B【解析】扁平苔藓好发于四肢屈侧。发病急骤或隐匿，典型皮损为高起的紫红色扁平丘疹，粟粒至绿豆大小或更大，多角形或圆形，边界清楚，表面有蜡样薄膜，可见白色光泽小点或细浅的白色网状条纹（Wickham 纹），为特征性皮损。皮损可密集成片或融合成斑块，急性期可出现同形反应，常伴瘙痒。可累及口腔颊黏膜和龟头，呈白色网状条纹，可融合、增大及出现糜烂。

2. A【解析】银屑病皮损由于所在部位不同而存在差异，如头皮处毛发因为积厚鳞屑紧缩而呈束状；颜面皮损为脂溢性皮炎样或类似蝶形；皱襞部皮损表面湿润和摩擦而呈湿疹样变化；掌跖为境界鲜明的角化斑片，中央较厚边缘较薄，其上可有点状白色鳞屑或点状凹陷，偶有皲裂。10% 银屑病患者黏膜受累，常发生在龟头或包皮内侧、女阴、口腔以及眼结膜，表现为境界清楚的光滑干燥性红斑，其上覆有白色鳞屑。50% 银屑病患者有指（趾）甲损伤，表现为甲板上有点状凹陷，不平，无光泽，还可出现纵嵴、横沟、浑浊、肥厚、游离以及甲板畸形或缺如。本病具有复发性，目前的任何一种治疗方法都不能防止复发，多数患者每年复发 1 次；90% 患者冬季复发，仅 10% 夏季复发；少数患者可仅发生 1 次后不再复发。

3. E【解析】患者原来为寻常性银屑病因突然停用糖皮质激素而转变为脓疱性银屑病。一般发病急骤，全身不适、发热。

4. D【解析】参见 A1 型题第 20 题解析。

5. A【解析】上呼吸道感染后躯体四肢出现广泛散在红色丘疹、斑丘疹，表面有银白色鳞屑，刮去鳞屑呈半透明薄膜，再刮去薄膜出现小血点，自觉瘙痒，并有家族史，首先考虑是寻常性银屑病中的急性点滴状银屑病。

6. E【解析】参见 A1 型题第 110 题解析。

7. D【解析】重症多形红斑患者多有上呼吸道感染史，颜面及四肢出现水肿性红斑及水疱，呈“虹膜状”，躯体广泛水肿性暗红斑及水疱，眼结膜充血，口腔黏膜糜烂，伴高热、关节痛。

8. D【解析】参见 A2 型题第 2 题解析。

9. C【解析】毛囊角化病是一种慢性毛囊角化性皮肤病，特征为毛囊口内有一小角质栓，伴毛囊周围红斑。儿童期发病，常染色体显性遗传。一般无须治疗，可口服维生素 A，外用维 A 酸乳霜、他扎罗汀乳膏、尿素乳霜、水杨酸霜、鱼肝油软膏。

10. C【解析】10% 银屑病患者黏膜受累，常发生在龟头或包皮内侧、女阴、口腔及眼结膜，表现为境界清楚的光滑干燥性红斑，其上覆有白色鳞屑。

11. C【解析】硬红斑初起为豌豆大小的数个皮下结节，多对称发生于小腿下部屈侧，数周后结节逐渐增大，皮肤略微高起。部分结节逐渐软化破溃，形成深在溃疡，流出稀薄脓液。愈后遗留萎缩性瘢痕及色素沉着，局部有程度不等的触痛，结节亦可自行消退。病程缓慢，春秋及寒冷季节易复发。

三、A3/A4 型题

1~2 B、D【解析】扁平苔藓好发于四肢屈侧。发病急骤或隐匿，典型皮损为高起的紫红色扁平丘疹，粟粒至绿豆大小或更大，多角形或圆形，边界清楚，表面有蜡样薄膜，可见白色光泽小点或细浅的白色网状条纹［威克姆（Wickham）纹］，为特征性皮损。皮损可密集成片或融合成斑块，急性期可出现同形反应，常伴瘙痒。可累及口腔颊黏膜和龟头，呈白色网状条纹，可融合、增大及出现糜烂。白色网状条纹在皮肤镜下具有典型表现，更易于发现。头皮损害可造成永久性脱发，甲受累可引起甲板增厚或变薄，出现纵嵴、纵沟或甲翼状胬肉，还可因进行性萎缩出现脱甲。病程慢性，可持续数周或数个月，亦可数年内反复发作。

3. A【解析】扁平苔藓的组织病理学示表皮角化过度、颗粒层增厚（常呈楔形）以及棘层不规则性增殖，表皮突呈锯齿形，表皮-真皮交界处基底细胞液化变性，可见表皮下裂隙，在表面或真皮乳头层有角化不良细胞，以及致密的淋巴细胞在真皮上部呈带状浸润；真皮乳头层可见红染的胶样小体和噬黑色素细胞。

4~6 C、A、A【解析】重症多形红斑分为水疱-大疱型和 Stevens-Johnson 综合征，前者以皮肤损害为主，黏膜损害不明显，可由药物或感染引起。该患者皮损考虑系卡马西平所致，常出现肝功能损害。明确是药物引起的重症多形红斑可积极大剂量糖皮质激素早期应用，控制变态反应性损害可以缩短病程。

7. D【解析】痘疮样副银屑病较少见。男女无差异。任何年龄都能发病，但以青年较多。皮疹泛发，主要位于躯干、腹部及上臂，特别是屈侧，面部和掌跖极少受累。皮损初起是淡红色针头至豌豆大小、圆形、蜡样、鳞屑性丘疹，不久中央出现水疱及出血性坏死。坏死表浅，结痂脱落后留凹陷性瘢痕；如果坏死严重可形成溃疡，预后留有痘疮样瘢痕。皮疹连续发生，同时可见不同阶段的皮疹。

8. C【解析】痘疮样副银屑病可口服维 A 酸类、氨苯砜、甲氨蝶呤（MTX）、雷公藤多甙，严重者加服糖皮质激素及试服抗生素。

9. E【解析】糖皮质激素霜治疗痘疮样副银屑病有效。

10. A【解析】痘疮样型组织病理学表现为真皮深层或浅层血管周围淋巴细胞浸润，表皮细胞内水肿和细胞间水肿，还常可见特征性的红细胞外溢，表皮有坏死。

11. B【解析】外伤、某些理化因素、药物刺激、气候因素等，与银屑病患者的发病都有一定关系。本病初起皮损为红色丘疹或斑丘疹，逐渐扩展成为边界清楚的红色斑块，可呈多种形态（如点滴状、斑块状、钱币状、地图状、蛎壳状），上覆厚层银白色鳞屑，若刮除最上层的银白色鳞屑，可观察到鳞屑成层状的特点，就像在刮蜡滴一样（蜡滴现象），刮去银白色鳞屑可见淡红色发光半透明薄膜（薄膜现象），剥去薄膜可见点状出血（Auspitz征），后者是真皮乳头顶部迂曲扩张的毛细血管被刮破所致。蜡滴现象、薄膜现象与点状出血现象对银屑病有诊断价值。

12. C【解析】本病根据典型皮损及反复发生等特性，通常不难诊断；有时组织病理学检查能够提供重要信息。

13. A【解析】多形红斑开始多为红斑，以后可出现风疹块丘疹、结节或水疱、紫癜等。红斑大小如扁豆或指盖，颜色鲜红，中心暗红或紫红，可相互融合。有些红斑中心可消退形成环状或出现重叠水疱，形如虹膜，称彩虹状红斑，为本病特征性损害。

14. B【解析】多形红斑的病理学基本改变：角质形成细胞坏死，基底细胞液化变性，表皮下水疱形成；真皮上部水肿，血管扩张，红细胞外渗，血管周围淋巴细胞及少数嗜酸性粒细胞浸润。免疫荧光检测无特异性，IgM 和 C3 呈颗粒状沉积在真皮浅表血管丛周围及局灶性真皮-表皮交界部位。

15. E【解析】红皮病性银屑病表现为全身皮肤弥漫性潮红、浸润肿胀并伴有大量糠状鳞屑，其间可有片状正常皮肤（皮岛），可伴有全身症状，如发热、表浅淋巴结肿大。病程较长，易复发。CHOP 方案化疗不适用于银屑病。

16. B【解析】红皮病性银屑病主要为真皮浅层血管扩张充血更明显，其余与寻常性银屑病相似。

17. C【解析】参见 A3/A4 型题第 15 题解析。

18~19 C、E【解析】多形红斑常起病较急，可有畏寒、发热、头痛、关节及肌肉酸痛等前驱症状。皮损呈多形性，可有红斑、丘疹、斑丘疹、水疱、大疱、紫癜和风团等。典型皮损为暗红色斑或风团样皮损，中央为青紫色斑或紫癜，严重时可出现水疱，形如同心圆状靶形皮损或虹膜样皮损，融合后可形成回状或地图状。黏膜损害出现早且重，如眼、口、鼻、食管和外阴均可受累，表现为水疱、糜烂及溃疡。可内服抗组胺药、糖皮质激素；有病灶或并发感染时，可用抗生素。

20~21 C、A【解析】滴状副银屑病又称慢性苔藓样糠疹，皮损为鳞屑性红斑、斑丘疹、扁平丘疹。直径 3~10mm，圆形、椭圆形，不融合。上覆薄鳞屑。多发于躯干、四肢、颈，以躯侧为主。罕见病例可进展为皮肤 T 细胞淋巴瘤，故应定期随访，重复进行组织病理学检查。

22~24 D、A、E【解析】发病急骤或隐匿，典型皮损为高起的紫红色扁平丘疹，粟粒至绿豆大小或更大，多角形或圆形，边界清楚，表面有蜡样薄膜，可见白色光泽小点或细浅的白色网状条纹（Wickham 纹），为特征性皮损。皮损可密集成片或融合成斑块，急性期可出现同形反应，常伴瘙痒。可累及口腔颊黏膜和龟头，呈白色网状条纹，可融合、增大及出现糜烂。白色网状条纹在皮肤镜下具有典型表现，更易于发现。特征性病理表现为表皮角化过度，颗粒层楔形增厚，棘层不规则增厚，表皮突呈锯齿状，基底细胞液化变性，真皮上部淋巴细胞呈带状浸润，真皮乳头层可见胶样小体及噬黑色素细胞。

25~26 B、C【解析】滴状副银屑病皮损多种形态，可以是点滴状、斑片状。常是大小不一的淡红色及黄红色斑，境界不很清楚，无明显浸润，其上被有少量鳞屑。发展较慢，呈慢性经过。副银屑病不可用化疗。

27. D【解析】滴状副银屑病表现为局灶性角化不全，轻度棘层肥厚和灶状海绵形成，真皮浅层血管周围炎症细胞浸润。

四、B 型题

1~5 E、D、B、A、C【解析】蜡滴现象、薄膜现象与点状出血现象是银屑病的特征。玫瑰糠疹常发生于躯干和四肢近端，1~2 周内皮损逐渐增多扩大，状同母斑，直径0.2~1.0cm，常呈椭圆形，边缘覆圈状游离缘向内的细薄鳞屑，长轴与皮纹平行。白色糠疹发病与季节有关，多发于春季。好发于儿童面部，亦可发于上臂、颈、肩部等处。多形红斑中红斑-丘疹型常见，典型皮损为暗红色斑，中央青紫色或为紫癜，严重时出现水疱，形如同心圆状靶形皮损或虹膜样皮损。扁平苔藓典型皮损为高起的多角形、紫红色扁平丘疹。

6~7 C、A【解析】Munro 微脓肿含有中性粒细胞，见于角质层，发生于寻常性银屑病。Pautrier 微脓肿主要发生于棘层，也见于表皮下部、表皮真皮交界处及外毛根鞘，主要为淋巴细胞。Kogoj 海绵状微脓肿为在颗粒层或棘层上部海绵形成的基础上的有中性粒细胞聚集，见于脓疱性银屑病。

8. C【解析】白色糠疹在数月或更长时间后可自行消退。

9. A【解析】进行期寻常性银屑病可出现同形反应。

10. D【解析】寻常性银屑病表现为角化过度、角化不全、Munro 微脓肿，颗粒层变薄或消失，棘层增厚，表皮嵴延长或末端较宽，乳头顶部的棘层显示明显的细胞间水肿，乳头部血管扭曲扩张水肿，乳头部水肿向上延长呈杵状，其顶部的棘层变薄；真皮上部轻度至中度的炎症细胞浸润。

11. B【解析】脓疱性银屑病棘层上部产生海绵状脓肿（Kogoj 微脓疱），真皮内炎症细胞浸润严重，其余变化同寻常性银屑病。

12. A【解析】参见 A1 型题第 19 题解析。

13. E【解析】参见 B 型题第 11 题解析。

14. A【解析】参见 B 型题第 10 题解析。

15. C【解析】局限性脓疱性银屑病皮损局限于手掌及足跖，对称分布。

16. B【解析】线状苔藓皮损常沿四肢或躯干存在，少数患者发生在面部，多为单侧性。

17. E【解析】扁平苔藓多见于中年人，好出现在四肢屈侧，也可全身泛发。

五、X 型题

1. ABCDE【解析】扁平苔藓病因不清楚，可能与免疫、遗传、感染、神经精神因素、吸烟有关，某些药物也可诱发扁平苔藓样皮损。本病好发于四肢屈侧。本病发病急骤或隐匿，典型皮损为高起的紫红色扁平丘疹，粟粒至绿豆大小或更大，多角形或圆形，边界清楚，表面有蜡样薄膜，可见白色光泽小点或细浅的白色网状条纹（Wickham 纹），为特征性皮损。皮损可密集成片或融合成斑块，急性期可出现同形反应，常伴瘙痒。可累及口腔颊黏膜和龟头，呈白色网状条纹，可融合、增大及出现糜烂。

2. ACD【解析】参见 A1 型题第 20 题解析。

3. ABCDE【解析】银屑病是一种慢性、复发性皮肤疾病，不应盲目使用糖皮质激素、免疫抑制药等药物，以避免不良反应或加重病情，选项 B 正确。对于局限性银屑病，可采用外用治疗为主，如局部药物涂抹、光照和保湿。而皮损广泛时，则需要综合治疗，包括内服药物、局部治疗等方法，选项 C 正确。在急性期，患者应避免使用刺激性强的外用制剂，以免刺激皮肤加重病情，选项 D 正确。目前本病的有效治疗只能达到近期效果，不能防止复发。应做到针对不同病因、类型、病期，并考虑患者的受益与风险，给予相应治疗。同时还应重视心理治疗，避免上呼吸道感染、劳累、精神紧张等诱发或加重因素，以确保患者的安全为首要，选项 A、选项 E 正确。

4. ABCDE【解析】寻常性银屑病须与脂溢性皮炎、二期梅毒疹、副银屑病、慢性单纯性苔藓、玫瑰糠疹、连续性肢端皮炎、疱疹样脓疱病、红皮病、慢性湿疹、类风湿关节炎等进行鉴别诊断。

5. ABC【解析】寻常性银屑病不同部位的皮损也有所差异，面部皮损多为点滴状浸润性红斑、丘疹或脂溢性皮炎样改变；头皮皮损鳞屑较厚，常超出发际，头发呈束状（束状发）；腋下、乳房和腹股沟等皱褶部位常由于多汗和摩擦，导致皮损鳞屑减少，并可出现糜烂、渗出及裂隙；少数损害可发生在唇、颊黏膜、龟头等处，颊黏膜损害为灰白色环状斑，龟头损害为边界清楚的暗红色斑块；甲受累多表现为“顶针状”凹陷。患者多自觉不同程度瘙痒。本病进行期可见同形反应。

6. ABCDE【解析】红皮病损害以全身皮肤弥漫性潮红、浸润、肿胀和脱屑为特征，选项 A、选项 B 正确，数周后可有毛发脱落、指（趾）甲浑浊、增厚、凹陷、纵嵴等，选项 C、选项 D 正确。30%~70% 的患者可伴有肝大、脾大，70% 的患者伴有不同程度的淋巴结肿大，选项 E 正确。

7. BCD【解析】扁平苔藓多见于中年人，好发于四肢屈侧，病因尚不清楚，可能与免疫、遗传、病毒感染等有关。发病急骤或隐匿，典型皮损为高起的紫红色扁平丘疹，粟粒至绿豆大小或更大，多角形或圆形，边界清楚，表面有蜡样薄膜，可见白色光泽小点或细浅的白色网状条纹（Wickham 纹），为特征性皮损。皮损可密集成片或融合成斑块，急性期可出现同形反应，常伴瘙痒。可累及口腔颊黏膜和龟头，呈白色网状条纹，可融合、增大及出现糜烂。白色网状条纹在皮肤镜下具有典型表现，更易于发现。头皮损害可造成永久性脱发，甲受累可引起甲板增厚或变薄，出现纵嵴、纵沟或甲翼状胬肉，还可因进行性萎缩引起脱甲。病程慢性，可持续数周或数个月，亦可数年内反复发作。

8. ABC【解析】多形红斑根据皮损形态不同可分为红斑-丘疹型、水疱-大疱型及重症型。

9. ABC【解析】头皮银屑病皮损为暗红色斑块或丘疹样，上面覆盖一层厚厚的银白色鱼鳞样的皮屑，搔抓可看见银白色片状脱落。皮损沿发际分布，边缘境界清楚，常常超过发际线，头发常呈束状。

10. ABCDE【解析】脓疱性银屑病分为泛发性和局限性。①掌跖脓疱性银屑病：多发于掌跖。损害为对称性红斑，其上有许多针头至粟粒大小的脓疱，不易破溃，经 10~14 天自行干涸、结褐色痂。痂脱后出现小片鳞屑，鳞屑下又有新脓疱形成，反复发生。常伴甲受损。②泛发性脓疱性银屑病：少见，好发于中年，寻常性银屑病因各种刺激发展而成发疱前 1~2 天常有发热、乏力、关节痛、烧灼感等前驱症状。银屑病皮损加重发红，其上出现 2~3mm 直径大小的黄色浅表性脓疱，可融合成 1~2cm 直径的“脓湖”，正常皮肤处也可发生。皮损呈周期性反复发作，进行性加剧，也可发展为红皮病。对一般治疗效果不佳，可导致死亡。

11. ACE【解析】单纯糠疹应与白癜风、贫血痣和体癣进行鉴别诊断。

12. ABD【解析】点滴状银屑病常见于青年，发病前常有咽喉部链球菌感染病史。起病急骤，数天可泛发全身，皮损为 0.3~0.5cm 大小的丘疹、斑丘疹，色泽潮红，覆以少许鳞屑，痒感程度不等。经适当治疗可在数周内消退，少数患者可转化为慢性病程。

13. ABCDE【解析】特殊类型银屑病常由寻常性银屑病发展而来，常见诱因包括感染、精神压力、外用刺激性药物、系统使用免疫抑制药或糖皮质激素并突然停药等。

14. ABCD【解析】10% 银屑病患者黏膜受累，常发生在龟头或包皮内侧、女阴、口腔及眼结膜。红皮病黏膜受损较显著，可累及眼、口、外阴、肛门等部位黏膜。50% 扁平苔藓患者可并发黏膜损害，部分患者有甲损害。药物性皮炎有皮肤黏膜损害。线状苔藓无黏膜损害。

15. AD【解析】关节病性银屑病除皮损外可出现关节病变，后者与皮损可同时或先后出现，任何关节均可受累，包括肘、膝的大关节，指、趾小关节，脊柱及骶髂关节。可表现为关节肿胀和疼痛，活动受限，严重时出现关节畸形，呈进行性发展，但类风湿因子常呈阴性。X 线片示软骨消失、骨质疏松、关节腔狭窄伴不同程度的关节侵蚀和软组织肿胀。

16. ABCE【解析】银屑病是遗传因素、环境因素（如感染、精神紧张、妊娠）、免疫因素等多种因素相互作用引起的多基因遗传病，经过免疫介导的共同通路最后引起角质形成细胞发生增殖。

17. ABCDE【解析】单纯糠疹的病因不清楚，多认为是一种非特异性皮炎。多见于儿童与青少年。任何季节均可发病，但以冬、春季较显著。皮损为圆形、椭圆形或不规则形的斑疹，境界模糊，直径 1~4cm 大小，先为淡红色斑，后变为浅色斑。表面覆有少许糠秕状鳞屑。好发于面部，少数也发生于颈、躯干及四肢。通常无自觉症状，偶尔有痒感。

18. ACD【解析】关节病性银屑病 X 线片示软骨消失、骨质疏松、关节腔狭窄伴不同程度的关节侵蚀和软组织肿胀。

19. ABCDE【解析】银屑病的治疗具体如下。①外用药治疗：糖皮质激素霜剂或软膏效果较好，但不宜长期、连续大面积使用，注意其不良反应；维 A 酸霜剂常用浓度是 0.025%~0.100%，其中 0.01%~0.05% 他扎罗汀凝胶治疗斑块性银屑病效果较好；维生素 D_3 衍生物（如卡泊三醇）也有较好疗效，但不宜用于面部和皮肤皱褶部；各种角质促成剂（如焦油制剂、蒽林软膏、10%~15% 喜树碱软膏及水杨酸软膏）也可外用。②全身治疗：维 A 酸类药物适用于治疗各型银屑病，可作为一线用药；免疫抑制药主要用于红皮病性、脓疱性及关节病性银屑病；感染明显或泛发性脓疱性银屑病患者需使用抗生素类药物；糖皮质激素仅用于红皮病性、关节病性及泛发性脓疱性银屑病且伴发全身症状者，应短期应用并逐渐减量以免病情反跳；免疫调节药可用于治疗细胞免疫偏低的患者。③物理治疗：如 PUVA、光疗、浴疗，均可试用。④其他治疗方法：如普鲁卡因封闭疗法、腹膜透析疗法、光量子血液疗法以及高压氧疗法，也都有一定疗效。

20. ADE【解析】50% 银屑病患者有指（趾）甲损伤，表现为甲板上有点状凹陷，不平，无光泽，还可出现纵嵴、横沟、浑浊、肥厚、游离以及甲板畸形或缺如。角化增生型手足癣常与甲癣伴发。部分扁平苔藓患者有甲损害。

21. ABCDE【解析】根据发病状况、皮损形态与排列等特点，扁平苔藓在临床上可分为多种亚型，包括急性泛发性扁平苔藓、慢性局限性扁平苔藓、肥厚性扁平苔藓、线状扁平苔藓和环状扁平苔藓、萎缩性扁平苔藓、毛囊性扁平苔藓、大疱性扁平苔藓、扁平苔藓-红斑狼疮重叠综合征以及日光性扁平苔藓等，少数出现溃疡的患者可能进展为鳞状细胞癌。

22. ABCDE【解析】多形红斑应与冻疮、疱疹样皮炎、大疱性类天疱疮、红斑狼疮、中毒性表皮坏死松解症、玫瑰糠疹、体癣、二期梅毒疹相鉴别。

23. BD【解析】红皮病数周后可出现毛发脱落和甲损害。扁平苔藓头皮损害可造成永久性脱发。寻常性银屑病头皮处毛发因为积厚鳞屑紧缩而呈束状。

24. ABCDE【解析】多形红斑皮损呈多形性，可有红斑、丘疹、斑丘疹、水疱、大疱、紫癜和风团等。

25. ABCD【解析】多形红斑外用治疗：原则为消炎、收敛、止痒以及防止继发感染，采用有止痒与干燥作用的温和保护剂。红斑-丘疹型可使用炉甘石洗剂或糖皮质激素霜剂。有水疱、大疱和渗液时用 3% 硼酸溶液或生理盐水等湿敷。口腔黏膜受损可应用 2% 碳酸氢钠溶液漱口，进食前为避免疼痛可涂 1%~2% 利多卡因溶液。眼部受损选用生理盐水冲洗眼部，涂硼酸眼膏或四环素可的松眼膏等，须避免继发感染、粘连及角膜损伤等。

26. ABCDE【解析】重症多形红斑临床表现：①发病突然，有较重的前驱症状。②损害广泛，泛发全身。③黏膜损害出现早且重，眼、口、鼻、食管和外阴等均可受累，表现为水疱、糜烂及溃疡。④皮损是水肿性鲜红色或暗红或紫红色斑，其上有水疱或大疱，常有瘀斑和血疱，常融合成大片，尼氏征阳性。⑤全身中毒症状严重，有高热、寒战、气促、腹泻，甚至抽搐昏迷等。⑥可并发心、肝、肾和肺等损害，还可并发感染如肺炎、败血症。

27. ABE【解析】脓疱性银屑病多由寻常性银屑病转化而来，常急性发病，银屑病皮损基础上出现密集无菌性小脓疱，常伴全身症状。角层下脓疱病皮损为无菌浅表性脓疱如脓疱疮。连续性肢端皮炎是一种慢性、复发性、无菌性脓疱性皮肤病。带状疱疹皮疹初起为一个小红斑点，继而红斑点形成小红丘疹，迅速变成水疱，疱液清亮，周围有红晕。数群疱疹呈带状沿某一支神经走行分布，一般不超过正中线。疱疹干燥结痂后，遗留暂时性淡红色斑迹或色素沉着，若无继发感染，色素沉着或斑迹逐渐消失，愈后不留瘢痕。若继发感染，严重者可出现血疱、糜烂，形成溃疡，愈后则可能留下瘢痕。大疱性脓疱疮为金黄色葡萄球菌所致。皮损初起为米粒大小水疱或脓疱，快速变为大疱，疱液先清澈后浑浊，疱壁先紧张后松弛，直径大约 1cm，疱内可见半月状积脓，疱周红晕不明显，疱壁薄，容易破溃形成糜烂结痂，痂壳脱落后产生暂时性色素沉着。

28. ABCDE【解析】关节病性银屑病任何关节均可受累。

29. ABC【解析】寻常性银屑病进行期：旧皮损无消退，新皮损不断出现，皮损浸润炎症明显，周围可有红晕，鳞屑较厚，针刺、搔抓、手术等损伤可导致受损部位出现典型的银屑病皮损，称为同形反应。

30. ABCD【解析】单纯糠疹病因尚不明确，可能与微生物感染或肠道寄生虫感染有关，维生素缺乏、日晒、营养不良可促进本病的发生。

31. ABCDE【解析】可加重银屑病的情况如下。①病毒、细菌感染：包括感冒发热、咽喉炎。②精神压力：有时精神情绪、睡眠对银屑病也有较大的影响。③抽烟、喝酒。④怀孕会加重银屑病。⑤手术、外伤：外伤部位可诱发银屑病皮损，又称同形反应。⑥季节因素：多数患者夏天可明显减轻，甚至全部消退，而在天冷季节开始复发。⑦很多药物都会诱发或加重银屑病。

32. BCD【解析】银屑病初起皮损为红色丘疹或斑丘疹，逐渐扩展成为边界清楚的红色斑块，可呈多种形态（如点滴状、斑块状、钱币状、地图状、蛎壳状），上覆厚层银白色鳞屑，若刮除最上层的银白色鳞屑，可观察到鳞屑成层状的特点，就像在刮蜡滴一样（蜡滴现象），刮去银白色鳞屑可见淡红色发光半透明薄膜（薄膜现象），剥去薄膜可见点状出血（Auspitz 征），后者是真皮乳头顶部迂曲扩张的毛细血管被刮破所致。蜡滴现象、薄膜现象与点状出血现象对银屑病有诊断价值。银屑病进行期可出现同形反应，但这不是银屑病的特异性表现。

33. ABDE【解析】红皮病病因较复杂，主要由其他皮肤病（如银屑病）治疗不当或其他刺激引起，也可由某些药物内用或外用引起，某些肿瘤患者也可出现红皮病样改变。损害以全身皮肤弥漫性潮红、浸润、肿胀和脱屑为特征。急性期水肿渗出比较明显，慢性期以皮肤浸润为主，脱屑较显著。鳞屑可细小如糠秕状，或呈大片脱屑，尤其是在手足部，大片脱落如手套、袜套状。因皮肤广泛性病变和炎症反应基础代谢增高，蛋白质代谢紊乱导致低蛋白血症。

34. ABCDE【解析】多形红斑根据皮损形态不同可分为红斑-丘疹型、水疱-大疱型及重症型。重症多形红斑又称黏膜-皮肤眼综合征或 Steven-Johnson 综合征。

35. ABCDE【解析】扁平苔藓病因不清楚，可能与免疫、遗传、感染、神经精神因素、其他疾病、吸烟有关，某些药物也可诱发扁平苔藓样皮损。

36. ADE【解析】红皮病皮肤损害以全身皮肤弥漫性潮红、浸润、肿胀和脱屑为特征。

37. ABCDE【解析】引起红皮病的原因很复杂，可能的发病原因包括药物过敏，某些炎症性皮肤病，如银屑病、湿疹、脂溢性皮炎、遗传过敏性皮炎、接触性皮炎、毛发红糠疹因本身疾病加重、治疗不及时或处理不当可发展成红皮病，以及伴发于恶性肿瘤。

38. ABCDE【解析】急性红皮病的症状特点：发病骤急，伴高热，全身乏力，肝、脾淋巴结肿大等，皮损初为泛发的细小密集斑片，斑丘疹，呈猩红热样或麻疹样，迅速发展，全身弥漫性潮红，水肿，面部肢端显著，并伴大量脱屑，呈大片或细糠状，掌跖可呈手套或袜套样脱屑，手、足、四肢关节面出现皲裂，甚至出现脱发，甲脱落，口腔、外阴及皱褶部可糜烂、溃疡、渗出，常伴有剧烈瘙痒，经 1~2 月，皮肤逐渐恢复正常，遗留色素沉着。

39. ABCDE【解析】玫瑰糠疹好发于青中年，多在春秋季发生。皮损初起出现一母斑（先驱斑），在 1~2 周内，类似皮疹陆续成批出现。皮损是圆形或椭圆形的玫瑰色斑疹，表面附有少量糠秕状鳞屑。皮损的长轴和皮纹走向一致。通常病程为 4~6 周，少数可达 6 个月以上。有自限性。一般不复发。

40. ABCD【解析】免疫抑制药主要适用于中度至重度斑块型、红皮病性、脓疱性和关节病性银屑病，常用的有甲氨蝶呤、环孢素等；维 A 酸类药物主要适用于斑块型、脓疱性和红皮病性银屑病；感染明显或泛发性脓疱性银屑病患者应使用抗生素类药物；不少银屑病的发生发展复发与细菌、真菌、病毒感染有关，特别是急性点滴状银屑病，可选药物抗生素；糖皮质激素一般不主张系统用于寻常性银屑病，主要用于红皮病性银屑病、关节病性银屑病和泛发性脓疱性银屑病等，与免疫抑制药、维 A 酸类药物联用可减少糖皮质激素的用量，应短期应用并逐渐减量以防止病情反跳。

41. ABCE【解析】参见 X 型题第 19 题解析。

42. AC【解析】参见 X 型题第 39 题解析。

43. ABCE【解析】遗传性大疱性表皮松解症无特效疗法，仅能对症及支持治疗。应注意保护皮肤，防止摩擦和压迫。非粘连性合成敷料、无菌纱布湿敷或广谱抗生素软膏外用可防止感染。必要时可抽疱处理。重症患儿应加强支持疗法。成人患者可口服维生素 E。

六、案例分析题

1. C【解析】参见 A2 型题第 1 题解析。

2. BDF【解析】应用链霉素、青霉素、酮康唑、异烟肼、甲苯磺丁脲等可发生扁平苔藓样皮疹，可促使本病加剧。

3. E【解析】参见 A3/A4 型题第 3 题解析。

4. ABCE【解析】参见 X 型题第 21 题解析。

5. D【解析】扁平苔藓多见于中年人，好发于四肢屈侧，也可全身泛发。女性外生殖器的损害似黏膜白斑病和增殖性红斑，有时出现糜烂，偶尔表现为广泛脱屑性阴道炎。

6. E【解析】甲受累可引起甲板增厚或变薄，出现纵嵴、纵沟或甲翼状胬肉，还可因进行性萎缩引起脱甲。

7. A【解析】本病主要是细胞介导的免疫反应，选项 A 不正确。

8. B【解析】患者原来为寻常性银屑病，因突然停用糖皮质激素而转变为脓疱性银屑病。脓疱性银屑病一般发病急骤，全身不适、发热。

9. C【解析】参见 X 型题第 16 题解析。

10. E【解析】系统应用糖皮质激素治疗银屑病虽然有显著疗效，但停药后可迅速复发，病情加重，使治疗更加困难。

11. B【解析】参见 X 型题第 20 题解析。

12. ADE【解析】寻常性银屑病表现为角化过度、角化不全、Munro 微脓肿，颗粒层变薄或消失，棘层增厚，表皮嵴延长或末端较宽，乳头顶部棘层明显细胞间水肿，乳头部血管扭曲、扩张、水肿，乳头部水肿向上延长呈杵状，其顶部棘层变薄；真皮上部轻度至中度的炎症细胞浸润。脓疱性银屑病棘层上部产生海绵状脓疱（Kogoj 微脓肿），真皮内炎症细胞浸润严重，其余变化同寻常性银屑病。红皮病性银屑病具有寻常性银屑病和慢性皮炎的病理特征。

13. A【解析】免疫抑制药主要适用于中度至重度斑块性、红皮病性、脓疱性和关节病性银屑病，常用的有甲氨蝶呤、环孢素等。

14. E【解析】目前本病的有效治疗只能达到近期效果，不能防止复发。

15. ACDE【解析】泛发性脓疱性银屑病：常急性发病，在寻常性银屑病皮损或无皮损的正常皮肤上迅速出现针尖至粟粒大小、淡黄色或黄白色的浅在性无菌性小脓疱，常密集分布，可融合形成片状脓湖，皮损可迅速发展至全身，伴有肿胀和疼痛感。常伴全身症状，出现寒战和高热，呈弛张热型。患者可有沟状舌，指、趾甲可肥厚、浑浊。一般 1~2 周后脓疱干燥、结痂，病情自然缓解，但可反复呈周期性发作；患者也可因继发感染、全身衰竭而死亡。

16. E【解析】扁平苔藓发病急骤或隐匿，典型皮损为高起的紫红色扁平丘疹，粟粒至绿豆大小或更大，多角形或圆形，边界清楚，表面有蜡样薄膜，可见白色光泽小点或细浅的白色网状条纹（Wickham 纹），为特征性皮损。皮损可密集成片或融合成斑块，急性期可出现同形反应，常伴瘙痒。可累及口腔颊黏膜和龟头，呈白色网状条纹，可融合、增大及出现糜烂。白色网状条纹在皮肤镜下具有典型表现，更易于发现。

17. BCDE【解析】扁平苔藓病因尚不清楚，免疫（主要为细胞免疫）、遗传、病毒感染（丙型肝炎病毒）、神经精神因素、某些药物等可能与本病的发生及加重有关。部分患者合并自身免疫性疾病（白癜风、桥本甲状腺炎、溃疡性结肠炎、结缔组织病等）。

18. BCD【解析】参见 A3/A4 型题第 3 题解析。

19. C【解析】Wickham 纹为表皮颗粒层楔形增生所致。

20. ACE【解析】慢性单纯性苔藓临床表现：初为患病部位仅有瘙痒，无明显皮疹。经过不断搔抓和摩擦局部皮肤纹理增强，皮纹加深，皮嵴隆起呈典型的苔藓样变。多成淡红、黄褐或正常皮色，或有色素沉着，有时覆有鳞屑。皮损边界清楚，周围亦可有少数孤立散在的卫星状分布的扁平或多角形丘疹。湿疹临床表现：自觉症状为程度不等的瘙痒，一般没有系统症状。皮损可以分为急性期、亚急性期及慢性期 3 种。急性者表现为红斑、表皮水肿，可伴有丘疹、水疱、渗出或脱屑。亚急性水疱渗出减少，出现结痂及脱屑。慢性者主要以皮肤肥厚革化为主，可以伴有色素改变、脱发、甲改变、瘢痕等。

21. B【解析】扁平苔藓甲受累可引起甲板增厚或变薄，出现纵嵴、纵沟或甲翼状胬肉，还可因进行性萎缩引起脱甲。

22. E【解析】肥厚型或皮损泛发者可口服糖皮质激素或维 A 酸类药物，皮损减轻后逐渐减量。

23. ABCDE【解析】全身治疗可使用糖皮质激素、抗组胺药、镇静药、氯喹、维 A 酸制剂、免疫抑制药、免疫调节药等；可外用糖皮质激素霜剂、0.05%~0.10% 维 A 酸制剂或 5%~10% 煤焦油制剂、5% 水杨酸等；也可采用物理疗法，如 PUVA、液氮冷冻、激光治疗以及浅层 X 线治疗；部分患者可试用封闭疗法，用曲安奈德在每个皮损注射 0.2~0.5ml，每 7~14 日 1 次。

24. E【解析】毛发红糠疹皮损为毛囊性坚硬的尖形小丘疹，呈淡红至暗红色，中央有一萎缩的毳毛或毛发折断而成为小的黑点，除去角质栓，可见小凹陷。丘疹密集如“鸡皮”样改变，可融合成大小不同的片状红斑，表面覆有鳞屑，其周围可见散在的典型丘疹。第 1、2 指节背面毛囊性丘疹，具有特征性。

25. C【解析】本病根据特征性表现和组织病理学检查结果即可确诊。

26. ABDEF【解析】毛发红糠疹组织病理学检查示表皮弥漫性角化过度及毛囊口角化过

度，间有点状角化不全，有时在角质层水平方向和垂直方向都可见交替存在的角化过度与角化不全，颗粒层增厚，棘层肥厚，基底细胞液化变性；真皮上部血管周围有轻度非特异性慢性炎症细胞浸润。

27. ABCDEFG【解析】毛发红糠疹应与银屑病、扁平苔藓、脂溢性皮炎、湿疹、毛周角化病、毛发苔藓、维生素 A 缺乏症、砷皮炎、进行性对称性红斑角化症及 B 族维生素缺乏症相鉴别。

28. D【解析】本病具有遗传性和获得性两种类型，前者常在儿童期发病，为常染色体显性遗传；后者可在任何年龄发病，常出现于成人时期。

29. ABCDE【解析】本病发展为剥脱性皮炎时，可出现皮肤弥漫性潮红、肿胀、脱屑，急性期颜色鲜红，慢性期为暗红色。全身可有细小糠状脱屑，手足部可有手套、袜套状脱屑。毛囊角化性丘疹不明显。慢性期患者皮肤常增生、苔藓化，手足部位还可见到明显皲裂。皮损中有岛屿状正常皮肤，口角部可发生痛性等皮裂，下睑可外翻，部分可出现脱发、甲萎缩、增生，甚至脱落。

30. ABCDE【解析】毛发红糠疹治疗：①本病局限性受累者可采用保守治疗，对症处理。②皮损广泛，呈慢性病程，反复发作者，应积极治疗，可口服维 A 酸类药物、维生素 A、维生素 E 治疗。③继发性红皮病者，可口服糖皮质激素及免疫抑制药治疗。局部可采用润滑剂、卡泊三醇、糖皮质激素制剂等治疗。此外，PUVA 和中草药也可以选用。

31. ABCDE【解析】维 A 酸类药物为治疗本病的首选药物。系统性应用时，应注意检测甘油三酯、胆固醇及肝功能，定期复查凝血三项，育龄妇女在服药期及服药后 2 年内必须避孕，禁用于儿童及孕妇。

32. A【解析】参见案例分析题第 16 题解析。

33. E【解析】扁平苔藓根据典型皮损及组织病理学检查结果不难诊断。

34. B【解析】参见 A3/A4 型题第 3 题解析。

35. ABCDE【解析】扁平苔藓的治疗如下。①糖皮质激素：如泼尼松，是治疗本病较有效的药物，尤其适用于急性泛发性者。②维 A 酸：有用其治疗扁平苔藓获得良好效果的报道。③氨苯砜：对皮肤和口腔糜烂型及大疱性扁平苔藓有效。④灰黄霉素：治疗扁平苔藓时，疗效与皮损的急性程度及疗程长短有关。对大疱性扁平苔藓疗效较好。⑤氯喹或羟氯喹：对光线性扁平苔藓和扁平苔藓甲疗效较好，对大疱性扁平苔藓、红色扁平苔藓、线状扁平苔藓和黏膜扁平苔藓也有效。⑥环孢素：可局部治疗顽固性口腔黏膜扁平苔藓。

36. C【解析】扁平苔藓的治疗不宜用化疗。

37. A【解析】上呼吸道感染后，躯体、四肢出现广泛散在红色丘疹、斑丘疹，表面有银白色鳞屑，刮去鳞屑呈半透明薄膜，再刮去薄膜出现小血点，自觉瘙痒，并有家族史，首先考虑是寻常性银屑病中的急性点滴状银屑病。

38. ABDE【解析】参见案例分析题第 12 题解析。

39~40 C、E【解析】寻常性银屑病根据病情发展可分为 3 期，具体如下。①进行期：旧皮损无消退，新皮损不断出现，皮损浸润炎症明显，周围可有红晕，鳞屑较厚，针刺、搔抓、手术等损伤可导致受损部位出现典型的银屑病皮损，称为同形反应。②静止期：皮损稳定，无新皮损出现，炎症较轻，鳞屑较多。③退行期：皮损缩小或变平，炎症基本消退，遗留色素减退或色素沉着斑。

41. ABCDEF【解析】根据皮损形态，寻常性银屑病可分为地图状银屑病、回状银屑病、环状银屑病、钱币状银屑病、泛发性银屑病、毛囊性银屑病、匐行性银屑病、蛎壳状银屑病、疣状银屑病、点滴状银屑病、脂溢性银屑病、湿疹样银屑病、光敏性银屑病、反向银屑病、头皮银屑病、黏膜银屑病、尿布银屑病。

42. B【解析】点滴状银屑病：发病较早，常见于年轻人，发病前常有上呼吸道链球菌感染，损害为小丘疹，呈点滴状散在分布于身体各处，一般好发于躯干上部和四肢近端。

43. D【解析】抗生素类药物常用于急性点滴状银屑病，或伴感染的进展期的斑块性寻常性银屑病。

44. ABCDEF【解析】急性期宜用温和保护剂及糖皮质激素制剂。稳定期及消退期可用作用较强的药物，如角质促成剂及免疫抑制剂，但应从低浓度开始。皮损广泛时应先小面积使用。外用药物通常选用糖皮质激素制剂、0.1%~2.0% 蒽林软膏、焦油制剂（包括 2%~10% 煤焦油、松焦油、黑豆馏油和糠馏油）、各种维 A 酸类药物、0.005% 卡泊三醇软膏、0.005%~0.010% 芥子气软膏、10% 硫软膏等，联合应用亚红斑量紫外线照射可增强疗效。

45. C【解析】多形红斑好发于手足背、指缘、掌跖、前臂、小腿等处。皮损以红斑和丘疹为主。初发为指甲大小圆形水肿性红斑，境界清楚，后向周围扩大到钱币大小，1~2 天后中央色变暗或为紫癜状或出现小血疱，形成虹膜状（即虹膜状红斑或靶形红斑）。自觉微痒。

46~47 AB、A【解析】多形红斑春、秋季节易发病，女性多于男性，以 10~30 岁年龄组发病率最高。

48. ABCDE【解析】多形红斑组织病理基本改变：角质形成细胞坏死，基底细胞液化变性，表皮下水疱形成；真皮上部水肿，血管扩张，红细胞外渗，血管周围淋巴细胞及少数嗜酸性粒细胞浸润。免疫荧光检测无特异性，IgM 和 C3 呈颗粒状沉积在真皮浅表血管丛周围及局灶性真皮-表皮交界部位。

49. E【解析】多形红斑根据皮损形态不同可分为红斑-丘疹型、水疱-大疱型及重症型。

50. ABCDE【解析】重型红斑黏膜损害出现早且重，眼、口、鼻、食管、外阴等均可受累，表现为水疱、糜烂以及溃疡。皮损是水肿性鲜红色或暗红或紫红色斑，其上有水疱或大疱，常有瘀斑和血疱，常融合成大片，尼氏征阳性。全身中毒症状严重，有高热、寒战、气促、腹泻，甚至抽搐昏迷等。可并发心、肝、肾、肺等损害。还可并发感染如肺炎、败血症。

51. B【解析】重症多形红斑又称黏膜–皮肤眼综合征、Steven-Johnson综合征或重症大疱性红斑。

52. C【解析】重症多形红斑患者应尽早给予足量糖皮质激素，如泼尼松口服，或者等效剂量的氢化可的松、地塞米松或泼尼松龙静脉注射，病情控制后逐渐减量。

53. A【解析】参见X型题第15题解析。

54. E【解析】本病根据典型皮损及反复发生等特性，通常不难诊断；有时组织病理学检查能够提供重要信息。

55. ABD【解析】参见案例分析题第12题解析。

56. A【解析】银屑病病理生理的一个重要特点是表皮基底层角质形成细胞增殖加速，有丝分裂周期缩短为37.5小时，表皮更替时间缩短为3~4天。

57. CE【解析】关节病性银屑病不仅具有银屑病典型皮疹，还在一定程度上累及关节和周围软组织，关节损害主要为非对称性外周多关节炎，受累关节可红肿、疼痛、晨僵、畸形变，甚至强直。

58. D【解析】免疫抑制药（环孢素）对关节病性银屑病有效，可防止病情继续发展。

59. BEG【解析】甲氨蝶呤（MTX）治疗银屑病的禁忌证：妊娠和哺乳期妇女、酗酒者、对甲氨蝶呤活性成分敏感者、骨髓功能异常、严重肝病、严重感染、免疫缺陷、活动性消化性溃疡、血液学改变（白细胞减少、血小板减少、贫血）及肾衰竭患者禁用。

60. ABCDEF【解析】本病根据皮损可选用5%硫软膏、5%水杨酸软膏、5%硼酸软膏、5%黑豆馏油、1%硝酸咪康唑乳膏、0.1%~2.0%蒽林软膏、0.05%~0.10%维A酸乳膏、2%~10%煤焦油软膏及1：20 000~1：10 000芥子气软膏，亦可用糖皮质激素制剂和中药膏。

61. D【解析】扁平苔藓多见于中年人，好发于四肢屈侧，也可全身泛发。典型皮损为紫红色或紫蓝色多角形扁平丘疹，边界清楚，有蜡样光泽，Wickham纹阳性；50%患者可并发黏膜损害，部分患者有甲损害。慢性经过，2/3患者1~2年内能够自行消退，可遗留淡褐色色素沉着。

62. ADEF【解析】参见X型题第21题解析。

63. DF【解析】参见案例分析题第61题解析。

64. C【解析】本病甲受累可引起甲板增厚或变薄，出现纵嵴、纵沟或甲翼状胬肉，还可因进行性萎缩引起脱甲。

65. ABCE【解析】参见A3/A4型题第3题解析。

66. BCDE【解析】参见X型题第7题解析。

67. ABCDEG【解析】参见案例分析题第23题解析。

68. A【解析】抗组胺药可用于严重瘙痒患者。肥厚性或皮损泛发者可口服糖皮质激素（泼尼松）或维 A 酸类药物（如阿维 A），皮损减轻后逐渐减量；对糖皮质激素不敏感或顽固患者，可应用羟氯喹或氨苯砜，也可酌情选用免疫抑制药或免疫调节药，但须注意监测其不良反应。

69~70 D、ABDEF【解析】掌跖脓疱病皮损局限于手掌及足跖，对称分布，掌部好发于鱼际和小鱼际，可扩展到掌心、手背和手指，跖部好发于跖中部及内侧。皮损为成批发生在红斑基础上的小脓疱，1~2 周后脓疱破裂、结痂、脱屑，新脓疱又可在鳞屑下出现，时轻时重，经久不愈。甲常受累，可出现点状凹陷、横沟、纵嵴、甲浑浊、甲剥离及甲下积脓等。此外，掌跖脓疱病可伴随女阴、口腔及眼黏膜症状。部分患者可伴有肝、眼、胃肠道、心血管系统和肾损伤。掌跖脓疱病属于脓疱性银屑病。

71. ADEF【解析】参见 A1 型题第 6 题、第 4 题解析。

72. ABCDEF【解析】维 A 酸类药物适用于治疗各型银屑病，可作为一线用药。脓疱性银屑病首选维 A 酸类药物治疗，阿维 A 口服，起始剂量 1~2mg/（kg·d），阿维 A 可单独服用或与其他疗法联合应用。阿维 A 可引起肝纤维化及骨髓抑制，育龄女性及孕妇忌用。

73. D【解析】寻常性银屑病初起皮损为红色丘疹或斑丘疹，逐渐扩展成为边界清楚的红色斑块，可呈多种形态（如点滴状、斑块状、钱币状、地图状、蛎壳状等），上覆厚层银白色鳞屑，若刮除最上层的银白色鳞屑，可观察到鳞屑成层状的特点，就像在刮蜡滴一样（蜡滴现象），刮去银白色鳞屑可见淡红色发光半透明薄膜（薄膜现象），剥去薄膜可见点状出血（Auspitz 征），后者是由于真皮乳头顶部迂曲扩张的毛细血管被刮破所致。蜡滴现象、薄膜现象与点状出血现象对银屑病有诊断价值。

74. A【解析】糖皮质激素仅适用于红皮病性、关节病性及泛发性脓疱性银屑病且伴发全身症状者，应短期应用并逐渐减量以免病情反跳。

75. D【解析】脓疱性银屑病棘层上部产生海绵状脓疱（Kogoj 微脓肿），故本题答案为选项 D。

76. B【解析】寻常性银屑病病因包括遗传因素、环境因素（感染因素、神经精神因素、外伤、某些理化因素、药物刺激、气候因素等）、免疫因素、内分泌因素（主要和妊娠、分娩、哺乳及月经有关）。

77. BDF【解析】本病可采用的物理治疗包括 PUVA、UVB、308nm 准分子激光、浴疗等。

皮肤淀粉样变

第十八章　代谢障碍性皮肤病

一 A1 型题

1. 维生素 A 缺乏症最早出现的症状为
   A. 眼干燥、夜盲
   B. 反复上呼吸道感染
   C. 毛囊角化性丘疹
   D. 脱发
   E. 皮肤干燥
2. 淀粉样蛋白沉积于（　　）组织可引起原发性皮肤淀粉样变
   A. 病毒感染的皮肤
   B. 正常皮肤
   C. 细菌感染的皮肤
   D. 瘢痕样皮肤
   E. 黏膜组织
3. 下列关于烟酸缺乏症的描述，正确的是
   A. 有皮炎、腹泻和痴呆症状
   B. 饮食缺乏酪氨酸
   C. 尿烟酸排泄量增加
   D. 皮损好发于阴囊部位
   E. 烟酸为脂溶性维生素
4. 下列关于原发性皮肤淀粉样变的描述，不正确的是
   A. 苔藓状——易好发于胫前皮肤
   B. 为淀粉样蛋白沉积于正常皮肤和脏器中所致
   C. 斑状——最常见于背部肩胛间区
   D. 斑状——皮疹为褐色、蓝色色素沉着斑，呈网状或波纹状
   E. 苔藓状——瘙痒剧烈
5. 蟾皮病是由于缺乏
   A. 维生素 E
   B. B 族维生素
   C. 维生素 C
   D. 维生素 D
   E. 维生素 A
6. 下列电解质中，与肠病性肢端皮炎的发病有关的是
   A. Na^{+}
   B. Ca^{2+}
   C. Mg^{2+}
   D. Zn^{2+}

E. Fe^{2+}

7. 常有神经系统症状的是

A. 维生素 A 缺乏症　　B. 维生素 B_2缺乏症
C. 烟酸缺乏症　　D. 苔藓状皮肤淀粉样变
E. 结节性黄色瘤

8. 治疗烟酸缺乏症中应给予的药物是

A. 铁制剂　　B. 白蛋白
C. 糖皮质激素　　D. 抗生素类
E. 烟酸或烟酰胺

9. 烟酸缺乏症治疗的关键是

A. 避免日晒　　B. 补充富含烟酸的食物
C. 肌内注射烟酰胺　　D. 去除和治疗病因
E. 保护皮肤

10. 下列不正确的是

A. 维生素 A 缺乏症——多食牛奶、动物肝脏、蛋黄
B. 烟酸缺乏症——多食绿叶蔬菜、黄豆、鸡蛋、牛奶、动物肝脏
C. 维生素 B_2缺乏症——多食绿叶蔬菜、黄豆、鸡蛋、牛奶、动物肝脏
D. 苔藓状淀粉样变——服用糖皮质激素
E. 肠病性肢端皮炎——补充锌

11. 下列不属于烟酸缺乏症病因的是

A. 摄入不足　　B. 排泄过多
C. 吸收不良　　D. 药物影响
E. 环境影响

12. 不需要与类脂质渐进性坏死相鉴别的是

A. 黄瘤病　　B. 二期梅毒
C. 类脂质蛋白沉着症　　D. 结节病
E. 环状肉芽肿

13. 胶原溶解可见于

A. 重症多形红斑　　B. 单纯性大疱性表皮松解症
C. 天疱疮　　D. 大疱性类天疱疮
E. 营养不良型大疱性表皮松解症

14. 痛风石形成部位不正确的是

A. 肾　　B. 皮下

C. 骨骼　　D. 尿石症

E. 关节

15. 下列关于维生素 B_2 缺乏症治疗的描述，不正确的是

A. 纠正病因，给予富含维生素 B_2 的饮食

B. 维生素 B_2 20~30mg/d，每日分 3 次口服

C. 口角炎可外用 1% 硝酸银

D. 阴囊炎可外用激素制剂治疗

E. 口角炎用外用激素制剂治疗

16. 淀粉样变性中的淀粉样蛋白是指

A. 糖蛋白　　B. 纤维样物质

C. 胶样物质　　D. 变性弹性蛋白

E. 玻璃样物质

17. 痛风惯发于

A. 第一掌指关节　　B. 第二跖趾关节

C. 第三跖趾关节　　D. 第一跖趾关节

E. 踝关节

18. 痛风急性发作治疗可首选

A. 秋水仙碱　　B. 丙磺舒

C. 辛可芬　　D. 别嘌醇

E. 皮质激素

19. 下列关于类脂质渐进性坏死的描述，不正确的是

A. 病变主要在真皮　　B. 多见于妇女，部分患者伴有糖尿病

C. 主要损害在小腿伸面　　D. 无皮肤破溃情况

E. 伴有肉芽肿反应

20. 肠病性肢端皮炎主要临床表现不包括

A. 肢端和腔口周围的皮炎　　B. 骨骼发育迟缓

C. 腹泻　　D. 脱发

E. 表情淡漠

21. 硬肿病的临床表现不正确的是

A. 患处毳毛多脱落

B. 颈、肩、背及面部的硬肿程度最严重

C. 皮肤成实质性非凹陷性发硬

D. 主观感觉无痛痒

E. 突然发生，弥漫性对称性皮肤发硬

22. 下列有关烟酸的描述，不正确的是

A. 烟酸是辅酶Ⅰ的重要组成部分

B. 烟酸是辅酶Ⅱ的重要组成部分

C. 谷类、豆类、瘦肉中烟酸含量丰富

D. 烟酸是一种水溶性维生素

E. 烟酸参与细胞代谢过程中的氧化还原反应

23. 皮肤钙沉着症的临床类型不包括

A. 原发性皮肤钙沉着症　　B. 转移型

C. 医源型　　D. 特发性皮肤钙沉着症

E. 营养不良型

24. 下列关于硬肿病与硬皮病鉴别的描述，不正确的是

A. 前者初发部位颈部、躯干，后者以面部及四肢远端为多

B. 前者皮肤色泽正常或棕黄或苍白，后者加深或杂以色素减退斑

C. 前者皮损炎症细胞浸润较多见，而后者较少见

D. 前者表皮正常，后者萎缩

E. 前者无毛细血管扩张性红斑，后者则较多见

25. 下列关于痛风的描述，正确的是

A. 原发性的具有隐性遗传特征

B. 肾功能受损时往往血肌酐先升高，继而尿素氮增高

C. 患者尿酸浓度通常在 214μmol/L 以上

D. 男女发病率比约为 10∶1

E. X 线检查关节面附近骨损不明显

26. 类脂质渐进性坏死的治疗方案不包括

A. 避免外伤，低脂饮食　　B. 皮损处照射 X 线或紫外线

C. 口服大量维生素 C　　D. 口服大量维生素 E

E. 口服胰岛素

27. 下列不属于肠病性肢端皮炎的诊断要点的是

A. 智力发育迟缓　　B. 反复发生的腹泻

C. 脱发　　D. 以口腔周围和四肢末端为主的皮炎

E. 血清锌水平低

28. 下列关于肠病性肢端皮炎口服硫酸锌的表述，不正确的是

A. 通常 24 小时后显效，腹泻减轻　　B. 3~4 周后可取得满意疗效

C. 2~3 周皮疹改善
D. 通常 48 小时后显效，腹泻减轻
E. 3~4 周后，患者脱发可控制

29. 下列关于皮肤钙沉着症临床表现的描述，不正确的是
A. 均表现为结节或斑块
B. 结节可不与皮肤粘连可自由活动
C. 后期可穿破，溃烂流出石灰样或脓样物质
D. 皮损可以有触痛感
E. 创口经久不愈，但只有继发明显感染时才会留有瘘管

30. 维生素 B_2 缺乏症的阴囊炎形态不包括
A. 单纯阴囊炎
B. 白色丘疹鳞屑型阴囊炎
C. 结痂型阴囊炎
D. 疱疹型阴囊炎
E. 丘疹型阴囊炎

31. 肠病性肢端皮炎的发病年龄是
A. 出生后 4~6 周
B. 出生后 4~6 个月
C. 断奶后 4~6 周
D. 断奶后 4~6 个月
E. 1 岁以后

32. 原发性皮肤淀粉样变的免疫病理表现正确的是
A. IgG、IgA、IgM 在真皮乳头和真皮上部呈线状沉积
B. IgG、IgM、C3 在真皮乳头和真皮上部呈灶状沉积
C. IgG、IgA、IgM 在真皮乳头和真皮上部呈灶状沉积
D. IgG、IgA、C3 在真皮乳头和真皮上部呈带状沉积
E. IgG、IgA、IgM 在真皮乳头和真皮上部呈颗粒状沉积

33. 人体内可转化为烟酸的氨基酸为
A. 亮氨酸
B. 赖氨酸
C. 色氨酸
D. 胱氨酸
E. 丝氨酸

34. 下列关于肠病性肢端皮炎的描述，不正确的是
A. 该病是一种常染色体显性遗传性病
B. 可有弥漫性或片状脱发
C. 腹泻发生率 90%，表现为水样便或泡沫样便，恶臭
D. 与锌缺乏有关
E. 早期皮损为红斑基础上的群集水疱或大疱，尼氏征阴性

35. 下列关于维生素 A 缺乏症临床表现的描述，不正确的是
A. 甲板变薄，有纵沟
B. 比托斑（Bitot’s spot）

C. 出现夜盲症　　D. 毛囊角化性丘疹

E. 维生素 A 低于 0.45μmol/L

36. 肠病性肢端皮炎的腹泻不包括

A. 90% 的患者出现腹泻　　B. 表现为水样便或泡沫样便

C. 伴恶臭　　D. 脓血便

E. 腹泻的发生常表现为加剧和缓解交替

37. 毛囊角化病与维生素 A 缺乏症的鉴别要点不包括

A. 多有家族史　　B. 皮疹为毛囊角化性丘疹

C. 皮疹主要分布在皮脂溢出区　　D. 皮疹可融合成疣状斑块

E. 组织病理学检查具有特异性

38. 有助于黄瘤病诊断的辅助检查不包括

A. 血液涂片查泡沫细胞　　B. 血脂检查

C. 脂蛋白电泳　　D. 免疫球蛋白测定

E. 冷冻切片猩红或苏丹红染色

39. 维生素 A 缺乏症中眼部损害的症状不包括

A. 双眼暗适应能力差，出现夜盲症

B. 角膜失去光泽，视力下降

C. 是维生素 A 缺乏症中最早出现的症状

D. 巩膜出现比托斑

E. 严重时可出现角膜溃疡、穿孔，导致失明

40. 发疹性黄瘤的临床特点不包括

A. 多见于 25 岁以前发病　　B. 可以自发缓解，预后好

C. 约 1/3 患者黏膜受累　　D. 约 1/3 患者出现尿崩症

E. 女性多见

41. 皮肤黄瘤病的临床分型不包括

A. 结节性黄瘤　　B. 发疹性黄瘤

C. 幼年黄色肉芽肿　　D. 扁平黄瘤

E. 播散性黄瘤

42. 关于黄瘤病的病理，下列描述正确的是

A. 病变主要在真皮，可见散在幼稚纤维细胞呈条索状排列

B. 真皮、皮下血管周围有淋巴细胞，嗜酸性粒细胞浸润

C. 真皮深层和皮下组织可有钙质沉积

D. 真皮可见泡沫细胞，多核的图顿（Touton）巨细胞

E. 角化过度，颗粒性呈局灶性楔形增厚

43. 皮肤黄瘤病的发病机制是

A. 甘油三酯分解代谢低
B. 糖代谢低
C. 蛋白分解代谢低
D. 皮脂腺增生，分泌代谢旺盛
E. 顶泌汗腺萎缩，分泌困难

44. 下列关于迟发性皮肤卟啉病实验室检查的叙述，正确的是

A. 红细胞中卟啉增加
B. 尿液中卟啉明显增加
C. 粪便中卟啉增加
D. 血浆中卟啉增加
E. 血浆中卟啉增加比尿液中明显

45. 红细胞生成性卟啉病治疗首选

A. 考来烯胺
B. 氯喹
C. β-胡萝卜素
D. 静脉放血疗法
E. 口服激素

46. 可形成淀粉样蛋白的物质不包括

A. 角蛋白
B. 胰岛素
C. 免疫球蛋白
D. 皮肤中的糖类
E. 降钙素

47. 下列疾病不需要与烟酸缺乏症的皮损表现相鉴别的是

A. 神经性皮炎
B. 接触性皮炎
C. 多形性日光疹
D. 迟发性皮肤卟啉病
E. 药疹

二 A2 型题

1. 患儿，男，3 岁。口周、鼻周、肛周和双手背起红色鳞屑性斑块伴腹泻 3 月余就诊。患儿断奶后 1 个月发生上述皮疹，早期皮损为红斑基础上的群集水疱或大疱，尼氏征阴性，曾予以抗过敏、抗真菌治疗无效。患儿精神差，表情淡漠。正确诊断是

A. 肠病性肢端皮炎
B. 特应性皮炎
C. 湿疹
D. 大疱性表皮松解症
E. 皮肤念珠菌感染

2. 患者，男性，20 岁。面、颈、手背、前臂等暴露部位出现水肿红斑。应考虑可能是

A. 头癣
B. 接触性皮炎
C. 药疹
D. 烟酸缺乏症
E. 疥疮

3. 患者，女性，38 岁。上背部及双臂外侧褐色苔藓样皮疹伴痒 2 年。2 年前患者上背部出现褐色针头大小的丘疹，瘙痒明显，用抗过敏药治疗可以缓解症状，但皮疹继续增多，

密集成片，丘疹顶端出现苔藓样改变。皮损组织病理：角化过度，棘层增生肥厚，皮突延长增宽，乳头及真皮上部见嗜红性团块状物质，并见色素失禁现象。该患者应诊断为

A. 皮肤淀粉样变
B. 血管萎缩性皮肤异色症
C. 融合性网状乳头瘤病
D. 神经性皮炎
E. 黑变病

4. 患者，男性，30 岁。精神遭受打击后开始食欲缺乏 3 个月，双臂、面颈出现暗红斑 2 个月，口腔溃疡、腹泻半个月。实验室检查结果显示贫血、低蛋白血症。给予 B 族维生素、烟酰胺、富马酸亚铁治疗 2 周，症状明显缓解。可诊断为

A. 光敏性药物皮炎
B. 接触性皮炎
C. 晒斑
D. 烟酸缺乏症
E. 肠病性肢端皮炎

5. 患者，女性，47 岁。领前 V 字区，双手足掌面境界清楚的褐红色至褐黑色的斑疹，表皮部分脱屑。3 个月前初起为水肿性鲜红色斑，类似晒斑，自觉瘙痒、灼热。患者常出现食欲缺乏、恶心、呕吐等消化道症状。有长期饮酒史，无服药史。患者精神不振，失眠。考虑诊断该患者为

A. 接触性皮炎
B. 光敏性药物皮炎
C. 烟酸缺乏症
D. 晒斑
E. 肠病性肢端皮炎

6. 患者，男性，33 岁。1 年来阴囊局限性浸润肥厚，阴囊皱褶加深，有渗液、皲裂、结痂。伴有唇炎、舌炎、口角炎，面部有皮炎表现。给予激素外用制剂半月余，效果不显著。该患者最可能的诊断为

A. 慢性阴囊湿疹
B. 脂溢性皮炎
C. 白塞综合征
D. 维生素 B_2 缺乏症
E. 特应性皮炎

三、A3/A4 型题

（1~2 题共用题干）

患儿，男，15 个月。消瘦，生长发育不及正常同龄儿童。口、鼻、眼、肛门等皮肤黏膜交界处皮损 2 个月。皮损以水疱和脓疱为主，四肢末端出现类似银屑病样皮损，头发、眉毛、睫毛稀少，伴有腹泻。血电解质提示锌低于正常水平。其父母体健。

1. 结合其病史特点，该患儿可诊断为

A. 儿童银屑病
B. 胎传梅毒
C. 肠病性肢端皮炎
D. 烟酸缺乏症
E. 念珠菌感染

2. 关于此病的治疗应除外
  A. 支持治疗　　B. 长期补充维生素 A、维生素 D
  C. 补充双碘喹啉　　D. 防止和控制感染
  E. 补充微量元素锌

（3~5 题共用题干）

患者，男性，42 岁。双侧内眦部位皮疹 3 年，且逐渐增多。皮疹对称性分布，呈扁平柔软表面黄色小丘疹。组织病理学检查提示真皮内多数胞质充满脂质微粒的单核或多核泡沫细胞及巨细胞。

3. 结合其病史特点，该患者可诊断为
  A. 睑黄瘤　　B. 神经性皮炎
  C. 扁平疣　　D. 结节性痒疹
  E. 皮肤淀粉样变
4. 关于此病部分患者有家族史，可合并
  A. 高血压　　B. 高血糖
  C. 高尿酸　　D. 高血脂
  E. 高尿蛋白
5. 此病的治疗方法不包括
  A. 激光　　B. 冷冻
  C. 口服维 A 酸　　D. 电灼
  E. 手术

（6~8 题共用题干）

患者，男性，54 岁。颜面、双手背反复红斑、水疱、脱屑 2 年，双下肢麻木 1 年。嗜酒 20 年，每日饮白酒 250ml，因牙齿全脱，三餐以大米稀饭为主。病程中伴有腹泻、消瘦、乏力、睡眠欠佳。予以戒酒、进食多种蔬菜水果，并补充多种水溶性维生素 3 个月后，皮疹好转。

6. 结合其病史特点，该患者可诊断为
  A. 日光性皮炎　　B. 烟酸缺乏症
  C. 蔬菜日光性皮炎　　D. 迟发性皮肤卟啉病
  E. 接触性皮炎
7. 此病临床典型症状为
  A. 腹泻、皮炎、肾炎　　B. 皮炎、关节炎、肾炎

C. 皮炎、肾炎、痴呆　　D. 腹泻、痴呆、肾炎
E. 皮炎、腹泻、痴呆

8. 此病发病原因主要为
A. 维生素 A 缺乏　　B. 维生素 D 缺乏
C. 维生素 E 缺乏　　D. 烟酸缺乏
E. 维生素 C 缺乏

(9~11 题共用题干)

患者，男性，30 岁。阴囊一侧出现红斑，随后在红斑基础上出现灰褐色鳞屑和薄痂，间有黄豆大小的扁平丘疹，其上覆有发亮的银白色鳞屑，阴囊局限性浸润肥厚。舌、口角部炎症改变，如乳白色浸渍、糜烂和线状裂隙，上有结痂。

9. 该患者最可能的诊断为
A. 银屑病　　B. 阴囊湿疹
C. 重叠综合征　　D. 扁平苔藓
E. 维生素 B_2缺乏症

10. 该疾病最常见的临床表现是
A. 唇炎　　B. 面部皮炎
C. 阴囊炎　　D. 口角炎
E. 舌炎

11. 该疾病的病因不包括
A. 饮食习惯突然变化和食用方法不当　B. 大量服用维生素
C. 供应量不足和需要量增加　　D. 胃肠吸收障碍
E. 食物搭配不合理

(12~13 题共用题干)

患者，女性，41 岁。系双侧小腿伸侧对称分布的皮损 3 年。自觉瘙痒明显，皮损多为褐红或褐黄色圆锥形丘疹，呈绿豆大。质地坚硬，孤立散在。部分排列成念珠状，组织病理提示为大量的淀粉样物质沉积于表皮和真皮。

12. 结合其病史特点，该患者可诊断为
A. 神经性皮炎　　B. 黏液水肿性苔藓
C. 单纯性痒疹　　D. 皮肤淀粉样变
E. 结节性痒疹

13. 关于此病的治疗，应除外
A. 加强抗感染治疗　　B. 冷冻

C. 口服维A酸　　D. 外用角质剥脱剂
E. 外用糖皮质激素

四 B型题

（1~3题共用备选答案）

A. 皮肤干燥　　B. 头发脱落
C. 阴囊炎　　D. 痴呆
E. 曝光部位表皮下水疱

1. 维生素A缺乏症最常见的症状是
2. 维生素B_2缺乏症最常见的症状是
3. 烟酸缺乏症最常见的症状是

（4~6题共用备选答案）

A. 红色　　B. 粉红-橙黄色
C. 棕色　　D. 无色
E. 强红色

4. 皮肤迟发性卟啉病用Wood灯照后呈
5. 先天性卟啉病用Wood灯照后呈
6. 红细胞生成性卟啉病用Wood灯照后呈

（7~9题共用备选答案）

A. 黄瘤病　　B. 肠病性肢端皮炎
C. 原发性淀粉样变　　D. 皮肤卟啉病
E. 维生素缺乏症

7. 会出现毛发和甲损害的疾病是
8. 会出现假性皲裂的疾病是
9. 脂蛋白代谢障碍的疾病是

五 X型题

1. 下列关于肠病性肢端皮炎的描述，正确的是

A. 常染色体显性遗传病　　B. 有脱发、腹泻表现
C. 锌剂治疗有效　　D. 常与锌缺乏有关
E. 以上都正确

2. 下列疾病中，常见口角炎的是

A. 维生素 A 缺乏症

B. 烟酸缺乏症

C. 维生素 B_2缺乏症

D. 肠病性肢端皮炎

E. 侏儒症

3. 下列关于皮肤卟啉病的典型临床表现的叙述，不正确的是

A. 消化道症状

B. 神经损害

C. 光敏性皮肤损害

D. 局限性水肿

E. 以上都错误

4. 维生素 B_2 缺乏症包括

A. 结膜充血、畏光、流泪

B. 阴囊炎

C. 舌炎

D. 痴呆

E. 脂溢性皮炎

5. 可因日晒导致病情恶化的疾病是

A. 皮肤卟啉病

B. 黄色瘤

C. 维生素 A 缺乏症

D. 烟酸缺乏症

E. 败血症

6. 与黄瘤病的发生无关的是

A. 高血糖

B. 高血脂

C. 高血压

D. 高血浆蛋白

E. 硬肿病

7. 常有腹泻症状的是

A. 维生素 A 缺乏症

B. 烟酸缺乏症

C. 维生素 B_2缺乏症

D. 肠病性肢端皮炎

E. 银屑病

8. 维生素 A 缺乏症的病因包括

A. 偏食

B. 慢性腹泻

C. 遗传

D. 妊娠

E. 以上都正确

9. 下列关于原发性皮肤淀粉样变的描述，不正确的是

A. 是一种慢性皮肤病

B. 可累及肝

C. 过碘酸希夫（PAS）染色阴性

D. 瘙痒明显者可口服抗组胺药

E. 多见于儿童

10. 肠病性肢端皮炎的临床表现为

A. 腔口周围皮炎

B. 脱发

C. 腹泻　　D. 痴呆

E. 表情淡漠

六 案例分析题

（1~4题共用题干）

患儿，男，1岁。因“口周、肛周皮疹1个月伴腹泻”就诊。2个月前断奶。否认家族遗传史，患者父亲银屑病史10余年。查体：T 36℃，P 90次/分，R 22次/分。口周红斑基础上出现水疱、糜烂、渗出，口角可见白色膜状物。肛周出现红色斑块，界清，上覆厚层鳞屑。

1. 最可能的诊断为

A. 肠病性肢端皮炎　　B. 大疱性表皮松解症

C. 湿疹　　D. 掌跖脓疱病

E. 银屑病

2. 为明确诊断应进行的检查包括

A. 血常规　　B. 尿常规

C. 粪便常规　　D. 肝、肾功能

E. 皮肤分泌物真菌镜检+培养　　F. 微量元素检测

G. 组织病理学检查　　H. 皮肤CT

3. 进一步查体发现患儿体重7kg，身长65cm，水样便，恶臭。化验示血清锌8.01μmol/L除已给出的表现外，患者还可能出现的表现包括

A. 脱发　　B. 基质性角膜炎

C. 精神萎靡　　D. 甲脱落

E. 掌跖角化过度　　F. 畏食

4. 治疗方案可选用

A. 补充维生素　　B. 双碘喹啉口服

C. 氯化锌静脉滴注　　D. 维持水、电解质平衡，补充氨基酸

E. 输血　　F. 注意皮肤卫生

参考答案与解析

一、A1型题

1. E【解析】维生素A缺乏症初起时皮肤较正常干燥，以后粗糙伴脱屑，色素加深，渐

形成毛囊性角化过度性丘疹。

2. B【解析】淀粉样蛋白物质沉积于正常皮肤内，称为原发性皮肤样变性，淀粉样蛋白物质沉积于病变皮肤内，称为继发性皮肤淀粉样变性。原发性系统性淀粉样变性主要累及间叶组织，常伴有皮肤损害。继发性系统性淀粉样变性主要波及全身实质性器官，特别是肝、脾、肾等，没有皮肤损害，常继发慢性感染性疾病。

3. A【解析】A 选项，烟酸缺乏症可出现典型症状，为皮炎、腹泻和痴呆，三者同时存在较少，常见皮肤和胃肠道症状，亦有仅见精神障碍或先于皮疹。E 选项，烟酸（包括烟酰胺）为水溶性维生素，为人体能量交换及糖类、脂肪、蛋白质等代谢过程所必需。B 选项，引起本病的原因有饮食中缺乏烟酸、吸收不良、慢性酒精中毒时肝对其利用不充分、感染等疾病时需要量增加。C 选项，尿中 2-吡啶酮/*N*-甲基烟酰胺比值明显降低。D 选项，皮肤损害多对称分布于肢端暴露部位，以手背、足背、前臂、小腿伸面为最多，其次则为肢体易受摩擦处，如肘、膝、肩等骨突出部位及阴囊、肛周、女阴、乳房等皱襞区。

4. B【解析】参见 A1 型题第 2 题解析。

5. E【解析】维生素 A 缺乏症俗称蟾皮病。

6. D【解析】肠病性肢端皮炎是一种常染色体隐性遗传性疾病。其发病诱因可能与锌缺乏等有关。

7. C【解析】烟酸在体内可转变为具有生物活性的烟酰胺，烟酰胺是辅酶Ⅰ和辅酶Ⅱ的重要结构，后者是三羧循环中不可或缺的重要辅酶，碳水化合物的酵解、脂肪氧化及谷氨酸的氨基置换都需要此酶的参与，因此，烟酸缺乏可引起许多病理过程，导致皮肤、神经系统和胃肠道症状。

8~9 E、D【解析】治疗应找到导致患者烟酸缺乏的原发疾病，去除和治疗病因并及时补充烟酸和烟酰胺、其他 B 族维生素药物、铁剂等。

10. D【解析】苔藓状淀粉样变无特效疗法，可外用糖皮质激素软膏、水杨酸软膏、硫软膏等，并加予封包；小片皮损内可注射糖皮质激素；口服抗组胺类药物或普鲁卡因封闭疗法，减轻痒感。

11. B【解析】引起烟酸缺乏症的原因有饮食中缺乏烟酸、吸收不良、酗酒、药物等。

12. B【解析】类脂质渐进性坏死应与硬皮病、硬红斑、胫前黏液性水肿、慢性萎缩性肢端皮炎、黄瘤病、三期梅毒树胶肿、嗜酸性筋膜炎、斑块性结节病、环状肉芽肿、类脂质蛋白沉着症等相鉴别。

13. E【解析】胶原溶解指在光学显微镜下，表皮下乳头层狭窄的地带中出现纯一化的胶原变性，见于营养不良性大疱性表皮松解症。

14. C【解析】25%~50% 的痛风患者皮下组织因尿酸盐沉积而出现结节，称为痛风石，其发生与高尿酸血症水平及肾病变严重程度相关；多发生于外耳、指、趾、髌前、肘后等处，大小不等，呈橙红、黄或乳白色，无自觉症状或有剧痛，可破溃流出白垩样物质，不易愈合。部分患者可有痛风性关节炎、肾结石（痛风性肾病）。

15. E【解析】维生素 B_2缺乏症治疗如下。①注意集体饮食的烹调法，如蔬菜先洗后切，以免维生素 B_2流失；并多食富有维生素 B_2和其他 B 族维生素的食物，如豆类、绿叶菜、牛奶。②维生素 B_2，5~10mg，每日 3 次，口服或肌内注射；或给长效维生素 B_2，125mg，肌内注射 1 次，同时给予复合 B 族维生素或干酵母片口服。③局部根据皮损对症处理：如阴囊皮炎可给予糖皮质激素霜剂等外涂。口角炎难愈时可给 1% 硝酸银溶液外涂等。

16. A【解析】淀粉样蛋白是一种糖蛋白，其反应类似于淀粉，即遇碘呈棕色，再滴以 10% 硫酸液则呈蓝色。

17. D【解析】第一跖趾关节疼痛是急性痛风的典型表现，56%~78% 的痛风患者初始表现为第一跖趾关节疼痛。

18. A【解析】急性痛风发作时的治疗：卧床休息；给予秋水仙碱 0.5mg/h，直至疼痛缓解或腹泻发生；给予镇痛药，如吲哚美辛 100mg/d，2~3 日。

19. D【解析】类脂质渐进性坏死是一种表现为伴有肉芽肿反应的胶原变性、血管壁增厚和脂质沉积的皮肤疾病，女性患者多见，大约是男性患者的 4 倍，常伴发糖尿病，选项 B、选项 E 正确。皮损好发于小腿伸侧，选项 C 正确。约 1/3 损害可出现皮损破溃，形成溃疡，选项 D 错误。组织病理显示真皮中下部和皮下组织间质性和栅状肉芽肿，坏死灶内脂质沉积，选项 A 正确。

20. B【解析】肠病性肢端皮炎是一种与锌缺乏有关的遗传性代谢性疾病。此病比较罕见，发病率低。主要症状是肢端及腔口周围皮炎、脱发、腹泻、情感淡漠等。随病情的发展，部分患儿会出现腹胀、呕吐、精神萎靡、易激惹、营养不良、发育迟缓等。

21. A【解析】硬肿病常在急性发热性疾病后的数天至 6 周内开始于颈后及肩部进行性对称性弥漫性皮肤发硬，很快扩展到面部、颈前、头皮、胸背及上臂，向下可延及大腿，但腹部和小腿很少受累，约 10% 有手足受累，偶有眶周水肿。皮肤呈实质性非凹陷性发硬，表面平滑、苍白、发凉、毛发正常，呈皮色、棕黄色或苍白色，表面呈蜡样光泽与正常皮肤分界不清。若将硬肿的皮肤捏压在拇指和示指之间，皮肤可起皱，提示表皮未受累。局部感觉正常，无萎缩、发炎、色素改变及毛发脱落等现象，肿硬程度常以颈、肩背及面部为最重，触之有硬象皮样感觉。

22. C【解析】谷类中烟酸和色氨酸含量均较低，肝、瘦肉、豆类的烟酸含量丰富。

23. A【解析】皮肤钙沉着症的临床类型包括特发性钙沉着症、营养不良性钙沉着症、转移性钙沉着症、医源性钙沉着症。

24. C【解析】硬肿病与硬皮病的鉴别见表 18 -1。

表 18-1　硬肿病与硬皮病的鉴别

鉴别点		硬肿病	硬皮病
初发部位		颈、面、胸背	面、手、足等远端
皮损分布特点		颈、面、躯干、上肢近端重，远端轻，手足病变轻面少，无角化斑溃疡	面、手、足、四肢、胸远端重，皮损严重，指端有角化斑片及溃疡指端可吸收变形
皮损的深浅		较深，多无表皮病变，皮肤紧张	皮肤变化明显光亮，深部也可受损
皮肤色泽变化		正常或苍白	加深或杂以色素减退斑片
毛细血管扩张和瘀斑		无	较为多见
毳毛		多正常	多脱落
关节障碍		先出现大关节障碍较轻	先出现末梢关节障碍，小关节变形
病理	表皮	一般不萎缩	萎缩
	胶原纤维	粗细胞可增生，（真皮增厚）束间隙可见	肿胀均质化，透明样变性增生
	炎症细胞浸润	较少见	较重
	附属器	多正常	多萎缩

25. B【解析】痛风分为原发性与继发性，原发性者 25% 具有家族史，为常染色体显性遗传。95% 以上是男性，中年发病。女性多在绝经后期起病，症状轻。成年男性血尿酸值为 208 ~ 416μmol/L，女性为 149 ~ 358μmol/L。X 线检查时，10% 患者因钙盐较多能显结石影，晚期近关节端骨质内有透亮区。肾功能受损时一般先出现血肌酐升高，继而尿素氮增高。

26. C【解析】类脂质渐进性坏死应积极治疗糖尿病，给予低糖、低脂饮食，具体治疗方法如下。①全身治疗：首先应积极治疗糖尿病。另外可试用甲状腺素、胰岛素及大剂量维生素 E。②局部治疗：局部可选择糖皮质激素，如 1% 氢化可的松软膏或 0.075% 地塞米松霜等包封，也可用醋酸可的松类制剂于损害内注射。皮损处可以浅层 X 线或紫外线照射。顽固性皮损可以手术局部损害切除，再行植皮。

27. A【解析】肠病性肢端皮炎的诊断要点：典型的皮肤损害多对称累及口、眼、鼻、肛门、女性的外阴、口腔周围，表现为红斑基础上簇集性的水疱和大疱，也可以继发为脓疱或形成糜烂结痂。有 90% 左右的患儿会出现腹泻，表现为水样便或泡沫样便，伴有恶臭味，每天可以达到 3 次到 8 次；还可以出现食欲缺乏、腹胀、呕吐等胃肠道症状。其他的表现有毛发和指甲的损害，生殖器和肛门周围除有糜烂结痂外，还可以见到外阴炎、龟头炎和阴囊炎。重症的患者可以伴有脱发等表现，血清锌水平往往低于9μmol/L。

28. D【解析】硫酸锌2mg/（kg·d）口服，一般用药24小时后显效，腹泻减轻，2~3周皮损消退，3~4周之后，患者脱发可控制。

29. E【解析】皮肤钙沉着症常见症状表现为结节或斑块，大小不一，可有绿豆、蚕豆到胡桃大小。初起不痛，其上皮肤正常并不与损害粘连，而可自由移动。随后团块与其上附着皮肤粘连、发红、疼痛或压痛，最后可以穿破、溃烂，流出具有特征性的石灰样、奶油样或脓样物质，溃疡后可继发感染，创口经久不愈。

30. D【解析】维生素B_2缺乏症的阴囊炎形态有单纯型、红斑型、丘疹型、结痂型、白色丘疹鳞屑型。

31. C【解析】肠病性肢端皮炎一般发生于断奶后4~6周，非母乳喂养者发病较早，平均发病年龄为9个月。

32. B【解析】原发性皮肤淀粉样变皮疹免疫病理检查可见乳头和真皮上部IgG、IgM和C3呈灶性沉积。

33. C【解析】色氨酸是机体的必需氨基酸，其在体内通过代谢途径可转化成烟酸。

34. A【解析】肠病性肢端皮炎是一种常染色体隐性遗传性疾病，常与锌缺乏有关。早期皮损为红斑基础上的群集水疱或大疱，尼氏征阴性。腹泻发生率为90%，表现为水样便或泡沫样便，恶臭，每天3~8次，还可出现畏食、腹胀、呕吐等胃肠道症状。可见头发、眉毛和睫毛脱落，表现为弥漫性或片状脱发，严重者可呈全秃，与皮损同时或稍后出现；甲板肥厚、萎缩、变形，甚至脱落，亦可发生甲沟炎。各种锌制剂均可用于治疗本病。

35. E【解析】患维生素A缺乏症时，维生素A水平一般低于0.35μmol/L。

36. D【解析】肠病性肢端皮炎的腹泻发生率为90%，表现为水样便或泡沫样便，恶臭，每天3~8次，还可出现畏食、腹胀、呕吐等胃肠道症状。严重者可出现营养不良、发育迟缓、性成熟受阻等。

37. B【解析】毛囊角化病可有家族史，典型部位为皮脂分泌旺盛的部位，如面部、前额头皮、胸背等出现细小、坚实、正常肤色的小丘疹，逐渐有油腻性、灰棕色、黑色的痂覆盖在丘疹顶端凹面，丘疹逐渐增大成疣状融合形成不规则斑块。组织病理示特殊形态的角化不良，形成圆体和谷粒；可有乳头瘤样增生、棘层肥厚和角化过度，真皮呈慢性炎症性浸润。

38. A【解析】黄瘤病的皮损组织病理学检查可见泡沫细胞，而非血液涂片查泡沫细胞。

39. D【解析】维生素A缺乏症眼部表现为双眼干燥、暗适应能力减退和夜盲症，且出现较早。角膜感觉减退、干燥并逐渐失去光泽，严重者可软化、溃疡，甚至穿孔失明。球结膜失去正常弹性，眼球左右转动时可引起球结膜的叠褶，形成与角膜同心的皱纹圈，结膜常有棕褐色的色素沉着，在角膜外侧结膜上因脂肪和碎片堆积，出现大小不一、境界清楚的泡沫样或蜡状白斑，即比托斑，呈圆形、卵圆形或三角形，尖端指向角膜。

40. E【解析】发疹性黄瘤的临床特点：常 25 岁以前发病，皮损通常局限四肢伸侧，尤其是肘、膝、臀部、背腹、躯干的受压部位。约 1/3 患者黏膜受累，口腔损害通常为孤立的可聚集成斑块状。约 1/3 患者可出现尿崩症。本病可自行缓解，预后较好。

41. C【解析】皮肤黄瘤病的临床分型为扁平黄瘤、睑黄瘤、结节性黄瘤、腱黄瘤、发疹性黄瘤、播散性黄瘤。

42. D【解析】各型黄瘤病组织病理特征主要是真皮内可见多数胞质中充满脂质微粒的单核或多核泡沫细胞，也可见各型 Touton 巨细胞。成熟损害主要为泡沫细胞，晚期损害为纤维组织增生。

43. A【解析】皮肤黄瘤病可分为原发性黄瘤病和继发性黄瘤病，前者又可分为家族性和非家族性两类，家族性者常有不同程度的血脂代谢障碍及系统表现，非家族性者常为散发，一般无血脂代谢障碍及系统表现。继发性黄瘤病指由其他疾病引起的血脂代谢障碍（甘油三酯分解代谢低）和血脂增高所致黄瘤病，如糖尿病、骨髓瘤、淋巴瘤。

44. B【解析】迟发性皮肤卟啉病实验室检查发现尿液中卟啉显著增高，且主要以高度羧基化卟啉（尿卟啉、7-羧基卟啉、6-羧基卟啉和 5-羧基卟啉）增高为主，可明确诊断。

45. C【解析】红细胞生成性卟啉病治疗方法：口服 β-胡萝卜素，每日 3mg/kg，持续 4~6 周，待出现掌跖黄染后减量，持续 2~3 个月。

46. D【解析】淀粉样蛋白的化学结构多种多样，角蛋白、免疫球蛋白、胰岛素、降钙素等均可形成淀粉样蛋白。

47. A【解析】烟酸缺乏症应与接触性皮炎、药疹、多形性日光疹、晒斑、迟发性皮肤卟啉病等相鉴别。

二、A2 型题

1. A【解析】肠病性肢端皮炎是一种与锌缺乏有关的遗传性代谢性疾病，婴儿期发病，以肢端及腔口周围皮炎、脱发、腹泻和情感淡漠为临床特征。平均发病年龄为出生后 9 个月，以断奶前后发病者居多。

2. D【解析】皮炎为烟酸缺乏症最典型的症状，常于暴露日光后发生。损害多对称分布于肢端暴露部位，以手背、足背、前臂、小腿伸面为最多，其次则为肢体易受摩擦处，如肘、膝、肩等骨突出部位及阴囊、肛周、女阴和乳房等皱襞区。急性期皮损初起时颜色绯红，灼痛感，酷似晒斑。与周围皮肤有一清晰界限，其后迅速转变为红褐色，可有明显肿胀，甚或伴有水疱。肢端暴露部位的损害常为此表现。皱襞区损害常因水疱破裂而继发感染，呈大片糜烂面。之后，随着皮损的演变，色泽进一步变成暗褐色，可有红木样颜色，皮肤呈大片焦痂状，树皮样剥脱，露出新生粉红色略见增厚的皮肤或羊皮纸样萎缩斑。

3. A【解析】皮肤淀粉样变系指淀粉样蛋白沉积于正常的皮肤组织中而不累及其他器官的一种慢性皮肤病。苔藓状淀粉样变最常见，发病年龄不限。典型皮损为发生于胫前、呈正常肤色到黄褐色的丘疹，大小为直径 1~3mm，表面常有少许鳞屑，顶端往往过度角化和粗糙；丘疹密集成片但常不融合，自觉剧痒。有时丘疹沿皮纹呈念珠状排列，颇具特征性。也可融合成斑块，表面呈疣状与肥厚性扁平苔藓或慢性单纯苔藓相似，但仍可辨认出斑块。本病临床上应与神经性皮炎、结节性痒疹、肥厚性扁平苔藓、炎症后色素沉着等疾病相鉴别，组织病理上应与胶样粟丘疹、皮肤黏膜透明变性、卟啉病相鉴别。

4~5 D、C【解析】烟酸缺乏症的主要病因是以缺乏烟酸和色氨酸为主的多种营养素缺乏。烟酸缺乏症可出现典型的皮炎、腹泻和痴呆症状，三者同时存在较少，常见皮肤和胃肠道症状，也有仅见精神障碍或先于皮疹。急性期皮损初起时颜色绯红，灼痛感，酷似晒斑。与周围皮肤有一清晰界限，其后迅速转变为红褐色，可有明显肿胀，甚或伴有水疱。口角炎以口角湿白和糜烂为主，亦可见口角和口唇干燥、皲裂、脱屑。

6. D【解析】维生素 B_2 缺乏症的主要损害为阴囊炎，还可有舌炎、唇炎、口角炎等。阴囊炎表现为阴囊一侧或对称性红斑，边缘清楚，或出现成片的黄豆大小丘疹，常覆以棕褐色薄痂，或有渗液、浸润，间有裂隙，有瘙痒或痛感。舌炎表现为舌尖或中部发红，早期乳头肥厚，晚期萎缩；裂纹深浅、纵横、长短不一，有痛感。唇炎表现为干燥、脱屑、微肿或发红、糜烂，间有裂隙，稍有痛感。口角炎表现为糜烂、浸渍或裂隙，有灼痛感。面部皮肤干燥，缺乏滋润感，或有淡红斑和糠秕状鳞屑等脂溢性皮炎的表现。

三、A3/A4 型题

1. C【解析】肠病性肢端皮炎主要见于 3~18 个月内的婴幼儿，多在断奶期起病。腔口周围、枕部、颈部、四肢末端以及骨突处发生小片红斑，其上有水疱或脓疱、糜烂、结痂或脱屑，表现为银屑病样或烟酸缺乏症样损害。毛发稀少、细软、黄且无光泽，部分或全部脱落。畏食、腹胀、呕吐、腹泻等消化道症状。血清锌水平下降（正常值为 10.71 ~ 17.83μmol/L）；碱性磷酸酶是含锌金属酶，其活性能够随血锌缺乏而降低。

2. B【解析】肠病性肢端皮炎的治疗方法如下。①补锌：各种锌制剂均可用于治疗本病。如硫酸锌，4 个月以上婴儿，50mg/d，分 3 次口服。②双碘喹啉：小儿 10mg/（kg · d），分 3 次口服。成人 200~300mg/d，分 3 次口服。③给予 B 族维生素族和酵母等。④补充水、电解质、氨基酸。⑤对症处理和支持疗法：如皮肤症状对症处理，或进行输液或输血等。⑥注意皮肤清洁卫生，避免继发细菌或真菌感染。

3. A【解析】睑黄瘤发生于上、下睑和内眦部，对称分布。扁平、柔软表面黄色小斑片，缓慢增加，须经数年或更久，直径可达 10~20mm，并有数小片融合。部分患者伴有高胆固醇血症，有些患者可并发扁平黄瘤、皮肤网状组织细胞瘤或糖尿病。

4. D【解析】睑黄瘤的主要病因与脂质代谢障碍有关，本病无传染性，好发于高胆固醇血症患者。

5. C【解析】睑黄瘤常用的治疗药物有平阳霉素、氟尿嘧啶、肝素、三氯醋酸。睑黄瘤的物理治疗包括冷冻治疗、微波治疗、电灼治疗、激光治疗等。睑黄瘤还可采用手术治疗。

6~8 B、E、D【解析】参见 A2 型题第 4~5 题解析。

9~10 E、C【解析】参见 A2 型题第 6 题解析。

11. B【解析】造成维生素 B_2缺乏的主要原因：供应不足、吸收障碍、需要量增加或服用一些影响维生素 B_2代谢的药物。

12. D【解析】皮肤淀粉样变好发于小腿伸面及上背部，广泛的可涉及上肢伸侧，常呈对称性分布，进展缓慢。皮损为半球形、圆锥形的黄褐色或浅褐色的坚硬丘疹，针头至黄豆大小，表面粗糙，密集而不融合，排列成念珠状。自觉剧烈瘙痒。组织病理学示真皮乳头层有紫红色淀粉样蛋白沉积。

13. A【解析】皮肤淀粉样变的治疗方法如下。①抗组胺类药物，如赛庚啶等或普鲁卡因静脉封闭能够暂时止痒。②小片状损害可选用糖皮质激素局部注射。③糖皮质激素制剂，如霜剂和涂膜剂等，局部外用或封包。④角质剥脱剂（如松馏油软膏、水杨酸氯化氨基汞软膏、硫黄煤焦油软膏）外涂或封包，卡泊三醇外用。⑤复方斑蝥酊、复方醋酸氟轻松酊、1% 达克罗宁软膏等均可局部外用，有止痒作用。⑥阿维 A 对部分患者有效。⑦冷冻、CO_2激光疗法。

四、B 型题

1. A【解析】维生素 A 缺乏症初起时皮肤较正常干燥，以后粗糙伴脱屑，色素加深，渐形成毛囊性角化性丘疹，主要位于大腿前外侧、上臂后侧，并可扩展至上下肢伸侧、项、背、臀等部位，而胸、腋、会阴和手足很少累及。

2. C【解析】参见 A2 型题第 6 题解析。

3. D【解析】烟酸缺乏症可出现典型症状，为皮炎、腹泻和痴呆。

4~6 B、A、E【解析】伍德灯照后，皮肤迟发性卟啉病患者尿液为明亮的粉红-橙黄色荧光；先天性卟啉病患者牙、尿、骨髓出现红色荧光，而红细胞生成性卟啉病患者可见强红色荧光。

7. B【解析】肠病性肢端皮炎表现为毛发稀少、细软、黄且无光泽，部分或全部脱落，通常伴有口腔炎、口角炎、睑缘炎、结膜炎、角膜浑浊与畏光，四肢常伴甲沟炎、甲板增厚或萎缩，甲畸形或脱落和皮肤、黏膜并发念珠菌感染。

8. D【解析】红细胞生成性卟啉病：多于 3~5 岁发病，男性多见。表现为曝光 5~30 分钟之后，曝光部位出现烧灼感、针刺感或痒感，数小时后出现红斑、水肿，偶尔发生水疱、血疱和紫癜；发病后若能避光，皮损可于数天内消退，如长期反复发作可出现皮肤增厚呈蜡样、瘢痕形成以及色素沉着或减退斑，口周出现放射状萎缩性纹理（假性皲裂）。一般无全身症状，少数患者可有畏寒、发热、恶心等症状。

9. A【解析】脂蛋白代谢障碍、含量增高或结构异常时，可导致其在组织中沉积，如沉积于皮肤或肌腱中则被称为黄瘤病。

五、X 型题

1. BCD【解析】参见 A1 型题第 34 题解析。

2. BCD【解析】烟酸缺乏症可出现典型症状，即皮炎、腹泻和痴呆，口角炎以口角湿白和糜烂为主，亦可见口角和口唇干燥、皲裂、脱屑。维生素 B_2 缺乏症常见的临床症状有阴囊炎、口角糜烂、脂溢性皮炎、结膜充血、畏光、流泪等。肠病性肢端皮炎通常伴有口腔炎、口角炎、睑缘炎、结膜炎、角膜浑浊与畏光，四肢常伴甲沟炎、甲板增厚或萎缩，甲畸形或脱落和皮肤、黏膜并发念珠菌感染。维生素 A 缺乏症特征为皮肤干燥，四肢伸面有非炎性的棘刺状毛囊丘疹，伴以眼部症状，如眼干燥、角膜软化或夜盲。侏儒症常表现为身材矮小、生长速率减慢、骨成熟延迟、代谢异常。

3. ABD【解析】皮肤卟啉病主要表现为急性光敏性皮肤损害。皮肤在日晒 5～30 分钟后，在面部、手背等暴露部位有刺痒或灼痛感，之后出现片状红斑和高度水肿，严重者可出现水疱、血疱和紫癜，然后出现糜烂、黑色厚痂或奇特的线状结痂。

4. ABCE【解析】维生素 B_2 缺乏症又称为核黄素缺乏症，常见的临床症状有阴囊皮炎、口角糜烂、脂溢性皮炎、结膜充血、畏光、流泪等。

5. AD【解析】皮肤卟啉病可因光毒反应引起细胞损伤并且出现光感性皮损。烟酸缺乏症诱发皮损的因素是日晒，因此有人认为患者体内有卟啉及其类似物质增加，致皮肤对日光敏感而促发本病。

6. ACDE【解析】黄瘤病与脂质代谢异常有关，患者常合并血脂增高、动脉粥样硬化和心血管疾病。

7. BD【解析】烟酸缺乏症可出现典型症状，为皮炎、腹泻和痴呆。肠病性肢端皮炎可出现畏食、腹胀、呕吐、腹泻等消化道症状。维生素 A 缺乏症特征为皮肤干燥，四肢伸面有非炎性的棘刺状毛囊丘疹，伴以眼部症状如眼干燥、角膜软化或夜盲。维生素 B_2 缺乏症常见的临床症状有阴囊炎、口角糜烂、脂溢性皮炎、结膜充血、畏光、流泪等。银屑病特征为红色或棕褐色斑丘疹或斑块，表面覆盖着银白色鳞屑，边界清楚，多半发生于头皮及四肢伸面，少数患者有脓疱性损害或关节炎症状，或是全身皮肤发红、脱屑而呈红皮症。

8. ABD【解析】维生素 A 缺乏症的病因为各种原因造成的维生素 A 不足，如慢性腹泻、肝胆疾病、白蛋白降低不足以转运维生素 A、重症消耗性疾病等使维生素 A 消耗过量，均可导致维生素 A 缺乏症状。

9. BCE【解析】原发性皮肤淀粉样变是指淀粉样蛋白沉积于正常皮肤而不累及其他器官的一种慢性病，中年人常见。用甲基紫或结晶紫染色，淀粉样蛋白有异染现象可被染成鲜明的紫红色；刚果红染色偏光显微镜检查呈绿色并具有双折光性；PAS 染色，淀粉样蛋白耐淀粉酶阳性。瘙痒明显者可口服抗组胺药；皮损泛发、瘙痒严重且抗组胺药控制不良者，可采用普鲁卡因静脉封闭；阿维 A 酯、沙利度胺对部分患者有效。

10. ABCE【解析】参见 A2 型题第 1 题解析。

六、案例分析题

1～4 A、ACDEF、ACF、ABCDEF【解析】肠病性肢端皮炎主要见于 3～18 个月内婴幼儿，多在断奶期起病。口腔周围、肛周、骨突部位出现红斑、水疱、大疱，尼氏征阴性，可形成银屑病样皮损。90% 伴有腹泻，可出现营养不良、发育迟缓；毛发脱落；甲板增厚，慢性者可出现甲脱落；畏食，表情淡漠，精神萎靡。为明确诊断，应进行血常规，粪便 常规，肝、肾功能，皮肤分泌物真菌镜检及培养，微量元素检测等。治疗方案为母乳喂养，补充维生素，纠正水、电解质紊乱，双碘喹啉口服，硫酸锌口服，氯化锌静脉滴注，可输血，补充氨基酸，注意皮肤护理。

皮肤阿米巴病

第十九章　其他皮肤病

一　A1 型题

1. 结节性红斑常侵及
   A. 真皮浅层　　B. 筋膜
   C. 表皮　　D. 真皮深层
   E. 皮下脂肪
2. 下列关于结节性红斑的描述，不正确的是
   A. 多累及中青年女性　　B. 皮损数周不消退，可以破溃
   C. 初始可有发热、肌痛、关节痛　　D. 皮损直径通常为 1cm 左右
   E. 双胫前对称发生的疼痛性结节
3. 下列关于化脓性肉芽肿临床表现的描述，不正确的是
   A. 可发生于任何年龄，但以青少年多见
   B. 轻度穿通性皮肤损伤是常见的诱因
   C. 初发皮损为鲜红色或棕红色丘疹
   D. 直径通常为 5~10mm，质地柔软，压之变白
   E. 轻度外伤即可引起皮损出血
4. 下列符合结节性红斑临床表现的是
   A. 好发于青少年，男性多见　　B. 皮损对称散在分布，不融合
   C. 多发于小腿屈侧　　D. 可自行消退，后不再复发
   E. 结节可破溃
5. 下列关于结节性红斑临床表现的描述，不正确的是
   A. 疼痛性结节　　B. 可伴有发热、关节酸痛等
   C. 中青年女性好发　　D. 皮损常多发
   E. 结节易发生破溃
6. 以结节为主要损害的皮肤病不包括
   A. 结节痒疹　　B. 结节病
   C. 寻常狼疮　　D. 黄瘤病
   E. 传染性软疣

7. 结节性红斑的组织病理学的特征是
   A. 间隔性脂膜炎
   B. 管壁纤维蛋白沉积
   C. 管腔闭塞
   D. 脂肪小叶萎缩
   E. 小叶性脂膜炎
8. 下列疾病在诊断过程中应用克韦姆（Kveim）试验的是
   A. 颜面粟粒性狼疮
   B. 硬红斑
   C. 结节性红斑
   D. 尖锐湿疣
   E. 结节病
9. 下列关于结节性红斑的叙述，正确的是
   A. 主要累及真皮浅层小血管及毛细血管
   B. 皮损多形性
   C. 发生于皮下脂肪的炎症性疾病
   D. 可伴发内脏损害
   E. 皮损不对称
10. 属于白细胞破碎性大血管炎的是
   A. 结节性多动脉炎
   B. 韦格纳（Wegener）肉芽肿病
   C. 皮肤结节性血管炎
   D. 白塞综合征
   E. 银屑病
11. 发生于皮下脂肪，基本损害为红色结节和斑块的炎症性疾病是
   A. 过敏性紫癜
   B. 变应性皮肤血管炎
   C. 白塞综合征
   D. 结节性红斑
   E. 色素性紫癜性皮肤病
12. 有一种疾病的皮疹，其表面皮肤发红，主要分布于小腿伸侧面的结节，不破溃，压之疼痛，应考虑为
   A. 变应性皮肤血管炎
   B. 皮肤结节性血管炎
   C. 结节性红斑
   D. 硬结性红斑
   E. 过敏性紫癜

二 A2 型题

1. 患者，女性，20 岁。半个月前右手中指轻度外伤恢复期，在伤处出现鲜红色绿豆大小丘疹，早期发展快，现基本停止增长，质地柔软，无自觉症状。轻微外伤即引起出血。无其他疾病史，无冶游史。考虑诊断为
   A. 卡波西（Kaposi）肉瘤
   B. 化脓性肉芽肿
   C. 毛细血管瘤
   D. 息肉状突起的肉芽组织

E. 蕈样肉芽肿

2. 患者，男性，19 岁。因双胫前反复疼痛性红斑结节 1 月余就诊。患者有慢性扁桃体炎病史 10 余年。实验室检查未见异常。组织病理学检查提示间隔性脂膜炎。最可能的诊断为

A. 变应性皮肤血管炎　　B. 结节性多动脉炎

C. 皮肤结节性血管炎　　D. 结节性红斑

E. 变应性肉芽肿

三 A3/A4 型题

（1~3 题共用题干）

患者，男性，42 岁。双侧下肢、臀部、躯干部皮损 3 月余。皮损为炎性丘疹、水疱、脓疱、部分小结节，中心有坏死、潜行性溃疡，皮损边界清楚，边缘皮肤呈紫红色、水肿，自觉疼痛感显著。血常规提示白细胞计数 $11\times10^9/L$、中性粒细胞占比 0.85、淋巴细胞占比 0.13，血红蛋白 115g/L，血小板计数 $150\times10^9/L$，尿常规正常。

1. 结合其病史特点，该患者可诊断为

A. 结节性红斑　　B. 坏疽性脓皮病

C. Wegener 肉芽肿　　D. 脓疱疮

E. 化脓性肉芽肿

2. 对该病最具有特征性的检查手段是

A. 皮损抗酸染色检查　　B. 梅毒血清学检查

C. 24 小时尿蛋白定量　　D. 光生物学试验

E. 皮损组织病理学检查

3. 关于本病的治疗，下列叙述不正确的是

A. 原发病的治疗　　B. 应用抗生素

C. 早期足量应用糖皮质激素　　D. 口服氨苯砜

E. 口服磺胺吡啶

（4~5 题共用题干）

患儿，女，3 岁。因“持续高热 5 天”来诊。体温 39~40℃，无咳嗽、流涕、咽痛等上呼吸道感染症状，无呕吐、腹痛和腹泻。查体：口唇鲜红、干裂，口腔黏膜弥漫性充血，咽部充血，双侧扁桃体Ⅱ度肿大；双眼结膜充血，无渗出；右颈部可触及 2 个花生粒大小淋巴结，质软，无粘连和触痛；躯干可见弥漫性红色斑片，未见出血点；心脏听诊未见异常。实验室检查：白细胞计数 $20.3\times10^9/L$，中性粒细胞占比 0.81，淋巴细胞占比 0.14，血小板计数 $567\times10^9/L$，C 反应蛋白 73mg/L；肝、肾功能及心肌酶等未见异常。超声心动图：左心轻度扩大，左冠状动脉稍宽（3.5mm）。

4. 该患者最可能的诊断是

A. 出疹性病毒感染　　B. 川崎病
C. 重症渗出性多形红斑　　D. 病毒性心肌炎
E. 急性淋巴结炎

5. 下列关于本病的治疗及注意事项的叙述，不正确的是

A. 静脉滴注大剂量丙种球蛋白
B. 尽早使用阿司匹林，每日 30~50mg/kg
C. 退热后阿司匹林可减量至每日 3~5mg/kg 并维持治疗
D. 退热后即可停用阿司匹林，对症处理
E. 须定期检查血小板、心电图和超声心动图

(6~9 题共用题干)

患者，男性，28 岁。右侧前臂伸侧散在分布环状结节，直径 5mm 至 3cm，皮损呈淡红色，表面光滑，质地坚韧，境界清楚，无明显自觉症状。

6. 该患者的诊断首先应考虑为

A. 环状肉芽肿　　B. 汗管角化症
C. 多形红斑　　D. 银屑病
E. 结节病

7. 与本病的发生无关的是

A. 外伤　　B. 神经精神因素
C. 日晒　　D. 虫咬
E. 局部刺激

8. 下列不是本病的好发部位的是

A. 足背　　B. 手背
C. 前臂　　D. 下肢伸侧
E. 掌跖

9. 本病的典型组织病理学表现为

A. 基底细胞液化变性　　B. 色素失禁
C. 组织细胞在真皮浅层栅栏状排列　　D. 棘层松解
E. 血管周围淋巴细胞浸润

(10~11 题共用题干)

患者，男性，33 岁。因“右下肢皮肤反复溃疡伴疼痛并继发瘢痕 30 余年”来诊。患者曾 3 次外伤后分别发生溃疡逐渐向外扩大。多次真菌及细菌学检查均呈阴性，且口服多种抗

生素及抗真菌药物治疗无效。口服泼尼松通常能迅速缓解疼痛，溃疡好转。否认系统性疾病和家族遗传性疾病病史。系统检查无特殊。皮肤科查体：右下肢片状挛缩性暗红色瘢痕，散在大小不等的潜行性溃疡，溃疡面少量脓痂，周围呈堤状隆起。实验室检查、胸部X线和腹部B超等检查均无异常。溃疡处渗液的细菌与真菌培养阴性；组织真菌镜检及培养均阴性。溃疡边缘取材行组织病理学检查：表皮呈假上皮瘤样增生，真皮内较多中性粒细胞和淋巴组织细胞浸润。

10. 该患者最可能的诊断是

A. 类脂质渐进性坏死　　B. 结节性多动脉炎

C. 闭塞性血栓性脉管炎　　D. 皮肤鳞状细胞癌

E. 坏疽性脓皮病

11. 下列关于本病的治疗及其注意事项的叙述，正确的是

A. 加大剂量应用抗生素

B. 抗真菌药物治疗

C. 充分卧床休息，有效减轻疼痛；系统应用糖皮质激素治疗

D. 对症处理，没必要寻找系统性疾病

E. 溃疡切除后皮瓣移植治疗

（12～14题共用题干）

患者，女性，36岁。面部、上肢等部位散在分布暗红色的坚韧丘疹、结节，表面光滑、境界清楚。组织病理学示真皮内上皮样细胞肉芽肿，可见上皮样细胞裸结节，无干酪样坏死。

12. 该患者诊断首先应考虑为

A. 环状肉芽肿　　B. 异物肉芽肿

C. 皮肤纤维瘤　　D. 结节病

E. 麻风病

13. 下列不属于本病的临床特点的是

A. 既可有皮肤受累，也可有系统表现

B. 主要发生于青少年和儿童

C. 皮损可呈环状分布

D. 可出现发热、肺门和纵隔淋巴结肿大等表现

E. 可表现为红皮病

14. 下列药物通常不用于本病的治疗的是

A. 羟氯喹　　B. 雷公藤制剂

C. 抗组胺药　　D. 免疫抑制药

E. 糖皮质激素

（15~16 题共用题干）

患者，男性，60 岁。因“躯干皮肤反复红斑、丘疹、渗出、脱屑 2 年”来诊。3 年前诊断为“尿崩症”，一直口服“醋酸去氨加压素，每次 4 片，每日 1 次”治疗。查体：眼球轻度突出；双肺呼吸音清，未闻及干、湿啰音；双颌下与颈部可触及粟粒大小结节，质中，移动性好；下腹部可触及一约 15cm × 5cm 肿块，质硬，无压痛；双胫前及双足凹陷性水肿。皮肤科查体：头皮和胸腹部粟粒至黄豆大小红斑、丘疹，其上覆油腻性的痂，双腋下、双乳下、腹股沟及会阴等皱褶部可见大小不等、形态不规则的糜烂面，表面有浆液性和血性液渗出，触痛明显。实验室检查：渗液培养等都无特殊。胸部 CT：双肺间质性炎症改变，两侧胸腔积液，心包积液。颅脑 CT：左侧基底核区及左额叶小片脑梗死，老年性脑改变。颅脑 X 线片未见骨异常。组织病理学：角化过度、浅表溃疡、结痂，真皮浅层致密苔藓样以组织细胞为主的混合性炎症细胞浸润，免疫组织化学示 CD20 阳性，CD45RO 阴性，CD1a 阳性，S-100 阳性；DIF：IgG、IgM、IgA 和 C3 均阴性。

15. 该患者最可能的诊断是

A. 毛囊角化病
B. 脂溢性皮炎
C. 朗格汉斯细胞组织细胞增生症
D. 蕈样肉芽肿
E. 副肿瘤性天疱疮

16. 支持本患者诊断的依据为

A. 双胫前及双足凹陷性水肿
B. 两侧胸腔积液，心包积液
C. 下腹部肿块
D. “尿崩症”病史、眼球轻度突出和组织病理学及免疫表型
E. 胸部 CT：双肺间质性炎症改变

（17~19 题共用题干）

患者，男性，25 岁。消瘦，双侧小腿伸侧面皮下疼痛性结节 2 周。不易破溃，站立或活动后症状加重，病程中伴有发热、肌痛以及关节疼痛、血常规提示白细胞计数 $12 \times 10^9/L$、中性粒细胞占比 0.82、淋巴细胞占比 0.19、血红蛋白 115g/L，血小板计数 23×10^9 尿常规正常，红细胞沉降率 35mm/h。

17. 结合病史特点，该患者可诊断为

A. 结节性红斑
B. Wegener 肉芽肿
C. 结节性多动脉炎
D. 脂膜炎
E. 硬红斑

18. 针对此病最具有特征性的检查手段是
A. 血常规
B. ENA 多肽抗体谱
C. 皮损组织病理学检查
D. 24 小时尿蛋白定量
E. 血管彩超
19. 此病的病因不包括
A. 细菌感染
B. 梅毒螺旋体感染
C. 真菌感染
D. 结核分枝杆菌感染
E. 病毒感染

（20~21 题共用题干）

患者，女性，27 岁。下肢出现红斑结节 10 天，自觉疼痛，无破溃。

20. 该患者最可能的诊断是
A. 结节性红斑
B. 丹毒
C. 变应性血管炎
D. 坏疽性脓皮病
E. 银屑病
21. 下列说法正确的是
A. 往往有肾损害
B. 若治疗不及时，皮损容易破溃
C. 本病女性较多
D. 不可用碘化钾治疗
E. 常有实验室检查异常

（22~23 题共用题干）

患者，男性，50 岁。因双下肢斑块、溃疡、结痂伴疼痛 3 年就诊。患者 3 年前无明显诱因于双下肢出现多个皮下结节，黄豆至蚕豆大小，皮损表面渐变红，出现脓疱、破溃，自觉疼痛。当地医院按照“结节性红斑”予阿司匹林、青霉素等治疗无效。右腿皮疹逐渐融合成大的溃疡面。患者自发病以来常有发热、不适。半年前诊断“糖尿病”。系统检查未见特殊。右小腿伸侧可见大小约 10cm×20cm 的溃疡，边缘水肿隆起，紫红色。溃疡表面有结痂，底部为湿润、溢脓的肉芽面。左小腿膝部可见萎缩性瘢痕和色素沉着斑。

22. 该患者临床诊断首先应考虑为
A. 坏疽性脓皮病
B. 皮肤鳞状细胞癌
C. Wegener 肉芽肿
D. 糖尿病溃疡
E. 结节性红斑
23. 治疗本病的首选方案为
A. 系统用糖皮质激素
B. 局部治疗
C. 大剂量皮质激素冲击治疗
D. 控制糖尿病后即可自愈

E. 抗感染治疗

（24~25 题共用题干）

患者，女性，63 岁。全身痒 2 年，冬重夏轻，瘙痒阵发性，夜间尤重。查体：躯干、四肢多处抓痕，结痂。患者既往无特殊病史。

24. 最可能的临床诊断为
A. 瘙痒症　　B. 湿疹
C. 神经性皮炎　　D. 药疹
E. 红皮病

25. 下列治疗中不宜采用
A. 抗组胺药口服　　B. 润肤剂外用
C. 地塞米松注射　　D. 钙剂口服
E. 维生素 C 口服

四 X 型题

1. 全身性瘙痒症与（　　）有关。
A. 原发性胆汁性肝硬化　　B. 糖尿病
C. 痛风　　D. 淋巴瘤
E. 慢性肾衰竭

2. 下列属于川崎病常见症状的是
A. 眼结膜充血，无脓性分泌物　　B. 化脓性淋巴结炎
C. 口腔黏膜弥漫充血和草莓舌　　D. 持续高热
E. 手足肿胀和脱皮

3. 下列关于结节性红斑临床表现的描述，正确的有
A. 为发生于真皮深层中小血管的炎症性疾病
B. 多累及小腿伸侧
C. 皮损为结节、斑块、溃疡
D. 发病初始有发热、肌痛、关节酸痛等前驱症状
E. 中青年好发

五 案例分析题

（1~8 题共用题干）

患者，男性，25 岁。无明显诱因出现低热、咽痛，伴双小腿双胫前出现对称性数个直

径 1cm 大小红色疼痛性结节，略高出皮面，无破溃，表面光亮，境界欠清，压痛明显。

1. 该患者最可能的诊断为
   A. 硬红斑
   B. 变应性皮肤血管炎
   C. 结节性红斑
   D. 过敏性紫癜
   E. 贝赫切特综合征
2. 该病病因为
   A. 药物
   B. 真菌感染
   C. 病毒感染
   D. 细菌感染
   E. 结核分枝杆菌感染
   F. 某些免疫异常性疾病
3. 结节性红斑主要涉及
   A. 皮下脂肪
   B. 基底层
   C. 毛囊
   D. 表皮
   E. 真皮深层及皮下
4. 下列关于结节性红斑的叙述，正确的是
   A. 女性多于男性
   B. 多累及儿童
   C. 通常数周可自行消退
   D. 好发于冬季
   E. 皮损通常不破溃，不留瘢痕
5. 该病实验室检查，描述正确的是
   A. 白细胞常增多
   B. 红细胞沉降率增快
   C. 血小板减少
   D. 结核菌素试验多呈阳性
   E. 抗链球菌溶血素“O”高
6. 须与下列疾病相鉴别的是
   A. 硬红斑
   B. 硬下疳
   C. 结节性脂膜炎
   D. 变应性皮肤血管炎
   E. 结节性痒疹
7. 下列关于该病药物治疗的叙述，正确的是
   A. 有感染可用抗生素
   B. 可用非甾体抗炎药
   C. 碘化钾
   D. 羟氯喹
   E. 抬高患肢
   F. 沙利度胺
8. 重症患者可予泼尼松治疗，剂量为
   A. 20~30mg/d
   B. 10mg/d
   C. 5mg/d
   D. 40~50mg/d
   E. 50~60mg/d

(9~16 题共用题干)

患者，女性，28 岁。患者左下肢胫前皮肤直径 5cm 溃疡 3 周，边缘不齐，溃疡基底有脓性分泌物，中心坏死，发热，坏死表面均为黄黑瘢痂，伴恶臭。

9. 该患者最可能的诊断为

A. 痈
B. 坏疽性脓皮病
C. 脂膜炎
D. 白色萎缩
E. 淤积性皮炎

10. 为明确诊断，下列检查中最重要的是

A. 尿常规
B. 细菌培养
C. 血常规
D. 血生化检查
E. 组织病理学检查

11. 下列关于坏疽性脓皮病的叙述，正确的是

A. 痊愈后多不留瘢痕
B. 溃疡局部疼痛常较显著
C. 最常见的下肢，皮损常为多发性损害
D. 可伴淋巴增殖性疾病
E. 病灶可为单个或多个

12. 坏疽性脓皮病的溃疡性损害应与下列哪些疾病相鉴别

A. 类脂质渐进性坏死
B. 三期梅毒
C. 皮肤阿米巴病
D. 深部真菌病
E. Wegener 肉芽肿

13. 坏疽性脓皮病常伴有

A. 环状红斑
B. 痛风
C. 溃疡性结肠炎
D. 结节红斑
E. 类风湿关节炎
F. 面部红斑

14. 该患者病理结果示：化脓性皮炎和脂膜炎改变，溃疡分泌物细菌培养及真菌培养皆阴性，如果该患者病情进展迅速，则该患者治疗方案首选

A. 青霉素
B. 伊曲康唑
C. 抗组胺药
D. 细胞毒性药
E. 糖皮质激素
F. 免疫抑制药

15. 口服糖皮质激素的剂量通常是

A. 泼尼松 100mg 以上
B. 泼尼松 10~20mg/d
C. 泼尼松 20~30mg/d
D. 地塞米松 30~40mg/d
E. 泼尼松 40~80mg/d
F. 地塞米松 40mg/d

G. 泼尼松 10mg/d

16. 下列关于坏疽性脓皮病治疗的叙述，正确的是

A. 抬高患肢

B. 可用抗菌药物柳氮磺吡啶

C. 同时治疗伴发的系统性疾患

D. 可予氨苯砜

E. 可选用细胞毒性药如环孢素

参考答案与解析

一、A1 型题

1. E【解析】结节性红斑是一种常见病，是皮下脂肪发生炎症感染，出现红色或紫红色的皮下结节。

2. B【解析】结节性红斑中青年好发，女性多见。发疹前数天可出现上呼吸道感染等前驱症状，伴低至中度发热、关节肌肉疼痛、乏力等。多发生于小腿伸侧，亦可发生于大腿与上肢伸侧，甚至面部。皮损为红色结节，直径 1~5cm，数个至数十个，对称性散在分布，不融合。皮损局部温度升高，自觉疼痛和压痛，数天后皮损变平，呈青色，这个临床过程对诊断有特征性。皮损一般经 3~6 周自行消退，不留痕迹，但可再发。部分患者的皮损持久不退，持续 1~2 年亦不破溃，称为“慢性结节性红斑”或“迁延性结节性红斑”。

3. D【解析】化脓性肉芽肿是在皮肤穿通性损伤后，于该处的水肿性基质内新生毛细血管所形成的息肉状损害，与感染无关，也不是真正的肉芽肿。常发生在身体容易受伤的部位，如面部、手指、躯干、唇及口腔黏膜处，新生儿易发生在脐部。初发皮损为鲜红或棕红色丘疹，缓慢或迅速增大，形成有蒂或无蒂结节，表面光滑或呈疣状，一般直径 5~10mm，但也可达数厘米，质软，轻度外伤即可引起皮损出血，也可见坏死、溃疡和结节。皮损无自觉痛及压痛。

4~5 B、E【解析】参见 A1 型题第 2 题解析。

6. B【解析】结节病是一种原因不明的以非干酪样坏死性上皮细胞肉芽肿为病理特征的多系统受累的疾病，以中青年发病为主；最常侵犯的部位是肺部和纵隔淋巴结；临床表现多种多样，可以无明显的临床症状，也可以有发热、胸痛、咳嗽、咳痰等症状。

7. A【解析】结节性红斑的组织病理学检查：间隔性脂膜炎为其特征。脂肪小叶间隔内水肿，红细胞外渗，血管周围中性粒细胞、淋巴细胞浸润，晚期可见由噬脂细胞和异物巨细胞构成的肉芽肿。

8. E【解析】结节病患者对 Kvein 试验阳性率达 90% 以上，健康人及其他病患者的假阳性率很低，只占 6.5%，因此本试验诊断价值很高。

9. C【解析】参见 A1 型题第 1 题、第 2 题解析。

10. A【解析】血管炎的分类标准不一。目前一般根据细胞浸润类型、受累血管大小及有无肉芽肿形成做如下分类。①白细胞破碎性大血管炎：如结节性多动脉炎。②白细胞破碎性小血管炎：如变应性皮肤血管炎、贝赫切特综合征、过敏性紫癜、血清病、荨麻疹性血管炎。③淋巴细胞性小血管炎：如急性痘疮样苔藓样糠疹、皮肤结节性血管炎。④肉芽肿性大血管炎：如 Wegener 肉芽肿病、变应性肉芽肿病。⑤肉芽肿性小血管炎：如淋巴瘤样肉芽肿病、面部肉芽肿。

11~12 D、C【解析】参见 A1 型题第 1 题、第 2 题解析。

二、A2 型题

1. B【解析】参见 A1 型题第 3 题解析。

2. D【解析】结节性红斑是一种急性炎症性疾病，常侵犯双下肢膝以下小腿内侧，也可侵及小腿外侧、膝以上大腿，甚至侵及上肢，头面部少见。表现为肢体双侧对称性或鲜红色、暗红色、紫红色结节性损害，压痛明显，一般不痒。该病可以是一种单独的疾病，也可以是某些全身性疾病的一种皮肤表现。本病好发于青年女性，某些患有全身性疾病的男性患者（如白塞综合征）也可有结节性红斑的表现，一般以秋、冬寒冷季节发病为多。本病组织病理学检查结果：间隔性脂膜炎。

三、A3/A4 型题

1. B【解析】坏疽性脓皮病初始皮损类似于虫咬反应，表现为小的炎性丘疹或脓疱，并逐渐增大，形成溃疡性损害。患处疼痛明显，常伴有关节痛和全身不适。皮损分为典型皮损与非典型皮损：①典型皮损具有特征性，表现为深在的潜行性溃疡，溃疡周围呈紫色，好见于下肢，也可见于身体其他部位。②不典型皮损的溃疡较浅，还可表现为水疱、脓疱、糜烂等，常见于手背、前臂伸侧或面部。多发性皮损反复发作者，将留有筛状瘢痕。

2. E【解析】无特异性组织学表现，但所有临床疑为坏疽性脓皮病的患者均须做病理学检查，以排除其他疾病。

3. C【解析】糖皮质激素适用于病情较重的急性病例或局部外用治疗效果不好的病例，使用泼尼松症状控制后可迅速减量。如果常规剂量无效或其他药物无法控制时，可试用甲泼尼龙冲击疗法。

4. B【解析】川崎病的临床表现：持续性高热，一般为 39~40℃，热程 1~2 周。发病 2~3 天口唇明显充血且呈鲜红或绛红色，稍后唇面干燥、皲裂，部分会出血，糜烂或覆以血痂。口腔、舌、咽部黏膜出现弥漫性充血，舌乳头增生或出现杨梅舌。急性期在颈单侧或双侧可触摸到肿大的淋巴结，活动，可有压痛，2 周内能够消退。白细胞计数显著增高，可达 1 万以上，核左移；嗜酸性粒细胞计数轻度增高；血小板计数增高。红细胞沉降率增快，抗链球菌溶血素“O”一般不高，C 反应蛋白（CRP）多阳性。

5. D【解析】本病治疗应用阿司匹林热退后逐渐减量，维持治疗 6~8 周。

6. A【解析】根据患者年龄及发生于前臂的环形损害，首先应考虑环状肉芽肿。

7. B【解析】本病病因不清，可能与各种外界刺激有关，如外伤、日晒、局部刺激、虫咬。

8. E【解析】典型皮损为分布于暴露部位（如足背、手背、前臂、下肢伸侧）带光泽的丘疹，环形或半月状结节，发生于面部者可能与日晒有关，糖尿病患者皮损可泛发全身，且失去典型的环形外观。

9. C【解析】本病应与结节病、扁平苔藓等进行鉴别，主要依靠组织病理学检查，可见真皮浅层呈栅栏状排列的组织细胞，中央有局灶性胶原纤维变性。

10. E【解析】溃疡型坏疽性脓皮病皮损初起在外观正常的皮肤或外伤部位出现压痛性炎性丘疹、脓疱或水疱。下肢和躯干最常受累，其他部位也可发病。初始的炎性病变随后向四周扩展，中心坏死，形成溃疡。溃疡边缘皮肤呈蓝色或紫红色，向周围破坏性进展（潜行性），受累组织的不规则扩大可能呈现匐行形外观。溃疡的基底呈化脓性和坏死性，溃疡通常深达皮下脂肪层，有时甚至达筋膜层。在病程的不同阶段，病灶可为单个或多个，愈合的溃疡常形成萎缩性筛状瘢痕。坏疽性脓皮病的最早期皮损的组织病理示毛囊周围炎和真皮内脓肿形成。溃疡期皮损病理常可见表皮和浅表真皮坏死，其下有混合性炎症细胞浸润和脓肿形成。有时见巨细胞，并且病变边缘的组织可能表现提示淋巴细胞性血管炎的血管变化。

11. C【解析】坏疽性脓皮病患者生活应有规律，注意劳逸结合。糖皮质激素适用于病情较重的急性病例或局部外用治疗效果不好的病例，使用泼尼松控制症状后可迅速减量。当患者出现发热等炎症反应时，可以使用抗菌药治疗。如无继发感染，局部治疗宜温和，对症处理。外科清创手术因为存在针刺反应，进而有加重坏疽性脓皮病的可能而有争议。但如果在长期用免疫抑制剂的过程中，针刺反应最小的情况下，可进行吸引疱皮肤移植和培养的自体角质形成细胞移植。通常在损害完全消失后停止治疗，如患者皮损较为严重时，等到疾病稳定期可以进行植皮治疗。

12~14 D、B、C【解析】根据患者的皮损特点及组织病理学表现，本患者应首先考虑结节病的可能。结节病病因不清，可能与感染及免疫异常有关，可累及皮肤和全身其他系统，出现发热、肺门及纵隔淋巴结肿大、肺间质损害、骨关节破坏、葡萄膜炎以及神经系统和肾受累等。根据典型组织病理学表现，可以与环状肉芽肿、异物肉芽肿等疾病进行鉴别。本病的治疗可采用多种药物，如羟氯喹、雷公藤制剂、糖皮质激素、免疫抑制药。

15. C【解析】朗格汉斯细胞组织细胞增生症的典型临床症状表现包括发热、皮疹、口腔及眼耳鼻喉病变、中枢性神经系统症状、呼吸道症状等，临床上以骨骼、皮肤、软组织病变最为多见，其次为肝、脾、淋巴结及肺。皮疹常为发病的首要症状，主要分布于躯干、头皮和发际，初起为淡红色丘疹，然后可以为出血性或湿疹样皮脂溢出样皮疹，继而结痂，结痂脱落后留有白斑。

16. D【解析】朗格汉斯细胞组织细胞增生症根据临床特征、组织学检查、免疫表型、电镜等确定诊断，并需要进一步分类以确定病变累及范围和严重程度。

17. A【解析】参见 A1 型题第 1 题解析。

18. C【解析】间隔性脂膜炎为结节性红斑特征，组织病理学检查有助于确诊。

19. B【解析】结节性红斑病因未明，但与感染密切相关，特别是溶血性链球菌，其他可能的病原微生物有病毒、衣原体、真菌等；药物如溴剂、碘剂、磺胺类及口服避孕药也可能与本病有关；某些系统性疾病如白塞综合征、炎性肠病、结节病等或恶性肿瘤常伴有结节性红斑。本病发病机制不明，目前认为是对致病微生物、药物等变应原的迟发性变态反应。

20~21 A、C【解析】参见 A1 型题第 1 题解析。

22~23 A、A【解析】坏疽性脓皮病是一种少见的非感染性嗜中性皮肤病。皮肤有复发性疼痛性坏死性溃疡，伴系统性疾病：炎性肠病、关节病、血液系统疾病。40~60 岁常见，女性多于男性。临床分为经典型、非经典型、浅表型、口缘型。经典型初起可见炎症性丘疹、水疱、脓疱、小结节，中心坏死，形成溃疡，边缘紫红色水肿性，底部可溢脓，覆坏死组织，中心可愈合，不断扩大，形成崩蚀性溃疡，伴发热、不适、肌痛、关节痛。非经典型皮损表浅，可为脓疱性、水疱性、大疱性，急性发热性嗜中性皮肤病样皮损或溃疡。应积极治疗原发病。治疗首选系统应用糖皮质激素，还可采用免疫抑制药、氨苯砜、磺胺吡啶，还可行局部治疗、外科治疗。

24. A【解析】瘙痒症的典型症状就是皮肤瘙痒而无原发性皮损，可有针刺、灼热或爬行感。瘙痒的程度不等，往往以夜间最重。由于搔抓、摩擦或感染，往往继发充血、皮抓破、苔藓样化、色素沉着、脓疱或淋巴结炎等损害。

25. C【解析】瘙痒症外用药物治疗选用润滑剂、清洁剂、冷却剂、局部麻醉药、糖皮质激素、免疫抑制药、锶盐等。瘙痒症系统治疗选用抗组胺药、钙剂、维生素 C、硫代硫酸钠、镇静催眠药、局部麻醉药、沙利度胺、阿片受体阻断药、5-羟色胺受体阻断药、加巴喷丁。

四、X 型题

1. ABDE【解析】全身性瘙痒症病因具体如下。①内脏疾病：胃、肠、肝、肾等内脏器官发生功能性或器质性疾病，尤其是糖尿病、尿毒症、肝病患者，常常有全身泛发的瘙痒；某些肿瘤如白血病、淋巴肉瘤、霍奇金淋巴瘤、蕈样肉芽肿及恶性淋巴瘤患者，可发生皮肤瘙痒。②神经精神系统障碍：脑动脉硬化、脊髓痨、神经衰弱也可以发生全身性或局限性的皮肤瘙痒。③内分泌的障碍：某些妇女在妊娠期常有瘙痒症，一般在产后消失，月经紊乱或卵巢疾病常引起女阴瘙痒症。老年人的皮肤瘙痒可能与体内性激素水平降低有关。甲状腺疾病患者可以有瘙痒症。

2. ACDE【解析】川崎病的淋巴结肿大为非化脓性。

3. BDE【解析】参见A1型题第2题解析。

五、案例分析题

1. C【解析】参见A1型题第2题解析。

2. ABCDEF【解析】参见A3/A4型题第19题解析。

3~4 A、ACE【解析】参见A1型题第2题解析。

5. ABDE【解析】结节性红斑实验室检查：一般无贫血，有白细胞增多，红细胞沉降率增快，抗链球菌溶血素“O”高。在伴有结核时，结核菌素试验可阳性。

6. ACD【解析】本病应与硬红斑、梅毒性树胶肿、孢子丝菌病、结节性脂膜炎、变应性皮肤血管炎相鉴别。

7. ABCDEF【解析】结节性红斑药物治疗如下。①镇痛药：为了减轻压痛和关节痛，患者可服吲哚美辛、水杨酸钠或阿司匹林等镇痛药。②碘化钾：可直接口服或是加入牛乳中，饭后口服，往往在2天以后，症状即可减轻，2周后可痊愈，应连服3~4周以免停药过早而易复发。③糖皮质激素：如果碘化钾等药物无效，可用小量糖皮质激素类混悬液注射于结节内，结节常在2~3天消退。严重患者可应用糖皮质激素治疗。④免疫抑制药：对于急性发作者可给予免疫抑制药，如羟氯喹、甲氨蝶呤。⑤抗炎药：经过检查明确为细菌感染导致的结节性红斑可以根据药物敏感试验应用非甾体抗炎药。⑥抗病毒药：对于病毒感染导致的结节性红斑可以用抗病毒药，常用利巴韦林。⑦抗结核药物：结核分枝杆菌感染导致的结节性红斑要应用抗结核药物，常用异烟肼、利福平、吡嗪酰胺。

8. A【解析】皮损广泛、炎症较重、疼痛剧烈者可用糖皮质激素治疗，泼尼松20~30mg/d，疗程2~4周。

9. B【解析】参见A3/A4型题第10题解析。

10. E【解析】无特异性组织学表现，但所有临床疑为坏疽性脓皮病的患者均须做组织病理学检查，以排除其他疾病。

11. BCDE【解析】参见A3/A4型题第10题解析。

12. ABCDE【解析】坏疽性脓皮病的溃疡性损害应与感染性溃疡、皮肤阿米巴病、急性发热性嗜中性皮肤病、结节性梅毒疹、类脂质渐进性坏死、三期梅毒、深部真菌病、Wegener肉芽肿等进行鉴别。

13. CEF【解析】坏疽性脓皮病常与溃疡性结肠炎、类风湿关节炎、骨髓瘤、白血病、慢性活动性肝炎、面部红斑等并发，这些疾病大多为自身免疫疾病。

14. EF【解析】糖皮质激素适用于病情较重的急性坏疽性脓皮病病例。免疫抑制药可联合糖皮质激素治疗本病。

15. E【解析】坏疽性脓皮病口服糖皮质激素治疗剂量常为泼尼松40~80mg/d，症状控制后可迅速减量。如果常规剂量无效，可试用甲泼尼龙冲击疗法。

16. ABCDE【解析】坏疽性脓皮病治疗应积极治疗原发病，系统治疗可选用糖皮质激素、免疫抑制药、氨苯砜、磺胺吡啶，局部治疗生理盐水湿敷，外用抗菌制剂、糖皮质激素，也可局部注射糖皮质激素，还可采用外科治疗。

尖锐湿疣

第二十章　性传播疾病

一 A1 型题

1. 尖锐湿疣好发于
   A. 足跖部
   B. 甲缘处
   C. 头面部
   D. 皮肤与黏膜交界处
   E. 双手背
2. 下列途径不传染艾滋病（AIDS）的是
   A. 共用食具
   B. 器官移植
   C. 吸食母乳
   D. 人工授精
   E. 共用的剃刀、牙刷，可经破损处传染
3. 由杜克雷嗜血杆菌引起的性传播疾病为
   A. 软下疳
   B. 淋病
   C. 艾滋病
   D. 梅毒
   E. 巨大湿疣
4. 艾滋病传染途径不包括
   A. 血及血制品传染
   B. 日常生活接触传染
   C. 母婴传染
   D. 医务人员可因针头刺伤皮肤黏膜或黏膜被血液溅污而接触病毒传染
   E. 性接触
5. 下列不属于梅毒实验室诊断方法的是
   A. 墨汁试验
   B. 性病研究实验室试验（VDRL）
   C. 胶体金试验
   D. 快速血浆反应素环状卡片试验
   E. 不加热血清反应素试验（USR）
6. 由沙眼衣原体引起的性传播疾病为
   A. 软下疳
   B. 腹股沟肉芽肿
   C. 传染性软疣
   D. 尖锐湿疣
   E. 性病性淋巴肉芽肿

7. 最早出现的二期梅毒疹为

A. 斑疹性梅毒疹　　B. 掌跖梅毒疹

C. 扁平湿疣　　D. 脓疱性梅毒疹

E. 丘疹性梅毒疹

8. 软下疳的特征为

A. 只发生在生殖器的溃疡

B. 生殖器溃疡，不痛

C. 软下疳不发生在生殖器外

D. 生殖器溃疡，常伴有无痛性腹股沟淋巴结肿大

E. 生殖器溃疡疼痛，常伴有疼痛性腹股沟淋巴结炎

9. 下列不属于性传播疾病的是

A. 生殖器疱疹　　B. 女性假性湿疣

C. 软下疳　　D. 传染性软疣

E. 性病性淋巴肉芽肿

10. 女性非淋菌性尿道炎主要发生在

A. 尿道　　B. 阴道

C. 附件　　D. 盆腔

E. 子宫颈

11. 具有人类免疫缺陷病毒（HIV）感染特异性的体征是

A. 口腔毛状黏膜白斑　　B. 淡紫色或棕色斑

C. 毛细血管扩张征　　D. 玫瑰疹样皮疹

E. 脂溢性皮炎

12. 胎传梅毒和新生儿通过产道时感染的梅毒主要区别是

A. 梅毒血清不加热的反应素试验阳性

B. 梅毒性斑疹

C. 不发生硬下疳

D. 哈钦森（Hutchinson）三联征

E. 荧光密螺旋体抗体吸收试验（FTA-ABS）阳性

13. 下列关于淋病治疗的叙述，不正确的是

A. 头孢曲松钠对淋菌性咽炎疗效较好

B. 妊娠期梅毒用喹诺酮类和四环素类药物

C. 淋菌性脑膜炎的疗程应满 2 周，心内膜炎的疗程应满 4 周

D. 新生儿淋菌性眼炎的治疗中，单剂头孢曲松钠的剂量不能超过 125mg

E. 治疗淋球菌性盆腔炎时，除应用头孢曲松钠外，还同时口服甲硝唑或多西环素

14. 通常通过输血而感染 HIV 的患者出现血清抗体阳性的时间为
A. 1 周内
B. 3 个月
C. 2~8 周
D. 6 个月
E. 1 年

15. 胎传梅毒通常发生在
A. 妊娠初 3 个月
B. 分娩时
C. 妊娠末 3 个月
D. 妊娠 4 个月左右
E. 妊娠任何时期

16. 下列关于非淋菌性尿道炎的叙述，不正确的是
A. 目前在欧美国家已超过淋病，跃居性传播疾病首位
B. 本病尿道症状比淋病轻
C. 患者有非婚性接触史或配偶感染史
D. 有相当数量的患者症状轻微或无任何临床症状
E. 60% 的非淋病性尿道炎由支原体引起

17. 下列不属于晚期梅毒的是
A. 结节性梅毒疹
B. 树胶肿
C. 近关节结节
D. 梅毒性主动脉瓣关闭不全
E. 红斑糜烂性梅毒疹

18. 二期梅毒的骨关节损害最常见的是
A. 骨折
B. 骨软骨炎
C. 骨膜炎
D. 骨髓炎
E. 关节强直

19. 下列关于三期梅毒皮肤黏膜损害的叙述，不正确的是
A. 梅毒性秃发
B. 树胶肿
C. 近关节结节
D. 结节性梅毒疹
E. 梅毒性纤维瘤

20. 无明显临床症状的女性淋球菌感染者为
A. 10%
B. 60%
C. 40%
D. 20%
E. 80%

21. 下列属于二期梅毒的皮损表现的是
A. 扁平苔藓
B. 扁平疣
C. 假性湿疣
D. 尖锐湿疣
E. 扁平湿疣

22. 下列关于三期梅毒皮肤损害的叙述，不正确的是
   A. 梅毒树胶肿和结节性梅毒疹是其主要的损害
   B. 梅毒树胶肿的口腔黏膜损害可导致发音及进食困难
   C. 结节性梅毒疹好发于头面部、肩部、背部及四肢伸侧
   D. 结节性梅毒疹通常无自觉症状
   E. 三期梅毒的皮肤损害中，近关节结节多见
23. 下列关于先天性梅毒的叙述，不正确的是
   A. 是经母体胎传
   B. 大多在妊娠 4 个月后传给胎儿
   C. 先天性梅毒也可经父亲传染
   D. 先天性梅毒没有下疳表现
   E. 先天性梅毒儿生后即进入二期梅毒感染阶段
24. 梅毒患者规则足量治疗后，血清不转阴超过多长时间属于血清固定
   A. 1 年
   B. 2 年
   C. 2 个月
   D. 3 年
   E. 4 年
25. 梅毒治疗的首选药物为
   A. 青霉素
   B. 螺旋霉素
   C. 四环素
   D. 庆大霉素
   E. 氯霉素
26. 软下疳临床表现不包括
   A. 女性患者损害较男性深，触痛明显
   B. 生殖器以外的部位也可出现软下疳
   C. 软下疳通常无明显前驱症状
   D. 软下疳周围可出现多发卫星状溃疡
   E. 30%~50% 的患者可发生疼痛性腹股沟淋巴结炎
27. 关于一期梅毒，下列叙述不正确的是
   A. 一次梅毒血清试验阴性可排除一期梅毒
   B. 潜伏期是 2~4 周
   C. 硬下疳是主要的表现
   D. 在硬下疳处取材以暗视野检查可见苍白螺旋体
   E. 通常患者起病前有不洁性交史
28. 早期梅毒（包括一期、二期及早期潜伏梅毒）推荐普鲁卡因青霉素 G 治疗总量（一疗程）为
   A. 1500 万 U
   B. 600 万 U
   C. 2400 万 U
   D. 1200 万~1800 万 U

E. 800 万~1200 万 U

29. 下列关于生殖器疱疹的描述，正确的是

A. 单纯疱疹病毒Ⅱ型（HSV-2）的抵抗力强，通常的消毒剂不能使它灭活

B. 单纯疱疹病毒Ⅰ型（HSV-1）是生殖器疱疹的主要病原体

C. 女性生殖器疱疹与子宫颈癌的发生有密切的关系

D. 复发性生殖器疱疹常伴明显的全身症状

E. 潜伏 HSV-1 较潜伏的 HSV-2 更易被激发致病

30. 有关女性淋病的临床表现，下列叙述不正确的是

A. 症状较轻，急、慢性症状不易区分

B. 如直肠、咽部出现感染，则症状较男性明显

C. 子宫颈内膜、尿道是最常见的受累部位

D. 盆腔炎患者发生异位妊娠概率高

E. 急性感染者常与性交后 2~5 天出现尿道刺激症状

31. 下列关于三期梅毒的表现，叙述不正确的是

A. 结节性梅毒疹　　B. 树胶肿

C. 梅毒性秃发　　D. 长骨骨膜炎

E. 脑膜血管型神经梅毒

32. 男性非淋菌性尿道炎的常见并发症不包括

A. 尿道狭窄　　B. 前列腺炎

C. 赖特（Reiter）综合征　　D. 直肠炎

E. 附睾炎

33. 下列有关艾滋病的病因及流行现状，叙述不正确的是

A. 艾滋病是 1981 年才被认识的一种性传播疾病

B. 是由人类免疫缺陷病毒感染引起的

C. 目前分离出来的 HIV 有人类免疫缺陷病毒Ⅰ型（HIV-1）和人类免疫缺陷病毒Ⅱ型（HIV-2）两型

D. HIV 属于 DNA 逆转录病毒

E. 少数患者感染后 3~4 周出现非特异性症状

34. 有关软下疳的流行病学，下列叙述不正确的是

A. 主要通过性接触传播

B. 女性患者明显多于男性患者

C. 病原体为革兰阴性杜克雷嗜血杆菌

D. 主要流行于亚热带地区

E. 通常无明显的前驱症状

35. 有关先天性梅毒的临床特点，下列叙述不正确的是
A. 患早期梅毒的孕妇传染胎儿的可能性大
B. 晚期先天性梅毒的眼梅毒约有 90% 为基质性角膜炎
C. 先天性梅毒不发生硬下疳
D. 梅毒性鼻炎主要见于晚期先天性梅毒
E. 神经性耳聋多发生于学龄期患儿
36. 非淋菌性尿道炎的主要病原体为
A. 链锁状杆菌　　B. 葡萄球菌
C. 痘病毒　　D. 沙眼衣原体及支原体
E. 人乳头瘤病毒
37. 下列有关急性 HIV 感染的叙述，不正确的是
A. 临床症状比较轻，多为非特异性　　B. 多数患者无任何症状和体征
C. 血清 HIV 抗体阳性　　D. 淋巴细胞比例轻度降低
E. 少数患者感染后 3~4 周出现非特异症状
38. 下列关于心血管梅毒的治疗，叙述不正确的是
A. 应住院治疗，如有心力衰竭，应控制后，再开始驱梅治疗
B. 水剂青霉素应从小剂量开始，逐渐增加剂量
C. 次日 20 万 U，1 次/日，肌内注射
D. 首日 10 万 U，1 次/日，肌内注射
E. 对青霉素及头孢菌素过敏者，可选用多西环素或红霉素
39. 下列抗 HIV 治疗的原则中，叙述不正确的是
A. 监测血浆病毒浓度
B. 监测 $CD4^+$ 细胞计数
C. 在明显的免疫缺陷出现前实施抗病毒治疗
D. 至少应用两种药物联合治疗
E. 主要应用白介素-2（IL-2）等治疗
40. 可传播艾滋病的途径是
A. 共用注射器　　B. 共用游泳池
C. 共用餐具　　D. 共用厕所
E. 共用交通工具
41. 由于治疗不及时引起的男性慢性淋病，其主要病灶位于
A. 尿道腺体和隐窝　　B. 前列腺
C. 咽部　　D. 附睾
E. 精囊

42. 下列关于梅毒螺旋体的叙述，不正确的是
  A. 梅毒螺旋体表面的黏多糖与其致病性有关
  B. 梅毒螺旋体对皮肤、主动脉、眼、胎盘、脐带等富含黏多糖的组织亲和力较高
  C. 梅毒螺旋体抗体对机体有很好的保护作用
  D. 梅毒螺旋体含有很多非特异性抗原
  E. 非特异性抗体在早期梅毒患者充分治疗后效价可逐渐下降直至完全消失
43. 下列关于生殖器疱疹的叙述，不正确的是
  A. 1 年复发 6 次者为频繁复发
  B. 复发性生殖器疱疹最常见
  C. 复发性生殖器疱疹常在原发性生殖器疱疹皮损消退后 1~4 个月以内复发
  D. 潜伏的 HSV-2 较 HSV-1 更易被激发致病
  E. 通常 50% 的 HSV-1 和 70% 的 HSV-2 感染在临床上无症状
44. 在淋病的发病机制中，淋球菌主要被（　　）吞饮，并在其内繁殖
  A. 扁平上皮细胞　　B. 单层柱状上皮细胞
  C. 淋巴细胞　　D. 中性粒细胞
  E. 上皮细胞
45. 下列有关艾滋病的描述，不正确的是
  A. 多数患者在感染初期无任何症状和体征
  B. 潜伏期患者是重要传染源
  C. 脂溢性皮炎常为 HIV 感染最初的皮肤表现
  D. 窗口期内的患者无传染性
  E. 急性感染期血清抗 HIV 抗体可阴性
46. 非淋菌性尿道炎的潜伏期通常是
  A. 1 周内　　B. 1~2 周
  C. 3~4 周　　D. 1~3 周
  E. 4~5 周
47. 播散性淋球菌感染的典型皮肤损害为
  A. 紫癜型药疹样改变　　B. 结节性红斑
  C. 虹膜状或靶形的红斑　　D. 全身泛发浅在的黄白色小脓疱
  E. 瘀斑基础上的坏死小脓疱
48. 下列关于梅毒螺旋体的叙述，不正确的是
  A. 梅毒螺旋体通常不易着色，又称苍白密螺旋体
  B. 普通消毒剂、煮沸、干燥、低温均可将梅毒螺旋体杀灭
  C. 梅毒螺旋体人工培养困难，通常接种于家兔睾丸进行保存及传代

D. 梅毒螺旋体为厌氧微生物，离开人体不易生存

E. 梅毒螺旋体可以旋转、蛇行、伸缩 3 种方式运动

49. 艾滋病的癌瘤主要是

A. 基底细胞癌　　B. 鳞状细胞癌（鳞癌）

C. 霍奇金淋巴瘤　　D. 卡波西（Kaposi）肉瘤

E. 湿疹样癌

50. 生殖器疱疹的主要传染源为

A. 原发性生殖器疱疹患者　　B. 复发性生殖器疱疹患者

C. 频繁复发者　　D. 亚临床型生殖器疱疹患者

E. 症状明显的生殖器疱疹患者

51. 下列有关淋病治疗的叙述，不正确的是

A. 新生儿淋菌性眼炎的治疗中单剂头孢曲松钠的剂量不能超过 125mg

B. 妊娠期淋病禁用喹诺酮类和四环素类药物

C. 大观霉素对淋菌性咽炎疗效较好

D. 淋菌性眼炎的疗程应满 7 天

E. 治疗淋球菌性盆腔炎时，除应用头孢曲松钠外，还同时口服甲硝唑或多西环素

52. 急性 HIV 感染引起的皮损主要是

A. 丘疱疹和疱疹　　B. 斑疹和丘疹

C. 糜烂　　D. 溃疡

E. 斑块

53. 艾滋病已成为流行于（　　）的传染病

A. 美国　　B. 全世界五大洲

C. 非洲　　D. 亚洲

E. 美洲与非洲

54. 通过性交感染 HIV 者出现血清抗体阳性的时间为

A. 1 周内　　B. 4~8 周

C. 4~6 周　　D. 2~3 周

E. 8~12 周

55. 可以预防新生儿淋菌性眼炎的药物是

A. 1% 硝酸银溶液　　B. 1% 醋酸溶液

C. 1∶8000 高锰酸钾溶液　　D. 2% 碳酸氢钠溶液

E. 以上都可以

56. HIV 感染的皮肤表现中，表示预后差的标志为

A. 毛细血管扩张征　　B. 银屑病

C. 口腔毛状黏膜白斑　　D. 脂溢性皮炎
E. 卡波西肉瘤

57. 银屑病与二期梅毒的鉴别最有意义的是
A. 皮损颜色　　B. 累及范围
C. 脱屑的程度　　D. 红细胞沉降率改变
E. 梅毒血清反应阳性

58. 引起尖锐湿疣的病原体是
A. 杜克雷嗜血杆菌　　B. 肉芽肿荚膜杆菌
C. 人乳头瘤病毒　　D. 沙眼衣原体
E. 人巨细胞病毒

59. 非淋病性尿道炎的主要病原体为
A. 厌氧革兰阴性杆菌　　B. 沙眼衣原体、生殖和解脲支原体
C. 金黄色葡萄球菌　　D. 链球菌
E. 阴道毛滴虫

60. 下列疾病属于经典性传播疾病的是
A. 急性女阴溃疡　　B. 雅司病
C. 腹股沟肉芽肿　　D. 梅毒
E. 尖锐湿疣

61. 下列皮肤病无痒感的是
A. 疥疮　　B. 慢性单纯性苔藓
C. 二期梅毒疹　　D. 过敏性皮炎
E. 丘疹性荨麻疹

62. 先天性梅毒常应用普鲁卡因青霉素G治疗，用量为
A. 2万U/(kg·d)　　B. 5万U/(kg·d)
C. 4万U/(kg·d)　　D. 3万U/(kg·d)
E. 6万U/(kg·d)

63. 有关女性非淋菌性泌尿生殖道炎的临床表现，下列叙述不正确的是
A. 很多患者无症状，仅表现为白带增多
B. 尿道炎主要表现为尿道口充血、尿频
C. 围生期感染能引起新生儿衣原体性结膜炎
D. 尿道是感染的主要部位
E. 子宫颈水肿、表面肥大性滤泡是子宫颈炎特殊的外观

64. 胎传梅毒的传染途径为
A. 静脉输液　　B. 幼儿园交叉感染

C. 性交　　D. 母血经胎盘传入
E. 营养不良导致传染

65. 女性淋病患者中无明显临床症状或症状轻微者的占
A. 10%　　B. 20%
C. 40%　　D. 60%
E. 80%

66. 下列关于潜伏梅毒的叙述，不正确的是
A. 潜伏梅毒无临床症状或临床症状已消失
B. 潜伏梅毒的发生与机体免疫力较差有关
C. 潜伏梅毒的梅毒血清学检查为阳性
D. 潜伏梅毒脑脊液检查正常
E. 潜伏梅毒与治疗后暂时抑制了梅毒螺旋体（TP）有关

67. 人乳头瘤病毒主要感染
A. 血液　　B. 淋巴
C. 真皮　　D. 结缔组织
E. 上皮

68. 下列关于二期梅毒皮疹特点的叙述，不正确的是
A. 皮疹对称、泛发，以掌跖部多见，多呈古铜色
B. 皮损和分泌物中有大量的 TP，传染性强
C. 皮疹破坏性较强
D. 皮疹通常无自觉症状
E. 皮疹传染性强

69. 尖锐湿疣的致病微生物为
A. 病毒　　B. 衣原体
C. 支原体　　D. 细菌
E. 不明

70. 尖锐湿疣在诊断时应依据下列项目，但是不包括
A. 婚外性接触史或配偶感染史
B. 必要时组织病理检查
C. 生殖器或肛门部位单个或多个乳头状赘生物，表面粗糙
D. 血液病毒抗体检测
E. 醋酸试验阳性

71. 原发性生殖器疱疹的疱疹消退后，残留的病毒可潜伏于
A. 骶神经节　　B. 真皮组织

C. 末梢神经　　D. 表皮组织

E. 淋巴组织

72. 下列有关非淋病性尿道炎实验室检查的叙述，不正确的是

A. 男性尿道分泌物中革兰染色涂片检查中性粒细胞在 100 倍镜下平均每个视野大于等于 5 个为阳性

B. 临床实验室诊断中只需要见到达到阳性标准的中性粒细胞并排除淋球菌感染，即可作出初步诊断

C. 女性宫颈分泌物在 1000 倍镜下，平均每视野多形核白细胞大于 5 个有诊断意义

D. 男性晨起首次尿的沉渣在 400 倍镜下，平均每视野大于等于 15 个多形核的细胞有诊断意义

E. 首先需要用直接涂片、细菌培养确证无淋球菌感染

73. 下列关于梅毒性淋巴结炎的描述，不正确的是

A. 潜伏期 3 周左右　　B. 质硬，不与周围组织粘连，活动

C. 表面颜色正常，不化脓　　D. 初发为无痛性丘疹

E. 疼痛剧烈

74. 下列选项中，不正确的是

A. 梅毒树胶肿又称梅毒瘤，是三期梅毒的标志

B. 梅毒树胶肿的黏膜损害表现为坏死、溃疡

C. 梅毒树胶肿腿部皮损常为单发的无痛性皮下结节

D. 梅毒树胶肿是破坏性最强的一种皮损

E. 梅毒树胶肿好发于大腿，少数发生于骨骼、口腔、上呼吸道黏膜及内脏

75. 下列关于生殖器疱疹的描述，正确的是

A. 复发性生殖器疱疹常伴明显的全身症状

B. HSV-1 是生殖器疱疹的主要病原体

C. HIV 感染者并发生殖器疱疹病程较短

D. 妊娠期生殖器疱疹可造成胎儿流产

E. HSV 存在于患者血液中，主要靠血液传播

76. 艾滋病的各种感染主要位于

A. 心　　B. 血液系统

C. 肾　　D. 皮肤

E. 肺、胃肠与神经系统

77. 女性淋病中最多见的类型是

A. 淋菌性输卵管炎　　B. 淋菌性子宫颈炎

C. 盆腔炎 D. 前庭大腺炎

E. 尿道旁腺炎

78. 下列关于梅毒治疗的叙述，不正确的是

A. 早期梅毒每周肌内注射 1 次苄星青霉素，连续 3 次

B. 心血管梅毒及神经梅毒治疗时应特别注意避免吉–海反应

C. HIV 感染者梅毒治疗也是每周肌内注射一次苄星青霉素，连续 3 次

D. 早期先天性梅毒患儿如无条件检查脑脊液，应按脑脊液异常进行治疗

E. 妊娠梅毒患者如对青霉素过敏，可选用四环素或多西环素

79. 下列有关复发性生殖器疱疹临床表现的叙述，不正确的是

A. 原发性生殖器疱疹皮损消退后 1~4 个月以内复发，复发感染通常常发生在原来部位

B. 病程通常为 2~3 周

C. 全身症状及皮损较原发性生殖器疱疹轻

D. 患者复发前常有前驱症状

E. HIV 感染者临床复发更频繁

80. 下列有关软下疳临床亚型的叙述，不正确的是

A. 混合性软下疳是该病多种亚型同时存在

B. 一过性下疳损害小，4~6 天消失

C. 丘疹性软下疳的表现类似二期梅毒的扁平湿疣

D. 崩蚀性软下疳的溃疡发展迅速，广泛组织坏死

E. 匍匐性软下疳表现为长而狭窄的浅损害

81. 一期梅毒的主要临床特征是

A. 硬下疳 B. 软下疳

C. 下疳样脓皮病 D. 扁平湿疣

E. 多形红斑

82. 下列关于男性淋病临床表现的叙述，不正确的是

A. 潜伏期平均为 3~5 日

B. 5%~20% 的患者无明显临床表现

C. 20% 的未经治疗的患者可并发附睾炎

D. 80% 的咽部淋球菌感染的患者无临床症状

E. 成人淋菌性眼炎很少发生，一旦发生则很严重

83. 下列生殖器疱疹的治疗方案中，不正确的是

A. 原发性生殖器疱疹应用抗病毒药物须连服 7~10 天

B. 皮损处外用药膏有 3% 阿昔洛韦、酞丁胺霜等

C. 复发性生殖器疱疹的治疗最好在前驱症状或损害出现24小时内开始应用

D. 局部保持患处清洁、干燥

E. 亚临床生殖器疱疹者须长期服用有效抗病毒药物

84. 不属于艾滋病常见的皮肤表现的是

A. 口腔毛状黏膜白斑　　B. 玫瑰糠疹

C. 卡波西肉瘤　　D. 口腔念珠菌感染

E. 脂溢性皮炎

85. 获得性梅毒治疗的首选药物是

A. 多西环素　　B. 大观霉素

C. 青霉素　　D. 四环素

E. 红霉素

86. 下列关于非淋菌性尿道炎治疗原则的叙述，不正确的是

A. 早期诊断，早期治疗

B. 及时、足量、规则治疗

C. 抗衣原体、支原体、真菌联合用药

D. 同时治疗性伴

E. 不同病情采用不同的治疗方案

87. 临床上可出现“对吻损害”的疾病是

A. 扁平湿疣　　B. 生殖器疱疹

C. 软下疳　　D. 性病性淋巴肉芽肿

E. 腹股沟肉芽肿

88. 妊娠期淋病治疗可使用的药物为

A. 红霉素　　B. 氧氟沙星

C. 米诺环素　　D. 多西环素

E. 四环素

89. 需要与尖锐湿疣进行鉴别诊断的疾病不包括

A. 扁平湿疣　　B. 阴茎珍珠疹

C. 疥疮　　D. 鲍恩（Bowen）样丘疹病

E. 假性湿疣

90. 下列有关软下疳流行病学的叙述，不正确的是

A. 主要通过性接触传播

B. 女性患者明显多于男性患者

C. 病原体为革兰阴性杜克雷嗜血杆菌

D. 主要流行于亚热带的地区

E. 通常无明显的前驱症状

91. 下列有关淋球菌的叙述，不正确的是

A. 淋球菌是一种革兰阴性双球菌

B. 淋球菌适宜的生长温度是 32~36℃

C. 淋球菌主要寄居于黏膜表面的柱状上皮细胞内

D. 淋球菌不耐热，干燥环境可存活 1~2 小时

E. 人是淋球菌的一种自然宿主

92. 最常见的二期梅毒骨关节损害是

A. 骨折　　B. 骨软骨炎

C. 关节炎　　D. 骨髓炎

E. 骨膜炎

93. 下列有关软下疳并发症的描述，不正确的是

A. 50% 的患者可发生疼痛性腹股沟淋巴结炎

B. 可有嵌顿包茎

C. 尿道瘘是由于毁坏性溃疡所致的

D. 腹股沟淋巴结炎多为男性，女性少见

E. 阴囊、阴茎象皮肿是因淋巴回流障碍所致

94. 对青霉素过敏的孕妇梅毒患者药物治疗应选用

A. 红霉素　　B. 氯霉素

C. 四环素　　D. 链霉素

E. 头孢菌素

95. 腹股沟横痃通常在生殖器初疮发生后多长时间出现

A. 半年左右　　B. 2~6 周

C. 2 个月　　D. 4 个月后

E. 1~4 周后

96. 梅毒性鼻炎常见于

A. 晚期梅毒　　B. 潜伏梅毒

C. 早期先天性梅毒　　D. 晚期先天性梅毒

E. 早期获得梅毒

97. 下列属于性病性淋巴肉芽肿的病原体是

A. L2 血清型沙眼衣原体　　B. L6 血清型沙眼衣原体

C. L10 血清型沙眼衣原体　　D. L12 血清型沙眼衣原体

E. L15 血清型沙眼衣原体

98. 尖锐湿疣的平均潜伏期是

A. 1 个月
B. 2 个月
C. 3 个月
D. 4 个月
E. 6 个月

99. 下列有关生殖器初疮的描述，不正确的是

A. 可无明显的自觉症状
B. 溃疡多为单发
C. 皮损最初为小丘疹、疱疹，后出现糜烂或溃疡
D. 损害可在数日内痊愈，不留瘢痕
E. 溃疡触痛明显

100. 早期梅毒的病程是

A. 2 个月内
B. 2 年内
C. 2 个月以上
D. 2 年以上
E. 3 年内

101. 二期梅毒的皮疹为

A. 扁平湿疣
B. 软下疳
C. 尖锐湿疣
D. 树胶肿
E. 结节性梅毒疹

102. 下列关于男性非淋菌性尿道炎的描述，不正确的是

A. 典型表现为尿道瘙痒及轻重不等的尿痛及烧灼感
B. 疼痛较淋病轻，尿道口轻度红肿
C. 常有脓性分泌物，稀薄量多
D. 有的患者症状不明显，部分无症状
E. “糊口”现象

103. 梅毒患者的疗后观察不包括

A. 早期梅毒治疗后第 1 年每 3 个月复查一次，以后每半年复查一次，连续 2~3 年
B. 心血管梅毒的治疗应从小剂量青霉素开始，逐渐增加剂量，至第 7 天起按正常剂量治疗
C. 血清反应由阴性转为阳性，应加倍量复治
D. 血清反应固定阳性者，应做神经系统检查和脑脊液检查
E. 妊娠梅毒患者分娩前每月复查一次梅毒血清反应

104. 下列疾病不属于狭义性传播疾病范围的是

A. 淋病
B. 非淋菌性尿道炎

C. 尖锐湿疣　　D. 生殖器念珠菌病
E. 梅毒

105. 晚期胎传梅毒的症状多发于
A. 中年期　　B. 婴儿期
C. 儿童及青春期　　D. 老年期
E. 妊娠期

106. 下列反应中，对诊断软下疳有意义的是
A. 梅毒血清反应阳性　　B. 醋酸试验反应阳性
C. 甲苯胺蓝试验阳性　　D. 伊东-雷斯提纳反应阳性
E. 补体结合试验阳性

107. 下列疾病中，属于性传播疾病的是
A. 阴茎结核疹　　B. 鲍恩样丘疹病
C. 口腔皮肤结核　　D. 假性湿疣
E. 阴部疱疹

108. 心血管梅毒中不会出现的表现是
A. 心肌炎　　B. 主动脉瓣关闭不全
C. 二尖瓣关闭不全　　D. 冠状动脉狭窄
E. 主动脉瘤

109. 后天梅毒早期与晚期的分界时间为
A. 4 年　　B. 1 年以上
C. 5 年以上　　D. 2 年
E. 根据症状出现计算

110. 下列关于树胶肿的描述，正确的是
A. 是三期梅毒的标志，也是破坏性最大的一种损害
B. 初起的皮下深在结节，逐渐与皮肤粘连，表面呈暗红色的浸润斑块
C. 中央逐渐软化，破溃呈穿凿性，溃疡为肾形或马蹄形，境界清楚，边缘锐利
D. 有黏稠树胶状脓汁流出，直径 2~10cm
E. 以上都正确

111. 性传播疾病的主要传播方式为
A. 血液传播　　B. 医源性感染
C. 性接触　　D. 间接接触
E. 垂直传播

112. 潜伏梅毒诊断依据为
A. 有一期、二期或三期梅毒病史

B. 无任何梅毒的临床症状和体征
C. 脑脊液检查正常
D. 仅梅毒血清反应阳性
E. 以上都正确

113. 先天性梅毒是指
A. 子宫内感染
B. 母亲哺乳的感染
C. 生产时由阴道病损感染
D. 生产由医药感染
E. 生产时手术过程感染

114. 生殖器疱疹可发生于
A. 男性阴茎
B. 女性子宫
C. 腹股沟
D. 直肠
E. 以上都正确

115. 我国规定统计上报的性传播疾病不包括
A. 软下疳
B. 梅毒
C. 淋病
D. 滴虫阴道炎
E. 艾滋病

116. 下列途径可导致艾滋病的传播的是
A. 性接触传播
B. 与静脉药瘾者共用被 HIV 污染的针头、注射器
C. 移植或接受 HIV 感染者的器官、组织
D. 医疗器具消毒不严
E. 以上都正确

117. 感染梅毒后第一期皮肤病变出现的时间是
A. 1 个月
B. 3 周
C. 1 周
D. 3 日
E. 4 周

118. 二期梅毒可有的表现有
A. 可出现发热、头痛、头晕、全身关节痛、食欲缺乏等全身症状
B. 全身无痛性淋巴结肿大、变硬
C. 出现多种类型的皮损
D. 可出现咽炎、舌炎、虹膜炎、角膜炎等
E. 以上都正确

119. 下列关于三期梅毒组织病理学检查结果的叙述，不正确的是
A. 三期梅毒真皮及皮下组织的肉芽肿性浸润有浆细胞

B. 三期梅毒的肉芽肿性浸润常含有多核巨细胞

C. 三期梅毒的肉芽肿性浸润血管较少

D. 三期梅毒真皮及皮下组织的肉芽肿性浸润有上皮样细胞

E. 三期梅毒真皮及皮下组织的肉芽肿性浸润有淋巴细胞

120. 生殖器疱疹的传染源包括

A. 典型患者　　B. 亚临床患者

C. 无症状排毒者　　D. 不典型患者

E. 以上都正确

121. 晚期胎传梅毒的眼病为

A. 疱疹性角膜炎　　B. 睑球粘连

C. 兔眼　　D. 青光眼

E. 基质性角膜炎

二、A2 型题

1. 患者，男性，30 岁。感染梅毒，早期未发现症状，4 年后也未出现心血管和中枢神经等症状，查血梅毒血清反应为阳性。诊断为

A. 二期梅毒　　B. 早期潜伏梅毒

C. 晚期潜伏梅毒　　D. 胎传梅毒

E. 三期梅毒

2. 患者，女性，24 岁。小阴唇内侧密集小丘疹，表面光滑，不融合，呈“鱼子状”，自觉症状缺如，醋酸试验(-)。应诊断为

A. 尖锐湿疣　　B. 扁平湿疣

C. 女阴假性湿疣　　D. 生殖器疱疹

E. 鳞状细胞癌

3. 患者，女性，27 岁。妊娠 36 周。外阴起水疱，伴疼痛 3 天。查体：左侧大阴唇内侧可见簇集的针尖大小的水疱，周围有红晕，壁薄，易破。有触痛。实验室检查：疱液 HSV-DNA 阳性

A. 带状疱疹　　B. 急性外阴溃疡

C. 白塞综合征　　D. 生殖器疱疹

E. 硬下疳

4. 患者，男性，29 岁。阴茎溃疡 5 天，伴疼痛。起病前 1 周有不洁性交史。查体：阴茎中段上方可见 3 个蚕豆大小溃疡，互相融合，边缘不整齐，其表面覆盖灰黄色脂性脓苔，有触痛。分泌物涂片可见末端钝圆两极染色的短小杆菌，呈鱼群状排列。本病最可能的

诊断为

A. 硬下疳　　B. 腹股沟肉芽肿

C. 生殖器疱疹　　D. 性病性淋巴肉芽肿

E. 软下疳

5. 患者，女性，25 岁。未婚，有性生活史。发现外阴赘生物 7 天。无痒，无痛。查体：外阴、阴道及子宫颈可见多数淡红色的菜花状赘生物，触之易出血。阴道中量黄色分泌物。本病最可能的诊断是

A. 扁平湿疣　　B. 尖锐湿疣

C. 生殖器鲍恩样丘疹病　　D. 假性湿疣

E. 子宫颈癌

6. 患者，男性，36 岁。会阴钝痛 1 个月，尿痛 3 天。有冶游史。查体：尿道口轻度红肿，少量浆液性分泌物。前列腺轻度肿大。前列腺常规检查示高倍镜下白细胞(+++)。本病最可能的诊断是

A. 非淋菌性尿道炎合并前列腺炎　　B. 前列腺炎

C. 非淋菌性尿道炎　　D. 淋病

E. 前列腺增生

7. 患者，男性，25 岁。尿道流脓伴尿痛 2 天。起病前 3 天有冶游史。查体：尿道口轻度红肿，可见中量的黄色分泌物，内裤有污秽。本病最可能的诊断是

A. 非淋菌性尿道炎　　B. 非特异性尿道炎

C. 前列腺炎　　D. 淋病

E. 化脓性包皮龟头炎

8. 患者，女性，30 岁。2 周来全身出现散在玫瑰色指甲盖大的红斑，累及躯干、四肢掌跖。不痒。查体发现肛门附近有半环形排列的湿性丘疹，表面浸渍状。全身淋巴结肿大。应考虑为

A. 念珠菌感染　　B. 三期梅毒

C. 多形红斑　　D. 药物疹

E. 二期梅毒

9. 患者，男性，34 岁。尿痛排尿困难，龟头红肿流脓 4 天，10 天前有不洁性接触史。检查：包皮龟头红肿，尿道口肿胀外翻，有大量黄色脓液自尿道口溢出。最可能的诊断是

A. 非淋菌性尿道炎　　B. 淋病

C. 非特异性尿道炎　　D. 生殖器念珠菌病

E. 滴虫性尿道炎

三 A3/A4 型题

(1~3 题共用题干)

患者，女性，妊娠 38 周。发现肛周赘生物 2 天，稍有痒感。自诉 2 个月前有外阴溃疡史，无痛，无痒，未诊治，自愈。配偶有婚外性生活史。查体：肛周可见数个暗红色、直径 1~3cm 的扁平疣状损害，基底宽，无蒂，表面少量渗液。

1. 最可能的诊断为

   A. 尖锐湿疣　　B. 扁平湿疣
   C. 肛周湿疹　　D. 假性湿疣
   E. 扁平疣

2. 首选的治疗为

   A. 冷冻治疗　　B. 激光治疗
   C. 应用红霉素　　D. 抗组胺类药物
   E. 应用青霉素类药物

3. 该孕妇分娩出来的新生儿应如何处理

   A. 不用治疗
   B. 均应进行抗梅毒治疗
   C. 进行脑脊液检查，了解有否异常
   D. 观察血清反应，如发现阳性或有症状，应立即进行治疗
   E. 以上均不是

(4~5 题共用题干)

患者，女性，31 岁。肛周新生物 1 个月。查体：肛周见 2 个红色斑块，大小分别为 1.5cm×1.5cm 和 2cm×2cm，表面湿润。

4. 该患者诊断首先应考虑为

   A. 尖锐湿疣　　B. 肛周脓肿
   C. 肛周囊肿　　D. 鳞状细胞癌
   E. 扁平湿疣

5. 对该患者首先采取哪种处理方法比较妥当

   A. 快速血浆反应素环状卡片试验（RPR）+梅毒螺旋体颗粒凝集试验（TPPA）
   B. 二氧化碳激光
   C. 手术切除+病理学检查
   D. 醋酸试验

E. 冷冻

(6~7 题共用题干)

患者，男性，27 岁。因“阴茎包皮溃疡 1 周”来诊。1 个月前有冶游史，20 天后阴茎包皮上出现单发丘疹，逐渐发展成触之易出血的增生性肉芽肿性溃疡损害，溃疡不痛，牛肉红样、质脆，有卫星状小溃疡。镀银染色可在组织切片中见到杜诺凡（Donovan）小体。

6. 该患者最可能的诊断是

A. 软下疳

B. 腹股沟肉芽肿

C. 梅毒

D. 性病性淋巴肉芽肿

E. 皮肤鳞状上皮癌

7. 妊娠期推荐使用的抗生素为

A. 红霉素

B. 多西环素

C. 复方磺胺甲噁唑

D. 四环素

E. 青霉素

(8~10 题共用题干)

患者，女性，36 岁。二期梅毒患者，在第一天驱梅治疗过程中突起头痛、寒战、高热。查体：体温 39.5℃，呼吸 23 次/分，心率 108 次/分，血压 86/110mmHg，心、肺系统未见异常，全身皮肤可见大小不一的风团。

8. 该患者可能出现

A. 药物疹

B. 荨麻疹

C. 吉-海反应

D. 输液反应

E. 青霉素过敏

9. 为了避免出现此情况，驱梅治疗前可

A. 青霉素脱敏

B. 肌内注射苯海拉明

C. 青霉素皮肤试验

D. 口服小剂量泼尼松

E. 口服马来酸氯苯那敏等

10. 其发生可能的原因为

A. 青霉素过敏

B. 大量螺旋体被杀死而释放出的异种蛋白

C. 输液反应

D. 使用青霉素剂量过大

E. 其他原因

(11~13 题共用题干)

患者，男性，43 岁。因“尿道口瘙痒，脓性分泌物 2 周”来诊。1 个月前有不洁性接触史。查体：包皮、龟头无异常，可见中等量黏液脓性分泌物自尿道口溢出。分泌物涂片镜检：未见白细胞内革兰阴性双球菌。

11. 该患者最可能的诊断是
    A. 滴虫性尿道炎
    B. 非特异性尿道炎
    C. 淋病
    D. 生殖器念珠菌病
    E. 非淋菌性尿道炎
12. 下列关于该病的说法，正确的是
    A. 性接触不是主要的传播途径
    B. 尿道分泌物涂片革兰染色可见中性粒细胞中有革兰阴性球菌
    C. 尿道分泌物涂片，100 倍油镜下每视野中性粒细胞数不超过 4 个
    D. 40%~60% 由沙眼衣原体 D-K 血清型引起
    E. 病原体为淋球菌
13. 下列关于非淋菌性尿道炎治疗原则的叙述，不正确的是
    A. 早期诊断，早期治疗
    B. 抗衣原体、支原体、真菌联合用药
    C. 不同病情采用不同的治疗方案
    D. 同时治疗性伴
    E. 及时、足量、规则治疗

(14~15 题共用题干)

患者，男性，42 岁，尿道流脓伴排尿痛 1 天。发病 5 天前有不洁性交史。查体：尿道口见较多黄色脓性分泌物。拟诊为急性淋病，予以头孢曲松钠 1g 静脉滴注一次，3 天后复诊尿道分泌物消失，尿痛缓解。7 天后再次出现尿道分泌物伴尿道轻度疼痛，分泌物呈浆液性。治疗期间未有性交史。

14. 该患者目前诊断首先应考虑为
    A. 淋病复发
    B. 白念珠菌感染
    C. 非淋菌性尿道炎
    D. 慢性淋病
    E. 淋菌性前列腺炎
15. 下列关于该患者的处理方法，不正确的是
    A. 尿道分泌物淋球菌培养
    B. 若病原学检查结果为阴性，则不需要任何药物治疗
    C. 尿道分泌物涂片革兰染色观察中性粒细胞
    D. 嘱咐患者 2~3 个月后进行梅毒血清学试验和抗 HIV 抗体检测

E. 尿道分泌物衣原体和支原体检查

（16~17题共用题干）

患者，女性，26岁。妊娠37周，白带增多6天。查体：外阴正常，阴道充血，大量浆液脓性分泌物，子宫颈红肿，Ⅱ度糜烂。子宫颈分泌物培养可见沙眼衣原体。

16. 本病例最可能的诊断是

A. 滴虫阴道炎
B. 淋病
C. 细菌性阴道炎
D. 非淋病性泌尿生殖道炎
E. 念珠菌性阴道炎

17. 治疗可选用

A. 红霉素
B. 多西环素
C. 氧氟沙星
D. 甲硝唑
E. 青霉素

（18~20题共用题干）

患者，男性，30岁。因“尿道口脓性分泌物1周”来诊。半个月前有不洁性接触史。性伴侣和爱人情况不详。查体：尿道口红肿，淡黄色黏液分泌物。尿道分泌物涂片（革兰染色）：可见中性粒细胞，在100倍油镜下平均每视野10个，细胞内未见革兰阴性双球菌。

18. 本病诊断首先考虑为

A. 梅毒
B. 滴虫性尿道炎
C. 尖锐湿疣
D. 非淋菌性尿道炎
E. 艾滋病

19. 为确定病原微生物，最好采用的检查为

A. 组织病理学检查
B. PCR
C. 直接免疫荧光检测
D. 暗视野显微镜检查
E. 细胞培养

20. 该患者的治疗方案首选

A. 苄星青霉素240万U，分两侧臀部肌内注射，连续3周
B. 米诺环素100mg，每日2次，连续7~14日
C. 大观霉素2.0g，每日肌内注射，连续10日
D. 头孢曲松钠1~2g静脉滴注，每12小时1次，疗程2周
E. 环丙沙星500mg，一次口服

（21～23 题共用题干）

患者，男性，40 岁。会阴钝痛 2 个月，尿痛 3 天。有冶游史。查体：尿道口轻度红肿，少量浆液性分泌物。前列腺轻度肿大。前列腺常规检查见高倍镜下白细胞。

21. 本病例最可能的诊断是

A. 前列腺增生
B. 前列腺炎
C. 非淋菌性尿道炎合并前列腺炎
D. 淋病
E. 非淋菌性尿道炎

22. 为了明确诊断，应进一步做的检查是

A. B 超检查
B. 尿常规
C. 血常规
D. 直肠指检
E. 尿道分泌物和前列腺按摩液病原学检查

23. 目前本病治疗上常用的药物中不包括

A. 红霉素
B. 青霉素
C. 多西环素
D. 氧氟沙星
E. 米诺环素

（24～26 题共用题干）

患者，男性，22 岁。发病前 5 天有性接触史，出现阴茎包皮疼痛性溃疡，腹股沟淋巴结肿大并压痛。

24. 最可能的诊断为

A. 软下疳
B. 腹股沟肉芽肿
C. 梅毒
D. 性病性淋巴肉芽肿
E. 皮肤鳞状上皮癌

25. 为明确诊断，需要做病原体培养，培养此病原体需要的培养基是

A. 普通培养基
B. 巧克力培养基
C. 乳糖蛋白胨培养基
D. 含血清的琼脂培养基
E. 含肉汤的培养基

26. 如用阿奇霉素治疗该疾病，推荐使用的治疗方案为

A. 500mg，每日 4 次，共 7 日
B. 500mg，每日 2 次，共 3 日
C. 每日 1g，单剂量口服
D. 每日 500mg，单剂量口服
E. 每日 1g，分 2 次口服

（27～28 题共用题干）

患者，女性，24 岁。妊娠 35 周。外阴起水疱，伴疼痛 2 天。查体：大阴唇内侧可见簇

集的针尖大小的水疱，周围有红晕，壁薄，易破。有触痛。实验室检查：疱液 HSV-DNA 阳性。

27. 该患者最可能的诊断是
    A. 带状疱疹　　B. 急性外阴溃疡
    C. 生殖器疱疹　　D. 硬下疳
    E. 贝赫切特综合征
28. 如新生儿出生后 4 天出现发热、黄疸，皮肤出现疱疹，最可能的诊断为
    A. 新生儿黄疸　　B. 新生儿溶血性黄疸
    C. 水痘　　D. 新生儿单纯疱疹
    E. 带状疱疹

（29~30 题共用题干）

患者，男性，40 岁。包皮溃破伴疼痛 5 天。既往无类似发作史。查体：包皮内板见多个针帽大小的浅溃疡，呈群集排列。

29. 该患者诊断首先应考虑为
    A. 硬下疳　　B. 生殖器疱疹
    C. 软下疳　　D. 性病性淋巴肉芽肿
    E. 扁平湿疣
30. 对于该患者的处理，下列不正确的是
    A. 阿昔洛韦 400mg，口服，每日 2 次，连续 3 天
    B. 阿昔洛韦 200mg，口服，每日 5 次，连续 1 周
    C. 局部以防治继发细菌感染为主
    D. 禁忌性生活
    E. 注意休息，避免饮酒

（31~33 题共用题干）

患者，男性，30 岁。因“左侧腹股沟淋巴结肿大、压痛 1 周”来诊。5 周前有冶游史，后阴茎包皮上出现单个（偶有多个）小丘疹、糜烂、溃疡，数日后自愈；1 周前出现左侧腹股沟淋巴结肿大、压痛。肿大淋巴结组织病理学：有星状脓肿，周围上皮细胞呈栅栏状排列。

31. 最可能的诊断为
    A. 性病性淋巴肉芽肿　　B. 软下疳
    C. 梅毒　　D. 腹股沟肉芽肿
    E. 皮肤鳞状上皮癌

32. 该病的病原体是
    A. 克雷伯菌
    B. 肉芽肿荚膜杆菌
    C. 沙眼衣原体
    D. 杜克雷嗜血杆菌
    E. 解脲支原体
33. 关于该病治疗的叙述，不正确的是
    A. 治疗期间禁止性生活
    B. 早期、足量、规则治疗，定期追踪观察，预防晚期并发症
    C. 性伴同时治疗
    D. 妊娠和哺乳期妇女患者首选的治疗药物为多西环素
    E. 手术治疗要待抗生素治疗完成后才能进行

(34～35 题共用题干)

患者，男性，23 岁。尿道流脓伴尿痛 1 周。发病 5 天前有不洁性交史。发病后即自服抗生素。查体：尿道口见较多黄色脓性分泌物。尿道分泌物涂片革兰染色未发现革兰阴性双球菌。

34. 该患者诊断上应考虑为
    A. 淋菌性前列腺炎
    B. 白念珠菌感染
    C. 急性淋病
    D. 慢性淋病
    E. 非淋菌性尿道炎
35. 该患者处理上应首先采取的方法是
    A. 环丙沙星 500mg，每日 2 次，连服 10 日后复诊
    B. 米诺环素 100mg，每日 2 次，连服 10 日后复诊
    C. 红霉素 500mg，每日 2 次，连服 10 日后复诊
    D. 左氧氟沙星 100mg，每日 2 次，连服 10 日后复诊
    E. 头孢曲松钠 1g，静脉滴注，每日 1 次，连续 3 日后复诊

(36～38 题共用题干)

患者，女性，30 岁。因“不规则发热 1 个月，全身泛发水疱伴疼痛 5 天”来诊。3 年前因外伤曾输血。查体：口唇发红、干裂，急性病容，全身浅表淋巴结肿大，全身泛发潮红斑，其上有簇状分布的水疱、大疱，部分疱液内容物呈血性或形成血痂，部分皮疹中心坏死，形成黑褐色痂皮。实验室检查：血红蛋白 108g/L，红细胞计数 4.2×10^9/L，白细胞计数 3.5×10^9/L，中性粒细胞占比 0.78，淋巴细胞占比 0.09，血小板计数 102×10^9/L；尿、粪常规正常；肝、肾功能正常；HIV 抗体(+)。

36. 该患者诊断应考虑为
    A. 泛发性带状疱疹　　B. 泛发性单纯疱疹
    C. AIDS 合并带状疱疹　　D. 成人水痘
    E. AIDS 合并单纯疱疹
37. 需要进一步进行的检查是
    A. 胸部 X 线检查　　B. 血 $CD4^+$ T 细胞计数
    C. 肝、胆 B 超检查　　D. 血细菌培养
    E. 血免疫学检查
38. 错误的治疗方案是
    A. 静脉滴注更昔洛韦 300mg，每日 1 次
    B. 抗艾滋病治疗
    C. 免疫调节药治疗
    D. 隔离
    E. 预防细菌感染治疗

（39~41 题共用题干）

患儿，女，出生 10 日。双眼流脓 2 天。查体：双侧球结膜充血，见较多黄色脓性分泌物。分泌物涂片检查见较多细胞内革兰阴性双球菌。

39. 该患儿诊断首先考虑
    A. 淋菌性结膜炎　　B. 真菌性结膜炎
    C. 衣原体性结膜炎　　D. 病毒性结膜炎
    E. 以上都不是
40. 对该患儿下列处理不正确的是
    A. 头孢曲松钠按 30~50mg/kg 静脉滴注，每日 1 次，连续 1 周
    B. 1% 硝酸银溶液点眼，每日 1 次
    C. 生理盐水冲洗眼部，每小时 1 次
    D. 头孢曲松钠按 30~50mg/kg 静脉滴注 1 次
    E. 3 日内复诊
41. 除对该患儿上述治疗外，还须进行的处理是
    A. 联合抗疱疹病毒药物治疗
    B. 联合抗真菌药物治疗
    C. 患儿母亲接受抗真菌药物治疗
    D. 患儿母亲接受疱疹病毒药物治疗

E. 患儿母亲接受抗淋球菌药物和抗衣原体药物治疗

（42~46 题共用题干）

患者，男性，30 岁。不洁性接触 5 天后尿道口痒。查体发现少量黄、白脓性分泌物。

42. 分泌物直接镜检最可能见到

A. 疱疹病毒
B. 白念珠菌假菌丝
C. 革兰阴性双球菌
D. 杜克雷嗜血杆菌
E. 肉芽肿荚膜杆菌

43. 最可能的诊断为

A. 淋菌性尿道炎
B. 生殖道衣原体尿道炎
C. 淋菌性尿道炎合并前列腺炎
D. 软下疳
E. 男性念珠菌性尿道炎

44. 该患者经过正规治疗，停药后 1 周，仍有尿道不适，尿道口有少量稀薄分泌物，患者可能诊断为

A. 非淋菌性尿道炎
B. 硬下疳
C. 淋菌性尿道炎未愈
D. 肾结核
E. 生殖器溃疡

45. 须立即进行的检查为

A. 肾穿刺活检
B. 血常规
C. 组织病理学检查
D. 梅毒、HIV 抗体检测
E. 核酸检测

46. 核酸检测结果为衣原体（+）、淋球菌（-）、支原体（-），首选治疗方案为

A. 头孢曲松 1g，每日 1 次肌内注射
B. 多西环素 0.1g，每日 2 次口服，连续 7 日
C. 左氧氟沙星 0.5g，每日 1 次口服，连续 5 日
D. 司帕沙星 0.2g，每日 1 次口服，连续 7 日
E. 阿奇霉素 0.25g，每日 1 次口服，连续 5 日

（47~48 题共用题干）

患者，男性，38 岁。阴茎破溃 1 周，疼痛不明显。近 3 月内有多次不洁性交史。查体：冠状沟处见 2 个约 1.5cm×0.8cm 大小的溃疡，表面清洁，具有软骨样硬度，无触痛。实验室检查：血清 RPR（-），TPPA（-）。

47. 该患者的诊断首先应考虑为

A. 性病性淋巴肉芽肿
B. 软下疳
C. 生殖器疱疹
D. 梅毒

E. 白念珠菌感染

48. 该患者治疗上应采取的方法为

A. 头孢曲松钠 1g，肌内注射 1 次

B. 大观霉素 2g，肌内注射 1 次

C. 阿奇霉素 1g，一次性顿服

D. 抗生素软膏局部外用即可

E. 苄星青霉素 240 万 U，肌内注射，每周 1 次，连续 3 次

（49～50 题共用题干）

患者，女性，37 岁。主诉外阴不适就诊，查体：双侧小阴唇及尿道口周围多发、群集排列规则的颗粒状小丘疹，部分呈绒毛状突起。

49. 如须进一步确诊，首选检查为

A. 细胞涂片检查　　B. RPR

C. 疱疹病毒抗原检测　　D. 醋酸试验

E. 阴道分泌物检查

50. 最可能的诊断为

A. 女性假性湿疣　　B. 鲍恩样丘疹病

C. 尖锐湿疣　　D. 二期梅毒疹

E. 皮脂腺异位症

（51～52 题共用题干）

患者，女性，23 岁。白带增多 5 天，伴有外阴阴道瘙痒。其丈夫在 1 周前有不洁性交史。查体：外阴阴道弥漫性潮红，阴道内见较多豆腐渣样分泌物，子宫颈口见大量黄色脓性分泌物。

51. 该患者诊断首先应考虑为

A. 急性淋病　　B. 非淋菌性尿道炎

C. 外阴阴道假丝酵母菌病　　D. 滴虫阴道炎

E. 急性淋病合并外阴阴道假丝酵母菌病

52. 如果无实验室条件进行病原学检查，治疗上应按照下列哪种原则进行处理

A. 按急性淋病治疗

B. 按急性淋病、非淋菌性子宫颈炎和外阴阴道假丝酵母菌病治疗

C. 按外阴阴道假丝酵母菌病治疗

D. 按急性淋病和外阴阴道假丝酵母菌病治疗

E. 按非淋菌性尿道炎治疗

（53~54题共用题干）

患者，女性，40岁。3日前无明显诱因大阴唇内侧出现两片直径约2cm溃疡，疼痛显著。患者发热、乏力、疲劳、食欲缺乏。

53. 该表现支持的诊断是

A. 硬下疳
B. 生殖器疱疹
C. 急性外阴溃疡
D. 白塞综合征
E. 黏膜白斑

54. 病变部位可分离出

A. 链球菌
B. 梅毒螺旋体
C. HSV
D. 粗大杆菌
E. 杜克雷嗜血杆菌

（55~57题共用题干）

患者，男性，34岁。尿道分泌物伴尿道瘙痒3日。发病10日前有不洁性交史。查体：尿道口轻度红肿，可挤出少量乳白色稀薄分泌物。

55. 该患者诊断应首先考虑的是

A. 急性淋病
B. 非淋菌性尿道炎
C. 白念珠菌感染
D. 急性细菌性前列腺炎
E. 急性淋病合并非淋菌性前列腺炎

56. 该患者采用比较合适治疗方案是

A. 红霉素2g，一次性顿服
B. 头孢曲松钠1g，肌内注射1次
C. 左氧氟沙星400mg，一次性顿服
D. 米诺环素100mg，每日2次，连续1~2周
E. 头孢拉定500mg，每日4次，连续1~2周

57. 若不及时进行正规治疗，该患者可能出现的并发症是

A. 肾小球肾炎
B. 脑膜炎
C. 肝炎
D. 皮肤溃疡
E. 附睾炎

（58~60题共用题干）

患者，男性，33岁。尿道口脓性分泌物5日。已婚，10日前有不洁性接触史。性伴侣及爱人情况不详。查体：尿道口红肿，深黄色脓性分泌物，腹股沟淋巴结肿大，触痛。尿道分泌物涂片，革兰染色，镜下可见大量中性粒细胞，细胞内可见数量不等的革兰阴性双球菌。

58. 该病诊断首先考虑为
A. 尖锐湿疣
B. 滴虫性尿道炎
C. 淋病
D. 梅毒
E. 艾滋病

59. 做此病原体培养最好是在
A. 排尿后
B. 排尿后 1~2 小时
C. 陈旧尿内
D. 尿道外口要用强力杀菌剂消毒后
E. 用转送的培养基取材

60. 如此病原体属耐青霉素菌株，首选治疗药物为
A. 螺旋霉素
B. 红霉素
C. 四环素
D. 诺氟沙星
E. 大观霉素

（61~62 题共用题干）

患者，男性，32 岁。尿道流脓伴排尿痛 3 日。发病 7 日前有不洁性交史，发病前 1 日与其爱人有性生活史。查体：尿道口见大量黄绿色脓性分泌物。

61. 如果无实验室条件进行病原学检查，下列处理方法不正确的是
A. 通知其性伴及爱人性病门诊就诊
B. 按照急性淋病合并非淋菌性尿道炎治疗
C. 家庭内注意隔离及消毒
D. 按照急性淋病治疗即可
E. 治疗 3 日后复诊

62. 如果患者尿道分泌物病原学检查仅存在淋球菌感染，治疗上应首选
A. 红霉素 500mg，口服，每日 4 次，连续 1 周
B. 头孢曲松钠 1g，肌内注射 1 次
C. 环丙沙星 400mg，一次性顿服
D. 复方磺胺甲噁唑 1g，口服，每日 2 次，连续 1 周
E. 头孢拉定 500mg，口服，每日 4 次，连续 1 周

四 B 型题

（1~3 题共用备选答案）
A. 梅毒性树胶肿
B. 假性湿疣
C. 扁平湿疣
D. 梅毒性鼻炎
E. 硬下疳

1. 一期梅毒主要临床表现是

2. 二期梅毒主要临床表现是
3. 三期梅毒主要临床表现是

（4~5 题共用备选答案）

A. 红霉素
B. 青霉素
C. 四环素
D. 螺旋霉素
E. 甲砜霉素

4. 梅毒首选治疗药物为
5. 性病性肉芽肿首选治疗药物为

（6~8 题共用备选答案）

A. RPR
B. TPPA
C. 梅毒螺旋体直接检查
D. 醋酸试验
E. 毛滴虫检查

6. 早期梅毒检查可用
7. 梅毒确诊可用
8. 尖锐湿疣应进行的检查是

（9~13 题共用备选答案）

A. 杜克雷嗜血杆菌
B. 苍白密螺旋体
C. 沙眼衣原体
D. 人乳头瘤病毒
E. 淋球菌

9. 梅毒的主要病原体是
10. 非淋菌性尿道炎的主要病原体是
11. 尖锐湿疣的主要病原体是
12. 软下疳的主要病原体是
13. 性病性淋巴肉芽肿的主要病原体是

（14~17 题共用备选答案）

A. RPR
B. WB
C. TPPA
D. HIV 抗体
E. HSV ELISA

14. 梅毒的确诊试验是
15. 梅毒的筛查试验是

16. 艾滋病的筛查试验是

17. 艾滋病的确诊试验

五 X 型题

1. 淋病可表现为
   A. 急性尿道炎　　B. 直肠炎
   C. 咽炎　　D. 肝炎
   E. 以上都正确

2. 下列损害中接触感染梅毒危险性高的有
   A. 硬下疳　　B. 扁平湿疣
   C. 玫瑰糠疹　　D. 梅毒黏膜斑
   E. 妊娠性痒疹

3. 艾滋病的预防包括
   A. 宣传艾滋病预防知识
   B. 禁止静脉药瘾者共用注射器、针头
   C. 使用进口血液、血液成分及血液制品时，须经严格 HIV 检测
   D. HIV 感染者避免妊娠
   E. 基因治疗

4. 心血管梅毒的治疗应注意
   A. 应住院治疗
   B. 如有心力衰竭，应予以控制后，再开始抗梅毒治疗
   C. 为避免吉–海反应，青霉素注射前一日口服泼尼松，每次 10mg。每日 2 次，连续 3 日
   D. 水剂青霉素 G 应从小剂量开始，逐渐增加剂量
   E. 对青霉素过敏者可用盐酸四环素

5. 关于梅毒的叙述，下列正确的是
   A. 梅毒病原体的检查可用暗视野显微镜法
   B. 梅毒螺旋体也有耐青霉素菌株
   C. 硬下疳有自发疼痛压痛
   D. VDRL 试验也有假阳性
   E. 人是梅毒螺旋体的自然宿主

6. HIV 感染者患带状疱疹时的特点有
   A. 累及范围常较大　　B. 可出现水疱、大疱、血疱
   C. 疼痛剧烈，极易继发细菌感染　　D. 一般不引起脑炎、肺炎
   E. 以上都正确

7. 对诊断尖锐湿疣有意义的是
   A. 有不洁性交史或配偶感染史
   B. 氧化酶试验阳性
   C. 肛门外生殖器部位的良性皮肤黏膜赘生物
   D. 醋酸试验(+)
   E. 以上都正确
8. 男性淋病若治疗不及时，可出现的并发症包括
   A. 附睾炎　　B. 淋菌性前列腺炎
   C. 输精管炎　　D. 后尿道炎
   E. 精囊炎
9. HIV 进入人体血液后，通常可进入
   A. 淋巴细胞　　B. 巨噬细胞
   C. 中性粒细胞　　D. 朗格汉斯细胞
   E. 以上都正确
10. 下列关于软下疳的描述，不正确的是
   A. 潜伏期通常 3~7 日，最长可达 2 周
   B. 男性比女性常见
   C. 亦可发生于乳房、大腿、口腔
   D. 可并发无菌性脑膜炎、肝炎、心包炎等
   E. 女性好发于阴唇、前庭、阴蒂
11. 妊娠期淋病可选用的治疗药物有
   A. 头孢曲松钠　　B. 米诺环素
   C. 环丙沙星　　D. 大观霉素
   E. 头孢噻肟
12. 下列可用于治疗性病性淋巴肉芽肿的药物有
   A. 多西环素　　B. 红霉素
   C. 青霉素　　D. 米诺环素
   E. 以上都正确
13. 尖锐湿疣的药物治疗可选用
   A. 0.5% 足叶草毒素酊　　B. 0.5% 足叶草酯酊
   C. 氟尿嘧啶软膏　　D. 50% 三氯醋酸溶液
   E. 5% 咪喹莫特霜
14. Reiter 综合征主要的症状为
   A. 非淋病性尿道炎　　B. 关节炎

C. 结膜炎
D. 虹膜炎
E. 直肠炎

15. 下列关于淋球菌检查标本采集的描述，正确的有
A. 男性标本采集应伸入男性尿道2~4cm
B. 女性标本可直接采集阴道内黏液
C. 患结膜炎的新生儿可取结膜分泌物
D. 全身性淋病时可取关节液或关节穿刺液
E. 以上都正确

16. 下列属于性传播疾病的是
A. 疥疮
B. 体虱
C. 阴虱
D. 螨皮炎
E. 梅毒

17. 下列属于尖锐湿疣的亚临床感染或潜伏感染的有
A. 散在淡红色小丘疹
B. 微小的乳头状隆起
C. 肉眼不能辨认的皮损，醋酸试验阳性
D. 皮肤黏膜外观正常，醋酸试验阴性，实验室检查检出 HPV
E. 接触性出血

18. 下列关于性病性淋巴肉芽肿的描述，正确的是
A. 病原体为6、11、15血清型沙眼衣原体
B. 生殖器初疮主要表现为外生殖器小丘疹、疱疹、糜烂或溃疡
C. 常伴有发热、头痛、乏力等全身症状
D. 可并发无菌性脑膜炎、心包炎等并发症
E. 以上都正确

19. 临床上常用于诊断尖锐湿疣的试验包括
A. 醋酸试验
B. 暗视野显微镜检查
C. 甲苯胺蓝试验
D. 核酸检测
E. 斑贴试验

20. PCR 技术可用于哪些疾病的诊断
A. 银屑病
B. 淋病
C. 汗孔角化症
D. 维生素 A 缺乏症
E. 生殖器疱疹

21. 属于软下疳并发症的有
A. 腹股沟淋巴结炎
B. 无痛性溃疡

C. 嵌顿包茎　　D. 尿道狭窄

E. 尿瘘

22. 梅毒的传播途径有

A. 性接触传染　　B. 垂直传播

C. 输血感染　　D. 妇科检查

E. 哺乳

23. 性病性淋巴肉芽肿的血清学检查有

A. 补体结合试验　　B. 酶联免疫吸附试验

C. 斑贴试验　　D. 微量免疫荧光试验

E. 以上都正确

24. 下列可为非淋菌性尿道炎并发症的有

A. 附睾炎　　B. 前列腺炎

C. 尿道狭窄　　D. Reiter 综合征

E. 以上都正确

25. 孕期性病性淋巴肉芽肿的治疗，可选用的抗生素有

A. 多西环素　　B. 红霉素

C. 阿奇霉素　　D. 四环素

E. 以上都正确

26. 女童淋病常表现为

A. 弥漫性阴道炎　　B. 外阴炎

C. 直肠炎　　D. 结膜炎

E. 会阴红肿

27. 目前流行病学已证明有传播 HIV 作用的液体有

A. 唾液　　B. 血液

C. 精液　　D. 尿液

E. 以上都正确

28. 梅毒螺旋体直接检查可采用的染色方法有

A. 过碘酸希夫（PAS）染色　　B. 吉姆萨染色

C. 墨汁负染色　　D. 镀银染色

E. 以上都正确

29. 属于艾滋病常见皮肤临床表现的有

A. 单纯疱疹　　B. 口腔念珠菌感染

C. 卡波西肉瘤　　D. 玫瑰糠疹

E. 荨麻疹

30. 下列关于先天性梅毒的描述，正确的是
   A. 根据胎儿发病时间不同，可分为早期先天性梅毒、晚期先天性梅毒和先天潜伏梅毒
   B. 其经过与后天梅毒相似，特点是不发生心血管梅毒
   C. 骨骼及感觉器官受累多，心血管受累少
   D. 特点是不发生硬下疳
   E. 以上都正确

六 案例分析题

（1~8 题共用题干）

患者，男性，30 岁。尿痛排尿困难，龟头红肿、流脓 4 天，10 天前有不洁性接触史。查体：包皮龟头红肿，尿道口肿胀外翻，有大量黄色脓液自尿道口溢出。尿道分泌物涂片可见革兰阴性双球菌。实验室检查：沙眼衣原体(-)，支原体(-)。

1. 最可能的诊断为
   A. 淋病
   B. 非特异性尿道炎
   C. 非淋菌性尿道炎
   D. 生殖器念珠菌病
   E. 滴虫性尿道炎
2. 关于淋球菌的叙述，下列正确的是
   A. 是革兰阴性双球菌
   B. 生长适宜的温度是 30~35℃
   C. 人是唯一自然宿主
   D. 常寄居于黏膜表面的柱状上皮细胞内
   E. 不耐热，干燥环境存活 1~2 小时
3. 治疗方案可选用
   A. 头孢曲松钠 250mg，一次肌内注射
   B. 大观霉素 2g，一次肌内注射
   C. 苄星青霉素 240 万 U，一次肌内注射
   D. 氧氟沙星 400mg，一次口服
   E. 环丙沙星 500mg，一次口服
4. 该患者给予头孢曲松钠 250mg，一次肌内注射，治疗后第二天症状明显缓解，但第三天尿道分泌物明显增多，色淡黄，再于医院就诊。询问病史，治疗后第二天和妻子有性生活史。其妻无不适主诉。则该患者的情况可能为
   A. 抗生素剂量不足
   B. 感染了产青霉素酶淋球菌（PPNG）
   C. 治疗不及时，转为慢性
   D. 抗生素耐药
   E. 妻子未同时接受治疗
   F. 抗生素疗程不足
5. 患者再次予头孢曲松钠 250mg，一次肌内注射治疗后，携其妻子来医院就诊，则下列检

查有确诊意义的是

A. 子宫颈分泌物涂片
B. 尿细菌培养
C. 尿常规检查
D. 子宫颈分泌物淋球菌培养
E. 沙眼衣原体检测

6. 无明显临床症状的女性淋球菌感染者为

A. 20%
B. 10%
C. 60%
D. 40%
E. 80%

7. 下列关于女性淋病临床表现的叙述，正确的是

A. 症状较轻，急慢性不易区分
B. 子宫颈内膜及尿道最常受累
C. 盆腔炎患者发生异位妊娠概率高
D. 若累及直肠或咽部，则症状较男性明显
E. 急性淋菌性尿道炎患者常于性交后 2~5 日出现尿道刺激症状

8. 患者妻子子宫颈分泌物淋菌培养阳性，于是按淋病治疗。判断淋病治愈的标准包括

A. 治疗结束后 3 日做分泌物淋球菌培养阴性
B. 2 周内症状和体征全部消失
C. 尿沉渣涂片：白细胞 <5 个/HP
D. 治疗结束后 7 日做分泌物淋球菌涂片及培养阴性
E. 3 日内症状和体征全部消失

（9~11 题共用题干）

患者，女性，30 岁。肛周发现鸡蛋大灰白色隆起性斑块，界限清楚，表面潮湿、黏性分泌物，有恶臭。患者自述有多个性伴及不安全性行为。

9. 主要考虑的疾病包括

A. 尖锐湿疣继发感染
B. 扁平湿疣
C. 直肠淋球菌感染
D. 生殖器疱疹
E. 肛周肿瘤
F. 深部真菌感染

10. 为明确诊断，应立即进行的检查项目有

A. 真菌镜检和培养
B. 非梅毒螺旋体抗原血清学试验
C. 梅毒螺旋体抗原血清学试验
D. 组织病理学检查

E. 暗视野显微镜检查皮损梅毒螺旋体

F. 动脉血气分析

11. 诊断依据包括

A. 病史　　B. 临床症状

C. 青霉素过敏史　　D. 实验室检查

E. 体格检查　　F. 药物敏感试验结果

（12～19题共用题干）

患者，女性，24岁。未婚，体检发现RPR阳性，效价1∶4，TPPA阳性。未治。否认外阴溃疡史。1年内有多次不洁性生活史。

12. 根据该患者临床特点，最正确诊断为

A. 血清固定患者　　B. 玫瑰糠疹

C. 神经梅毒　　D. 晚期梅毒

E. 梅毒携带者　　F. 潜伏梅毒

13. 下列关于梅毒螺旋体说法，正确的是

A. 又称苍白密螺旋体　　B. 属厌氧微生物

C. 耐寒力差　　D. 离开人体不易死亡

E. 耐热　　F. 表面的黏多糖酶可能与其致病性有关

14. 梅毒螺旋体可能存在于患者的

A. 皮损　　B. 唾液

C. 血液　　D. 乳汁

E. 精液

15. 下列属于梅毒的实验室诊断方法的有

A. 墨汁试验　　B. 性病研究实验室试验

C. 胶体金试验　　D. 快速血浆反应素环状卡片试验

E. 不加热血清反应素试验

16. 该患者治疗方案可选用

A. 长效青霉素240万U，每日肌内注射，共3次

B. 青霉素过敏可选用四环素0.5g，每日4次，共7日

C. 长效青霉素G 240万U，每周肌内注射，共3次

D. 青霉素过敏可选用红霉素0.5g，每日4次，共7日

E. 普鲁卡因青霉素G 120万U，每日肌内注射，共10～15日

17. 在该患者第一天的驱梅治疗过程中突起头痛、发热、寒战。体温39.5℃，呼吸23次/分，脉搏108次/分，心肺系统未见异常，全身皮肤可见大小不一的风团。其发生的原

因可能为

A. 青霉素过敏　　B. 输液反应

C. 其他原因引起　　D. 使用青霉素剂量过大所致

E. 大量梅毒螺旋体被杀死而释放出的异性蛋白所致

18. 该梅毒患者经规则足量治疗后，血清不转阴超过（　　）属于血清固定

A. 3 个月　　B. 3 年

C. 2 年　　D. 2 个月

E. 4 年

19. 下列哪些情况的梅毒提示患者必须接受脑脊液检查，以除外神经梅毒

A. 伴视力听力异常的患者

B. 血清固定患者

C. 病程 1 年以上患者，RPR 效价 >1∶32

D. 复发患者

E. HIV 感染患者

（20~26 题共用题干）

患者，男性，30 岁。躯干四肢红色斑丘疹 3 日，无痛，轻痒。2 个月前曾有婚外性生活史。否认外阴溃疡史。查体：躯干、四肢见褐红色斑丘疹，直径 1~2cm，数目较多不融合。

20. 根据该患者临床特点，应考虑的诊断是

A. 病毒疹　　B. 玫瑰糠疹

C. 扁平湿疣　　D. 梅毒疹

E. 银屑病

21. 该患者非梅毒螺旋体抗原血清试验及梅毒螺旋体抗原血清试验皆为阳性，组织液暗视野检查找到螺旋体，则该患者的诊断为

A. 一期梅毒　　B. 胎传梅毒

C. 三期梅毒　　D. 潜伏梅毒

E. 二期梅毒　　F. 神经梅毒

22. 二期梅毒常发生在

A. 感染后 2~4 周　　B. 硬下疳消退后 1~2 周

C. 硬下疳出现后 1~2 周　　D. 硬下疳消退后 3~4 周

E. 硬下疳出现后 3~4 周

23. 二期梅毒首选治疗药物为

A. 头孢曲松钠　　B. 青霉素

C. 四环素　　D. 红霉素

E. 阿奇霉素

24. 该患者在第一天的驱梅治疗过程中突起头痛、发热、寒战。查体：体温 39.5℃，呼吸 23 次/分，脉搏 108 次/分，心肺系统未见异常，全身皮肤可见大小不一的风团。此患者最有可能出现

A. 药物疹
B. 荨麻疹
C. 吉-海反应
D. 输液反应
E. 青霉素过敏

25. 吉-海反应是一种

A. 中毒反应
B. 菌血症反应
C. 类似休克反应
D. 神经反应
E. 变态反应

26. 为避免出现此种情况，驱梅治疗前可

A. 口服小剂量泼尼松
B. 肌内注射苯海拉明
C. 青霉素皮肤试验
D. 口服氯苯那敏
E. 青霉素脱敏

（27～34 题共用题干）

患者，女性，33 岁。未婚，有性生活史，发现外阴赘生物 7 天，无痒痛。查体：外阴、阴道及子宫颈可见数个淡红色菜花状赘生物，触之易出血。阴道中量黄色分泌物。

27. 本病例最可能诊断为

A. 扁平湿疣
B. 假性湿疣
C. 扁平疣
D. 鲍恩样丘疹病
E. 子宫颈癌
F. 尖锐湿疣

28. 临床上常用于诊断尖锐湿疣的试验包括

A. 醋酸试验
B. 斑贴试验
C. HPV-DNA 检测
D. 暗视野检查
E. 甲苯胺蓝试验

29. 病原体为

A. DNA 病毒
B. RNA 病毒
C. 癌病毒
D. 人乳头瘤病毒
E. 疱疹病毒

30. 下列引起尖锐湿疣的病毒类型中，最常见的是

A. HPV-10
B. HPV-18
C. HPV-11
D. HPV-16

E. HPV-6　　F. HPV-9

31. 可致子宫颈癌高危亚型包括

A. HPV-16　　B. HPV-18

C. HPV-42　　D. HPV-56

E. HPV-48　　F. HPV-45

32. 尖锐湿疣与扁平湿疣主要鉴别点在于

A. 皮疹部位　　B. 皮疹形态

C. 病原体　　D. 自觉症状有否

E. 有否不洁性交史

33. 关于尖锐湿疣临床表现的叙述，下列正确的是

A. 潜伏期平均 3 个月

B. 多有瘙痒

C. 包皮过长或白带过多易受感染或复发

D. 疣体多有蒂，易出血

E. 因过度增生可生成巨型尖锐湿疣

34. 尖锐湿疣治疗包括

A. 手术切除　　B. 局部应用 5% 的 5-氨尿嘧啶

C. 激光治疗　　D. 局部应用 0.5% 足叶草毒素酊

E. 应用干扰素

（35~42 题共用题干）

患者，男性，34 岁。已婚，有不洁性生活史，尿道轻度不适，有浆液性分泌物。尿沉渣涂片：白细胞 10 个/HP，化验示衣原体(+)。其妻无任何自觉症状。

35. 最可能的诊断为

A. 淋病　　B. 非特异性尿道炎

C. 非淋菌性尿道炎　　D. 生殖器念珠菌病

E. 滴虫性尿道炎

36. 治疗方案可选

A. 阿奇霉素 1g，一次顿服

B. 多西环素 100mg，每日 2 次，连服 4 日

C. 米诺环素 100mg，每日 2 次，连服 10 日

D. 氧氟沙星 400mg，一次口服

E. 大观霉素 2g，一次肌内注射

F. 红霉素 0.5g，每日 4 次，连服 7 日

37. 引起非淋菌性尿道炎的微生物包括

A. 滴虫
B. 生殖支原体
C. 解脲支原体
D. 沙眼衣原体
E. 念珠菌
F. 疱疹病毒

38. 关于衣原体的特点，下列叙述正确的是

A. 寄生于皮肤表面
B. 对热敏感
C. 只寄生于细胞内
D. 常用消毒剂无法将其杀灭
E. 耐寒

39. 非淋病性尿道炎的并发症包括

A. 前列腺炎
B. 输卵管炎
C. 异位妊娠
D. 附睾炎
E. 不孕症
F. Reiter 综合征

40. 该患者经阿奇霉素 1g 一次顿服治疗后症状完全消失，化验示衣原体(-)。7 日后该患者症状复发，否认有再次不洁性生活史，再次于医院就诊。询问病史，治疗后第 4 日与妻子有性生活史。其妻无不适主诉。则该患者的情况可能为

A. 抗生素剂量不足
B. 感染解脲支原体
C. 治疗不及时，转为慢性
D. 抗生素疗程不足
E. 抗生素耐药
F. 妻子未同时接受治疗

41. 患者再次予阿奇霉素 1g 一次顿服治疗后症状完全消失，携其妻子来医院就诊，则下列检查最有确诊意义的是

A. 子宫颈分泌物涂片
B. 子宫颈分泌物淋菌培养
C. 衣原体检测
D. 尿细菌培养
E. 尿常规检查

42. 患者妻子子宫颈分泌物衣原体检测阳性，于是按非淋菌性尿道炎治疗。判断非淋菌性尿道炎治愈的标准包括

A. 尿沉渣白细胞 <6 个/HP
B. 无尿道分泌物
C. 自觉症状消失
D. 必须做病原微生物培养
E. 尿沉渣白细胞 <10 个/HP
F. 细胞涂片未见衣原体

(43~49 题共用题干)

患者，女性，32 岁。反复口腔黏膜白膜 2 个月。伴低热、盗汗、腹泻。起病前半年有不洁性生活史。查体：口腔黏膜表面可见大量凝乳状白色假膜，易剥离，其下为鲜红色的糜烂面。全身浅表淋巴结肿大。

43. 本病例口腔黏膜的疾病最可能为

A. 黏膜白斑
B. 口腔癌
C. 口腔毛状黏膜白斑
D. 淋球菌性口腔炎
E. 鹅口疮
F. 扁平苔藓

44. 艾滋病的传播途径包括

A. 性接触
B. 握手
C. 蚊子叮咬
D. 血及血制品传染
E. 母婴传染
F. 共用游泳池

45. 通常经由输血而感染 HIV 者出现血清 HIV 抗体阳性时间为

A. 1 周内
B. 2~8 周
C. 8~12 周
D. 3 个月
E. 4 个月
F. 6 个月

46. 通过性交感染 HIV 者出现血清 HIV 抗体阳性时间为

A. 1 周内
B. 4~8 周
C. 3~6 周
D. 2~3 周
E. 8~12 周
F. 5 个月

47. 本患者检查血清 HIV 抗体阳性，$CD4^+$ T 淋巴细胞计数为 $0.3\times10^9/L$。其临床诊断的分期为

A. 艾滋病相关综合征
B. 无症状 HIV 感染期
C. 完全型艾滋病
D. 急性 HIV 感染期
E. 潜伏期

48. 下列有关艾滋病病因及流行现状的叙述，不正确的是

A. 艾滋病是 1981 年才被认识的一种性传播疾病
B. 是由人类免疫缺陷病毒感染引起的
C. 我国第一例艾滋病例是于 1985 年发现的
D. 目前分离出来的 HIV 有 HIV-1 及 HIV-2 两型
E. HIV 属于 DNA 逆转录病毒

49. 下列抗 HIV 治疗的原则中，不正确的是

A. 监测血浆病毒浓度
B. 监测 $CD4^+$ 细胞计数
C. 主要应用 IL-2 等治疗
D. 在明显的免疫缺陷出现前实施抗病毒治疗
E. 至少应用两种药物联合治疗

参考答案与解析

一、A1 型题

1. D【解析】尖锐湿疣通常好发在皮肤与黏膜的交界处，男性患者主要发生在包皮系带、冠状沟、龟头、尿道口及肛门，女性患者主要发生在大小阴唇、阴道口、子宫颈、尿道口等处。

2. A【解析】共用食具一般不会传染艾滋病。

3. A【解析】软下疳是由杜克雷嗜血杆菌引起的生殖器溃疡。

4. B【解析】艾滋病一般不会通过日常生活接触传染。

5. A【解析】性病研究实验室试验（VDRL）、不加热血清反应素试验（USR）、快速血浆反应素环状卡片试验（RPR）都是梅毒血清试验，胶体金试验为诊断神经梅毒脑脊液检查所用的方法。

6. E【解析】性病性淋巴肉芽肿通常由不洁性接触后感染沙眼衣原体引起。

7. A【解析】以上均为二期梅毒疹，但最早出现的是斑疹性梅毒疹。

8. E【解析】男性病损好发于包皮的内外表面、包皮系带、冠状沟、龟头等部位，溃疡可很痛；女性则发生于阴道口、阴唇系带、前庭和阴蒂，阴道壁及子宫颈也可发生，但很少痛。如发生于尿道内，排尿时尿道可有烧灼感。由于自体接种的原因，皮损可累及腹部脐部、下腹部、耻骨部等，但不引起全身播散。也有发生于手指、大腿及口腔。软下疳的典型症状是外阴部有丘疹脓疱，周围绕以红晕，2~5 天内脓疱破裂形成境界清楚、边缘不整齐的潜行性溃疡，圆形或椭圆形，直径 2~20mm，溃疡基底触之较软，易出血，上覆灰黄色脓性分泌物及坏死组织，有恶臭。男性患者溃疡疼痛剧烈，女性溃疡如发生于阴道或子宫颈，则疼痛较轻，但有烧灼感。

9. B【解析】女性假性湿疣是一种良性乳头瘤病，不属于性传播疾病，无传染性。

10. E【解析】女性非淋菌性尿道炎可有尿道炎症状，但不明显，而有子宫颈炎的表现。

11. A【解析】口腔毛状黏膜白斑是艾滋病（AIDS）的高度预兆，可能是人类免疫缺陷病毒（HIV）感染的早期体征。

12. C【解析】妊娠 7 周时，梅毒螺旋体即可通过胎盘，但在妊娠 5 个月前，胎儿可不发生感染。因为传染途径及胎儿的体质与成人不同，胎传梅毒症状与后天梅毒有一定区别，胎传梅毒不发生硬下疳。

13. B【解析】妊娠期梅毒用普鲁卡因青霉素，过敏者选用红霉素、阿奇霉素、头孢曲松钠。未用青霉素者，停止哺乳后用多西环素复治，也可青霉素脱敏后青霉素复治。

14. C【解析】人体感染 HIV 后，一般在 5 周左右出现 HIV 抗体阳性，平均为 45 天。通过输血感染者出现血清 HIV 抗体阳性的时间为 2～8 周，经性交感染出现血清 HIV 抗体阳性的时间为 2～3 周。

15. D【解析】妊娠 4 个月后，梅毒螺旋体可通过胎盘和脐静脉由母体传染给胎儿，可引起死产、流产、早产或胎传梅毒。

16. E【解析】60% 的非淋菌性尿道炎由衣原体引起。

17. E【解析】红斑糜烂性梅毒疹是二期梅毒的黏膜损害之一。

18. C【解析】二期梅毒侵犯骨骼系统可引起骨膜炎、关节炎、骨炎、骨髓炎、腱鞘炎或滑囊炎。骨膜炎最常见，多发生于长骨，表现为骨膜轻度增厚、压痛明显且夜间加重；关节炎常见于肩、肘、膝、髋、踝等处，且多为对称性，表现为关节腔积液、关节肿胀、压痛、酸痛，症状昼轻夜重。

19. A【解析】梅毒性秃发为二期梅毒表现。

20. B【解析】60% 的妇女感染淋病后无症状或症状轻微，好发于子宫颈、尿道。

21. E【解析】二期梅毒的皮肤损害包括梅毒疹、扁平湿疣、梅毒性秃发、黏膜损害等。

22. E【解析】三期梅毒的皮肤损害中，近关节结节少见。

23. C【解析】先天性梅毒经母体胎传，不会经父亲传染。

24. B【解析】早期梅毒治疗后，按规定时间随访超过 2 年，梅毒血清反应不转阴，称为血清固定。

25. A【解析】青霉素类为梅毒治疗首选药物，血清浓度达 0. 03U/ml 即有杀灭 TP 的作用，但血清浓度必须稳定维持 10 天以上方可彻底清除体内的 TP。常用苄星青霉素、普鲁卡因水剂青霉素 G、水剂青霉素 G。

26. A【解析】女性患者损害较男性浅，触痛不明显。

27. A【解析】梅毒早期血清学试验可为阴性。

28. D【解析】早期梅毒（包括一期、二期及早期潜伏梅毒）推荐治疗方案：普鲁卡因青霉素 120 万 U，肌内注射，每日 1 次，连续 10～14 日；或青霉素 240 万 U，分两侧臀部肌内注射，每周 1 次，连续 2～3 次。

29. A【解析】生殖器疱疹是由 HSV 感染引起的一种炎症性、复发性性传播疾病。HSV 对热敏感，对紫外线、X 线较敏感，对消杀剂、碘、过氧氯酸、甲醛较敏感，对乙醇、氯仿、酚等较不敏感。HSV –2 是主要病原体，原发性生殖器疱疹全身症状明显，皮损重。潜伏 HSV –2 较 HSV –1 更易被激发致病。

30. B【解析】女性直肠、咽部出现感染，症状较轻。

31. C【解析】梅毒性秃发是二期梅毒的症状。

32. A【解析】男性非淋菌性尿道炎常见并发症有附睾炎、前列腺炎、Reiter 综合征、直肠炎等。

33. D【解析】HIV 属于 RNA 逆转录病毒。

34. B【解析】男性患者明显多于女性患者，男女患病比例为 9∶1。

35. D【解析】梅毒性鼻炎主要见于早期先天性梅毒。

36. D【解析】目前认为，沙眼衣原体（占 40%~60%）和支原体是非淋菌性尿道炎（NGU）最主要的致病微生物。

37. C【解析】血清 HIV 抗体阴性可达 2~3 个月。

38. C【解析】心血管梅毒的治疗：次日应 20 万 U，分 2 次肌内注射。

39. E【解析】艾滋病的治疗主要为一般对症支持治疗、抗病毒治疗、并发症治疗。IL-2 等治疗属于免疫调节治疗。

40. A【解析】可传播艾滋病的途径如下。①性接触传播：包括同性之间或异性之间的性接触。②经血液传播：包括输血、输入血液制品；接受器官移植、介入性操作、文身等；共用针具注射毒品或被 HIV 污染的针头刺伤皮肤等。③母婴传播：也称围生期传播，即感染 HIV 的母亲通过胎盘、产道、产后母乳喂养等途径传染新生儿。目前尚未发现 HIV 可以通过呼吸道、食物、汗液、泪液、昆虫叮咬、握手、共用游泳池等途径传播的证据。

41. A【解析】淋球菌内毒素及外膜脂多糖与补体结合后产生化学毒素，能诱导中性粒细胞聚集和吞噬，引起局部急性炎症，出现充血、水肿、化脓和疼痛；如治疗不及时，淋球菌可进入尿道腺体和隐窝，成为慢性病灶。

42. C【解析】梅毒螺旋体抗体对机体没有保护作用，在血中可长期甚至终身存在。

43. B【解析】亚临床型生殖器疱疹最常见。

44. B【解析】淋球菌易侵入黏膜单层柱状上皮细胞和移行上皮细胞，与其细胞膜黏附，然后被吞饮；进入细胞后，淋球菌开始大量繁殖导致细胞损伤、裂解和死亡。

45. D【解析】窗口期内的患者也有传染性。

46. D【解析】非淋菌性尿道炎好发于青年性旺盛时期。潜伏期可由数天至数个月，但多数为 1~3 周。

47. E【解析】播散性淋球菌感染临床表现有发热、寒战、全身不适，常在四肢关节附近出现皮损，多发生于手指关节、踝关节等附近，散在分布，数目常不多，开始为红斑，以后发展为脓疱、血疱或中心坏死。

48. B【解析】梅毒螺旋体耐寒能力强，4℃可存活 3 天，−78℃保存数年仍具有传染性。

49. D【解析】艾滋病皮肤肿瘤表现为 Kaposi 肉瘤淋巴瘤和恶性皮肤肿瘤，如鳞状细胞癌、基底细胞癌、恶性黑色素瘤、类塞扎里（Sezary）综合征等。

50. D【解析】亚临床型生殖器疱疹皮疹不典型，常常被忽视，是本病的主要传染源。

51. C【解析】大观霉素对淋菌性尿道炎、子宫颈炎、直肠炎疗效较好，头孢曲松钠对淋菌性咽炎疗效较好。

52. B【解析】急性 HIV 感染引起的皮肤损伤主要表现为皮疹，多为无痒性红色斑丘疹，偶尔有弥漫性荨麻疹或水疱疹，皮疹发生部位多为面部、躯干，重者全身都可出现。

53. B【解析】艾滋病是一种危害性极大的传染病，目前在全球范围内艾滋病的患病率与死亡人数逐年增加。

54. D【解析】性交感染 HIV 者出现血清抗体阳性的时间为 2~3 周。

55. A【解析】新生儿淋菌性眼炎可用等渗盐水清洗眼部，每小时冲洗 1 次，冲后再用 0.5% 红霉素或是 1% 硝酸银液外用。

56. B【解析】银屑病可作为人类免疫缺陷病毒感染首发特征，也是预后差的标志之一。

57. E【解析】二期梅毒的诊断主要根据接触史、典型临床表现（特别是皮肤黏膜损害），同时结合实验室检查（黏膜损害处发现 TP；梅毒血清试验强阳性）。二期梅毒应与玫瑰糠疹、寻常性银屑病、病毒疹、药疹、扁平苔藓、股癣、皮肤淋巴瘤等进行鉴别。二期梅毒与银屑病的主要鉴别点为梅毒血清反应阳性。

58. C【解析】尖锐湿疣的病原体为人乳头瘤病毒（HPV），HPV 具有高度的宿主与组织特异性，能引起人体皮肤与黏膜的鳞状上皮增殖。

59. B【解析】本病原指由淋球菌以外的其他致病微生物引起的尿道炎，但实际上除衣原体和支原体外，其他病原所占比例非常少。

60. D【解析】经典性传播疾病包括 5 种疾病，即梅毒、淋病、软下疳、性病性淋巴肉芽肿、腹股沟肉芽肿，也称第一、二、三、四、五性传播疾病。

61. C【解析】二期梅毒疹：皮损内含有大量 TP，传染性强，不经治疗一般持续数周可自行消退。皮损通常缺乏特异性，可表现为红斑、丘疹、斑丘疹、斑块、结节、脓疱、溃疡等，常以一种类型皮损为主，大多数泛发，不痒或轻微瘙痒。

62. B【解析】先天性梅毒常应用普鲁卡因青霉素 G，5 万 U/（kg·d），肌内注射。

63. D【解析】女性非淋菌性泌尿生殖道炎主要累及子宫颈。

64. D【解析】胎传梅毒的传染途径：患梅毒的妇女若未治疗，怀孕后母亲体内的梅毒螺旋体可通过血液循环到胎儿体内，使胎儿患梅毒。

65. D【解析】临床有 5%~20% 的男性、60% 的女性淋球菌感染者无明显症状。

66. B【解析】潜伏梅毒机体的免疫力较强。

67. E【解析】参见 A1 型题第 58 题解析。

68. C【解析】皮疹破坏性较弱，不经治疗数周可自行消退。

69. A【解析】参见 A1 型题第 58 题解析。

70. D【解析】尖锐湿疣在诊断时不依据血液病毒抗体检测。

71. A【解析】HSV 病毒具有嗜神经性，可沿感觉或自主神经末梢运送到神经节或神经根内的神经元细胞中，形成潜伏感染，生殖器疱疹多潜伏于骶神经节中。

72. C【解析】女性子宫颈分泌物在 1000 倍镜下，平均每视野多形核白细胞大于 10 个有诊断意义。

73. E【解析】硬化性淋巴结炎发生于硬下疳出现 1~2 周后，常累及单侧腹股沟或患处附近淋巴结，受累淋巴结肿大，无红肿破溃，无疼痛、触痛，消退须数月，穿刺可见大量 TP。

74. E【解析】梅毒树胶肿好发于小腿。

75. D【解析】A 项，复发性生殖器疱疹指原发性生殖器疱疹皮损消退后 1~4 个月病情复发，皮损通常于原部位出现，类似原发性生殖器疱疹，但一般病情较轻，病程较短，发疹前常有前驱症状（如局部烧灼感、针刺感或感觉异常）。B 项，生殖器疱疹主要为 HSV-2（约占 90%）感染。C 项，HIV 感染者并发生殖器疱疹病情严重。病程长，可表现为广泛性、多发性、慢性持续性溃疡及坏死，疼痛剧烈。D 项，妊娠期生殖器疱疹临床表现和非孕妇患者相似。母婴垂直传播多数出现在胎儿通过产道时，可引起新生儿感染，导致自发流产和早产或死胎。妊娠早期如果感染 HSV，胎儿常常有先天性畸形与智力低下。E 项，HSV 存在于皮损渗液、精液、前列腺液、子宫颈及阴道的分泌物中，主要通过性接触传播。

76. E【解析】艾滋病的各种感染主要见于肺、胃肠及神经系统。

77. B【解析】子宫颈为淋病最常见初发部位，可见阴道排出物增加，窥镜检查子宫颈有程度轻重不等的红肿、触痛及出现脓性分泌物。

78. E【解析】妊娠梅毒患者如对青霉素过敏，可选用红霉素，禁用四环素或多西环素。

79. B【解析】复发性生殖器疱疹指原发性生殖器疱疹皮损消退后 1~4 个月病情复发，皮损通常于原部位出现，类似原发性生殖器疱疹，但一般病情较轻，病程较短，发疹前常有前驱症状（如局部烧灼感、针刺感或感觉异常）；病程通常为 7~10 日；可间隔 2~3 周复发多次，随着时间的推移而减少；女性症状比男性略重。

80. A【解析】混合性软下疳是初为软下疳，后发生硬下疳，不是多种亚型同时存在。

81. A【解析】一期梅毒主要表现为硬下疳与硬化性淋巴结炎。

82. C【解析】治疗不当的患者可并发附睾炎。

83. E【解析】亚临床生殖器疱疹者治疗好转之后无须长期应用抗病毒药物。

84. B【解析】玫瑰糠疹在艾滋病中相对少见。

85. C【解析】获得性梅毒治疗原则早期、足量、规则用药，首选青霉素，治疗后要追踪观察。

86. C【解析】非淋菌性尿道炎的治疗不必抗衣原体、支原体、真菌联合用药。

87. C【解析】软下疳局部自体接种可发生于对应的正常皮肤或黏膜表面而出现“对吻损害”，多见于男性患者的阴茎头与包皮之间。

88. A【解析】妊娠期淋病的治疗：头孢曲松钠 250mg，1 次肌内注射；头孢噻肟 1.0g，1 次肌内注射；大观霉素 4.0g，1 次肌内注射。为预防同时存在的衣原体感染，用上述药物后疗效不理想，可服红霉素 2g/d，分 4 次口服，连服 7 日。淋菌性尿道炎、子宫颈炎、咽炎、直肠炎、儿童淋病和妊娠期淋病在应用以上各种药物 1 次剂量不足时，可根据病情适当增加用药次数、用量或联合用药。

89. C【解析】尖锐湿疣应与假性湿疣、阴茎珍珠样丘疹、扁平湿疣、鲍恩样丘疹病、生殖器鳞状细胞癌、皮脂腺异位症、生殖器部位汗管瘤、光泽苔藓阴部传染性软疣等相鉴别。

90. B【解析】软下疳男性多见，男女患病比约为 9∶1。

91. B【解析】淋球菌适宜的生长温度是 37~38℃。

92. E【解析】二期梅毒侵犯骨骼系统可引起骨膜炎、关节炎、骨炎、骨髓炎、腱鞘炎或滑囊炎。骨膜炎最常见，多发生于长骨，表现为骨膜轻度增厚、压痛明显且夜间加重；关节炎常见于肩、肘、膝、髋、踝等处，且多为对称性，表现为关节腔积液、关节肿胀、压痛、酸痛，症状昼轻夜重。

93. D【解析】女性发生腹股沟淋巴结炎并不少见。

94. A【解析】对青霉素过敏的孕妇梅毒患者，应用红霉素治疗（禁用四环素）。

95. E【解析】在生殖器初疮发生 1~4 周后，腹股沟淋巴结肿大，开始为单个散在，疼痛及触痛阳性，随后肿大的淋巴结相互融合、固定，皮肤表面紫红色，继而破溃，流出脓性或血性液体，各个淋巴结均可化脓、穿孔。

96. C【解析】早期先天性梅毒表现包括皮肤黏膜损害、梅毒性鼻炎、骨梅毒等。

97. A【解析】性病性淋巴肉芽肿的致病微生物是沙眼衣原体，有 L1、L2、L3 三种血清型。

98. C【解析】尖锐湿疣潜伏期：通常为 2 周至 8 个月，平均为 3 个月。

99. E【解析】性病性淋巴肉芽肿在病原体进入人体的部位，经过潜伏期，发生初疱。直径 2~3mm 的小疱疹，浅表糜烂或溃疡，可单个可多发。无疼痛，一过性，不留瘢痕。

100. B【解析】病程在 2 年以内的为早期梅毒，病程 >2 年为晚期梅毒。

101. A【解析】二期梅毒的皮损包括梅毒疹、扁平湿疣、梅毒性秃发、黏膜损害。

102. C【解析】男性非淋菌性尿道炎程度较轻，可有尿道刺痒、烧灼感、尿频、尿痛等；并可见尿道口轻度红肿，挤压尿道有少量稀薄的浆液性或脓性分泌物溢出；经常在晨起尿道口有少量黏液性分泌物或有痂膜封住尿道口（“糊口”现象），或见污秽内裤。

103. B【解析】心血管梅毒的治疗应从小剂量青霉素开始，逐渐增加剂量，至第 4 天起按正常剂量治疗。

104. D【解析】狭义的性传播疾病包括梅毒、淋病、非淋菌性尿道炎、尖锐湿疣、生殖器疱疹、软下疳、性病性淋巴肉芽肿和艾滋病 8 种疾病。

105. C【解析】晚期胎传梅毒一般 5~8 岁发病，13~14 岁才相继出现多种表现，以角膜炎、骨损害和神经系统损害常见，心血管梅毒罕见。

106. D【解析】软下疳实验室检查伊东–雷斯提纳（ito-reenstierna）反应呈阳性。

107. E【解析】性传播疾病包括艾滋病、梅毒、淋病、软下疳、性病性淋巴肉芽肿、腹股沟肉芽肿、非淋菌性尿道炎、性病性衣原体病、泌尿生殖道支原体病、细菌性阴道炎、性病性阴道炎、性病性盆腔炎、尖锐湿疣、生殖器疱疹、阴部念珠菌病、传染性软疣、阴部单纯疱疹等。

108. C【解析】心血管梅毒的临床表现：梅毒累及心血管系统通常需要 15~30 年的潜伏期。心血管梅毒可能导致主动脉瘤、主动脉瓣关闭不全、冠状动脉狭窄与极少数情况下的心肌炎。由于这些临床表现并非活动感染引起，而是早已存在的退行性变导致的晚期功能不全，和普通的心脏病很难区别，抗生素治疗无效。

109. D【解析】参见 A1 型题第 100 题解析。

110. E【解析】梅毒性树胶肿：又称梅毒瘤，是三期梅毒的标志，也是破坏性最强的一种皮损。好发于小腿，少数发生于骨骼、口腔、上呼吸道黏膜及内脏。小腿皮损初起常为单发的无痛性皮下结节，逐渐增大和发生溃疡，形成直径 2~10cm 的穿凿状溃疡，呈肾形或马蹄形，边界清楚，边缘锐利，溃疡面有黏稠树胶状分泌物，愈后形成萎缩性瘢痕。黏膜损害也表现为坏死、溃疡，并在不同部位出现相应临床表现（如口腔黏膜损害导致发音及进食困难；眼部黏膜损害导致眼痛、视力障碍、阿–罗瞳孔，甚至失明等）。

111. C【解析】性接触是性传播疾病的主要传播方式，占 95% 以上。

112. E【解析】凡有梅毒感染者，无临床症状或者临床症状已消失，医技检查缺乏梅毒的临床表现，脑脊液检查正常，仅梅毒血清反应阳性者，为潜伏梅毒。

113. A【解析】先天性梅毒是梅毒螺旋体由母体经胎盘进入胎儿血液循环中所致感染，其发生受母亲梅毒病程及治疗情况所影响，治疗不及时可引起死胎、流产等。

114. E【解析】生殖器疱疹好发部位为男女生殖器和会阴部，少见部位为肛周、腹股沟、股臀部及阴囊，男性同性恋者常见肛门与直肠受累。

115. D【解析】我国规定统计上报的性传播疾病不包括滴虫阴道炎。

116. E【解析】参见 A1 型题第 40 题解析。

117. B【解析】一期梅毒感染梅毒螺旋体 10~90 日（平均 3 周），首先会在接触部位产生暗红色斑疹，随后变成无痛的丘疹，逐渐扩大并形成溃疡，大约 1 周后形成典型的硬下疳。

118. E【解析】二期梅毒患者可有全身症状，表现为低热且全身不适、喉咙疼痛、头痛、声音嘶哑、食欲缺乏及关节痛。全身淋巴结可肿大，触诊淋巴结分立不粘连、无压痛、较坚硬；少部分患者出现肝大，有患者伴有脾大。常见的皮损有斑疹、斑丘疹、丘疹、鳞屑疹、毛囊疹及脓疱疹等。可出现咽炎、舌炎、虹膜炎、角膜炎等。

119. C【解析】三期梅毒的肉芽肿性浸润血管较多。

120. E【解析】典型生殖器疱疹患者、亚临床或无表现排毒者及不典型生殖器疱疹患者是主要传染源，有皮损表现者传染性强。

121. E【解析】晚期胎传梅毒标志性损害如下。①哈钦森牙：切牙游离缘呈半月形缺损，表面宽基底窄，牙齿排列稀疏不齐。②桑葚齿：第一磨牙较小，其牙尖较低，且向中偏斜，形如桑葚。③胸锁关节增厚：胸骨与锁骨连接处发生骨疣所致。④基质性角膜炎。⑤神经性耳聋：多发生于学龄期儿童，先有眩晕，随之丧失听力。哈钦森牙、神经性耳聋和基质性角膜炎合称为哈钦森三联征。

二、A2 型题

1. C【解析】凡有梅毒感染史，无临床症状或临床症状已消失，除梅毒血清学阳性外无任何阳性体征，并且脑脊液检查正常者，称为潜伏梅毒，其发生与机体免疫力较强或治疗暂时抑制 TP 有关。病程在 2 年以内的为早期潜伏梅毒，病程 >2 年为晚期潜伏梅毒。

2. C【解析】女性假性湿疣表现为小阴唇内侧密集小丘疹，呈鱼子状，无自觉症状，醋酸试验阴性。

3. D【解析】临床表现和疱液 HSV-DNA 阳性支持生殖器疱疹诊断。

4. E【解析】分泌物涂片可查到末端钝圆两极染色的短小杆菌，呈鱼群状排列是杜雷克嗜血杆菌的特点。再结合病史和体征，不难判断为软下疳。

5. B【解析】尖锐湿疣皮损初起为单个或多个散在的淡红色小丘疹，质地柔软，顶端尖锐，后渐增多增大，依疣体形态可分为无柄型（即丘疹样皮损）和有柄型，后者可呈乳头状、菜花状、鸡冠状及蕈样状；疣体常呈白色、粉红色或污灰色，表面易发生糜烂，有渗液、浸渍及破溃，尚可合并出血及感染。多数患者无明显自觉症状，少数可有异物感、灼痛、刺痒或性交不适。

6. C【解析】淋病及非淋性尿道炎的鉴别诊断：非淋较淋病症状轻，尿道口多为浆液性渗出，而淋病为脓液性渗出，但还须行病原体检查确诊，亦可合并感染。

7. D【解析】从患者病史分析，起病急，起病前有冶游史，尿道有脓性分泌物，最可能诊断为淋病。

8. E【解析】二期梅毒好发于肛门、脐窝、腋窝、阴部及掌跖部。皮损内含有大量 TP，传染性强，不经治疗一般持续数周可自行消退。皮损通常缺乏特异性，可表现为红斑、丘疹、斑丘疹、斑块、结节、脓疱、溃疡等，常以一种类型皮损为主，大多数泛发，不痒或轻微瘙痒。

9. B【解析】淋病可出现尿痛排尿困难，龟头红肿流脓，有不洁性接触史，包皮龟头红肿，尿道口肿胀外翻，有大量黄色脓液。

三、A3/A4 型题

1. B【解析】无痛性溃疡应属一期梅毒硬下疳的表现，二期梅毒出现扁平湿疣。

2. E【解析】早期梅毒首选治疗为应用青霉素类药物，如苄星青霉素、普鲁卡因青霉素。

3. C【解析】脑脊液异常者选用水剂青霉素治疗，无条件检查脑脊液者按脑脊液异常者的方案进行治疗。

4. E【解析】该患者肛周损害特点考虑扁平湿疣可能性大，处理上应首先进行梅毒血清学试验。

5. A【解析】根据病史和体格检查结果，该患者可能患有扁平湿疣，建议首先进行梅毒血清学试验以确定是否感染了梅毒螺旋体，选项 A 符合题意，其他选项均不是梅毒血清学试验。

6. B【解析】性交是腹股沟肉芽肿主要的传播途径。本病发于外生殖器，可出现丘疹性结节，容易出现破溃，形成溃疡。溃疡持续发展，可成为肉红色的肉芽组织，质地边缘呈滚圆状，触碰后易出血，甚至导致脓性分泌物，有恶臭味。镀银染色可在病理组织切片中找到 Donovan 小体。

7. A【解析】妊娠期女性患本病可考虑给予红霉素治疗。

8. C【解析】吉–海反应指部分梅毒患者在首次应用有效抗生素（特别是青霉素）治疗后 1~2 小时内，突然出现寒战、高热（39℃左右）、头痛、肌痛、心动过速、呼吸加快、血管扩张伴轻度低血压和白细胞增多，一般持续 12~24 小时。

9. E【解析】预防吉–海反应，可于治疗前 1 天开始口服泼尼松 0.5mg/（kg·d），口服 3 天。

10. B【解析】吉–海反应系梅毒患者治疗过程中，因梅毒螺旋体被迅速杀死并释放出大量异种蛋白引起机体发生的急性变态反应，多在用药后数小时发生。

11. E【解析】男性非淋菌性尿道炎程度较轻，可有尿道刺痒、烧灼感、尿频或尿痛等，并可见尿道口轻度红肿，挤压尿道有少量稀薄的浆液性或脓性分泌物溢出。经常在晨起尿道口有少量黏液性分泌物或有痂膜封住尿道口（“糊口”现象），或见污秽内裤。部分患者没有症状或症状不典型，故有 50% 患者初诊时会被漏诊或误诊，19%~45% 患者合并淋球菌感染。部分患者未经治疗也可在 1~3 个月自愈。

12. D【解析】根据患者的病史、体格检查和尿道分泌物涂片镜检结果，该患者的临床表现符合非淋菌性尿道炎的特点，非淋菌性尿道炎以性接触为主要传播途径，选项 A 错误。非淋菌性尿道炎最常见的病原体是沙眼衣原体，占 40%~60%，与 D~K 血清型密切相关，选项 D 正确，选项 E 错误。非淋菌性尿道炎分泌物涂片革兰染色可见多形核白细胞，在油镜（1000 倍）下，每视野大于 5 个；或晨起前段尿沉渣在高倍（400 倍）视野下，每视野大于 15 个，有诊断意义，选项 B、选项 C 错误。

13. B【解析】治疗由衣原体或支原体引起等成人无并发症尿道炎和子宫颈炎的推荐方案，可以考虑使用阿奇霉素、多西环素、盐酸四环素、红霉素或克拉霉素。原则上应做到早期诊断、早期治疗、规则用药、个性化治疗，不要求联合用药。由于孕妇不宜用四环素，可改用对肝损害较小的红霉素或阿奇霉素治疗。

14. C【解析】该患者起初的临床症状和治疗反应符合急性淋病，但是后来再次出现的尿道症状和潜伏期符合非淋菌性尿道炎。

15. B【解析】选项 A、选项 C、选项 E 均有助于该患者的确诊，但是由于各种因素可以造成实验室检查结果出现假阴性，因此即使病原学检查结果呈现阴性，治疗上仍须按照非淋球性尿道炎予以正规治疗。由于性传播疾病混合感染比较常见，该患者在 2~3 月之后进行梅毒血清学试验和 HIV 抗体检测是必要的。

16. D【解析】非淋菌性尿道炎女性患者会出现白带增多、色黄、带血或有异味，进一步可能会出现子宫颈水肿、糜烂。

17. A【解析】参见 A3/A4 型题第 13 题解析。

18. D【解析】男性非淋菌性尿道炎程度较轻，可有尿道刺痒、烧灼感、尿频或尿痛等。并可见尿道口轻度红肿，挤压尿道有少量稀薄的浆液性或脓性分泌物溢出。经常在晨起尿道口有少量黏液性分泌物或有痂膜封住尿道口（“糊口”现象），或见污秽内裤。分泌物涂片（革兰染色）镜检，在油镜（1000 倍）视野下，平均每视野多形核白细胞超过 4 个，对非淋菌性尿道炎有诊断意义。

19. E【解析】为明确诊断可进行实验室检查，直接涂片、细菌培养显示，均无淋球菌生长，但可检测出衣原体、支原体等。

20. B【解析】成人沙眼衣原体感染的治疗方案：阿奇霉素 1g，单次口服；或多西环素 100mg，每日 2 次，连用 7~10 日。替代方案：米诺环素 100mg，每日 2 次，连用 10 日；或红霉素 500mg，每日 4 次，连用 7~10 日；或四环素 500mg，每日 4 次，连用 7~10 日；或罗红霉素 150mg，每日 2 次，连用 7~10 日；或克拉霉素 250mg，每日 2 次，连用 7~10 日；或氧氟沙星 300mg，每日 2 次，连用 7~10 日；左氧氟沙星 500mg，每日 1 次，连用 7~10 日；或司巴沙星 200mg，每日 1 次，共 10 日。

21~22 E、E【解析】淋病及非淋菌性尿道炎的鉴别诊断：非淋菌性尿道炎较淋病症状轻，尿道口多为浆液性渗出，而淋病为脓液性渗出，但还须行病原学检查确诊，二者亦可合并感染。

23. B【解析】参见 A3/A4 型题第 13 题解析。

24. A【解析】参见 A1 型题第 8 题解析。

25. D【解析】常用培养基为淋球菌胎牛血清培养基、Mueller-Hinton 巧克力培养基等。

26. C【解析】本病应用治疗方案：阿奇霉素 1g，单次口服（孕妇及哺乳期妇女慎用）。

27. C【解析】生殖器疱疹典型表现是外生殖器部位簇集或散在的小水疱，逐渐演变为脓疱、溃疡，然后结痂愈合；自觉局部疼痛、瘙痒及烧灼感；多伴腹股沟淋巴结肿痛、发热、头痛、乏力等全身表现。血清 HSV 抗体检测阳性。

28. D【解析】新生儿单纯疱疹多见于早产儿，常发生在出生后数天至 1 个月内；表现为发热、低体温、昏睡、进食、黄疸、发绀、呼吸困难、循环衰竭等；病情凶险，如不治疗，病死率达 50% 以上，或造成严重后遗症。

29. B【解析】根据该患者临床症状表现为外生殖器群集排列的浅小溃疡和发病率情况，诊断应首先考虑生殖器疱疹。

30. A【解析】对于初发生殖器疱疹，治疗方案 A 选项错误。

31. A【解析】性病性淋巴肉芽肿初疮多发生在男性阴茎体、龟头、冠状沟及包皮。女性阴道前庭、小阴唇、阴道口、尿道口周围，为 5~6mm 的极小疱，溃疡，常为单个，有时数个，无明显症状，数日不愈，愈后不留瘢痕，亦可发生于肛周、口腔等处。

32. C【解析】其病原体被认为是沙眼衣原体，主要通过性接触传播。

33. D【解析】孕妇不宜用四环素，可用肝损害较小的红霉素治疗。

34. C【解析】该患者尽管尿道分泌物涂片检查未发现异常，但是临床症状表现为急性淋病，因此诊断上应首先考虑为急性淋病，处理上也应首先按照淋病处理，涂片阴性结果可能与发病后服用抗生素有关。

35. E【解析】该患者首先考虑为急性淋病，处理上也应首先按照淋病处理，首选头孢曲松钠 1g，静脉滴注，每日 1 次，连续 3 日后复诊。

36~37 C、B【解析】在 AIDS 流行的早期，带状疱疹的发作是 HIV 阳性患者免疫抑制较早的指征。表现为播散性皮损、临床病程延长、慢性化。AIDS 的实验室检查主要包括 HIV 抗体检测、HIV 核酸定性和定量检测、$CD4^+$ T 淋巴细胞计数（判断疾病进展、临床用药、疗效、预后）。抗病毒治疗大剂量静脉给药的适应证为有系统正在或特殊类型。

38. D【解析】据患者的病史、体格检查和实验室检查结果，该患者可能患有 AIDS 合并带状疱疹。带状疱疹样病毒不是通过空气传播感染他人，因此没有必要对患者进行隔离，选项 D 错误，其他选项都是合理的治疗措施。

39. A【解析】该患儿临床表现为淋菌性结膜炎，处理上必须系统应用有效抗感染药物结合局部治疗，疗程至少 1 周。由于该病多与其母亲患有淋病而未治疗有关，因此其母亲必须及时接受诊治。

40. D【解析】对于淋菌性结膜炎，常见的治疗方法包括局部抗菌药物眼药水或眼膏、冷敷和清洁，以及系统静脉给药等。选项 D 方法不完整，须连续用药 7 日，而不是一次就可以。

41. E【解析】参见 A3/A4 型题第 39 题解析。

42~43 C、A【解析】淋菌性尿道炎平均潜伏期 3~5 天，早期症状有尿急、尿频、尿痛、尿道口红肿，有稀薄黄色脓性分泌物排出。实验室检查为分泌物涂片镜检可见白细胞内革兰阴性双球菌，淋球菌培养阳性。

44~45 A、E【解析】淋菌性尿道炎与非淋菌性尿道炎常并存，导致患者迁延不愈。非淋菌性尿道炎的常见症状为尿道刺痒，分泌物浆液性，量少。实验室检查包括核酸检测、细胞培养和抗原检测。

46. B【解析】非淋菌性尿道炎、生殖道衣原体感染的治疗：①阿奇霉素 1g，一次顿服。②多西环素 0.1g，每日 2 次口服，连续 7 日。③左氧氟沙星 0.5g，每日 1 次口服，连续 7 日。④司帕沙星 0.2g，每日 1 次口服，连续 10 日。

47. D【解析】根据该患者生殖器溃疡的特点，尽管梅毒血清学试验结果阴性，但是诊断仍应首先考虑为梅毒。因在发病早期，梅毒血清学试验可呈阴性。

48. E【解析】普鲁卡因青霉素 120 万 U，肌内注射，每日 1 次，连续 15 日；或苄星青霉素 240 万 U，分两侧臀部肌内注射，每周 1 次，连续 2~3 次。

49~50 D、A【解析】女性假性湿疣临床表现为直径 1~2mm 大小的丘疹，淡红色，群集不融合；表现光滑，形似鱼子状或绒毛状，触之有颗粒样感；分布在小阴唇内侧面或阴道前庭。本病一般没有自觉症状或仅有轻度瘙痒感，醋酸试验阴性。

51~52 E、B【解析】该患者外阴阴道瘙痒、弥漫性潮红及阴道豆腐渣分泌物符合阴道念珠菌病；子宫颈口大量黄色脓性分泌物应考虑淋球菌性子宫颈炎可能；但是由于无实验室条件进行病原学检查，处理上应按性病病征处理，即按照急性淋病、非淋菌性子宫颈炎及外阴阴道假丝酵母菌病进行治疗。

53~54 B、C【解析】生殖器疱疹的典型表现是外生殖器部位广泛对称性分布的多发性红斑、丘疹和水疱，逐渐演变为脓疱、溃疡，然后结痂愈合；自觉局部疼痛、瘙痒及烧灼感；多伴腹股沟淋巴结肿痛、发热、头痛、乏力等全身表现，病程通常为 2~3 周。血清 HSV 抗体检测阳性。病变部位可分离出 HSV。

55. B【解析】根据患者发病前有不洁性交史，发病潜伏期为 10 天，尿道分泌物为少量乳白色稀薄分泌物，以及尿道瘙痒、疼痛不明显等特点，诊断应首先考虑非淋菌性尿道炎。

56. D【解析】非淋菌性尿道炎的治疗方案：米诺环素 100mg，每日 2 次，连续 1~2 周。

57. E【解析】衣原体引起的非淋菌性尿道炎除可并发附睾炎、前列腺炎、盆腔炎、反应性关节炎、结膜炎等，不会出现肾小球肾炎、脑膜炎、肝炎、皮肤溃疡等情况。

58. C【解析】急性前尿道炎是男性淋病最常见临床表现。主要症状为尿道分泌物或尿痛，最初为尿道口红肿、轻度刺痒，多数在 24 小时内尿道分泌物量显著增多，为黄色黏稠脓性或血性分泌物，晨起常封住尿道口出现“糊口”现象，同时出现尿痛和排尿困难。包皮过长者能够引起包皮炎、包皮龟头炎，甚至能够并发嵌顿包茎，严重者尿道黏膜水肿；腹股沟淋巴结红肿、疼痛或化脓；后尿道受累时可出现终末血尿、血精、会阴部轻度坠胀等，可伴有全身症状。约 1/4 患者只排出稀薄脓性微黄分泌物，肉眼所见和非淋菌性尿道炎无异，还有 1%~5% 患者无症状，成为继续传播淋病的来源。未经治疗，可数天后自然消退。通常于感染后 2 周，症状开始减轻。

59. B【解析】淋球菌培养是诊断淋病的重要根据，适用于男女泌尿生殖道及其他所有部位标本，病原菌培养最好是在排尿后 1~2 小时。

60. E【解析】淋菌性尿道炎、子宫颈炎、直肠炎推荐治疗方案：①头孢曲松钠 1g，单次给药。②大观霉素 2g，肌内注射，单次给药。我国淋球菌分离株对青霉素、四环素、喹诺酮耐药比例高。

61. D【解析】该患者临床症状表现为急性淋病，但是在没有实验室条件进行病原学检查时，应积极实施性病病征处理，按照急性淋病合并非淋菌性尿道炎同时治疗，以尽可能控制病情，防止并发症的发生及进一步传播。

62. B【解析】在我国，由于淋球菌对青霉素类药物、喹诺酮类药物和第一代、第二代头孢菌素类药物均耐药，治疗上应首选头孢曲松钠、大观霉素等药物。

四、B 型题

1. E【解析】一期梅毒主要表现为硬下疳与硬化性淋巴结炎。

2. C【解析】二期梅毒在患者皮肤发疹前会有发热、全身不适、头痛、关节痛、肌肉痛等，皮肤的损害为皮疹、扁平湿疣、脱发、白斑等，还会有黏膜的损害。

3. A【解析】三期梅毒皮肤黏膜损害主要为结节性梅毒疹和梅毒性树胶肿。

4. B【解析】梅毒治疗推荐方案：普鲁卡因青霉素 120 万 U，肌内注射，每日 1 次，连续 15 日；或苄星青霉素 240 万 U，分两侧臀部肌内注射，每周 1 次，连续 2~3 次。

5. A【解析】性病性肉芽肿病原体是 L1、L2、L3 血清型沙眼衣原体。可选用以下任意一种药物：多西环素 100mg 口服，每日 2 次，服用 21 日，首次剂量加倍；或红霉素 500mg 口服，每日 4 次，连服 14 日；或复方磺胺甲噁唑每次服用 2 片，每日 2 次，连服 14 日。许多患者尚须根据病情适当延长用药时间。

6. A【解析】梅毒血清学试验（如 RPR）是早期梅毒主要的检查方法和确诊的主要依据。

7. B【解析】梅毒的特异性抗体检查（如 TPPA）可帮助确诊。

8. D【解析】尖锐湿疣醋酸试验诊断 HPV 感染敏感性高，但特异性较低。

9. B【解析】梅毒是梅毒螺旋体（苍白密螺旋体）所引起的一种慢性经典的性传播疾病，几乎可侵犯全身各器官，并产生多种多样的症状和体征。

10. C【解析】目前认为，沙眼衣原体（占 40%~60%）和支原体是非淋菌性尿道炎（NGU）的主要致病微生物。

11. D【解析】尖锐湿疣的病原体为 HPV，HPV 具有高度的宿主与组织特异性，能引起人体皮肤与黏膜的鳞状上皮增殖。

12. A【解析】软下疳是由杜克雷嗜血杆菌引起的生殖器溃疡。

13. C【解析】性病性淋巴肉芽肿由 L1、L2、L3 血清型沙眼衣原体所引起。

14~15 C、A【解析】梅毒的筛查试验是以非梅毒螺旋体为抗原来检测抗体，如 RPR、VDRL，梅毒的确诊试验采用乳胶凝集试验（PA），如 TPHA、TPPA。

16. D【解析】HIV-1、HIV-2 抗体检测是 HIV 感染诊断的金标准，HIV-1、HIV-2 抗体筛查方法包括酶联免疫吸附试验（ELISA）、化学发光或免疫荧光试验、快速检测（斑点 ELISA 和斑点免疫胶体金或胶体快速试验、明胶颗粒凝集试验、免疫层析试验）等。

17. B【解析】蛋白质印迹法（WB）是艾滋病的确诊试验。

五、X 型题

1. ABC【解析】男性淋病可分为急性淋病性前尿道炎、急性淋病性后尿道炎、慢性淋病性尿道炎等。女性淋病根据疾病累及部位可以分为淋菌性肛门直肠炎、淋菌性咽炎、淋菌性结膜炎、播散性淋球菌病。

2. ABD【解析】硬下疳、扁平湿疣、梅毒黏膜斑内含大量 TP，传染性强。

3. ABCD【解析】艾滋病目前还不能治愈，疫苗研究尚未成功，因此预防是关键，具体措施如下。①普及艾滋病的预防知识。②树立健康的性观念，正确使用安全套，采取安全性行为。③不吸毒，不共用针具；普及无偿献血，对献血员进行 HIV 筛查。④控制母婴传播，HIV 感染者避免妊娠。⑤加强医院管理，严格执行消毒制度，控制医院交叉感染，预防职业暴露感染。确保安全的血液供应，防止经血液制品传播 HIV。

4. ABCDE【解析】心血管梅毒应住院治疗，如有心力衰竭，首先治疗心力衰竭，待心功能代偿时，从小剂量开始注射青霉素，如水剂青霉素 G。首日 10 万 U，每日 1 次，肌内注射。第二日 10 万 U，每日 2 次，肌内注射。第三日 20 万 U，每日 2 次，肌内注射。自第四日起按如下方案治疗（为避免吉-海反应，可在青霉素注射前一日口服泼尼松，每次 10mg，每日 2 次，连续 3 日）：①普鲁卡因青霉素 G 每日 80U，肌内注射，连续 15 日为一疗程，共两疗程，疗程间停药 2 周。②对青霉素过敏者可用盐酸四环素，四环素 500mg，每日 4 次，连服 30 日。

5. ADE【解析】梅毒病原体检测常用暗视野显微镜、镀银染色、吉姆萨染色、直接免疫荧光检查。青霉素是治疗首选，罕见失败。硬下疳为一期梅毒，表现为无痛性溃疡。VDRL 假阳性常见于自身免疫病患者、麻风、海洛因成瘾者、少数孕妇及老人。梅毒螺旋体人工培养困难，人是梅毒螺旋体的自然宿主。

6. ABC【解析】HIV感染者患带状疱疹：累及范围常较大，可出现水疱、大疱、血疱，疼痛剧烈，极易继发细菌感染，可引起脑炎、肺炎，甚至死亡。

7. ACD【解析】尖锐湿疣的诊断具体如下。①接触史：包括直接接触史、配偶感染史或间接接触史。②临床表现：外生殖器、会阴和肛门周围（偶见于口腔、乳房等处）多个粉红色、灰白色或灰褐色赘生物，为扁平、乳头状、鸡冠状或菜花状。通常无自觉症状。部分患者有痒感、异物感、压迫感和疼痛。常因皮损脆性增加而出血。女性可出现白带增多。③实验室检查：皮损活检示HPV感染的特征性凹空细胞。必要时皮损活检组织中采用抗原或核酸检测显示有HPV感染。醋酸试验阳性。④病例分类：报告病例指具备指标①和②。确诊病例指具备①②指标和③中的任何1项指标。

8. ABDE【解析】男性淋菌性尿道炎患者因治疗不当或酗酒、性交等影响，导致感染进一步发展并蔓延至后尿道，引起后尿道炎、前列腺炎、精囊炎、附睾炎等；炎症反复发作形成瘢痕后可引起尿道狭窄，部分发生输精管狭窄或梗阻，也可导致不育。

9. ABD【解析】HIV进入人体后，其包膜糖蛋白gp120与$CD4^+$细胞（主要为辅助T淋巴细胞，还有巨噬细胞、朗格汉斯细胞等）表面的CD4分子相结合，通过靶细胞的内吞作用和gp41的融化作用，促使HIV进入靶细胞。

10. ACE【解析】软下疳潜伏期3~10日，通常4~5日出现临床症状。阴部软下疳男性多见于包皮边缘、包皮内板、系带、冠状沟、龟头、阴茎、肛门等处；女性多见于大、小阴唇、后联合、舟状窝、阴道前庭、尿道口周围、阴蒂、肛门、肛周、阴道等处。本病自体接种性强，损害可迅速累及外阴、耻骨、下腹、脐及股部。阴部外软下疳常见于手、乳房、唇、口腔、眼结膜等处。

11. ADE【解析】妊娠期淋病可选用头孢曲松钠250mg，1次肌内注射；或头孢噻肟1g，1次肌内注射；或应用大观霉素4g，1次肌内注射。为预防同时存在的衣原体感染，用上述药物后疗效不理想，可服红霉素，每日2g，分4次口服，连服7日，淋菌性尿道炎、子宫颈炎、咽炎、直肠炎、儿童淋病和妊娠期淋病在应用以上各种药物1次剂量不足时，可根据病情适当增加用药次数、用量或联合用药。

12. ABD【解析】治疗性病性淋巴肉芽肿的药物有多西环素、红霉素、四环素、米诺环素、阿奇霉素、复方磺胺甲噁唑等。

13. ABCDE【解析】尖锐湿疣的药物治疗0.5%足叶草毒素酊、10%~25%的足叶草酯酊、30%~50%三氯醋酸或二氯醋酸溶液、5%咪喹莫特霜、5% 5-氟尿嘧啶霜，还可使用3%酞丁胺霜、2%~8%秋水仙碱溶液、0.1%噻替派溶液，0.1%博来霉素、平阳霉素溶液等。

14. ABC【解析】痢疾后综合征也称Reiter综合征、肠病后类风湿、眼尿道关节炎综合征，临床上以结膜炎、非淋病性尿道炎和关节炎为特征。

15. ACD【解析】B 项，女性患者在妇检床上取材，先用扩阴器暴露宫颈口，用无菌棉拭子拭去宫颈口表面的分泌物，另取一拭子插入宫颈口内 1~2cm，转动并停留 10~20s 后取出。

16. ACE【解析】参见 A1 型题第 107 题解析。

17. CD【解析】尖锐湿疣的亚临床感染和潜伏感染，具体如下。①亚临床感染：醋酸试验阳性或具有典型组织病理表现就能诊断 HPV 亚临床感染。亚临床感染能够与尖锐湿疣伴发或单独发生，目前认为尖锐湿疣的复发主要和亚临床感染的存在与再活动有关。表现有下列三种。a. 主要分布在女性前庭和阴道的多发性微小乳头状隆起。b. 见于阴茎体部或干燥部位的直径 1~3mm 及单发或多发的微小无蒂疣。c. 见于阴茎、女性外阴、阴道及子宫颈的外观正常的环状皮损。②潜伏感染：临床外观正常及醋酸试验阴性的皮肤黏膜中，可通过多种分子生物学检查方法查到 HPV 感染，其阳性率为 1.5%~76.0%。潜伏感染和尖锐湿疣可见皮损及亚临床感染伴发，也能够单独存在。目前认为 HPV 潜伏感染是尖锐湿疣复发的一个主要原因。

18. BCD【解析】性病性淋巴肉芽肿由 L1、L2、L3 血清型沙眼衣原体引起。

19. AD【解析】诊断尖锐湿疣的实验室检查：①皮损活检显示 HPV 感染的特征性挖空细胞。②必要时皮损活检组织中采用抗原或核酸检测显示有 HPV 感染。③醋酸试验阳性。

20. BCE【解析】PCR 技术可用于检测细菌、病毒类疾病，诊断遗传疾病，诊断肿瘤，如淋病、汗孔角化症、生殖器疱疹等；也可应用于法医物证学。

21. ACDE【解析】软下疳的并发症的包括腹股沟淋巴结炎，尿道瘘和尿道狭窄，阴囊、阴唇象皮肿等。

22. ABC【解析】梅毒的传播途径具体如下。①性接触传染：约 95% 患者通过性接触由皮肤黏膜微小破损传染。未治疗患者在感染后 1~2 年内具有强传染性，随着病期延长，传染性越来越小，感染 4 年以上患者基本无传染性。②垂直传播：妊娠 4 个月后，TP 可通过胎盘及脐静脉由母体传染给胎儿，可引起死产、流产、早产或胎传梅毒，其传染性随病期延长而逐渐减弱，未经治疗的一期、早期潜伏和晚期潜伏梅毒孕妇垂直传播的概率分别为 70%~100%、40%、10%。分娩过程中新生儿通过产道时也可于头部、肩部擦伤处发生接触性感染。③其他途径：冷藏 3 天以内的梅毒患者血液仍具有传染性，输入此种血液可发生感染；少数患者可经医源性途径、接吻、握手、哺乳或接触污染衣物、用具而感染。

23. ABD【解析】性病性淋巴肉芽肿的血清学试验包括补体结合试验、微量免疫荧光试验和酶联免疫吸附试验。

24. ABD【解析】非淋菌性尿道炎并发症包括附睾炎、前列腺炎、Reiter 综合征。

25. BC【解析】妊娠和哺乳期性病性淋巴肉芽肿患者首选治疗药物为红霉素，阿奇霉素可作为代替药物，禁用多西环素、四环素。

26. ABCE【解析】女童淋病多是间接感染，因儿童期阴道上皮发育不完全，pH 不能保持应有的酸度，易受到淋球菌感染。常见弥漫性阴道炎继发外阴炎，可出现阴道、尿道、会阴红肿、糜烂及溃疡，阴道脓性分泌物，伴疼痛及排尿困难，可累及肛门及直肠。但幼女子宫和子宫颈发育不全，淋球菌不易侵入。

27. BC【解析】HIV 体外生存能力弱，可经性接触、血液及血制品等传播。目前还未发现 HIV 可以通过呼吸道、食物、汗液、泪水、昆虫叮咬、握手、接吻、共同游泳池和厕所等传播的证据。

28. BCD【解析】梅毒螺旋体涂片染色检查法包括镀银染色、吉姆萨染色、墨汁负染色。

29. ABCDE【解析】90% 的 HIV 感染者或艾滋病患者在病程中发生皮肤黏膜病变，可表现为感染性皮损、非感染性皮损和皮肤肿瘤具体如下。①非感染性皮肤损害：皮损多形性，可类似于脂溢性皮炎、鱼鳞病、毛发红糠疹、银屑病等，但通常病情更为严重。此外还可出现特应性皮炎、光敏性皮炎、玫瑰糠疹、荨麻疹、多形红斑及痤疮样皮损。②感染性皮肤损害：带状疱疹、单纯疱疹、疣、真菌感染、细菌感染。③皮肤肿瘤：卡波西肉瘤、淋巴瘤、恶性黑色素瘤、鳞状细胞癌。

30. ACD【解析】先天性梅毒分为早期先天性梅毒、晚期先天性梅毒和先天潜伏梅毒，特点是不发生硬下疳，早期病变较后天梅毒重，骨骼及感觉器官受累多而心血管受累少。

六、案例分析题

1. A【解析】参见 A3/A4 型题第 58 题解析。

2. ACDE【解析】淋球菌的适宜生长条件为温度 35～36℃，pH7.2～7.5，含 5%～7% 二氧化碳的环境。

3. ABDE【解析】选项 C 是早期梅毒的治疗方案。

4. E【解析】淋菌性尿道炎治疗首选头孢曲松钠 250～1000mg，一次肌内注射。治疗后好转，则感染病原体为非耐药菌株，即病情反复应与性生活史有关。

5. D【解析】女性子宫颈分泌物涂片查淋球菌阳性率低（50%～60%），应以淋球菌培养为诊断依据。

6. C【解析】临床有 5%～20% 的男性、60% 的女性淋球菌感染者无明显症状。

7. ABCE【解析】女性淋病若累及直肠或咽部，则症状较男性轻。

8. BD【解析】淋病治愈的标准：治疗结束 2 周内症状和体征全部消失，1 周后病原学检查阴性，则为治愈。

9. ABEF【解析】患者有多个性伴及不安全性行为，有肛周肿块及感染征象，应考虑尖锐湿疣继发感染。肛周肿块隆起、界清、潮湿，符合扁平湿疣表现。肿块大，有炎症表现，须除外肛周肿瘤。真菌感染可表现为肿块伴黏性分泌物。

10. ABCDE【解析】真菌镜检和培养用于检测真菌感染。梅毒实验室检查用于除外扁平湿疣。组织病理学检查用于鉴别肿瘤。

11. ABDE【解析】一般诊断方法为根据病史分析病情，结合典型临床症状、体征，外加实验室检查结果综合进行诊断。

12. F【解析】潜伏梅毒：凡有梅毒感染史，无临床症状或临床症状已消失，除梅毒血清学阳性外无任何阳性体征，并且脑脊液检查正常者称为潜伏梅毒，其发生与机体免疫力较强或治疗暂时抑制 TP 有关。病程在 2 年以内的为早期潜伏梅毒，病程 >2 年为晚期潜伏梅毒。

13. ABF【解析】梅毒螺旋体是梅毒的病原体，因其透明，不易着色，故又称苍白密螺旋体。梅毒螺旋体属厌氧微生物，耐寒能力强。最适宜生存温度为 37℃，离开人体很快死亡。梅毒的发病机制未完全阐明，梅毒螺旋体表面的黏多糖酶可能与其致病性有关。

14. ABCDE【解析】梅毒是由梅毒螺旋体感染引起的一种性传播疾病，梅毒的唯一传播源是梅毒患者，患者的皮损、血液、精液、乳汁和唾液中均含有梅毒螺旋体存在。

15. BCDE【解析】参见 A1 型题第 5 题解析。

16. CE【解析】A 项、C 项，苄星青霉素 240 万 U，分两侧臀部肌内注射，每周 1 次，连续 2~3 次。B 项，盐酸四环素 500mg，每日 4 次，连服 15 日（肝、肾功能不全者禁用）。D 项，红霉素 500mg，每日 4 次，连服 15 日。E 项，普鲁卡因青霉素 G120 万 U，肌内注射，每日 1 次，连续 15 日。

17. E【解析】吉–海反应系患者接受高效抗 TP 治疗后，大量异种蛋白释放，使机体发生的急性变态反应。

18. C【解析】梅毒患者规则足量治疗后，血清不转阴超过 24 个月属于血清固定。梅毒是一种由梅毒螺旋体引起的性传播疾病，在规则足量使用有效抗生素治疗后，多数患者血清学试验可以在治疗后 3~6 个月内转为非反应性，但仍有少部分患者会出现血清固定现象。通常认为血清固定发生的时间为治疗后 18~24 个月。因此，答案是 D。

19. ABCDE【解析】检查脑脊液的适应证：①具有神经系统视觉或听觉症状。②具有其他活动感染的临床证据。③治疗失败。④HIV 感染。⑤梅毒病期超过 1 年，RPR 效价 >1∶32。⑥不适青霉素治疗者。⑦未经治疗的无症状梅毒。

20. ABDE【解析】梅毒疹、玫瑰糠疹、病毒疹、银屑病应彼此进行鉴别诊断。

21. E【解析】二期梅毒的实验室检查如下。①暗视野显微镜检查：二期皮损特别是扁平湿疣、湿丘疹及黏膜斑，易查见梅毒螺旋体。②非梅毒螺旋体抗原血清学试验阳性。③梅毒螺旋体抗原血清学试验阳性。

22. D【解析】二期梅毒常发生于硬下疳消退后 3~4 周，少数可与硬下疳同时出现。

23. B【解析】二期梅毒首选普鲁卡因青霉素 G120 万 U，肌内注射，每日 1 次，连续 15 日；或苄星青霉素 240 万 U，分两侧臀部肌内注射，每周 1 次，连续 2~3 次。

24~25 C、E【解析】吉–海反应是首次使用青霉素治疗梅毒的患者，由于TP被迅速杀死，释放出大量的异种蛋白，引起急性变态反应，在治疗后数小时出现寒战、高热、头痛、肌肉骨骼疼痛、皮肤潮红、恶心、心悸、多汗等全身症状，或者各种原有梅毒损害的症状也加重，严重的梅毒患者甚至发生主动脉破裂。

26. A【解析】为了避免发生吉–海反应，青霉素可由小剂量开始慢慢增加到正常量，对神经梅毒及心血管梅毒能够在治疗前给予一个短疗程泼尼松，每日30~40mg，分次给药，抗梅治疗后2~4日逐渐停用。

27. F【解析】典型的尖锐湿疣皮损是质软的肉色隆起型损害，表面呈颗粒状，常有多发性指状小突起；通常为多发性，融合常见，好发于潮湿部位，如阴道口、包皮阴囊或肛周。大多数患者没有任何自觉表现，仅少数偶有异物感、痒感及疼痛，肛门、直肠、阴道和子宫颈损害有疼痛、性交痛及接触性出血，阴道与子宫颈损害可有白带增多，如果合并其他性传播疾病可伴随相应疾病表现。

28. ACE【解析】可用于尖锐湿疣检查的实验室检查有醋酸试验、甲苯胺蓝试验、阴道镜检查、细胞学检查、HPV-DNA检测等。

29. AD【解析】尖锐湿疣是由人乳头瘤病毒（HPV）感染引起的一种性传播疾病，HPV属于DNA病毒。

30. BCDE【解析】临床可见的尖锐湿疣90%以上由HPV-6或HPV –11引起，也可合并HPV-16、HPV-18、HPV-31、HPV-33、HPV-35等高危型感染。

31. ABDF【解析】WHO确认的子宫颈癌相关的高危亚型HPV有14种：HPV-16、HPV-18、HPV-31、HPV-33、HPV-35、HPV-39、HPV- 45、HPV-51、HPV-52、HPV-56、HPV-58、HPV-59、HPV-66、HPV-68型。

32. BC【解析】尖锐湿疣与扁平湿疣的主要鉴别点是皮疹形态、病原体。扁平湿疣为二期梅毒特征性皮损；主要发生在肛门生殖器部位成群的褐红色蕈样斑块，基底宽且无蒂，表面扁平、糜烂，可有密集颗粒，呈乳头状、菜花状；暗视野显微镜可见梅毒螺旋体；梅毒血清学反应强阳性。

33. ACDE【解析】大多数患者没有任何自觉表现，仅少数偶有异物感、痒感及疼痛。

34. ABCDE【解析】尖锐湿疣的局部治疗：0.5%足叶草毒素酊、10%~25%的足叶草酯酊、30%~50%三氯醋酸或二氯醋酸溶液、5%咪喹莫特霜、5% 5–氟尿嘧啶霜，还可使用3%酞丁胺霜、2%~8%秋水仙碱溶液、0.1%噻替派溶液，0.1%博来霉素、平阳霉素溶液等。尖锐湿疣的免疫治疗：干扰素、其他包括胸腺肽、白介素、转移因子、丙种球蛋白、聚肌胞和旋咪唑、卡介苗、自体疫苗等。其他治疗：激光治疗、冷冻治疗、电灼、微波、手术治疗、光动力疗法等。

35. C【解析】男性非淋菌性尿道炎程度较轻，可有尿道刺痒、烧灼感、尿频或尿痛等。

并可见尿道口轻度红肿，挤压尿道有少量稀薄的浆液性或脓性分泌物溢出。经常在晨起尿道口有少量黏液性分泌物或有痂膜封住尿道口（“糊口”现象），或见污秽内裤。部分患者没有症状或症状不典型，故有50%患者初诊时会被漏诊或误诊，19%~45%患者合并淋球菌感染。部分患者未经治疗也可在1~3个月自愈。

36. ACF【解析】成人沙眼衣原体感染：阿奇霉素1g，单次口服；或多西环素100mg，每日2次，连用7~10日。替代方案如下：米诺环素100mg，每日2次，共10日；或红霉素500mg，每日4次，连用7~10日；或四环素500mg，每日4次，连用7~10日；或罗红霉素150mg，每日2次，连用7~10日；或克拉霉素250mg，每日2次，连用7~10日；或氧氟沙星300mg，每日2次，连用7~10日；左氧氟沙星500mg，每日1次，连用7~10日；或司巴沙星200mg，每日1次，共10日。

37. ABCDF【解析】30%~50%的非淋菌性尿道炎与沙眼衣原体有关，20%~30%为解脲支原体感染，10%由阴道毛滴虫、白念珠菌、单纯疱疹病毒、生殖支原体、腺病毒、杆菌等微生物引起。

38. BCE【解析】衣原体细胞内寄生微生物。耐冷不耐热，56~60℃仅存活5~10分钟，在-70℃可保存数年。0.1%甲醛液、0.5%苯酚30分钟可杀死。75%乙醇0.5分钟可杀死。对四环素、红霉素、螺旋霉素、多西环素及利福平均很敏感。

39. ABCDEF【解析】非淋病性尿道炎的并发症包括附睾炎、前列腺炎、Reiter综合征、盆腔炎、输卵管炎、异位妊娠、不育不孕等。

40. F【解析】该患者前期治疗为首选方案，且效果好，但与妻子性交后复发，考虑为妻子未同时治疗导致的复发。女性非淋菌性尿道炎多无症状。

41. C【解析】衣原体检测对本病有确诊意义。

42. BCF【解析】治疗结束后症状和体征全部消失，3~4周后病原学检测阴性，判断为治愈。

43. E【解析】鹅口疮患者口腔黏膜出现乳白色、微高的起斑膜，周围无炎症反应，形似奶块，无痛，擦去斑膜后可见下方不出血的红色创面，斑膜面积大小不等，可出现在舌、颊、腭或唇内黏膜上。

44. ADE【解析】艾滋病的传播途径有性接触传播、血液传播、母婴传播。

45~46 B、D【解析】一般感染HIV-1后产生血清抗体的平均时间为45天或更短。通过输血感染者出现血清抗体阳性时间为2~8周，性交感染者血清抗体阳性时间为2~3周，此期同样具有传染性。

47. A【解析】艾滋病相关综合征特点：发热、乏力、盗汗、腹泻伴体重下降，全身浅表淋巴结肿大，血清HIV抗体阳性，$CD4^+$ T淋巴细胞下降至（0.2~0.4）$\times 10^9/L$。

48. E【解析】HIV属于RNA逆转录病毒。

49. C【解析】抗 HIV 治疗原则：①监测血浆病毒浓度和 $CD4^+$ 细胞计数。②明显免疫缺陷出现前用抗病毒治疗。③至少用两种药物联合治疗以最大限度发挥抗病毒效果。

第二十一章　皮肤并发症

一 A1 型题

1. 关于萎缩纹，下列说法不正确的是
   A. 会自然消退
   B. 迅速生长是本病的最常见原因
   C. 青春期可以发生
   D. 又叫妊娠纹
   E. 无自觉症状
2. 妊娠瘙痒症的特点为
   A. 局限性
   B. 可引起孕妇死亡
   C. 弥漫性
   D. 对胎儿无影响
   E. 转氨酶异常
3. 工业性皮肤病最常见的原因是
   A. 温度
   B. 物理因素
   C. 生物因素
   D. 性别
   E. 化学因素
4. 下面关于妊娠瘙痒症的叙述，不正确的是
   A. 本病通常不引起孕妇死亡
   B. 大部分患者由雌激素增多引起肝内胆汁淤积引起
   C. 本病常发生于妊娠末期
   D. 首次妊娠孕妇发病率比再次妊娠孕妇发病率高
   E. 实验室检查可见转氨酶正常
5. 雷诺现象的诊断依据不正确的是
   A. 发病后迅速发展成组织坏死、溃疡
   B. 单侧发病，特别限于 1~2 指
   C. 多发生于中青年女性
   D. 动脉搏动减弱或消失
   E. 有发热、系统性症状、贫血、红细胞沉降率增快和抗核抗体阳性等实验室检查异常
6. 雷诺病的诊断依据不正确的是
   A. 多发生于中青年女性

B. 无任何系统性疾病、周围血管疾病、解剖异常等或观察 1 年以上未发现其他疾病者
C. 两侧对称性发病
D. 寒冷激动时容易发作
E. 无震动性损伤病史，无麦角及其他解痉药、重金属等服药史

7. 雷诺现象或雷诺病发病的病理生理机制是
A. 小动脉扩张
B. 末梢细小动脉对寒冷反应性痉挛
C. 淋巴水肿
D. 静脉痉挛导致淤血
E. 手指足趾小动脉间歇性痉挛

8. 雷诺现象的皮肤颜色变化顺序为
A. 红→白→紫
B. 紫→红→白
C. 紫→白→红
D. 白→紫→红
E. 红→紫→白

9. 雷诺病的诊断不包括
A. 感染诱发
B. 情绪诱发
C. 对称发病
D. 寒冷诱发
E. 皮肤坏死

10. 下列关于妊娠疱疹的临床特征的描述，不正确的是
A. 持续加重
B. 表现为多形性、红斑、水疱，呈环状排列，类似疱疹样皮炎
C. 好发于四肢、腹部及头面部
D. 尼氏征阳性
E. 水疱类似大疱性天疱疮

11. 下列不是雷诺病实验室检查的是
A. 激发试验
B. 血常规
C. 手指动脉造影
D. 甲周围微循环检查
E. 免疫学检查

12. 妊娠疱疹的治疗首选
A. 糖皮质激素
B. 氨苯砜
C. 抗组胺药或小剂量的镇痛药
D. 少量多次输血
E. 免疫抑制药

二 A2 型题

患者，女性，24 岁。妊娠 6 个月。躯干皮疹伴阵发性剧痒 3 周，以夜间为重。专科检查：

躯干散在粟粒至绿豆大小丘疹，见线状抓痕和少量血痂。可能的诊断是

A. 妊娠瘙痒症
B. 丘疹性荨麻疹
C. 局限性瘙痒症
D. 妊娠疱疹
E. 软纤维瘤

三 A3/A4 型题

（1～2 题共用题干）

患者，女性，56 岁。因“双下肢水肿半年，全身瘙痒 3 个月”来诊。查体：生命体征平稳，面部蝶形分布的淡黄色斑片，双下肢中度凹陷性水肿，膝关节处皮肤、双胫前皮肤粗糙、肥厚，有抓痕与血痂，躯干散在抓痕。实验室检查：尿蛋白(++++)。

1. 根据患者目前表现，最可能诊断为

A. 疥疮
B. 湿疹样皮炎
C. 瘙痒症
D. 荨麻疹
E. 接触性皮炎

2. 既往患者在当地诊断为肾炎，此次该患者入院后不需要做的检查是

A. 肾功能
B. 皮肤组织病理学检查
C. 变应原检测
D. 末梢血分析
E. 超声心动图

（3～5 题共用题干）

患者，女性，28 岁，妊娠 4 个月。躯干皮疹伴阵发性剧痒 2 周，以夜间为重。专科查体：躯干散在粟粒至绿豆大小丘疹，见线状抓痕及少许血痂。

3. 该患者最可能的诊断为

A. 局限性瘙痒症
B. 妊娠瘙痒症
C. 丘疹性荨麻疹
D. 妊娠疱疹
E. 疥疮

4. 为进一步明确瘙痒的原因，首先应该进行的检查为

A. 皮损内查找疥虫
B. 行皮损组织病理或免疫病理检查
C. 血胆酸测定
D. 子宫腔 B 超检查
E. 血糖测定

5. 为缓解瘙痒，最安全的治疗措施为

A. 口服抗组胺药
B. 口服镇静或抗焦虑药
C. 外用糖皮质激素软膏
D. 口服糖皮质激素药

E. 外用炉甘石洗剂

（6~8题共用题干）

患者，男性，60岁。近1周无明显诱因，面部及四肢躯干多发扁平隆起的浸润性红色斑块，触痛明显，伴体温38℃。

6. 较常受累的内脏器官为
A. 肾
B. 肝
C. 心
D. 肺
E. 胃肠

7. 其皮肤病理的突出特点是
A. 真皮深部血管周围炎症
B. 脂肪小叶间血管周围炎症
C. 血管周围肉芽肿形成
D. 真皮浅中层血管及周围中性粒细胞浸润，有核尘
E. 小动脉内血栓形成

8. 考虑诊断为
A. 面部丹毒
B. 多形红斑
C. 急性发热性嗜中性皮肤病
D. 副银屑病
E. 皮肤型红斑狼疮

四 X型题

1. 特殊类型的瘙痒症包括
A. 老年性瘙痒症
B. 冬季瘙痒症
C. 夏季瘙痒症
D. 妊娠瘙痒症
E. 局限性瘙痒症

2. 下列与全身性瘙痒症有关的是
A. 皮肤干燥
B. 白血病
C. 妊娠
D. 糖尿病
E. 雀斑

3. 下列系统性疾病中，可引起瘙痒症的是
A. 糖尿病
B. 胆道梗阻
C. 甲状腺疾病
D. 妊娠
E. 白血病

4. 瘙痒症临床表现有
   A. 瘙痒
   B. 刺痛
   C. 烧灼感
   D. 蚁行感
   E. 同形反应

五 案例分析题

（1~3 题共用题干）

患者，女性，78 岁。因“全身瘙痒 1 年”来诊。患者无明显皮疹，自诉夜间瘙痒明显，搔抓致破溃则痒缓解。既往体健。查体：疲倦面容，躯干及四肢皮肤干燥，可见大量抓痕血痂。

1. 诊断首先考虑为
   A. 嗜酸性粒细胞增多性皮病
   B. 湿疹样皮炎
   C. 荨麻疹
   D. 老年瘙痒症
   E. 慢性单纯性苔藓
   F. 疥疮
2. 为进一步寻找病因，患者应进行的相关检查为
   A. 皮肤组织病理学检查
   B. 疥螨检测
   C. 肝、肾功能检测
   D. 胸部 X 线检查
   E. 末梢血检测
   F. 血糖检测
3. 能加重病情的行为包括
   A. 热水烫洗
   B. 保湿
   C. 护肤
   D. 勤洗澡
   E. 穿化纤内衣
   F. 搔抓

（4~6 题共用题干）

患者，女性，44 岁。因“双下肢斑片状群集的针头大小的红色瘀点 3 个月”来诊。既往健康。

4. 为明确诊断可考虑检查的项目有
   A. 尿常规
   B. 血浆蛋白电泳
   C. 红细胞沉降率
   D. 皮损组织病理学
   E. 类风湿因子检测
   F. 血常规
5. 提示：皮损似撒的胡椒粉样，逐渐由小腿踝周向下肢近端缓慢发展。诊断考虑的疾病为
   A. 色素性紫癜性苔藓样皮炎
   B. 毛细血管扩张性环状紫癜
   C. 进行性色素性紫癜性皮肤病
   D. 瘙痒性紫癜
   E. 过敏性紫癜
   F. 淤积性皮炎

6. 提示：该皮损持续数月后有慢慢消退倾向，遗留色素沉着斑，无明显自觉症状。最适宜的治疗方法是

A. 口服沙利度胺
B. 系统应用糖皮质激素制剂
C. 系统应用维 A 酸
D. 局部外用卡泊三醇
E. 可外用糖皮质激素制剂
F. 系统应用抗生素

参考答案与解析

一、A1 型题

1. A【解析】萎缩纹皮损多表现为境界清楚的波浪形条纹状萎缩，初起微高，色淡红或紫红，逐渐转为苍白色，微凹，柔软而有光泽，表面平滑而有细微皱纹，有时隐约可见皮内血管纹理，无自觉症状，一般不会消退。

2. C【解析】妊娠性瘙痒症常发生于妊娠末期，但也可于妊娠早期发生。瘙痒为弥漫性，偶可较为严重，部分患者于瘙痒发生后 2~3 周出现黄疸，产后黄疸很快消失。实验室检查可见碱性磷酸酶、血清胆红素升高，转氨酶正常。本病一般不引起孕妇死亡，但早产率高达 30%。

3. E【解析】工业性皮肤病化学因素最为常见，物理因素多数情况下与化学因素具有协同作用而致病，生物因素所致皮肤病在某些工种比较多见（如潮湿工作环境中的足癣）。

4. D【解析】首次妊娠发病率为 0.06%~0.43%，患者再次妊娠时发病率为 47%。

5. C【解析】雷诺现象的诊断依据之一是发病年龄在 50 岁以上者，而非中青年。

6. B【解析】雷诺病的诊断依据之一是无任何系统性疾病、周围血管疾病、解剖异常等或观察 2 年以上未发现其他疾病者。

7~9 E、D、A【解析】雷诺现象是一种周围循环疾病，由血管神经功能紊乱引起的肢端小动脉痉挛性疾病。在寒冷或情绪紧张等刺激下，突然发生于指（趾）小动脉的痉挛，以阵发性四肢肢端（主要是手指）对称的间歇发白、紫绀和潮红为其临床特点。雷诺现象病因多样，临床常继发于结缔组织疾病和周围血管病。

10. A【解析】妊娠疱疹的临床皮损常表现为发作与缓解交替。

11. B【解析】雷诺病实验室检查包括激发试验、手指动脉造影、甲周围微循环检查、免疫学检查等。

12. C【解析】妊娠疱疹的治疗首选抗组胺药或小剂量的镇痛药，也可应用糖皮质激素。

二、A2 型题

A【解析】妊娠性瘙痒症常发生于妊娠末期，但也可于妊娠早期发生。瘙痒为弥漫性，

偶可较为严重，部分患者于瘙痒发生后 2~3 周出现黄疸，产后黄疸很快消失。实验室检查可见碱性磷酸酶、血清胆红素升高，转氨酶正常。本病一般不引起孕妇死亡，但早产率高达 30%。

三、A3/A4 型题

1. C【解析】瘙痒症的典型症状就是皮肤瘙痒而无原发性皮损，可有针刺、灼热或爬行感。瘙痒的程度不等，往往以夜间最重。由于搔抓、摩擦或感染，往往继发充血、抓痕、苔藓样变、色素沉着、脓疱、淋巴结炎等损害。

2. C【解析】瘙痒症须寻找致病因素，患者既往肾炎，则评估肾功能以排除尿毒症型瘙痒症。末梢血分析用来除外血液病相关瘙痒症。超声心动图以除外心源性水肿。皮肤组织病理评估皮损情况，鉴别慢性单纯性苔藓、慢性湿疹皮炎、皮肤淀粉样变等皮肤损害。未见瘙痒症直接与免疫相关。

3~5 B、C、E【解析】妊娠瘙痒症通常发生于妊娠的中晚期，部分患者可因为胆酸过高所致。外用炉甘石洗剂是临床上常用的安全的处理措施。

6. A【解析】急性发热性嗜中性皮肤病多发生在面部、颈部、肩、躯干上半部和四肢。皮损初为渗出性红色或紫红色斑丘疹，可逐渐形成界清，直径 2~10cm 的隆起圆形椭圆形斑块，表面有水疱样外观的颗粒状假性水疱，间或有水疱、脓疱、大疱。自觉疼痛和触痛。约 90% 患者有不同程度全身症状，常见发热、关节疼痛、关节炎、肌痛，伴眼结合膜炎、浅表性巩膜炎。累及肾、肺、神经、肠道、肝、骨髓炎。

7. D【解析】最主要的病理特征是真皮网状层有明显的中性粒细胞浸润。典型者白细胞破碎明显。表皮一般不受累，偶尔见轻度海绵水肿。有脓疱形成时棘层呈轻度肥厚，可有角化不全；真皮乳头水肿明显，严重者可形成表皮下水疱，浅层或中层毛细血管扩张，内皮细胞肿胀，血管周围有密集炎症细胞浸润，主要为中性粒细胞，常见核固缩和核破裂，间有淋巴细胞、组织细胞，偶见少许嗜酸细胞；陈旧皮损中真皮中淋巴细胞、组织细胞相对增多，也可见单核细胞；少数患者血管壁上可有轻微纤维蛋白样物质沉积。免疫荧光可见 IgG、IgA、IgM、C3 及 C4 在基底膜沉积。

8. C【解析】参见 A3/A4 型题第 6 题解析。

四、X 型题

1. ABC【解析】特殊类型瘙痒症包括老年性瘙痒症、冬季瘙痒症、夏季瘙痒症、遗传性局限性瘙痒症、水源性瘙痒症、药物性瘙痒症。

2. ABCD【解析】全身性瘙痒症最常见病因是皮肤干燥，其他如神经精神因素、系统性疾病（如尿毒症、胆汁性肝硬化、甲状腺功能亢进或减退、糖尿病、淋巴瘤、白血病、其他恶性肿瘤）、妊娠、药物或食物、气候改变等均可引起全身性瘙痒。

3. ABCDE【解析】瘙痒症常与糖尿病、尿毒症、肝胆疾病、内脏肿瘤、血液病、甲状腺疾病、变应性疾病、肠道寄生虫、习惯性便秘、月经不调、妊娠及精神焦虑、神经性疾病等有关。

4. ABCD【解析】瘙痒症无原发皮损，还可有针刺、灼热、爬行感，可继发抓痕、充血、苔藓样变、色素沉着、脓疱、淋巴结炎等。

五、案例分析题

1. D【解析】老年瘙痒症发生于老年人，往往以躯干最痒。冬季瘙痒症出现于寒冷的季节，由寒冷诱发，患者常在脱衣睡觉时开始感觉股前侧内侧小腿等部位剧烈瘙痒，越抓越痒而越痒越抓，直至局部出血为止。患者全身各处皆有瘙痒的感觉，但不是全身同时瘙痒，往往由一处移到另一处，瘙痒的程度不尽相同，患者虽然觉得皮肤发痒，但仍可忍受，有的患者觉得全身奇痒，须用刷子刷皮肤或用热水洗烫，直至皮肤出血而感觉疼痛及灼痛时痒感才暂时减轻，往往以晚间痒重，患者因瘙痒而失眠或不能安眠，由于剧烈瘙痒不断搔抓，可以出现抓痕血痂或条状的抓伤，有时有湿疹样改变，苔藓样变或色素沉着，抓伤的皮肤也容易感染而发生疖肿或毛囊炎。

2. ACEF【解析】瘙痒症寻找的致病因素包括肝、肾功能异常，血液因素，神经功能异常，虱病、皮肤干燥、接触刺激性物质，但无疥螨。

3. ADEF【解析】老年人洗澡次数不宜过多，水温不宜过高，一般以35~40℃为宜，不要用热水烫澡，洗澡时间不宜过长，以15~20分钟为宜，洗澡时不宜用碱性较大的肥皂，因为这种肥皂去脂效力太大，会增加皮肤干燥度，故应用中性肥皂。内衣应柔软宽松，以棉织品为好。避免羽绒、化纤及毛织品衣服贴身穿戴。

4. ABDF【解析】针对患者皮损表现进行实验室检查，血常规除外血小板异常、红细胞异常性皮损。尿常规明确是否有出血倾向、肾损伤。红细胞沉降率对血管炎症反应等有意义。组织病理检测对于多种皮肤病有诊断意义。目前信息尚无类风湿因子检测、血浆蛋白电泳检测必要。

5. C【解析】瘙痒性紫癜多发于成年男性，好发于春夏季，皮损开始于踝部周围，出现点状红斑及紫癜性斑疹，呈橘黄色，边界清楚，然后向上蔓延，数周后可累及小腿及全身，自觉瘙痒，皮损以衣服摩擦处最严重，但手掌和面部一般不累及，由于剧烈瘙痒，皮肤常发生苔藓样变，病程3~6个月，可复发。

6. E【解析】局部应用糖皮质激素制剂有止痒效果，内服泼尼松、卡巴克络、维生素C和维生素K可获疗效。